ACI职业能力测评系列教材

Introduction to Psychology and Therapy Skills

心理学
基础知识与咨询技能入门

主编 陈俊雄
参编 龙雨　关雨桐　胡新颜　赵邦怡

中国轻工业出版社

图书在版编目（CIP）数据

心理学基础知识与咨询技能入门/陈俊雄主编. —北京：中国轻工业出版社，2020.1
ACI 职业能力测评系列教材
ISBN 978-7-5184-2737-6

Ⅰ.①心… Ⅱ.①陈… Ⅲ.①心理咨询—咨询服务—职业技能—鉴定—教材 Ⅳ.①R395.6

中国版本图书馆 CIP 数据核字（2019）第 257679 号

责任编辑：伊双双　　责任终审：唐是雯　　封面设计：锋尚设计
版式设计：锋尚设计　　责任监印：张　可

出版发行：中国轻工业出版社（北京东长安街 6 号，邮编：100740）
印　　刷：三河市国英印务有限公司
经　　销：各地新华书店
版　　次：2020 年 1 月第 1 版第 1 次印刷
开　　本：889×1194　1/16　印张：33.5
字　　数：1100 千字
书　　号：ISBN 978-7-5184-2737-6　定价：198.00 元
邮购电话：010-65241695
发行电话：010-85119835　传真：85113293
网　　址：http://www.chlip.com.cn
Email：club@chlip.com.cn
如发现图书残缺请与我社邮购联系调换
190814J4X101ZBW

前　言
PREFACE

我是一名心理学家，有30年以上临床心理学的工作经验。在临床心理学和个体咨询、家庭咨询专业从教的20年中，我和来访者共同面对他们的痛苦和情感问题。

近期我和我的同事共同编著了两部东西方存在主义心理学的书籍。我认为在中国编写一部心理学专业的书是一件相当重要的事情。本土化的教材对中国心理学的未来发展及相关方面的知识都将是一个重要的里程碑。之所以这样讲，是因为西方国家的心理学从无至有，经历了一个循序渐进的过程。在心理学没有被提出之前，学者们以神学研究为主，研究人和神的关系。与此同时，与哲学相关的研究就已经开始关注人是如何生活、如何认识自己以及生活的意义等问题了。那时，生活的规则都与人类的生存有关。当然，在中世纪文艺复兴时期，笛卡尔讲到"我思故我在"，可见思考就成为人存在和探索人与人关系的起始点。

心理学研究人的内在，无论是人的感受、思想还是生活的经验、规则。人如何保持健康？人如何从混乱无章的状态中得以改善，从而保持健康的心态？这是心理学对人类最重要的贡献。现代心理学之父弗洛伊德在开启精神分析学派的时候，十分擅长处理来访者的神经症性心理问题，然后发现人的心态是可以被破坏的，是可以被抑制的。这是弗洛伊德对心理学的贡献。

当然，心理学的应用并不单纯只有临床这一个方面。现在，在美洲、欧洲，心理学被广泛地应用在各个领域。例如，在军队，心理学可以帮助处理战场上的问题，可以通过心理学训练士兵，包括他们的行为动作、心理状态等；对于警察系统而言，犯罪心理学可以帮助警察破案；在教育领域，同样有教育心理学帮助教育我们的孩子们，让儿童能够健康成长；社会心理学帮助研究人类的行为模式，让社会组织更加能够理解人的心理并促进团队协作；发展心理学关注人们从出生到年迈乃至一生是如何演变的；组织工业心理学研究组织机构如何高效的运作和经营。因此，西方国家在现代和后现代发展中的进步很大程度得益于心理学的研究和贡献。

习近平总书记曾提出新中国要增强国家"软实力"的发展。毫无疑问，心理学的发展也是提升"软实力"的一步。

现在ACI在中国的总部开启了更系统的心理学的相关培训，心理咨询师是一个重要的方向。因为在西方国家，像美国心理学会（American Psychological Association，APA）已经意识到所有心理学都需要本土化发展。所以在中国我们重新考虑应该有我们自己的教材，这些是适用于中国本土而不是照搬西方国家的。从西方带来的理论和干预是否可以直接应用在中国人的身上？从心理学的角度讲，西方国家寻求独立发展，中国则寻求融合发展。中国的文化以集体主义为导向，西方国家更多以个人主义为导向。在西方寻求独树一帜的思想，探索差异化时，中国更加倾向集体的智慧，用和谐、共创的理念与他人相处。

最近编者在撰写美国的一项报告中就涉及了本土化的问题。也许在20世纪，心理学的发展是由西方引领的。但是在我们的讨论中一致认为，21世纪的心理学要从亚洲走出去，如现在的正念技术，接纳理论中的"接纳"等，都是从东方思想去影响外国心理学的发展的。积极心理学的创始人马丁·塞利格曼在20世纪末期假设人的一系列优良品质是基于哲学概念的。中国亦有历史悠久的儒家、道家、佛学文化……这就是我们积极心理学发展的基础。或许，我们早就应当结合我们自己的历史文化搭建我们的本土心理学，让中国人拥有幸福、健康的心理状态，保持快乐的生活。

相信这本中国本土化的心理学教材是一个良好的开端。非常感谢ACI让我有机会在如此关键的时刻主持这本书的编写。在这里我想再次强调，150年前西方国家就已经开始构建心理学的研究理论，面对这一事实，我们需要参考西方教材的理论，但是这本教材是一个起点，让我们的思想更开放，看到本土化对于心理学发展的重要性，为未来完善本土化教材打下基础。

陈俊雄

2019年9月

目 录
CONTENTS

第一章　普通心理学 / 1

CHAPTER 01

　　第一节　概述 / 2
　　　第一单元　心理学及其研究对象 / 2
　　　第二单元　科学心理学的发展 / 3
　　　第三单元　心理学的研究方法 / 5
　　　第四单元　现代心理学学科分支 / 6

　　第二节　生物学基础 / 8
　　　第一单元　神经元 / 8
　　　第二单元　神经系统 / 9
　　　第三单元　内分泌系统 / 11

　　第三节　感知觉 / 12
　　　第一单元　感觉的一般特性 / 12
　　　第二单元　视觉 / 14
　　　第三单元　听觉 / 16
　　　第四单元　其他感觉 / 17
　　　第五单元　知觉 / 19

　　第四节　记忆 / 20
　　　第一单元　记忆的概念 / 20
　　　第二单元　记忆系统和记忆加工过程 / 22
　　　第三单元　遗忘 / 25

　　第五节　思维和言语 / 28
　　　第一单元　思维 / 28
　　　第二单元　创造性思维 / 31
　　　第三单元　语言与言语 / 33

　　第六节　意识和注意 / 35
　　　第一单元　意识概述 / 35

第二单元　意识的不同状态 / 37
　　第三单元　注意概述 / 40
　　第四单元　注意的认知理论 / 43

第七节　需要和动机 / 44
　　第一单元　需要概述 / 44
　　第二单元　动机概述 / 46
　　第三单元　动机构成 / 48
　　第四单元　动机理论 / 49
　　第五单元　动机的自我调节 / 50

第八节　情绪、情感和意志 / 52
　　第一单元　情绪、情感的概念 / 52
　　第二单元　情绪的脑机制 / 56
　　第三单元　情绪的表达 / 57
　　第四单元　情绪理论 / 57
　　第五单元　意志 / 59

第九节　能力和人格 / 61
　　第一单元　能力的一般概念 / 61
　　第二单元　能力测验 / 62
　　第三单元　智力和智力理论 / 63
　　第四单元　人格的概念 / 65
　　第五单元　心理过程如何塑造人格 / 66
　　第六单元　人格测验 / 67

第二章　发展心理学 / 71

第一节　概述 / 72
　　第一单元　发展心理学的概念 / 72
　　第二单元　发展心理学研究思路和研究方法设计 / 73
　　第三单元　发展心理学的历史 / 75

第二节　人类发展的理论 / 76
　　第一单元　科学理论的本质 / 76
　　第二单元　发展心理学理论 / 76

第三节　婴儿期的心理发展 / 82
　　第一单元　新生儿的发展 / 83
　　第二单元　婴儿期的生理发展 / 85
　　第三单元　婴儿期的认知发展 / 86

第四单元　婴儿期的语言发展 / 89
第五单元　婴儿期的个性和社会性发展 / 91

第四节　幼儿期的心理发展 / 95
第一单元　幼儿期的认知发展 / 96
第二单元　幼儿期的语言发展 / 98
第三单元　幼儿期的个性和社会性发展 / 99

第五节　童年期的心理发展 / 103
第一单元　童年期的认知发展 / 103
第二单元　童年期的学习动机 / 105
第三单元　童年期的个性和社会性发展 / 106

第六节　青少年期的心理发展 / 108
第一单元　青少年期的生理发育 / 108
第二单元　青少年期的认知发展 / 110
第三单元　青少年期的个性和社会性发展 / 110

第七节　青年及中老年期的心理发展 / 114
第一单元　青年期的心理发展 / 115
第二单元　中年期的心理发展 / 116
第三单元　老年期的心理发展 / 118

第三章　社会心理学 / 123

第一节　概述 / 124
第一单元　社会心理学的概念 / 124
第二单元　社会心理学的研究历史 / 125
第三单元　社会心理学理论流派 / 127
第四单元　社会心理学的研究方法 / 130

第二节　社会化与自我概念 / 131
第一单元　社会化 / 131
第二单元　社会角色 / 133
第三单元　自我、身份与自尊 / 136

第三节　社会知觉与归因 / 139
第一单元　社会知觉 / 139
第二单元　印象管理 / 140
第三单元　归因 / 143

第四节　社会动机与社交情绪 / 145
第一单元　社会动机概述 / 145
第二单元　主要的社会动机 / 146
第三单元　社会情绪 / 150

第五节　态度和态度转变 / 152
第一单元　态度概述 / 152
第二单元　态度转变 / 154

第六节　沟通和人际关系 / 157
第一单元　沟通 / 157
第二单元　非言语沟通和言语沟通 / 160
第三单元　人际关系 / 163

第七节　社会影响 / 167
第一单元　从众 / 167
第二单元　社会促进与社会懈怠 / 170
第三单元　模仿、暗示和社会感染 / 172

第八节　爱情、婚姻与家庭 / 173
第一单元　爱情 / 173
第二单元　婚姻 / 176
第三单元　家庭 / 179

第四章　人格心理学 / 183
CHAPTER 04

第一节　概述 / 184
第一单元　人格的概念 / 184
第二单元　影响人格形成的因素 / 184
第三单元　人格心理学 / 185

第二节　精神分析取向的人格理论 / 186
第一单元　弗洛伊德的经典精神分析理论 / 186
第二单元　阿德勒的个体心理学 / 192
第三单元　荣格的分析心理学 / 195

第三节　行为主义学派 / 197
第一单元　行为主义理论的兴起 / 197
第二单元　斯金纳的操作性条件反射理论 / 199

第四节　人本主义学派 / 201
- 第一单元　马斯洛的需要论和自我实现论 / 201
- 第二单元　罗杰斯的自我理论 / 204

第五节　特质学派 / 206
- 第一单元　奥尔波特的特质理论 / 206
- 第二单元　卡特尔的特质理论 / 207
- 第三单元　艾森克的特质理论 / 209

第六节　认知和社会认知取向 / 210
- 第一单元　凯利的个人建构理论 / 210
- 第二单元　社会学习理论 / 213
- 第三单元　班杜拉的社会认知理论 / 214

第七节　生物学取向 / 216
- 第一单元　大脑机制与人格 / 216
- 第二单元　进化心理学 / 217

第五章　变态心理学与心理健康 / 221

第一节　变态心理学概述 / 222
- 第一单元　变态心理学及其研究对象 / 222
- 第二单元　变态心理学简述 / 222

第二节　正常心理与异常心理 / 224
- 第一单元　概念 / 224
- 第二单元　正常心理与异常心理的区分 / 224
- 第三单元　正常心理与异常的判别标准 / 226

第三节　常见心理异常的症状 / 228
- 第一单元　认知障碍 / 228
- 第二单元　情绪障碍 / 235
- 第三单元　意志障碍和行为障碍 / 237

第四节　常见精神障碍 / 239
- 第一单元　精神分裂症及其他精神病性障碍 / 240
- 第二单元　双相障碍及相关障碍 / 240
- 第三单元　抑郁障碍 / 242
- 第四单元　焦虑障碍、强迫障碍及相关障碍 / 242
- 第五单元　创伤及应激相关障碍 / 244

第六单元　分离障碍、躯体症状障碍及相关障碍 / 245
第七单元　进食障碍和睡眠障碍 / 246
第八单元　性和性别相关障碍 / 247
第九单元　人格障碍 / 247

第五节　心理健康 / 248
第一单元　概述 / 248
第二单元　评估心理健康的标准 / 249
第三单元　影响心理健康的因素 / 250
第四单元　心理健康的维护 / 251

第六节　心理不健康状态的分类和评估 / 252
第一单元　相关概念的区分 / 252
第二单元　心理不健康的评估 / 253

第六章　心理咨询概述 / 257
CHAPTER 06

第一节　心理咨询的概念 / 258
第一单元　心理咨询的定义 / 258
第二单元　心理咨询的类别 / 260

第二节　心理咨询的历史与现状 / 262
第一单元　心理咨询的发展历程 / 262
第二单元　我国心理咨询的发展历程 / 263

第三节　心理咨询的原则与过程 / 265
第一单元　心理咨询的基本原则 / 265
第二单元　心理咨询的基本过程 / 266

第四节　心理咨询的流派 / 270
第一单元　精神分析 / 270
第二单元　认知行为疗法 / 271
第三单元　人本主义与存在-人本主义 / 273
第四单元　家庭治疗 / 274
第五单元　后现代取向的心理咨询 / 276
第六单元　心理咨询理论的发展趋势 / 278

第五节　心理咨询的职业准备 / 279
第一单元　心理咨询的专业知识技能 / 279
第二单元　心理咨询的伦理与法律规范 / 280

第三单元　心理咨询的个人要求 / 281
第四单元　心理咨询的职业认证 / 284
第五单元　心理咨询师的自我成长 / 286

第七章　咨询伦理 / 291

第一节　伦理价值与准则 / 292
第一单元　基本概念 / 292
第二单元　心理咨询中的伦理决策 / 294
第三单元　心理咨询师伦理水平发展 / 295

第二节　主要伦理议题 / 297
第一单元　保密 / 298
第二单元　知情同意 / 298
第三单元　多重关系 / 299
第四单元　专业责任与胜任力 / 300

第三节　不符合伦理行为的合乎伦理反应 / 309
第一单元　咨询中的多重关系 / 309
第二单元　隐私与保密 / 312
第三单元　咨询师的职责界限 / 313

第四节　特殊场域的伦理反应 / 315
第一单元　督导中的伦理议题 / 315
第二单元　危机处理 / 316

第八章　心理评估 / 321

第一节　心理评估概述 / 322
第一单元　心理评估的概念 / 322
第二单元　心理评估的一般过程 / 323
第三单元　不同心理咨询阶段的心理评估 / 324
第四单元　心理评估人员的基本态度和要求 / 330

第二节　心理评估的作用和方法 / 334
第一单元　心理评估的作用 / 334

第二单元　心理咨询中常用的心理评估方法 / 334
第三单元　对心理评估资料的解释 / 340

第三节　常用心理测验在咨询中的使用方法 / 345
第一单元　心理测验在咨询中的使用 / 345
第二单元　心理咨询中常用的智力测验 / 345
第三单元　心理咨询中常用的人格测验 / 354
第四单元　心理与行为问题评估 / 364

第四节　个案概念化 / 371

第九章　咨询基本技能 / 377
CHAPTER 09

第一节　咨询设置 / 378
第一单元　咨询设置的概念 / 378
第二单元　咨询设置的内容 / 378
第三单元　咨询设置的意义 / 381

第二节　建立咨询关系 / 382
第一单元　尊重 / 383
第二单元　热情 / 384
第三单元　真诚 / 385
第四单元　共情 / 386
第五单元　积极关注 / 388

第三节　收集和整理材料 / 389
第一单元　初诊接待 / 389
第二单元　摄入性会谈 / 392
第三单元　心理测验的使用 / 395
第四单元　资料的收集和整理 / 396

第四节　参与性技术 / 399
第一单元　倾听 / 399
第二单元　提问 / 400
第三单元　鼓励 / 402
第四单元　重复 / 402

第五单元　内容反应 / 403
　　第六单元　情感反应 / 404
　　第七单元　具体化 / 405
　　第八单元　参与性概述 / 406

第五节　影响性技术 / 407
　　第一单元　面质 / 407
　　第二单元　解释 / 409
　　第三单元　指导 / 410
　　第四单元　内容表达 / 411
　　第五单元　情感表达 / 412
　　第六单元　自我开放 / 413
　　第七单元　影响性概述 / 413
　　第八单元　非言语行为 / 414

第六节　效果评估 / 416
　　第一单元　咨询效果评估 / 416
　　第二单元　咨询匹配性评估 / 419
　　第三单元　咨询阶段性小结与处理 / 420
　　第四单元　咨询结束与处理 / 421
　　第五单元　咨询记录与存档 / 422

第十章　咨询方法 / 427

第一节　放松训练 / 428
　　第一单元　呼吸放松 / 428
　　第二单元　肌肉放松 / 431
　　第三单元　正念放松 / 435

第二节　认知行为疗法 / 439
　　第一单元　合理情绪行为疗法 / 439
　　第二单元　认知行为疗法 / 448

第三节　求助者中心疗法 / 462

第四节　其他常用方法 / 470
　　第一单元　焦点解决短期治疗 / 470

第二单元 叙事疗法 / 472
第三单元 箱庭疗法 / 475
第四单元 精神分析 / 477

第十一章 CHAPTER 11 —— 实务与运用指南 / 479

第一节 我是谁？我该如何与他人互动？ / 480
第一单元 一名优秀的咨询师 / 480
第二单元 探索咨询师的内在信念 / 482
第三单元 咨询师可能遇到的改变 / 484
第四单元 咨询的完整过程 / 487

第二节 运用基本倾听技巧建立关系 / 489
第一单元 来访者关心什么？ / 489
第二单元 贯注行为 / 490
第三单元 指导性和非指导性倾听反应 / 492

第三节 进阶催化技巧 / 494
第一单元 催化咨询的技巧 / 495
第二单元 处理高要求情境 / 496

第四节 与理论同行：统整与个人化 / 499
第一单元 实证研究与咨询理论 / 499
第二单元 心理咨询各流派的人性观 / 501
第三单元 统整与个人化 / 504

第五节 应用理论：评估与概念化 / 506
第一单元 心理评估与测验的意义 / 506
第二单元 绘制来访者地图 / 507

第六节 与个案会面：咨询计划、历程监控与文件记录 / 510
第一单元 咨询计划 / 510
第二单元 历程监控 / 510
第三单元 文件记录 / 511
第四单元 行动与挑战 / 512

第七节 巩固：结束 / 515
第一单元 巩固咨询 / 515
第二单元 终止咨询 / 516
第三单元 未来心理咨询的趋势 / 519

普通心理学

第一章 CHAPTER 01

第一节 概 述

人类通常对两个方面的问题感兴趣：一是自然环境；二是人类自己。自然科学开始于文艺复兴的 16 世纪，而心理学的研究直到 19 世纪末才逐渐展开。

第一单元 心理学及其研究对象

一、心理学的含义

心理学（psychology）起源于古代希腊哲学，心理学一词是由希腊文 psyche 和 logos 两个词合成而来，psyche 指心灵，logos 指论述。科学心理学自 19 世纪诞生之日起就分歧不断，这主要是因为心理学的研究是以人性为主题展开的。

心理学是研究人类心理现象和行为的科学。很多人在学习心理学的过程中，希望能够掌握一套完整的心理学理论，以此来涵盖和解释人类心理现象和行为的各个方面。但在学习的过程中，我们发现，截至目前，还不存在这样的一套理论。取而代之的，是许许多多不同的理论，每个理论只能解释人类心理现象或行为的某一个或某几个方面。美国心理学基金会杰出教学奖得主格蕾特曼（Gleitman）将心理学描述为"一个松散的联合在一起的学术王国，它横跨了生物科学和社会科学两个领域"。

二、心理学的研究对象

心理学是一门涵盖多个专业领域的科学，但究其根本而言，是一门研究心理过程和行为的科学，具体包括感知觉、记忆、思维、情绪、情感、动机、能力和人格等。

心理学家通过科学的实证方法来检验他们的理论。但值得注意的是，生活中并不是所有的问题都能通过科学方法加以解决。对于无法用客观、实证的方法进行检验的问题，便无法通过科学方法来检验。例如，科学家是否应该用动物做实验？这属于伦理问题，不能通过科学方法进行检验。再比如，关于某人喜欢黑色还是红色这样的偏好问题，也不能通过科学方法来解决。

三、心理学的目标

心理学的研究，能够更好地帮助我们理解自己和他人。心理学研究的目的是增加我们对于人类的了解，具体包括对人类行为的描述、解释、预测和控制。

（一）描述行为

描述心理现象和行为的目的是对心理活动进行精确观察，以获取真实信息，并在真实信息的基础上进行命名和分析。描述阶段的注意事项，在于研究者能够避开自己的观点、期望、偏见等因素的影响，完全客观地记录观察数据。

（二）解释行为

心理学的第二个目标是解释行为。行为的发生，有些是临时的，有些是稳定的；有些是单一因素造成的，也有多个因素相互作用形成的；还有一些行为与影响因素之间只是相关关系，而没有因果关系。

(三) 预测行为

心理学的第三个目标是准确地预测个体的心理变化和行为反应。尽管心理现象多种多样,但每一种心理现象的发生、发展都是有据可循的。通过准确的描述、科学的解释,心理学家们能够对行为的发生做出准确的预测。

(四) 控制行为

心理学的第四个目标是对行为的干预和控制。在预测行为的基础上,通过改变行为发生的条件,从而起到控制的目的。例如,在教学过程中,合理的设置教学场景和奖惩规则,能够有效规范学生在学习过程中的行为表现。

第二单元 科学心理学的发展

心理学起源于哲学,因此它有一个漫长的过去。心理学作为一门独立的学科存在,起源于1879年冯特(Wundt)在德国莱比锡大学创建的第一个心理学实验室。冯特被称为现代心理学之父,他于1875年在莱比锡大学以哲学教授的身份工作,随后建立了自己的实验室,吸引了大批学生来到莱比锡加入他的研究。后来他的很多学生成为心理学各个领域的先驱者。

一、构造主义

构造主义的代表人物是铁钦纳(Titchener)。铁钦纳是冯特的学生,他把冯特的心理学从德国带到了美国,并称之为构造主义。铁钦纳认为,心理学的基本任务是研究意识,意识的研究依赖于个体的意识经验。物理学家从光和声音的物理过程研究这些现象,而心理学家是通过人们如何观察和体验这些过程来研究意识。

铁钦纳界定了三种基本的意识状态,即感觉、意象和情感状态。感觉是知觉的基本元素,意象是观念的基本元素,情感状态是情绪的基本元素。

二、机能主义

机能主义的代表人物包括詹姆斯(James)、杜威(Deway)和安吉尔(Angell)。1872年詹姆斯到哈佛大学任教,并于1875年开设了实验心理学课程。自此,哈佛成为美国第一所讲授实验心理学课程的大学。

在《心理学原理》中詹姆斯指出,心理学的目标并不是发现经验元素,而是研究人要怎样适应环境。意识的机能是以服务生存为目的的。《心理学原理》对美国心理学的发展产生了重要影响,从而促使心理学家们讲授心理学的内容从构造主义观点转向了机能主义流派。

三、行为主义

行为主义的代表人物包括华生(Watson)和斯金纳(Skinner)。华生认为内省不是科学方法,他强烈反对人们把心理学的研究对象定义为意识,心理学的目标应该是对行为的预测和控制。他把心理学的研究对象定义为个体行为,具体包括身体的肌肉运动和腺体分泌。华生认为,所有的行为都可以还原为刺激-反应(S-R)的单位,通过单个的刺激-反应来解释个体的整体行为。刺激可以是简单的,也可以是复杂的。反应可以是外显的,也可以是内隐的。外显行为可以通过直接观察获得,内隐行为可以通过仪器测量获得。

斯金纳的行为主义研究的是行为反应。他在阅读了华生和巴甫洛夫(Parlov)的条件反射实验后,提出了反射概念在行为描述中的作用。他关心的是对行为的描述,而不是对行为的解释。因此,斯金纳的研究涉及的仅仅是可观察的行为。

四、格式塔心理学

格式塔心理学又称为完形心理学，其代表人物包括：韦特海默（Wertheimer）、科勒（Kohler）和考夫卡（Kolffka）。格式塔心理学认为，心理学应该将思维、情感、记忆和知觉作为整体进行研究，而不是分解成元素。他们认为"整体大于部分之和"。

格式塔心理学产生于1910年韦特海默的一项研究。韦特海默以科勒和考夫卡为被试，对没有实际发生物理运动的知觉进行研究。例如，我们在坐火车的时候有过类似的体验，即对面的火车开动，而你会觉得自己原本静止状态的车厢在动。韦特海默称这种现象为似动现象（phi phenomenon）。当时的心理学家并不能对这种现象做出解释，因此，韦特海默提出，知觉应该被看作是一个整体，而不能像构造主义说的那样，被分解为多个元素。

五、精神分析

精神分析由奥地利精神科医生弗洛伊德（Freud）于1896年首创。构造主义、机能主义、行为主义和格式塔流派都是在心理学实验室和课堂上发展并完善起来的，而精神分析产生于医学和精神病学。最初，精神分析源于对心理不健全的人的治疗。弗洛伊德相信，人的精神生活就像一座冰山，意识只是冰山上的一角，绝大部分没有被觉察的部分称为无意识。

弗洛伊德的理论认为，人类的很多无意识思维都是危险的，需要被压抑在社会规范的背景下。被压抑的内容会排除在意识之外，但会以症症、梦境、口误等方式表达出来。根据他的理论，弗洛伊德创建了精神分析法。这是一种通过谈话治疗的方法。在谈话过程中，会运用到自由联想等技术。

随着精神分析理论的不断发展，在修正弗洛伊德理论的基础上，发展出新精神分析流派。新精神分析淡化性本能和攻击性，不再像过去一样强调生物力量对人格的影响，而是更加强调社会动机。新精神分析的代表人物有：阿德勒（Adler）、安娜·弗洛伊德（Anna Freud）、荣格（Jung）、霍妮（Horney）和埃里克森（Erikson）等。

六、人本主义

人本主义心理学强调人的力量和积极的抱负、意识经验、自由意志、潜能实现和人性的完整。人本主义代表人物是罗杰斯（Rogers）和马斯洛（Maslow）。罗杰斯和马斯洛反对精神分析理论认为的人的个性受潜意识力量的支配，他们强调自由意志的作用。

马斯洛认为，每个人都具有自我实现（self-actualization）的天生倾向，自我实现的先决条件是童年时期获得足够的爱，以及在生命的头两年中生理和安全需要的满足。如果一个孩子在童年早期体验到了充足的安全感和爱，成年之后就会充分发挥自我潜能。相反，如果童年早期缺乏父母的爱，在安全和尊重方面没有得到满足，成年之后的自我实现就会变得困难。

七、认知心理学

认知心理学出现在20世纪初，20世纪50年代后得到迅速发展。早期认知心理学的代表人物是皮亚杰（Piaget）。认知心理学以人的认知过程为研究对象，探索人是如何获取知识和使用知识。认知心理学家认为，人的行为就是信息加工的心理过程。

随着科学技术的不断发展，认知心理学与神经科学结合，发展成认知神经科学。认知神经科学以认知过程的脑机制、认知与神经活动的关系，以及脑的发育为主要研究对象，在很大程度上促进了心理学的发展。

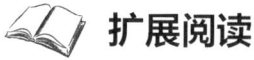

名人故事：冯特（1832—1920）

冯特出生在德国曼海姆附近的一个小镇。因为哥哥不在身边，童年时期的冯特很孤独。所以，他常常沉溺在自己成为作家的幻想中。冯特的父亲是名牧师，对冯特非常严厉，这主要源于冯特的家族中有非常强的学术研究传统。

父亲反对冯特成为作家，于是冯特进入海德堡大学接受医学训练。在学习的过程中，他发现自己对生理学更感兴趣。于是在博士毕业后，冯特做了赫尔姆霍兹的实验助理。在随后的生理学研究过程中，冯特发表了《感官知觉理论的贡献》，并在海德堡大学开设生理心理学课程。受到化学元素周期表的启发，冯特认为，人的心理也可以被分解为元素进行研究。这为他后来创建心理学实验室奠定了基础。

第三单元　心理学的研究方法

心理学能够作为一门独立的学科存在，离不开研究中的科学思维和科学的研究方法。目前使用较多的研究方法主要有以下 5 种。

一、自然观察法

自然观察法（naturalistic observation）是指在自然情境中，观察者对个体心理现象和行为表现进行系统的、有计划的观察和记录，随后通过分析以获取个体心理活动产生和发展的规律的研究方法。

值得注意的是，自然观察法的第一个局限是只能提供对被观察者行为的描述，而不能对其心理现象和行为进行解释。自然观察法的第二个局限是观察者效应。当被观察者意识到自己处于被观察状态时，其行为可能发生改变，著名的霍桑实验就是观察者效应导致的结果。自然观察法的第三个局限是观察者偏差，即观察者在整个观察过程中，有可能只看到自己希望看到的东西。一项实验研究结果表明，面对一群智力水平完全正常的儿童，老师更容易对那些被"标记"为智商低下的儿童给出智力低下的评价。

二、相关研究法

相关研究法（correlational method）是发现个体在人格特质、行为或事件之间的相互关联程度。例如某种行为出现的频率和受喜爱的程度之间、情绪波动与天气变化之间、父母的教养方式与子女学业成绩之间彼此相互关联的程度等。

相关系数分布在-1 到+1 之间，两个变量之间的关系越接近-1 或者+1，代表两者相关程度越高。正相关代表一个变量会随着另一个变量的增加而增加；负相关则代表一个变量会随着另一个变量的增加而减少；当相关系数为 0 时，代表两个变量之间没有相关关系。

值得注意的是，相关不能代表因果。也就是说，两个事件看起来有关系，但不能说明它们之间一定会存在因果关系。例如，一个孩子的身高，与门前小树的高度相关。我们不能说门前的小树长高导致了孩子长高，也不能说孩子长高导致了小树长高，这两个变量之间还有一个共同变量，那就是时间。所以，相关不代表存在因果关系。

三、实验法

实验法（experimental method）是心理学研究中最主要的方法之一。实验法是指在控制条件下，对某种心理现象进行观察的研究方法。

为确定某一心理现象或者行为产生的因果关系，变量通常被分为自变量（independent variable）、因变量（dependent variable）和控制变量（control variable）。控制变量又称为无关变量，是研究者在实验过程中希望排除的变量，使研究结果不受该变量影响。例如，研究者希望研究自信程度对贪婪行为的影响。在这个研究中，自信程度是自变量，研究者在实验中会通过某些途径来操纵被试的自信程度；贪婪行为是因变量；所有其他可能影响到贪婪行为的条件都是控制变量，包括教育程度、职业类型、财富水平等。

值得注意的是，在实验过程中，实验人员尽可能采取措施，以避免发生实验者效应。实验者效应（experimenter effect）是指实验者无意的影响造成了被试行为的改变，罗森塔尔效应[①]就是典型的例子。

四、个案法

个案法（case study）是指针对一个人各方面进行详细深入的调查研究的方法。因为受到实验条件或者伦理等方面的限制，并不是所有的研究都可以通过实验法进行。临床心理学家有时依靠个案研究发现其中的关联因素，从而得出结论。因此，当不能对某些心理活动进行严格控制时，个案法是唯一的信息来源。

五、调查法

调查法（survey method）是指对某一问题要求被调查者自由表达意见或态度，并运用统计学分析被调查群体某种心理倾向的研究方法。

值得注意的是，在调查过程中，有两个方面会导致调查的真实性受到影响：一是调查问卷回收率不高，可能导致结果的准确性下降；二是被调查者可能不是代表性样本。代表性样本（representatice sample）是指能够准确代表总体的小部分样本。当被调查者不是代表性样本时，研究的准确性同样也会降低。

第四单元　现代心理学学科分支

现代心理学包含了大量不同的理论和观点。美国心理学会（American Psychological Association，APA）有53个分支机构，每个分支都代表一个特定的研究或者应用领域。以下列举了9个主要分支。

一、普通心理学

普通心理学（general psychology）是以正常成年人心理现象的一般规律为研究对象的学科，包括感知觉、记忆、思维、想象、动机、情绪、情感等心理特征的形成、发展和变化，它是心理学中最基础的学科。

二、生理心理学

生理心理学（physiological psychology）是通过解释脑内的生理学现象来解释人类心理现象和行为的学科。不管心理现象和行为多么复杂，它都是以机体，尤其是神经系统的生理活动为基础。因此，生理心理学是以大脑为中心，致力于心理和行为的神经机制的相关研究。

三、发展心理学

发展心理学（developmental psychology）是研究个体在整个生命进程的连续变化过程中心理发生、发展的规律的学科。发展心理学家致力于通过描述、解释一个人的发展过程达到预测的目的，使人类的发展最优化。

---

① 罗森塔尔效应也称"皮格马利翁效应""人际期望效应"，是一种社会心理效应，指的是教师对学生的殷切期望能戏剧性地收到预期效果的现象。

四、教育心理学

教育心理学（educational psychology）是以学习者为主要研究对象，探究学习者的心理发展、身体发展、情绪发展以及社会性发展各方面能否相互适应，并研究如何创建学习环境，来更好地激发学习者的学习动机的学科。

五、人格心理学

人格心理学（personality）是通过科学研究来考察人格过程的学科。人格源于个体身上的稳定行为方式和内部过程。人格评价是人格研究的核心，因此人格心理学家通过测量来了解个体的成就动机、自尊、社交焦虑等特质。在教育、人事、咨询等领域的心理工作者，也会通过测验来判断个体的特质与状态。

六、社会心理学

社会心理学（social psychology）是研究在群体环境下个体的心理发生、发展及其变化规律的学科。社会心理学通常从个体水平和群体水平两个方面对心理现象进行研究。个体水平的心理现象包括：个体社会化、刻板印象、偏见，以及社会动机、社会态度等内容；群体水平的心理现象包括：群体规范、人际吸引、竞争与合作等内容。

七、健康心理学

健康心理学（health psychology）是一门致力于探究心理因素在人们维持健康、生病以及病后反应中产生影响的学科。健康是个体生物、心理和社会功能的一种平衡状态，而不只是生理没有疾病。因此，健康心理学关注人在一生中关于健康和疾病的所有方面，包括对健康的促进和维护。

八、工业与组织心理学

工业与组织心理学（industrial and organizational psychology）是研究组织中个体行为的学科。组织中个体的行为既可能对组织的有效性产生影响，也会影响组织中个体的满意度和幸福感。因此，工业与组织心理学的研究重点就是探究影响组织中个体行为的主要因素。

九、临床心理学

临床心理学（clinical psychology）是应用心理学的分支，起源于20世纪30年代。它整合了心理学的理论和方法，通过缓解适应不良、提升能力水平和缓解情绪不安，以促进个体的社会适应、心理调节和个体发展能力。

? 思考一分钟

1. 心理现象包括哪些方面？
2. 科学心理学发展的源头是什么？
3. 心理学各大流派之间的观点有什么异同？
4. 为什么说心理学既是一门学科，也是一种职业？

第二节 生物学基础

第一单元 神经元

一、神经元的结构和功能

个体所有的心理现象和行为，包括感知觉、动作、记忆和决策等功能，都是通过神经系统里上亿个神经元（neuron）来完成的。神经元（神经细胞）是神经系统中参与信息处理和信息传递的基本单位。

（一）神经元的结构

神经元的结构包括：细胞体（soma）、树突（dendrite）、轴突（axon）。在神经元相互传递信息的过程中，树突负责接收信息，轴突负责输出信息。树突的形状很像树枝，由神经元的胞体发出。在神经元细胞间的信息沟通过程中，树突是重要的信息载体。轴突是丛神经元发出的一根突起。不同类型的神经元，轴突长度相差悬殊，有的长度很短，只围绕在胞体周围；有的长度很长，可以达到一米以上。轴突表面包裹着一层神经胶质细胞，起到绝缘和营养轴突的作用。

（二）神经元的功能

根据功能的不同，可以将神经元分为感觉神经元（sensory neuron）、运动神经元（motor neuron）和中间神经元（inter neuron）。感觉神经元负责收集环境中的刺激信息，包括光波、声波、气味、味道，以及直接接触的信息；运动神经元负责控制肌肉的收缩，从而发起或完成运动；除感觉神经元和运动神经元之外的神经元是中间神经元。通过由神经元形成的神经回路，个体完成记忆、决策、言语、控制等复杂的行为。

神经元细胞内充满一种果冻般的物质——细胞质。细胞质中有很多特殊的微小粒子，称为线粒体。它能分解葡萄糖，为细胞的生命活动提供能量。细胞中部有细胞核，细胞核中含有染色体。染色体非常重要，它们是蛋白质合成的模板。基因是染色体上的片段，含有单个蛋白质分子的信息。

二、神经元内的信息传导

神经元内信息传导的本质是动作电位。动作电位是细胞膜电位的一个非常短暂的逆转过程，它构成了轴突从胞体到轴突末端传导的信息。引发动作电位的最低电压水平称为兴奋阈限（threshold of excitation）。人体所有的细胞膜都带有电荷，但是只有轴突能够产生动作电位。

三、神经元间的信息传递

神经元间的信息传递使得神经元回路能够收集感觉信息，并引发行为。神经元之间的基本信息传递是通过突触进行的，信息通过突触从一个神经元传递到另一个神经元。

（一）突触的结构

突触（membrane）是一个神经元轴突末端与另一个神经元细胞膜直接连接的结构。突触的连接有三种形式：与树突相连，称为轴-树突触；与胞体相连，称为轴-体突触；与其他轴突相连，称为轴-轴突触。

图 1-1 所示为突触的结构。突触前膜位于轴突顶端，与突触后膜相对应。两个膜之间的空隙称为突触间隙。神经递质从释放区被释放到突触间隙中，突触小泡产生于胞体，通过轴浆转运被快速地运输到对面的轴突。

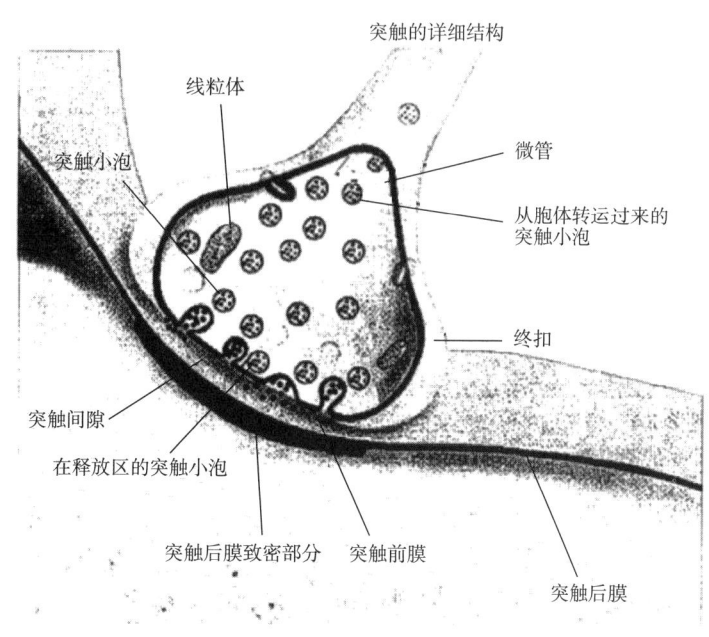

图 1-1 突触的结构

资料来源：卡尔森，《生理心理学（第六版）》，2007。

（二）受体激活

神经递质扩散通过突触间隙，然后与分布在突触后膜的特殊蛋白质分子（突触后受体）相结合，受体被激活。

第二单元 神 经 系 统

一、神经系统的构成

神经系统由中枢神经系统（CNS）和外周神经系统（PNS）组成。中枢神经系统包括大脑和脊髓；外周神经系统包括脑神经、脊神经和植物神经系统。

二、中枢神经系统

中枢神经系统的发育开始于胚胎早期，它包括前脑、中脑、后脑和脊髓。

（一）前脑

前脑（forebrain）包括端脑和间脑。

1. 端脑

端脑（telencep）主要包括两个对称的大脑半球。大脑半球又分为大脑皮层和皮层下脑区。

大脑皮层主要由胶质细胞和神经元的胞体、轴突、树突组成。表面颜色是灰色，因此又被称为灰质。灰质下方是高密度的磷脂，外表发白，故被称为白质。

按照位置的分布，大脑皮层被分为 4 个区域，分别是额叶、顶叶、颞叶和枕叶。额叶位于中央沟前的脑区；顶叶位于大脑半球边缘，中央沟后；颞叶位于大脑底部向前，额叶和顶叶腹侧；枕叶位于大脑皮层最后，是顶叶和颞叶的尾端。

大脑皮层的不同区域执行不同的功能。通常情况下，将大脑皮层分为以下几个功能区域。

初级感觉区：初级感觉区包括视觉区、听觉区、机体感觉区。它们分别接收来自眼睛的光刺激、耳朵的声音刺激，以及皮肤表面和内脏的各种刺激。

初级运动区：初级运动区主要负责发出动作指令，支配和调节身体的姿势和各部分的运动。初级运动区在中央前回和旁中央小叶的前部。

言语区：大部分人的言语区在大脑左半球。左半球额叶的后下方是布洛卡区（Broca's area），它通过控制说话时舌头的运动来实现表达。如果该区域受损，患者的语言表达会有障碍。颞叶上方是言语听觉中枢，又称为威尔尼克区（Wernicke's area）。该脑区负责理解听到的语言。该脑区受损，病人会无法理解自己听到的内容。顶枕叶交界处是言语视觉中枢。该脑区受损，患者会看不懂文字材料，产生失读症。

联合区：除上述明显不同区域外，具有整合功能的脑区称为联合区（association area）。联合区不接受任何感觉系统信息的直接输入。动物进化水平越高，联合区的面积越大。

大脑的左右两半球在功能上有所区别，却能够在认知、情绪和行为方面保持一致，主要是通过胼胝体实现信息的传递。

以上是大脑皮层的主要结构和功能。皮层下脑区的两个重要结构是边缘系统和基底神经节。

边缘系统（limbic cortex）的主要功能是调节动机和情绪。边缘系统中最重要的结构是海马和杏仁核。海马（hippocampus）的任务之一是帮助我们形成长时记忆和情景记忆。1957年斯科维尔（Scoville）和米尔纳（Milner）报告了一个关于海马切除的重要病例。由于一位患者长期受癫痫困扰，医生决定为他进行手术，切除了颞叶皮层下一部分的边缘系统组织，其中包括两侧的海马区，手术后癫痫的症状被有效控制，但自此以后，病人的短时记忆能力和内隐记忆能力保持较好，而长时记忆的存储和情景记忆的能力受到了较大损伤。杏仁核（amygdala）是情绪学习和记忆的重要结构。刺激清醒动物的杏仁核发现，杏仁核首端引发逃避和恐惧反应，杏仁核尾端引发防御和攻击反应。

基底神经节（basal ganglia）是前脑内的皮层下核团，主要参与运动的控制。临床上注意缺陷/多动障碍等神经发育障碍就是由基底神经节发育不良导致的。

2. 间脑

间脑（diencephalon）位于中脑和端脑之间，它的两个主要结构是丘脑和下丘脑。

丘脑（thalamus）位于间脑的背部，是间脑的最大部分。丘脑是感觉传导的接替站，除嗅觉外，其他所有感觉信息的传导通路都在丘脑内进行转换，再投射到大脑皮层。丘脑负责对感觉进行粗糙分析。

下丘脑（hypothalamus）位于脑的基底部，丘脑的下方。下丘脑体积很小，却很重要。它控制自主神经系统、内分泌系统，以及组织和生命相关的行为，如战斗反应、逃跑反应、进食和性行为。下丘脑通过分泌激素来控制内分泌系统。

（二）中脑

中脑（midbrain）包括顶盖和被盖两个主要结构。中脑是连接前脑和后脑的桥梁。

（三）后脑

后脑（hindbrain）包括脑桥、延髓和小脑。

脑桥（pons）位于中脑和延髓之间。脑桥顾名思义，它发挥着"桥"的作用，负责传递从大脑皮层到小脑的信息。

延髓（bulbus medullae）是维持个体生命机能的重要部分，延髓如果受到损伤，会导致心跳停止、血压消失，因此延髓又被称为生命中枢。

小脑（cerebellum）接收视觉、听觉和躯体感觉的信息，同时接收身体各骨骼肌运动的信息。小脑会对信息进行整合加工，并调节和输出运动信号。小脑的损伤会影响机体站立、行走和运动协调功能。

（四）脊髓

脊髓（spinal cord）呈圆锥形结构。它的基本功能是分配运动纤维到机体的效应器官（肌肉和腺体），以及收集躯体感觉信息传递给大脑。除了分配和传递功能以外，脊髓也具有一定的自主功能。

三、外周神经系统

外周神经系统包括脊神经、脑神经和植物神经系统。

（一）脊神经

脊神经从脊髓发出，共 31 对，自上而下分别为颈神经 8 对、胸神经 12 对、腰神经 5 对、骶神经 5 对和尾神经 1 对。根据功能的不同，脊神经又分为运动神经和感觉神经两种。

（二）脑神经

脑神经从脑部发出，共 12 对，分别包括视神经、嗅神经、听神经、眼动神经、三叉神经、面神经、舌咽神经、舌下神经、副神经、迷走神经、滑车神经和外展神经。

（三）植物神经系统

植物神经系统（ANS）是调节内脏功能的神经系统，也称为自主神经。起初人们认为植物神经系统不受中枢神经系统支配，不能随意控制内脏的活动，故命名"自主神经"。但生物科学研究表明，人们在经过特殊训练之后，在一定程度上是可以控制内脏活动的，如调节体温、血压和心跳等活动。

植物神经系统包括交感神经（sympathetic division）系统和副交感神经（parasympathetic division）系统。它们具有以下特点：

（1）交感神经能唤起心脏、肺及其他器官，使个体在紧张情况下处于"战斗或逃跑"的状态。因此交感神经的活动主要是保证人体在紧张状态下的生理需要。交感神经和迷走神经共同支配心脏，但交感神经的分布比迷走神经要丰富。

（2）副交感神经能让身体恢复平静，主要作用包括：增进胃肠活动，促进消化腺分泌，促进大小便排出，保持身体能量；缩小瞳孔以减少刺激；使心跳减速、血压降低、支气管缩小，节省体内消耗；使生殖血管扩张，性器官分泌液增加。植物神经的活动对人的情绪会产生影响，这就解释了为什么人在长期压力状态下生活，生育成功率会下降，在轻松状态下生育成功率会上升。

（3）交感神经和副交感神经在机能上具有拮抗性质。人体在正常情况下，交感神经和副交感神经处于平衡、相互制约状态。

第三单元 内分泌系统

神经系统是我们身体中第一大信息交流系统，而内分泌系统是我们身体中第二大信息交流系统。内分泌系统由很多腺体组成，具体包括脑垂体、甲状腺、胰腺、肾上腺和性腺，腺体直接将激素释放到血管或者淋巴系统中。内分泌系统并不是一个独立的活动系统，它的活动受中枢神经系统的调节。内分泌系统对身体的调节作用范围广泛、速度缓慢，但效果持久。

一、脑垂体

在大脑底部有一个腺体，称为脑垂体（pituitary gland），它负责监控身体的所有内分泌情况。脑垂体由前叶、中叶、后叶三部分组成。前叶分泌生长激素、促性腺激素、促甲状腺激素、促肾上腺皮质激素和生乳激素；中叶分泌黑素细胞扩张素；后叶分泌血管加压素、子宫收缩素等。

二、激素的种类与作用

激素（hormone），又称荷尔蒙。它的作用与神经系统中的神经递质差不多，它们携带信息，影响身体功能、行为和情绪。多数激素是由内分泌腺的细胞分泌的，其他激素由胃、肠、肾等器官分泌。分泌激素的细胞把这些化学物质排放到细胞外液中，激素随血液运动到全身其他各部位。激素与对应受体结合，调节神经元活动。

以下是激素的分类。

（1）生长激素　由脑垂体分泌，通过对肝脏的影响而产生生长激素介质，它们能直接刺激骨骼的生长。

（2）肾上腺素　由肾上腺分泌的一种激素。当个体经历某种刺激时，会分泌肾上腺素，导致呼吸加快，获取大量氧气，心跳和血流加速，为身体活动提供更多能量。

（3）甲状腺素　由甲状腺分泌的一种激素。它能促进体内物质和能量代谢，使体内糖类、蛋白质和脂肪氧化分解加速，同时释放能量。

（4）胰岛素　胰腺分泌的一种激素。胰岛素是机体内唯一能够降低血糖的激素，同时它能促进糖原、脂肪和蛋白质的合成。血浆葡萄糖浓度是影响胰岛素分泌的最重要因素。

（5）女性激素　由卵巢分泌的一种激素。它会促进女性器官成熟及第二性征出现，并维持正常性欲及生殖功能。

（6）男性激素　由睾丸分泌的一种激素。它能够维持正常性欲及生殖功能，并调节男性脂肪组织的分布和组成百分比，抑制体内脂肪的增加或增多。

❓ 思考一分钟

1. 神经元之间的信息传递过程是如何进行的？
2. 假如某人威尔尼克区受损，布洛卡区正常，会有什么样的反应？
3. 脑损伤后可塑性的恢复机制是什么？
4. 内分泌系统对人的心理和行为具有哪些重要影响？

第三节　感　知　觉

第一单元　感觉的一般特性

一、感觉的含义

人类认识世界是从感觉开始的。例如，一个苹果，我们可以用眼看到它的颜色，用嘴品尝它的味道，用手掂量它的重量。颜色、味道和重量，都属于苹果的个别属性。所以，感觉（sensation）是人脑对客观事物个别属性的认识过程。

感觉非常重要，它既能为我们提供身体内外部信息，又能保证机体和环境的信息平衡。通过感觉，人可以知道自身机体状态，并进行有效调节。例如，当人感到饥饿时会寻找食物，当人感到寒冷时会增添衣物。通过感觉，人可以了解外界事物的基本属性，如颜色、形状、重量、味道等。人们需要从环境中获得信息，信息不足或超载，都会给机体带来不良影响。例如，在感觉剥夺（sensory deprivation）实验中，个体会因感觉信息不足而痛苦，人在完全感觉隔离的状态下，记忆、思维和语言能力会出现不同程度的障碍。反之，在大城市中生活的部分群体，会因为感觉信息超载而烦躁，进而变得冷漠。

感觉的特性包括：直接性、个别属性和主客观统一性。首先，感觉反映的是客观事物直接作用于感觉器官的结果，而不是过去或者间接的事物在头脑中的反映。记忆中出现的事物或者幻觉中产生的各种体验不属于感觉。其次，感觉反映的是客观事物的个别属性，而不是事物的整体特征。例如，通过感觉人知道某种食物的个别属性，而不是这些个别属性整合后的结果。感觉是高级心理活动产生的基础，是认识客观事物的开端。第三，感觉是客观内容和主观形式的统一。任何一种感觉，都是以客观事物为基础，通过主观形式进行解释，是人脑对客观事物个别属性的主观映像。

二、感觉的种类

根据刺激信息的来源和感觉的性质，可以将感觉分为外部感觉和内部感觉。

（一）外部感觉

外部感觉指的是由外部刺激引起的、反映外部事物个别属性的感觉。例如，视觉、听觉、嗅觉、味觉、触觉等。外部感觉的感受器位于人体表面，用于接受来自外部环境的适宜刺激。

视觉感受器是视神经细胞，听觉感受器位于耳蜗，味觉的感受器是味蕾，嗅觉的外周感受器是鼻腔最上端的嗅上皮嗅细胞。

（二）内部感觉

内部感觉指的是由内部刺激引起的、反映身体内脏器官平衡状态的感觉。例如，运动觉、平衡觉、机体觉等。内部感觉的感受器位于人体内脏壁、腹膜、胸膜、前庭器官等，用于接受内部各处的刺激。内部感觉通常不太精确。

不同的感觉器官对信息的加工过程不同，总体而言包括三个步骤：一是对刺激信息的觉察，即刺激强度达到一定程度，才能让个体产生感觉；二是将觉察到的刺激转化为机体能够传递的神经冲动；三是神经冲动传入神经，到达大脑皮层的感觉中枢，从而产生不同性质和强度的感觉。

三、感觉的现象

（一）感觉适应

感觉适应是指刺激物对同一感受器持续作用，使感受阈限发生变化，导致对后面的刺激感受性提高或降低的现象。各种感觉都有适应现象，例如嗅觉，刚开始闻到一种气味时，很容易觉察到它，但是时间一长，对气味的敏感性会下降。

各种感觉都存在感觉适应现象，但生理机制有所不同，有的适应发生在感受器水平，而有的适应发生在神经中枢。在所有感觉中，人体对痛觉的适应最难产生。痛觉作为伤害性刺激的预警信号，具有生物学意义。

（二）感觉对比

感觉对比是指同一感受器受到不同刺激作用时，感觉发生变化的一种现象。感觉对比能够使人更好地辨别事物。例如"万绿丛中一点红"，此时，会显得花儿更红些。

根据刺激呈现的时间不同，将感觉对比分为同时对比和继时对比。同时对比是指两个刺激同时作用于感受器所产生的感觉对比。例如，肤色黑的人穿一件白色衣服，会显得脸色更黑。继时对比是指两个刺激先后作用于感受器所产生的感觉对比。例如，吃完一块糖再吃橘子，就觉得橘子没有那么甜，或者是更酸了。

（三）联觉

联觉是指一种感觉通道的刺激引起了另一种通道的感觉。例如，当看到红、橙、黄等颜色，会让人有一种暖的感觉，所以这些颜色又被称为暖色。反之，绿、蓝、青等颜色会让人产生寒冷的感觉，所以绿、蓝、青等颜色又被称为冷色。

需要注意的是，个体差异对联觉的产生影响很大，不同的人产生联觉的难易程度不同。

（四）感觉后像

感觉后像是指刺激物对感受器作用停止后，感觉现象并没有立即消失，而是保留短暂时间的现象。感觉后像存在于各种感觉之中，其中视觉后像表现尤为明显。感觉后像又分为正后像和负后像。后像的品质与刺激物相同，称为正后像，相反则称为负后像。电影是利用正后像，使人将静止的画面感觉为连续的活动画面。正负后像可以相互转换，刺激的强度越大，后像持续的时间越长。

（五）感觉补偿

感觉补偿是指人的某种感觉能力丧失后，为适应环境的需要，其他感觉能力会发展突出的现象。例如，通常情况下盲人具有较强的听觉和触觉能力，而聋哑人的视觉能力非常敏锐。

四、感觉的测量

感觉是由外界物理刺激引起的，这些刺激的物理量大小可以通过测量获得。心理物理学主要研究物理量和心理量之间的关系。感受性是指人对适宜刺激的感觉能力，感受性的强弱通过感觉阈限表示。感受阈限和感受性成反比，即感觉阈限越高，感受性越弱；感觉阈限越低，感受性越强。

（一）绝对感觉阈限

绝对感觉阈限指刚刚能够引起感觉的最小刺激量。"刚刚"的含义是指50%的情况下能够感觉到刺激强度，50%的情况下感觉不到刺激强度。环境中，并非所有刺激都能引起我们的感觉，例如，人无法感觉到落到皮肤上的灰尘，人也无法听到频率低于20赫兹的声音。绝对感觉阈限越小，绝对感受性越强；绝对感觉阈限越大，绝对感受性越弱。

（二）差别感觉阈限

差别感觉阈限指刚刚能够引起差别感觉的同类刺激之间的最小差别量。例如，在500克重量的基础上，增加1g的重量，并不能引起感觉的变化。只有当刺激量达到一定程度，才能感觉到差别。这个"差别"就是个体的差别感觉阈限。

（三）韦伯定律

19世纪德国生理学家韦伯（Weber）通过实验发现，人能感觉到的刺激不取决于刺激的绝对量，而是取决于刺激变化的相对量。例如，手中有100克的重物，这时增加2克，人能感觉到重量的增加。但是如果手中有1000克的重物，这时增加2克，人就无法感觉到重量的增加，只有增加20克才能感觉到重量的增加。因此韦伯提出，对于差别感觉，刺激的增量与原刺激量之间存在某种关系，这种关系可以用公式表示：

$$K = \Delta I / I \tag{1-1}$$

式中，I 表示标准刺激的强度，ΔI 表示引起差别感觉的刺激增量，K 代表常数。这个公式被称为韦伯定律。不同感觉的 K 值不同。

韦伯定律揭示了感觉的某种规律，但它只适用于中等强度的刺激。

（四）对数定律

1860年德国物理学家费希纳（Fechner）在韦伯定律的基础上，进一步研究了刺激强度与感觉大小的关系。

通过研究发现，感觉大小和刺激强度之间存在对数关系：

$$P = K \lg I \tag{1-2}$$

式中，I 代表刺激量，P 代表感觉量，K 代表常数。根据对数定律，感觉的大小是刺激强度的对数函数。即当刺激强度按几何级数增加时，人体感觉的大小只按算术级数增加。

第二单元　视　　觉

一、视觉刺激

视觉是人类最重要的感觉，在信息获取的过程中，有80%的信息来自视觉。视觉的产生离不开光，在完全黑暗的环境中，眼睛无法看到物体。光是具有一定频率和波长的电磁波。光的频率范围在 $5 \times (10^{14} \sim 10^{15})$ 赫兹，波长在380~780纳米。光刺激人的视觉感受器后产生视觉，人类通过视觉辨别物体的颜色、明暗和形状。

颜色的基本特征包括色调、亮度和饱和度。不同色调对应不同颜色，波长为 380 纳米的光波，使人产生紫色的感觉；波长为 700 纳米的光波，使人产生红色的感觉。亮度是指物体表面的光线反射系数，同样的红色，高亮度照明条件下，颜色显得更鲜艳。饱和度是指人眼所看到的颜色的纯度，同样的蓝色，波长范围越小，看起来越纯。

二、视觉的生理机制

视觉的发生需要眼、视神经和视觉中枢共同协作完成。

（一）眼睛的结构

人眼和照相机在结构和功能上有很多相似之处，照相机通过透镜来收集光线，人眼通过角膜、瞳孔、晶状体收集光线；照相机通过移动透镜实现聚焦，人眼通过睫状肌收缩改变晶状体形状实现聚焦；照相机通过感光胶片记录图像，人眼通过视网膜记录图像。

人眼具有距离调节功能，从鼻前 7.6cm 到个体能看到的最远地方。但是，有调节障碍的人，调节范围会变窄。例如，我们常说的近视眼，眼睛不能很好地聚焦远处的物体；而远视眼不能很好地聚焦近处的物体。

眼睛的关键作用是把光波转化为神经信号，视网膜能够完成该过程。视觉感光机制的核心是视网膜上的感光细胞。感光细胞包括视杆细胞和视锥细胞。视杆细胞分布在视网膜的周围，对光的敏感度高，但没有颜色感觉，只能分辨明暗。因此，夜晚或者光线昏暗的环境下，我们无法辨别物体的颜色，只能看到形状。视锥细胞分布在视网膜的中心，对光的敏感度低，只能在白天或者光线充足的环境下引发视觉。但是，视锥细胞能够分辨颜色、轮廓，空间分辨能力强。

（二）感受野

感受野是指能够引起神经元或者神经纤维反应的感觉细胞群所分布的空间区域。人眼视网膜上大约有 1.32 亿个感光细胞和 100 万个神经节细胞，一个神经节细胞对应多个感光细胞。神经节细胞的感受野呈同心圆，相邻的两个感受野有一定重叠，全部感受野的总和构成整个视野。

三、视觉理论

（一）三原色理论

1800 年杨（Young）提出，人的眼睛具有三种类型的颜色感受器，从而产生心理上的三种基本感觉：红色、绿色和蓝色。所有其他颜色都是这三种颜色混合而来。

三原色理论认为，人眼的视网膜内有三种不同视神经纤维，它们分别包含与红、绿、蓝波长相对应的感光色素。当视神经纤维感光色素兴奋后，使不同神经细胞产生神经冲动，传递到大脑皮层视觉中枢，就会引起红色、绿色和蓝色的感觉。然而，该理论不能很好地解释为什么对一种颜色适应后，会产生另一种颜色的视觉后效；不能解释为什么红绿色盲无法辨认红色和绿色。杨的理论得到赫尔姆霍兹的修正，最终形成赫尔姆霍兹三原色理论（trichromatic theory）。

（二）拮抗加工理论

18 世纪晚期海林（Hering）提出拮抗加工理论（opponent-process theory）。海林认为，所有视觉体验都产生于三个基本系统，而每个系统都包含两种拮抗成分：红-绿、蓝-黄、黑-白。该理论认为，视觉后效的产生是因为系统中一个成分被过度刺激后产生疲劳，从而增加了它的拮抗成分的相对作用。

四、视觉现象

（一）视觉对比

视觉对比（visual contrast）是指光刺激在空间中的分布不同造成的视觉对比经验。视觉对比包括明暗对比和颜色对比。夜晚的灯光比白天的灯光更明亮就是明暗对比的效果。同样是红色字体，背景是蓝色或者黄色，视觉效果会截然不同，是因为视觉对比的结果。

（二）视觉适应

视觉适应（visual adaptation）是指由于刺激物的持续作用导致感受性发生变化的现象。视觉适应包括明适应和暗适应。当人从阳光明媚的室外走进电影院，开始时会觉得漆黑一片，过一会儿，视觉感受性提高，可以看到环境中的物体，就是暗适应的结果。与之相反，从电影院出来回到阳光明媚的户外，人会经历明适应的过程，刚开始觉得阳光刺眼，难以睁开眼睛，过一段时间后，感受阈限升高，适应了户外的光线，这就是明适应的结果。

（三）视觉后像

视觉后像（visual afterimage）是指刺激物对感受器的刺激停止后，视觉现象没有立即消失，而是保留一点时间的现象。视觉后像属于感觉后像的一种，包括正后像和负后像。例如，在黑暗的屋子里用手机看黑白文字的小说，持续一段时间后关闭手机屏幕，人们会觉得屏幕依然是亮的，这就是视觉的正后像。正负后像会产生交替，所以可能还有人觉得手机屏幕关闭后，黑色的文字变亮了，这就是视觉的负后像。颜色的负后像体现在刺激色的补色上，当红色刺激消失后，眼前感觉有绿色，因为红绿是补色的缘故。

（四）闪光融合

闪光融合（flicker fusion）是指断断续续的光由于频率的增加，给人融合的感觉。例如，日光灯闪烁的速度在100次/秒时，人眼看不出灯在闪烁，这就是闪光融合现象。

第三单元　听　　觉

一、声音的物理特性

声音的产生来自振动的物体推动空气分子前后运动。真空中没有声音，因为真空中没有可以由振动物体引起运动的空气分子。

声音的物理特性包括频率和振幅。频率是指在有限时间内波的周期循环次数，单位用赫兹表示，代表每秒振动的周期数。振幅是指声波强度的大小，即从波峰到波谷的高度，单位用米或者厘米表示。

二、声音的心理特性

频率和振幅形成了声音的三个心理特征：音高、响度和音色。

（一）音高

音高（pitch）是指声音的高度，由声音的频率决定，单位是赫兹。高频产生的音高较高，低频产生的音高较低。人耳能听到的音高范围在20~20000赫兹。

频率和音高并非线性关系。频率很低的时候，只要增加一点频率，音高就会显著增高。例如，钢琴上两个最低的音符，频率只相差1.6赫兹；而最高的两个音符，频率相差235赫兹。

（二）响度

响度（loudness）由振幅决定。振幅大的声波听起来声音很大，例如喷气式飞机产生的声波能量巨大，听起来很不舒服。振幅小的声波听起来很柔和。通常情况下，人耳能听到6米以外手表的滴答声。

（三）音色

音色（timbre）反映声波的复杂程度。纯音只有一个频率和振幅；复杂声波包含了多个频率组合的混合波。噪声包含了相互之间没有关联的多个频率的声音。

三、听觉的生物学基础

（一）听觉系统

从物体产生振动到人耳听到声音，整个过程需要经历4次基本能量转换：

(1) 空气中的声波在耳蜗转换为流动波。
(2) 流动波导致基底膜的机械振动。
(3) 振动转换为电脉冲。
(4) 电脉冲导入大脑听觉皮层。

有两种常见的听觉障碍：传导性耳聋和神经性耳聋。传导性耳聋是由于空气振动传导到耳蜗时出现问题所致。神经性耳聋是由于耳中神经冲动或传导到听觉皮层的神经机制损伤所致。

（二）声音定位

人耳定位声音主要是通过以下两种方式。

1. 声音到达左右耳的时间差

识别进入左右耳的声音的时间差来确定声音的方位。当一个声音在你的右侧响起时，说明声音到达右耳的时间比到达左耳的时间短。

2. 辨别左右耳声音的强度

一般而言，声音先到达的耳朵，感受声音的强度会稍微大一点。

当你闭上眼睛，不能辨别声音的具体位置时，可以通过转动头部，改变耳朵的位置，重新获得声音定位的相关信息。

第四单元 其他感觉

一、嗅觉

嗅觉（sense of smell）是指有气味的气体作用于鼻腔内的嗅细胞，产生神经兴奋后传导至嗅觉皮层的感觉。

嗅觉感受性受多种因素影响。

（1）刺激物的性质 例如，酒精的感受阈限是 5.8 毫克/升空气，而人造麝香的感受阈限是 0.00004 毫克/升空气。

（2）机体状态 人在感冒时的嗅觉感受性会下降。

（3）自然环境因素 温度过高或过低，湿度过小或过大，都会对嗅觉产生影响。

（4）适应会对感受性造成影响 长期待在喷有香水的房间会产生感觉适应现象。

二、味觉

味觉（sense of taste）是指能够溶于水的化学物质接触到味蕾产生的感觉。人的味觉包括酸、甜、苦、咸四种。人的舌尖对甜味最敏感，舌的根部对苦味最敏感。

温度对味觉的感觉阈限有明显影响。食盐在37℃时，人的感受性最高，随着温度的升高，感受性降低。这就是为什么饭菜特别烫的时候并不觉得咸，但等温度降到37℃时就会觉得咸的缘故。

研究发现，不同的人味觉差异很大。例如，有的人对于辛辣食物，吃得很多、很辣才觉得有刺激的感觉；而有的人只要一点儿辣的食物就不能忍受。再比如，有的人可以不停地吃甜食，而有的人吃一点就觉得腻。味觉敏感性具有生物学遗传基础。味觉敏感的人对于酸、甜、苦、辣等味道都更为敏感。女性比男性通常味觉更敏感。味觉不敏感的人更喜欢甜食和油腻食物，因此，与味觉敏感的人相比，味觉不敏感的人会更胖。

三、皮肤觉

皮肤觉（sense of skin）是指个体对触摸、压、痛、热和冷等刺激的感觉。皮肤觉感受器可以产生五种以上不同感觉,其中包括:触觉、压觉、痛觉、热觉和冷觉。人体皮肤表面共有 20 万个对温度反应的神经末梢,50 万个对触觉、压觉反应的神经末梢,300 万个对痛觉反应的神经末梢。

皮肤的不同部位感受性不同。面部的感受性最强,其次是手指、躯干。手指对空间距离的辨别阈限最低,能敏感地分辨出很小的距离差异,误差在 1 毫米左右。不同皮肤区域的感受性差异是由于感受器数量不同造成的。

痛觉(sense of pain)的感受器比其他皮肤觉感受器多。同样,不同皮肤区域的痛觉感受器分布不同。例如,大拇指上的痛觉感受器分布是每平方厘米 60 个痛点,而膝盖后的腿弯处是每平方厘米 232 个痛点。痛觉是身体对有害刺激的反应。痛觉对个体生存至关重要,它是对能够引起组织损伤的刺激发出的警告。痛觉可以分为伤害性疼痛(nociceptive pain)和神经痛(neuropathic pain)。伤害性疼痛是由外部有害刺激引发的感觉,例如手指碰到火炉时的感觉。神经痛是由神经的过度刺激造成的,例如神经疾病引发的疼痛感觉。

触觉(sense of touch)是由于外界刺激接触皮肤导致皮肤轻微变形而产生的一种感觉。触觉的感受器分布在真皮下的神经末梢。

四、前庭觉和动觉

(一)前庭觉

前庭觉(vestibular sense)是根据重力作用来确定方向的。前庭觉的感受器是位于内耳中充满液体的导管和囊中的纤毛。当快速旋转头部时,内耳中的液体流动,会压迫纤毛,从而导致纤毛弯曲。内耳迷路中的球囊负责直线方向的加减速。丧失前庭觉的人会失去方向感,感到头晕,并且走路容易摔倒。

在平坦的陆地上走路,人所获得的视觉和运动觉信息是一致的。但是,当处于起伏的车辆或者轮船上时,会出现感觉之间信息严重不匹配的现象,因此会引起方位混乱和眩晕。所以,前庭觉过于敏感的人容易产生晕船、晕车的现象。

(二)动觉

动觉(kinesthetic sense)为我们提供运动过程中身体的反馈信息,可以帮助我们很好地协调自主运动。动觉的感受器位于关节、肌肉和肌腱中。

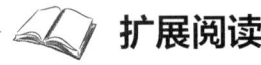

为什么会出现有"感"无"觉"?

我们周围充满视觉、听觉、味觉、触觉和嗅觉的刺激,每一种感觉都是持续不断的。但是,很多时候被"感"到的东西却没有被觉察或者意识到。这种有"感"无"觉"的现象出于以下三种原因:

第一,感觉适应(sensory adaptation)。当外部刺激没有变化时会出现感觉适应。例如,刚进入餐厅时,人们会闻到很浓烈的烤鱼、烤香肠的味道,但是时间一长,就感觉不到食物强烈的气味了,这就是感觉适应。嗅觉感受器的感觉适应发生最快,当气味刺激持续不变时,发送到大脑的神经冲动会逐渐减少,人对气味也就逐渐注意不到了。

第二,选择性注意(selective attention)。有意地将注意力集中在一部分感觉信息的输入上,会出现选择性注意现象。例如,酒会上人声嘈杂,根本听不清周围人谈话的声音,但是如果有其他人在叫你的名字,你的注意力会立刻被吸引过去,这就是我们常说的"鸡尾酒会效应"(Conway & Bunting, 2001)。

第三,感觉闸门(sensory gating)。与疼痛相关的信息先到达脊髓,经选择后传递到大脑。1996 年罗纳德等提出了闸门控制理论,该理论认为,在神经通路上存在一个专门的通道,用于传递疼痛信息。当通道中闸门关闭时,疼痛信息就不会继续传递了。

第五单元　知　　觉

一、知觉的含义

知觉（perception）是指客观事物作用于感官后在人脑中形成的对事物的总体认识。比如我们看到一幅画，听到一首歌等。知觉以感觉为基础，没有感觉，就没有知觉。但知觉并不是感觉的简单相加。知觉是对个别感觉的整合，并结合自身经验做出解释。

知觉是一个积极过程，它并非总是反映外部世界的客观属性，而是加入了个体的主观性。

二、知觉的特性

（一）从背景中选出知觉对象

人在知觉周围环境时，总会从背景中选出要知觉的对象。例如画面中有一棵树和一间房子，当把树当成知觉对象时，房子就成为背景；当把房子当成知觉对象时，树就成了背景。什么物体被当作知觉对象，与注意的选择性有关。

（二）将个别属性整合成整体

人的知觉系统具有把个别属性整合为整体的功能。例如，人们看到单个字母，会知觉为一个单词；看到不同线条，会知觉为有意义的图案；看到"中国人民银行"，不会把"行"（háng）读成"行"（xíng）。

（三）根据过去的经验对知觉对象作出解释

知觉是以感觉信息为基础，但并不是被动的对感觉信息的记录，而是根据个体过去的经验，对知觉对象作出解释的过程。例如，同样是半杯水，有些人会知觉为"只剩半杯水"，有些人会知觉为"还有半杯水"。

（四）知觉具有恒常性

1. 形状恒常性

随物体的转动角度不同，同一物体在视网膜上成像的形状会发生改变。但我们不会把前后差异知觉为不同形状，而是趋向于物体的实际形状。

2. 大小恒常性

同一个物体，由于远近距离不同，在我们的视网膜上成像的大小会有所不同。但知觉的大小不会随距离的变化而变化，而是趋向于物体的实际大小。

3. 明度恒常性

在照明条件改变时，物体的相对明度保持不变。我们看到的物体的明度并不取决于照明的条件，而是取决于物体表面的反射系数。

4. 颜色恒常性

一个有颜色的物体，在不同的色光照明条件下，它的表面颜色并不受色光照明的影响，而是保持相对不变。例如，红色的衣服，在户外阳光充足的地方会被知觉为红色；回到房间，在橙色的灯光下，同样会被知觉为红色。

（五）知觉适应

感觉存在适应现象，同样的，知觉也存在适应现象。例如，一个人每天都戴着一副同样的眼镜，他的朋友会对眼镜产生知觉适应，甚至关注不到眼镜的存在。如果某一天，这个人突然换了一副新眼镜，他的朋友看他的时候，就会觉得有点儿不舒服，但几天过后这种不舒服的感觉就会消失。

三、自下而上加工和自上而下加工

（一）自下而上加工

自下而上加工（bottom-up processing）是指从周围环境获取感觉信息，然后将信息发送给大脑，提取并加工信息的过程。这种类型的加工方式又称为数据驱动加工，数据来自外界的感觉信息。

（二）自上而下加工

自上而下加工（top-down processing）是指从过去的知觉经验、动机和文化背景出发，对输入信息的解释过程。这种类型的加工方式又称为概念驱动加工，概念来自记忆中储存的信息。

四、错觉

（一）错觉的概念

错觉（illusion）是指人在特定条件下，对客观事物产生的某种固定倾向的歪曲的知觉。错觉一词的拉丁语是 *illudere*，意思是嘲弄。

错觉是我们日常生活的基本组成部分。例如，我们知道地球围绕太阳旋转，但每天看到的还是"日出"和"日落"。夜间行走，尽管知道月亮不会随你的移动而同步移动，但还是会产生"月亮走，我也走"的错觉。错觉表明我们的知觉系统并不完美。

错觉现象早在两千多年前就被人类发现。在心理学研究的过程中，大多数错觉现象属于视错觉。视错觉是人通过眼睛对客观事物产生的歪曲的知觉体验。当错觉产生的条件达成时，错觉是无法避免的。

（二）错觉产生的原因

错觉产生的原因有多种，迄今为止并没有一种理论可以解释所有的错觉现象。

1. 从生理机制和功能方面解释

眼动理论和神经抑制作用理论认为，人的器官和大脑的神经回路参与了错觉产生的过程。例如，线条横竖错觉是因为当眼球沿相同长度线段从一端移动到另一端时，由于垂直移动比水平移动费力，所以感觉垂直线段会更长些。

2. 从心理方面解释

有研究者认为，错觉属于心理活动的结果，错觉的产生是误用了知觉恒常性的结果所致。

在各种错觉现象中，生理因素和心理因素都不是孤立作用的，而是相互影响、相互制约，共同起作用的。

> **？ 思考一分钟**
>
> 1. 感觉和知觉的联系和区别分别有哪些？
> 2. 视觉是如何形成的？
> 3. 听觉是如何形成的？
> 4. 各种感觉之间是如何相互作用的？

第四节 记 忆

第一单元 记忆的概念

一、什么是记忆

记忆（memory）是指在学习过程中刺激（声音或形象）消失后，在心理上将原刺激信息保留下来的心理过程。因此，记忆也称保持。

（一）记忆是学习的表征

学习是一种内在的心理过程，因个体的经验而产生。例如，学习50个英文单词，每个单词练习十遍，练习就是经验。练习停止后大脑中保持的单词数量就是记忆量。记忆是学习的表征，只有通过对记忆的测量，才能了解学习情况。

（二）记忆是编码、存储和提取信息的心理过程

记忆是关于大脑编码、存储和提取信息的心理过程。通过记忆，我们可以积累和保存知识和经验，但并不是所有接触过的信息都会形成记忆。认知心理学家认为，只有经过编码的信息才能形成记忆。大脑对信息的输入具有选择性，只有对个体具有意义的事物才能进入编码系统。信息的存储和提取与编码过程密不可分，编码越充分，存储和提取越容易。

（三）记忆是评估遗忘的指标

很多人认为记忆是信息存储的仓库，信息一经大脑保存，便不会再发生改变。其实不然，研究表明，记忆是一个接收、存储、组织、改变和恢复的系统。记忆的加工过程类似于计算机的编码、存储和提取，但它并不像计算机一样对信息进行原封不动的存储和提取，而是根据个体已有的认知结构，对信息进行编码、存储和提取。

记忆对个体的心理发展具有重要意义，没有记忆，就没有个体的心理发展。个体知识的学习、能力的发挥，以及人际交往，都需要以记忆活动为前提。

二、记忆的分类

（一）感觉记忆、短时记忆和长时记忆

根据信息保持的时间长短，可以将记忆分为感觉记忆、短时记忆和长时记忆。

感觉记忆（sensory memory）又称瞬时记忆，是指客观刺激停止作用后，在极短的时间内被保存下来的记忆。感觉记忆是记忆系统的开始阶段，它的存储时间是0.25~2秒。当人在看电影时，呈现在荧幕上的是静止的图片，但我们可以把它看成是连续的，就是因为感觉记忆发挥的作用。

短时记忆（short-term memory）是记忆系统的中间阶段，它的保存时间是5秒~1分钟。短时记忆容量非常有限，为5~9个单位。

长时记忆（long-term memory）是信息经过充分加工后在大脑中长时间保留的心理过程。它的保存时间从1分钟到终身。有人认为长时记忆的容量没有限制，一部分来自对短时记忆的加工，另一部分来自一次性从印象深刻的事情中获得。

（二）内隐记忆和外显记忆

内隐记忆（implicit memory）是指在没有意识参与的情况下，过去经验对当前任务的影响。内隐记忆又称自动和无意识记忆。

外显记忆（explicit memory）是指在有意识参与的情况下，过去经验对当前任务的影响。

内隐记忆和外显记忆的主要区别：

(1) 保持时间不同　内隐记忆在保持时间上明显长于外显记忆。

(2) 受外界干扰程度不同　内隐记忆不容易受外界环境干扰，外显记忆在干扰条件下会发生遗忘。

(3) 记忆负荷不同　内隐记忆不受记忆项目数量的影响，外显记忆随记忆数量增多会出现准确性下降的现象。

(4) 加工深度的影响　加工深度越深，外显记忆越好，内隐记忆不受加工深度影响。

（三）情景记忆和语义记忆

情景记忆（episodic memory）是指根据时空关系对某件事情的记忆。情景记忆与个人亲身经历有关，如曾经游玩的地方，或者曾经发生的争吵。情景记忆受时间、空间、情绪状态等因素的影响，存储过程易受到

干扰，因此不够稳固和确定。

语义记忆（semantic memory）是指对知识和规律的记忆，例如记忆词汇、公式、定律、概念等内容。语义记忆很少受到时间、空间等因素的影响，因此存储较为稳定。

（四）陈述性记忆和程序性记忆

陈述性记忆（declarative memory）是指对事件和事实的记忆，它的提取需要意识的参与。

程序性记忆（procedural memory）是指对如何做某事的记忆，包括各种技能操作的记忆，它的提取不需要意识参与。例如，学习游泳时，在岸上听教练讲解，并记住动作要领，属于陈述性记忆。下水后通过不断练习能够真正游泳，这时的记忆就是程序性记忆。小脑和基底核受损会影响程序性记忆的编码、存储和提取。

第二单元 记忆系统和记忆加工过程

一、概述

（一）记忆系统

信息加工理论认为，记忆是一个信息加工系统，记忆系统由三个子系统构成：感觉记忆、短时记忆和长时记忆。三个子系统处于记忆系统的不同加工阶段。首先，信息进入感觉记忆；随后，被注意到的感觉信息进入短时记忆；信息在短时记忆系统经过加工后，再存储到长时记忆中。

（二）记忆加工过程

记忆是一个信息加工过程，记忆过程包括：编码、存储和提取。

编码（encoding）是个体获得经验，或对外界刺激信息进行形式转换的心理过程。编码要求个体对来自外部世界的刺激信息形成内部的心理表征。

存储（storage）是感知过、体验过、思考过，以及做过的事情以一定方式保存在人脑中的心理过程。知识的存储又称为知识表征（representation），是指信息在人脑中存储的方式。存储是编码和提取过程的中间环节，没有存储就没有记忆。

提取（retrieval）是指被存储信息在随后的某一时间恢复的心理过程。提取是记忆的最后阶段。回忆和再认是提取的形式。

编码、存储和提取是三个基本环节，它们之间相互联系、相互影响，构成完整的记忆过程。记忆最终能够顺利提取，需要三个环节紧密配合。如果以上三个环节中任意一个环节出现问题，都会导致信息提取失败。

二、感觉记忆

（一）感觉记忆的编码

1. 感觉记忆的加工

根据加工类型的不同，可以将感觉记忆分为形象记忆和声像记忆。

（1）形象记忆 形象记忆（iconic memory）是指外在形象刺激消失后留下的短暂视觉记忆。引起感觉的形象刺激在感觉记忆中留下的代码称为形码（iconic code）。1960年哈佛大学研究者斯伯林（Sperling）通过实验证明，形象记忆不但容量有限，而且转瞬即逝。

（2）声像记忆 声像记忆（echoic memory）是指外在声音刺激消失后留下的短暂听觉记忆。引起感觉的声音刺激在感觉记忆中留下的代码称为声码（echoic code）。

1972年大卫（David）等通过实验发现，声像记忆的容量小于形象记忆。在听觉的部分报告法①实验中，即时回忆的数量为5个左右，而视觉实验的相应数量是6~9个。声像记忆的时间要比形象记忆的时间长很多，声像记忆的作用时间可长达4秒，而形象记忆的作用时间只有250毫秒。

2. 感觉记忆的特征

（1）感觉记忆的存储时间短暂。

（2）声音记忆的容量比形象记忆小；声音记忆的保持时间比形象记忆长。

（3）感觉记忆只有引起个体注意，并及时被编码，才可能进入短时记忆。

感觉记忆的编码主要依赖于信息的物理特性。感觉记忆有较大容量，但大部分信息因为不能得到及时加工而迅速消退。感觉记忆虽然时间短暂，但它是构成短时记忆和长时记忆的必要条件。

（二）感觉记忆的存储

斯伯林通过变化刺激项目与声音信号之间的时间间隔发现，即时呈现声音信号的回忆率为80%。当声音信号延迟到150毫秒时，回忆率下降到75%；当声音信号延迟到300毫秒的时候，回忆成绩下降到55%；当声音信号延迟超过0.5秒之后，部分报告法的成绩就跟整体报告法的成绩相同了。而视觉器官保存图像信息有相当大的容量，但是保持的时间相当短，超过250ms遗忘就开始了。

（三）感觉记忆转换为短时记忆

对感觉记忆如果不加注意和处理，感觉记忆很快就会消失。转换的过程需要个体有意识记，并对识记到的信息及时加工和处理，这样感觉记忆才会转入短时记忆。感觉记忆转换为短时记忆的过程也是感觉记忆的特征之一。

三、短时记忆

（一）短时记忆的编码

1. 短时记忆的加工

短时记忆的编码包括视觉编码、听觉编码和语义编码。

（1）视觉编码　1969年，研究者给被试呈现两个字母，要求被试判断两个字母是否相同。当两个字母同时呈现时，判断形状相同的字母所用的时间明显短于发音相同的两个字母。根据结果，研究者认为，短时记忆的初始阶段以视觉编码为主。

（2）听觉编码　康拉德（Conrad）通过实验发现，被试在回忆以视觉方式呈现的字母时，对发音相似的字母容易发生混淆，而对形状相似的字母不容易发生混淆。康拉德的实验证明，即便是以视觉方式呈现的材料，短时记忆也会进行形状-语音转换，之后对听觉信息进行编码。

（3）语义编码　1970年，威肯斯（Wickens）采用前摄抑制的实验研究发现，如果前后识记的材料有关联，则出现前摄抑制作用②。这表明，短时记忆具有语义编码过程。

2. 短时记忆的特征

短时记忆对刺激信息的保持时间在1分钟左右。短时记忆是信息从感觉记忆到长时记忆的过渡阶段。

3. 短时记忆编码的影响因素

短时记忆的编码过程受到很多因素影响，主要包括：

（1）大脑的觉醒状态　觉醒状态直接影响编码效果。1885年艾宾浩斯（Ebbinghaus）通过实验（详见本节第三单元相关内容）发现，个体在上午11点至12点记忆效果最好，下午次之，晚上最差。酒精会抑制大脑的觉醒状态，影响学习效果。

---

① 部分报告法是由斯伯林发明的。斯伯林以整体报告法和部分报告法为实验方法研究人的记忆，结果发现在部分报告情况下，被试的报告成绩要远大于全部报告，于是推断在短时记忆阶段之前还有一个记忆阶段，即瞬时记忆。

② 前摄抑制也称前摄干扰（proactice interference），在认知心理学上指之前学习过的材料对保持和回忆以后学习材料的干扰作用。

（2）组块　短时记忆容量有限，正常短时记忆容量通常在 5~9 个单元。单元的大小受个体经验影响，因此，组块能够提升短时记忆的容量和效率。例如识记单词 congratulations，靠记忆单个字母比较吃力，但是把单词分解为 con-gra-tu-la-tion-s 就比较容易。

（3）加工深度　对信息的认知加工深度越深，编码越充分。用单词造句的方式记忆单词，比单纯朗读单词来记忆的效果好。

（二）短时记忆的存储

短时记忆的保持时间在无复述的情况下只有 5~20 秒，最长也不超过 1 分钟。

（三）短时记忆的提取

短时记忆的提取是指把短时记忆表现在外的过程。有研究发现，短时记忆提取需要的时间与短时记忆中存储的信息数量呈正相关。短时记忆可以按照顺序系列检索，也可以按照平行同步检索，两种检索方式都需要时间。信息的容量越大，检索需要的时间越长。

四、长时记忆

（一）长时记忆的编码

1. 长时记忆的加工

长时记忆的加工以意义编码为主，意义编码包括表象编码和语义编码，这两种系统又被称为信息的双重编码。

2. 长时记忆的特征

（1）长时记忆容量无限。

（2）长时记忆信息的保持时间理论上是终身的。

（3）语义记忆是长时记忆的主要形式。

3. 影响长时记忆编码的主要因素

（1）编码时的意识状态　有研究表明，有意编码的效果明显优于无意编码的效果。

（2）对信息的加工深度　对信息加工的深度不同，记忆的效果也不同。例如，老师要求学生完成记忆 10 个生字的任务，第一组学生把 10 个生字各写 3 遍，第二组学生对每个生字进行组词、造句，再各默写 3 遍。结果表明，第一组对生字的回忆准确率明显低于第二组。

（二）长时记忆的存储

长时记忆中的信息并非像照片一样被原封不动地保存。长时记忆是一个动态心理过程，在存储阶段，个体已存储的知识和经验会随时间的迁移发生改变，内容会变得更加简略和概括。按存储方式的不同，可以将长时记忆分为内隐记忆和外显记忆。

为使长时记忆能够有效存储，可以采取以下策略：

（1）组织及时有效的复习。

（2）分散复习比集中复习更有效。

（3）用自己的语言进行复述比简单重复效果好。

（4）科学卫生用脑，不搞疲劳战术。

（三）长时记忆的提取

长时记忆的提取通常包括再认、回忆和再学习三种方式。

1. 再认

再认（recognition）是指个体感知、思考或体验过的事物，当其再度出现时能够辨认的心理过程。再认记忆的测试中，人对图片等视觉信息辨认的精确度非常高。以每 10 秒一张照片的速度呈现 2600 张照片，随后在再认测试中，被试的正确率高达 85%~95%。

2. 回忆

回忆（recall）是指个体对事实和信息直接提取的心理过程。当被问及美国的首都是哪里时，回答这个问题依靠的就是回忆。记忆过程中，刺激呈现的顺序对回忆的效果影响很大。例如，同时呈现15个互不相关的词汇，被试以最快的速度浏览一遍后，多数人能够回忆起开始部分和结尾部分的词汇，而中间部分的词汇被回忆起来的次数较少。这种现象称为系列位置效应（serial position effect），即对一个记忆系列进行回忆时，对中间部分的内容回忆出现错误较多的现象。

3. 再学习

再学习（relearning）是指学习之前曾经学习过的内容。再学习是测量记忆的有效方法。心理学家做过这样的研究，一个孩子8年前学习希腊语短文，并且持续学习一年。8年后通过再认和回忆的方式，均无法提取学习内容。但是，此时要求孩子对希腊语短文进行再次学习时发现，孩子记忆再学习内容的时间是其他没有学习过该内容的孩子的75%。这是再学习的经典记忆实验。

> **扩展阅读**
>
> **人为什么不记得3岁之前的事？**
>
> 3岁之前婴幼儿对事物最好奇，同时是一生中学习效率最高的时期。但是成年之后，很少有人记得3岁之前的事。为什么会出现这种现象？
>
> 最早对这个问题进行研究的是精神分析学派创始人弗洛伊德。弗洛伊德发现，患者在回忆自己的生活经历时，都无法说出3岁之前的事情。他对此的解释是，这段时间儿童正处于恋父情结或者恋母情结形成阶段，因受心理冲突而产生的压抑导致了记忆的压抑。也有人认为，这是因为时间久远记忆被冲淡所致。但为什么60岁的老人可以回忆起8岁时的事情，而8岁的孩子却想不起3岁时的场景呢？
>
> 现代认知心理学研究表明，人在3岁之前并没有长时记忆，因为婴幼儿这个阶段还不能把语言当成心理表征的工具，之后也就不能用语言去检索这些记忆内容（Josselyn，2012）。

第三单元 遗 忘

一、遗忘的一般概念

遗忘（forgetting）是指记忆的内容不能被保持或者提取的心理过程。能再认但不能回忆的现象称为不完全遗忘；不能再认也不能回忆的现象称为完全遗忘。我们都遇到过这样的现象：考试前突击记忆的知识，考试过后就不再记得。遗忘是如何发生的？我们对遗忘了解越多，就越能更好地避免遗忘。

1885年德国心理学家艾宾浩斯研究发现了遗忘的规律，并绘制出著名的艾宾浩斯遗忘曲线（图1-2）。他使用无意义音节进行记忆训练，并在学习后的不同时间点对自己的记忆结果进行检测。学习无意义音节后，遗忘曲线迅速下降，20分钟后可以保持学习量的70%，9小时后只能保持学习量的40%，2天之后遗忘速度趋于平缓，记忆量是学习量的25%左右。随后艾宾浩斯将无意义音

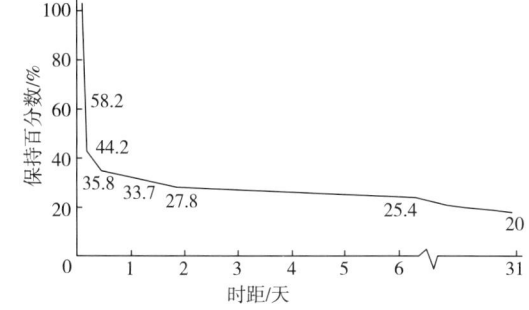

图1-2 艾宾浩斯遗忘曲线

资料来源：中国就业培训技术指导中心，中国心理卫生协会，《心理咨询师（基础知识）》，2015。

节换成单词后发现，在了解单词的含义的基础上，更容易记住它们，但遗忘过程具有相同规律。因此，考前临时抱佛脚，靠死记硬背的方式，很难将知识系统地保存下来。

二、遗忘的原因

（一）信息编码失败

1979年尼克森（Nickerson）通过实验，让大学生画出硬币，结果发现没人能够完成。随后他让大学生从假币中挑选出真币，同样没有人能够完成。尼克森认为，遗忘的最主要原因来自记忆的开始阶段信息就没有被保存，这种现象又被称为信息编码失败（encoding failure）。

（二）记忆消退

另一种关于遗忘的观点认为，遗忘的主要原因是记忆的消退。记忆是由于神经细胞相互连接形成神经回路，但这些回路如果不加以强化，会随时间发生减弱或者消退。记忆消退（memory decay）是感觉记忆和短时记忆过程中信息被遗忘的主要原因。

（三）线索依赖

我们常遇到这样的现象，看到一个人，觉得能立刻说出对方的名字，却说不出，这种现象称为舌尖现象。如果这个时候有人帮你提个醒，你会立刻说出对方的名字。很多记忆之所以不能被提取，是因为在提取的过程中缺少某些记忆线索（memory cue）。记忆线索是指与特定记忆内容相关联、能够促进信息提取的刺激信息。在教室里记忆单词并参加考试的成绩，会比在操场记忆单词后回到教室参加考试的成绩更好，就是记忆线索在发挥作用。

（四）干扰

干扰（interference）是指新记忆与原记忆之间相互影响导致不能被有效提取的现象，它是遗忘的一个重要原因。干扰包括倒摄干扰和前摄干扰。倒摄干扰（retroactive interference）是指后面学习的内容对先前学习的内容的抑制。前摄干扰（proactive interference）是指先前学习的内容对后面学习的内容的抑制。学习内容的相似性越大，造成相互干扰的可能性就越大。

需要注意的是，有关相似性的干扰现象主要存在于口头表达的记忆。技能学习的过程中，相似性不一定会导致相互干扰，有时反而起到促进作用。

（五）训练的迁移

在技能学习中存在迁移现象。迁移分为正迁移（positive transfer）和负迁移（negative transfer）。正迁移是指已掌握的技能有助于另一种技能的学习和掌握，例如学会骑自行车，有助于后面再学习骑摩托车。负迁移是指已掌握的技能不利于另一种技能的学习和掌握，例如学会骑自行车，不利于后面再学习骑三轮车。

值得注意的是，当需要对一种旧的习惯做出新的反应时，负迁移容易发生。但负迁移大多都是暂时的。

（六）记忆的压抑

如果让你回忆多年以前的事情，你最容易回忆起哪一类事情？研究发现，人们回忆快乐和积极的事情较多，而失望、愤怒的事情较少。临床心理学家称这种倾向为动机性遗忘，或者记忆的压抑（memory repression）。记忆的压抑是指个体通过压抑，将那些痛苦的、具有危险性的或者让人感到尴尬的记忆排除在意识之外。

三、遗忘理论

（一）衰退说

衰退理论认为，遗忘是因为信息不能得到及时强化，导致记忆痕迹消退的结果。

（二）干扰说

干扰理论认为，遗忘是因为信息在提取前受到干扰所致，如果能够排除干扰，信息可以被顺利提取。

（三）压抑说

压抑理论认为，遗忘是压抑的结果。当压抑被解除时，记忆会随之恢复。弗洛伊德在临床实践中发现，精神病人在催眠状态下，能够回忆起很多平时想不起来的事情。在生活中，我们有过这样的经历，在情绪极度紧张的情况下，很多内容回忆不起来。但是，压抑说暂时没有得到实验的证实。

（四）提取失败说

有研究学者认为，长时记忆里的信息不会丢失，之所以不能提取，是因为没有找到合适的提取线索。例如，生活中可能会有这样的经历，明明感觉某样东西在房间里，但就是找不到，之后的某一天突然就想起来那样东西被放在哪里了。这就是提取失败说的理论假设，想找某样东西的时候并未找到合适的提取线索，因此寻找起来十分困难。但是之后的某天，当合适的提取线索出现时就会突然从记忆中提取出有关这样东西的回忆。根据上述观点，我们在进行记忆存储的时候，应该尽可能多地建立提取线索，以便于日后的再认和回忆。

四、记忆策略

无论一个人的记忆能力多么强大，我们都没有办法记住所有曾经出现过的信息。即便是世界记忆冠军，也会存在遗忘。合理运用记忆策略，可以有效改善记忆，具体策略如下。

（一）结果反馈

及时对结果进行反馈是最好的学习方式。反馈能够检查学习效果，修止错误信息。对于已经记住的部分，也能得到强化。由于记忆的保持时间有限，如果能够做到及时反馈结果，更有利于感觉记忆—短时记忆—长时记忆的转化。

（二）背诵

背诵是一种包含提取过程的记忆方式。个体通过朗读出声把学习过的内容表述出来。实验结果证明，利用20%的时间学习、80%的时间背诵会获得最佳记忆效果。

（三）复述

复述是一种心理回顾的过程，复述次数越多，记忆效果越好。复述中的精细复述，即将新知识与已有知识建立关联，对于提升记忆效果作用显著。

（四）整体学习与部分学习相结合

如果需要记忆的内容比较少，整体学习的效果好过部分学习。如果需要记忆的内容比较多，将整体分为若干个部分，逐个部分进行学习，记忆效果更好。

（五）系列位置效应

在记忆的过程中，被遗忘的内容大多数处于学习的中间部分。因此，学习过程中，应该注意到系列位置效应的影响，对中间部分多加回顾，从而缩短整体学习的时间。

（六）记忆线索

一项研究中，被试需要完成记忆600个单词的任务。当被试记忆其中一个单词时，如果同时呈现2~3个与之在意义上相关联的单词，被试对该单词的准确回忆比率可以达到90%。通过该研究表明，通过记忆线索可以有效帮助记忆的持续。

（七）过度学习

过度学习是指在已经掌握了学习内容，并能准确回忆的基础上，仍然继续学习的过程。研究表明，过度学习对记忆效果非常显著。如果能够坚持进行过度学习，可以有效克服考场紧张导致遗忘的现象发生。

（八）分散学习

分散学习是指把学习时间分割成小段时间，每一段学习时间中间穿插适当的休息或其他活动。与集中学习相比，分散学习的人注意力更集中，精力更充沛。例如，3个20分钟的分散学习效果，比1个60分钟的集中学习效果更强。

（九）保持睡眠

心理学实验证明，睡眠状态能减少遗忘。最早进行这项研究的是美国学者詹金斯（Jenkins）和达连巴科（Dalipak），他们让两个被试识记十个无意义音节，并达到一次成诵的程度。其中一人在夜间识记达到要求后睡觉，另一人在白天识记，达到要求后照常活动。结果，前者的保持率高于后者。

（十）避免饥饿

人在饥饿状态下，记忆效果较差。因此，保证一日三餐充足的营养，不仅可以提升注意力，还可增强记忆效果。

> **思考一分钟**
> 1. 记忆和感知觉的区别和联系分别有哪些？
> 2. 短时记忆和长时记忆的区别和联系分别有哪些？
> 3. 影响遗忘的因素有哪些？
> 4. 如何有效组织复习？

第五节　思维和言语

第一单元　思　　维

思维（thinking）是人类高级、复杂的认知过程。思维是通过对输入信息的深层加工形成概念或推理，最终实现问题解决的目的。人类智力活动的基础就是思维、语言、问题解决和创造力。

思维不同于感知觉和记忆。感知觉（perception）是接收外部信息，并进行加工的过程；记忆是信息在头脑中转换成代码的过程；思维是在知觉和记忆的基础上，对信息进行更深层次的加工，通过比较，揭示联系，从而解决各种问题的过程。

一、思维概述

思维是借助语言、表象或动作实现的、对客观事物概括的和间接的认识，是认识的高级形式。它能揭示事物的本质特征和内部联系，主要表现在概念形成和问题解决的过程中。

（一）思维的基本组成单位

思维是对情景和问题的内部表征（internal representation）。思维的基本组成单位包括：表象、概念和语言。表象是如同图像一样的心理表征，进行决策或者问题解决时会用到心理表象；帮助提高记忆时，也会用到表象。概念是对某类事物的概括。语言是词、符号、语法规则的总和。

（二）思维的特征

1. 概括性

思维的概括性包括两层含义：一是从大量感知的事物之间将事物的共同特征抽取出来，加以概括，得出事物之间内在联系的结论。例如，看到"月晕"第二天就会刮风，于是会概括出"月晕而风"。二是从同一类事物中抽取其共同特征，加以概括。例如，将苹果树、梨树、桃树概括为"果树"。

2. 间接性

思维是对客观事物的间接认识。我们不能亲眼见到地球的样子，但是可以通过地球仪、地图或观看影片等途径在大脑中对地球的特征进行理解。思维的内容比感知觉的内容更广泛、更深刻。

3. 思维是对经验的改组

思维不是对经验的再现，而是对经验的改组和重建。思维是探索和发现的过程，人类在经验的基础上对信息进行加工，是对经验的改组和升华。

（三）思维的过程

思维的过程包括分析与综合、比较、抽象与概括。

1. 分析与综合

分析是指对事物特征进行分解，从总体到局部的过程。例如，阅读文章时，我们会逐步分析每个段落的主旨大意、每个句子的修辞手法、作者的写作背景等。综合是指把各个部分、各个特征、各个属性整合到一起，从局部到总体的过程。例如，文章的段落、句子和词汇都分析完之后，会概括出文章的中心思想。

分析与综合是思维过程的两个方面。任何一种思维活动，都需要同时具备分析和综合的能力。

2. 比较

比较是指在不同事物之间寻找异同点的思维过程。通过比较可以更加深刻地认识和理解两个事物之间的关系。

3. 抽象与概括

抽象是指在分析、综合和比较的基础上，在思想上舍弃个别属性和特征，抽出各事物或现象的共同属性和特征的过程。例如，小学生、中学生、大学生，他们的共同特征是都是学生，都是以学习为当前主要任务。

概括是指在比较和抽象的基础上，在思想上把抽象出来的客观事物的共同本质特征综合起来，并推广到同类事物的过程。概括分为初级概括和高级概括。初级概括是在感知觉和表象水平的概括，主要是根据人的具体经验抽出客观事物的共同属性或特征。高级概括是在把握客观事物本质的基础上进行的概括，所有的科学理论、数学公式都是高级概括的结果。

（四）思维的种类

1. 直观思维、形象思维、逻辑思维

直观思维又称实践思维，是一种直观的解决问题的思维方式。例如，看到自行车坏了，从排查车胎是否有气、链条是否断开、车闸是否灵活等方面逐一检查来寻找故障点的思维方式就是直观思维。幼儿是通过动作进行思考，因此幼儿的思维方式是直观思维。

形象思维是指利用头脑中的具体形象解决问题的思维方式。例如，画家在作画的过程中，脑海里会想象各种画面，随后进行创作，因此，艺术家的思维方式更多是形象思维。

逻辑思维是一种遵循某种形式逻辑规则的思维方式。逻辑规则是确定的，而不是模棱两可的；是有根据的，不是随机的。逻辑思维具有规范、严谨、确定和可验证的特点。

2. 经验思维和理论思维

经验思维是指按照日常生活的经验进行思考的思维过程。鸟会飞，鱼会游，是一个人凭借经验得出的结论，属于经验思维。

理论思维是指根据科学的概念判断事物的真伪、解决问题的思维过程。例如，"心理是客观现实在人脑中的主观映像"属于理论思维。通过科学概念得出结论的思维方式往往能抓住事物本质，使问题能得到正确解决。

3. 直觉思维和分析思维

直觉思维是指在面临问题时可以迅速做出判断的思维方式，直觉思维依靠个人的经验和领悟力进行判断。例如，警察通过直觉思维可以迅速辨别案发现场。

分析思维是指经过严密的逻辑推理得出结论的思维方式。

4. 辐合思维和发散思维

辐合思维又称聚合思维，是指通过搜集和综合信息，运用逻辑推理，逐步缩小范围，直至得出最佳答案

的思维方式。例如警察根据证据寻找案件真相的过程，医生根据症状和病人的过往经历诊断病情的过程等。辐合思维具有归一性、程序性和求实性。

发散思维是指沿着不同方向和角度，重新对信息进行思考，产生大量新思想的过程。发散思维具有流畅性、变通性和独特性的特点。

5. 常规思维和创造性思维

常规思维又称再造性思维，是指运用已有的知识经验解决问题的思维过程。

创造性思维是指重新组织已有知识经验，运用新的程序，提出新的方案，并创造出新的思维成果的思维方式。创造性思维是人类最高的思维形式。

二、概念

概念（concept）是人脑对客观事物的本质特征的认识。可以从不同的角度对概念进行分类，如下。

1. 具体概念和抽象概念

具体概念是指由事物的指认属性构成的概念。抽象概念是指按照事物的本质属性构成的概念。例如，让孩子对香蕉、苹果和皮球进行分类。如果孩子把苹果和皮球分为一类，说明孩子是按物体的形状进行分类，此时孩子形成的是具体概念。如果孩子把香蕉和苹果分为一类，说明孩子是按物体的本质属性进行分类，此时孩子形成的是抽象概念。

2. 合取概念、析取概念和关系概念

合取概念是指根据事物的属性形成的概念。例如，毛笔的属性是"毛"+"笔"，动物的属性是"动"+"物"。析取概念是指结合事物的一个或多个属性形成的概念。例如，"好学生"可以具有学习好、品德好、体育好等属性，一个学生同时具有这些属性是好学生，具有其中的一个或几个属性也是好学生。关系概念是指能够表达事物之间相互关系的概念，如高矮、左右、上下等。

3. 自然概念和人工概念

自然概念是指人类发展过程中自然而然形成的概念，如光、风、声音等概念。人工概念是指在实验室条件下，为模拟自然概念的形成过程人为创造出来的概念。布鲁纳（Bruner）在他的试验研究中合成了一些图形作为概念，就可以称为人工概念。这些概念用于对实验材料的理解，并不是自然形成的概念。

三、推理

推理是指从具体现象或事物中总结出一般规律，或者从一般规律中演绎出具体事例的过程。前者为归纳推理，后者为演绎推理。例如，锐角三角形内角和为180°，钝角三角形内角和为180°，直角三角形内角和为180°，因此归纳推理出所有三角形内角和为180°。再比如，已知菱形的四条边相等，一个四边形的四条边不相等，因此演绎推理出它不是菱形。

四、问题解决

（一）问题解决的概念

问题解决（problem solving）是指在一定情境中，个体应用各种认知技能，通过一系列的思维活动，最终使问题得以解决的心理过程。

（二）问题解决的策略

问题解决的策略直接关系到问题解决的效率。例如，1+7+9+3+2+8=？如果利用凑十法，计算的效率会比顺序加和高。在问题解决过程中，常用的策略如下。

1. 算法

算法策略是指在问题解决过程中随机搜索所有可能的方法，直至找到一种有效的方法，使问题得以解决。换言之，算法就是把所有方法一一尝试，最终找到问题答案的过程。

2. 启发法

启发法是指在经验的基础上，寻找解决方案的过程。这种方法不能保证一定找到解决方案，但与算法策略相比，可以让问题解决相对省时省力。

（三）影响问题解决的其他因素

问题解决除了策略和经验，还受到其他因素的影响：

（1）知识表征的方式　问题呈现的方式对思维方式形成局限。

（2）定势　先前的心理操作影响当前的心理活动。

（3）功能固着　对某些物体赋予固定的功能和作用，从而限制思维。

（4）动机　在一定限度内，动机强度与问题解决成正比。

（5）情绪　紧张、压抑等消极情绪阻碍问题解决，乐观、平静的积极情绪有助于问题解决。

（6）人际关系　人际间的互动关系对问题解决有显著影响，相互信任的氛围有助于问题的解决。

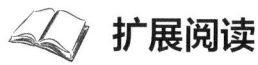

直觉：捷径还是弯路？

受过正规逻辑训练的人，思考问题会按照逻辑顺序进行。但多数人会采用更加依赖直觉的推理方式。直觉是一种不依赖推理、快速、冲动的思维方式。它可以很快得出答案，也会导致严重的错误。心理学家卡尼曼研究人如何进行预测和决策时发现，人在判断时存在严重缺陷。

代表性启发错误。这是一种看上去更符合常识，而实际上是错误结论的答案。例如，法庭上，陪审员更倾向于根据外貌特征来认定对方是否有罪。和一名富人区中年已婚父亲相比，贫民区单身年轻男子更可能被认为是罪犯。

情绪化导致的错误。情绪反应会影响直觉，例如我们给人投票的时候，更多的是看我们是否喜欢对方，而不是客观评价对方的能力和成绩。

忽略基础比率错误。人在判断一件事情是否会发生时，往往忽略基础比率。例如，每个人每年发生交通事故的概率是1.15%，但没有人会相信交通事故会发生在自己身上。

建构形式引起的错误。一个问题的表述方式不同，会导致人们给出不同的答案。例如，当被问到"一种传染病会导致600人死亡，如果使用A药可以救活200人，你是否会选择A药"时，多数人会选择用A药；但当被问到"一种传染病会导致600人死亡，如果使用A药400人会死亡，你是否会选择A药"时，多数人不会选择用A药。第一种说法强调的是多少人能活下来，而第二种说法强调的是多少人会死去。

第二单元　创造性思维

一、创造性思维概述

创造性思维是指以新颖独创的方式解决问题的思维过程，它是人类思维过程的高级阶段。创造性思维具有以下特点。

（一）新颖性

创造性思维不同于一般的思维过程，它是在已有知识和经验的基础上，对知识和经验进行重组，最终打破常规解决问题的过程。新颖性是创造性思维最本质的特点。

（二）发散思维和聚合思维结合

发散思维是用不同角度、不同路径和规则探索答案的思维。聚合思维又称辐合思维，是指根据已知的信息和个体已经熟悉的规则解决问题的思维。

创造性思维既需要发散思维，尽可能多联想，提出多种假设，尝试多种路径，也需要聚合思维，在探索的过程中最终找到一个最适合的解决方案。

（三）想象力的参与

创造性思维提供的是新形象、新思路、新方法，因此需要突破常规思维的限制，充分发挥各种想象力，甚至包括不受现实条件约束的幻想。

（四）激发灵感

灵感是指人在创造性思维过程中，突然激发出来某种新概念、新思想的心理状态。任何创造性思维都离不开灵感。

二、创造性思维的过程

英国心理学家华拉斯（Wallas）提出了创造性思维产生的四阶段说。

（一）准备期

准备期是指创造活动开始之前积累经验、收集材料的过程。科学家在开始创造之前，先要对之前的所有同类问题进行收集和了解，然后在了解前人研究的基础上进行创造。

（二）酝酿期

酝酿期是指在准备期的基础上，对收集的材料和提出的问题进行深入探索和思考的过程。酝酿成熟后，问题会迎刃而解。

（三）豁朗期

豁朗期又称灵感期，是指新思想、新概念产生的过程。

（四）验证期

验证期是指对新思想、新概念进行验证和补充的过程。豁朗期之后需要对思维成果进行验证。

三、创造性思维的培养

创造性思维是在常规思维基础上发展而来的，它是后天训练和培养的结果。研究表明，通过练习发散思维、冒险、分析观点和寻找非常规等方法，可以提高创造力。

（一）创造性的品质

研究结果表明，高创造力的人具有以下品质：

（1）智商范围在 90～120 的个体，智商与创造之间存在正相关关系，即智商越高，创造力越强。智商水平达到 120 以上时，智商与创造力之间没有相关关系。换言之，如果 A 的智商在 90～120，可以判断其创造力水平处在较高的范围，而如果 B 的智商超过了 120，并不代表其创造力水平比 A 的高。

（2）通常情况下，高创造力的人比一般人群兴趣更广泛，知识更渊博，将不同信息整合起来的能力更强。

（3）高创造力的人不容易受经验束缚，忍受不确定性的能力更强。

（4）高创造力的人更容易将兴趣定位于创造性工作本身，而不是获得他人认可。

（5）高创造力的人更喜欢独立解决问题，喜欢挑战未知。

（二）有助于提高创造性思维的途径

（1）激发学习动机，培养探索未知的兴趣。

（2）养成运用创造性思维策略思考问题的习惯，如质疑、重新界定问题、合理冒险等。

（3）改变传统的评价观念，探索事物的两面性。

（4）培养发散思维和聚合思维的能力。

第三单元　语言与言语

一、言语概述

（一）语言和言语

语言是指以词为基本单位，语法为构造规则的符号系统。语言的基本单位"词"具有音、形、义的特征。人们通过语言工具进行沟通和交流，同时语言也是进行思维活动的主要工具。

言语是指人运用语言工具进行思维和社会交往的过程。言语过程既是心理过程，也是行为过程。通过言语活动，人们可以彼此理解，交流思想和情感。

（二）言语的功能

通过言语活动，人与人之间可以完成思想交流，彼此传递信息，表达各自情感。具体而言，言语具有以下功能。

1. 交流功能

交流是言语活动最基本的功能。根据交流对象的不同，交流又分为："主体我"和"客体我"的交流；个体和个体间的交流；群体和群体间的交流；大众媒体的信息交流。

2. 思维功能

言语表达的过程有助于思维的进行。思维活动是提出问题、分析问题和解决问题的过程，通过言语形成概念，通过概念推理进行问题解决。因此，没有言语就没有思维。

3. 调节功能

言语对心理有调节功能。例如，"主体我"和"客体我"进行内部言语交流时，可以有效调节自身的思想、情绪、意志。同样地，言语可以调节个体与个体间、群体与群体间的思想、感受和行为。

4. 创造功能

言语活动具有生动、多样的创造功能。词汇可以在人类大脑中随意组合出符合规则的语句，而不是完全地模仿。

（三）语言的种类

1. 口头语言

口头语言是指在大脑言语中枢控制下，通过发音器官发出的用于面对面交流、表达思想和情感的言语活动。口头语言包括对话和独白。聊天、辩论、座谈等形式都属于对话形式；授课、演讲和作报告等属于独白形式。

2. 书面语言

书面语言是指通过文字形式表达思想和情感的言语活动。书面语言需要经过专门的训练逐步掌握，例如，儿童时期的识字就是书面语言的开始阶段。

3. 内部语言

内部语言是一种非交流言语，人在进行独立思考或逻辑推理时，会运用内部语言。内部语言具有隐蔽性和简约性两大特征。内部语言不出声，例如，我们常说的打腹稿就是运用的内部语言。与外部语言不同的是，内部语言不用于交流，因此往往比较简略和压缩。内部语言不是在童年时期发展完成的，人的一生都在不断发展和完善内部语言。

二、言语的感知和理解

在交流过程中，只有当语言被信息接收者理解后才能起到交流的作用，因此言语的感知和理解非常重要。影响言语感知的因素如下。

（1）语音类似性　分辨不同音位的字词对理解字词非常关键。

(2) 语音强度　在一定范围内，语音越强，辨别度越高。

(3) 噪声屏蔽　在有噪声的情境下，语音需要高于噪声才能被感知。

(4) 上下文作用　上下文或者语境有助于对言语的理解。

三、词汇和句子的理解

（一）词汇理解

词汇理解是指通过视觉、听觉接收输入词汇信息，对其进行诠释的过程。每个词汇都有自己的核心含义，但要把握具体含义还需要结合词汇所在语境。

1975年，加拿大心理学家佩维奥（Pavio）提出了信息加工的双编码系统理论。佩维奥认为，人脑存在两个相互独立又联系紧密的系统：一个加工语言信息，进行语义编码；另一个运用知觉和表象对具体信息的表象进行加工。这个理论可以解释为什么大脑对于图像信息的加工、记忆要好于对语义信息的加工和记忆。

（二）句子理解

对句子的理解比对词汇的理解更为复杂。句子理解是指在词汇理解的基础上，通过句法和语义分析，结合过去的经验，从而获得对当前句子含义的理解的过程。句子理解过程中，个体需要掌握基本的句法构建原则。

1. 标准句原则

在句法分析中，词汇的排列顺序对于句子的理解至关重要。例如，"猫吃鱼"，人们本能地会把第一个词"猫"当作句子的主语，按照主谓宾结构进行理解，而绝不会出现"鱼吃猫"这样的句式。

2. 最小依附原则

个体在对句子进行理解时，会不自觉地选择最简单的句法结构。例如，"王经理开除了李经理介绍来的一名员工"，理解这句话时，个体会按"王经理开除员工"来进行加工。

3. 后关闭原则

在可能的情况下，个体根据当前句子增加新的词汇，再对句子进行理解并做出解释。例如，"杰克跑步到了奶奶家在郊外"，理解时会自然把句式调整为：杰克跑步到了郊外的奶奶家。

四、语言发展

语言发展又称语言获得，是指获得听说读写能力的过程。

（一）儿童语言发展

儿童语言发展经历以下三个阶段。

1. 语言准备期

婴儿出生时就会发声，出生后6个月能够发出简单的双音节词语，如哒哒、嘎嘎、妈妈等音节。

2. 口头发展期

儿童1.5~2岁进入语言发展阶段，可以说出双词句，如吃果果、吃饭饭等。2~3岁开始说出包含主语、谓语的句子。

3. 内部和书面语言发展期

儿童到达学龄期，内部语言开始产生，并迅速发展。小学低年级阶段书面语言表达落后于口头语言表达，到了四年级之后，儿童对词汇的理解能力不断加深，语言发展也开始趋于完善。

（二）语言发展理论

1. 条件反射说

巴甫洛夫等认为，儿童获得语言是条件反射的结果。首先，第一信号系统和第二信号系统[①]建立暂时神

[①] 第一信号系统是现实的具体的刺激，如声、光、电、味等；第二信号系统是现实的抽象刺激，即语言文字。

经连接，例如，苹果和词语"苹果"建立联系；其次，第二信号系统与第二信号系统建立连接，即词语和词语之间建立联系。而这种连接是通过不断强化实现的。巴甫洛夫的条件反射说强调了儿童学习语言是强化作用的结果。

2. 学习强化说

斯金纳等人认为，儿童学习语言的过程好比鸽子按压杠杆得到食物一样，是操作性条件反射的结果。儿童说出词语和句子，得到父母的语言或者其他方式的奖励，从而强化了语言行为；如果收到批评等反馈，语言行为则会消退。儿童在这样不断反复的过程中强化、消退、泛化，直至语言行为形成。

3. 语言模仿说

莫勒（Muehle）等认为，儿童的语言是通过模仿获得的。儿童早期模仿父母的语言，包括发音，并体验模仿的快乐。模仿说有一定道理，但是不能解释语言的全部现象。例如，儿童在3岁之后，可以通过任意组合说出父母从未说过的句子。

4. 先天语言生成说

美国语言学家乔姆斯基认为，人类通过遗传先天具有独特的"语言官能"，称为语言获得装置。通过语言获得装置，个体能够根据有限的语言信息产生相应的语法规则。先天语言生成说认为，儿童是生成语言的主人，不是被动的模仿者。

5. 关键期理论

关键期理论认为，儿童在学习语言方面存在发展最迅速的时期。儿童语言发展受发音器官和大脑神经机制制约，随着大脑神经发育的成熟，语言发展也会随之发展。有研究表明，2~4岁是儿童语言发展的关键期，5~5.5岁是儿童"数的概念"发展的关键期。

> **? 思考一分钟**
>
> 1. 是什么让问题解决变得困难？
> 2. 非人类的动物能学习语言吗？
> 3. 语言影响我们对事物的判断吗？
> 4. 语言上的差异会造成思维上的差异吗？
> 5. 你打算如何提升自己的创造力？

第六节　意识和注意

第一单元　意识概述

一、意识的概念

（一）意识的定义

意识（consciousness）是指人以感知觉、记忆、思维等心理过程为基础，对自己身心状态和外界环境变化的觉知。意识是人类特有的心理现象，意识包括自我意识和对周围环境的意识。自我意识是指个体对自己内心世界的感知、体验、思想、动机等内容的觉察。对周围环境的意识是指个体对客观环境中的事物反映的过程。

从心理状态讲，意识包括清醒、警觉、注意集中；从心理内容讲，意识包括对幸福的体验、对自己的觉知、对周围环境的知觉，以及对往事的回忆；从行为水平讲，意识包括受意愿支配的动作，而非自动化完成的动作。

(二) 意识的能动性

意识具有能动性。人们看到的东西并不局限于外界的刺激。例如，人在视觉上具有盲点，但是不会因为盲点的存在而影响画面的完整性。意识不是被动地反映世界，人可以在感知觉的基础上，有目的、有计划地从事某些活动。

(三) 意识的局限性

意识具有局限性。很多作用于人类感觉器官的刺激，我们意识不到。例如，正常人听觉范围在 20～20000 赫兹，超过这个范围的声音，我们无法感知，这种局限性由感觉器官的特性决定。再比如当人专注于某件事情时，周围发生的事情都会视而不见，这是由于同一时间进入意识的信息量有限，意识很难在同一时间容纳太多信息。

二、意识的特征

(一) 人的意识与动物心理的区别

人类意识与动物心理在本质上有以下四个方面的区别。

(1) 意识包括自我意识和对客观环境的意识，人类能把自己和自然界区别开来，具有自己的主观世界。而动物的心理活动不能把自身与自然界区分开来，不能自觉到自己的存在，也就没有自己的主观世界。

(2) 意识可以通过抽象概念反映客观事物，而动物只能通过对具体形象的感知来反映客观事物。例如，猴子会吃桃子，但不会去想桃子是怎么长出来的，而人类除了吃桃子，还会思考如何种植桃树。

(3) 意识的发展离不开语言。动物感知客观世界不需要语言，而人类的意识活动很大程度上是通过语言进行的。

(4) 人的意识与动物心理的生物学器官不同。意识的物质器官是人脑和高级神经系统，尤其是前额叶皮层，而动物心理主要是由动物的大脑和神经系统支配的。两者在本质上有差别。

(二) 意识的功能

1. 意识的觉知功能

人不仅能意识到客观事物的存在，也能意识到自身的存在。在意识到客观事物和自身存在的基础上，能对这些内容进行分析、评价。

2. 意识的能动性功能

人类除了能意识到客观事物的存在，还能主动地影响和改造环境；除了能意识到自身的心理状态，还能主动调节自己的思维、情绪等心理活动。

3. 意识的监控功能

意识的监控功能包括两个方面：一是监控自身内部心理活动和外部信息；二是调节自身状态和外部环境的关系。

三、意识的脑神经机制

(一) 脑机能定位说

1861 年布洛卡 (Broca) 在治疗脑损伤病人时发现，病人额叶受损后会出现失语症；1909 年布洛德曼 (Brodmann) 通过研究发现，大脑皮层不同区域具有不同功能，随后他将大脑皮层分为 52 个区；20 世纪 50 年代，外科医生潘菲尔德 (Panfield) 在治疗过程中发现，刺激病人颞叶能够激活童年记忆，因此推测记忆定位于颞叶区域。

(二) 脑机能整体说

美国神经心理学家拉士利（Lashley）认为，脑功能与大脑特定区域无关，而与大脑皮层的整体有关。他通过实验发现，大脑皮层小面积受损不影响小老鼠走迷宫，但当受损面积增加到一定程度，小老鼠走出迷宫的能力会明显减弱。因此拉士利提出，大脑皮层是以整体方式对外界的刺激信息进行回应，人的活动效率与大脑皮层整体受损面积成反比，受损面积越大，活动效率越低。

(三) 脑机能系统说

苏联心理学家鲁利亚（Luria）认为，大脑皮层具有代偿作用。例如，大脑的枕叶受损会影响人的阅读，但通过触摸可以恢复阅读能力。因此，人脑是一个动态机能系统，各个系统之间相互作用，共同完成人的心理活动和行为。

(四) 脑机能模块说

认知神经科学认为，人脑是结构和功能高度专门化的模块的组成，模块间存在相互合作。脑机能模块说可以通过认知神经科学的研究成果证实。

第二单元 意识的不同状态

一、睡眠和梦

(一) 睡眠的重要性

睡眠普遍存在于哺乳动物、鸟类和爬行动物中。关于老鼠的实验研究表明，睡眠是生命中必不可少的环节。研究者发现，如果剥夺睡眠，老鼠会在2~3周内死亡。如果剥夺它们的快速眼动睡眠，老鼠会在大约5周内死亡。被剥夺睡眠的老鼠，免疫系统会遭到破坏，这可能是导致老鼠死亡的原因。

睡眠在人类的生理机制中起重要作用，如维持新陈代谢、心率、血压、血糖水平等。睡眠对心理机能也发挥重要作用，如注意、信息加工、记忆、情绪调节、问题解决和创造力发挥等。

(二) 睡眠周期

1937年脑电图（EEG）的应用推动了关于睡眠的研究。研究者通过分析脑电图发现，人在整个睡眠阶段会表现出周期性的脑电波变化。

准备上床前，脑电波是每秒14次（cps）的周期活动；

躺下放松后，脑电波达到每秒8~12次；

睡眠阶段一，脑电波大约每秒3~7次；

睡眠阶段二，脑电波呈睡眠纺锤波，每秒12~16次；

睡眠阶段三，脑电波只有每秒1~2次；

睡眠阶段四，脑电活动增加，脑电波类似阶段一和阶段二；

快速眼动（rapid eyes movement，REM）期，开始做梦，脑电图类似个体在清醒时的模式。

在睡眠的一到四阶段，即非快速眼动睡眠阶段，一个周期是90分钟。快速眼动睡眠持续时间为10分钟。整个夜晚，人会经历4~6次完整的睡眠周期（大约100分钟一个周期）。随着睡眠时间的增加，深睡眠时间（阶段三和阶段四）不断减少，快速眼动睡眠不断增加。到达最后一个睡眠周期，人可能会花1个小时在做梦。在整个睡眠过程中，快速眼动睡眠时间占总睡眠时间的20%~25%。

(三) 睡眠不足的影响

(1) 睡眠不足导致免疫系统遭到破坏。

(2) 睡眠不足增加工作操作中的失误。

(3) 睡眠不足引起工作中认知反应速度降低，出现认知滞缓。

(4) 睡眠不足导致记忆缺失。

（5）睡眠不足容易引起注意力不集中的现象。

（四）梦

每个人都做过不同寻常的梦，梦究竟可以表达什么样的含义？实验室通过控制睡眠者快速眼动睡眠来进行梦的研究。梦境不仅发生在快速眼动睡眠阶段，非快速眼动睡眠阶段醒来的人也会报告梦境。与非快速眼动睡眠阶段相比，快速眼动睡眠阶段做的梦会包含更多与情绪相关的内容。

1. 弗洛伊德《梦的解析》

西方文化中关于梦的理论源于弗洛伊德。弗洛伊德称梦是"通往无意识最好的道路"，他认为梦是强烈的、无意识的、被压抑的愿望的表达。梦的符号和隐喻具有特殊性，可以揭示人的无意识愿望。尽管后面的研究者没有发现能够支持弗洛伊德关于梦境理论的证据，《梦的解析》依然为后人开展梦的相关研究开辟了道路。

2. 生物学理论

20世纪70年代，哈佛医学院的精神病学家霍布斯（Hobson）和神经生物学家麦卡利（McCauley）从生物学角度提出关于梦的新理论。他们认为，梦是睡眠的副产品，它是快速眼动睡眠过程中自发产生的随机神经电冲动。当人熟睡时，位于脑干的区域周期性活动产生电冲动。这种电冲动并无意义可言，之所以梦境会有故事情节，是因为大脑力图综合这些冲动，并赋予意义。

按照霍布斯和麦卡利的说法，梦从一开始就没有含义。

3. 认知的观点

美国心理学家福克斯（Foulkes）认为，梦是个体知觉和行为经验重新编码和整合的过程。这种整合使得新旧记忆得以联系。认知心理学家关于梦的研究表明，对快速眼动睡眠的剥夺能够导致个体对事件记忆力的下降。因为绝大多数梦都是在睡眠的快速眼动阶段发生，这在某种程度上支持了梦具有认知功能的观点。

（五）睡眠障碍

1. 失眠

失眠是最普遍的一种睡眠障碍，它涉及无法入睡、不能持续睡眠、周期性醒来，以及轻度睡眠。统计结果表明，全球14%的人存在失眠困扰。20世纪30~50年代，人们使用巴比妥酸盐治疗失眠。巴比妥酸盐抑制REM睡眠，提高睡眠时间。但随着时间推移，需要的剂量会越来越大，长期服用导致成瘾，目前临床已使用苯二氮䓬类药物代替。但苯二氮䓬类药仍会发生依赖，不宜长期服用。

酒精对睡眠的影响类似于巴比妥酸盐，少量饮酒会减少REM睡眠。咖啡因、茶等饮品会对睡眠造成轻微影响，睡前3~4杯咖啡会延长入睡时间。

2. 睡眠窒息

睡眠窒息是指个体夜间睡眠时，多次发生呼吸中断。患有睡眠窒息的个体，停止呼吸的时间长达1秒，而且频率达到整个晚上几百次之多。睡眠窒息会造成严重缺氧和心脏功能紊乱，危及生命。通过外科手术提高氧气摄入量，能够成功解决睡眠窒息的问题。实证研究表明，睡前饮酒会提高睡眠窒息概率。

二、清醒梦境

清醒梦境（lucid dreaming）是指一个人有意识地觉知到自己正在做梦，并能控制自己做梦的方向。拉伯格（LaBerge）通过实验的方法检验到人们会存在清醒梦境。

三、催眠

催眠（hypnosis）是指一些人对暗示所表现出来的反应能力，并在知觉、记忆、动机和自我控制感等方面发生变化的一种觉知状态。心理学家关于催眠的心理机制研究意见并不统一。早期研究学者认为，催眠时的意识状态与清醒时的意识状态完全不同。后期有学者认为，被催眠的个体并非进入另一种意识状态。

可催眠性（hypnotizability）是指个体能够对暗示做出反应的程度。可催眠性存在很大的个体差异，有的人对催眠完全没有反应，而有的人受暗示性非常强。1965年美国心理学家希尔加德（Hilgard）提出催眠状态下人的七种心理状态。

（一）主动性降低

人一旦进入到催眠状态，大脑意识活动的主动性就会降低，此时虽然没有真正进入睡眠状态，人也会倾向于跟随催眠师的指令，做出相应的行为反应。

（二）注意狭窄

催眠状态下，意识活动虽然没有完全消失，但注意范围趋于狭窄，尤其只能关注到催眠师的指令，对周围环境的刺激信息会处于忽略状态。

（三）旧记忆还原

催眠状态下，如果催眠师询问个体在清醒时不曾记得的一些经历，他会表述得比较清晰。这是因为催眠状态个体大脑成像以视觉影像为主，仿佛带领被催眠者回到当时情境中。

（四）出现错觉和幻觉

催眠状态下，个体经历的错觉比平时明显，会出现一些类似幻觉的"无中生有"的内容。

（五）暗示接受性提高

催眠状态下，个体的受暗示性不断提高，催眠师给出非强制性指令，被催眠者会不加怀疑地接受，并予以执行。例如，受到痛觉减轻的暗示，个体会感觉痛觉真的减轻了；受到身体僵硬的暗示，身体也会逐渐变得僵硬起来。

（六）角色扮演

催眠状态下，个体能够根据催眠师的指令和暗示，扮演与自己平时性格不符的角色。看电影时，人们会将自己的情绪、情感与电影中某个角色进行关联，似乎可以感同身受电影角色的情绪体验和情感感受，这就是进入到了一种催眠状态。

（七）催眠经验失忆

催眠中经验失忆是指催眠师暗示个体在被催眠期间没有任何事情发生，随后个体也会报告自己什么都不记得的现象。

四、冥想

冥想（meditation）是意识的另一种状态，通过指引意识远离对外界的关注，获得深度的宁静状态。在冥想过程中，人们可以将注意力集中在自己的呼吸上，或者什么都不想。近几年，多项研究表明，冥想可以有效降低焦虑。有规律地练习冥想能够增强意识，并以新的视角看待熟悉的事物。

冥想是用来改变意识状态的一种精神训练。冥想主要分为专注冥想和正念冥想。专注冥想专注于一个焦点、一个物体、一个想法，或者你自己的呼吸。正念冥想较为弥散，通过扩大注意力来获取对这个世界全面而不评判的觉知。

五、幻觉

幻觉（hallucinations）是指在没有物理刺激的情况下，个体意识发生歪曲，看到或听到实际并不存在的事物。幻觉是个体改变现实的一种心理建构，它不同于对真实刺激有知觉歪曲的错觉。

有些幻觉是短暂的，个体能够意识到自己的体验并非现实，此时幻觉不会对个体生活造成影响；有些幻觉是长期的，个体不能区分幻觉和现实，此时幻觉会对个体的生活造成影响。

在大脑经受某种刺激，如高烧、癫痫发作、偏头痛、严重的酗酒者戒酒，或者严重的精神疾病等情况时，会产生幻觉。

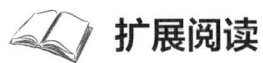

扩展阅读

药物对意识的改变

药物能够缓解疼痛，促进睡眠，治疗抑郁，同时它也具有被滥用的风险。酒精和非法药物的滥用已经成为较严重的社会问题。

根据对中枢神经系统作用的不同，可以将精神活性药物分为兴奋剂和镇静剂。兴奋剂是指促进躯体和神经系统活动的物质。镇静剂是指可减少器官或组织活性，抑制中枢神经系统，起到镇静作用的物质。大剂量服用镇静剂可引起睡眠和全身麻醉，它有助于缓解人的焦虑和抑郁情绪。

精神活性药物直接影响大脑细胞的活动。通常情况下，脑细胞之间的信息传递通过神经递质完成，而药物可以通过模拟或改变神经递质功能的方式改变大脑神经元之间的信息传递。例如，摇头丸是通过促进神经递质释放，延长神经递质作用，使人达到兴奋效果。

所有成瘾性药物都是通过激活大脑的自我奖赏机制，引发愉快情绪，并最终引发成瘾。按照依赖机制的不同，将药物依赖分为生理性依赖和心理性依赖。生理性依赖也称躯体性依赖，它具有药物耐受性和戒断症状。例如，戒除酒精会引起严重的类似流感症状的恶心、呕吐、痉挛，严重时会导致死亡。心理性依赖是指需要药物缓解精神紧张和情绪情感障碍，无药物耐受性。

第三单元　注意概述

一、注意的概念

（一）注意的含义

注意通常指选择性注意（selective attention），选择性注意是指个体在多个刺激中有选择地进行一种或几种注意的心理过程。由于认知资源有限，个体不能同时注意到所有呈现的刺激，所以总是会有选择地注意一种而忽视其他同时呈现的刺激。

注意的基本特性包括指向性和集中性。詹姆斯在《心理学原理》一书中写到："注意，是心理以清晰的形式对若干种同时呈现的对象或者思维中的一种的占有。注意的本质是意识的集中。"

注意对我们的生活、工作和学习具有非常重要的意义。注意是学习知识的必要条件。注意具有以下功能：选择功能；保持功能；对活动的调节和监督功能。

（二）注意的生理机制

注意是人的一种定向反射功能，当新异刺激出现时，人会自动朝向新异刺激，以便更好地感知信息。人在注意某项事物时，大脑皮层会产生优势兴奋中心，具有适度的兴奋性。当大脑皮层一定区域产生优势兴奋中心时，临近的脑区会处于不同程度的抑制状态，所以此时落在抑制区域的信息就不能再引起相应的兴奋。优势兴奋中心的转移就是注意转移的生理机制。

注意必须在有机体觉醒的状态下进行。大脑网状结构能够保持有机体处于觉醒状态。研究表明，清醒状态有赖于大脑皮层和网状结构激活系统的相互作用。

边缘系统的结构同样与注意关系密切，当边缘系统受损后，人会出现选择性注意的严重障碍。边缘系统中，海马和尾状核是精确定位的重要结构。

额叶对调节有意注意起着非常重要的作用。人在高度注意的状态下，额叶生物电发生显著变化。额叶受损时，个体不能按既定任务集中注意力。

二、注意的种类

根据注意时是否有目的，可以将注意分为无意注意、有意注意和有意后注意。

（一）无意注意

无意注意是指事先没有目标，也不需要付出意志的努力而发生的注意。例如，正在专心听课的时候，一声巨响会把学生的注意力吸引过去。对巨大响声的注意就属于无意注意。无意注意的产生和维持不需要通过意志努力，人会自然而然地对新奇或者强烈的刺激感兴趣。无意注意是注意的初级表现形式。引起无意注意的原因主要包括以下几点。

1. 刺激物的特点

（1）刺激物的强度　刺激物的强度是无意注意产生的主要原因。强光、巨响或者某种剧烈的气味，都会引起人的无意注意。无意注意服从刺激强度法则，例如，研究人员发现，使用 60 分贝的声音比使用 50 分贝的声音引起的血管反应更大。

（2）刺激物之间的对比关系　刺激物发生的环境、时间、场合不同，产生的效果也会不同。例如，在吵闹的白天，大声说话不会引起人们的注意，但是在寂静的夜晚，就会引起无意注意。

（3）刺激物的活动和变化　刺激物的变化程度越大，无意注意越容易被引起。变化本身就是一种刺激，灯光一明一暗更容易引起人们的注意，老师讲课时语调抑扬顿挫也会引起学生的注意。

（4）刺激物的新异性　刺激物的新异程度也是引起无意注意的因素之一。越是新异的事物越容易引起无意注意，刻板或千篇一律的刺激很难引起注意。也有研究发现，人们倾向于注意中等复杂程度的图形，过于简单和过于复杂的图形都不易引起注意。

2. 人自身的状态

除了外界刺激物的特点，人自身的状态也会影响无意注意。

（1）人对事物的兴趣　对于能够满足个体需要或能够引起个体兴趣的刺激，会引起无意注意。例如，建筑师在外出旅游时，就会被各种各样的新奇建筑物所吸引。越是能够与个体已有知识建立联系的事物，越容易引起兴趣。

（2）情绪状态和精神状态　情绪状态对无意注意有很大影响。例如，一个人在心情愉快的情况下，会注意到日常不太容易引起注意的事物；与之相反，一个人在心情郁闷的情况下，平时能够引起注意的事物，这个时候也常会被忽略。精神状态对无意注意造成影响。例如，一个人在过度疲劳的情况下，往往不能觉察到很多细节的事物；而当一个人精神饱满时，很容易对新鲜事物发生注意，而且注意的时间会更持久。

（二）有意注意

有意注意是指有预定目标，需要付出意志努力的注意。有意注意又称为积极注意，它受个体意志的支配和调节。例如，上课时间，学生会运用意志的努力将注意力集中在老师讲课的内容上。

心理学家维果斯基（Vygotsky）提出了有意注意的社会根源理论。维果斯基认为，有意注意是在儿童时期与人交往的过程中逐步习得的。引起和保持有意注意的方法如下。

1. 加强对当前活动任务和目的的理解

有意注意是对预定目标的注意。人对当前活动的意义理解得越深刻，对任务实现的愿望越强烈，越能保持有意注意。例如，记忆单词是一个十分枯燥的过程，但如果此时能够认识和理解学习外语的重要意义，就会激发个体克服困难、专心致志记忆单词的动机，保持有意注意。

2. 培养间接兴趣

间接兴趣是保持有意注意的重要条件。例如，有的孩子在学习跳舞的过程中不喜欢舞蹈基本功的练习，无法集中注意力，但是孩子很喜欢参加各种演出活动，家长和老师就可以利用"参加演出活动"这个间接兴趣来鼓励孩子集中注意力，练习基本功。

3. 合理组织活动

当活动的目的和计划十分具体和明确时，有助于集中有意注意。在活动进行的过程中，对自己提出自我需求，时常提醒自己保持有意注意，同样可以起到集中注意的作用。

4. 坚强意志的运用

当有意注意发生在有干扰的情况下时，个体为了集中注意，除了需要排除干扰，还要运用坚强的意志力，以对抗干扰。

（三）有意后注意

有意后注意是指事先有目标，但后期不需要付出意志努力的注意。有意后注意是注意的特殊形式，它具有高度的稳定性，如熟练地开车、熟练地阅读文章。有意注意经过训练后可以发展为有意后注意。

三、注意的特征

（一）注意的稳定性

注意的稳定性是指个体在同一对象上注意所持续的时间。注意稳定性越强，某一时间范围内的工作效率越高。

当人在感知某一事物或者从事某项活动时，注意的稳定性很强，但是感受性会发生增强或者减弱的波动。这时，并不是注意的稳定性受到了影响。例如，将机械手表放在耳边，刚开始可以听到嘀嗒嘀嗒的声音，有时又听不到，或者有时能听到、有时听不到，注意的这种周期性变化称为注意的起伏。注意的起伏是一种生理周期变化的自然反应，是每个人都会存在的正常现象。因此，注意的起伏并不影响注意的稳定性。

注意的稳定性与个体的自身状态和刺激物的特点有关。个体对事物有浓厚兴趣，或者身心状态良好的情况下，注意稳定性较高。刺激物的强度、复杂度以及持续的时间长短也会影响到注意的稳定性。

（二）注意的广度

注意的广度又称注意的范围，是指同一时间内个体注意到事物的数量。注意的广度并非固定不变，影响注意的广度的因素包括：

（1）知觉对象的特点　知觉的对象越集中，注意广度越大。

（2）个体知识经验的储备　个体知识经验储备越丰富，知觉广度越大，知觉会影响注意的广度。

（3）个体的身心积极状态　和上一条类似，身体和精神状态会影响知觉，从而影响注意的广度。

（三）注意的分配

注意的分配是指在同一时间内将注意分配给不同的知觉对象的过程。例如，司机一边开车，一边听音乐；老师一边讲课，一边观察学生的听课状态。

注意的分配是有条件的。首先，同时进行的两项任务必须有一项是熟悉的，不需要给予过多的注意。其次，同时进行的两项任务之间不能有冲突。例如，学生不能一边写数学作业，一边练习弹钢琴。

（四）注意的转移

注意的转移是指将注意从一个刺激物转移到另一个刺激物，或者从一项活动转移到另一项活动的过程。例如，先做数学作业，再做英语作业，就需要将注意从数学转移到英语内容上。

注意转移的难易取决于转移前注意的紧张程度和引起注意转移的新刺激的性质。如果之前的注意紧张度较高，新刺激又不符合个体的当前需求，注意的转移就会比较困难。例如，正在看电影的孩子，突然让他停下来去做数学题，错误率就会比较高，因为在这样的情况下，注意转移的发生比较困难和缓慢。

第四单元 注意的认知理论

一、选择功能理论

(一) 过滤器理论

1958年,心理学家布鲁德本特(Broadbent)根据双耳分听实验,提出了注意的过滤器理论(filter theory)。布鲁德本特认为,环境中存在大量信息,但个体在同一时间内加工的信息有限,需要过滤处理,以保证中枢神经的工作顺畅。注意就是过滤器装置,它遵循"全或无"的工作原则,一部分信息能够通过过滤器进行加工,另一部分信息则被阻拦在注意系统之外。因此,过滤器理论又称瓶颈理论或单通道理论。

(二) 衰减理论

1960年,心理学家特瑞斯曼(Treisman)提出了注意的衰减理论(attenuation theory)。该理论认为,注意并不是遵循"全或无"的工作原则,当信息通过过滤器时,不被注意的信息强度会减弱,但并不会完全消失,没有进行加工的信息只是衰退而不是完全被阻断。当刺激信息对个体有重要意义时,如当听到自己的名字或者危险信号时,注意会被激活。

(三) 完善加工理论

完善加工理论(perfecting machining theory)认为,人们能够不受限制地对大量信息进行分析,信息的接收阶段并不会对信息进行阻断。所有输入的信息,在进入过滤装置前都会受到充分加工。之所以有些信息不能被复述,是因为记忆能力有限,而不是信息加工能力有限。完善加工理论又称后期选择理论。

二、认知资源分配理论

(一) 认知资源理论

认知资源理论(cognitive capacity)认为,注意是一种非常有限的认知资源。注意是一个对刺激进行分类和识别的过程,刺激信息越复杂,占用的认知资源就越多。正因为认知资源的有限性,所以当需要加工的信息不需要占满所有认知资源时,人们就可以分配注意给其他事情。而当需要加工的信息占满所有认知资源时,注意就无法分配给其他任务了。当需要加工的资料超出个体的认知资源范围时,即使分配再多的认知资源,也很难得到处理。

(二) 双加工理论

1977年,谢夫林(Shiffrin)等提出了注意的双加工理论(dual-process theory)。该理论认为,人类的加工系统包括自动化加工和意识控制加工。自动化加工不受认知资源的限制,不需要注意的参与,是自动完成的,而意识控制加工受认知资源限制,需要注意的参与。例如,人在吃饭的时候可以讲话,吃饭是自动化加工过程,不需要个体消耗过多认知资源,可以将注意力放在谈话或其他需要注意参与的活动上。

❓ 思考一分钟

1. 如何理解意识和无意识的关系?
2. 如何理解梦境?
3. 分析自己的注意特征。
4. 简述注意的几种认知理论之间的异同。

第七节 需要和动机

第一单元 需要概述

一、基本需要

（一）需要的含义

需要（need）是个体内部的一种不平衡状态，这种不平衡状态包括生理和心理的不平衡。例如，体内水分缺乏会产生对水的需要，糖分降低会产生饥饿的需要，缺乏关爱会产生对爱的需要，社会治安混乱会产生对安全的需要。不平衡状态消除后，需要得到满足。个体在生存和发展的过程中，会产生生理需要和社会需要。例如，对食物、睡眠、友谊、权力等的需要。需要是一种内部状态，它反映个体对内部环境和外部环境的稳定要求。

需要是个体行为的动力源泉。需要越强烈，活动越有力量；没有需要，就不会产生活动。需要是推动个体提升认知水平的内部动力。人在满足自身需要的过程中，对环境进行观察和探索，从而提升个人的认知水平。需要的满足与否直接影响人类的情绪情感。需要得到满足时，个体产生积极情绪；需要不能被满足时，个体产生消极情绪。意志的培养也离不开需要，换言之，需要推动了意志的发展。

值得注意的是，人的需要和动物的需要具有本质区别。人的需要主要由人的社会性决定，而动物的需要主要受生物本能驱使。除了需要的内容，在满足需要的方式上人与动物也存在本质区别，由于人具有意识，人的需要受意识的调节和控制。

（二）需要的种类

1. 自然需要和社会需要

按起源不同，可以将需要分为自然需要和社会需要。

自然需要也称生物学需要，它包括饮食、睡眠、排泄、运动、性等。这些需要主要由个体内部的生理不平衡状态引起，对个体维持生命、繁衍后代有重要意义。人和动物都具有自然需要，但人和动物在满足自己需要的方式上有本质不同。例如，当感受到饥饿时，人会受社会习俗和礼仪的约束，在公众环境下不会狼吞虎咽地进食。

社会需要是人类特有的需要。社会需要反映了人类社会的需要，对维系人类社会正常发展起到推动作用。例如，人类有劳动的需要、交往的需要、成就的需要、被认可的需要等。

2. 物质需要和精神需要

物质需要是指通过占有物质产品的方式获得满足的需要，包括对日常生活用品的需要，对交通条件和住房的需要，以及对奢侈品的需要。精神需要是指通过占有精神产品来获得满足的需要，包括对文化作品的需要，对美的需要，对艺术欣赏的需要等。物质需要既包括生理需要，也包括社会需要。精神需要主要是社会需要。

对需要的分类只具有相对意义。例如，为了满足求知需要，会去寻找书籍，而书籍是一种物质，精神需求和物质需求之间就产生了关联。因此，不同种类的需要既有区别又有联系。

二、需要理论

（一）勒温的需要理论

德国心理学家勒温（Lewin）认为，个体与环境之间存在一定的平衡关系。当这种平衡关系被打破时，引发个体紧张状态，为了缓解这种紧张，个体产生相应的行为。因此，需求是行为的动力，当需求得到满足时，紧张状态消失；当需求得不到满足时，紧张状态持续。

（二）默里的需要理论

美国心理学家默里（Murray）认为，需要具有定向目的性，需要是个体活动的动力性源泉。默里将需要分为基本需要和次级需要。基本需要主要指生理满足，例如，对空气、水和食物的需要。次级需要主要指对精神和情绪的满足，例如，成就感、归属感等。

（三）马斯洛的需要理论

美国心理学家马斯洛认为，需要的性质决定动机的性质，需要的强度决定动机的强度。人类的需要具有层次性，从低到高共具有五个层次，依次是：生理需要、安全需要、爱和归属需要、尊重需要和自我实现需要（图1-3）。婴儿时期主要是生理需要，随后才产生安全需要、爱和归属需要，青少年时期发展出尊重需要和自我实现需要等。马斯洛认为，五种需要都是人类的基本需要，这些需要是与生俱来的，各层次需要的产生和个体发育紧密相连。

首先，生理需要是最基本、最强烈的一种需要，人需要食物、淡水、空气、睡眠而得以生存，生理需要在没有得到满足时会强烈地影响个人的行为。当生理需要得到满足后，稳定的生活保障和社会秩序就变得很重要，人需要有安全感，有应对未来的把握。个人对爱和归属的需要建立在前两种需要满足的基础上，与他人建立相互信任、健康、亲密的关系，得到在群体中有一定位置的归属感。马斯洛认为，在成长中缺乏爱是导致儿童心理失调的重要原因之一。当这些需要都可以被满足时，个人进而产生尊重的需要，马斯洛认为这包括自尊和被他人尊重两方面，如果不能被满足，则会感到沮丧和自卑。

自我实现的需要是个人发展的巅峰，当低级需要被满足后，将想要表达自己的潜力和才能。对个人而言，自我实现的目标是不同的，是所有需要中个体差异最明显的需要。

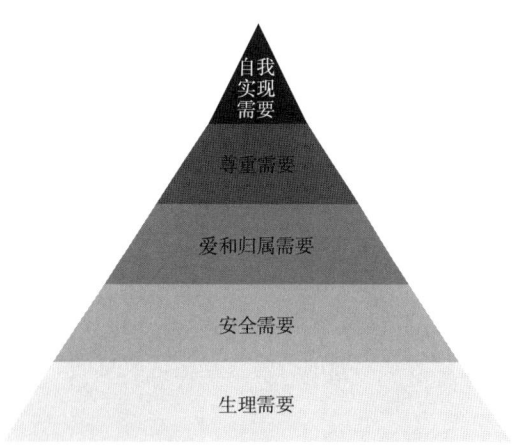

图1-3 马斯洛的需要层次理论

1943年马斯洛在《人类动机理论》中提出关于需要的五层次理论，随后于1954年在《动机与人格》中进一步明确和展开，并补充了认知需要和审美需要。但到了1970年，马斯洛又将七级层次理论合并为原来的五层次理论。

（四）阿尔德夫的需要理论

美国心理学家阿尔德夫（Alderfer）认为，人的基本需要不是五种，而是三种。这三种需要分别是生存需要、关系需要和成长需要。这三种需要并不是与生俱来的，三种需要之间也没有明确的分界线。它们之间并非层级关系，需要的满足不一定按从低到高的顺序发展。阿尔德夫的需要理论是对马斯洛需要理论的修正。

第二单元　动机概述

一、动机的概念

人类的动机是什么？有人认为人类行为受基因决定，例如，我们的行为受到遗传结构的影响；有人认为人类行为完全由自己掌控，因为我们有自由意志。20世纪初，关于人类动机的解释得到了科学的验证。科学证明，我们既不完全由遗传决定，也不拥有完全的自由。人类受着生理结构限制的同时，也受到自己思维的约束。

（一）动机的定义

动机是指激发和维持个体行为，并使行为朝向一定目标的心理倾向。动机不能直接观察，只能通过外显行为的执行过程、克服困难的努力程度以及言语表达等过程间接推断。然而，动机和行为并非一一对应关系。同样的动机可以表现出不同的行为，例如，同样感到恐惧，有人会选择逃跑，有人会选择攻击。

（二）动机产生的条件

动机的产生必须具备两个条件：内在条件和外在条件。内在条件是指需要，当个体的某种需要得不到满足时，会产生想要满足需要的动机。外在条件又称诱因，是指能够满足需要的事物。当个体动机达到一定强度且诱因存在时，动机产生。

二、动机的功能

动机是个体活动的动力和方向，它具有激发、指向和维持功能。

（一）激发功能

动机是激发个体行为的动力，它对行为具有触发作用。例如，一个学生有期末获得好成绩的动机，那么动机就会激发这个学生投入大量的时间进行复习。

（二）指向功能

动机使活动具有一定方向性，促使个体始终朝着目标前进。

（三）维持功能

在活动进行的过程中，动机对活动的持续起到维持和激励作用。例如，口渴想喝水是个动机，但是当下没有可以饮用的水源，动机会维持个体寻找水源的行为，直至达成目的。

三、动机的分类

（一）生理动机和社会动机

1. 生理动机

生理动机以生理需要为基础，包括饥饿、干渴、睡眠、性、消除痛苦等动机。

神经科学研究表明，饥饿与下丘脑机能有关，下丘脑中枢调节进食行为。下丘脑包含摄食中枢和饱食中枢，两个中枢相互抑制。值得注意的是，很多中枢神经系统都参与饥饿动机行为，下丘脑不是控制饥饿动机的唯一中枢神经系统。

干渴比饥饿具有更大的驱动力，机体缺水会导致死亡。下丘脑对机体的水平衡起调节作用，下丘脑中部损伤会导致动物停止饮水，直至死亡。人类的生理动机会同时受到社会环境的制约。

2. 社会动机

社会动机起源于社会需要，如成就动机、交往动机等。个体之间的社会动机差异较大，但总体而言包括以下几种。

（1）好奇动机　刺激越新奇、越复杂，个体就对它越好奇。个体在幼儿期对事物的好奇比在成年期大，儿童具有各种好奇动机，当新异事物出现时，儿童通过视觉、听觉、嗅觉等感官对新异事物进行探索。有研究表明，儿童的好奇动机与母亲教养方式相关。如果母亲本身好奇心强，并且经常鼓励儿童提问题，则儿童的好奇心强。相反，如果母亲好奇心弱，也不鼓励儿童提问题，则儿童的好奇心弱。

（2）成就动机　个体努力追求优秀，希望达成更高目标的内在动力。20世纪中后期，美国心理学家麦克莱兰（McCleland）等对成就动机进行了一系列的实验研究。研究结果表明，一个人的成就动机与个人的抱负水平相关。麦克莱兰认为，成就动机是个体人格中非常稳定的特质。成就动机强的人，学习和工作更积极，自控力更强，更能够合理利用时间，也更能取得优异的成绩。麦克莱兰进行了相关的成就动机培训实验，他认为，成就动机可以通过训练得以提高。值得注意的是，对成年人而言，成就动机的训练取决于个体的自愿程度，如果是被强迫着进行成就动机训练，结果是无效的。

（3）亲和动机　个体愿意与他人交往的动机。影响交往动机的因素很多，有研究显示，交往活动与情绪有关。例如，高恐惧水平的人比低恐惧水平的人更合群，即越恐惧，合群倾向越强烈。再比如，高忧虑水平的人比低忧虑水平的人更不合群，有忧虑情绪的个体和别人在一起时会导致忧虑水平升高，因此会做出回避他人的行为。

（4）学习动机　学习动机是指直接推动个体进行学习的内部动力。学习动机可以引发个体的学习行为、维持学习行为，但学习动机与学习效果并不直接相关。影响学习效果的因素很多，具体包括学习基础、学习习惯、智力水平、健康状况等。

（5）工作动机　积极参与工作的内部动力。工作动机包括内在动机和外在动机，内在动机是指个体因为工作本身的意义而产生的工作欲望；外在动机是指个体由于工作以外的内容产生的工作欲望，包括工作报酬、晋升机会等。内在工作动机要素包括胜任力、任务卷入、自我决定、好奇心和兴趣等，外在工作动机要素包括认可、报酬、竞争、评价等。研究发现，内在工作动机是激发员工工作积极性最重要的激励因素。

（6）权力动机　个体力图影响或控制他人的愿望。权力动机包括个人化权力动机和社会化权力动机。个人化权力动机强的人喜欢参加社会活动，利用交往表现自己，热衷追求权力地位，或把物质条件作为自己的追求目标。社会化权力动机强的人会关注社会群体，努力为社会发展贡献自己的力量，为公众利益服务的意识强，有很深的责任感和使命感。权力动机是领导者获得成功的基本要素之一。

（7）利他动机　利他动机又称助人动机，是个体自觉的、不期望得到任何报酬和奖赏的内在动力。利他动机引发利他行为，通过利他行为，个体产生自我满足的个人体验。利他动机由各种动机引发。例如，看到街边乞讨的老人，感到自己有责任施以帮助时，会产生利他动机；再比如，曾经接受过某人的帮助，现在觉得需要回报也会产生利他动机。与此同时，社会文化倡导的价值观和社会行为规范对利他动机和利他行为有非常深刻的影响。当社会环境涌现很多利他行为的榜样时，会促使人们去效仿。利他动机同时也受个体的道德发展水平、人格特质、共情能力等因素影响。

（二）长远动机和暂时动机

根据持续的时间长短，可以将动机分为长远动机和暂时动机。长远动机是指目标具有深刻意义、持续时间较长的动机。例如，学生的理想是成为一名生物学家。暂时动机是指由活动本身引发、持续时间较短的动机。例如，学生希望期末考取优异成绩。个体既需要长远动机，又需要暂时动机。

（三）高尚动机和低级动机

根据社会价值可以将动机分为高尚动机和低级动机。高尚动机是指能持久调动人的积极性，且能够促进社会发展的动机。低级动机是指有悖社会发展、损害人民利益的动机。

（四）主导动机和辅助动机

根据动机对行为作用的大小，可以将动机分为主导动机和辅助动机。主导动机是指对行为起决定作用的动机。辅助动机是指能够加强主导动机的动机。

（五）意识动机和潜意识动机

根据动机的意识性，将动机分为意识动机和潜意识动机。意识动机是指有意识参与的动机。潜意识动机是指没有意识参与的动机。

第三单元 动机构成

一、生物因素

人类是多年进化的结果，人类原始祖先可以追溯到四、五百万年前。从进化论的角度讲，能够更好适应环境的物种得以生存。有些人天生做事大胆，有些人天生胆小怯懦，有些人天生偏爱剧烈运动，有些人天生会比别人更多担忧。心理学家已经通过同卵双生子的实验，验证个体差异与基因（尤其是大脑系统）有关。动机的产生涉及大脑的两个系统：唤醒系统和犒赏系统。

为了生存，人类必须应对可能威胁到生命的事物。与此同时，为了更好的生存，人类还需要掌控周围的环境。然而，应对威胁和对新异信息进行加工，这两项行为并不能同时进行。因此，大脑只对即时需求进行信息加工。位于脑干顶端的网状激活系统（RAS）又称大脑的唤醒系统，它负责调节大脑对信息加工的激活状态。当没有信息输入时，RAS关闭；当机体各感受器受到刺激时，RAS被激活，以确保大脑对输入信息进行加工。

人类在动机的驱使下做出能够产生积极情绪的行为。1955年，奥尔兹（Olds）发现，动物为了得到大脑中某个部位的电刺激，能够学会大量不同的行为反应。这个被刺激的系统，称为犒赏中枢。研究结果表明，激活这些通路能够加强某些行为。换言之，人类为了体验愉悦情绪而做出某些行为。

二、习得因素

巴甫洛夫于1927年发现，每当食物出现的时候都伴随一声铃响，一段时间后，狗就能够习得一听到铃声就分泌唾液的行为反应。根据这一发现，巴甫洛夫提出了经典条件反射理论。条件反射会引发适应行为，条件反射的发生受环境变化影响。例如，毒品效应在很大程度上是在情境控制下产生的。对越战的跟踪调查发现，美国军队中只有15%的海洛因使用者回到美国后继续吸食毒品达到成瘾标准。

根据社会激励理论，当我们做出他人期待的行为，奖励会随即发生。寻求赞许和回避惩罚，被认为是人类的核心动机之一。

三、认知因素

认知过程包括知觉、思维、抽象、综合等，但我们的认知资源有限，大脑不能对所有接收到的信息都进行加工。每个人按照自己已有的认知结构进行信息加工。认知理论学家认为，个体当前能理解的内容与个体想要理解的内容之间存在差异时，动机产生。

认知活动以过去的习得内容为基础。皮亚杰认为，儿童时期我们就学会了分类，并模仿父母建立自己的态度和信念。随后在个体的发展过程中，再不断调整自己的认知结构。

四、综合分析上述三种动机因素

以跑步为例，是什么原因导致人们在冰天雪地依然汗流浃背地坚持跑步呢？

生物因素：跑步或任何有氧运动能够刺激机体释放某些化学物质。例如，跑步时体内的内啡肽水平是平时的4~5倍。内啡肽水平的增加能够使人感觉到振奋和愉悦，即人们通过跑步可以体验到愉悦感。

习得因素：有证据表明，人们用跑步来对抗消极的情绪状态。跑步是一种高度犒赏性活动，它能够有效减轻消极情绪状态。大量有利的生物犒赏机制使得跑步成为一种习惯。

认知因素：运动方面的相关研究显示，运动可以增强人体免疫系统，高水平的内啡肽和去肾上腺素的分泌对抗癌细胞的繁殖十分重要；有规律锻炼可以有效降低心血管损耗度。

基于以上认知，人们开始着手跑步，因为人们相信跑步可以带来积极结果。

第四单元　动 机 理 论

一、本能理论

1905年，英国心理学家麦独孤（McDougall）提出动机本能理论。麦独孤受达尔文（Darwin）生物进化论的影响，运用进化论的观点来解释人的动机。

麦独孤认为，人的行为的根本动力是本能，本能是天生的，是一种遗传的心理倾向。人类天生就会对某些事物十分敏感，在感知事物时会伴随特定的情绪体验，从而引发有目的的行为。麦独孤在《社会心理学导论》中列举了14种本能动机：逃跑、厌恶、搏击、父母慈爱、交配、恳求、好奇、屈服、合群、自夸、觅食、建造、欢笑、贪婪等。所有本能都与情绪密切相关。例如，逃跑本能对应的情绪是恐惧，搏击本能对应的情绪是愤怒。

麦独孤认为，不管人类还是动物，行为都具有目的性，而有目的的行为的原动力是本能，本能是激发一切行为的根源。麦独孤的本能理论明确了人的行为是具有目的性的，但是将人类和动物的动机等同起来存在不妥之处，它忽略了人类的社会属性，夸大了本能对人类的作用。

二、驱力理论

1943年，美国心理学家赫尔（Hull）提出动机的驱力理论。赫尔认为人类行为的多样性可以用社会学习理论加以解释，一种驱力的激活会导致随机行为的发生，随着驱力降低，行为得到强化，形成习惯。因此驱力和习惯之间具有乘积关系：

$$行为 = 驱力 \times 习惯 \tag{1-3}$$

根据这个公式，当习惯很弱时，产生行为需要很大的驱力。当习惯得到高度发展时，微弱的驱力就可以激活行为。例如，跑步如果是人的习惯，只要一点驱力就可以激活跑步的行为，但如果跑步不是人的习惯，要想驱动一个人去跑步，则需要很大的驱力才能驱动跑步的行为。

三、习性论

1963年，奥地利生态学家洛伦茨（Lorenz）提出动机的习性论。洛伦茨在自然生态环境中通过观察动物的行为表现发现，动物行为具有很大的固定性，特定刺激必然引起动物一系列的固定反应。

洛伦茨认为，本能是由遗传结构决定，并受特异能量驱动的固有动作模式。天生的固定动作模式被激发出来需要具备两个条件：一是动作的能量，二是符号刺激。动作的能量由遗传而来，当能量积累到一定程度时，就会得到释放。符号刺激是指能将能量释放出来的刺激。例如，斗牛看到红色的东西，就会引发攻击行为。根据习性论的解释，侵犯行为是一种天性，不可避免。

洛伦茨发现了印刻现象，即动物对自己种属成员的依恋行为。通常情况，小鹅会排成队列跟在母鹅后面，但如果小鹅出生后第一次见到的不是母鹅，而是其他移动的物体，那么以后小鹅就会紧跟在这个移动物体后面，而不是跟随母鹅。印刻现象解释了行为是本能与后天学习交互作用的结果。在适当的环境刺激激发下，个体的学习能促进行为来适应环境。

四、性欲动力理论

1905 年，精神分析学派创始人弗洛伊德提出性欲动力理论。弗洛伊德认为，本能是个体行为的内在动力，人的一切行为都是由内在生物本能驱动的。人的本能分为两大类：生本能和死本能。生本能包括摄食、友情、自尊、性等；死本能包括竞争、攻击、侵犯、自杀等。性欲受快乐原则驱使，是人类行为的基本动机。弗洛伊德将人的心理活动比作一座冰山，冰山露出水面的部分属于意识领域，而水面以下的部分属于潜意识领域。潜意识领域储存着大部分本能冲动，个体的所有动机都是潜意识里的生本能和死本能的合体。

人类行为受本能欲望驱使，这些欲望在心理上表现为个体的某种内在需要，这种需要通过行为来获得满足。弗洛伊德提出了四种动机满足模式：

- 第一种，目标对象存在且能即刻获得时，直接通过行为来满足。
- 第二种，目标不能即刻满足时，"自我"介入，通过控制行为延迟满足。
- 第三种，目标不存在或不能得到满足时，个体通过回忆过去经历获得满足。
- 第四种，通过回忆也无法达到满足时，个体借助"自我"，通过认知帮助实现目标。

五、目标设定理论

1990 年，洛克（Rock）和莱瑟姆（Latham）共同提出了目标设定理论。该理论认为，人类能够通过设定目标来激发自己。目标对行为的影响包括引导注意的方向、调动积极能量、鼓励坚持和促进策略发展四个方面。目标设定的潜在缓和剂是承诺。只有当对目标进行承诺后，个体才会为达成目标付出努力。

第五单元　动机的自我调节

一、自我调节

自我调节是指个体运用行为规则达成目标的过程。为了达到幸福或者成功的目标，仅仅有美好的愿望还不够，还需要具有将愿望转化为行动的能力。班杜拉（Bandura）的自我调节理论认为，自我调节包括三个过程：自我监控、自我评价和自我激励。

（一）自我监控

改变的前提是觉察，自我监控包括注意、观察和设定目标。

要想改变一个行为，首先我们需要意识到它。例如，我们想要改善自己的社交行为，那么首先我们需要意识到每次社交场合中我们的行为是什么；其次观察这些行为发生的频率；最后设定改进目标，从而帮助我们成为想要成为的人。

（二）自我评价

自我评价是指确定当前行为是否与期望结果一致的能力。如果个体当前的行为与结果不一致，自我评价能够决定是否让个体改变当前行为。自我评价会使人伴随不同的情绪体验，成功的评价会带来愉快和满足感，失败的评价会带来消极和不满足感。

（三）自我激励

自我激励是指个体为避免消极自我责备而做出积极的自我暗示。自我激励是个人迈向成功的引擎，个体可以通过以下方式实现自我激励。

1. 离开舒适区

舒适区是指一个人习惯性的心理状态和行为模式。在舒适区内个体会觉得舒服、放松、有安全感。相反，离开舒适区，个体会感觉别扭、不习惯。例如，习惯用右手刷牙的人，突然被要求改用左手会觉得很不舒服。舒适区有正面的作用，能够帮助人们维护自我形象，建立心理防御屏障；同时也有负面的作用，它会使人不思进取、固步自封。

因此，自我激励时需要不断提醒自己，舒适区是避风港，却不是安乐窝。鼓励自己不断寻求挑战，激励自己实现目标。

2. 提高情绪管理能力

事情进展顺利时人们往往产生积极情绪，遇到困难或挫折时往往产生消极情绪。个体应时刻识别到自己的情绪状态，并及时进行调整，使情绪成为目标达成的得力助手。

3. 敢于尝试

自我激励需要个体有敢于尝试的精神。在日常的生活中，人们常常会遇到各种各样的困难，当面对挑战时要敢于尝试新方法，勇于探索潜在的机会，不断思考以寻求更优策略。

二、目标设定

（一）目标的作用

在从事具体活动的过程中，目标可以起到产生动机的作用：

（1）唤起努力。

（2）产生坚持性。

（3）提供方向。

（4）推动策略的形成。

（二）目标的分类

按照目标实现的时间长短，可以将目标分为近景目标和远景目标。没有近景目标，远景目标不起作用，反之亦然。

近景目标与当下有关，更有利于引发当前行为。通常情况下，人们在列出计划后能更清晰地知道下一步应当从何处着手。

远景目标与抱负有关，起到维持动机的作用。远景目标可以帮助个体保持在原来的方向上。没有远景目标，注意力会发生转移。换言之，一个有清晰远景目标的人，能够让自己的行为始终保持在既定的方向上，提高做事成功的概率。

研究结果表明，一旦人们肯定能够达成某个目标，人们就会投入精力并一直坚持到目标实现为止。设定的目标需要具有一定难度。因为如果目标没有困难，就不会有引起动机的作用。同时，目标需要具有可实现性，如果一个人认为设定的目标不可能实现，其也不会投入精力。班杜拉的研究比较了无目标组、低目标组和高目标组的精力花费情况。实验结果表明，目标的困难程度是影响人们努力程度的决定性因素。因此，设定适当困难程度的目标有助于个体的自我激励和自我投入。

三、关注过程而不是结果

动机心理学家认为，要想成功，必须关注过程，而不是关注结果。成功带来的满足感和成就感与目标的实现无关，而是与实现目标的过程有关。换言之，喜悦不是来自目标达成，而是来自不断趋近目标的努力。苹果电脑联合创始人乔布斯（Jobs）在自己的自传中写到：过程就是回报。

> **? 思考一分钟**
>
> 1. 运用目标设定理论解释动机和目标的关系。
> 2. 如何理解生理动机和社会动机之间的关系?
> 3. 影响成就动机的因素有哪些?
> 4. 是否动机越强,完成任务的效果就越好?为什么?

第八节 情绪、情感和意志

第一单元 情绪、情感的概念

一、什么是情绪、情感

(一) 情绪和情感的概念

情绪和情感是个体对客观事物态度的体验,是个体对客观事物与自己需要的关系的反映。情绪和情感不同于认知过程,认知是个体对客观事物本身的反映,而情绪和情感是反映客观事物与自己主观需要之间的关系。体验是情绪和情感的基本要素,无论个体对客观事物态度如何,都会有体验。

情绪和情感可以作为个体需要是否得到满足的一个指标,同时,情绪和情感也受到个体生活信念的制约。例如,口渴会让人体验到烦躁和沮丧的消极情绪,但是前线战士在缺水少粮的情况下,因为有坚守阵地顽强抵抗的信念,仍可以保持旺盛的精力和积极的情绪。

(二) 情绪和情感的两极性

每一种情绪和情感都有对立的两极。

1. 愉快-不愉快

从需要的满足程度来看,情绪和情感可以分为"愉快-不愉快"两极。需要得到满足,个体有愉快的情绪和情感的体验;需要没有被满足,个体有不愉快的情绪和情感的体验。例如,快乐-悲伤、敬仰-轻蔑、热爱-憎恨等。

2. 紧张-轻松

从紧张程度来看,情绪和情感可以分为"紧张-轻松"两极。紧张的程度既取决于当前事件的紧迫性,也取决于个体的心理状态和个性品质。一般情况下,当事件紧急时,个体有高度的紧张感;当事件被妥善解决后,个体会有轻松感。

3. 激动-平静

从激烈程度来看,情绪和情感可以分为"激动-平静"两极。激动和平静反映个体处于兴奋状态或者抑制状态,激动表现为短时间内猛烈爆发的情绪反应。情绪激动时,可以推动人做出有益的行为,也可能阻碍人的活动。例如,一个人在很激动的情况下,可能会把自己平时不好意思说出来的情绪和情感表达出来,也可能因为太激动而说不出话来。

4. 强-弱

从强度来看,情绪和情感可以分为"强-弱"两极。例如,愤怒从弱到强可以划分为:微愠、生气、大怒、暴怒等，喜爱从弱到强可以划分为：好感、喜欢、爱慕、酷爱等。

二、情绪和情感的种类

（一）基本情绪

情绪是以生理唤起、主观感受、面部表情和适应行为为特征的心理状态。例如，开心、害怕、恐惧和愤怒都会伴随生理变化，手心出汗、心脏加速跳动与情绪关系密切。情绪的生理变化包括心率、呼吸、血压、体温等身体状态的改变，这些变化大部分是由交感神经和肾上腺素引起。当交感神经被激活，肾上腺素会释放到血液中，从而引发上述生理变化。而通过表情，我们可以告知身边的人我们内心的感受。

2003年，普拉奇克（Plutchik）根据研究提出了8种基本情绪：快乐、痛苦、愤怒、恐惧、惊讶、厌恶、期待和接受。每一种基本情绪都可以根据强度的变化而细分。例如，强度低的愤怒是生气，强度高的愤怒是狂怒。基本情绪中，最原始的情绪有以下4种。

1. 快乐

快乐是主要的正性情绪，它给人类带来愉悦的感受。人类心理的快乐感受不仅来自生理，更重要的是来自社会生活。实验研究表明，生理满足产生的快乐不是人的真正快乐。真正的快乐包含社会内涵，例如，在完成建设性和有意义的活动中产生的快乐，在良好人际关系中产生的快乐。

快乐有助于增进人际间的社会联结，微笑有利于建立友谊，增进谅解和信任；快乐有助于增强个人自信心，它不但能激励个体在任务中坚持不懈，也能让人对未来充满信心。

2. 痛苦

痛苦是最普遍的负性情绪，人的一生中，不可避免地会体验到痛苦情绪。产生痛苦的原因是多方面的，包括生理因素、心理因素和社会因素。引起痛苦最普遍的因素是分离，尤其是在感到自己被拒绝、被抛弃、不被群体接纳的时候，个体感受到的痛苦最沉重。引起痛苦的第二个主要因素是失败。通常情况下，当个体没有达到学习或事业上的目标，或者没有完成父母的期待，不被社会认同时，都会感到非常痛苦。

尽管痛苦被定义为负性情绪，它仍然存在积极的作用。痛苦的表情能引起他人的同情和帮助，儿童的哭声能够有效引起他人共情并伸出援助之手。痛苦是一种可以忍受的情绪，它可以促使个体采取积极的补救措施，以便消除痛苦的来源。痛苦有助于群体的联结，群居生活能够提升人类生存几率，因此当个体从群体中脱离或被孤立时，个体会体验到痛苦的情绪。

3. 愤怒

愤怒是一种常见的负性情绪，动物在搏斗和攻击过程中会表现出愤怒的情绪。随着人类社会文明的演变，愤怒的功能发生转变。情绪相关研究显示，限制婴儿身体的活动会激发婴儿的愤怒情绪。个体持续的痛苦也可以激发愤怒情绪。

人在发怒时，交感神经系统被激活，心跳加快、血流加速、横纹肌紧张度增加。愤怒是一种不可忍受的情绪。

4. 恐惧

恐惧是最有害的情绪，强烈的恐惧体验会危及生命。在巨大的自然灾害面前，有人不是因为身体创伤丧命，而是因为情绪崩溃导致身亡。

父母和成人应以正确的方式教育和教养儿童，帮助他们克服恐惧体验，切不可使用威胁、恐吓等方式加重儿童的恐惧感。

（二）复合情绪

复合情绪是由基本情绪的不同组合派生出来的情绪。例如，伊扎德（Izard）认为敌意这种复合情绪是由愤怒、厌恶等基本情绪组成。复合情绪可以有上百种。

1. 爱和依恋

爱是一种复合情绪，它包含认知因素、生理因素和社会因素。爱分为激情爱和陪伴爱。

激情爱是指强烈渴望和另一方相结合的情感状态，它包括愉快、依恋、痛苦、兴奋、失望、妒忌、幸福感、孤独感等情绪。人在某种特定情境下会产生激情冲动。例如，当一个人感到无助时，会产生与另一方相结合的渴望。以下4种情况容易产生激情爱。

（1）缺乏安全感　实验研究表明，激情爱与不安全感紧密联系，当个体感受到强烈的不安全感时，会增强对所爱对象的依恋。

（2）自尊感缺失　当一个人自尊心受到威胁时，更容易陷入激情爱的境地。

（3）焦虑情绪　弗洛伊德提出，激情爱是由焦虑和恐惧引起的。神经科学研究发现，激情爱与焦虑指数呈较强的正相关。

（4）剥夺　生活中被过度剥夺的人会陷入激情爱，严重时甚至引发犯罪。

陪伴爱是指一种与对方之间温柔、诚挚的亲密感。从生物进化的角度看，陪伴爱是保证生物交配、生育和抚养后代的情感反应。

2. 焦虑

焦虑是指由紧张的烦躁不安或身体症状引起，对未来危险和不幸的忧虑预期。焦虑和恐惧都是个体受到威胁或处于不利环境中的退缩体验，但二者的区别如下：

（1）恐惧是单一的基本情绪，焦虑是复合的社会化情绪。

（2）恐惧是由现实刺激源引发，焦虑是由预期的刺激源引发。

（3）恐惧发生时会伴随痛苦情绪，焦虑发生时会伴随痛苦、愤怒、羞愧、内疚等多种情绪。

（三）情绪状态

情绪状态是在某些事情或情景中产生的情感体验。典型的情绪状态有心境、激情和应激。

1. 心境

心境是一种微弱的、平静的、持续的、带有渲染作用的情绪状态。例如，最近心情舒畅，或者有点闷闷不乐。心境具有弥散性，当个体感觉愉悦时，对周围地人、事、物都会保持欢喜的心情。相反，如果个体感觉最近心情低落，对其他事物的好感或者激情也会减退。

2. 激情

激情是一种强烈的、爆发式的、短暂的情绪状态。激情一般由重大事件引起，例如，取得非常大的成功，人会觉得狂喜；遭遇重大失败后，人会觉得沮丧等。

3. 应激

应激是个体在生理和心理上受到威胁时出现的非特异性的身心紧张状态。应激是个体对意外环境刺激做出的适应性反应。产生应激主要是因为个体已有的经验和环境的新要求不匹配，不具备有效的参照方法。应激主要体现在超压性和超负荷性。通常情况下，生活变化的程度越大，引起的应激反应越强烈，对个体的身心伤害也越大。

（四）情感状态

情感状态是人类特有的心理现象。人类的高级社会性情感包括道德感、理智感和美感。

1. 道德感

道德感是人在一定社会道德规范下评价自己和他人意图、思想和行为时产生的内心体验。当自己或他人言行符合社会道德规范时，个体会产生肯定的情感体验，如自豪感、敬佩感等；反之，如果自己或他人的言行不符合社会道德规范时，个体会体验到不安、内疚或憎恨等情感。

2. 理智感

理智感是人对客观事物认知活动评价过程中产生的情感体验。例如，求知欲、好奇心、质疑感等都属于理智感，它反映了个体的鲜明立场和观点，以及世界观等。理智感与人的认知有很强的关联，可以促进人们对问题的探索和对新事物的科学拓展。

3. 美感

美感是人根据审美标准评价事物时产生的主观情感体验。美感是一种愉悦感，它带有很强的好恶倾向。美感受个人的审美能力和知识经验的制约。一个人的美感可以通过后天进行培养。

三、情绪和情感的功能

（一）适应生存的功能

情绪和情感是个体适应环境的主要形式。人类情绪、情感的主要功能在于帮助我们适应社会环境。例如，婴儿不能独立生存，他们通过情感表达唤起主要抚养人的抚养行为。

（二）唤醒动机的功能

情绪和情感是个体需求是否得到满足的主观体验。积极情绪推动个体从事某些行为和活动，消极情绪阻碍个体进行某些行为和活动。冯特认为，人类的行为起源于情绪和情感，如好奇的情绪会引发个体探索的行为。研究结果表明，适度的焦虑、紧张可以促使个体积极思考并采取行动有效解决问题。

（三）心理活动的组织功能

情绪和情感扮演心理过程的监督者和组织者角色。情绪对认知活动有驱动作用，愉快的情绪状态下，个体的认知加工效率高；悲伤的情绪状态下，个体回忆痛苦事件的数量较快乐的事件更多。情绪唤醒水平处于最佳状态时，个体的学习和工作效率最高；情绪唤醒水平过低，个体处于类似睡眠状态，学习和工作效率极低；情绪唤醒水平过高，个体处于高度兴奋状态，同样会影响个体的认知操作，导致学习和工作效率降低。

（四）沟通交流的功能

情绪具有人际交往的沟通功能，情绪信号有助于情感的相互融合。

四、情绪和情感的关系

（一）情绪和情感的区别

1. 情绪的生理性和情感的社会性

情绪更多反映的是生理需要是否得到满足，而情感更多反映的是社会性需要是否得到满足。情绪是原始的，而情感是人类特有的心理活动，具有鲜明的社会性。例如，饥饿的时候看到食物，人会表达出兴奋、开心的情绪，而当个体为集体争得荣誉时，表达出来的是获得崇高荣誉的情感。

2. 情绪发展在先，情感体验在后

婴儿出生时就有情绪反应，而情感是在个体不断社会化的过程中逐渐形成的。例如，婴儿对母亲的依恋情感是在母亲对婴儿不断的照料和关怀中产生的。

3. 相对于情绪，情感更稳定

情绪因情境改变而变化，它是暂时性的，而情感则具有较强的稳定性和持久性，它反映个体对事物的态度，是构成一个人个性品质的主要成分。

4. 情绪的外显性和情感的内在性

情绪具有明显的冲动性和外部特征，面部表情是情绪的主要表现形式之一。而情感具有内在性和深刻性。例如，人高兴的时候可以手舞足蹈，这是情绪的外部表现，而爱国主义是一种深刻的内在体验，不会明显表露出来。

（二）情绪和情感的联系

1. 情绪是情感的基础

情绪和情感既有区别又有联系，两者相互依存。情感建立在情绪的基础上，并在此基础上发展起来。离开具体的情绪过程，情感也不复存在。

2. 情绪是情感的表现

情感的性质决定着情绪表现的形式，情绪表现过程包含着与之对应的情感因素。

第二单元　情绪的脑机制

一、情绪的中枢神经机制

大量研究表明，情绪由大脑神经元回路控制，具体包括：前额叶皮层（prefrontal cortex）、前扣带回（anterior cingulate）、杏仁核（amygdala）、海马体（hippocampus）和腹侧纹状体（ventromedial striatum）。

（一）前额叶皮层

前额叶皮层对情绪调节起重要作用。研究发现，前额叶皮层的主要功能是对认知体验的信息进行提取，并给予思维和行为上的控制和调节。

神经影像学研究发现，健康人识别情绪图片时，额叶内侧及背外侧血流量明显增加。左前额叶皮层损伤的患者会出现抑郁症，原因在于左前额叶皮层参与积极情绪的加工，右前额叶皮层参与消极情绪的加工，当左前额叶皮层损伤后，会导致体验积极情绪的能力丧失，这是抑郁症的标志特征。

（二）前扣带回

前扣带回参与人类的一系列行为，包括认知控制、学习、情绪和动机等。大量证据表明，前扣带回损伤会导致心理紊乱和不寻常的人格特质表现。

（三）杏仁核

杏仁核是我们识别危险信号的重要区域。脑损伤的病理研究发现，杏仁核受损的病人不能识别愤怒的表情，对厌恶刺激没有反应。抑郁症患者的杏仁核处于高度激活状态。

（四）海马体

海马体是边缘系统的重要区域，它不仅在学习和记忆中起重要作用，在应激调节中也起到关键作用。有研究显示，海马体可能参与毒品成瘾。

（五）腹侧纹状体

腹侧纹状体与快乐中枢、奖赏、情绪和行为有关。抑郁症患者快感缺失，与大脑多巴胺奖励系统的功能失常有关。多巴胺神经奖励系统涉及腹侧被盖区、腹侧纹状体和部分前额叶皮层。

二、情绪的外周神经机制

（一）自主神经系统

自主神经系统包括交感神经系统和副交感神经系统。情绪活动时，交感神经系统激活，肾上腺素和去甲肾上腺素分泌增多，心跳加快、血流加速、血压升高，机体处于唤醒状态。情绪消退后，副交感神经系统恢复活动，使身体状态恢复到情绪被激活前的平静状态。

（二）躯体神经系统

情绪过程除了情感体验、生理唤起，还伴随外显行为。这些外显行为是由躯体神经系统支配的随意运动，尤其是人的面部表情。

（三）内分泌系统

不同的情绪状态，内分泌系统变化不同，引起的激素分泌也不同。例如，焦虑时，肾上腺素分泌增多；愤怒时，去甲肾上腺素分泌增多。

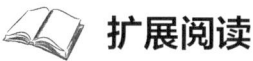

扩展阅读

测谎仪

测谎仪是用于记录人在情绪变化时发生的各种生理变化的科学仪器。测谎的原理是：绝大多数人在说谎时会受到情绪影响，从而产生一系列植物神经系统变化。但是，测谎仪的精确性遭到质疑，且逐渐被视为是对个人隐私的一种侵犯。

测谎仪又称多种波动描记器，是一种同时记录心率、呼吸、血压和皮肤电反应的多导仪。在审讯过程中，如果嫌疑人回答问题时撒谎，人会不自觉地变得焦虑和情绪化。人在说谎时会无意识伴随生理参数变化（脉搏、血压、呼吸、皮肤电等），通过测谎仪测定生理参数的变化，从而分析嫌疑人心理变化，判断陈述的信息是否是"谎言"。因此，测谎仪测的是生理参数变化，而不是"谎言"。

现场实验证明，测谎仪的测验结果中20%的无辜者会被判断为嫌疑人。所以，测谎仪虽然具有特殊功能，但也具有一定局限性，它不能替代侦查和询问。

第三单元　情绪的表达

一、面部表情

达尔文认为人类情绪的表达是在种系进化过程中被保留下来的，表情之所以在进化中得以保留，是因为情绪的表达有利于个体的生存。表情能够使对方知道自己的感受。

人类在基本情绪表达方式上是一样的。先天聋、哑、盲的儿童无法从他人那里学习情绪的表达，但他们同样会用面部表情表达高兴、悲哀和厌恶。有研究显示，给被试呈现一组面部表情时，被试识别生气和诡异多端的脸的速度要明显快于高兴、悲伤和中性表情的脸。迅速识别出有威胁表情的脸，能够帮助我们祖先更好地生存。

面部表情受到文化差异的影响。西方文化强调个体独立性和个人主义，所以生气在西方文化中属于非常普遍的情绪表达。然而亚洲文化更多的是强调群体间的和谐，所以生气的情绪表达在公共场所很少见到。换言之，亚洲崇尚合作的文化氛围，鼓励集体主义，在表达情绪上更多考虑集体的影响。

二、身体语言

身体语言是指非词语性的身体符号，包括身体运动、姿态、身体间的空间距离等。例如，摆手代表否定或制止，双手外摊代表无可奈何，双手举过头顶代表愤怒，单手托着下巴代表疑惑等。当然，一种姿势的含义并不是固定不变的。例如，一个人双手交叉抱在胸前，可以代表拒绝，也可能是因为房间温度较低。而且，同一姿势在不同文化中具有不同的含义。例如，将拇指和食指合拢，形成圆圈。这个姿势在北美代表"一切顺利"，在法国和比利时则代表"一文不值"，而在意大利的意思是"蠢驴"。

第四单元　情绪理论

一、詹姆斯-兰格情绪理论

美国心理学家詹姆斯和丹麦生理学家兰格（Lange）先后于1884年和1885年提出内容相同的情绪理论。詹姆斯-兰格情绪理论认为，身体变化产生情绪，而非外部事件的知觉产生情绪。

人们通常认为，当遇到危险时会感到恐惧，即情绪被唤醒，之后出现出冷汗和逃跑的举动。但根据詹姆斯-兰格的情绪理论，机体唤醒（心跳加快）并不是发生在恐惧情绪之后，而是发生在恐惧情绪之前。例如，开车过程中，前方车辆突然急刹车，你会本能转动方向盘或者跟着急刹车，停车后你会感到心跳加速、手心出汗等反应，之后才会意识到刚才的情形十分危险和紧急。也就是说，个体先出现机体唤醒，而后才意识到害怕。

二、阿诺德评价-兴奋理论

20世纪50年代美国心理学家阿诺德（Arnold）提出情绪的评价-兴奋理论。阿诺德认为，情绪和生理唤醒有密切关系，但情绪并不是由单纯的生理唤醒所决定，情绪产生于评价。例如，在森林里看到一只老虎，当评价老虎会威胁到自己生命时，随即产生恐惧情绪。但是，如果是在动物园看到老虎，对老虎的评价是安全的时候，不会产生恐惧情绪。

评价-兴奋情绪理论将情绪与认知结合起来，为情绪的研究开拓了新路径。阿诺德理论又被称为第二代情绪理论。

三、伊扎德的动机-分化理论

伊扎德以人格结构为基础，对情绪的性质和功能进行研究。伊扎德认为，情绪包含情绪体验、神经系统相应活动、面部表情三个方面。人在与环境互动中，情绪被激活的过程对个体认知起着非常重要的作用。

情绪能够使有机体对环境更敏感，同时使有机体更有活力，情绪推动人类探索世界、学习和行动。例如，人们会因为喜欢某一领域的知识而去深入学习和研究该领域因为厌恶某一领域的事物而产生主动回避的行为等。

伊扎德认为情绪不是心理活动的伴随现象，而是能够发挥作用的独特的心理活动。人格由知觉、运动、内驱力、情绪等子系统组成，而情绪是整个系统的核心。情绪具有对人格整合的动机功能。

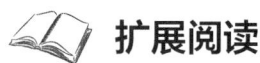
扩展阅读

情绪智力

情绪智力又称情商，由美国耶鲁大学的萨罗威（Salovey）和新罕布什尔大学的玛依尔（Mayer）于1997年提出。情绪智力是指个体监控自己和他人情绪的能力，以及运用情绪信息指导自己思想和行为的能力。情绪智力是一种综合能力，具体包括移情、自我意识和自我控制。

高情商会使人在维护人际关系，以及个人的事业发展方面都有所受益。优秀的成功人士都具有较高的情绪智力。较低的情绪智力会对职业、婚姻、子女教育方面有负面影响。严重时，还会导致攻击行为，甚至暴力和犯罪。情绪智力包括自我意识、移情、管理情绪、理解情绪和使用情绪。

自我意识：情绪智力高的人能识别自己的感受，即当自己处于愤怒、悲伤或者抑郁的情绪时，能够很快地意识到自己的情绪状态。只有意识到自己的情绪状态，才能有效管理和控制情绪。

移情：情绪智力高的人能够准确识别他人的情绪和感受，他们善于识别对方的面部表情、语音语调等情绪特征。

管理情绪：情绪智力高的人知道如何管理自己和他人的情绪。例如，在自己生气的时候，知道如何让自己平静下来，能够根据环境有效调节自己的情绪。

理解情绪：情绪智力高的人能够找到引发情绪的原因，理解情绪的含义以及情绪会如何影响自己的行为。

使用情绪：情绪智力高的人能够运用自己的情绪促进思考和做出决策。

情绪智力是可以培养的，通过关注自己和他人的情绪，认同、肯定情绪的价值，掌握合理的控制策略，有效提升自己的情绪智力。

第五单元　意　志

一、意志的含义

意志是指一个人自觉确定目标，并根据目标调节和控制自己的行为，克服各种困难最终实现目标的心理过程。意志是人类特有的，它是人类主观能动性的突出表现。有无意志是人与动物的本质区别之一。动物的活动以适应环境为目的，而人类能够通过意志行为改变环境。通过意志，人类能够将内部的意识和外部环境有效结合，实现认识世界和改造世界的目的。

二、意志的心理过程

（一）意志的基本特征

意志活动是通过行为表现出来的，因此意志的特征是通过意志行为表现出来的。

1. 意志行为是有目的的行为

人和动物的本质区别，在于人类行为的目的性。有目的的行为需要意志的作用得以实现。

2. 随意运动是意志行动的基础

意志行动主要表现在人的随意行为中。人的行为分为随意行为和不随意行为。随意行为是指需要通过意志调节和支配，具有一定目的性的行为。例如，跑步、学习、工作等行为都属于随意行为。不随意行为是指不需要受意识控制和支配的行为，例如，心跳、瞳孔放大等活动。

3. 意志行为通过克服困难得以体现

一个人的意志力水平，需要通过在克服困难的过程中付出的努力程度加以衡量。遇到的困难包括两种：内部困难和外部困难。内部困难包括消极心态、自信心不足、遇事胆怯等，外部困难包括环境恶劣、工作压力、政治经济文化影响等各方面因素。一个人只有在克服困难的过程中，才能体现出自身意志力的强弱。

（二）意志的心理过程

1. 采纳决定阶段

采纳决定阶段是意志的开始阶段，它决定未来行动的方向。采纳决定阶段包括动机斗争和确定目标两个环节。

动机斗争是指个体在确定目标之前对内心各种动机进行权衡并做出选择的过程。动机斗争的形式主要包括：

- 双趋冲突：两个目标具有同等吸引力。例如，鱼和熊掌不可兼得的动机冲突。
- 双避冲突：两个事物具有同等回避动机。例如，孩子牙疼又不肯就医。
- 趋-避冲突：同时对一个目标又想接近又想回避。例如，想要参加竞赛又怕失败。
- 多重趋-避冲突：同时对两个或两个以上的目标产生既想接近又想回避的动机。例如，希望出国读书的人为了能够获得先进的研究条件，尽管不适应学习和生活环境，但是仍然想申请留学；与此同时，可能自己又会认为在国内读书可以和导师深入学习，交流更加通畅，尽管不能感受国外的新事物，但是自己更加适应国内的学习方式。

是否能通过动机斗争最终确定目标，体现了一个人意志力水平的高低。动机冲突越大，需要付出的意志力努力也越大。

2. 执行决定阶段

意志的第二个阶段是执行决定阶段。该阶段个体需要完成策略选择和克服困难两个环节。

策略选择环节既反映一个人的智力水平,也反映这个人的意志力水平。个体需要根据自己的知识经验选择合理的策略,同时需要关注到社会规范对行为的各项要求。

克服困难环节是整个意志过程的关键环节,明确的目标、完善的策略,最终需要克服种种困难才能得以实现。克服困难的过程不仅是对智力、体力方面的考验,也是对排除干扰、果断决策的考验。在克服困难的过程中,个体只有根据当前环境提供的反馈信息及时自我激励,并不断修正原有策略,才能最终达到目标。

三、意志品质

有人能独立做出决定,并坚持不懈直至目标达成;有人处事优柔寡断,容易中途放弃。意志品质水平的高低直接影响个体的最终行为。意志品质包括自觉性、果断性、坚韧性和自制力。

(一)自觉性

意志的自觉性是指个体在行为中具有明确的目的,能够主动调节和控制自身行为的方向,做出符合社会规范行为的心理品质。意志自觉性强的人,有坚定的立场和信念,相信自己的目标,并能以积极的热情投入到行动中。意志自觉性弱的人,或者受暗示性强、缺乏主见、易受他人影响,或者独断性强、做事盲目、一意孤行,不能接受他人意见。受暗示性强和独断性强都是意志品质薄弱的表现。

(二)果断性

意志的果断性是指个体根据客观环境的变化,迅速合理地做出决定的心理品质。意志果断性强的人能够全面深刻地考虑问题,面对强烈的内心冲突,依然可以沉着冷静、当机立断,及时做出决定。与果断性相反的品质是优柔寡断和草率决定。

(三)坚韧性

意志的坚韧性是指面对既定目标,个体能够坚持不懈地保持充沛精力,直至目标实现的心理品质。意志坚韧的人面对困难不屈不挠,善于从失败中吸取教训,对目标坚定不移。与坚韧性相反的品质是动摇和执拗。动摇是指立志无常,虎头蛇尾,遇到困难会妥协和放弃的品质;执拗是指面对错误依然固执己见、一意孤行的品质。动摇和执拗都是不能正确对待困难的消极的意志品质。

(四)自制力

意志的自制力是指个体能够控制自己的情绪和行为,善于抑制与既定目标不符的愿望、动机、行为和情绪。自制力是坚强的意志品质,与之相反的是任性,即不能控制自己的情绪,对自己的言行不加约束,肆意妄为,不考虑行为后果影响的意志品质。

❓ 思考一分钟

1. 情绪和情感对于我们适应环境具有哪些作用?
2. 如何进行有效的情绪调节?
3. 一个人的意志力是有限的吗?为什么?
4. 怎样提升一个人的情绪智力?

第九节　能力和人格

第一单元　能力的一般概念

一、什么是能力

（一）能力的概念

人类生存的过程是一个不断适应周围环境变化的过程。在适应环境的过程中，我们必须具备一定的生存能力。然而，人与人之间在能力方面存在诸多差异，有的人适合社交，有的人适合科研，有的人适合体育竞技，有的人适合文学艺术。不同的社会环境，对个体的能力要求也有所不同。

能力（ability）是指一个人能够顺利完成某种活动，并直接影响活动效率的心理特征。能力包括实际能力和潜在能力，实际能力是指目前表现出来的能力，潜在能力是指目前尚未表现，但通过学习和训练能够达到的某种能力。

能力属于人格范畴，它与前面所讲的心理过程不同。心理过程"存在于人们隐含或者表现在外的动作或者事件中"，而能力是一种个体特征，两者存在很大差异。

能力在社会生活中得以产生和发展。一个有音乐能力的人，需要在不断的演奏中发展自己的才能；一个有管理能力的人，需要在实际管理工作中展现和发展自己的管理才能。

（二）能力与知识、技能的不同

知识是大脑对客观事物的主观表象，知识可以告诉人们"是什么""为什么"和"怎么做"。技能是人通过不断练习获得的动作模式，是一种个体经验。技能是对知识的一种运用。知识和技能不等于能力，它们是能力发展的基础。只有能够灵活广泛地运用已有的知识和技能，才能转化为能力。例如，一个拥有很多知识的人，只是知道这些知识的内容，却不能够将知识有效运用到实际的问题解决过程中，就不能说这个人能力很强。但是，能力的发展离不开知识和技能的积累。随着知识、技能的不断积累，人的能力也会得到提高。因此，能力既是掌握知识和技能的前提，也是掌握知识和技能的结果。

二、能力的种类

（一）一般能力和特殊能力

一般能力是指在各种活动中都能表现出来的能力，如观察力、记忆力、想象力等。其中，抽象概括能力是一般能力的核心。智力包括在一般能力范围内。

特殊能力是指在某种特定活动中表现出来的能力，如音乐鉴赏力、色彩鉴别力等。

（二）液体能力和晶体能力

液体能力是指在信息加工和问题解决方面表现出来的能力，它较少依赖文化和知识，而更多地取决于个人的禀赋。通常情况下，一个人在20岁以后液体能力发展到顶峰，30岁之后随年龄的增加而降低。有研究发现，液体能力的个体差异受文化教育的影响很小。

晶体能力是指获得语言、数学等知识的能力，它取决于后天的学习，与文化教育有密切关系。晶体能力在人的一生中都会不断发展。

（三）模仿能力和创造能力

模仿能力是指人通过观察的方式来学习各种知识，并做出相同反应的能力。例如，孩子模仿父母的语调说话，看电视的时候模仿演员的动作等。模仿是人类一种重要的学习能力。

创造能力是指在原有知识的基础上产生新思想、新产品的能力。例如，作家创作一部新作品，科技人员发明一项新专利等。有研究表明，人在放松状态下更容易产生灵感，更具备发散性思维，也更有创造力。

（四）认知能力、操作能力和社交能力

认知能力是指大脑加工、存储和提取信息的能力，如观察能力、记忆能力和逻辑思维能力等。人类认识和改造客观世界，主要依靠认知能力。

操作能力是指人通过操作肢体完成各项活动的能力，如劳动能力、体育运动能力等。

社交能力是指人在社会交往中表现出来的能力，如语言表达能力、调解纠纷能力等。社交能力在促进人际交往和信息沟通方面发挥重要作用。

第二单元 能力测验

一、一般能力测验

（一）智力测验概述

19世纪末，英国心理学家高尔顿（Galton）是第一个倡导心理测验的人。1884年，他在伦敦国际博览会上专门设立"人类测量实验室"，被称为"差异心理学之父"。心理测量学发展到20世纪初，比奈（Binet）和西蒙（Simon）设计了智力测量量表，并开始使用智力年龄（mental age，MA）的概念。

智力测验是测量评估人的智力水平的科学方法，可以用于升学选拔、心智缺损的早期诊断，以及工作岗位的人才选拔等。

任何智力测验都必须包括三个因素：信度、效度和常模。

（二）智力测验举例

1. 斯坦福-比奈智力测验

斯坦福-比奈智力测验量表（Stanford Bitnet Intelligence）于1916年最早发表，是由斯坦福大学在比奈-西蒙智力量表基础上修订而来。量表按年龄水平对测试项目进行分组。

斯坦福-比奈智力量表适用于2岁儿童到成人，且对年龄大的被试比年龄小的被试信度高，对智商低的被试比智商高的被试信度高。

2. 韦氏成人智力量表

韦氏成人智力量表（Wechsler-Bellevue Scale Form）发表于1939年，是第一个成人智力测验，它的题目设计是从适合成年人使用的角度出发的。量表共包括11个子测验，分别是常识、背数、词汇、算术、理解、类同、填图、图画排列、积木图案、拼图、数字符号等，且每个子测验的题目均由易到难。

二、特殊能力测验

（一）音乐能力测验

1. 西肖尔音乐才能测验

西肖尔音乐才能测验（Seashore Measures of Musical Talents）以一系列音乐调式或音符作为刺激材料，以此测试音乐才能。该测试适用于小学生到成人，测试时间在1小时左右。

2. 音乐能力测试图

音乐能力测试图（Musical Aptitude Profile）以250个原版音乐选段为材料，要求被试分别以旋律、和声、速度和拍子为基础来比较和判断两段音乐之间的异同。音乐能力测试图有极高的信度。

（二）美术能力测验

1. 梅尔美术判断力测验

梅尔美术判断力测验（Meier Art Tests）以一系列美术图片为材料，展示给被试 2 幅图片，要求被试根据指导语选出更好的一幅。本测试只能作为考察美术能力和预测美术成就的必要条件，而非充分条件。

2. 格雷福斯图案判断测验

格雷福斯图案判断测验（Graves Design Judgement Test）要求被试从若干二维或者三维的抽象图案中选出整体性、平衡性和对称性方面比较好的一幅。测验结果可以表明被试对美术一般原理的认识和反应。

（三）机械能力测验

1. 空间关系测验

空间关系测验（Spatial Relations Test）使用四块带有各种几何图形的凸凹板，要求被试尽快将木块放入相应的几何形状的板中。测试主要考察被试对空间关系的知觉速度，该测试具有较高的信度和效度。

2. 机械理解能力测验

机械理解能力测验（Mechanical Comprehension Test）主要考察被试理解实际生活情景中机械原理的能力。例如，一幅图画呈现两个人用一根木棍抬水，水桶距离一个人近，距离另一个人远，要求被试说出"哪个人负重更大"。

三、创造力测验

创造力（creativity）是指就特定环境而言，个体产生新异的和合适的思想和产品的能力。很多人认为，创造力和智力之间存在强相关。也有一些人认为，创造力与疯狂有关。但研究结果表明，创造力和疯狂之间并无紧密联系。但是，创造力确实需要一定程度的冒险、准备，还有动机。

创造力通常由发散思维测验测得。1950 年，吉尔福特（Guilford）发表《创造性》著名演讲，正式开启创造力的科学研究。吉尔福特认为，创造力在行为上主要表现为三种特征：

（1）流畅性　即面对任务能短时间内做出反应。
（2）变通性　即思维灵活多变，触类旁通。
（3）独特性　即能够突出表现事物的新颖和不寻常。

截至目前，常见的、有影响力的创造力测验都是基于吉尔福特的理论观点编制而成的。

第三单元　智力和智力理论

一、智力与智力发展

（一）智力的含义

早期关于智力的概念来源于教育学，美国心理学家伯金汉（Buckingham）认为：智力就是学习能力。也有学者从生物学角度出发，认为智力是个体适应新环境的能力。德国心理学家斯特恩（Stern）认为，智力是指个体有意识地进行思维活动，从而适应新环境的一种潜力。美国心理学家布朗（Brown）综合多种观点提出：智力是学习能力、记忆能力、推理和应付新环境的能力。

多项研究表明，智力与学生的学业成绩成中等程度的相关关系。智力不仅影响一个人的学业成绩，同时影响一个人掌握技能的速度和程度，以及在原有技能基础上发挥的能力。

（二）智力发展规律

个体从出生到死亡，智力的发展存在阶段性规律。在人的一生中，智力水平会随着年龄的增长而增加。美国发展心理学家贝利（Baylay，1969）用贝利婴儿量表、斯坦福-比奈智力量表和韦氏成人智力量表等作为工具，对同一群被试从其出生开始做了长达 36 年的追踪测量，将测得的分数转化为可以互相比较的"心理能力分数",绘制成了智力发展曲线。这项研究发现人类在 12 岁以前的智力几乎成直线上升发展,而后开始放缓。

个体的智力发展是相对稳定且呈动态变化的。美国心理学家迈尔斯（Miles）等研究发现,知觉能力的发展比较早,其次是记忆能力发展,随后是推理能力、判断能力。这些能力在到达 50~69 岁时开始下降。其中,动作及反应速度的顶峰值在 18~29 岁。

（三）智力发展的影响因素

智力的发展既受到遗传基因的影响,也受到后天环境的影响。

遗传基因是前提条件。凯姆林（kimling, 1963）等研究发现,血缘关系越密切,遗传素质越相近,智力的相关性也越高。同卵双生的孩子,其智力的相关性显著高于异卵双生的兄弟姐妹。

环境因素是智力发展的外在因素。很多研究结果表明,家庭背景、教育环境、营养状况以及个体的心理状态都会对智商的发展有影响。

二、智力理论

（一）智力的双因素理论

1940 年,英国心理学家斯皮尔曼（Spearman）提出智力的双因素理论。双因素理论认为,人的智力由两种因素组成:一般因素（G 因素）和特殊因素（S 因素）。G 因素是一个人的基本能力,成功完成一项作业,需要同时具备 G 因素和 S 因素。G 因素是决定个体智商高低的主要因素。

（二）智力的因素分析理论

1988 年,美国心理学家卡特尔（Cartel）在斯皮尔曼的基础上提出,一般智力因素不是一种,而是两种,分别是液体智力（fluid intelligence）和晶体智力（crystallized intelligence）。

液体智力是在新情境中解决问题的能力,主要基于先天禀赋,较少受后天教育影响。晶体智力是依靠对材料信息的记忆、理解等综合信息解决问题的能力。液体智力和晶体智力有不同的发展趋势。液体智力在个体发育到 20 岁左右时达到峰值,在 45 岁之后有所下降。晶体智力随年龄增长持续增加。

（三）智力的结构理论

1977 年,美国心理学家吉尔夫特否认了 G 因素的存在,而是将智力分为三个维度:内容、操作和产物。内容属于信息材料类型,包括视觉、听觉、符号、语义和行为信息;操作属于智力的加工活动,包括认知、记忆、思维、评价等过程;产物属于结果部分,是智力操作的结果,包括单元、类型、关系、系统、转换和蕴含六个因素。

（四）智力三元理论

1985 年,美国心理学家斯腾伯格（Sternberg）提出智力三元理论。斯腾伯格认为,人的智力活动是在一定社会文化背景下发展而来,不同文化条件下对智力活动的标准不同。例如,美国儿童在小学二年级时不会要求孩子学习九九乘法表,在中国很多儿童一年级之后就可以熟背九九乘法表。

斯腾伯格将人的智力分为三种类型：

（1）组合性智力（componential intelligence）　主要处理个体内部的心理关系,包括元认知成分、具体操作成分和知识获取成分。

（2）经验性智力（experiential intelligence）　主要处理个体与问题之间的关系,包括自动化处理能力和分析解决新问题的能力。

（3）适应性智力（contextual intelligence）　主要处理个体与外部环境的关系,包括适应、选择和改变环境的能力。

（五）多元智力理论

美国发展心理学家加德纳（Gardner）在研究脑损伤病人学习能力过程中发现,人的学习能力是多元的,故此提出多元智力理论。加德纳认为,智力是一个多元结构,每一种智力代表一种特定符号系统,并具有特定的操作功能，它们在人类认识和改造世界的过程中发挥着各自不同的作用。根据这个理论，他将智力分为 8 种：

（1）语言智力　是指运用语言进行思考、表达的能力。

（2）数学逻辑智力　是指计算、分析、推理和假设，并进行复杂数学运算的能力。

（3）空间智力　是指在脑中形成空间结构，并能运用和操作空间结构的能力。

（4）音乐智力　是指感知音调、旋律、节奏和音色，并运用节奏、音调表达音乐的能力。

（5）身体运动智力　是指运用身体感知和解决问题的能力。

（6）人际关系智力　是指能够有效理解对方，以及与他人顺利交往和合作的能力。人际关系智力高的人善于洞察他人，在交往中善解人意。

（7）自我认知智力　是指一个人能够认识自己，建立正确和真实的自我模式，并能运用这种模式的能力。认知智力强的人能够清晰知道自己的内心状态，对内心变化会很敏感。

（8）自然探索智力　是指对自然界观察、分辨和探索的能力。自然探索能力强的人在自然科学或者户外生存方面会有突出表现。

第四单元　人格的概念

一、什么是人格

人格由遗传基因、社会环境和心理过程共同塑造而成。每个人都有自己独特且相对稳定的思维方式、情感模式和行为模式，换句话说，每个人都有自己独特的人格（Funder，2006）。日常生活中，人们常常混淆"人格"和"性格"这两个词。心理学家认为，人格包括性格和气质两个部分，性格更倾向于一种评价，而不是客观描述；气质更多的是由遗传因素决定，用来描述一个人的反应敏感性、社会可塑性以及适应性等特点。

（一）遗传因素对人格的影响

有的人内向，有的人外向，有的人生来就比较急躁，也有的人天生就具有强烈的攻击性。荷兰的遗传学专家研究发现，攻击性具有遗传因素。1933 年的一项研究发现，具有低活性单胺氧化酶 A 基因的人更有可能急躁和进行攻击。

（二）社会环境对人格的影响

很多人格心理学家认为，早期的童年经历对人格的影响非常重要。也就是说，一个人的人格在很大程度上取决于他/她的父母。极端的环境，如被遗弃、性侵犯、遭歧视等经历都会对人格造成不良影响。除此之外，在家庭中的出生顺序不同会塑造出不同人格的孩子。

（三）文化对人格的影响

不同文化对人格的形成有着广泛的影响。例如，美国等西方国家的人倾向于推崇个人主义，西方文化会宣传鼓励英雄人物脱颖而出的行为；相反，日本、中国等国家倾向于强调集体主义，鼓励团结一心、和谐共存。

二、人格的特征

（一）气质

气质是儿童早期表现出来的、建立人格和个体生活方式基础的遗传性人格倾向（Mischel，1933）。生物心理学家认为，气质的差异可能来自脑内化学物质的平衡性不同，这种化学物质的平衡具有遗传性。这种气质差异在婴儿出生之后不久就能发现。有的婴儿安静、害羞，被认为是内向；有的婴儿大胆、易激动，被定义为外向。

但是值得注意的是，气质本身并不能决定我们的生活经历，更不能决定一个人的命运。任何人行为的发生都会受到诸多因素影响，而不仅仅是气质。

（二）"大五"人格理论：五因素人格理论

塔佩斯（Tupes）用词汇学方法，在卡特尔特质理论基础上发现了人格中五个相对稳定的因素，具体包括：

- 外倾性（extraversion）：热情、果断、活跃、乐观。
- 宜人性（agreeableness）：信任、利他、谦虚、移情。
- 责任心（conscientiousness）：自律、尽职、谨慎、克制。
- 神经质（neuroticism）：焦虑、压抑、冲动、脆弱。
- 开放性（openness）：想象、审美、创造、求异。

外倾性反映个体人际互动的数量、密度，以及获得喜悦的能力。外倾性包括人际卷入水平和活力水平两个维度，前者指个体喜欢他人陪伴的程度，后者指个体活动的节奏和活力水平。外倾性格的人喜欢与人接触，在接触的过程中充满活力，且能体验到积极情绪；喜欢冒险和刺激性活动，健谈、自信，喜欢别人注意。内倾性格的人安静、谨慎，不喜欢过多与外界接触，喜欢独处；内倾性格并不意味着冷淡、傲慢、不友好，他们在生活中节奏较慢，会给人从容不迫的感觉。

宜人性反映个体对他人持有的态度，这些态度一方面包括同情、信任、包容、慷慨大方，另一方面包括敌意、无情、仇恨、愤世嫉俗。宜人性高的人善解人意、乐于助人，愿意为了他人利益而放弃自己利益；对人性持乐观态度，相信人性本善。宜人性低的人将自己的利益放在他人利益之上，不关心他人利益，也不会乐意帮助他人；对人多疑，怀疑对方做事的动机；认为对方不诚实，且具有危险性。

责任心反映个体控制、管理和调节自身冲动的能力。冲动不一定是坏事，有时候情境需要我们快速做出决策，但冲动有时也会为个体带来麻烦，比如愤怒和攻击他人。责任心强的人有责任感，可信赖，有礼貌，做事一丝不苟；具有良好的条理性，做事有计划，能够有条不紊地按章办事；追求成功与卓越，目标感强，有抱负、勤奋，且坚韧不拔。责任心弱的人将规矩看成是约束，被人认为是不可信赖的，做事懒散，漫不经心；缺乏计划性和条理性，显得无序、冲动和粗心；满足于完成基本工作，喜欢空想，无组织性，做事拖延，遇到困难容易退缩、半途而废。

神经质反映个体的情感调节过程、体验消极情绪的倾向以及情绪的稳定性。高神经质的个体容易感受到压力，体验到愤怒、焦虑和抑郁情绪，对外界刺激反应强烈，调节情绪的能力较差，压力下容易感到惊慌和混乱；社交场合太过于关心别人如何看待自己，害怕遭到别人嘲笑。低神经质的个体较少感受到烦恼，较少地情绪化，对外界刺激反应相对平静，压力下能够保持头脑清醒，勇敢应对；在社交场合相对镇定、自信，不容易紧张和害羞。

开放性反映一个人的认知风格。开放性得分较高的人有生动的想象力，爱做白日梦；对艺术和美有很深刻的理解，能够被音乐和艺术所感动；能够体验到更深层的情绪状态，容易感知自己内心的情感世界。开放性得分较低的人喜欢将注意力放在手头的任务上，更喜欢对现实进行思考；对艺术和美不太敏感；不认为感觉状态多么重要，较少地感知自己的内心情感世界，对环境不敏感。

第五单元　心理过程如何塑造人格

一、心理动力学理论

心理动力学理论（psychodynamic theory）的创始人是弗洛伊德。弗洛伊德是一位精神科医生，他认为人类心理有三种力量：本我、自我和超我。本我遵循快乐原则，自我遵循现实原则，超我遵循道德原则，它们共同协调、相互作用。

心理动力学理论的两个基本假设：

（1）存在潜意识的心理领域。与潜意识相比，意识只是冰山一角。潜意识是我们拥有却无法了解的部分。

（2）绝大多数事件的发生都不是偶然，每一种行为、思想和经验都具有一定的意义和功能。例如，口误的发生并不是偶然的，它反映个体内在的心理冲突；梦也不是无意义的画面呈现，而是潜意识的愿望表达。

二、人本主义理论

人本主义理论（humanistic theories）认为，人格并非受无意识控制和驱使，而是通过适应和学习，积极满足从低到高的各项需求。马斯洛称人本主义是心理学的第三势力。马斯洛认为，人在满足自己的生存、安全等基本需求之后，会逐步实现尊重、爱和自我实现的需要。

人本主义理论更加关注如何让人们现在以及未来的生活变得更好，而不是通过回忆过去痛苦的历史来疗愈伤痕。

三、社会认知理论

社会认知理论（social-cognitive theories）认为个体是社会学习的产物，与人格相关的内容必须包括认知、动机、情绪和环境。

班杜拉的社会认知理论认为，驱动我们行为的不仅仅是内部生存需求和外部环境刺激，还有我们对自己行为的预期。这些预期有些来自亲身经历，也有些来自通过观察习得的内容，即观察学习（observational learning）。孩子通过观察自己身边的人的行为，从而建立清晰的身份认同。例如，在家庭教育的过程中，孩子们不仅仅是听家长说了什么，更会去模仿家长说了什么和做了什么。因此，家长在孩子面前的言谈举止也就显得格外重要。

第六单元　人 格 测 验

相对于智力测验，人格测验的信度和效度更低一些。影响人格测验真实性的因素，除了编写测验项目的技术以外，受测者是否能够真实回答测验的问题也是一个非常重要的因素。通常情况下，以下3种情况会影响测验的真实性。

（1）题目中反映的人格特质具有明显的社会评价色彩。例如，"你是否曾经有过偷窃行为"，受测者为了获得较高的社会评价，或者不愿让他人了解自己的真实人格特征，可能会选择一个不真实的答案。

（2）受测者在某些项目上不太清楚哪个选项更符合自己的情况。

（3）受测者在潜意识里存在一种防御机制，不知不觉中选择了与自己实际情况不符的选项。

一、自陈量表测验

编制自陈量表的基本假设是只有受测者最了解自己的人格特质。因为个人随时随地可以观察自己的行为，体会自己的内心感受，而其他人没有办法实现这些功能。

（一）自陈量表的特点

（1）自陈量表题量很大。例如，著名的明尼苏达多项人格调查表共有566个项目，卡特尔16种人格因素量表共有187个项目。

（2）自陈量表的积分规则简单、客观，施测程序简便，分数容易解读。

（二）明尼苏达多项人格调查表

明尼苏达多项人格调查表（Minnesota Multiphasic Personality Inventory，简称MMPI）由美国明尼苏达大学

临床心理学系主任哈撒韦（Hathaway）和心理治疗师麦金利（McKinley）共同编制。MMPI内容非常广泛，包括身体状况、精神状态、宗教信仰和社会态度等各个方面。

二、投射测验

投射测验的基本假设是个体具有将自己身上发生的心理过程无意识地附着在客体身上的一种倾向。投射技术作为一种心理测量术语，是在1938年由莫瑞（murray）最早提出的。测验的基本方式是向受测者提供预先准备好的一些未经过组织并且含义模糊的标准化刺激情境，让受测者在不受限制的情况下自由地对情境做出反应，随后通过对受测者陈述的分析推测其人格特征。

投射测验旨在探究受测者的无意识心理特征，对受测者的解释会运用精神分析理论的内容。

（一）罗夏克墨迹测验

罗夏克墨迹测验（Rorschach Ink-blot Test）是由瑞士精神科医生罗夏克（Rorschach）编制的一种投射测验。罗夏克运用墨迹测验对精神病患者进行施测，结果发现不同类型的精神病人对墨迹图片的反应不同。实施罗夏克墨迹测验是一项非常复杂的工作，经过专门的训练并具备丰富的临床经验的人员才能够操作。

（二）主题统觉测验

主题统觉测验（Thematic Apperception Test，TAT）由美国哈佛大学心理学家莫瑞和摩尔根（Morgan）共同编制。TAT是一种探究受测者内心需要、动机、情绪和人格特质的方法。具体操作是向受测者呈现一系列含义相对模糊的图卡，并要求受测者按照图卡的呈现不假思索地编述故事。

❓ 思考一分钟

1. 创造力和智力的关系是什么？
2. 人格测验与智力测验有什么不同？如何理解人格测验的结果？
3. 影响人格形成的因素包括哪些？
4. 人格是先天遗传影响多一些还是后天环境影响多一些？
5. 比较各个流派关于人格的理论的异同。

参考文献
REFERENCE

[1] 菲利普·津巴多，罗伯特·约翰逊，薇薇安·麦卡恩．津巴多普通心理学：原书第7版［M］．钱静，黄珏苹，译．北京：北京联合出版有限公司，2017．

[2] Dennis Coon, John O. Mitterer. 心理学导论：思想与行为的认识之路：第11版［M］．郑钢，等，译．北京：中国轻工业出版社，2007．

[3] 彭聃龄．汉语信息加工及其认知神经机制的研究——20年研究工作的回顾［J］．当代语言学，2004，6(4)：302-320．

[4] 卡尔森．生理心理学：第九版［M］．苏彦捷，等，译．北京：中国轻工业出版社，2016．

[5] 中国就业培训技术指导中心，中国心理卫生协会．心理咨询师（基础知识）［M］．北京：民族出版社，2015．

[6] Baer, J. Creativity and divergent thinking: A task-specific approach [M]. Hove: Psychology Press, 1993.

[7] Beall, A. E., Sternberg, R. J. The social construction of love [J]. Journal of Social and Personal Relationship, 1995, 12 (3): 417-438.

[8] Luckins, T. The gates of memory: Australian people's experiences and memories of loss and the great war [J]. Journal of Intellectual Disability Research, 2004, 57 (8): 791-792.

[9] Jenkins, J. G., Dallenbach, K. M. Obliviscence during sleep and waking [J]. American Journal of Psychology, 1924, 35 (4): 605-612.

[10] Josselyn, Sheena A., Paul W. Frankland. Infantile amnesia: a neurogenic hypothesis [J]. Learning & Memory, 2012, 19 (9): 423-433.

[11] Linton, C., Dulick, M., Field, R. W. Laser spectroscopy of ceo : fluorescence of the c1-x1 and d3-x3 systems [J]. Journal of Molecular Spectroscopy, 1979, 78 (3): 428-436.

[12] Nist, S. L., Sharman, S. J., Holschuh, J. L. The effects of rereading, selflogelected strategy use and rehearsal on the immediate and delayed understanding of text [J]. Reading Psychology, 1996, 17 (2): 137-157.

[13] Vuoristo, P., Mantyla, T., Kettunen, P. Adhesion and structure of rfsputtered magnesium oxide coatings on various metal substrates [J]. Journal of Vacuum Science & Technology A, 1986, 4 (6): 2932-2937.

[14] Conway, A. R., Cowan, N., Bunting, M. F. The cocktail party phenomenon revisited: the importance of working memory capacity [J]. Psychonomic Bulletin & Review, 2001, 8 (2): 331-335.

[15] Bartoshuk, L. M., Duffy, V. B., Green, B. G., Hoffman, H. J., Ko, C. W., Lucchina, L. A., et al. Valid across-group comparisons with labeled scales: the glms versus magnitude matching [J]. Physiology & Behavior, 2004, 82 (1): 109-114.

[16] Kawamura M, Miller M W, Ichikawa H, et al. Brodmann area 12: An historical puzzle relevant to FTLD [J]. Neurology, 2011, 76 (18): 1596-1599.

[17] Benjamin, Ludy T. American psychology's struggles with its curriculum: Should a thousand flowers bloom? [J]. American Psychologist, 2001, 56 (9): 735-742.

[18] Foster G., Ysseldyke J. Expectancy and halo effects as a result of artificially induced teacher bias [J]. Contemporary Educational Psychology, 1976, 1 (1): 37-45.

[19] O'Neill, Patrick. The Ethics of Problem Definition [J]. Canadian Psychology/Psychologie Canadienne, 2005, 46 (1): 13-20.

[20] Rechtschaffen, C. Deterrence vs. cooperation and the evolving theory of environmental enforcement [J]. South Carolina Law Review, 1998, 1181 (6): 1181-1272.

[21] Scrima, L., Broudy, M., Nay, K. N., Cohn, M. A. Increased severity of obstructive sleep apnea after bedtime alcohol ingestion: diagnostic potential and proposed mechanism of action [J]. Sleep, 1982, 5 (4): 318.

[22] Kihlstrom, J. F., Evans, F. J., Orne, E. C., Orne, M. T. Attempting to breach posthypnotic amnesia [J]. J Abnorm Psychol, 1980, 89 (5), 603-616.

[23] Jr, C. A., Anderson, W. M., Littner, M., Davila, D., Hartse, K., Johnson, S., et al. Practice parameters for the nonpharmacologic treatment of chronic insomnia. an american academy of sleep medicine report. standards of practice committee of the american academy of sleep medicine [J]. Sleep, 1999, 22 (8): 1128-1133.

[24] Bandura, A. Social cognitive theory of self-regulation [J]. Organizational Behavior & Human Decision Processes, 1991, 50 (2): 248-287.

[25] Holborow, L. C., Locke, D. Corrigendum: perception and our knowledge of the external world [J]. Philosophical Quarterly, 1968, 44 (167): 80-80.

[26] Pedersen, B. K., Hoffman-Goetz, L. Exercise and the immune system: regulation, integration and adaptation [J]. Physiological Reviews, 2000, 80 (3): 1055-1081.

[27] Watson, M., Greer, S., Young, J., Inayat, Q., Burgess, C., Robertson, B. Development of a questionnaire measure of adjustment to cancer: the mac scale [J]. Psychological Medicine, 1988, 18 (1): 203-209.

[28] Rosenberg, E. L., Ekman, P., Blumenthal, J. A. Facial expression and the affective component of cynical hostility in male coronary heart disease patients [J]. Health Psychology, 1998, 17 (4): 376-380.

[29] Tipples, J., Atkinson, A. P., Young, A. W. The eyebrow frown: a salient social signal [J]. Emotion, 2002, 2 (3): 288-296.

[30] Atkinson, R. C., Stevens, S. S., Wiley Stevens' handbook of experimental psychology [J]. Philosophical Transactions of the Royal Society of London, 1988, 366 (1572): 1889-1895.

[31] Erlenmeyerkimling L., Farvik L. F. Genetics and intelligence: A review [J]. Science, 1963, 142 (3598): 1477-1479.

[32] Sternberg, R. J. Handbook of Creativity [M]. Cambridge: Cambridge University Press, 1999.

[33] Funder, D. C. Towards a resolution of the personality triad: Persons, situations and behaviors [J]. Journal of Research in Personality, 2006, 40 (1): 21-34.

发展心理学

第二章
CHAPTER 02

第一节 概 述

发展的本质是什么？人随着时间的发展意味着什么？对人的发展进行的最初的科学研究是什么？我们为什么要做关于人类发展的科学研究？心理学家如何研究儿童以及青少年的发展？本章从概述、研究方法以及研究内容三个角度来探讨发展心理学。

第一单元 发展心理学的概念

一、什么是发展心理学

发展指的是个体从受孕（父亲的精子与母亲的卵子结合形成新生命）到死亡的过程中，连续性和系统性的变化。连续性指的是个体自身保持跨时间的稳定性或者说对过去反映的连续性；系统性指的是个体变化是有序的、模式化并且持久的。许多科学家比如生物学家、社会学家、人类学家和教育家都对发展的现象感兴趣，他们统称为发展学家。他们对发展所进行的探索统称为发展科学，而发展心理学是其中最大的一个学科，指的是鉴别和解释个体跨时间的连续性和变化的一门心理学分支学科。

二、发展心理学的研究目的

发展心理学研究的目的有三个：描述、解释和优化发展。描述指的是对人类发展变化的典型方式和个体差异的描述。充分的描述为研究者提供了发展的事实，接着需要学者对这些发展现象进行解释，解释为什么发展会产生？最后研究者希望通过自己的研究结果帮助人们向积极的方向发展，以达到最优化发展的目的。

三、发展的特点

发展心理学家通过长期的观察对发展的特点有如下四方面的结论。

（一）发展是一种连续性和累积性的过程

发展是一种持续性和累积性的过程，这意味着在一个人生命的每一个重要阶段产生的变化对其未来都具有重要意义，并且这种变化会一直向前延伸。

（二）整体性

发展具有整体性，发展心理学家曾经将研究内容分为三个方向：一是研究生理的成熟和发展，包括身体的变化和运动技能发展的时间顺序；二是研究认知方面的发展，包括知觉、语言、学习和思维；三是研究心理中社会方面的发展，包括情感、人格和人际关系的发展。但是人的行为是生理和心理共同作用的，所以发展不是零碎的而是整体的。

（三）可塑性

发展具有可塑性，可塑性指的是适应积极或消极生活经历而改变的能力。尽管过去的事件对未来是有重要影响的，但发展学家已发现若个体生活的重大方面发生改变，发展的过程也可能发生改变。例如，在孤儿院的婴儿大部分体验过抑郁情绪，习惯以冷漠的方式对待他人，但一旦被收养，社会性刺激增多，他们会感到更加开心，对周围的人表示出更多的友爱。

（四）历史和文化背景

没有一种单一的发展模式可以精确地适用于所有文化、亚文化或所有人种、种族。每种文化、亚文化和每个社会阶层都会向自己的下一代传递特定的信仰、价值观、风俗和技能，并且这种文化的社会化内容对个体的特征和能力有很大的影响。发展也会受到社会变化的影响，比如战争、科技和运动等。

四、发展的原因

（一）成熟

个体按照遗传基因（基因是怀孕时父母传递给孩子的遗传物质）中预先设定的生物程序发展。这些生物程序让人的成熟有个大致相同的时间表：婴儿期发声，青少年期性成熟，成年到死亡。因此，人类在很多重要方面相似是因为有着共同的"种系遗传性"。

（二）学习

通过学习，我们的感情、思想和行为就产生了相对持久的变化。例如，一个小学生想要达到迈克尔·乔丹（Michael Jordon）的控球技术，一定程度的生理成熟是必要的，而且还需要经过悉心指导，花很多时间练习。我们大多数人的行为和习惯不是按照生理宏图发展的，而是通过日常生活观察以及自身经历学习来的。当然大多数发展变化是成熟和学习的共同产物。

第二单元　发展心理学研究思路和研究方法设计

发展心理学之所以称为一门科学，是因为研究者使用科学方法来研究发展。科学方法指的是为了检验一个理论或假设，采用客观的、可重复的方法收集数据。它以客观记录为基础来评价各种理论的价值，而不是简单地只看某种理论在学术、政治或人际上的可信度。

理论是一系列的概念和命题，用以描述和解释知识的某些方面。在心理学中理论可以帮助学者描述行为的各种模式，并解释行为产生的原因。理论可以做出预期与假设，若收集的数据符合假设或观察到理论所描述的现象，说明假设是真的。若假设与事实不符，那么这个理论就必须修改或被更好的理论所取代。

一、研究中的数据收集

收集数据是寻找事实的基本策略。研究者使用一定的方法对所研究的东西进行测量，从而获取数据。科学有效的测量必须具备两个重要性质：信度和效度。信度是指不同的观察者在做某个测量时能得到较一致的信息。为了达到可信有效的科学目的，测量必须做到不同观察者对某现象的同等评价，并且短时间内两次测量值应是差不多的。如果一个测量测到了它想要的东西，说明这个测量是有效度的。一个测量工具首先必须是可靠的、有测量一致性的，然后才是有效的。然而有了信度并不能保证就有效度。所以信度和效度在测量中都是非常重要且必须拥有的。现代研究者测量人的发展有以下几种方法。

（一）自我报告法

1. 访谈法和问卷法

访谈法和问卷法是指研究者采用访谈和问卷技术向被试询问一系列有关被试的行为、情感、信念或思维方式的特点等发展方面的问题的一种研究方法。

优点：收集信息速度较快；标准化模式使研究者能直接比较来自不同被试的数据。缺点：所收集的数据可能不够精确或不够真实，或者反映的只是被试对所理解的问题的口头表达技巧、表达能力的变化。

2. 临床法

临床法与访谈法类似，研究者向被试提供某个任务或刺激后要求被试作答，根据被试回答的第一个问题来决定下一个问题，多用于个案研究。

优点：可以灵活地将被试当作独特的个体来考察；自由的追问可以保证被试真正理解所问问题的意义。缺点：因为没有同等对待被试，所得结论可能不可靠；灵活的追问在一定程度上依赖于研究者对被试反应的主观解释；这种方法对被试的语言理解能力有较高要求。

（二）观察法

1. 自然观察法

自然观察法是指在公共环境（如自然环境）中观察人的一种研究方法。

优点：能研究在自然情境中实际发生的行为。缺点：观察者的存在可能会影响观察对象的行为；在观察期间，那些不经常发生的行为或不被社会赞许的行为不一定会出现。

2. 结构观察法

结构观察法是指想要研究某行为，研究者设置一种能引发这种行为的情境，让每个被试处于这样的情境中，然后通过隐蔽的摄像机或单向玻璃来观察被试的行为的一种研究方法。

优点：提供了一个标准化的环境，使每个被试都有机会表现出目标行为，是观察不经常发生的行为和不被社会赞许的行为的良好方法。缺点：设计出来的观察往往不能捕捉到被试在自然情境中的行为。

（三）个案研究法

个案研究法是指研究者广泛收集个体生活中的各种信息，然后分析个体生活中的历史事件来检验发展假设的一种研究方法。结构访谈法、问卷法、临床法和行为观察法都可以用于个案研究。

优点：是在对被试个体进行推论和得出结论时考虑到数据的多种来源的一种很宽泛的研究方法。缺点：来自不同个案的数据类型不同，数据本身也可能不准确或不真实；从个案得出的结论带有主观性，且不适用于其他人。

（四）人种志研究法

人种志研究法是指研究者与某个文化或亚文化群体的成员住在一起，对之进行广泛地观察和记录，以便了解其独特的价值观、传统和社会化过程的一种研究方法。

优点：比起观察法和访谈法，人种志法能对在某种文化背景下的人的信仰、价值观和传统进行丰富的描述。缺点：所得结论会受研究者的价值观和理论偏好的影响；结论不能推广到所研究文化之外的群体中去。

（五）心理生理学方法

心理生理学方法是指测量被试生理过程与其身体、认知、社会化或情绪行为和发展之间关系的一种研究方法。

优点：可以用来评价人的发展的生理基础，可以考察无法用口头报告法研究的婴幼儿的知觉、思维和情感。缺点：不能确定被试所感受到的到底是什么；除了所研究的因素之外，还有很多因素会产生相似的生理反应。

二、发展研究设计

发展心理学不仅对人发展的某个阶段感兴趣，他们更加关注一个个体在一生中的发展是如何变化的。为了描述这些发展趋势，要利用以下三种研究方法。

（一）横断设计

横断设计是指在同一时间点对不同年龄段的被试进行研究的设计。在横断设计中各年龄段的被试来自不同的同辈群体。同辈指由那些生长在相似的文化环境和历史背景下的同一年龄段的人组成的群体。此研究方法的优点是能证明年龄的差异，暗示发展趋势，花费较少，耗时较短。但是由于每个年龄阶段的被试是不同的人，他们有可能属于不同的群体（比如，不同文化的人），因此他们之间的年龄差异有可能不是发展的结果，而是由于所处文化的差异造成的——这称为朋辈效应。

（二）追踪设计

追踪设计是指在几个月或几年内对同一群被试进行反复观察的设计。这种研究方法可以提供个体的发展情况，能揭示早期经历与后来发展结果的关系；能揭示个体某些方面有跨时间的相似性和个体变化方式的差异。但是追踪研究比较耗时和资金；可能出现练习效应①；出现跨代问题②，跨代问题使研究结果只适用于所研究群体；还会出现被试流失问题。

（三）序列设计

序列设计是指在几个月或几年时间内对不同年龄段的被试进行反复研究的一种设计。序列研究有三个优点：一是能够通过比较生于不同年份的被试的发展情况来决定同辈效应是否对结果产生影响；二是能够揭示一个群体所经历的变化是否与另一个群体相似；三是比追踪设计花费小、耗时短。但是序列设计比横断研究花费大、耗时长，尽管是最佳设计，但是在将所得的发展变化推广到别的群体中去时存在一定的问题。

第三单元　发展心理学的历史

发展心理学的发展至今经历了漫长的历史演进过程，从而发展成科学学科。首先是科学儿童心理学的诞生和演变，然后成为发展心理学。

一、儿童心理学的诞生和演变

（一）儿童心理学的诞生

儿童心理学的研究可以追溯到文艺复兴以后的一些人文主义教育家，他们提出尊重儿童、了解儿童的教育思想，为儿童心理学的诞生奠定了最初的思想基础。而达尔文的进化论思想则直接推动了儿童发展的研究。达尔文根据长期观察自己孩子心理发展的记录而写成的《一个婴儿的传略》一书是儿童心理学早期专题研究成果之一，对推动儿童发展的传记法的研究有重要影响。

科学的儿童心理学产生于19世纪的后半期，德国生理学家和实验心理学家普莱尔（Preyer）是科学儿童心理学的奠基者。普莱尔于1882年出版的《儿童心理》一书，被公认为是一部科学的儿童心理学著作，被视为科学儿童心理学诞生的一个标志。发展心理学将普莱尔的《儿童心理》视为儿童心理学的早期经典著作。

（二）儿童心理学的发展

西方儿童心理学的产生、形成、演变和发展大致可分为四个阶段。

（1）19世纪后期之前为准备期。在近代社会发展、近代自然科学发展、近代教育发展的推动下，经过很多科学家对儿童研究的推进，终于在19世纪后期诞生了科学的儿童心理学。

（2）1882年至第一次世界大战是儿童心理学的形成时期。心理学家开始用观察法和实验法来研究儿童心理发展。普莱尔是最杰出的奠基人，普莱尔之后涌现出一批先驱者，霍尔（Hall）、杜威、格赛尔（Gesell）等都为儿童心理学作出了重要贡献。

（3）两次世界大战之间是西方儿童心理学的分化和发展时期。这一时期各种心理学流派纷纷出现，如皮亚杰的儿童认知发展、精神分析、格式塔、存在主义、行为主义等。学派的形成和纷争推动并促进了儿童心理学的研究工作，促使儿童心理学达到比较成熟的阶段。

（4）第二次世界大战以后是儿童心理学的演变和增新时期。主要表现为两个方面：一是理论观点的演变，原来的流派减少了，新兴的流派超越并修正了已有的研究理论；二是研究工作上的演变，开拓新的研究领域，创新研究方法，进一步探讨心理发展机制，推出新的理论观点。

二、从儿童心理学到发展心理学的演变

霍尔出版了《青少年：他的心理学及其生理学、人类学、社会学、性、犯罪、宗教和教育的关系》，将

---

① 练习效应：反复测试导致被试的自然反应有了变化。
② 跨代问题：在一段较长时间里环境所引起的变化限制了追踪研究对那一代被试所做的结论，因为当研究进行时他们也在成长。

儿童心理学研究的年龄范围扩大到青春期。精神分析学派心理学家荣格是最早对成年期心理发展进行研究的心理学家。他的发展观主要涉及三个方面：一是提出前半生和后半生分期的观点；二是重视中年危机；三是论述老年心理。

心理学家霍林沃斯（Hollingworth）最先提出要追求人的发展全貌，而不是满足于孤立地研究儿童心理，并于1927年出版了《发展心理学概论》，是世界上第一部发展心理学著作。从1957年开始，美国《心理学年鉴》用"发展心理学"作为心理发展这一章的标题，代替了"儿童心理学"，可以认为发展心理学在心理学的地位从此更为明确。

❓ 思考一分钟

1. 临床法和问卷调查法的区别是什么？相同点是什么？
2. 简述发展心理学近十年的发展情况。
3. 如果想了解一名农村儿童的幼年生长环境，你可以选择哪种研究方法？

第二节 人类发展的理论

第一单元 科学理论的本质

科学理论是科学家用来表达思想的一组概念或者命题，是科学家在自己所研究的具体领域里认为是正确的内容。在科学发展中，通过理论我们可以解释所观察到的个体发展现象。一个好的理论具备三个特点：一是简约性，具有简约性的理论能用较少的说明性原则来解释相对广泛的观察现象；二是可证伪性，它能够对未来的事件做出明确的预测以便得到支持或被推翻；三是具有启发性，能够不断提出可检验的假设来建构现存的知识。

第二单元 发展心理学理论

一、精神分析理论

（一）弗洛伊德的性心理理论

精神分析流派由奥地利精神医学家弗洛伊德于1896年创立，是现代心理学中影响最大的理论之一，也是影响人类文明最大的理论之一。它的核心理论是，存在于潜意识中的性本能是人的心理的基本动力，是决定个人和社会发展的永恒力量。

弗洛伊德认为，人类的一切行为都是根源于心灵深处的某种欲望活动，特别是性欲的冲动。性本能的成熟处于人格发展阶段之中，父母处理儿童性冲动的方式决定了儿童的特质。欲望没有得到满足或者受到压抑就会产生神经病。

人格的本质在生命最初五六年形成。性本能是天生的，但弗洛伊德认为它的本质是随着生理成熟而不断改变的。当性本能成熟时，它的能量即力比多（libido）①就会慢慢地从身体的某一部位转移到其他部位。按照力比多所处的位置，弗洛伊德将性心理发展分为五个阶段，如表2-1所示。

表2-1　弗洛伊德性心理发展的五个阶段

阶段	年龄	性敏感区	主要发展任务	内容
口唇期	0~1.5岁	口，唇，舌	断奶	这个时期婴儿通过吮吸、咬、咀嚼等行为获得性快感，因此这也是性本能时期。在这个阶段如果给婴儿突然或过早断奶，可能会影响他们成年后的择偶行为
肛门期	1.5~3岁	肛门	如厕训练	这个时期婴儿的自发排便是满足其性本能的主要途径。大小便时的情绪状态可能对婴儿后期的性格形成有影响。例如，如果婴儿在排便时引起了父母的不良情绪进而受到惩罚，他们就会逐渐形成压抑、挥霍无度的心理
生殖器期	3~5岁	生殖器	恋父情结/恋母情结	对生殖器的好奇以及刺激可以让幼儿感到满足。正常发展的情况下，恋母情结或恋父情结会通过儿童对同性父母的认同，吸取他们的行为、态度和特质进而发展出相应的性别角色而获得解决
潜伏期	5~12岁	无特定区域	防御机制的发展	有关性的和侵犯的幻想大部分都潜伏起来，埋藏在无意识当中。这个时期孩子将力比多更多地投放在外界
生殖期	13~18岁	生殖器	成熟的性亲密行为	青春期的性冲动是这个阶段的主要特点。心理能量主要投注在形成友谊、生涯准备、示爱及结婚等活动中，以完成生儿育女为终极目标，使成熟的性本能得到满足

（二）埃里克森的心理社会发展理论

埃里克森的心理社会发展理论修正和扩展了弗洛伊德的理论，认为儿童是寻求适应环境的积极的、好奇的探索者，而不是父母遗传的生物本能的奴隶。相对于弗洛伊德，埃里克森不强调性驱力，而更多强调人类发展的社会文化决定因素。他提出的心理社会发展理论将心理发展划分为八个阶段，指出每一阶段的特殊社会心理任务，并认为每一阶段都有一个危机或冲突，危机的顺利解决是人格健康发展的前提。表2-2详细列出了埃里克森心理社会发展理论的不同阶段、对应阶段的发展任务和危机、有意义的事件和社会影响以及对应弗洛伊德性心理发展的阶段。从表中可以看出，弗洛伊德的发展阶段到青少年期就截止了，但是埃里克森将人的发展阶段扩展到了老年期。在埃里克森看来，成年后的个体表现出的心理发展状态与未成年时不同，青年、中年和老年人还会面临抚养子女、恐惧死亡、退休、无能感等基本任务和冲突。

---

① 力比多泛指一切身体器官的快感，包括性倒错者和儿童的性生活。精神分析认为，力比多是一种本能，是一种力量，是人的心理现象发生的驱动力。

表2-2 埃里克森心理发展的八个阶段

大致年龄	基本任务或社会危机	有意义的事件和社会影响	对应的弗洛伊德性心理发展阶段
0~1岁	信任对不信任	婴儿学会相信别人可以照顾自己的需求。若抚养者拒绝或表现不一致，婴儿对人是不信任的，会认为世界是危险的。主要的社会动因是照顾者	口唇期
1~3岁	自主对羞愧和怀疑	婴儿学会自己穿衣、吃饭等，若不能实现这种自立，儿童会怀疑自己的能力，感到羞耻。主要的社会动因是父母	肛门期
3~6岁	主动对内疚	儿童试图像成人一样，承担他们能力所不及的事情。有时他们的目标或行动与家长成人是冲突的，这些冲突可能使他们感到内疚。成功解决这个危机：儿童保持主动性，但要学会不侵犯他人的权利。主要的社会动因是家庭	生殖器期
6~12岁	勤奋对自卑	儿童需要掌握重要的社会和学习技能。这个阶段儿童会将自己与同伴相比较。勤奋就会获得社会和学习技能，从而感到自信，不掌握这些技能会感到自卑。主要的社会动因是老师和同伴	潜伏期
12~20岁	同一性角色混乱	这个阶段是童年向成熟迈进的转折点。青少年反复思考我是谁，他们必须建立基本的社会和职业同一性，否则会对成年角色感到困惑。主要的社会动因是同伴	生殖期
20~40岁	亲密对孤独	主要任务是建立亲密关系，与他人结成爱侣或同伴关系。没有建立亲密关系会使个体感到孤独。主要的社会动因是爱人、配偶或亲密朋友（同性或异性）	无
40~65岁	繁衍对停滞	主要任务是繁衍。成人要承担工作和照顾家庭、抚养孩子的责任。"繁衍"的标准是文化界定的，不能或不愿意承担这种责任会变得停滞或以自我为中心。主要的社会动因是配偶、孩子和文化准则	无
老年期	自我完善对绝望	老年人回想过去的生活，认为是有意义的、成功的、幸福的，或者是失望的、没有履行承诺和目标。个体的生活经验尤其是社会经历决定最终的生活危机的结果	无

二、学习理论

(一) 华生的行为主义对儿童发展的影响

美国心理学家华生认为婴儿是一张白板，等待经验来书写。为了检验婴儿的可塑性有多大，华生先验证了婴儿的恐惧和其他情绪反应是习得的而不是天生的。在另一项对11个月大婴儿的实验中，华生证明了恐惧是可以通过学习获得的，同时这种学习到的恐惧会随着婴儿年龄的发展泛化。这项实验的具体内容将在人格发展心理学中详细介绍。

华生认为，行为是有机体适应环境的活动，引发活动的是刺激，因此心理学是研究刺激-反应的一门科学。个体行为不是由遗传决定的，而是受后天环境影响而被动学习的。儿童没有先天的倾向性，发展完全取决于养育环境和父母或生活中其他重要的人对待他们的方式。发展是由个体独特的环境所塑造的行为改变的连续过程，而且个体之间有很大的差异。

（二）斯金纳的操作学习理论对儿童发展的影响

在斯金纳的理论中，与华生的不同点在于他区分出应答性行为和操作性行为。斯金纳将可观察到的刺激引起的反应称为应答性行为，将没有任何可能观察到的刺激引起的反应称为操作性行为。斯金纳的操作性反应条件反射强调塑造、强化与消退、及时强化等原则。他认为，强化作用是塑造行为的基础。儿童偶然做了什么动作而得到教育者的强化，这个动作在后来出现的频率就会大于其他动作，增强次数越多，概率越大，这便导致了操作行为的建立。其次，强化在行为发展过程中起着重要的作用，行为不强化就会消退，即得不到强化的行为是易于消退的，所以要及时强化。运用他的理论，出现了儿童发展的行为矫正治疗。

三、认知发展理论

（一）皮亚杰的认知发展理论

皮亚杰是一位瑞士学者，从 20 世纪 20 年代起开始研究智力发展。他在儿童思维发展领域的杰出贡献是其他理论家无法比拟的。皮亚杰早年学习生物学，1915 年和 1918 年分别获得学士和博士学位。其毕生的工作就是试图用生物学观点来解释认识论问题。

1. 皮亚杰的智力和智力发展观

皮亚杰将智力定义为帮助有机体适应环境的基本生命过程。所有的智力活动的目的是：在思维过程和环境之间产生一种平衡和谐的关系（这种平衡就是认知平衡，达到这种平衡状态的过程称为平衡）。皮亚杰认为儿童是积极主动并且充满好奇心的探索者。他们总是被新异的刺激或事件所挑战，但这些刺激或事件并不是他们能够立刻理解的，这就产生了认知不平衡。儿童的思维模式与环境之间的认知不平衡促使他们进行心理调适，以解决面临的困惑并恢复认知平衡。个体适应环境是通过两种形式出现的：一个是同化，即把环境因素纳入机体已有的图示或结构之中，以加强和丰富主体的动作；另一个是顺应，即改变主体动作以适应客观环境。个体通过同化和顺应这两种形式来达到机体和环境的平衡，这种不断的平衡过程就是适应过程，也就是心理发展的本质和原因。

皮亚杰认为，支配心理发展的因素有四个：成熟、物理因素、社会因素与平衡。皮亚杰提出了心理发展的认知结构（他称之为图式），是用来应对或解释某些经验的有组织的思维或行为模式。图式就是动作的结构，这些动作在相同或类似环境中由于不断重复而得到迁移或概括。每个主体的图式不同，以不同的内在因素去同化这种刺激，做出不同的反应。图式最初来自先天遗传，在适应环境的过程中，图式不断地改变而逐步形成新的图式。低级的动作图式经过同化、顺应与平衡而形成新的图式。同化和顺应是相互对立的，又是相互联系的。同化只是数量上的变化，不能引起图式的改变或创新；顺应则是质量上的变化，促进创立新图式或调整原有图式。

皮亚杰依照他的发展观，提出了发展阶段理论。心理发展是一个内在结构连续地组织和再组织的过程，过程的进行是连续的，但由于各种发展因素的相互作用，儿童心理发展具有阶段性。各阶段都有它独特的结构，标志着一定阶段的年龄特征。各阶段的出现从低到高是有一定次序的，且有一定的交叉。每一阶段是下一阶段出现的前提，不可能跳阶段发展。所有儿童都严格按照相同的发展顺序发展，但进入特定阶段的年龄可能存在很大的个体差异。

皮亚杰将儿童心理发展或思维发展分为四个阶段（见表 2-3），即感知运动阶段（0~2 岁）、前运算思维阶段（2~7 岁）、具体运算思维阶段（7~11 岁）和形式运算阶段（11 岁以上）。

表 2-3 皮亚杰认知发展阶段

大致年龄	阶段	主要图式或表征经验的方法	主要发展
0~2 岁	感知运动	婴儿运用感觉和动作探索来获取对环境的基本理解。出生时他们仅有对环境的先天条件反射；在本阶段末，他们有了复杂的感知动作协调能力	婴儿获得对"自我"和"他人"的初步理解，建立了客体永存性，并开始将行为图式内化，生成意象和心理图式
2~7 岁	前运算	儿童利用符号系统表征和理解环境信息，他们按照客体和事物外在的表现来反应。思维是自我中心的，认为别人理解事物的方式与自己是一样的	儿童通过活动增强想象力，逐渐认识到别人对事物的反应不是总与自己相同的
7~11 岁	具体运算	儿童获得并运用认知运算（这种心理活动是逻辑思维的成分）	儿童不再被事物的表面所蒙蔽。他们通过认知运算，能够理解客体的基本属性和联系；通过观察他人的行为和情境，推断他人动机的能力增强
11 岁以后	形式运算	通过对运算的操作（对思维本身的思考），青少年的认知运算得到了重组，此时的思维是系统和抽象的	逻辑思维不再局限于具体和可观察的事物。青少年喜欢做假想推断，因此变得相当理想主义。这种系统的、演绎的思维可以使他们考虑问题各种解决方案并正确作答

（二）维果斯基的社会文化理论

维果斯基创立了社会文化理论来解释人类心理本质上与动物不同的那些高级心理机能。由于工具的使用，引起人的新的适应方式，即物质生产的间接方式，而不是像动物一样是以身体的直接方式来适应自然。在人的工具生产中凝结了人类的间接经验，即社会文化知识经验，这就使人类的心理发展规律不再受生物进化规律所制约，而受社会历史发展的规律所制约。

皮亚杰认为认知发展发生于社会文化环境中，社会文化影响着认知发展，儿童的许多重要技能是在与父母、教师以及更有能力的同伴的交往中发展起来的。所以心理发展是一个人的心理在环境与教育影响下，在低级心理机能的基础上，逐渐向高级心理机能的转化过程。心理机能由低级向高级转化的标志：心理活动的随意机能；心理活动的抽象-概括机能，也就是说各种机能由于思维（主要指抽象逻辑思维）的参与而高级化；各种心理机能之间的关系不断地变化、组合，形成间接的、以符号或词为中介的心理结构；心理活动的个性化。心理发展的原因：一是起源于社会文化历史发展，受社会规律所制约；二是从个体发展来看，儿童在与成人交往的过程中通过掌握高级心理机能的工具（语言、符号等），使其在低级心理机能的基础上形成了各种心智的心理机能；三是高级心理机能是不断内化的结果。心理发展是一个质变的过程，是人类物质产生过程中发生的人与人之间的关系和社会文化发展的产物。

在教育上，维果斯基提出了最近发展区的概念。最近发展区是指一个学习者能独立达到的水平与在一个技能更为娴熟的参与者的指导和鼓励下能达到的水平之间的差距。他认为认知发展的社会性合作的一个重要特征是支架/脚手架。脚手架是指专家在指导初学者时，根据他在学习情境中的行为做出相应的指导的过程，这会逐渐提高初学者对问题的理解。儿童学习知识时，决定成人参与的因素不在成人，而是成人和儿童共同决定儿童独立活动的程度。比如，独立解决问题较差的儿童需要更多的支架，而儿童能力越强，需要的支架越少。维果斯基指出教学应走在发展的前面，教学决定智力发展，不仅体现在内容上，还体现在速度上。维果斯基强调发挥教学的最大作用就是在学习某一技能的最佳期限内进行教学；但是要建立在正在开始形成的心理机能的基础上，走在心理机能形成前面。

（三）信息加工理论

信息加工理论认为人类的心理发展是一个连续发展的符号加工系统，类似于计算机的信息输入、加工和转换输出（应答、推理和问题解决）。发展心理学家认为大脑和神经系统的成熟使青少年对信息加工得更快，因此不断发展的个体能够更好地维持注意，辨认和储存与任务相关的信息，并利用所存信息回答和解决问题，执行心理程序。信息加工论者也意识到儿童储存信息受他们的经验和文化影响。他们认为认知发展是小的量变过程，而非大的质变过程。

四、习性学和进化理论

习性学是研究行为和发展的生物进化基础的科学。习性学的起源可以追溯到达尔文的观点，但是直到20世纪60年代才应用于儿童发展的研究。

习性学家最基本的假设是，所有动物生来就有许多生物性的程序化的行为，这些行为是进化的产物，是有利于生存的适应性行为。习性学的现代基础是由两位欧洲的动物学家洛伦茨（Lorenz）和廷伯根（Tinbergen）奠基的。洛伦茨和廷伯根通过对自然环境中动物行为的大量观察，发现了提高生存的行为模式。其中最著名的就是印刻，印刻出现在个体发育的早期，而且其时间有严格的限定，如果这一时期母亲没有出现，而出现了在重要特征上与之相近的物体，年幼的个体就会追随他。对印刻的研究产生了儿童发展上一个广泛应用的重要概念：关键期。关键期是指儿童生理上准备接受某种适应行为，但需要得到环境刺激的一个特定时期。另外我们也用敏感期描述一个个体的发展，敏感期是指最适合某一些能力发展的阶段，在这些阶段中，个体对环境的刺激特别敏感。习性学家认为生命的头三年是人类社会和情绪反应发展的敏感期，或许是形成亲密情感关系的最敏感期，若在此阶段没有或很少有机会形成这种关系，个体在以后就难以与他人形成亲密关系。习性学家承认人们受经验的影响最大，然而他们也强调人类先天的生物特征影响着人们可能拥有的学习经验。

五、生态系统理论

布朗芬布伦纳（Bronfenbrenner）的生态系统理论对环境的影响做了详细分析，他认为自然环境是人类发展的主要影响源，这一点往往被在人为设计的实验室里研究发展的学者所忽视。他将儿童的发展视为周围多层次环境关系的复杂系统，强调个体嵌套于相互影响的一系列环境系统中，在这些系统中，系统与个体相互作用并影响着个体（见图2-1）。

布朗芬布伦纳环境层次的最里层是微观系统，指儿童与其生存环境的直接关系。这个系统包括儿童生活发展的一系列活动、角色及人际关系模式创造的环境。这里的环境必须是儿童直接面对和接触的，并且该环境具有某种物质或物理特征，同时还包括具有鲜明气质、人格特征及信仰系统的其他人。对于绝大部分的婴儿来说，微观系统就是指他们的家庭。随着儿童的生活环境越来越复杂，其微观系统也会变得更加复杂。儿童的人际关系也会受到其自身习惯、性格、生理特征、能力等内在属性影响。微观系统中任何两个个体的交往都有可能受第三者的影响，比如父亲明显地影响着母婴之间的交往；婚姻关系幸福的母亲比缺少配偶支持的母亲对婴儿更有耐心，对婴儿的反应更敏感。

第二个环境层是中间系统，这个系统是指个体与直接环境或微观环境之间的相互关系，如与家庭、学校和同伴群体之间的联系和相互关系。布朗芬布伦纳认为如果微观系统之间有较强的支持性关系，儿童的发展可能实现最优化。相反，微观系统之间的非支持性关系则会导致不良后果。例如，如果家长只重视孩子的学习成绩，不重视儿童的心理健康发展，那么，即使老师非常希望能够帮助孩子发展性格，孩子也不会表现出最佳的心理健康水平。

第三个环境层是外在系统，指儿童或青少年并未直接参与但却影响个体发展的社会系统。例如，父母的工作环境是一个外系统，却影响着儿童的家庭感情关系，父母喜欢其工作，可能就容易与孩子建立亲密的情感关系。

第四个环境层是宏观系统，这一层系统包括特定的文化、亚文化或其他更广阔的社会背景，是在微系统、中间系统和外层系统之外的一种环境模式，尤其要考虑推动发展的信念系统、资源、危险、生活方式、生活中的选择以及源于上述每一个系统的社会交往模式等。宏观系统也可以看作是某个文化、亚文化或其他

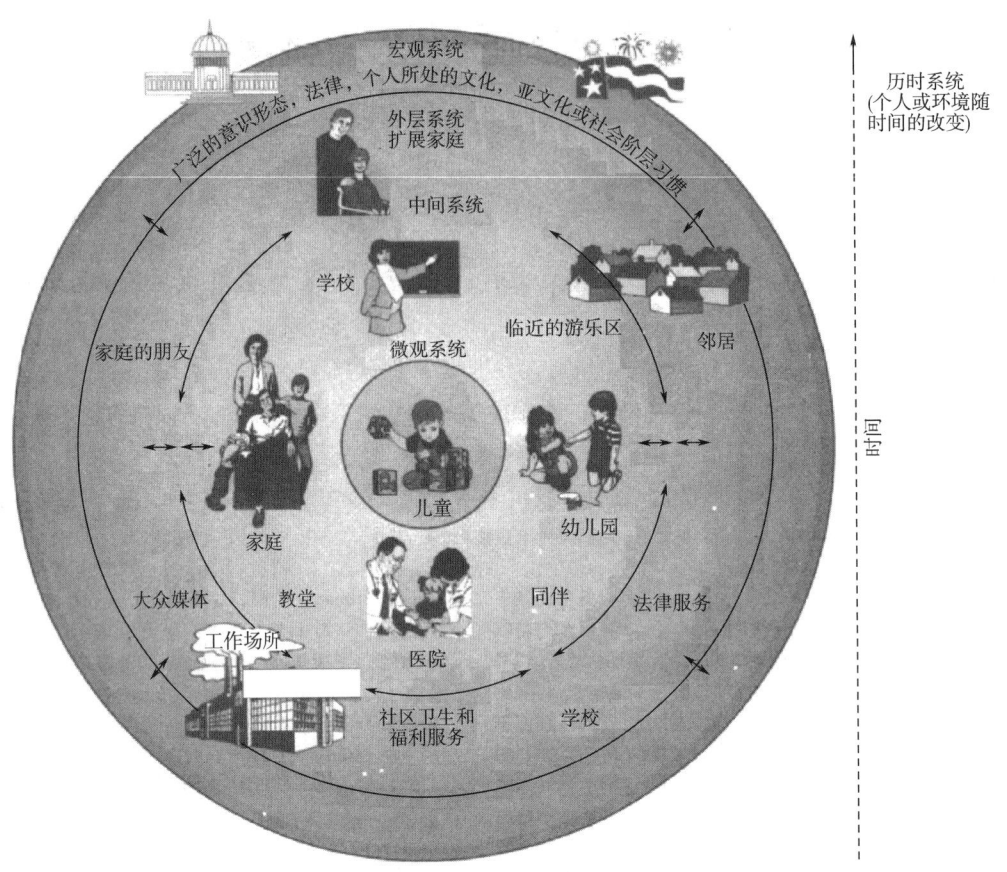

图 2-1　布朗芬布伦纳的生态系统理论层次

资料来源：谢弗，《发展心理学：儿童与青少年（第八版）》，2009。

更广阔的社会背景的一个蓝图。

布朗芬布伦纳的模型还包括时间维度，称作历时系统。环境并不是按固定方式始终如一地影响着儿童的静态力量，相反它是动态的，时刻变化着的。环境的任何变化都会影响个体发展的方向，但是环境变化带来的影响也取决于儿童的年龄变化。

❓ 思考一分钟

1. 你如何评价弗洛伊德的性心理发展的五个阶段？
2. 强化是否就是积极的，惩罚是否就是消极的？
3. 生态系统理论中的中间系统都包含哪些内容？

第三节　婴儿期的心理发展

婴儿期是指个体 0~3 岁的时期。它是儿童生理发展最迅速的时期，也是个体心理发展最迅速的时期。这一阶段儿童的心理进步是极其明显的，但是生理发展是其心理进步的基础。

第一单元　新生儿的发展

一、孕期发展

孕期发展是指从受孕到出生这段时间，月经龄（从末次月经的第一天算起）280天（40周），受精龄266天（38周）。孕期发展一般分为三个阶段：胚种期（受精至第2周末）、胚胎期（第3周至第8周末）、胎儿期（第9周至出生）。

胚种期：女性每28天就有一个卵子从卵巢中排出并游向子宫，卵子可以存活24小时，如果这时候与来自男性的精子（可存活6天）结合，就会形成一个受精卵。正常情况下，在每次性交过程中大约有3亿精子可能会进入女性阴道，但是只有一个精子能使卵子受精，最终形成一个胚胎。整个受精过程在输卵管中进行。受精卵形成胚囊，胚囊内层形成胚胎，在女性怀孕6~10天后着床。一般只有1/4的受精卵能够着床并存活。胚囊期还会形成胎盘，胎盘是从子宫内层和绒毛膜发育而成的一种器官，通过脐带和胚胎连接起来，为未出生的胎儿提供氧气和养料，并排泄胎儿的代谢废物，避免母体和胚胎的血液混合。

胚胎期：在孕期第三周胚胎会形成三层。最外层，即外胚层，发育成神经系统、表皮和毛发。中间一层，即中胚层，发育成肌肉、骨骼和循环系统。内层，即内胚层，发育成消化系统、肺、泌尿系统和其他重要器官，如胰腺和肝脏。到第二个月结束时，胚胎已经长成人类有机体，形成各种结构，出现人型，并且此时的胚胎可以活动和反应。

胎儿期：怀孕的后7个月（胎儿期）是一个快速发育期，各种器官都在逐渐精细化。所有主要器官开始发挥功能，是胎儿开始移动、孕妇感觉胎儿有所动作的时期。这也是个性化开始萌芽的时期，不同的胎儿发展独特的特征，如不同的动作模式和不同的面部表情。第3个月末，胎儿的性别可以通过超声波检测出来，并且其生殖系统已经包含未成熟的卵子和精子。第4~6个月，母亲开始感受到胎动，胎儿的听觉和视觉开始发挥作用，大脑神经开始发育。第7个月到出生，胎儿的所有器官迅速成熟，第22~28周达到"成活年龄"，也就是在子宫外可能存活。这个时期的胎儿反应越来越多，可以感到疼痛。在第8个月，胎儿皮肤下又增加一层脂肪以协助调解体温。胎儿从母体中接受抗体以抵制疾病，自身的免疫系统要分娩后几个月才能正常工作。在最后几个星期，大多数胎儿在子宫中的位置是头朝下，做好出生准备。

二、孕期发展的环境影响

（一）致畸因素

任何一种可能导致发育中的胚胎或胎儿生理畸形、生长严重紊乱、失明、大脑损伤甚至死亡的疾病、药物或其他环境因素都是致畸因素。环境因素可能会造成伤害，但是影响存在个体差异。环境因素的危害可以叠加，并且随着发展阶段的不同影响不同。目前已确认会危害胎儿的有：处方或非处方药（反应停、阿司匹林、咖啡因）；非法毒品（海洛因、可卡因和美沙酮等）；烟草和酒精；疾病（如德国麻疹）；传染病（弓形虫）；辐射；环境污染等。

（二）母亲自身的因素

母亲的营养：如果母亲营养不良，特别是在怀孕的最后3个月营养不良将导致早产，婴儿难以成活；母体食用叶酸可有助于防止唐氏综合征、脊椎裂、无脑畸形和其他神经元缺陷；母亲摄取过多的维生素A会造成唇裂、心脏畸形等疾病。

母亲的情绪压力：母亲如果处于严重的情绪压力下，将会提高怀孕并发症的危险。极度焦虑可能导致胎儿流产、早产、低体重以及患呼吸系统疾病的比例提高，也会导致一定的身体疾病，如唇裂、腭裂、幽门狭窄等。

母亲的年龄和妊娠次数：母亲生孩子的最佳年龄一般是16~35岁，只要年龄大的妇女身体健康，她就能成功生育。妊娠次数与妊娠并发症并无关系。

三、新生儿的出生

新生儿分娩一般分为三个阶段：第一产程，从子宫以10~15分钟的间隔频率收缩开始到宫颈膨胀到能通过胎儿头结束，一般第一胎持续8~12小时，第二胎之后持续3~8小时；第二产程，胎儿娩出期，始于胎儿的头通过宫颈进入阴道之时，到胎儿的身体露出母体外时结束，较快的需要半小时，较慢的可能超过一个半小时；第三产程，胎盘娩出期，耗时5~10分钟排出胎盘。特殊情况使用剖宫产。

（一）新生儿状况评估

新生儿出生后要对其状态进行评估，常用的量表有阿普加量表和布雷泽新生儿行为评估量表。阿普加量表是一种快速评估新生儿心率、呼吸、皮肤颜色、肌肉弹性和反射情况的工具，用来测量围产期的应激状况并判断新生儿是否马上需要医疗帮助。阿普加量表无法检查出一些不是特别明显的并发症。布雷泽新生儿行为评估量表是用于评估新生儿神经系统的完整性和对环境刺激的反应性的测量工具。出生几天后进行测量，若反应性低，新生儿评价分数低，可能预示着大脑损伤或其他神经问题；若先天反射正常，而对社会刺激反应很慢或表现出烦躁不安，在未来的头几个月婴儿将得不到安抚，影响其和养护者之间安全情绪纽带的形成。

（二）新生儿并发症

有三种并发症可能对新生儿的发展产生消极影响：缺氧症、早产和低体重。缺氧症是胎儿出生过程中脐带缠结在一起或受挤压而导致氧气供应中断；当胎儿屁股或脚先出来也容易氧气中断；胎盘与胎儿提前脱落也容易氧气中断。当胎儿终止呼吸3~4分钟以上，将有可能造成永久性大脑损伤。出生日期比正常产期早3个星期的婴儿称为早产儿，体形较小，体重较低。另外一种低体重婴儿被称为足月小样儿，他们在胎儿期成长较为缓慢，甚至临近正常产期时体重仍然严重偏低。早产儿和足月小样儿都容易受到伤害，但是足月小样儿发生严重并发症的危险更大，在第一年中容易死亡，易患传染病，或脑容易损伤；到儿童中期，智力检测分数偏低，学业不佳。

四、新生儿对生活的准备（新生儿反射和状态）

（一）新生儿反射

新生儿最突出的能力之一是他们具有一套有用的反射系统。反射是指对刺激的一种自发和自动的反应，比如当一阵风吹来时，个体会不自觉地眨眼睛。新生儿的先天反射系统分为生存反射和原始反射。生存反射包括呼吸反射、眨眼反射、吞咽反射和觅食反射，生存反射不仅能保护婴儿免受不良刺激的影响，帮助满足婴儿的需求，还对照看者存在积极的影响。原始反射不像生存反射那么有用，可能是人类进化的遗迹，一般原始反射在婴儿出生后几个月会消失，包括巴宾斯基反射、手掌抓握反射、莫罗反射、游泳反射和行走反射。原始反射可以作为婴儿神经系统诊断的重要指标，如果出生时缺少或这些反射持续时间过长，则婴儿的神经系统可能出现问题。

（二）新生儿的状态

新生儿会表现出一些可预知的、有规律的、组织化的日常行为模式，这些模式有助于他们的健康发展。在一个典型的白天（或夜晚），新生儿要经历六种觉醒状态（有规律的睡眠、无规律的睡眠、瞌睡、警觉性安静、警觉性活跃、啼哭），并且在第一个月中在不同状态中快速转变。

随着婴儿的发育，他们的睡眠时间越来越少，觉醒时间逐渐增加，变得更警觉，更注意周围的环境。第2~6周时，婴儿的睡眠时间缩短到每天14~16小时。从出生前最后2周到出生后第1、2个月的时候，婴儿至少有一半的睡眠时间处于快速眼动状态。生命早期的快速眼动睡眠可以为胎儿和新生儿提供足够的内部刺激来保证其神经系统的正常发展。

婴儿最初的啼哭是一种对身体不适的非习得的无意识反应——通过这种痛苦信号使得抚养者注意到他的

需求。他们的啼哭是一种复杂的声音信号，其变化从低声的呜咽到撕心裂肺的尖叫和号啕大哭。但是研究发现很多成年人都觉得婴儿饥饿时的剧烈啼哭和疼痛引起的啼哭在迫切和紧张程度上是一样的，因此啼哭的作用可能只是传达信号"我很痛苦"。婴儿在出生后的前3个月啼哭频率是最高的。

第二单元　婴儿期的生理发展

婴儿期的生理发展是指婴儿大脑和身体在形态、结构及功能上的生长发育过程。

一、大脑的形态和机能发展

婴儿的大脑从胚胎期就开始发育，从对出生后婴儿到成年人脑重、颅骨大小和脑电活动的研究中发现，从婴儿期到成年期，脑发育的加速度现象是间隔出现的（见表2-4）。

表2-4　大脑的形态发展

	出生时	6个月	12个月	24个月	15岁
脑重	350~400克（占成年人脑量的25%）	700~800克（占成人年脑量的50%）	800~900克	1050~1150克（占成年人脑量的75%）	接近成年人水平
头围	34厘米（占成年人头围的60%）		46~47厘米	48~49厘米	
大脑皮质	大多数沟回已出现	具备基本结构		各部位大小的比例类似成年人	

大脑皮层是脑中最大、最复杂的结构，占据了85%的脑重，包含最多的神经元和突触。皮层是大脑最后停止发育的部分，因此皮层对环境影响的敏感性比脑的其他部分要强。大脑皮层中有分管各个机能的中枢。掌管视觉和听觉的皮层发育的最快时期在3、4个月到12个月；掌管身体运动的区域中，控制头、胳膊和胸部的神经细胞之间形成联结早于控制躯干和腿的神经细胞；额叶是发育最晚的皮层区（与思维、意识、对冲动的抑制以及有计划的调节行为有关），2个月时开始发挥机能。

二、大脑偏侧化与可塑性

婴儿刚出生时大脑两半球及其皮质不能正常发挥功能，皮质兴奋还处于弥漫状态，因而触动新生儿身体任何部位都会引起手和足的乱动。大脑的左右半球分别负责不同的任务，左半球主要负责言语、阅读、书写、数学运算和逻辑推理等；右半球负责知觉物体的空间关系、情绪、音乐和艺术欣赏、舞蹈、雕塑、想象和创造能力等非言语过程。正常情况下两半球既分工又联合活动，完成复杂的活动。但随着个体发展，出现左利手和右利手现象，大多数人是右利手。右利手的人可能发展出更好的语言和数学能力，但是出现学习缺陷和障碍的几率也较高。偏侧化过程从出生时就开始了，多数新生儿在听到说话声波时出现左半球的脑电活动，相反，对非言语的声音和刺激则是右半球活动更强，同时也导致婴儿的消极情绪。但是出生时大脑并未完全分化，在整个儿童期会变得越来越依靠某一特定脑半球去执行某些特定的功能。在出生后的前几年，在大脑偏侧化尚未完成时，大脑的可塑性是一生中最强的，有些儿童通常可以从脑创伤中恢复过来，失去功能的神经回路承担已经死去的神经回路的功能。

三、婴儿动作发展

婴儿各种动作的发展是其活动发展的直接前提，也是其心理发展的外在表现。婴儿的动作最早发生在新生儿期，其最初的无条件反射行为便是"最早产生"的第一批动作。

(一) 婴儿动作发展的进程

婴儿的动作发展主要有两方面内容,即行走动作发展与手运动技能发展。婴儿动作发展遵循普遍的原则和顺序,有从上到下发展的头尾原则、由内到外发展的远近原则,还有大动作向精细动作发展的大小原则。

独立行走是婴儿发展的一个重要里程碑。婴儿大约在9个月时可以实现独自爬行的动作,在15~16个月开始独立行走,从最初只能走几步到独走自如。到婴儿末期,独立行走动作变得熟练和自如,婴儿逐渐发展稳定跑、跳的运动能力,这使婴儿身体由被动转为主动,使行动有了主动性,明显扩大了认知范围,增加了与人交往的主动性。

手运动技能主要是手的抓握机能发展。按照李惠桐和李世棣对婴儿手部动作发展顺序的研究,婴儿在4~5个月已经可以学会抓住某样东西不放手,接近2岁的时候可以双手端碗,到了2岁半的时候,婴儿逐渐学会独立用勺子吃饭。到婴儿末期,婴儿可以用手画近似圆形的图形。随着婴儿的手部动作发展更加成熟,他们用手摆弄物体的动作会更加精细化和协调化,这有助于培养他们的生活自理能力。

影响婴儿动作发展的因素有自身的成熟程度、刺激物的支持、环境提供的动作活动机会、成年人的指导和探索环境的愿望以及母亲抚养方式等。

(二) 婴儿动作发展对心理发展的意义

对动作的发展与婴儿心理发展之间的关系应该进行动态的、细致的、发展性的分析,而不能简单地、静态地一言而概之。首先,个体心理的起源与动作密切相关。认识并不源于个体与生俱来的简单感知觉,而感知的源泉和思维的基础只能是动作。婴儿先天具备一系列动作反应模式,他们最初的认识活动就是这些动作与感知觉结合的结果。其次,个体心理发展是由外逐步向内开展的,而动作在心理的内化过程中起着关键性的作用。动作是个体心理不断内化的基础,并为个体内化的心理活动提供丰富的素材,使个体心理的内化过程得以继续。最后,动作作为主体能动性的表现形式,在个体早期心理发展中起着重要的建构作用,它使个体能够积极地构建和参与自身的发展。

第三单元 婴儿期的认知发展

婴儿认知包括感知觉、注意、记忆和学习、思维等认识过程。婴儿期是各种认知能力发展最迅速的时期,多年来得到研究者密切关注。

一、婴儿感知觉的研究方法

(一) 视觉偏好法

视觉偏好法的测验程序是通过同时给婴儿呈现两个(或更多)刺激物,观察其更喜欢哪一个,从而获取婴儿知觉发展的相关信息。如果婴儿注视其中一个图案的时间比其他图案长,则认为他更喜欢该图案。但是视觉偏好法有个缺点:如果婴儿没有呈现出对某一刺激有明显的偏好,研究者就无法确认婴儿是不能分辨刺激的不同,还是他们对所有的刺激都感兴趣。

(二) 习惯化方法

习惯化方法是测量婴儿感知觉能力最常见的方法。首先,向婴儿反复呈现同一个刺激,直到婴儿不再关注这个刺激(即习惯化)。然后向婴儿呈现第二个刺激,如果婴儿区分出第二个刺激的话,他会关注这个新的刺激,出现一些生理反应,如呼吸改变或心跳加快(去习惯化)。如果婴儿无法区分出第二个刺激,则没有出现生理反应。

(三) 诱发电位法

诱发电位法给婴儿呈现一种刺激,通过记录他们脑电波的变化,进而推断其感知觉能力的发展情况。采用这种方法我们能够分辨不同种类的图像或声音刺激。

(四) 高振幅吮吸法

高振幅吮吸法是利用婴儿改变吮吸奶嘴的频率和强度以保持对有趣事物的兴趣的能力，对婴儿知觉能力水平进行评估的方法。首先在奶嘴中安置电路使婴儿能够控制周围环境，研究者记录婴儿吮吸频率的基本值（基线）。以基线为标准，每当婴儿的吮吸频率加快、强度增加时，就会触动奶嘴里的电路，与电路相连的提供刺激的幻灯片或录音机就会被启动。如果婴儿能够察觉这种刺激并对它感兴趣，便会一直保持吮吸增幅状态；如果婴儿对刺激失去兴趣，吮吸频率和强度恢复到基线，刺激便会自动消失。可以通过这种方法来研究婴儿喜欢哪种或哪个刺激。

二、婴儿感知觉发展

(一) 听觉发展

刚出生的婴儿听力能够达到成年人感冒时的水平。但是他们已经具备了辨别声音的音量、持续时间、方向以及频率的能力。对于婴儿来说，他们很早就能将声音和特定意义联系起来。婴儿对声音很感兴趣，尤其是音调较高的女性声音。刚出生的婴儿就有最基本的视听协调能力，3~6个月的婴儿其视听协调能力已发展到能使他们辨别视听信息是否一致的水平。6个月以上的婴儿能辨别音乐中的旋律、音色、音高、调性及其转换模式的不同，并初步具有了协调听觉与身体运动的能力。

(二) 味觉和嗅觉发展

味觉感受器在胚胎3个月时开始发育，15周已初步成熟且能发挥作用。4个月的胎儿已能受到足够的味觉刺激。新生儿的味觉已发育得相当好，并在其防御反射机制中有相当重要的地位，明显偏好甜食超过酸、苦和咸三种味道。除此之外，婴儿还能觉察各种气味，对于不喜欢的气味，他们会做出一些强烈反应，比如将头扭开并露出厌恶表情。

(三) 视觉发展

在生命的早期，视觉的发展水平在婴儿的各种感觉能力里是最低的。婴儿能够感受到光线，还能随着视觉刺激运动。新生儿比较喜欢脸孔，这种偏好会在1~2个月的时间内消失。研究发现，新生儿虽然无法区分颜色，但是他们看到的世界是彩色的。在2~3个月时，他们就能够分辨所有的基本色，4个月时已经可以像成年人一样将细微差别的颜色归类。婴儿一旦开始用眼睛探索这个世界，基于经验的机制，例如突触强化，就会开始起作用，促进视敏度的发展。然后基于经验的以及不依赖于经验的机制将会同时起作用，共同促进婴儿视觉系统的发展。

(四) 图案与形状知觉

研究发现，婴儿喜欢看面孔，但是他们不大可能将人的面孔视为有意义的轮廓。后续发现他们其实喜欢看对比度高、敏感部分有明显的交界线以及有弧度的中等复杂图案。用眼动仪记录婴儿看几何图形和人脸时的眼动轨迹，发现新生儿很少能够将一个图形看完整。1~2个月的婴儿无法察觉出形状，因为他们的视觉水平很低，而且视野非常狭小。视觉系统在2个月到1岁间迅速成熟，能够分辨越来越复杂的视觉图形，能够将看到的东西进行整合以知觉到完整的视觉形状。

婴儿在出生后2个月内逐渐发展根据物体运动线索感知形状的能力。3~4个月后，他们已经能够在一些吸引他们注意的静止的情境中知觉到形状。12个月的婴儿已经能够更好地根据有限信息建构图形。

(五) 三维空间知觉

在3~5个月之前，婴儿的双眼视觉（立体知觉）能力还没有发展起来，他们很难理解大小恒常性。大小恒常性在婴儿出生后第一年中稳步发展，但是要到10~11岁才完全成熟。

深度知觉是对远近、深浅的知觉。它对于了解环境中各种物体的位置排列、引导人的运动活动非常重要。婴儿要够、摸一个东西，必须具备某种程度的深度知觉。当婴儿学会爬之后，深度知觉可以使他们避免从床上、台阶上摔下来。吉布森（Gibson）运用"视觉悬崖装置"研究婴儿的深度知觉（试崖实验），如图2-2所示。

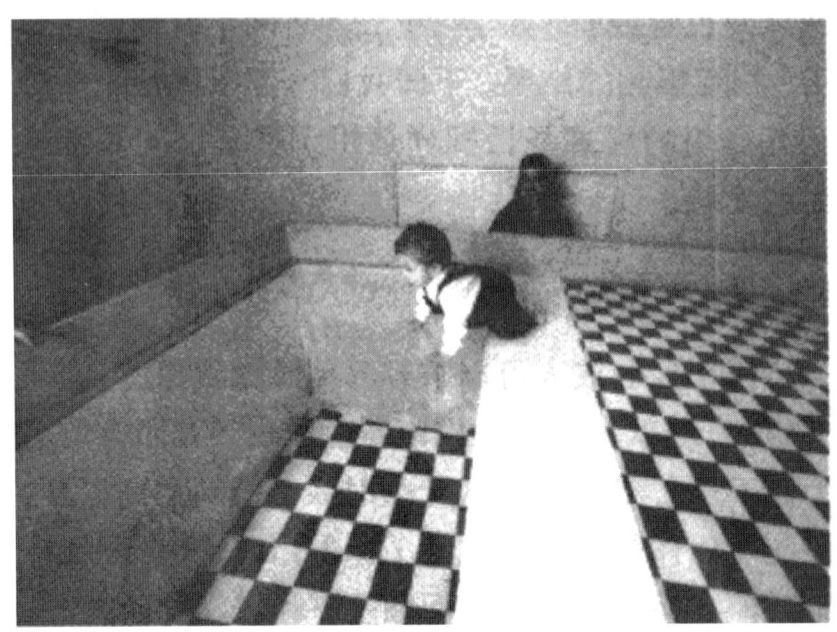

图 2-2　视觉悬崖装置

资料来源：谢弗，《发展心理学：儿童与青少年（第八版）》，2009。

视崖装置的表面为钢化玻璃板，在右侧紧贴玻璃板放一块方格布，看上去如同平面床一样，左侧的方格布放在离玻璃板一米多深处，这样眼睛看上去像悬崖一样。实验的主旨是考察婴儿是否敢爬向左侧。

结果发现，90%的6个月或更大的婴儿只爬过浅色的部分，不到10%的婴儿能爬过深色的部分。2个月的婴儿在深色的部分心率下降，在浅色的部分则没有变化。说明他们可以察觉深浅部分的差异，但没有学会害怕陡峭的悬崖，婴儿具备一定的先天知觉能力。刚出生3个月的婴儿，如果把一个物体移动到他眼前，他会保护性地闭眼。他们也可以通过运动来检测物体不是平面的而是三维的立体形状。

（六）跨通道知觉

跨通道知觉是一种能根据一种感觉特征确认另一感觉通道所熟悉的刺激物或形式的能力。8~31天大的新生儿视觉和触觉是相通的。视觉和听觉通道在大约4个月的时候出现。1岁的婴儿会对多感觉通道共同感受到的刺激更感兴趣。

三、婴儿的注意和记忆发展

（一）婴儿的注意

婴儿生下来就有注意，这种注意是天生的定向反射，实质上是无意注意的最初形态。

婴儿注意的发展主要表现为注意选择性的发展，最初具有偏好性，受刺激物外部特征的制约（如人脸等）。3~6个月的婴儿，注意会进一步发展，偏爱更加复杂和有意义的对象，受知识经验的支配。1岁以后言语的产生和发展使婴儿的注意增加并拓展了重要的领域，注意开始受言语的调节和支配。

研究发现，1岁之前共同注意能力的发展水平较低。共同注意是一种较复杂的社会认知能力，它的发生包含了一系列分化与协调的过程。

（二）婴儿的记忆

记忆发生的时间：个体记忆发生的时间是在妊娠末期，出生后有再认表现。

12个月以前，婴儿的记忆主要是情绪记忆和动作记忆。此阶段婴儿适应环境的主导方式是感知动作，而与生俱来的各种情绪是他们适应环境的"心理承担者"。也就是说，在适应环境的过程中，他们记忆的发展以情绪记忆和动作记忆为主导。

12个月之后，感知动作活动开始内化为表象，并具有一定的符号表征能力；他们逐渐掌握词汇和母语的基本语法，并能与人进行相应的言语交流，于是这个阶段的婴儿记忆发展提升到以表象记忆和词语记忆为主导的水平。

四、婴儿的学习发展

学习是指个体的经验或实践的增加导致的相对持久的行为变化。婴儿的学习是指在环境中获得经验，由经验引起行为的变化。婴儿天生具有学习能力，这是来自先天的生物学准备。研究发现，婴儿学习活动最早发生的时间是胎儿末期。学习过程有习惯化、经典条件反射、操作性条件反射和观察学习。

（一）习惯化

习惯化和去习惯化机制使新生儿不断地关注周围环境中他们不熟悉的新东西，这是他们进行有效学习的一条重要途径。4个月以前的婴儿需要较长时间才能对刺激产生习惯化，5~10个月的时候只需要注视几秒钟就能够记住刺激，并且保持几天甚至几周。大脑发育越成熟，婴儿信息加工速度越快，越能够察觉刺激物的各种特征。

（二）经典条件反射

经典条件反射是婴儿最基本的学习方式。一个中性刺激伴随有意义的非中性刺激反复出现几次后，这个中性刺激就能引起原来只能被非中性刺激所引起的反应。婴儿出生几天后就能建立条件反射。比如母亲以给婴儿喂奶的姿势抱起他，他就能察觉出喂奶的信号。

（三）操作性条件反射

操作性条件反射认为个体能够对环境进行操作，操作产生某种刺激，刺激使个体再次操作的可能性增大或减小。新生儿的操作性条件反射只有少数是成功的，因为他们的信息加工速度和学习速度非常慢。越大的婴儿需要的学习次数越少，他们能很快地将自己的行为与其后果联系起来。

（四）观察学习

模仿是婴儿的一种天生学习能力。出生不到7天的婴儿已经能够模仿成年人的许多面部表情，如撇嘴、高兴、吐舌头等。模仿新奇反应的能力在婴儿1岁左右的时候变得越来越明显以及稳定。

五、婴儿思维发展

问题解决是人类思维活动的最一般形式。研究发现，3个月的婴儿就已具备了比较明显的问题解决能力。8~11个月的婴儿问题解决过程要经历三个水平：无效尝试、有效尝试、无须尝试而直接成功。1岁以前已经能利用工具解决问题，并获得手段-目的分析策略。

第四单元 婴儿期的语言发展

语言发展是婴儿心理发展过程中最重要的内容之一。语言不仅在婴儿认知和社会性发展中起着重要作用，并且对心理发展具有重大而深远的影响。

语言包含五个部分：①语音（语言的声音系统，将语音组合起来制造有意义的言语单位的规则）；②词法（语音怎么构成有意义单词的规则）；③语义（单词和句子表达的意思）；④句法（说明单词如何组合起来构成有意义的短语和句子的规则）；⑤语用学（如何用语言进行有效的沟通的知识）。

一、语言发展理论

（一）学习论

学习论认为儿童通过模仿他人语言而习得语言，语法正确的语言会得到强化。父母赞许合乎语法的言语也能塑造儿童的句法，这是先天论无法解释的，而且没有足够的证据证明此理论。

（二）先天论

人类天生具有语言处理能力，比如语言习得机制和语言制造能力。语言习得机制是乔姆斯基的术语，指人类所拥有的与生俱来的语法知识，这些只是使儿童有能力推断他人语言中的规则，并使用这些规则制造语言。语言制造能力是一组假定的专门化的语言处理技能，它使儿童能够分析语言，并发现音素、语义和句法关系。

语言的共性可以证明这个理论：全世界的儿童都在大致相同的年龄到达一定的语言发展阶段。先天论的支持者发现大脑中有专门负责语言的区域——布洛卡区和威尔尼克区。布洛卡区受损会影响语言的产生，而不影响语言的理解；威尔尼克区受损会影响语言的理解，而不影响语言的产生。研究发现，第一、第二语言的学习在青春期之前的敏感期内进行比较顺利，早期学习两种语言激活的是大脑的同一块区域；青春期之后获得第二语言的双语者，两种语言激活的是大脑的不同区域。耳聋的儿童和生活在复杂语言环境中的儿童同样也会发展他们的语言体系。

先天论过分强调语言习得的生物机制，忽略环境影响，而且没有解释先天语言装置是如何运行的。

（三）交互论

交互论认为，语言发展来源于生理成熟、认知发展和不断改变的语言环境之间复杂的交互作用，而语言环境受儿童与其同伴之间沟通情况的影响很大。

二、前语言时期（习得语言之前）

在儿童说出第一个有意义的单词之前处于语言发展的前语言时期，绝大部分婴儿在10~13个月之前都处在这一时期。

（一）对语言的早期反应

当和新生儿讲话时，他们会睁开眼睛看，有时还会发出声音。出生3天的婴儿已经能够辨别母亲的声音，并且与陌生女声相比更喜欢母亲的声音。

2个月的婴儿已经开始语调线索的发展，能从语调中辨别声音主人的情绪。7~10个月已经可以察觉短语单位以及类似单词的单位，如再见、你好。

（二）前语言时期的发音

婴儿2个月的时候发出类似元音的咕咕声。4~6个月婴儿发音中增加了辅音，从咿呀声到重复元音/辅音组合（如mamama、papapa）。在前6个月里，全世界儿童（甚至是耳聋儿童）的发音听起来都是很相似的。10~12个月的婴儿经常会在特定的情境发出特定的声音。

（三）前语言时期的语言和沟通

在前6个月，婴儿把讲话看成是一个制造声音的游戏。7~8个月时婴儿已经知道人们交谈时要交替进行。8~10个月的婴儿开始用手势和其他非言语的反应形式和同伴沟通。普遍使用的前语言手势有两种：陈述性手势，婴儿用手指一个物体或触摸它，以此引起他人对该物体的注意；祈使性手势，通过用手指想要的东西，或想要被拥抱时拖拽照顾者的裤脚这样的行动来达到目的。12~13个月的婴儿感受语言（理解）超过产生语言（表达）。

三、单词句时期：一次一个单词

在婴儿13~18个月的时候出现以词代句阶段，这是有意义语言的第一阶段，婴儿能够说出单个的词/字，而这个词/字常常代表一个整句的意思。

（一）早期语义学：扩大词汇量

在婴儿早期，他们需要3~4个月才能达到10个单词量。在18~24个月，单词学习速度显著增长，每周增加10~20个新单词，这种现象称为命名爆炸。到2岁左右可能会讲200个单词。研究发现，婴儿所习得的单词大部分是儿童经常摆弄的或自己能够移动的物体。

早期婴儿掌握的单词在种类上存在个体差异。大多数婴儿早期的词汇量主要由指代人或物体的单词组成，称为指示型风格。少数婴儿呈现表达型风格，用单词来唤起对自己和他人的感受的注意，并调节他们的社交互动。另外出生顺序也会影响其语言环境，继而影响语言风格，头胎大多都是指示型风格，头胎之后的婴儿是表达型风格。

（二）获取单词的方式

1. 快速匹配

快速匹配是指在几个场合下听到单词应用于其所指代物后获得单词的过程。12~15个月的婴儿掌握的单词要比说出的单词多很多，这可能是因为在谈论单词指示物时他们经常无法从记忆中提取这些单词。18~20个月的婴儿只有当他们与讲话者共同关注被命名的物体或活动时，才能学会新单词的意思。24~30个月的婴儿能迅速学会指代物体的新单词，即使是有其他物体或事件干扰他的注意力。

2. 单词使用中的普遍错误

过度泛化：与成年人相比，儿童用特殊的单词指代更为广泛的范围内的物体、动作或事件的趋势。例如，用"car"指代所有机动车辆。

扩展不足：儿童用一般化单词指代较小范围内的物体、动作或事件的趋势。例如，用单词"糖"指代棒棒糖。

3. 推断单词意义的方式

指示物不是显而易见时，2岁以上的儿童使用社交或背景线索来推断单词代表的意义。除了此方法，还有物体范围限制。物体范围限制认为儿童会假定应用于一个物体的新单词指的是整个物体而不是其部分。获得单词后他们又会假定每个物体只有一个名字，不同的单词指的是不同的、不相重叠的种类，这是互相排除限制。

词汇对比限制：将新单词与他们所掌握的单词进行对比来推断单词的意思。词汇对比限制可以解释儿童如何形成多层级语言上的类别。

句法引导：年幼儿童通过分析单词在句子中被使用的方式来推断它们是指物体（名词）、动作（动词）还是特点（形容词），从而对单词意思做出推断。

四、电报句阶段

在18~24个月，婴儿开始将单词组成简单的句子。句子由单词组成，省略言语中相对意义不大的部分，如冠词、介词、代词和助动词。由于自身的加工和生成限制，他们只能说出非常短的言语，会强调那些进行有效沟通所必需的名词、动词，而忽略较小、不大重要的词。例如，儿童会说："妈妈裙子"，意思是"妈妈，我要裙子。"当成年人与儿童交流时，不仅要看儿童说出的话，还要考虑话语发生的情境，之后再确定儿童语言的意思或语义内容。

因为婴儿早期说的句子结构不完整、意思含糊不清，所以他们继续用手势和语调线索作为单词的补充，以确保他们的话能被理解。婴儿对有效沟通的许多社交和情境决定因素也越来越敏感。交流时听者对谈话内容不了解时，讲话者必须说得更有指示性和更详细。而且他们还学会了一定的社会语言规则，比如提出请求时要有礼貌。

第五单元　婴儿期的个性和社会性发展

一、婴儿的气质

气质是婴儿出生后最早表现的一种较为明显而稳定的个人特征。

（一）气质的类型及特点

气质类型是指表现在人身上的一类共同的或相似的心理活动特征的典型结合，气质类型更详细的分类以及每种分类的充分说明将在第四章人格心理学中解释。

1. 传统四类型说

多血质的主要特点：感受性较弱，反应性、兴奋性、平衡性很强；可塑性大，外倾，爱交际；灵活性高，反应速度快。

胆汁质的主要特点：感受性弱，反应性和主动性强，兴奋比抑制占优势；刻板，外倾；情绪兴奋性强，反应速度快，不灵活。

黏液质的主要特点：感受性弱，反应性弱，主动性弱；不灵活，内倾，情绪兴奋性弱，反应速度缓慢。

抑郁质的主要特点：感受性强，反应性和主动性弱；刻板，内倾；兴奋性强；情绪抑郁，反应速度慢，不灵活。

2. 三类型说

托马斯（Thomas）和切斯（Chess）通过父母访谈，听父母怎么描述孩子，然后划分出三种气质类型。

容易型：约占40%。儿童随和，脾气平和，情绪较为积极，对于新事物较为开放和适应；生活有规律，可以预测。

困难型：约占10%。这类儿童活跃、易怒、生活没有规律；对改变常规有过度反应，对新的事物和人适应较慢。

迟缓型：约占15%。这类儿童不怎么活跃，有点抑郁，对新的人和环境适应较慢；但与困难型儿童不同，他们对新异刺激的反应一般较为温和，不会过激和消极。

另有35%的儿童不属于上述三种类型，他们表现出各种气质特征的综合，属于混合型气质特征。

3. 巴斯的活动特性说

巴斯根据婴儿对活动的倾向性和行为特征，将气质划分为情绪性、活动性、冲动性和社交性。

情绪性：情绪反应突出，负面情绪占优势，多表现为愤怒、悲伤和恐惧；有的主导情绪是愤怒，有的是悲伤。

活动性：表现为积极探索周围环境，乐于从事运动性游戏。其中，有些婴儿活动性强，较多攻击性；另一些则喜欢从事富有刺激性和探索性的活动，很少有攻击性。

冲动性：他们的情绪反应强烈，极易冲动，不稳定而又多变，缺乏情绪和行为的自我控制。

社交性：具有强烈的社会交往要求，积极主动地与他人接触和交流；与人交往很容易变得"自来熟"。

（二）气质的稳定性和可变性

出生后第一年，婴儿气质的稳定性呈连续增长的模式。随着婴儿迅速发育，气质的生物学基础不断加强和巩固，从而增强了气质的稳定性。

社会环境（包含后天教养）对婴儿气质的发展变化有着不可忽视的持续性影响。气质是可以变化的，与教养有关。

（三）气质和早期教养的关系

1. 气质对早期教养的影响

婴儿气质对早期教养的影响主要表现为不同气质类型的婴儿对早期教养的适应性和要求不尽相同。

容易型婴儿对教养方式容易适应，但这种适应性也会导致一些行为问题。例如，在婴儿阶段孩子学会了家庭中的规则和行为标准并且很容易将其内化为自己的规则系统。随着婴儿外部环境的复杂，特别是有更多的同伴交往时，孩子会感觉到外界的规则和自己的不同，如果冲突或矛盾十分严重，孩子就可能产生相应的发展障碍或行为问题。

困难型婴儿的父母从一开始就面临早期教养和亲子关系的问题。对于困难型的婴儿来说，他们经常会感觉急躁、难以适应新事物。如果该类型婴儿的父母可以坚持保持耐心和平和的状态，坚持让孩子遵守规则，给孩子更多的空间与时间适应新环境，久而久之，孩子的脾气会有所改变，减少任性妄为。

对迟缓型的婴儿不要操之过急，顺其自然，按照他自己的速度和特点去适应环境。该类型孩子的父母如果过多催促或者失去耐心，很容易让婴儿产生适应环境的回避心理。另外，迟缓型婴儿需要更多来自家庭特别是父母的鼓励，能够让他们感受到足够的热情和空间去尝试新经验、适应新环境。

父母们需要全面考虑孩子的气质特点，积极采取适合其特点的、有针对性的措施、方式，才能使孩子健康、良好地适应社会和发展。

2. 早期教养对气质的影响

托马斯和切斯提出了拟合优化模式以解释气质和环境如何共同起作用产生较好的效果。良好匹配意味着创造一种适合儿童气质类型的抚养环境，以帮助儿童发展更具适应性的能力。同时，不同气质的儿童也有各自不同的抚养需要。如果教育与婴儿气质不一致，被称为拟合劣化，这会促使孩子产生抵抗性，增加他与环境的矛盾和冲突。

以困难型气质的婴儿举例，尽管孩子在婴儿期是处在脾气急躁、常常感到不安的困难型阶段，但是随着父母的早期教养方式不同和孩子的拟合程度不同，孩子在进入童年期和青少年期之后可能会表现出不同的气质类型。如果父母保持足够的耐心，给孩子树立的边界感和规则感较强，孩子有可能从困难型转变为容易型。

二、婴儿的情绪

儿童出生就有情绪表现，比如哭闹或微笑，同时他们的情绪反应已经分化。伊扎德的研究表明，婴儿出生就展示了五种不同的情绪，它们是惊奇、伤心、厌恶、最初的微笑和兴趣。婴儿情绪社会化是当前情绪发展研究的焦点。

（一）社会性微笑

社会性微笑的出现是儿童情绪社会化的开端，是与人交往的基本手段和纽带。婴儿的微笑是一种从生物学向社会意义转化的过程，分为以下三个阶段。

自发性微笑阶段：这个阶段的婴儿具有生来就有的笑的反应，是生理反射性微笑，不是社会性微笑。

无选择的社会性微笑：此阶段的婴儿能区分人和其他非社会性刺激，对人的声音和面孔有特别的反应，容易引起其微笑。但是对人的社会性微笑是不加区分的，所以是无选择的社会性微笑。

有选择的社会性微笑：这个阶段的婴儿能够区分熟人和陌生人的面孔和声音，开始对不同的人具有不同的微笑反应，对熟人有更多的微笑。

（二）陌生人焦虑

婴儿逐渐可以分清熟人和陌生人，能很好地将主要抚养者母亲和陌生人区分开，陌生人出现会引起婴儿的恐惧、焦虑，这种反应称为陌生人焦虑。陌生人焦虑一般在婴儿6~8个月时发生。

（三）分离焦虑

随着婴儿与母亲情感联结的进一步建立，婴儿开始出现第二种形式的焦虑——分离焦虑，即婴儿与某人产生了亲密的情感联结后又要与之分离，就会表现出伤心、痛苦，拒绝分离。一般分离焦虑在6~8个月时出现，14~18个月时达到顶峰，然后其频率和强度在婴儿期和儿童期都会逐渐下降。婴儿产生分离焦虑有两个因素：首先与单方面的认知能力有关，即提取记忆的能力、比较过去和现在的能力、预期可能在最近发生的事件的能力；其次与儿童应付情绪的能力有关。

（四）情绪的社会性参照

情绪的社会性参照是指情绪的信号作用和人际交往功能。它是婴儿情绪社会化的一种重要现象和过程。婴儿情绪的社会性参照表现在两个方面：一是婴儿对他人情绪的分辨；二是婴儿如何利用这些情绪信息来指导自己的行为。婴儿的情绪社会性参照能力包含四个相互连接、逐步递进发展的水平：水平1，无面部知觉（0~2个月）；水平2，不具备情绪理解的面部知觉（2~5个月）；水平3，对表情意义的情绪反应（5~7个月）；水平4，在因果关系参照中运用表情符号（7或8个月到10个月）。所以，七八个月左右婴儿情绪功能才开始发生。

社会性参照能力对婴儿的发展有重要意义：使婴儿能够通过他人的表情信息解读他人的心理倾向，并据此来决定自己的行为；使婴儿获得安全感，利于调整自己的行为；促进婴儿对新异刺激的探索活动；有助于情感交流，丰富婴儿的情感世界。

三、婴儿的依恋

依恋是婴儿与主要抚养者（通常是母亲）之间最初的社会性联结，也是情感社会化的重要标志。依恋对婴儿的整个心理发展具有重大作用。婴儿是否同母亲形成依恋及依恋性质如何，直接影响着婴儿情绪情感、社会性行为、性格特征和对人交往的基本态度的形成。

（一）婴儿依恋的发展阶段

心理学家鲍尔比（Bowlby）、安斯沃斯（Ainsworth）等研究发现，婴儿依恋的发展过程分为四个阶段。

1. 无差别的社会反应阶段（从出生到3个月）

婴儿对人不加区分地积极反应，喜欢所有的人。这个阶段他们把"人"这个刺激物视为比其他刺激物对自己更有益。

2. 有差别的社会反应阶段（3~6个月）

婴儿对人的反应有了区别，对人的反应有所选择，对母亲更为偏爱，对母亲和他所熟悉的人及陌生人的反应是不同的。

3. 特殊的情感联结阶段（6个月~2岁）

婴儿对母亲产生特殊的情感依恋，与母亲的情感联结更加紧密，把母亲作为安全的基地。在此阶段出现陌生人焦虑和分离焦虑。

4. 目标调整的伙伴关系阶段（2岁以后）

婴儿可以把母亲当作交往的伙伴，对母亲的依恋有所调整，能理解母亲暂时需要离开自己的原因，并相信母亲是爱自己的，肯定会回来的。

（二）婴儿依恋类型

安斯沃斯通过陌生人情境研究法，通过婴儿在陌生情境中的反应，将婴儿依恋分为四种。

1. 安全型依恋

婴儿将父母作为安全基地，由此进行探索。分离时婴儿可能哭也可能不哭，哭的原因是他们更愿意与父母在一起而不是陌生人。父母返回时他们能积极地寻求接近，哭泣也立刻停止。

2. 回避型依恋

当父母在场时婴儿表现漠不关心，当母亲离开时婴儿也不悲伤，他们对陌生人的反应与对父母的反应是一样的。重聚时婴儿回避母亲，或者很缓慢地走近母亲，当被抱起时他们常常不愿靠近。

3. 反抗型依恋

这类婴儿缺乏安全感，时刻警惕母亲的离开，不去探索环境。父母返回时，他们表现出生气、拒绝行为，常出现打或推搡母亲的现象。在被抱起后许多婴儿继续哭，不容易被安慰。

4. 组织混乱型

这种依恋反映了婴儿最大程度的不安全感。与母亲重聚时，婴儿表现出许多困惑的、相互矛盾的行为。一些婴儿在得到安慰后意外地哭起来，或者表现出奇怪的冷冰冰的态度。

婴儿依恋的性质取决于母亲的行为。在社会性交往中，母亲对婴儿所发出的信号的敏感性和其对婴儿是否关心是最重要的方面。对婴儿的需要、信号高度敏感的母亲，其婴儿都属于安全型依恋。

四、婴儿的同伴交往

婴儿出生后半年就开始真正意义上的同伴交往。早期同伴交往要经历以下三个发展阶段。

- 第一阶段：以客体为中心阶段，婴儿将更多的注意力放在玩具或物品上，而不是对方本身。
- 第二阶段：简单交往阶段，婴儿已经能对同伴的行为做出反应，经常企图去控制另一个婴儿的行为。
- 第三阶段：互补性交往阶段，婴儿同伴之间的行为趋于互补，出现了更多更复杂的社交行为，相互之间模仿已比较普遍；婴儿不仅能较好地控制自己的行动，而且还可以与同伴开展合作的游戏。

五、婴儿的自我发展

心理学家米德（Mead）将自我划分为主体我和客体我。主体我是作为认知者的我，是在主体内、在主观上构成的我。客体我是一种社会自我，因为自我是在个体与他人、环境的互动中产生的，因此也是社会的。他提出"镜像自我"，指从外界得到的关于自己的外表、形象的认识和他人对自己的行为举止和人格等方面的评价。自我也称自我意识。

（一）主体我的自我意识

1岁婴儿最早萌发的自我的概念是主我。迪克逊（Dickson）在1975年发表的研究文章中表明，婴儿的自我认知分为4个阶段，分别是：

(1) "妈妈"阶段　4个月左右，婴儿对妈妈的镜像更感兴趣，会在看到妈妈的镜像后微笑。
(2) 同伴阶段　4~6个月，把自己的镜像当作是自己的一个游戏同伴，还不能认识自我。
(3) 伴随行动阶段　7~12个月，这个阶段婴儿会随着镜子里自己的动作做出相对应的动作。
(4) 主体我阶段　1岁左右，婴儿能够区分自己镜像的动作和其他婴儿的动作。

当婴儿能认识到自己可以使物体或他人以某种可预测的方式发生反应时，他们的主体我就开始逐渐出现了。

（二）客体我的自我意识

1岁之后，婴儿开始建构自我的另一侧面——客体我。刘易斯（Louise）在1979年的研究中，把9~24个月的儿童放在镜子前，每位母亲在婴儿不注意的情况下，在他们的鼻子上涂上红色颜料。发现年龄不到15个月的婴儿会摸镜子里的"红鼻子"。到15个月左右，他们开始擦自己的红鼻子，这个反应说明他们具有对自己独特形象的敏锐意识。在这个阶段他们开始使用人称代词来称呼自己和他人。刘易斯认为，15个月是婴儿客体我发展的转折点。

❓ 思考一分钟

1. 试述婴儿的动作发展，包括大动作、精细动作、手部动作、全身动作等。
2. 你如何评价试崖实验？
3. 如何理解婴儿的依恋，你认为其本质是什么？
4. 请列举例子来证明婴儿的客体我开始发展。

第四节　幼儿期的心理发展

幼儿期指儿童从3岁到6或7岁这一时期，是儿童成长的重要阶段。又因为这是儿童正式进入学校以前的时期，所以又称学前期。儿童出生后脑和神经系统的发育最快，成熟最早，到幼儿期末已接近成年人水平。脑和神经系统的发展为幼儿心理发展提供了物质基础（详见本章第三节第二单元婴儿生理发展部分）。

第一单元 幼儿期的认知发展

认知是儿童发展的中心任务。幼儿认知发展的主要特点是具体形象性和不随意性占主导地位,抽象逻辑思维和随意性初步发展。

一、幼儿记忆的发展

幼儿期的脑容量随年龄的增长而增加。从3岁到7岁各年龄阶段的短时记忆广度①均数分别为3.19、5.14、5.69、6.10、6.09个组块。

(一) 记忆的特点

1. 无意识记和有意识记的发展

幼儿的无意识记优于有意识记,其中幼儿初期的无意识记占优势地位,到幼儿晚期有意识记和追忆能力才逐步发展起来。到了小学阶段,有意识记才赶上无意识记,并逐步超越无意识记。

2. 形象记忆和词语记忆的发展

整个幼儿期,形象记忆占主要地位,词语记忆薄弱。两种记忆的发展都随着年龄的增长而增长,但是词语记忆的发展速度要高于形象记忆。

3. 自传式记忆的发展

自传式记忆是指个人对特别重要的经历的回忆。儿童对新异事件的记忆非常好。但是他们对事件的记忆很容易被误导,他们会以为一些强加在身上的事件和原先虚构的事件真地发生在自己身上了。

(二) 记忆策略的特点

记忆策略是人们为有效地完成记忆任务而采取的方法和手段。研究发现,记忆策略发展分为三个阶段:一是基本没有策略,5岁以前儿童难以运用记忆策略;二是不能主动应用策略,但经过引导,可以使用策略,5岁至8、9岁的儿童自己不会主动运用记忆策略,但能够在接受成年人的指导后较好地使用记忆策略;三是能主动自觉地运用策略,10岁以后该能力稳定发展。幼儿晚期使用的记忆策略如下。

(1) 复述 反复不断地注视目标刺激或口头重复记忆内容。

(2) 组织/系统化 指个体找出要识记材料所包含项目间的意义联系,并依据这些联系进行记忆的过程,包括对信息的储存和提取两方面的内容。研究发现,7~8岁儿童比幼儿更多地利用归类策略帮助记忆,幼儿经常利用声音特点归类。

二、思维的发展

(一) 思维的特点

幼儿思维的主要特点是它的具体形象性以及进行初步抽象概括的可能性。

1. 具体形象性是主要特点

具体形象性指的是儿童的思维主要是凭借事物的具体形象或表象来进行的,而不是凭借对事物的内在本质和关系的理解。这些特点跟他们知识经验贫乏和第一信号系统活动占优势是分不开的。

2. 思维的抽象逻辑性开始萌芽

幼儿中期以后,开始出现抽象逻辑思维的萌芽。

3. 言语在幼儿思维发展中的作用日益增强

言语在幼儿思维中的作用最初只是行动的总结,然后能伴随行动进行,最后才成为行动的计划。

---

① 短时记忆广度又称短时记忆的容量,指彼此无关的事物短暂呈现后能记住的最大数量。

（二）概念的掌握

概念是人脑对客观事物的一般特征和本质特征的反映。概念的掌握指的是儿童掌握社会上已形成的概念。幼儿期概念掌握的特点是：一是概念的内容比较贫乏，一个词只带有一个或一些具体事物的特征，而不是代表某一类事物的共同特征，到了幼儿晚期概念所包含的内容才逐渐丰富起来；二是概括的特征很多是外部的、非本质的，如幼儿大多以功用性特征说明关于事物的概念；三是概括的内涵往往不精确，有时过宽，有时又过窄。

1. 实物概念的掌握

幼儿掌握实物概念的过程是：幼儿初期的实物概念主要表现为指出或列举所熟悉的一个或某一些事物（如香蕉是水果）；幼儿中期能说出实物的突出的或功用性的特征，具有一定的外部特征的概括；幼儿末期能够概括出事物的若干外部特征和某些内部特征，对熟悉的事物也开始能进行本质特征的概括。

2. 类概念的掌握

类概念的掌握基于儿童的分类能力。分类的主要依据是事物的本质属性。研究表明，幼儿的分类能力可以分为四级水平。

（1）一级水平　不能分类，不能根据事物的某种特点进行归类。

（2）二级水平　能够根据事物的感知特征进行归类，可以概括出事物表面的、具体的特征并进行归类。

（3）三级水平　依据知识和经验对事物进行分类，能从生活情境出发，按物体功能分类。他们考虑的事物特征已脱离单一性，而能以两个或两个以上特征及其间的关联来界定类别。

（4）四级水平　概念分类，儿童依据事物的本质特征来对事物进行抽象概括。在幼儿期该水平初步发展。

三、智力发展：皮亚杰的前运算阶段

心理学家皮亚杰的认知发展理论在本章第二节理论部分我们已探讨过，他提出幼儿期正处于认知发展的前运算阶段。在前运算阶段，儿童更多地使用象征性符号思维，心理推论出现，概念的使用也有所增加。象征性符号表征指的是儿童使用心理符号、词语或物体代替或表征一些不在眼前的东西。因此儿童开始更善于在内部表征事件，更少依赖直接的感知运动活动来理解周围的世界。例如，幼儿期明白汽车这个词语代表玩具车和现实中妈妈的车，当看到车钥匙，就能想到妈妈的汽车，继而可能会想到"去商店吗？"这个问题。

（一）语言和思维的关系

象征性符号功能是前运算阶段最重要的进展之一：儿童越来越善于实用语言。皮亚杰指出学前期语言的进步反映了思维方式的进步。而且使用语言可使儿童的思维不受当前或未来的限制。在前运算阶段，认知能力的持续增长为语言能力的发展提供了基础。

（二）自我中心现象

自我中心现象是皮亚杰通过三座山测验发现的。三山实验模型是以三座不同颜色的山来区别，一座山上有一间房屋，另一座山山顶上有红的十字架，还有一座山山上覆盖着白雪。让儿童坐在桌子的一边，桌子上放着模型。实验者把被试放在和娃娃不同的位置，问问题"娃娃看到了什么"，幼儿期的儿童给出的答案是自己看到的内容，即他们认为娃娃看到的和自己看到的事物是一样的（见图2-3）。皮亚杰认为幼儿在判断时是以自我为中心的，他们缺乏观点采择能力，不能从他人的立场出发考虑问题，而以自己的感受和想法取代他人的感受和想法，这就是自我中心现象。

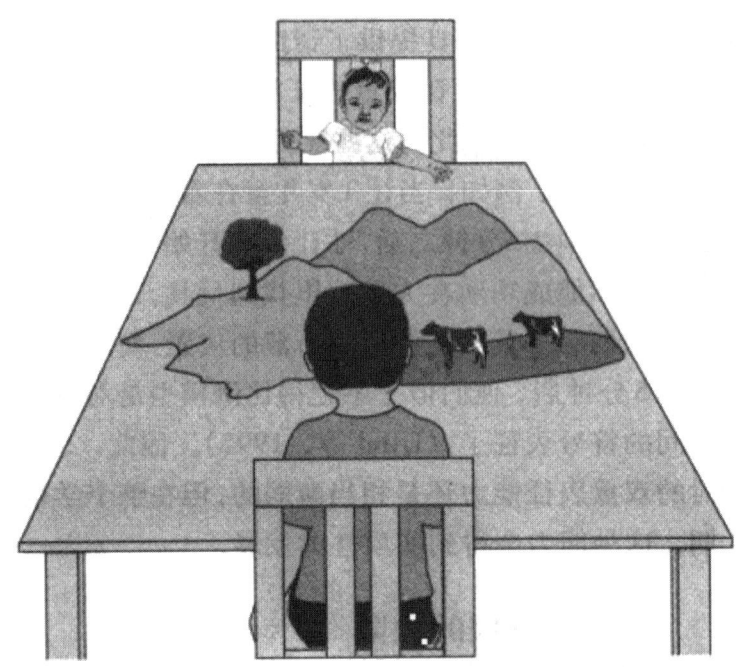

图 2-3　皮亚杰的三山实验，前运算时期的儿童具有自我中心倾向

资料来源：Shaffer D.，《发展心理学：儿童与青少年（第八版）》，2009。

（三）守恒

守恒指的是物质从一种形态转变为另一种形态时，物质含量保持不变的认识。皮亚杰认为前运算阶段的儿童思维只能集中于问题的一个维度，注意的是表面的、明显的特征，具有中心化的特点。

（四）类包含

类包含指一类物体与其子类的关系。皮亚杰认为前运算阶段的儿童缺乏这种推理能力，不能同时想到一个子类和整个一类。幼儿还不能区分一个物体表面看起来像什么和真的是什么，不能进行因果推理。

第二单元　幼儿期的语言发展

语言是交际的工具，在儿童心理发展中具有概括作用和调节作用。语言能力是儿童智力发展的一项重要指标。幼儿期是儿童语言不断丰富的时期，是熟练掌握口头语言的关键时期，也是从外部语言逐步向内部语言过渡并初步掌握书面言语的关键时期。

一、词汇的发展

儿童词汇发展有先后顺序，而且对情境的依赖性较强；儿童词汇发展不均衡，呈阶段性。幼儿词汇的发展主要表现为词汇的数量不断增加，词汇的内容不断丰富，词汇的范围不断扩大，积极词汇不断增加。

1. 词汇数量增加

幼儿期是人一生中词汇数量增加最快的时期。通常讲，儿童在这一阶段的词汇量呈直线上升趋势。研究表明，中国儿童在6岁时普遍可以达到3562个词汇量，年增速达到37.9%。

2. 词汇内容的丰富和深化

和婴儿期词汇以代词为主不同，幼儿期的儿童在词汇方面有了多样的发展，不仅可以表达人物称呼、生活用品、交通工具、自然常识等，还可以表达用来形容物体特征、动作行为、情感的形容词。幼儿使用词汇的抽象性和概括性均在增加，他们对词语的内涵和扩展含义的理解也在丰富和深化。

3. 词类范围的扩大

幼儿首先掌握的是实词，包括名词、动词、形容词，之后掌握的是虚词，如连词、介词、助词、语气词等。幼儿掌握词类的先后顺序与其逻辑发展水平有关，由于虚词主要是用来形容事物之间关系的词语，幼儿理解起来相对实词就会更加困难。

4. 积极词汇的增长

积极词汇是指儿童既可以理解词语的含义又可以适当使用的词汇。反之，消极词汇就是儿童不能理解或者不能正确使用的词汇。有时幼儿掌握了某个词汇，但是在理解当中产生了偏差，因此使用起来就是不恰当的。例如，孩子有可能将"黑豆"说成"巧克力"，将"高"说成"长"等。儿童对词语的理解和其思维发展水平有关，越抽象的词，理解起来越困难。

二、语法的掌握和口语表达能力的发展

（一）语法的掌握

儿童语法的发展通常从两个方面表现，即句子的长短和句子结构的完整性、复杂性。幼儿20~30个月时是他们语法掌握的关键期。朱曼殊对幼儿期儿童的研究表明，句子结构发展的规律是：从简单句到复合句；从陈述句到多种形式的句子；从无修饰句到修饰句。儿童虽然能熟练说出合乎语法的句子，但不能将语法当作认识对象，只是从语言习惯上掌握它。

（二）口语表达能力的发展

自言自语和连贯言语的发展是儿童口语表达能力的重要标志。口语表达能力的发展既有利于内部言语的产生，也为幼儿进入学校接受正规教育、掌握书面言语奠定了基础。

自言自语是儿童对着自己说，并指向自己的言语，它起着重要的社会功能，使得儿童能够解决和思考他们遇到的难题。我们思考时进行自我推理会使用内部语言，而自言自语是内部语言的先兆。

幼儿初期儿童言语表达具有情境性特点，往往想到什么说什么，缺乏条理性、连贯性，听的人要边听边猜才明白。随着年龄增长，情境言语比重逐渐下降，连贯言语的比重逐渐上升。连贯言语是指儿童摆脱言语情境和非言语线索，能将一段话或几句话连贯叙述并将内容清晰表达。范存仁在1962年的研究中表明，4岁儿童的情境言语占66.5%，连贯言语占33.5%；6岁儿童的情境言语占51%，连贯言语占49%。

第三单元 幼儿期的个性和社会性发展

个性的初步形成是从幼儿期开始的，与此同时社会性也进一步发展。儿童的个性形成和社会性发展都是在社会化中实现的。社会化指的是个体在与社会环境相互作用中获得他所处的社会的各种行为规范、价值观念和知识技能，成为独特的社会成员并逐步适应社会的过程。

一、自我意识的发展

（一）自我概念的发展

当要求3~5岁儿童进行自我描述时，大多数回答的都是他们的生理特征、拥有物或者他们最为骄傲的行为。但也有学者认为幼儿期的自我概念不仅仅局限于表面特征。艾德（Adam）发现，让3.5~5岁的儿童完成迫选陈述时（例如，让儿童在"我喜欢自己搭积木"和"我喜欢和小朋友一起搭积木"中做出选择），比回答"我是什么样的人"这类开放式问题需要更少的言语技能。他们能迅速地对自己心理方面的特点做出选择，而且他们在不同维度的选择也不同，这类自我描述比较稳定。虽然他们不懂善于社交等意义，但艾德的研究表明他们在能用类似特质的术语进行自我描述之前已经有了初步的自我概念。

幼儿期儿童对自己的看法反映了他们在文化中思考自我的方式。例如，很多亚洲社会具有集体主义取向，强调互依性。这类文化中的人们倾向于把自己看成是大的社会网络的一部分，他们处在社会网络中，与

他人互相联系并对他人负有责任。相反，西方文化中的幼儿更可能发展反映个人主义取向的观点，强调个人认同以及个体的独立性，所以西方文化的幼儿更可能关注自己与他人不同的地方。

（二）自我评价的发展

幼儿自我评价的特点如下：

（1）从轻信成人的评价到自己独立评价。

（2）从对外部行为的评价到对内心品质的评价。

（3）从比较笼统的评价到比较细致的评价。

（4）从带有极大主观情绪性的自我评价到初步客观的评价。

（5）开始以道德行为的准则为评价。5岁的儿童大多数已经能进行自我评价。

（三）自我情绪体验的发展

幼儿自我情绪体验由与生理需要相联系的情绪体验（愉快、愤怒）向社会性情感体验（委屈、自尊、羞愧感）不断深化、发展，同时表现出易受暗示性。

在幼儿情绪体验中最值得重视的是自尊。自尊是自我意识中具有评价意义的情感成分，是与自尊需要相互联系的、对自我的态度体验，也是心理健康的重要指标之一。儿童在3岁左右产生自尊的萌芽，随着年龄的增长而迅速发展，自尊稳定于学龄初期。自尊的高低在一定程度上可以预测孩子未来的情绪发展和适应性，高自尊与以后对生活的满意和幸福感相关，低自尊与压抑、焦虑、对学校生活和社会关系不适应相联系。

影响自尊的因素：一是父母的教养方式，民主型的教养方式有助于儿童形成高自尊；二是对儿童有重要意义的他人的评价。建立同伴友谊关系和被集体接纳是自尊体验的两个重要因素，也是自尊的重要需要。

二、侵犯行为和亲社会行为

（一）侵犯行为

侵犯行为是对他人的敌视、伤害或破坏性行为。侵犯行为有两个特点：被受害者知觉到是不友好的、消极的；攻击者有意实施生理或心理的伤害。

哈特普（Hartup）研究表明，3~6岁幼儿的侵犯行为随年龄的增长而增加，身体攻击在4岁时达到顶点；报复性行为在3岁时明显增加；身体攻击减少、言语攻击增加。

影响侵犯行为的因素：一是所生活的文化和亚文化的鼓励和宽容；二是家庭环境，放任型家庭和暴力倾向父母更容易培养出侵犯行为多的儿童；三是大众传播媒介，暴力视频增加儿童的侵犯行为。

（二）亲社会行为

亲社会行为是指任何对他人有利的行为。例如，与他人共患难，帮助或救援他人，合作或者简单地安慰他人使他们心情好起来。从婴儿期开始父母就鼓励孩子的亲社会行为。

随着幼儿社会信息加工能力的增长、社会责任感及提供亲社会行为的能力增长和知识的增加，亲社会行为在幼儿期逐渐增加，6~12岁增长显著。并且亲社会行为具有稳定性和可预测性。

促进幼儿亲社会行为发展的常用方法：角色扮演法；行为强化训练和自我概念训练；榜样示范。

三、道德认知的发展

道德是指帮助个体明辨是非并由此表现相应行为的一系列原则或观念。个体会对表现出道德的行为而感到自豪，而对违反标准的行为感到内疚或有其他不愉快的情绪体验。道德包括道德情感、道德认知和道德行为。认知心理学家认为道德的发展与社会经验的增长有助于儿童逐渐理解规则、法则和人际义务的意义。当儿童对此获得理解后，他们会按照道德发展阶段的固定顺序发展，而在此过程中经过的每个阶段都将代替前一阶段，代表了个体对道德问题的更高级观点。

(一)皮亚杰儿童道德认知发展

皮亚杰对儿童道德的研究主要集中在道德推理的两方面：尊重规则和公平的概念。通过对这两方面的研究，将儿童的道德发展分为三个阶段：前道德时期（5岁以前）、他律道德阶段（5~10岁）、自律道德阶段（10岁以后）。

学前期儿童很少表现出对规则意识的关注。在玩弹球的游戏中前道德时期的儿童并不总是带着取胜的意图去玩。相反，他们在构建自己的规则，认为游戏的目的就是轮流去玩游戏并从中得到乐趣。

(二)科尔伯格道德发展理论

科尔伯格（Kohlberg）利用"道德两难问题"对儿童道德发展进行研究，每一个两难问题都要在遵守规则、法律或权威人物和满足个体需要而采取与规则冲突的行为之间选择。此理论对皮亚杰道德发展理论进行了完善和发展。他将道德划分为三个水平，每个水平包括两个不同阶段，如表2-5所示。

表2-5 科尔伯格道德发展阶段

水平	阶段
前习俗道德	阶段一：惩罚与服从定向
	阶段二：天真的享乐主义
习俗道德	阶段三："好孩子"定向
	阶段四：维持社会秩序的道德
后习俗道德	阶段五：社会契约定向
	阶段六：普遍的伦理原则

前习俗道德水平（5岁之前）的儿童认为规则是外部而非内化的。儿童遵守权威人物制定的规则，以避免惩罚，或赢得奖励。道德是自私的：所谓正确的，就是个体能够侥幸成功或者自己感到满意的事情。第一阶段的儿童会根据结果判断行为的好坏，第二阶段的个体遵守规则则是为了获取奖励或者满足个人目标。他们可能会考虑他人的观点，但此时的动机主要是希望能够获得回报。

习俗道德水平的儿童为了赢得他人的支持或维持社会秩序而遵守规则和社会规范。社会奖励和回避伤害已经取代奖励惩罚而成为道德行为的动机。这时候儿童已经能够明确意识到并认真考虑他人的观点。第三阶段的儿童认为有道德的行为就是指那些受到他人喜欢、支持或对他人有帮助的行为。第四阶段的个体开始考虑普通大众的观点，即法律所反映的社会群体的意志。

后习俗道德水平的个体处于最高道德推理水平，他们是以最为广泛的公平原则界定是非对错的，这种公平原则可能会与制定的法律或权威发生冲突，因为道德的正确与法律上的适当性并不总是一致的。第六阶段是科尔伯格心目中理想的道德阶段，个体判断是非对错是根据在良心基础上形成的道德原则。

四、性别角色认同和性别化

性别角色认同是对一个人具有男子气或女子气的知觉和信念。认知理论认为性别角色认同就是渴望性别同一性，也就是对自己是男性或女性的知觉。为了获得性别同一性，个体发展出性别图示，参考社会群体对不同性别进行特征描述。儿童长到4、5岁时发展出对性别恒常性的理解，即意识到基于固定不变的生物特征，一个人永远是男的或女的。

五、游戏与同伴关系

(一)幼儿游戏

游戏是幼儿期儿童的主导活动，游戏对他们的心理发展有重要意义：第一，幼儿的游戏主导着他们的认知和社会性发展；第二，幼儿的各种学习是通过游戏活动进行的；第三，游戏是幼儿教育的途径。

1. 游戏的认知发展

认知发展理论根据游戏体现的认知发展水平将游戏分为三个发展阶段：机能游戏，重复简单的动作和活动，其内容是基于生活的反应；象征性游戏，以儿童的经验为基础，通过想象建构虚假情境的创造性活动；规则性游戏，游戏的规则外显，游戏的角色内隐。象征性游戏是幼儿期游戏的特点，又称假装游戏。童年期及以后则是规则游戏。

2. 游戏的社会性发展

游戏中的社会性也遵循一定的发展规律。根据儿童在游戏中参与水平的不同，将游戏的社会性发展分为三个阶段：

- 第一阶段，非社会性游戏。主要指独立游戏和旁观游戏。
- 第二阶段，平行游戏。指的是儿童具有参与其他儿童游戏的意向，凑近他人游戏的场所，并进行雷同的游戏活动，但没有交流，也不试图影响他人的行为。平行游戏可视为非社会性游戏向社会性游戏的过渡形式。
- 第三阶段，社会性游戏。社会性游戏指游戏活动具有社会交往性质，可分为以下两种。

协同游戏：其特点是儿童各自游戏，游戏过程中有言语沟通、情节交流等互动关系，没有共同目的，也没有角色分工。

合作游戏：这类游戏是儿童的组群游戏活动，其突出特征在于具有共同目的、明确分工和彼此协调合作。合作游戏要求儿童具有言语沟通、自我控制、理解他人需要和理解游戏规则的能力，这些能力都是复杂的社会交往技能。可见幼儿的游戏是其社会性发展的重要活动。

（二）同伴关系

进入幼儿园后儿童与同伴接触次数增加，不再把成人当作唯一的依靠对象。他们开始主动寻找同伴，喜欢和同伴参与一些活动。3岁期儿童偏爱同性同伴，3~4岁依恋同伴的强度和与同伴建立友谊的数量显著增加。幼儿期的儿童友谊基本建立在周边邻居等地理环境非常相似的基础上。除此之外，幼儿期儿童建立友谊需要有玩具作为基础条件，和同伴有共同的兴趣爱好也是十分重要的。

六、儿童发展的第一叛逆期

（一）第一叛逆期的发展性特点

1. 特殊的心理需求和行为表现

（1）心理需求　实现自我意志、实现自我价值感，希望父母和亲近的人看到自己"长大了"。

（2）行为表现　希望参与成人的活动，对周围的事物大胆付出行动，坚持自己完成自己想做的事情，不愿意他人替代，会开始表达拒绝，喜欢表达"我自己做""我可以"等想法，喜欢得到他人的鼓励。

2. 第一叛逆期是儿童心理发展的阶段性特点

儿童进入到幼儿期后，认知、语言和行为活动的发展大大提升，这些发展的进步以及自身的积累形成了他们最初的"心理资源"，这些资源促使他们想要通过自己的能力向前发展。这种快速发展的欲望打破了婴儿期对父母依恋时形成的平衡，父母的控制变成了掣肘孩子的因素，因此形成了第一叛逆期。

（二）教养方式

（1）父母对儿童发展的第一叛逆期应有正确的理解，这是非常正常的心理现象，应保持积极和平和的心态面对。

（2）父母正确看待孩子表达超出自己实际发展水平的"我可以""我自己做"，减少矛盾和冲突。

（3）父母应当因势利导、循循善诱地帮助孩子，给孩子充足的成长空间，提供让孩子自由发挥和适应新发展的机会，尽量满足孩子的发展需求。

> **思考一分钟**
>
> 1. 请多列举幼儿运用积极词汇和消极词汇的例子，巩固记忆。
> 2. 幼儿的语言发展和婴儿期有何区别？
> 3. 幼儿期儿童的同伴起哪些作用？

第五节 童年期的心理发展

童年期是指儿童在6、7岁到12、13岁之间的这段时间，这是儿童进入小学学习的时期。儿童脑和神经系统的发育已处于均匀和平稳，学习成为他们的主导活动，他们的社会关系也开始趋于复杂多样。在这一时期，无论是他们的认知能力、个性特点还是社会适应都会获得迅速的发展，以适应这个阶段的个体发展任务。

第一单元 童年期的认知发展

一、记忆的发展

记忆在信息加工模型中指编码、储存和提取信息的能力。对于要记住某个信息的儿童来说，编码、储存和提取信息这三个过程必须全部正常地发挥功效。在童年中期短时记忆（也称工作记忆）能力有了显著发展。例如，儿童逐渐能够在听完一串数字（"1-5-6-3-4"）后以相反的顺序复述它们（"4-3-6-5-1"）。此外，他们还能够使用更复杂的策略来回忆信息，这些策略能够随着训练而逐渐改善。童年期儿童的记忆策略主要有以下两种。

（一）复诵策略

复诵策略指的是有意识地重复、诵读、诵习所要记住的信息。复诵策略的运用随着年龄的增长而发展。一项研究让5岁、7岁和10岁儿童记图片，并以录像中的口唇是否微动为指标，考察儿童的复诵行为。结果发现，有10%的5岁儿童、60%的7岁儿童、85%的10岁儿童表现出主动复诵。这说明大部分童年期儿童能自发运用复诵策略进行记忆。其他的研究对不会复诵的6~7岁儿童进行训练，发现这些儿童容易学会，并能够运用复诵策略提高回忆量。这说明幼儿末期和童年期低龄儿童是容易接受记忆策略训练的，而这种训练对他们来说是必要的。

（二）组织策略

组织策略是指把所要识记的材料按其内在联系加以归类进行识记。儿童对组织策略的运用会随着年龄的增长而发生变化，例如，小学低年级的儿童不能运用组织策略，中年级的儿童经过引导和提示能够提高组织策略的运用效果，到了高年级可以自发地运用该策略。组织记忆材料的标准是以提高效果为目标的，可以按照概念、功能、颜色、图形、逻辑等多种标准组织。

（三）系统化策略

系统化策略是指对记忆材料进行加工，将相互关联的信息按体系关系进行整理并条理化，组成知识系统以帮助记忆的策略。

(四) 巧妙加工策略

巧妙加工策略指要识记的刺激信息之间没有意义上的联系，需要运用联想、谐音、拆分、重组等加工方式，使其变成活生生的"意义"。例如，记忆外语生词、电话号码、错别字等。

二、思维的发展

(一) 童年期思维的发展特点

童年期儿童思维的基本特点是从以具体形象思维为主要形式过渡到以抽象逻辑思维为主要形式。但这种抽象逻辑思维在很大程度上仍然是直接与感性经验相联系的，仍然具有很大成分的具体形象性。具体特征是：

(1) 逐步过渡到以抽象逻辑思维为主要形式，但仍带有很大的具体性。

(2) 由具体形象思维到抽象逻辑思维的过渡存在显著的关键年龄。一般认为这个关键年龄在四年级（10~11岁），也有的认为在高年级。有关研究认为，儿童思维发展的转折点在何时实现主要取决于教育的效果。

(3) 思维结构趋于完整，但有待完善。尽管童年期儿童主要属于初步的抽象逻辑思维，但它具备了一切逻辑思维形式，包括辩证逻辑思维的萌芽。研究发现，9~11岁儿童已出现此特征。小学一、二、三年级是辩证思维的萌芽期，四年级是辩证思维发展的转折期，五、六年级为辩证思维的稳步发展期。

(4) 思维发展过程的不平衡性。不平衡性体现在不同学科、不同教材和不同思维对象上。

(二) 思维基本过程的发展

1. 概括能力的发展

在概括能力上童年期儿童逐渐从对事物外部感性特点的概括越来越多地转为对本质属性的概括。整个童年期的概括水平经历了三个阶段。

- 第一阶段：直观形象水平。低年级儿童能够进行概括，但所概况的特征通常是事物直观的、形象的、外部的特征，他们更多注意的是事物的外观和实际意义。
- 第二阶段：形象抽象水平。中年级儿童的概括能力处于形象水平向抽象水平过渡阶段。在该阶段儿童直观的、外部的概括特征或属性的成分逐渐减少，形象的、本质的概括特征或属性的成分逐渐增多。
- 第三阶段：初步本质抽象水平。高年级以本质抽象概括为主。该水平儿童概括的特征或属性是以事物的本质特征和内在联系为主，初步接近科学概括。

2. 分类能力发展

对小学儿童字词概括综合性分类能力的研究得出以下结论。

- 第一：小学二年级学生可完成自己熟悉的具体事务的字词概念分类。
- 第二：解决同一课题，不同年龄组的儿童表现出不同的分类水平，年龄特点是显著的，三、四年级是字词概念分类能力的一个转折点。
- 第三：从四年级起，儿童表现出组合分析分类的能力。说明组合分析分类的能力与抽象思维逻辑能力的发展密切相关。

(三) 概念的发展

童年期儿童对概念的掌握逐渐深刻化、丰富化以及系统化。

1. 字词概念的发展

对童年期儿童的字词概念发展研究发现，他们在对字词下定义或者选择不同字词代表的概念时会表现出五种水平：一是错误的定义；二是概念的重复；三是功用性或具体形象的描述；四是接近本质的定义或作具体的解释；五是本质的定义。

2. 数字概念的发展

童年期儿童数字概念的发展具有四个特点：一是发展具有顺序性；二是发展具有非匀速性和阶段性；三

是概念的发展会逐步分化和概括化；四是概念逐渐稳固以及形成。

（四）推理能力的发展

推理是由一个判断或许多个判断推出一个新的判断的思维过程。完善的逻辑推理能力是儿童期儿童智力发展的重要环节和标志。

童年期儿童首先掌握的是直接推理。直接推理的掌握从 6 岁到 8 岁随着年龄的增长不断提高，8 岁时已形成该能力。

间接推理能力是由几个前提推出某一结论。童年期儿童自觉掌握了间接推理的演绎推理、归纳推理和类比推理。研究发现，童年期的演绎推理分为三个水平：首先，儿童运用概念对直接感知的事实进行简单的演绎推理；其次，儿童能够对通过言语表述的事实进行演绎推理；然后，儿童可以自觉地运用演绎推理解决抽象问题。

童年期儿童归纳推理的发展具有以下几个特点：一是童年前期儿童只能确定他们所理解的事物的因果关系；二是难度较大的归纳往往抓不住本质，随着年龄的增长和知识经验的丰富该能力迅速发展。

三、智力的发展

皮亚杰指出具体运算阶段的儿童已获得认知操作能力，能对客观事物和经验进行逻辑思考。该阶段的儿童有两个认知特点。

（一）守恒

守恒是具体运算阶段的重要成就，儿童已经获得去中心化并表现出可逆性，在该阶段的儿童能够解决皮亚杰的守恒问题。例如，两个相同的烧杯中装有液面高度相同的水，儿童认为两个烧杯中的水一样多。把其中一个烧杯的水倒入另一个形状不同的烧杯中，两个烧杯中的液面高度不相同。童年期儿童能够认识到两个烧杯中的液体一样多，这便是液体守恒。6~7 岁的儿童可以掌握液体守恒、体积守恒和数字守恒。

（二）关系逻辑

具体运算思维的一个显著特点是，能很好地理解数量关系和逻辑关系。例如，体育老师上课会讲"按从高到低的顺序排队"，这是孩子们能听懂的话语。因为他们具备了心理序列的能力，心理序列指他们能在头脑中对一系列刺激按照数量维度（如高度和重量）进行排队。而且具体运算阶段的孩子已经掌握了传递性的概念，他们能认识到按序排列的各个元素之间的关系。例如，若 A 大于 B，B 大于 C，那么 A 大于 C。

第二单元　童年期的学习动机

学习动机是儿童学习或认知活动的动力。在童年期儿童的学习动机中，外部动机占主导地位，内部动机在不断地发展。有研究发现，儿童学习动机的总强度随着年龄的增长而下降，这可能和高年级的学习内容难度以及儿童自身压力有关。

一、学习是童年期儿童的主导活动，是与教师互动的过程

学校的学习是在教师的指导下有目的、有计划、有系统地掌握知识、技能和行为规范。学校学习离不开教师的参与，所以教师的教学活动会对学生的认知活动起到制约作用。维果斯基的理论认为教师的认知水平一定要高于学生的认知水平。

二、儿童的学习过程是运用学习策略的过程

有研究发现，学优生的学习策略比学困生更有效，对问题解决具有积极指导作用。所以学生学会学习，良好使用学习策略是关键。童年早期学生的学习策略方法较单一，随着年龄增长，学习策略不断丰富。

三、学习促进儿童的积极心理发展

儿童期的学习不但具有更大的社会性、目的性和系统性，还带有一定的强制性，从而培养了孩子的责任感和义务感，意志力也得到锻炼。通过学习，在掌握知识经验的同时思维活动也得到了发展，从具体形象思维过渡到抽象逻辑思维。最后，学习是在学校内进行，儿童可以发展社会交往技能，提高社会认知水平。

第三单元　童年期的个性和社会性发展

在童年期，儿童的自我意识正处于所谓的客观化时期，是获得社会自我的时期。在此阶段个体深受社会文化影响，是角色意识建立的最重要时期。角色意识的建立，标志着儿童的社会自我观念趋于形成。

一、自我意识发展

（一）自我概念的发展

在认知的帮助下，童年期儿童不再从外部的身体特征而是开始更多地从心理特质来看待自己。童年晚期的儿童相对于童年早期的儿童对自己的描述更抽象、更具体。例如，6岁的儿童用"跑得快，擅长画画"描述自己，而11岁的儿童把自己描述为"相当聪明、友好、热心助人"。

除了这种从外部特征到内部心理特质的转变之外，儿童对自我的认识也出现了由简单到复杂的变化，开始区分出个人领域和学术领域。根据埃里克森的观点，童年中期的个体在努力寻找自己能够成功地实现"勤奋"的领域。当他们长大一些，儿童开始发现他们可能擅长某些事情而不擅长另一些事情。例如，某个10岁的儿童逐渐意识到自己的数学很棒，但不擅长拼写。事实上，儿童在4个主要领域（学业自我概念、社会自我概念、情绪自我概念、身体自我概念）对自我进行评价，每个领域又可以进一步细分。例如，社会自我概念包括同伴和重要他人的评价；学业自我概念又可以分为英语、历史等学科的自我概念。有关学生在各个学科的自我概念的研究表明，虽然这些自我概念之间有重叠，但是它们之间不总是存在相关。

（二）自我评价的发展

自我评价能力是自我意识发展的主要成分和主要标志，是在分析和评论自己的行为和活动的基础上形成的。童年期儿童的自我评价能力发展的特点是：一是从顺从别人的评价发展到有一定独立见解的评价，自我评价的独立性随年级升高而提高；二是从比较笼统的评价发展到对自己个别方面或多方面行为有确定性的评价；三是开始出现对内心品质进行评价的初步倾向；四是评价从具体到抽象、由外部行为到内部世界；五是评价的稳定性逐渐增强。

（三）自我情绪体验的发展

自我情绪体验的一个表现形式是自尊。儿童在童年中期发展出一套自己对成功的内在标准，从而指导自己有多成功。并且在这个时期自尊开始出现分化，就像自我概念一样。总体来说自尊在童年中期会有所提高，大概到12岁时又略有下降。

高自尊的儿童对自我的评价相对比较积极，而低自尊的儿童往往自暴自弃。他们将会面临一条坎坷的道路，部分原因在于低自尊会让他们陷入一种无方法摆脱失败的恶性循环中。

二、道德发展

本章第三节已经探讨过道德的发展理论，在皮亚杰的道德认知发展阶段中，童年期的儿童处于他律道德阶段（5~10岁）向自律道德阶段（10岁以后）发展的过程中。他律道德阶段的儿童有很强的规则意识。他们开始认为规则是由权威人物如上帝、警察或父母制定的，这些规则是神圣不可侵犯的。所以他们对行为好坏的判断只根据后果，而不是根据行为者的动机。

三、社会性认知的发展

社会性认知是指对自己和他人的观点、情绪、思想、动机的认知,以及对社会关系和对集体组织间关系的认知,与认知能力发展相适应。童年期儿童的社会性认知发展具有以下几个趋势:从表面到内部;从简单到复杂;从呆板到灵活;从对个人及即时事件的关心到关心他人利益和长远利益;从具体思维到抽象思维;从弥散性的、间接性的到系统的、有组织的综合性思想。在儿童认识、理解他人的过程中,角色采择技能的发展起着重要作用。

角色采择,也称观点采择,是指儿童采取他人的观点来理解他人的思想与情感的一种认知技能。在童年期角色采择技能得到显著的发展。塞尔曼(Salman)认为儿童角色采择技能的发展表现出五个阶段。

- 阶段0:自我中心的或无差别的观点(3~6岁)。儿童不能认识到他人的观点与自己不同,因此往往根据自己的经验做出反应或者给予回应。
- 阶段1:社会信息角色采择(6~8岁)。儿童开始意识到他人有不同的观点,但不能理解这种差异的原因。认为他人所做的即是其所想的,而不能了解他人行动前的思想。
- 阶段2:自我反省角色采择(8~10岁)。儿童逐渐认识到即使得到相同的信息,自己和他人的观点也可能会有冲突。他们已能考虑他人的观点,并预期他人的行为反应,但儿童还不能同时考虑自己和他人的观点。
- 阶段3:相互角色采择(10~12岁)。儿童能考虑自己和他人的观点,并认识到他人也可能这样做,能够以一个客观的旁观者的身份来解释和反应。
- 阶段4:社会和习俗系统的角色替换(12~15岁)。儿童开始运用社会系统和信息来分析、比较、评价自己和他人的观点。

四、人际关系

(一)同伴关系

1. 儿童友谊发展经历的阶段

在儿童期,儿童对友谊性质的知觉经历了一些深刻的变化。根据达蒙(Damon)的观点,儿童对友谊的看法会经历三个阶段。

- 第一阶段:基于他人行为的友谊。这一阶段大概从4岁到7岁,此时儿童会把那些和自己相似的人(他们分享玩具、一起玩儿其他活动)当作朋友,所以儿童常常将那些和自己在一起玩得最多的同伴视为朋友。处于第一阶段的儿童不太会考虑他人的个人品质。
- 第二阶段:基于信任的友谊。这一阶段大概从8岁持续到10岁,此时儿童对友谊的观点变得更复杂,他们会考虑他人的个人特点、特质以及他人可以提供的奖赏。这一阶段的友谊核心是相互信任,在需要的时候能帮上忙的人会被当作朋友。
- 第三阶段:基于心理亲密的友谊。第三阶段开始于童年后期,从11岁持续到15岁。在这个阶段,儿童开始发展出青春期依然保持的友谊。

2. 儿童同伴关系的作用

儿童同伴关系是儿童在交往过程中建立和发展起来的一种儿童之间特别是同龄人之间的人际关系。同伴关系具有以下几点作用:

(1)同伴可以满足儿童归属和爱的需要以及被尊重的需要。
(2)同伴交往为儿童提供了学习他人反应的机会。同伴对儿童的影响主要是通过强化、模仿和同化的机制实现的。
(3)同伴还是儿童特殊的信息渠道和参照框架。
(4)同伴是儿童得到情感支持的一个来源。

（二）亲子关系

童年期儿童与父母之间的关系发生了变化，主要表现在以下几个方面：
- 第一，父母与儿童的直接交往时间减少。
- 第二，父母在儿童教养方面所处理的问题发生了变化。
- 第三，父母与儿童的冲突数量减少。

（三）师生关系

研究发现，童年期的师生关系具有亲密性、反应性和冲突性的特点。师生关系中比较受关注的是教师预期效应。它指的是教师把对儿童的预期传递给儿童，从而确实导致儿童出现所预期的行为的一种循环。当教师形成对儿童能力的最初预期后，会通过一系列复杂的言语和非言语线索将其传递给儿童，被传递的预期为儿童指出什么行为是合适的，然后儿童就会表现出相应的行为。

❓ 思考一分钟

1. 童年期的道德发展是什么形态？
2. 童年期的儿童最需要的是家庭还是学校？你如何看待？

第六节　青少年期的心理发展

青少年期是指个体年龄从11、12岁到17、18岁的时期。青少年期是个体生理发育直至成熟的一个时期，在这个时期青少年的生理、心理和社会性认知都发生了显著的变化。其特点是身心发展迅速但又不平衡，是经历复杂发展又充满矛盾的时期，所以也称为危机期。在这个时期，个体会进入第二叛逆期，心理发展的矛盾尤为突出。

第一单元　青少年期的生理发育

青少年期的开始在生理发展变化方面有两个明显先兆：第一，随着儿童进入青春发育加速期，他们的身高和体形发生了巨大的变化；第二，此时个体达到性成熟并具备生育能力。

一、身体变化

进入青春期身体和体重会加速增长，它标志着青少年期的开始，也称为第二加速期。第二加速期的增长速度是自婴儿期之后增长速度最快的时期。女孩的发育加速开始于10.5岁，到12岁时发育速度达到最高峰，13~13.5岁速度会回落到较慢水平。男孩的发育加速期相对女孩会晚2~3年，到13岁时才开始进入加速器，14岁时达到高峰，16岁回落到较为缓慢的速度。这一时期除了身高和体重的变化以外，青少年的体形也越来越像成人。最显著的变化就是女孩乳房突出和臀部变宽，男孩肩膀变宽。

二、性成熟

（一）女孩的性发育

在女孩9~10岁时随着乳头周围脂肪组织的增加，乳头下的乳房胚芽开始生长，标志着性成熟的开始。

经历 3~4 年,在 14 岁左右女孩的乳房完全发育。一般而言阴毛的发育比乳房发育稍晚一些,但也有三分之一的女孩阴毛发育早于乳房。在女孩身高生长加速期的时候乳房迅速发育,性器官也开始成熟。12 岁左右女孩出现初潮,也就是第一次月经。女孩初潮 12~18 个月之后便认为具备生育能力。到初潮的第二年,随着乳房发育的完成和腋毛的出现,女性的性发育告一段落,同时体毛也开始出现。

(二) 男孩的性发育

对男孩而言,在他们 11~12 岁时随着睾丸的增大性成熟开始。睾丸的发育经常伴随着或紧跟着阴毛的出现。同时阴囊也开始发育,变得又暗又薄,并下行至成人的位置。13~14.5 岁开始产生精子,到 14.5~15 岁时阴茎已经充分发育,大多数男孩就具备了做父亲的能力。男性性成熟的另外一个标志是伴随着喉结发育和声带变宽而出现的声音低沉现象。

三、长期趋势——早熟

1900 年女性的初潮发生在 14~15 岁,到 1950 年时大多数女孩在 13.5~14 岁出现初潮。近几年女孩的初潮年龄已经降到 12.5 岁,甚至有女孩在 8 岁左右就进入青春期。这种成熟越来越早的长期趋势正在各个国家蔓延,并且当代国民的身材和体重都在呈上升趋势。这种长期趋势的发展主要是因为营养好以及医疗条件的进步。但是长期趋势的发展给我们的社会和教育带来了很多问题和矛盾,也使青少年身心发展的不平衡和自我同一性危机表现得更加明显。

青春期开始的时间早晚对青少年的心理会产生影响,但这种影响因人而异。对男生而言,早熟的男生比成熟晚的男生具有一定的社会优势。早熟的男生相对晚熟的男生比较不容易焦虑,会很放松、独立、自信,身上有吸引力。而且早熟的男生在学校里往往占据领导地位,并常常成为体育明星。晚熟的男生不太受人喜欢,被大家认为话太多和爱引人注意。但是通常,女生成熟早晚的影响和男生恰好相反。早熟的女生不太受欢迎,显得退缩,缺乏自信,心理压力大;而晚熟的女生整个青春期发展会比较顺利,人们认为这些女生在身体上具有吸引力、活泼、社交能力强,这些女生在学校往往会居于领导地位。为什么会出现这种差异呢?首先,差异取决于青少年的身体发育状况在多大程度上与其所在文化关于个体身体吸引力的理想状态相符;其次,差异取决于年轻人在身体上是否吸引和适合同伴的程度。

这种早熟和晚熟带来的影响是长期的。男生因早熟带来的优势和晚熟带来的劣势都比女生大。虽然晚熟的男生和早熟的女生都有可能体验到更多的焦虑,但到成年期时,这种早熟和晚熟之间的差异会变得越来越小、越来越模糊。其实早熟和晚熟不一定会造成个体后来发展的差异,因为在青春期,发育早晚只是发展的众多影响因素之一。

四、心理发展的矛盾性特点

(一) 心理上的成人感与半成熟现状之间的矛盾

青春期生理发育加速会导致这个阶段的青少年心理发展速度失衡。一方面青少年感到自己的生理发育和成年人几乎无异,另一方面实际上他们的心理发育还没有达到成熟的状态。因此成人感和半成熟状态是造成这一时期个体心理活动多种矛盾冲突的根本原因。

青少年的成人感主要体现在如下几个方面:
(1) 从心理上过高地评价自己的成熟度。
(2) 认为自己的思想和行为属于成年人水平。
(3) 要求与成年人的社会地位平等。
(4) 渴望社会给予他们与成年人一样的信任和尊重。

青少年的半成熟状态表现为从童年期向成熟过渡的阶段,即青少年的认知水平、思维方式和社会经验尚未成熟。显然,这种状态和上述的成人感存在冲突,他们的实际认知能力和感受到的自我认知能力存在差异,他们对于成熟度的理解和自身的实际状态(主要是由社会经验引起的)也存在差异。多种冲突并存,必然导致心理发展的矛盾。这种矛盾是青春发育期的最基本矛盾，也是不可回避的矛盾。

（二）生理断乳与精神依托之间的矛盾

这种矛盾来源于青少年希望获得自主决定权，但是在处理现实的复杂问题时，他们又渴望得到成年人在精神上的帮助、理解与支持。在精神生活方面，他们希望能够更加独立，思想更为自由，但是面对困惑或者痛苦时又希望获得社会的鼓励与保护。

（三）心理封闭性与开放性之间的矛盾

由于上述两种矛盾，导致青少年更倾向于独立地思考问题，因此常常回避向成年人表露心声，逐渐将自己的心理封闭，减少与他人的交流。在这一时期，青少年经常感觉自己的行为、思想不被成年人所理解，自己有特立独行、独立自主的想法，因此他们对成年人的信任程度也会逐步降低，进而提高其封闭自我的程度。然而，愈加封闭的状态就产生了愈加强烈的孤独和苦恼，因此他们也希望能够和同伴、老师、家人分享自己的想法以让周围的环境理解自己，让自己保持开放的状态。信任感是他们判断自己是否开放的核心因素，如果他们对周围的人或环境有较高的信任感，他们更倾向开放自我，反之则会更加封闭。

（四）成就感与挫折感的交替

青少年在这一时期感受到独立完成任务的成就感，但是也会遇到失败产生的挫败感。两种情感会在不同情绪体验时交替出现。

第二单元　青少年期的认知发展

一、记忆的发展

（一）记忆广度达到一生中的巅峰

记忆广度属于短时记忆的范畴。青少年期扩大了个体的记忆空间，短时记忆的能力达到个体一生当中的最高峰。

（二）各种材料记忆的成绩达到高值

青少年期的记忆已经进入全盛时期，他们对物理、声音、数字、语言等多种材料的记忆会随年龄增长得到不同程度的发展。研究表明，青少年十五六岁达到记忆的最高峰，十七八岁开始呈现下降趋势。

二、思维发展：皮亚杰形式运算阶段

（一）思维形式摆脱了具体内容的束缚

在思维理解方面，形式运算阶段的青少年可以通过命题逻辑的言语表述对问题的正确性做出判断。这一阶段的青少年可以运用抽象逻辑思维的规则判断问题。

（二）假设演绎推理能力得到发展

由于抽象逻辑思维得到发展，青少年可以进一步运用假设演绎推理问题。这一阶段的青少年可以理解假设，并且提出问题的可能性。他们可以探索问题的影响因素，并且通过实验等手段验证假设正确与否或者运用演绎推理检验假设的真伪。

第三单元　青少年期的个性和社会性发展

一、青少年的自我意识和自我中心

（一）自我意识的发展

青少年的自我意识发展进入到人生中第二个飞跃期（第一个飞跃期在婴儿阶段，1~3岁）。和第一个飞

跃期婴儿仅仅可以用"我"这个代词来表达自我有本质区别，第二个飞跃期的个体会对自我有更多的好奇和思考，他们会询问"我是谁？""我有什么特点？""我未来要成为什么样的人？"等与自己密切相关的问题。

祝蓓里（Bererly）在1986年提出，青少年早期的自我意识发展体现在六个方面：

(1) 自我意识中独立意向的发展。
(2) 自我意识成分的分化。
(3) 强烈地关心自己的个性成长。
(4) 自我评价的成熟。
(5) 有较强的自尊心。
(6) 道德意识的高度发展。

进入到青少年的中晚期，个体不仅仅在上述六个方面继续发展，还在自我观察、自我体验、自我控制和监督等方面趋于成熟化发展。

（二）以自我为中心的特点

青少年"以自我为中心"主要表现为"独特自我"与"假想观众"两个概念。

独特自我在此并不是指一个人有独特的自我人格，而是指一种虚构的个人化模式。青少年会将这一时期感受到的情绪、情感夸张扩大、绝对化。同时，他们会将这种虚构的、夸大的主观意愿与现实相统一。当青少年处于以自我为中心的时候，他们并不能理解周围的人与他们的世界不同，或者他人为什么不能理解自己。

假想观众是这一阶段青少年自我想象出来的"观众"，往往并不是客观的真实情况。青少年会将自己的思想和情绪状态投射在他人身上，认为周遭的他人一直在关注着自己的举手投足。事实上，这是青少年自己关注自己的结果表现，他们会把自己对自己的关注理解为他人把自己当作群体中的焦点。例如，当青少年感到自卑时就会感觉他人是不喜欢自己、忽略自己的，而当青少年自己感觉开心的时候就会认为他人也是十分愉悦和快乐的。

二、情绪变化的特点

（一）情绪表现两极化

1. 强烈、狂暴与温和、细腻共存

青少年的情绪有时是十分狂暴的。例如，在孩子童年期的时候，父母对孩子的一句要求引起的只是孩子们的不理解和短暂的情绪化反应，但是对于同样的刺激，青少年期的孩子可能就会和父母歇斯底里地反抗甚至大吼大叫，抗争到底，这种情绪体现出他们目前强烈、狂暴的特点。

但是，同样在这个阶段的孩子身上也体现出情绪的温和性。由于他们已经积累了比较丰富的经验，这个时期的孩子可以了解不同情绪对待不同事物时产生的后果，对自己的情绪有一定的掌控能力。例如，在孩子幼年的时候，当他们感到内在需求未被满足时会大哭或者打滚，但是到了青少年期，孩子们会通过更加理智、平和的方式去争取自我的需求，例如，用沟通、讲道理的方式向外界表达自我。

随着他们思维逻辑的成熟发展，面对不同事物时他们的思维联想空间更加广阔，他们会结合自身的实际经验和学习到的内容更加细致地看待事物和身边的人。例如，当他们阅读某一部非常喜欢的人物小说时，他们可能会给人物的故事增设书本描述以外的剧情，通过主观思考和遐想为人物设置更加细腻的性格和内在心理活动等。

2. 情绪的可变性与稳定性共存

情绪本身具有不稳定性，在青少年期，情绪的该种属性体现得更加明显，而且情绪变化的频率较其他发展阶段更高。例如，有些青少年因为看到自己这次考试没有得到优秀就非常难过，陷入深深的烦闷之中，但是可能过了十几分钟，老师在课堂上表扬自己作业完成质量高，其情绪瞬间就会从低沉转变为积极，内心感

到非常愉悦和欢喜。

与此同时，青少年期的情绪又存在较高的稳定性，这主要指青少年情绪的顽固性。例如某位处在青春期的少年非常希望加入学校的吉他社团，但是由于自己缺少音乐基础多次被社团拒绝，该少年可能会长时间陷入被拒绝的痛苦和困惑当中不能自拔，这种情绪不易被其他情绪所替代，表现出较高的稳定性。

3. 内向性和表现性共存

青少年期的个体倾向于掩饰自我的情绪，喜怒不形于色。有时明明很欢乐的场景，他们表现出低落、沉闷的表情；当有人和他们交流沟通时，他们可能不会表露太多自己真实的情感状态。这一时期个体的情绪内向性和他们内在倾向封闭的心理冲突有关。

但是，由于青少年已经对情绪的驾驭能力比较强，他们表现出的情绪有时带有表演、夸张的痕迹，让旁人看来并不是自然、真实的流露，甚至有一些造作的感觉，这就是他们情绪的表现性特点。例如，某位青少年在一次比赛中获得了冠军，表现出超出情境的激动和喜悦之情，体现了这一阶段个体情绪发展的表现性。

（二）心境发生变化

衡量心境稳定和成熟的标志是心境持续和心境统一。通常，青少年尚未达到心境成熟，因此会产生短暂的心境混乱时期，往往表现为：烦恼增多、孤独感增强、压抑。如果青少年持续发生心境混乱，可能会导致消极心境，不能完整地接纳自己。总体来看，这个阶段的青少年存在积极的心境，但是消极心境占主体。

1. 烦恼增多

首先，青少年往往会因为自己的形象问题产生烦恼。这个阶段的青少年由于关注自我问题，因此十分在意自己的外在形象。他们处在对自我形象的探索期中，很难决定如何表现才能获得外界他人的认可和喜爱，经常表现出烦躁不安、愁眉苦脸的心理状态。

其次，在这个阶段，青少年往往也寻求在群体当中的地位和尊严。在与同伴交往的过程中，他们每个人都会寻求被更多地接纳、爱和欣赏，因此为了争取更高的群体地位，往往会让青少年群体产生不同程度的争执和矛盾，也会让他们感到烦恼增多。

最后，和家庭中父母关系的疏离也是让他们烦恼增多的因素之一。由于更加独立，更加重视同伴之间的友谊和亲密关系，青少年期的孩子往往和父母之间存在更强的疏离感，有时候不愿意将自己的心声表露给父母或者感到不被父母理解与认可。融洽程度降低的亲子关系导致他们在日常生活中感受到更多的压力和痛苦。

2. 孤独感增强

随着青春期的发展，个体的心理独立感会更加稳定。按照美国心理学家霍林沃斯的说法，这一时期儿童正经历着"心理上的断乳"，即儿童逐渐脱离父母给予自己的心理保护和依恋。个体主观的独立愿望和现实中尚未成熟的心理矛盾让这一时期的孩子感到更强烈的孤独感。尽管他们会寻求同伴的友谊支持与帮助，但是这一时期的友谊存在不稳定性，当他们感受到与同伴分离或者被同伴伤害自尊心时，孤独感成为主要的内在情绪感受。

另外，在青少年晚期，个体对亲密感的需求逐渐上升，但是受制于他们尚未建立健全的社会关系，所以也会感到孤独。

3. 压抑

青少年期的压抑主要体现在生理、心理、物质、文化、社会关系等方面。好胜心和自尊心是青少年在这一阶段主要的内在需求，当两者无法得到满足时，青少年更倾向于采取压抑的方式平衡现实与精神的不统一。

（三）反抗心理

反抗心理是青少年普遍存在的一种个性心理特征。反抗主要体现在对外界力量的排斥、否定、不接纳，表现在个体的意志和行为两个方面。

通常，在如下四种情境发生时，青少年容易发生反抗心理。

（1）独立意识受到阻碍。

（2）自主性被忽视或受到妨碍。
（3）个性伸展受到阻碍。
（4）当成年人强迫青少年接受某种思想时，青少年往往拒绝盲目接受。

三、第二叛逆期

前文已经表述，个体的第一叛逆期出现在婴儿时期，到了青春期，个体会出现第二个叛逆期的高峰，称为"第二叛逆期"。该时期的青少年多以反抗的方式对待外界的人事物，特别是对父母的反抗尤为强烈。

（一）叛逆期的形式

第二叛逆期的叛逆形式主要有以下两种。

1. 外显行为上的激烈抵抗

这一时期的青少年容易将强烈的情绪体现在外显行为上。例如，通过暴力、强硬的态度、激烈的争吵等方式发泄自己的情绪，往往是突发的，有时不受个体自身的控制。即使在情绪平静之后能够有所反思并且愿意改变，但是当相似情景或者情绪再次被唤起时仍然容易回到激烈的行为表现上。

2. 冷漠相对

和上一种激烈抵抗呈明显对比的是，一些青少年习惯用沉默的方式回应外界。例如，他们不说话、不顶撞，即使内在情绪已经非常高亢，外表和行为上仍然表现出安静，用冷战的方式回击内在的痛苦和压力。这种表现形式容易使青少年产生不良心境，形成持续的消极心理。

（二）叛逆期的对象

叛逆期的主要反抗对象是父母，但是也存在对象的迁移。当社会环境中某人或者某个机构的言行引发青少年的反感或排斥时，青少年容易采取情绪化的做法，无论对错与否一律否定。例如，某位男老师在课堂上无意间表露出对当代校园女孩儿组建乐队的偏见，引起了班级中部分女生的不满，这些女生可能不仅否定这位男老师，还会否定他讲的课程内容、他所在的课题组等。

四、青少年潜在的心理社会问题

青少年的心理社会问题是指青少年所表现的不符合或违反社会准则与行为规范或不能良好地适应社会生活，从而对社会、他人或自身造成不良影响甚至危害的问题。目前在我国，青少年成瘾问题、内外部环境心理失衡问题等都受到高度重视，其中网络游戏成瘾、青春期精神分裂症、青少年自杀倾向、青少年犯罪等问题更是重中之重。

（一）网络游戏成瘾问题

网络成瘾又称网络性心理障碍或网络依赖，属于无成瘾物质作用下的上网行为冲动失控，表现为由于过度使用互联网而导致个体明显的社会心理功能发生损害。网络成瘾给青少年带来的不仅是心理方面的伤害，还有生理和社会功能多方面的困扰。当代网络游戏具有复杂性和多变性，所以当青少年接触网络游戏时会产生长时间、持久的渴望状态，这种状态会导致个体的游戏行为失控，逐渐成为成瘾行为。

在国外，网络游戏成瘾的年龄大多集中在 20~30 岁，但在我国这个年龄更为年轻，集中在 15~20 岁，也就是青少年期。青少年通过玩网络游戏可以获得内在成就感、好胜心和自尊心的满足，这些情感需求都符合青少年这个阶段的心理特点。成瘾行为一旦突然戒断容易产生副作用，例如会导致高水平的抑郁和焦虑，社交和行为障碍，孩子厌学、厌食、情绪失控、亲子关系紧张等情况。因此，干预网络游戏成瘾行为不可一蹴而就，需要采取适当的方法，如认知行为疗法、动机访谈法、内观认知心理疗法、团体治疗、家庭治疗和多模式心理治疗等。

（二）社会适应问题

在青少年阶段面对的社会适应问题多与焦虑、抑郁情绪有关，严重者上升到可被确诊的精神疾病。主要的社会适应问题有两种：青春期精神分裂症及自杀倾向。

1. 青春期精神分裂症

青春期精神分裂症的主要表现有：思维紊乱、不能控制情绪、人格混乱、扭曲现实或者与现实脱离联系等。在 15 岁左右，精神分裂症的发病率呈明显上升趋势，青年期达到高峰。在发病之前，个体常有社会行为退缩、交往困难、敏感固执、防备心过重、缺乏幽默感等情况。目前青春期精神分裂症的发病原因多是遗传易感性，少数是由于青春期个体发展身心不平衡导致的性妄想、抑郁和焦虑。

2. 自杀倾向

青少年期的自杀主要和青少年的情绪特点有关，抑郁心境是最为常见的引发青少年自杀的原因。家庭中父母关系不和、教养方式不良、孩子无法获得支持感也是青少年自杀的原因。家庭原因导致的自杀体现的形式多以孩子表现抑郁为主，逐渐迷失自我的方向，对未来失去信心。学业上的高压以及恋爱带来的危机也会导致青少年感到难以解脱，这和他们尚未成熟的心理状态水平有关，难以平和地处理复杂的人际关系和生涯问题。

面对近年来越来越高的青少年自杀率，父母、老师或者青少年身边的成年人应当留意青少年的自杀先兆信号，及时对青少年进行"心理疏导"，必要时寻求专业人员的帮助，避免自杀行为的发生。

（三）青少年犯罪

1. 引发青少年犯罪的因素

（1）**家庭因素** 多种资料显示，青少年家庭破裂、父母的教育文化水平偏低、家庭中沟通不畅、暴力或不恰当的教养方式都会成为孕育青少年犯罪的温床。如果家庭中经常有体罚、侮辱和欺凌，孩子就会在社会中也采取类似的方式惩罚他人，进而走上犯罪的道路。

（2）**同伴因素** 由于青少年阶段孩子受到同伴友谊的影响程度很高，为了保持在群体中的自尊和较高的一致性，青少年有时会采取从众的方式参与到犯罪活动当中。由于这个阶段的孩子还不能完全用辨证的方法判断事物，受到情绪影响又比较严重，如果某些群体利用青少年的心理发展特点引诱他们犯罪，青少年有可能降低其自身的道德防御机制进而做出犯罪行为。

（3）**青少年自身因素** 青春期是个体发展的敏感时期，这个阶段的孩子表现出躁动、不稳定的情绪状态和思想波动，各种心理矛盾汇集在一起，往往让孩子感到迷茫、受束缚，难以坚定自己的价值观。如果青少年面对各方的压力表现出较弱的自控能力和承受能力，就有可能误入歧途。

2. 预防青少年犯罪

家庭、老师和社会给青春期的孩子更多的耐心和引导，帮助他们从这个特殊的时期坚定自我并且找到未来发展的方向。青少年期的孩子常出现的心理咨询问题集中在个人成长、人际关系、生涯发展，这个时候如果成年人可以给予他们真诚的帮助，引导他们良性发展，积极看待自己的情绪和这个阶段的发展特点，可以有效预防青少年犯罪。

❓ 思考一分钟

1. 青少年青春期遇到的最大困惑是什么？
2. 在你经历青春期的时候，让你印象最深的事情是什么？

第七节　青年及中老年期的心理发展

经历青少年期之后，个体进入成年状态，在此之后有三个主要的心理发展阶段，分别是青年期（18~35

岁）、中年期（35~60岁）和老年期（60岁至生命终止）。成年之后，个体的价值观趋于稳定，各种心理功能趋于成熟，各个阶段面临的发展任务和心理特点也开始发生明显的差异。

第一单元 青年期的心理发展

一、青年期的一般心理发展

青年期是人生发展的黄金时期，智力发展达到全盛，建立家庭并创造事业。因为这个阶段个体的生理和心理发展都走向成熟和稳定，随着社会经验的增多，青年人的社会适应能力、价值观和道德观都更加稳固，主要的心理发展方向有四个。

（一）进入成人社会，开始创立事业

我国法定的成年年龄是18岁，当公民年满18岁之后开始享有各种社会权利，履行社会义务。青年人在初入社会时会面临选择事业的问题，选择事业与个体的兴趣、能力、价值观、成就经验、目标、幸福感等有直接的联系。个人事业是个人实现自我价值的重要手段，因此进入社会工作是这个阶段的主要目标。

（二）生活空间扩大

在个体未达到成年阶段时主要以学校和家庭为活动范围。但在进入到青年期后，学校和家庭不再是唯一的活动空间，个体的人际交往范围会迅速扩大，首先是个体的职业场所，另外就是通过日常的社交活动触及到的社会各个方面。个体的生活也不是以学习为主，而是更加自主化和多样化。青年人往往会选择在事业早期拓展自己的兴趣，并且在这个阶段增强人际交往的能力，扩大社交圈。

（三）恋爱和结婚

就像埃里克森的发展阶段中描述的，青年期的主要发展任务是建立亲密关系，与他人结成爱侣或同伴关系。恋爱和结婚是建立亲密关系的表现形式。个体进入青年期后，性意识会加速发展，逐渐形成了恋爱、结婚的期待或愿望，这对提高个体的社会化程度有所帮助。在2017年的大数据调查中，我国男女青年初婚的年龄分别是32.2岁和29.9岁，这个年龄相较1985年的26.3岁和25.3岁来说有明显的延后。不过，即使我国青年男女初婚年龄有后延的趋势，在青年期完成婚姻的主要任务依然没有改变。

（四）情绪智力得以发展

按照萨罗威（Salovey）和玛依尔（Mayer）的定义，情绪智力是指认识和处理自己及他人情绪的能力。情绪智力并不是认知智力，它的发展在个体未成年的时候不会体现得特别明显。进入青年期之后，个体的社会活动增多，人际交往增多，情绪智力对人们有效发挥智力的重要作用才得以清晰。情绪智力在青年期发展的方面包括：乐观、责任心、积极性、同理心和社会胜任力等。

二、青年期的个性和社会性发展

（一）青年期的自我发展

尽管在埃里克森的八个发展阶段中自我同一性的发展是在青春期，但是后期有研究表明，实际上个体在进入成年之后，也就是青年期才能逐渐获得自我同一性。在青年期，个体重要的发展任务之一就是自我意识和自我同一性的确立。

自我同一性分为4种类型，分别是：弥散型、早闭型、迟缓型和完成型。研究表明，个体并不总是按照先后顺序从一种类型发展到另一种类型的，有的时候可能会发生倒退的情况，进一步可以分为失衡、固化与整合失败三种情况。不同的自我同一性与心理健康有关系，完成型的人心理健康水平最高，弥散型的人心理健康水平最低。

（二）青年期的人生观和价值观

青年期是个体人生观和价值观形成并逐步稳定的时期。影响人生观和价值观发展的因素多样，这些因素

可以分为个人因素和环境因素两个主要方面。

1. 个人因素

青年期人生观和价值观的形成主要受到个体成熟度、自我调节程度以及延迟偿付三个因素的影响。

（1）个体达到成熟主要有如下几个方面的基础：思维发展到抽象逻辑水平，辩证逻辑思维开始发展并逐步提高；自我意识迅速发展并逐步走向成熟，且与自我同一性确定的时间相互制约；社会性需要和社会化达到趋于成熟的水平。

（2）自我调节水平主要体现在自我认同感形成的过程中。这主要表现为榜样的作用，这在青年期的人生观和价值观形成中起到了十分重要的作用。

（3）青年从不承担社会责任到以社会角色的身份参与社会工作需要一个过渡的周期，在这个时期当中，青年会经历复杂、艰难的自我同一性确立过程。为了能够顺利地完成这一过程，社会给予青年暂缓履行社会责任的机会，这个周期称为"延迟偿付期"。青年通过这个机会可以体验实践、检验、树立、再检验的过程，从而形成自己的人生观和价值观。

2. 环境因素

青年在形成人生观和价值观的过程中还会受到外部环境的影响，包括：社会背景和文化条件的制约、家庭教育环境的制约、社会历史事件和个人遭遇的非规范事件的影响。最后一点包括的内容主要是战争、社会动乱以及重大的天灾人祸等。

整体来看，青年期人生观和价值观的形成是一个受综合因素影响的过程，不能剥离某个方面也不应当只局限于某一种因素的解释。

（三）青年期的道德发展

按照科尔伯格的道德发展理论，个体能否达到完全的原则水平或后习俗道德水平主要取决于经验，大多数人在20岁之后可以到达这一水平。有两类经验可以促进青年人的道德水平发展，即在家庭以外遇到价值观冲突和对他人的利益负有责任时，例如当青年已经成家立业并且有了自己的孩子时，他们的道德发展会更加快速。

个体的道德发展受到文化的影响。有研究表明，中国的社会风格更偏爱和谐，如果按照科尔伯格的理论框架，某种道德阶段应该是非此即彼的，但是在中国，当人们面临道德困境时更愿意公开讨论，探寻让大家都满意的方法。这点显然和科尔伯格的理论想法是有出入的。因此，我们应当在不同的文化背景下去考虑个体的道德发展水平。

第二单元　中年期的心理发展

中年期是指35~60岁，这是人生发展最鼎盛的时期，也是人生中生产力最旺盛的时期。这一时期的中年人处在生理和心理的稳定状态，多重的社会角色和社会任务决定了他们的心理特点和其他年龄阶段的特点有所不同。在这个时期，中年人还会经历更年期的过渡，为自己步入老年生活做准备。

一、中年期的发展任务

（一）获得繁衍，避免停滞感

根据埃里克森的八个发展阶段，中年期对应的主要发展任务是繁衍后代，同时要避免停滞感。但是在后期，有学者解读"繁衍"时认为，繁衍不仅仅是生儿育女，在这个阶段保持生产力和创造力也是中年人的主要任务之一。从生涯发展的角度来讲，中年期的人们达到了自己的事业高峰期，这个阶段他们需要通过不断地表达新想法来维持事业的稳定，以达到自我实现的人生理想。

按照埃里克森的想法，当中年人停止繁衍或者停止生产之后，内在就会体验到停滞感，而这种停滞感会让人感到生活无趣、精力不足并且过度关注自我。即使中年人非常想保持创造力和生产力，但是每个人或多或少都会经历停滞的时期。如果个体能够顺利完成本阶段的任务，有助于发展他们内在关心的品质，这一品质能让他们更关心自己从事的工作。

（二）稳定和转折

莱文森（Levinson）认为，中年期的发展包含了稳定和转变的交替。在稳定时期，中年人建立自己的价值观、信念和优势。这个时期相对比较短，进入到40岁左右，个体就进入了转折期。在转折时期，人们会改变过去建立的体系并且建立新的发展系统。每个人都会经历人生当中的转折，这个时期并不代表人生就一定会面临灾难或是明显的躁动、混乱等。在这一时期，个体需要面对四项重要的问题，分别是：依恋、分离、渴望亲密关系与需要时间内省。人到中年，常常会感觉自己有足够的能力去创造新的事物，建立新的规则，如果在这种时刻来临的时候，也就是个体抱有自我效能感去创造的时候，可以处理好现实与可能之间的矛盾，明确自己的目标，那么就有可能顺利进入到中年晚期的另一个转折周期，在这个转折周期中智慧、有见识、同情心、视野开阔等品质会明显体现出来（见图2-4）。

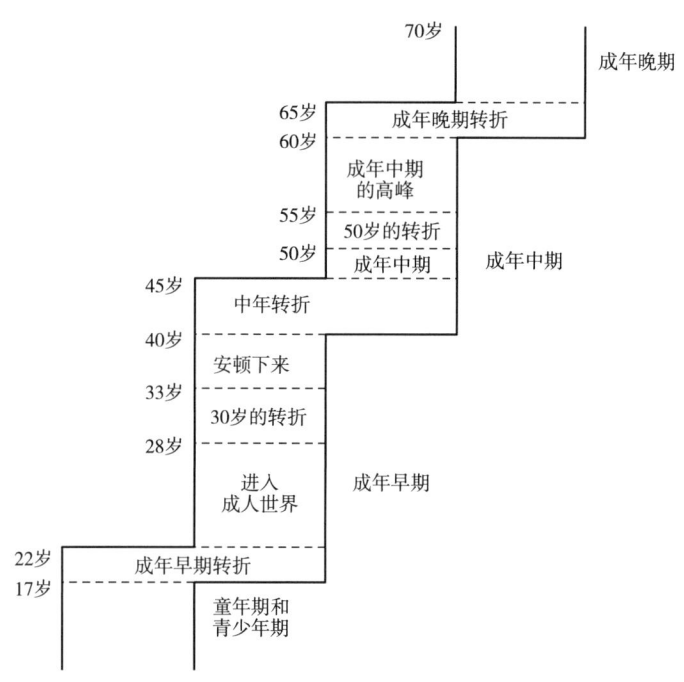

图2-4　莱文森的"生涯发展阶段论"

资料来源：林崇德，《发展心理学》，2009。

（三）哈维格斯特的观点

哈维格斯特（Harighurst）在1974年的时候提出，中年人受到个人内在变化、社会压力、个人价值观、态度倾向、家庭关系等多方面的影响，其在这个阶段的主要任务有七项，分别是：

（1）履行成年人的公民责任与社会责任。

（2）建立与维持生活的经济标准。

（3）开展成年期业余活动。

（4）帮助未成年的孩子成为有责任心的、幸福的成年人。

（5）同配偶保持和谐的关系。

（6）承受并适应中年人生理上的变化。

（7）与老年父母相适应。

这七项任务阐述了不同的方面，体现出中年期是一个充满挑战、不断完善自我、承担教育子女和孝敬父母责任的人生发展时期。许多学者都认同中年危机会在这一时期发生，主要是因为较高的社会压力和多重角色带来的责任负担，个体会在这一时期经历身心疲惫、主观痛苦的感受。

二、更年期

发展心理学中更年期的概念是指个体由中年向老年过渡过程中生理变化和心理状态明显改变的时期。更年期的年龄大约在 50 岁，通常来看，女性的更年期要比男性发生得稍早。更年期是个体进入生理、心理老化过程的起点，又称"第二个青春期"。

（一）女性更年期

女性更年期的标志是性腺功能开始衰退到完全消失，即绝经前后的一段时期。更年期一般会延续 8~12 年的时间，主要的特点表现为：女性第二性征逐渐退化，生殖器官慢慢萎缩，与雌性激素代谢有关的组织渐渐退化，出现植物性神经系统紊乱的一些症状。上述症状一部分由生理内分泌改变因素引起，另外也和女性的心理以及社会因素影响有关。

更年期是中年妇女生理上自然变化的一个过程，经过恰当的生理和心理调理，达到身心平衡的话，女性就可以顺利度过这一必经的时期。

（二）男性更年期

和女性在更年期的生理特征类似，男性在更年期阶段也表现出性器官萎缩、性欲减退的特点。在心理方面，男性会表现出精神状态和情绪的不稳定性，需要被给予更多的家庭包容与理解。

尽管更年期会给中年人带来心理和生理多重的困扰，但只要正确认识、理解这个问题，提前做好预防以及相对应的心理疏导工作，运用科学的方法进行调适，保持乐观、积极的精神状态，就能较大程度地避免身心不适的情况发生。

第三单元　老年期的心理发展

老年期是从 60 岁开始到生命结束的时期，也是人生的最后一个重要发展时期。在老年期，无论是生理还是心理发展都开始老化，不少行为会有退行性的表现。老化的原因众说纷纭，暂时没有一个明确的定论，不同的学说都从各自的角度予以解释。不过不变的是，这个时期的个体会经历不同速度的衰老过程。退休是老年期早期阶段最核心的话题之一。人类对于生命的终结存有本能的死亡恐惧，老年人面对这个问题也依然会表现出心理方面的变化。

一、老年期的认知变化

（一）感知觉发生退行性变化

感知觉是衰退最早、变化最明显的心理活动。

1. 视觉减退

老年人的视觉会发生明显的变化，主要体现为：

（1）视觉敏锐度下降。例如，青年人看桌上的一颗葡萄非常容易，但是老年人在同样的视觉范围内看清一颗葡萄的难度就大大提高了，需要辨识的时间也更长。

（2）老年人看事物的视觉缩小，聚焦能力降低，也就是说当这颗葡萄从桌上被人拿走时，老年人的视觉不能快速地聚焦在葡萄上。

（3）老年人暗适应所需要的时间延长，即老年人从明亮适应黑暗环境的用时变长了。

2. 听觉减退

根据调查，有将近 65% 的老年人听力发生减退，主要体现在听力的敏锐度下降，对高音听力的能力下降明显。在我国，50~60 岁是听力减退的转折期，60 岁以后听力逐步下降，到了 80 岁之后听力水平下降加速。

3. 味觉、嗅觉和触觉迟钝

这种现象在 50 岁之后开始体现，60 岁之后随着年龄增长变化更加明显。

（二）记忆减退的特点

我国学者许淑莲等的研究表明，记忆减退有如下四个特点。

1. 再认成绩好于回忆成绩

研究表明，老年人对无意义图形的再认虽然有随着年龄增长而下降的趋势，但是下降的幅度非常小，且发生比较晚，要到 70~80 岁才能明显看到减退。回忆的能力在 50 岁已明显减退，如老年人对人名的记忆能力在 50 岁之后明显下降。

2. 内容有关联的和有意义的记忆成绩好于无意义的机械记忆成绩

老年人对于有关联的内容记忆下降的速度相对较慢，例如记忆白天和晚上、冬天和夏天、头和脚。但是对于相互之间没有关联的内容记忆下降十分迅速，例如太阳和葡萄、南瓜和黑色等。不过后者从 30 岁开始就有下降的趋势，50~60 岁时已经下降十分明显。

3. 日常生活记忆成绩好于无意义记忆成绩

对日常生活的记忆直接关系到老年人的生活质量。通过实验证实，老年人对于日常生活的记忆，例如生活中著名的景点，记忆老化速度是十分缓慢的，但是如果将无意义的图形交给老年人记忆，他们的记忆水平大幅下降。有学者认为，老年人利用已有的知识经验可在一定程度上弥补记忆的某些减退。

4. 初级记忆成绩好于次级记忆成绩

通常认为，老年人记忆从 1 到 10 的顺序数字要比记忆从 10 到 1 的倒背数字更加容易，原因是顺序数字属于初级记忆，而倒背数字包含复杂因素，属于次级记忆。

（三）智力减退

老年人的智力会有所减退，但是不会全部减退。老年期的智力水平下降已经基本获得研究者们的共识。但是智力减退的速度并不是匀速的，而且还存在一定的波动性。例如，一名 60 岁的老人的智力水平和其在 40 岁时的水平一致，直到该老年人 70 岁的时候，智力才有明显的衰退。

智力是综合的心理特征，由许多因素构成，老年人的智力减退并不代表各因素以相同的速度减退。

二、老年期的心理变化及适应

（一）工作与退休

退休这一概念在我国已经不陌生。大部分女性的法定退休年龄是 55 岁，男性是 60 岁。一部分老年人退休之后会出现不同程度的心理不适，面对自己社会角色的转变一时还无法承受，感觉自己的生活从此变得单一和无趣。所以，老年人应当如何开展退休后的生活呢？其实，很多研究表明，老年人退休后的生活选择是多样的。例如，老年人可以在退休后发展自己的兴趣职业，从一名售货员变成艺术品品鉴师等；还可以从事兼职的工作填补生活，现在道路上可以看到很多协警都是退休老人兼职承担的；可以继续回到学校读书、学习，所谓终身学习就是如此；可以从事志愿工作，在上班的早晚高峰期经常可以看到志愿老人为市民引导；可以安排其他休闲娱乐，部分老人退休后选择环游中国；其实最后也可以不用退休，像医生、心理咨询师类似的职业并不存在退休的概念，只要兴趣和能力还在，就可以继续为社会服务。

所有能够帮助老年人感受意义和愉快生活的退休后生活途径都指向如下两个方面：

①做让自己满意的事情。

②拥有让自己满意的人际关系。

（二）生命回顾

面对生命即将走向终点，很多老年人会感到不安、焦虑、恐惧等情绪变化，除了做好体贴、到位的临终关怀，还可以在老年人日常的生活中开展生命回顾的工作。生命回顾是一种能让个体看到自己生命意义的回忆过程。生命回顾可以发生在任何时候，但是老年人做这项事情有特殊的含义，因为可以促进他们的自我整合。人们对临终的意识促进了检视自己价值观和生命经历，鼓励人们在新的希望中继续生活。通过生命回顾，可以帮助老年人达成过往经历中的未完成事件，因此获得临终前的圆满。例如，有一位生命即将结束的老人在对自己进行生命回顾时发现，内心渴望与很久不联系的老朋友重新交流，建立关系，子女就可以尽力去帮助老人达成愿望。

（三）老年生活的心理适应

（1）对老年期的退行性变化和对老年期生活要有心理准备。

（2）社会角色和活动的积极转换。对于老年人来说，退休后可以发展自己的兴趣，从新的生活中获得人生的意义感和成就感。老年人也应当多参与一些户外活动，如郊游、打太极拳、下棋、跳舞、书法、读书、合唱等。这些活动不仅可以从生理上减缓老年人衰退的速度，还可以锻炼老年人的脑力，让老年人感到生活充实，避免空虚感。

（3）体现老年人的价值，维护自我尊严。老年人经过一生的发展，最突出的优势就是经验的积累，这些经验如果能够被合理利用在日常的生活当中，就可以帮助老年人在家庭和社会中体现生活价值。维护老年人的尊严可以帮助他们饱有积极的生活态度，对事物保持进取。

（4）夫妻恩爱、家庭和谐是老年人幸福生活的要素。在一项对老年人的调查中，75%的老年人认为夫妻关系和睦、互敬互爱、感情上相互依恋、生活上相互照顾是保证他们精神愉悦、生活幸福的最重要因素。当然家庭和睦与子女孝敬也是让老年人感受幸福的影响因素。

（5）深化朋友之间的友谊。

（6）避免逃避式的适应方式。

❓ 思考一分钟

1. 中年危机除了在家庭、事业方面，还可能存在于哪些方面？
2. 面对生命终结，老年人可能会出现的情绪问题是什么？

参考文献
REFERENCE

［1］林崇德. 发展心理学［M］. 2版. 北京：人民教育出版社，2009.

［2］David R. Shaffer，Katherine Kipp. 发展心理学：儿童与青少年：第九版［M］. 邹泓，等，译. 北京：中国轻工业出版社，2016.

［3］中国心理卫生协会，中国就业培训技术指导中心. 心理咨询师（基础知识）［M］. 北京：民族出版社，2005.

［4］王振宇. 儿童心理学［M］. 南京：江苏教育出版社，2000.

［5］张文新. 儿童社会性发展［M］. 北京：北京师范大学出版社，1999.

［6］孟昭兰. 婴儿心理学［M］. 北京：北京大学出版社，1997.

［7］李惠桐，李世棣. 发展心理、教育心理论文选：三岁前儿童集体动作发展的调查［M］. 北京：人民教育出版社，1980.

［8］周宗奎. 现代儿童发展心理学［M］. 合肥：安徽人民出版社，1999.

[9] 帕帕拉,奥尔兹,费尔德曼. 发展心理学：从成年早期到老年期：第10版 [M]. 李西营,冀巧玲,等,译. 北京：人民邮电出版社. 2013.

[10] Jung C. Modern man in search of a soul [M]. New York：Harvest Book, 1933.

[11] Conger J. J. Adolescence and youth : psychological development in a changing world [M]. New York：Harper & Row, 1973.

[12] Vukman K. B. Developmental differences in metacognition and their connections with cognitive development in adulthood [J]. Journal of Adult Development, 2005, 12 (4)：211-221.

[13] Valeski T N , Stipek D J . Young children's feelings about school. [J]. Child Development, 2010, 72 (4)：1198-1213.

[14] Siegler R S. The perils of averaging data over strategies：An example from children's addition. [J]. Journal of Experimental Psychology General, 1987, 116 (3)：250-264.

[15] Cole. M. , Cole. S. R. The development of children [M]. New York：W. H. Freeman Company, 2001.

[16] Casby M W. The development of play in infants, toddlers, and young children [J]. Communication Disorders Quarterly, 2003, 24 (4)：163-174.

[17] Waterman A S. Identity development from adolescence to adulthood：An extension of theory and a review of research [J]. Developmental Psychology, 1982, 18 (18)：341-358.

[18] Kroger, Jane. Identity, regression and development [J]. Journal of Adolescence, 1996, 19 (3)：203.

社会心理学

第三章 CHAPTER 03

第一节 概 述

19岁的小亚伯拉罕·贝格斯（Abraham Bigggs Jr.）在网上发表死亡帖子已有两年时间。因对自己未来的迷茫以及刚刚结束了一段恋情的打击，贝格斯在讨论区中宣称自己要自杀，并对着网络摄像机吞服了大量安眠药。他现场直播了自己的自杀过程，在10多个小时里，数以百计的网民观看了视频直播，却没有一个人报警救他，甚至有些人在讨论区鼓动、怂恿他自杀，最终导致了悲剧发生。当医护人员到场时，贝格斯已经死亡。为什么那些网民如此麻木？为什么他们都选择旁观、起哄却没人出面相救？是那些围观的人都有人格缺陷还是那个社会太麻木？

美国著名小说家梅尔维尔（Melville）曾说："我们不能只为自己活着。因为我们的生活是由无数看不见的细线联系在一起的。"社会心理学就是一门研究人们如何在社会情境中思考、被影响以及如何建立彼此关系的学科。

1908年，美国社会学家罗斯（Ross）的著作《社会心理学》和英国心理学家麦独孤的著作《社会心理学导论》先后出版，标志着社会心理学作为一门独立学科诞生。在本节中，我们将学习社会心理学的定义、发展史以及研究方法。

第一单元 社会心理学的概念

一、社会心理学的定义

社会心理学传承于心理学和社会学两个学科，因此研究者从这两个角度定义社会心理学，形成以麦独孤为代表的"倾向于心理学的社会心理学"和以罗斯为代表的"倾向于社会学的社会心理学"两种定义。社会心理学的研究对象包括社会认知、社会行为和群体心理。

（一）倾向于社会学的定义

社会心理学和社会学同样关注人类在团体中表现出的各种行为，但社会学家关注团体和团体的发展趋势，而社会心理学家关注特定情境下个体对他人的看法以及个体之间的互相影响。

艾尔乌德（Ellwood）作为这一派观点的代表人物，指出"社会心理学是关于社会互动的学科，以群体生活的心理学为基础，以对人类反应、沟通以及本能和习惯行为的群体塑造类型的解释为出发点"，"研究个体的社会行为的心理学有赖于对个体生活在其中的历史的与社会环境的解释"。

社会心理学奠基人之一的谢里夫（Sherif）指出，社会心理学研究思维、情感、知觉、动机和行为如何受人与人之间相互作用的影响（Sherif，1981）。他将社会背景比作"一块绚丽的画布"，认为人们"在这块画布上描绘社会动物的活动、优点和弱点"。并解释社会背景包括"对他人真实的、想象的或符号的表征；人与人之间发生的活动和相互作用；行为发生的情境特点；以及在给定场景下控制行为的期望和规范"。

（二）倾向于心理学的定义

社会心理学倾向于心理学，在于这个学科关注个体的心理发展活动。但心理学关注个体内部功能以及个体间的差异，如气质类型、教养方式；而社会心理学在人们的行为环境中研究人，研究人与环境的相互关系，研究个体的人格和性格如何影响个体在社会环境中的行为以及人们如何反过来受社会环境的影响。如开篇故事中，是什么样的社会环境导致众多网民围观贝格斯的自杀却没有施以援手。

美国社会心理学家弗劳德·奥尔波特（F. H. Allport）在《社会心理学》（1924）一书中指出，社会心理学是"研究个体的社会行为和社会意识的学科"。

美国心理学家高尔顿·奥尔波特（G. W. Allport）认为，社会心理学试图了解和解释个体的思想、情感和行为怎样受他人现实的、想象的和隐含的存在影响（G. W. Allport，1954）。他主张社会心理学要采用研究实验的方法，揭示个体行为的依存条件，分析个体的心理变化过程。

美国心理学家巴伦（Baron）、伯恩（Byrne）提出社会心理学是研究个体在社会环境中的行为、思想和情感（包括表现出来的、真实的或暗藏的）的科学（Baron & Byrne，2009）。

二、社会行为与社会心理

由社会心理学的定义可以看出，社会心理学是研究社会情境中个体行为和行为背后的心理活动的学科。社会行为是指个体对社会刺激产生的外显或内隐的反应，包括个体的习得行为、亲社会行为和反社会行为、人际合作与竞争以及群体的决策行为等。个人的社会行为受社会影响、社会思维、社会关系等影响。勒温提出一个著名的公式：

$$B=f(P, E) \tag{3-1}$$

其中，B 指社会行为，P 指个体，E 指社会情境，f 表示函数关系。这个公式向我们阐释了社会行为和社会情境之间的关系，即个体的社会行为与个体和其所处的社会情境相关，是个体与社会情境相互作用的结果。社会情境包括真实的、想象的或象征性的他人的存在，包括人与人之间的活动和互动，包括行为发生的环境以及特定环境中支配行为的期望和社会规范。例如，身兼多个身份的你，在不同的情境中会有不同的行为。同样是交谈，当你作为儿女时和父母交谈的方式，与作为父母时和儿女的交谈方式、作为员工时和上司的交谈方式以及作为朋友时的交谈方式都会有所不同。大多数人会让自己的行为符合当时所处情境的要求。因此，个体所表现出的社会行为受他担当的社会角色以及所处的社会情境的影响。

三、社会心理学的研究范围

（一）从研究层面的角度

社会心理学研究四个层面：个体层面、人际层面、群体层面和社会层面。

(1) 个体层面　主要研究个体社会化与自我意识、社会知觉、态度、动机、社会学习等。

(2) 人际层面　主要研究个体间的相互关系，如人际吸引、人际冲突等。

(3) 群体层面　主要研究群体凝聚力、群体心理氛围以及个体与群体的相互关系，如从众、社会影响等。

(4) 社会层面　主要研究风俗、时尚、阶层以及民族心理特征等。

（二）从社会心理学的角度

社会心理学研究三类问题：社会思维、社会影响和社会关系。

(1) 社会思维　指我们的信念是什么、我们如何知觉自我和他人、我们的态度和判断等。

(2) 社会影响　包括文化与生物带来的从众压力、我们如何被说服以及团体对个体的影响等。

(3) 社会关系　包括人际吸引和亲密关系、偏见和攻击、助人行为等。

第二单元　社会心理学的研究历史

社会心理学是一门年轻的学科，其研究历史不过百年。对于社会心理学的发展历史也颇有争议，有学者认为，应以1897年美国人特里普利特（Triplett）对"竞争"现象进行的研究和实验作为社会心理学创始。也有人认为，要以1908年美国社会学家罗斯和英国心理学家麦独孤分别出版的社会心理学专著作为社会心理学创始。另外还有人认为，要以1924年美国社会心理学家弗劳德·奥尔波特采用实验方法研究群体因素对个体的影响并出版《社会心理学》作为社会心理学创始标志。

1976年，美国当代社会心理学家霍兰德（Holland）提出社会心理学发展的"三阶段理论"。他在《社会心理学的原则与方法》一书中提出，社会心理学的发展可以分为哲学思想、经验描述与实证分析三个阶段，我们也称其为社会心理学的启蒙期、形成期及确定期。

一、社会心理学的启蒙期——哲学思想阶段

19世纪上半叶，人们大多从哲学的角度解释社会行为。早在公元前328年，古希腊哲学家亚里士多德就指出人在本质上是社会性的动物。古希腊著名哲学家苏格拉底将人和自然分开，认为自然是外部世界，自我是内部世界，引导人思考自我和自然的关系，并认为人做事的最终目的都是"善"。苏格拉底的学生柏拉图发扬了他的思想，在《理想国》中提出各个阶层的公民对国家的职责，并提出公民要接受教育，接受智者的引导才能实现理性生活，因为国民素质和品德决定国家的前途。这些观点被德国古典哲学创始人康德、法国启蒙哲学家卢梭等继承，卢梭强调要在个体的内在动机中寻求"共同意志规则"，并把这种规则作为个人意志服从于共同意志的桥梁。卢梭在《爱弥儿》中提出了改变社会、人格的途径，并在《社会契约论》中提出社会契约和人实现自由平等的关系。

近代哲学家霍布士、边沁进一步探讨，霍布士主张用合理的社会组织防范由人的自私引起的社会混乱，边沁则提出人的本性是利己的，人的行为在于追求自身利益，因此社会要关心个体并约束个体。

这一阶段更多的是从哲学的角度探讨人性，思考个人和社会的相互关系，这些对人性的假说不能用经验方法证实，不具备科学形态，但这些思想对社会心理学有启蒙作用。

二、社会心理学的形成期——经验描述阶段

19世纪，达尔文的进化论对心理学界产生了重要影响，心理学家停止了对人性的思辨讨论，开始关注生物学和人类学对人性的影响，并分门别类从进化的角度探讨人类的社会行为。

伴随着工业文明的进步和资本主义世界的发展，为人类了解自身提供了现实的可能性。马克思提出"工业的历史和工业的已经产生的对象性的存在，是一本打开了的关于人的本质力量的书，是感性地摆在我们面前的人的心理学。"这一时期为现代社会心理学的形成提供了合适的土壤。

在这一阶段，世界各国发生了一系列被不同的社会心理学家视为社会心理学形成标志的重大事件，其中包括如下事件。

（一）德国民族心理学派

1859年，拉扎勒斯（Lazarus）和施泰因尔（Steiner）联袂主编《民族心理学和语言学杂志》，采用心理学的方法从社会学的角度探讨民族精神、民族风俗等社会心理现象。1875年，德国学者舍夫勒（Scheffler）在《社会躯体的结构及其生活》一书中沿袭了斯宾塞（Spenser）和孔德（Comte）的传统，首先在现代意义上使用了"社会心理学"一词。1879年，冯特在莱比锡建立了历史上第一个社会心理学实验室。

（二）法国群众心理学派

1890年，塔尔德（Tarde）在《社会心理学研究》中用模仿解释社会心理学现象，提出社会就是模仿的命题，认为群众心理只是人与人之间的模仿。1895年，黎朋（LeBon）在《群众心理学》中讨论团体意识，认为团体具有冲动性、盲目性、破坏性、匿名性、被感染性与被暗示性的共同心理特征。同一年，迪尔凯姆（Durkheim）在《社会心理学方法的规则》一书中提出群体意识不是个体意识之和，群体是一种结构形式，能构成与个体不同的意识行为和行动方式，因此社会心理学开始于群体并结束于群体。这一观点和塔尔德认为的观点截然不同，而这二人的不同观点也影响了后期罗斯和麦独孤的分歧。

（三）英国本能心理学派

本能心理学的创始人是英国心理学家麦独孤，但他的思想最早却是由达尔文提出的。1908年，麦独孤在《社会心理学导论》中列举了12种人类本能，并提出本能指不学而会、不学而能的先天动力；社会行为是由一连串本能所组成。人的本能影响个人对社会的认识、兴趣、情操、行为等组成的社会心理特征。麦独孤的社会心理学主张表现出浓厚的个体倾向。

(四) 奥地利精神分析学派

20世纪，影响整个西方世界的精神分析学派也影响了社会心理学的发展，其代表人物就是奥地利精神分析学派的代表人物弗洛伊德。他在《图腾与禁忌》(1913)、《群体心理学与自我分析》(1921)、《幻觉与未来》(1927)、《文明及其不满》(1930) 等书中力图从个体内在的精神力量中寻找社会行为的原因，在其后的半个多世纪中对社会心理学的发展产生了巨大的影响。

最终，随着美国社会学家罗斯和英国心理学家麦独孤的社会心理学专著皆于1908年出版，标志着社会心理学作为一门独立学科诞生。经验描述阶段积累了丰富的资料，提出了各种观点，建立了一定的体系，并联系实际，试图从社会心理学角度解决社会生活中的一些实际问题，为实证分析阶段打下了根基。

三、社会心理学的确定期——实证分析阶段

自20世纪20年代起，社会心理学进入了实证分析阶段。这一阶段社会心理学的研究方法从定性研究转向了定量研究，从描述转变为实证，从理论研究转向应用研究，研究对象从大群体转向小群体。

这一阶段社会心理学的研究阵地也从传统的欧洲转向年轻的美国，富于开拓精神与具有实用主义倾向的美国为社会心理学的转变发展提供了适宜的土壤。美国心理学家弗劳德·奥尔波特在本国学者特里普利特和德国人莫德（Moede）有关群体对个人行为影响的实验的基础上进行了一系列有关"社会促进"的实验，他的实验成果《社会心理学》(1924年) 也因此被人们公认为是实验社会心理学诞生的标志。

奥尔波特从心理学中引进的实验方法激起了社会心理学实证研究的热潮。此后，出现了更多运用实证方法研究社会心理学的著名学者。

瑟斯顿（Thurstone）和李科特（Likert）对态度测量作出了卓越贡献。瑟斯顿首先提出了态度量表的结构，并编制了第一个态度量表；李科特又对态度量表从结构上进行了简化，使之成为至今仍广泛应用的研究方法。

谢里夫进行了社会规范的研究，通过"游戏效应"研究出在群体中人们的行为主要受群体意志的影响。

莫里诺（Moreno）于1937年创办了《社会测量学》杂志，使社会心理学现象进入到了可测量的阶段。

德国心理学家勒温发扬了格式塔学派的研究，把理论应用到群体动力学和社会心理学的研究中，用实验的方法研究社会冲突。他提出社会心理学不仅要对社会行为进行诊断，还要为社会政策的制定提供技术性工具，诊断和预测一些社会事件的发生及其原因。由于他对社会心理学的发展影响巨大，人们尊称他为社会心理学的奠基人。

第二次世界大战后，社会心理学进入鼎盛时期，此时社会心理学的研究领域涉及人类社会行为的各个方面，理论也向多元化发展。应用社会心理学逐渐被重视。美国、苏联的社会心理学都蓬勃发展，中国的社会心理学从20世纪20年代开始萌芽，当时有一些中国学者介绍和评价西方的社会心理学理论。1981年，中国成立了社会心理学筹备会，1983年社会心理学会出版了《社会心理学简讯》，中国社会心理学进入重建与复兴阶段。

第三单元 社会心理学理论流派

社会心理学经历了从哲学启蒙到经验主义，最终走向实证研究，形成了一系列能解释事实、探求规律、预测行为、指导实践、能推而广之的理论体系。其中四个影响深远的理论流派是：精神分析论、社会学习论、社会交换论和符号互动论。

一、精神分析论

精神分析论的早期代表人物是弗洛伊德，1900年他的代表作《梦的释义》问世，标志着精神分析理论诞生，其理论核心是强调潜意识对人的行为有决定作用。

(一) 弗洛伊德的精神分析学

弗洛伊德将人格视为一个动力系统，由本我、自我和超我构成。其中，本我作为一种受先天生物本能和自我欲望主宰的心理成分，遵从快乐原则，即希望欲望及时被满足。本我经常和代表社会道德标准的超我发生冲突，最终被自我所调节。自我依从现实原则，思考、计划、决策问题解决，调控本我中不合时宜的想法。举例来说：假如你在商店里看到一件非常心仪的商品，本我会告诉你："拥有它！"而超我会立刻阻止你："不行，那是犯法的！"这时，你的自我就会站到二者之间做出决策："不要乱来，它符合你的经济实力，可以买下它。"或"它对你来说太奢侈，欣赏一下，努力挣钱吧。"

弗洛伊德强调人的"本能"，认为人的本能对自我的影响是最重要的，环境并不能决定人的发展。

(二) 荣格的分析心理学

荣格是弗洛伊德的学生，他继承了弗洛伊德的部分理论，开创了自己的思想理论体系。荣格和弗洛伊德一样，将人格的意识部分称为自我，但他认为自我展现给外部世界的并不是真实的自己，而是"人格面具"。人格面具是指个体展示给外部世界看的公开的自己，其背后还隐藏着更深层的情感。此外，荣格提出的集体无意识理论为社会心理学研究提供了新的视角。

(三) 新精神分析理论

除荣格外，还有一大批青年学者继承、发扬并修正了弗洛伊德的精神分析论，如阿德勒、沙利文(Sullivan)、霍妮等。新精神分析学派更重视社会文化因素在人格发展中的重要作用。他们注重社会因素、文化因素对人格的影响。阿德勒认为，人格的主要驱动力是追求卓越，而追求卓越的动机是补偿儿童期的自身缺陷，因为每个人要补偿的缺陷不同，因此每个人选择的生活方式也不同，有社会兴趣的生活风格是健康的生活风格。霍妮认为，人的基本焦虑产生于人类生活在一个充满敌意的世界中所产生的孤独感和无力感，行为是个体对环境的反应，人格受环境和教育的影响，并提出了人际交往的三种互动模式：接近他人、远离他人、对抗他人。

二、社会学习论

社会学习论是在斯金纳和以霍尔代表的新行为主义的影响下形成的，通过学习机制解释人的行为的原因和变化。

(一) 三大学习机制

在社会学习论看来，人的学习有三种机制：联想、强化、模仿。

1. 联想

联想是巴甫洛夫在经典条件反射实验中提出的。通过反复训练狗听到铃声给食活动后，即使不给食物，狗听到铃声也会分泌唾液，因为狗对铃声产生了联想。由此，人也可以通过联想学习态度和行为方式。

2. 强化

强化强调个体增加某种行为是通过某一事物的刺激实现的。当个体做出某个行为后，得到奖励可以让个体获得喜欢的刺激，称为正强化；个体排除能增强反应频率的刺激称为负强化。

3. 模仿

个体学会某种态度和行为通常都源于对榜样的模仿。例如，儿童模仿家长的行为，学生模仿老师的行为。

(二) 班杜拉的观察学习理论

观察学习理论是班杜拉社会学习论中的重要组成部分。班杜拉指出，强化只是促进学习的因素，而不是引起学习的因素，认知因素是引发学习的重要因素。个体通过对他人行为及行为结果的观察，获得新的行为反应模式。观察学习包括四个过程：注意、保持、动机、动作再现过程。

社会学习论过于强调将行为归因于外在情境，而忽视了个体主观对行为的影响；过于关注对外在行为的解释，忽视了内在的心理分析过程；同时过分强调过去学习经验对行为的决定作用，而忽视了当时的情境细节。

三、社会交换论

社会交换论始于20世纪50年代末60年代初,从经济学投入-产出的视角研究社会行为,其代表是美国心理学家霍曼斯(Homans)相互联系的观点。

(一)成功命题
这个命题和正强化非常类似,指个体执行某个行为后,若得到相应的奖励,他就会重复这个行为;获得的奖励越多,行为重复的频率越高。

(二)刺激命题
相同的刺激可以引发相同或相似的行为。

(三)价值命题
某种行为对个体价值越高,行为的重复率就越高。

(四)剥夺-满足命题
个体获得重复奖励的次数越多,这个奖励对行为的价值越小。

(五)侵犯-赞同命题
当个体做出某种行为后没有得到预期的奖赏或受到出其意料的惩罚时,他可能产生愤怒情绪,从而出现侵犯行为,此时侵犯行为的结果对他更有价值;反之,如果个体做出的行为得到预期的奖赏,或没有受到预期的惩罚,他就会赞同行为,此时赞同行为的结果对他来说变得更有价值。

社会交换理论认为,趋利避害是个体行为的基本规则,每个人都希望在交换过程中获得最大利益,付出最小代价,因此交换行为本身变成了得与失的权衡,强诱因可以改变个体态度及行为。

四、符号互动论

符号互动论源于20世纪30年代美国学者詹姆斯和米德(Mead)。符号互动论源于社会学研究,其理论在社会互动的过程中研究个体行为,因此要了解个体行为就要先了解影响个体所处的群体的行为。这其中的关键概念是"符号"。符号是指能代表某种意义的事物,如语言、文字、动作、姿态、物品、场景等。一个事物之所以成为符号是因为大家公认赋予了它某种意义。

(一)符号互动论的假设
符号互动论认为,人们形成和改变自我,进而建立和发展相互关系,应对外在的变化是通过符号的互动。符号互动论的基本假设认为:
(1)事物本身对个体有意义是个体对这一事物采取行动的基础。
(2)某一事物具有意义的根源存在于个体与他人的互动中,而不是事物本身。
(3)人对事物的理解随社会互动而发生改变,人会根据自己的解释运用和修改事物对他的意义。

(二)符号互动论的主要观点
(1)心灵、自我和社会不是分离的结构,而是人际符号互动的过程。心灵、自我和社会的形成都以符号为先决条件,如果人不具备使用符号的能力,那么心灵、自我和社会都将处于混乱状态,或者说失去了存在的依据。
(2)语言是心灵和自我形成的主要机制。
(3)心灵是社会过程的内化。内化过程就是人的"自我互动"过程,人通过互动学到了有意义的符号,再用这种符号发展自我。社会的内化过程伴随着个体的外化过程。
(4)行为是个体在行动过程中自己"设计"的,它并不是对外界刺激的机械反应。个体在符号互动中逐渐学会在社会允许的限度内行动,但在限度内,个体可以按照自己的目的行事。
(5)个体的行为受自身对情境的定义影响。个体通过不断解释自己的所作所为,给各种事件赋予意义,这种解释过程也是一种符号互动。

（6）个体和他人面对面的互动中有待于协商的中心对象是身份和身份的意义，个人和他人的身份和身份的意义并不存在于人自身，而是存在于互动之中。

（7）自我是社会的产物，是主我和客我互动的结果。主我是行动者，客我是通过角色获得的形成在他人心目中的我，即社会我。行动由主我引起，受客我约束。前者是行为的动力，后者是行为的方向。

第四单元　社会心理学的研究方法

一、社会心理学的研究原则

（一）价值中立原则

价值中立原则指实验者在进行实验时对客体和被试不能进行任何主观猜测和臆断，要保持中立的态度，客观、全面地描述问题以及分析结论。

（二）系统性原则

社会心理学家认为所有的社会行为和社会心理都应在一个系统中进行研究，因此要用系统的方法对被试进行系统的考察。系统性原则提出了如动态原则、整体性原则、有序性原则、反馈性等许多原则，为社会心理学研究提供了更多理论视角和分析手段。

（三）伦理原则

社会心理学家常常面对道德困境，从科学性出发，研究者需要保持实验尽量真实；而从情感上，实验者又希望被试能避免出现不舒适感，如从众、社会影响、社会冲突等方面的实验。因此，研究者需要想一些有效的措施以减少对被试的影响和伤害。为确保被试的自尊与安全，美国心理学会出版了一系列伦理守则，对心理学研究者进行管理。此外，任何研究机构都必须经过审查委员会审查才能进行研究。如果实验采用了欺瞒的形式，实验后必须进行释疑，即向被试解释实验的真实目的以及实际发生的事。

二、社会心理学的研究方法

社会心理学进入实证阶段后，实验法是应用最广泛的方法，广为人知的阿希从众实验[①]、斯坦福大学的"监狱实验"[②]、阿瑟·阿伦的吊桥实验[③]等都使用实验法验证了社会心理学领域的重要理论。除此之外，对心理咨询师而言，还有一些广为人知的方法，主要有观察法、调查法和档案法。

（一）观察法

观察法指研究者借助仪器收集资料的方法。在观察法中，研究者观察并记录某个测量值对人的行为的印象。观察法有多种形式，最主要的是自然观察和参与观察。想知道观察者观察的准确性需要建立评分者信度来测查。

（二）档案法

观察并不局限于观察现实生活中的行为，还可以通过考察某种特定文化背景下的文献资料，研究特定背景下的行为，这种方法被称为档案法。例如，小说、日记、报纸、电影等都可以作为档案研究的对象，借助社会分析，可以使研究者获得大量有关社会价值观和信念的研究成果。这种方法的优点是很少受研究对象心理干扰，更适用于跨文化和跨时间研究。缺点是工作量大，分析数据时难度也很大。心理咨询时借助来访者的个人既往史，考察来访者的心理成长过程就是应用了档案法。

---

① 后文详细介绍了阿希的从众实验。
② 斯坦福大学的"监狱实验"强调环境可以逐渐改变一个人的性格，而情境可以立刻改变一个人的行为。
③ 阿瑟·阿伦的吊桥实验发生在20世纪70年代，通过实验提出了吊桥效应，即当一个人提心吊胆地过吊桥的时候，会不由自主地心跳加快。如果这个时候碰巧遇见另一个人，那么他会错把由这种情境引起的心跳加快理解为对方使自己心动才产生的生理反应，故而对对方滋生出爱情的情愫。

(三) 调查法

调查法是研究者针对研究问题拟定一系列问题请被试作答的方法。研究者通过收集、整理、分析资料，对社会心理和社会行为进行描述和解释。调查法可以判断一些难以观察到的变量之间的关系，这些关系通常隐秘，通过观察很难了解。同时，调查法可以选取有代表性的样本。研究者在进行调查时，需要选择有代表性的样本进行随机抽样调查。调查法包括访谈法和问卷法。例如，人种志的研究就使用了调查法，研究者在自然情境下观察并收集数据，研究社会群体、个体与群体所处的背景以及人际交往过程。

> **思考一分钟**
>
> 社会心理学的两种研究趋势是什么？它们有什么不同？

第二节 社会化与自我概念

第一单元 社 会 化

世界各地都流传着关于"狼孩"的故事，比如1920年，印度就曾传出在加尔各答西部发现两个被围在一群野狼中间的女孩，当人们成功救下她们后发现她们的目光中散发着充满野性的目光，牙齿变得像狼一样长，用四肢走路，吃生腐的肉，像狼一样嗥叫，不愿穿衣，拒绝洗澡，直至离世时智商都只有4岁孩子的水平，只能学会一些基本的生活习惯。若从生物学角度，狼孩具备所有人类的特征，但却不能称她们为社会人，因为她们没有经历社会化进程。因此，社会化是个体走向社会的第一步。个体只有在特定文化中接受熏陶、适应社会、建构人格，在与社会互动的过程中建构自己的人格，才能最终形成自己的社会角色。

一、社会化的基本内容

社会学和心理学都研究社会化，但心理学的研究更倾向于研究个体在社会化进程中的心理活动以及个体与社会的互动过程，是个体与他人、群体之间进行的连续多阶段、动态的相互作用过程。社会化是在个体和社会相互作用的过程中实现的，正如凯利（Kelly）的个体与社会环境互动模型中呈现的那样（Kelly, 1983）（图3-1）。

社会化是指个体在特定的社会文化中学习知识、技能、语言、规范、价值观等社会行为，并形成人格特征，以此适应社会并积极作用于社会、创造文化的过程。社会化是以社会知觉为基础，人和社会相互作用的结果。社会化能促使个体学到适应社会的标准、规范、价值和行为（Mussen, 1986）。个体在社会化进程中学习基本的知识和技能，学会遵守社会规范，明确社会角色，确定自己的目标理想。

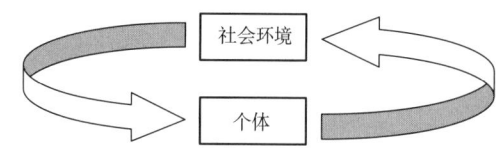

图3-1 个体和社会环境互动模型

个体的社会化进程中既有社会对个体的强制性——社会以各种途径塑造和影响人格发展，个体受周围环境和人的影响，同时个体在适应社会的过程中也发挥着主观能动性，并且这种适应过程会持续人的一生。

二、社会化的影响因素

（一）社会化的客观影响因素

1. 家庭

家庭是初级社会化中基础、主要的场所。家庭在个体的社会化进程中有着不可取代的地位。个体自出生起，便在与父母、家人的亲密接触中建立了最初的社会联系，学习吃、穿、语言等最基本的社会技能。同时，父母的言传身教也会让个体形成自己的生活方式、思维模式、价值标准等。父母的文化程度、教养方式、行为规范、思想意识等对孩子的人格形成有着深远的影响（俞国良，1998，2000）。

2. 学校

当儿童进入学龄期后，学校和教师的影响逐渐上升，成为个体社会化进程中的重要因素。学生不仅可以在学校学习知识，还可以学习与人交往、合作，学习一定的行为规范，接受集体的约束。同时，随着青少年自我意识的不断发展，他们也在发展认识和评价自我及他人的能力。

3. 同伴

同伴是个体社会化进程中一个重要的影响因素。作为年龄相近、教育及生活背景相似的群体，他们通常志趣相同，感情融洽。因此，他们之间经常相互模仿、相互合作、相互影响。同伴的影响力会一直贯穿小学到大学各个阶段，影响个体社会化的各个方面。

4. 传媒

在现代化社会中，大众传媒的影响力不容忽视。大众传媒包括报刊、杂志、电视、网络、文化娱乐节目等形式。大众传媒从文化、舆论、教育、娱乐等各个方面向人们传播社会文化、社会信仰、社会价值等，促使人们形成相对一致的社会意识。

（二）社会化的主观影响因素

1. 遗传素质

遗传是个体社会化的基础，不同的遗传基因使每个人在社会中表现出不同的性格特征、智力程度、认知方式等。

2. 生活依附期

人从出生后到独立前需要一段较长的生活依附期。在这期间，人受家庭、学校、社会的照顾，学习掌握必要的知识和社会技能，为个体走向社会奠定基础。正因为个体在出生后要经历一段生活依附期，决定了个体必须生活在社会中接受各个方面的社会影响。并且，随着社会经济的发展，社会依附期也越来越长。

3. 语言能力

语言是人类进行社会交往的重要媒介，人借助语言和他人互动，并在互动的过程中和他人交换观点、经验，从而形成并不断发展自己的行为和思想，以更好地适应社会。

4. 学习能力

人通过不断深入的学习，逐渐深入地掌握社会化知识和技能，人们将这些知识和技能内化成自己的思维方式、行为动机和理想规划，并以此指导自己的行动，促使个体能更好地扮演自己的社会角色。

5. 思维能力

思维是人类智慧的核心，人们综合了遗传、学习活动，最终形成个体独特的认识世界的思维方式，成为社会中独特的自我。

三、社会化类型

（一）语言社会化

语言是个体社会化的纽带，是人们交流思维的主要手段。语言本身就是传播社会文化的重要载体，学习语言的过程就是学习社会文化的过程，人们只有掌握了语言才能理解并习得相应的社会文化。

（二）性别角色社会化

性别角色是建立在生物的性别基础上经过社会化发展起来的。社会为男性和女性确定了各自的行为规范，个体在完成社会化任务时会意识到自己的性别而实行社会对自己性别所期望的行为模式。

对性别角色的培养，是从个体出生起，家庭就会根据个体的性别而施以不同的教养方式。例如，父母会给女孩买暖色系的衣服，买模拟生活的玩具，对待她们的言行举止方式都会温柔细致等；而男孩的父母会给男孩买冷色系衣服，买富有挑战性的玩具，教他们要坚强独立。此外，婴儿也会在社会认同方面有所区别，女孩会模仿母亲的行为方式，男孩会模仿父亲的行为方式。这些有差别的教育会不断强化个体的性别角色定型，促使个体朝社会所期望的角色观、行为模式发展。

（三）道德社会化

道德社会化是指个体将社会道德规范不断内化为自身的行为规范的过程，道德社会化分为道德观念与道德判断、道德情感、道德行为三方面。

道德观念与道德判断是指个体的道德社会化进程先后经历他律到自律、效果到动机的过程。道德情感是指伴随道德观念而形成的内心感受，包括正义感、集体荣誉感、爱国情感等。道德行为是指个体对他人与社会做出有道德意义的行为，个体能实行道德行为要依靠个体的道德习惯。

（四）政治社会化

政治社会化是指个体学习接受社会政治制度的规范，并采取相应态度和行为方式的过程。政治社会化能将个体培养成合格公民，使其为自己的国家、社会作出自己的贡献。爱国意识的培养和发展是政治社会化的核心内容。

四、社会化与社会性发展

个体经历社会化进程使其社会性得到充分的发展。社会性发展是个体在与社会关系相互作用的过程中，通过不断认识与适应周围的人与环境而发展出的自我意识、性格、能力、兴趣、情感、动机和价值观。在《社会性发展心理学》中，将社会性发展的研究领域确定为社会认知、自我发展、道德发展、性别角色、同伴关系、依恋关系、攻击与亲社会行为等方面。

第二单元　社会角色

一、社会角色的定义

个体社会化的目标是为社会培养合格的公民，这需要个体了解自己所需承担的社会角色，并担当这个角色需要承担的责任。就像歌词中所唱："世界是一个舞台剧场，我们都像临时演员，在大街上排练着喜怒悲欢，从早到晚录制一天的对话，让自己跟着脚本飞翔。"社会角色的概念是由美国社会学家米德（Mead）从戏剧中借用来的。

在戏剧里，演员要根据编导的要求出演符合剧本的角色，扮演与角色相符的行为和举止，并且将这种行为转变为客观化的社会行为规范和行为模式。角色一旦形成，不会因为演员的消失而消失，他会一直存在。如孙悟空的形象由六小龄童、吴樾、周星驰演过，在戏剧中也有不同演员扮演过。这些演员在更换，但是孙悟空这一角色在人们心中留下了烙印。"社会角色"的概念在社会学、心理学界都有学者广泛提出，他们的侧重也各有不同，社会学界侧重于从社会关系、社会规范、社会地位、社会身份的角度定义社会角色；心理学界侧重从个体行为、行为模式的角度下定义。综上所述，社会角色可以看作是每个人在社会关系中都处于特定的社会地位，个体会根据社会要求做出与其地位、身份一致的行为和心理活动，以此符合社会期待。

二、角色观念与角色期待

(一) 角色特征

不同个体在社会舞台中扮演着各自的角色,他们会根据各自对各种社会角色的理解,按照角色要求来调节自己的行为。在这个过程中,个体不仅受环境影响,也通过自身行为影响环境中的其他个体。一般来说,社会角色有以下四个特征。

1. 职能性

社会角色是按照社会职能划分的,社会职能规定了个体在人际交往中的身份和在社会活动中的地位。例如,一个人做了教师,就被赋予了教书育人的职能,他要有使命感,有耐心,认真地将知识传授给下一代。

2. 多重性

每个人在社会中都同时扮演多个角色,他们要统一各种角色,每个人都是多重角色的复合体。例如,一位老师同时在家庭中扮演家长子女、在剧院里扮演观众、在学校中扮演下属……社会赋予了每个人多重角色,这些角色在每个人身上得到了完整的统一。

3. 扮演性

每个人都会在社会中扮演多重角色,他们根据社会标准在规定的范围内扮演各种合适的社会角色,成为合格的社会公民。例如,一位喜剧演员,即使他在早晨出门前刚刚和家人吵过架,又在路上遭遇严重堵车,但在舞台上他仍旧要展现出轻松幽默的形象,这就是由他所处的行业准则所约束的。在角色扮演中,个体要有清晰的角色认知,并有能力观察他人对自己的角色期望,并根据自己的能力强弱获取角色扮演的技巧,以实现角色期望。

4. 固定性

每个社会角色都有其固定的社会位置,当个人进入某个社会位置时,他就要接受已经制定好的社会规范,接受社会制约。正如各个行业都有自己固定的行业准则,个体一旦进入这个行业,就要遵守行业操守。

(二) 角色规范

角色规范是指每个社会角色都要遵守的行为准则。角色规范是在长期的社会生产劳动中历经实践形成的,它在社会关系中调节个体行为。角色规范通常有两种:一种是以书面形式或法律条文固定下来的行为准则,它的约束力强,是角色规范中最具约束力的形式;另一种是约定俗成的不成文规则,它虽不具备强有力的法律约束力,却是约定俗成、人人都会遵守的道德规范,如子女孝顺父母。

角色规范对人的心理与行为举止有不同程度的调节作用,人们也会根据角色规范来选择、评价自己及他人行为,并据此来获得奖励或惩罚。遵守角色规范的过程就是个体社会化的过程。

(三) 角色期待

一个人一旦拥有了某个社会角色,他人、群体就会对这个人有所期待。因此,角色期待是他人希望某个个体做出相应的行为,并被个体觉察的期望。例如,人们希望教师知识渊博、热情负责、耐心执教等。角色期待是连接社会结构与角色行为之间关系的桥梁。很多研究都表明,角色期待有助于个体做出相应的角色行为。但角色期待要在个体的社会化过程中完成,并且受认识、情感、态度等各种因素的影响。罗森塔尔效应就是著名的角色期待实验。

三、角色类型

社会生活的多元化促使社会角色多样化,使处于同一社会地位的个体要同时扮演不同的角色。许多学者从不同的角度出发,用不同的标准划分出不同的角色类型,主要有以下几类。

(一) 理想角色、领悟角色与实践角色

这是根据对规范的理解进行的分类。理想角色又称期待角色,是指社会或团体对某一角色规定的理想的规范和公认的行为模式。例如,理想的军人角色是保家卫国,理想的医生角色是救死扶伤,理想的教师角色

是教书育人等。领悟角色指个体对其所扮演的社会角色所理解的行为模式。人们本应按照理想的行为模式扮演角色，但是由于人们所处的环境不同、要求不同、认识水平不同、价值观念不同、思想方法不同，因此人们对自己所扮演的社会角色所需具备的角色规范和行为模式的理解也不同。实践角色是个体在实际角色扮演中所表现出的行为方式。每个人在角色实施时，因受周围环境和自身条件的制约会做出和理想角色有差距甚至相反的行为。

（二）先赋角色、成就角色、指定角色、世袭角色与伴随角色

先赋角色指个体建立在遗传、血缘等先天因素基础上的社会角色，如种族、国家、家庭出身、性别等。天赋角色是很难改变的。

成就角色指个体在后天经过努力获得的角色，如通过各种资格考试或面试而获得的职业角色。

指定角色指由政府机关、社会组织或团体任命、选派的角色，如许多社会团体的领导角色。

世袭角色指个体沿袭了家族的某种社会地位而获得的角色，如天皇、伯爵等。

伴随角色指个体因参与某种活动而获得的社会角色，如舍友、战友、同学等。

（三）规定角色与开放角色

这是从个体规范化程度划分的社会角色。规定角色是指个体受严格而明确规定的角色。对处于规定角色中的个体，从角色的责任、权利和义务到行为规范都有明确的规定。个体规范化程度高，自由度小。例如，政府官员、司法人员、士兵、学生等。

开放角色指个体根据社会规范和自己的理解，从实际出发创造性地履行自己的职责的角色。开放角色对个体的规范化程度相对较小，自由度高。例如，朋友、恋人。

（四）功利角色与表现角色

从个体对角色的追求上，可以划分为功利角色与表现角色。功利角色指个体以追求实际利益为目标的角色，如商人、企业家等。表现角色指个体为社会、集体和他人着想，以实现社会秩序、社会目标、价值观念、道德风尚为目标而努力的社会角色，如劳动模范、三好学生等。

（五）自觉角色与不自觉角色

按角色承担者的心理状态，可以划分为自觉角色和不自觉角色。前者可以清晰地了解自己的角色，并尽力扮演。后者对自己所扮演的社会角色并未有清晰的意识，只是在潜意识里以习惯的方式行动。性别角色就是不自觉角色。

此外，还有正式角色与非正式角色、正支配角色与受支配角色、常态角色与变态角色、成功角色与失败角色等。

四、角色行为

角色行为是指个体为实现自己的社会角色所表现出的外部行为和角色实现的过程，是个体适应和改造环境的过程。

（一）角色技能

个体在实现社会角色时，除了社会期待和社会规范外，还需要具备智慧、能力、经验等技能。角色技能分为一般技能和特殊技能。

1. 一般技能

一般技能是指个体在实现社会角色时必备的技能。换言之，若不具备这种技能，个体在适应社会时会出现障碍。一般技能包括认知技能和活动技能。

认知技能指个体在角色扮演中对角色的分析、推断能力，包括分析推测他人对自己所扮演角色的反应，以及对他人行为角色的认知。此外，认知技能的另一方面是设身处地为他人着想的能力。个体能从他人角度看待自己的角色，能感受他人的情感，并以此合理应对外界刺激，正确预测他人社会行为，采取适当的行动。

活动技能指个体扮演角色时需要具备的表情、姿势、动作、情绪等非言语系统技能。这些技能可以成为人际沟通的桥梁，合理有效地表达适当的情感，是角色实行相应行为的重要途径。

2. 特殊技能

特殊技能指个体在扮演社会角色时具备的能力、智慧、经验等技能。这些技能既可以是认知方面的，也可以是非认知方面的，它与特定的角色结合在一起。具备这种能力，能使得个体对自己的角色完成更得心应手。例如，厨师要对味觉、火候、菜品搭配等有特殊的敏感。

（二）角色冲突

当个体同时扮演两种以上不同性质的角色却对自己的角色认知不清楚，或社会对角色的期待不清晰时，个体就会产生角色冲突。角色冲突又分为角色内冲突、角色间冲突和角色外冲突。

角色内冲突指同一角色内部的冲突，带来角色内冲突的主要原因是社会对这一角色的期待与要求不一致。例如，学生既希望学校能减轻课业负担，又希望自己取得好成绩。角色内冲突会带给个体焦虑的情绪。

角色间冲突指同一个体需要同时兼顾几种角色时，当他觉得自己无法同时满足几种角色的要求时，就会产生角色间冲突，从而使个体陷入进退两难的困境。例如，一位正处于不惑之年的中年企业领导，作为企业主管，他需要处理企业各项工作；作为子女，他要照顾年迈的父母；作为丈夫，他需要安抚同样忙碌、焦虑的妻子；作为父亲，他需要从物质、生活上承担起养育子女的义务。这众多的角色会让他常常被夹在中间，顾此失彼。影响角色间冲突的重要因素是个体对各个角色期待的不一致程度，以及各个角色对个体的期待和要求的严格程度。

角色外冲突指个体社会角色发生改变所带来的冲突。例如，退休人员往往在退休后既不能适应新的社会角色，又对原来的社会角色割舍不下，这时便会出现新旧角色间的冲突。

（三）角色协调

解决角色冲突的有效方法是从认识和期待的角度进行角色协调，使个体对自己的角色认识与社会期待达成一致。进行角色协调的首要因素是消除心理焦虑。一般个体会通过合作、转移、顺应三种方式消除心理焦虑，实现角色协调。

合作，指改变导致心理紧张的外在因素。例如，想要取得好成绩的学生可以认真对待学校的课业任务，认真学习，便可消除焦虑。

转移，即把所有的注意力都集中于个体的某一角色而忽略其他角色期待。这也可以帮助个体减轻心理焦虑。例如，一个产后的妈妈可以先专心于养育婴儿，将对自己其他社会角色的要求降低。

顺应，指个体采取正确态度对待自身的角色冲突，改变相互矛盾的角色观念。例如，退休人员可以通过做志愿者来继续实现自己的社会价值，从而减轻因退休带来的心理焦虑和对社会角色的不适应。

第三单元　自我、身份与自尊

我是谁？我从哪里来？我要到哪里去？这是西方哲学三大终极问题。这三个问题实质上是在指引我们了解自己、认识自己，这样人生才不会迷茫。

一、自我

（一）自我概念的定义

自我概念是指个体对自己的认知，包括生理状态、心理状态、人际关系和社会角色等。

自我概念受文化差异的影响。西方文化强调独立的自我观，因此，在西方文化下发展出的自我更多的是注重自己内在的想法、感受和行动，而不是别人的想法和感受。他们更注重个体是否能拥有独立生活的价值。而受东方文化影响而发展出的相互依存的自我观更强调通过自我和他人的关系来界定自我，并且在做决定时常常会受别人的想法、感受左右。

此外，自我概念还受性别角色的影响。女性的自我中对关系的相互依存性更高，她们更关注亲密关系对自己的影响，如朋友、丈夫、孩子对自己的看法。而男性的自我概念则更注重团体中的相互依存性，即他们更关注自己在团体中的身份地位（Brewer & Gardner，1996）。

（二）自我的层次

美国心理学家詹姆斯将自我概念从低到高分为三个层次：物质自我、社会自我和精神自我。

1. 物质自我

物质自我是所有自我的载体，包括个人的身体、衣物、房屋、家庭、财产等。

2. 社会自我

社会自我指个体受到他人认可而获得的自我。社会自我是处于社会关系、社会身份与社会资格中的自我，是社会如何看待个体同时被个体意识到的层面，是自我概念的核心。例如，声誉、地位等。

3. 精神自我

精神自我包括个人的意识状态、特质、态度、气质、价值观念等，是个体如何看待自己的精神层面。

现代也有学者将自我分为五个层次：物质自我、心理自我、社会自我、理想自我和反思自我。

（三）自我概念的作用

伯恩斯在《自我概念发展与教育》一书中提出自我概念的三种功能：保持内在一致性、决定个人对经验怎样解释并决定人们的期待。

1. 保持内在一致性

个体对自己行为的认识是维持自我内在一致性的关键因素，内在一致性引导个体行为。在对不同适应水平小学生进行的自我描述研究中发现，适应性好的小学生的自我概念比适应不好的小学生更清晰。内在一致性对个人行为有引导作用。因此，在儿童与青少年的发展过程中，引导他们形成积极的自我概念很有意义。

2. 决定个人对经验的解释

某种经验对于个体具有怎样的意义是由个体的自我概念决定的，不同的人对相同经验的解释可能很不同。人们更倾向于按照与自我概念相一致的方式来解释自己的行为。

3. 决定个体的期待

在社会情境中，人们对于事情发生的期待、对自己行为的解释都决定于个体的自我概念。

（四）自我概念的形成与发展

人的自我概念在 8 个月左右就会开始发展。自我概念的发展会经历从生理自我到社会自我，最后到心理自我的发展。

1. 生理自我

生理自我是自我概念的原始状态，人从 8 个月左右就会具备生理自我，婴儿会对自己的身体部分产生占有、支配的欲望。具有生理自我的个体开始意识到自己的存在。

2. 社会自我

随着年龄增长，自我意识会变得越来越复杂，人们开始了解社会对自己的期待，并逐渐根据社会期待调整自己的行为方式。这个阶段从 3 岁左右开始，一直到青春期。在这一阶段，个体是以一些具体的、易于观察且具有清晰界限的特征认识自我的，如年龄、性别、外貌等。个体通过模仿、认同、练习等方式，逐步形成各种角色观念，如性别角色、家庭角色、社会角色等。个体在这个阶段逐渐意识到自己在人际关系、社会关系中的作用，并能意识到自己所承担的社会义务和享有的社会权利等。

3. 心理自我

当我们逐渐成熟起来时，我们便不再过分强调自己的生理特征，开始过渡到关注自己的心理特征以及关注他人对自己的看法。从青春期到成年期，大约十年时间，个体开始知觉和调控自己的心理活动，并根据社会需要和自己发展的要求调控自己的行为和心理。此阶段，个体开始摆脱对成年人的依赖，变得更加主动、独立，个体更强调自我价值和自我理想。在此阶段中，个体发展了自尊和自信。

二、身份

(一) 身份的定义

自我概念不是孤立于社会而独立发展出来的，而是在与周围人的互动中形成的，身份是个体由社会地位、社会角色、自我概念综合发展出来的自我认同。由社会地位所决定的身份相对稳定，是身份的主体；身份是由个体的社会角色构成的，社会角色决定他人对个体身份的行为期待。

(二) 身份的特点

1. 客观性

个体的社会身份要经他人认可，因此具有客观性。

2. 主观性

社会身份以主观的自我概念为主要表现形式，自我概念可以解释为个体对自己身份的认识。

3. 多重性

每个人在社会中都会同时具有多个社会身份，这是由社会角色的多重性决定的。

4. 稳定性

社会身份中有一部分，如国籍、种族、性别等是非常稳定且不易改变的。除此之外，其他社会身份也在一定时间内会保持相对稳定。身份的稳定性对个体身心健康有很大好处。

5. 契约性

社会身份的确定表明个体要接受与其身份相对应的社会规范的约束，要遵守其权利、义务，因此社会身份也是一种社会契约。

三、自尊

(一) 自尊的定义

自尊是对自我价值的评判，通过个人对于自我的态度表现出来。那些认为自己没有价值的人，自尊水平较低；那些表现出极度自信的人，自尊水平极高。

自尊水平高的人自我概念更明确，心理更健康也更快乐。自尊水平低的人多会表现出焦虑、身心失调，甚至免疫系统也会出现问题。美国心理学家詹姆斯提出自尊决定于成功与抱负之间的比率，即

$$自尊 = 成功/抱负 \qquad (3-2)$$

(二) 自尊的影响要素

1. 亲子关系

亲子关系是影响自尊水平的重要因素。父母在教育孩子时前后观点一致，并在教育过程中能够表现出更多的慈爱、接受、尊重，所教育出的孩子会表现出相对较高的自尊水平。

2. 行为表现的反馈

当个体的行为表现获得积极的评价反馈时，会促进个体自尊水平提高。

3. 扬长避短地选择参与

如果个体能够在选择任务或工作时扬长避短地选择自己擅长的、易于取得成功的工作，会更有助于个体提升自尊。

4. 理性地进行社会比较

在社会比较中，选择合适的坐标是一个重要的参照。当个体能选择和自己地位、身份相似的人比较，并能使个体处于有利地位时，个体会获得相对较高的自尊水平。

(三) 自尊的测量方法

罗森伯尔 (Rosenberg) 于1965年编制的SES自尊量表是心理学界广泛应用的单维测验量表。

> **? 思考一分钟**
>
> 你觉得"要面子"是一种维护自尊的表现吗?为什么?

第三节 社会知觉与归因

尽管很多人都明白"好奇害死猫"的道理,可还是忍不住想对别人的想法一探究竟。这是为什么呢?因为解释并理解他人的行为是人的基本爱好,例如别人说了什么话?他的表情、语气有什么言外之意?可惜,很多时候我们无法清晰地了解别人的意图,我们只能将他人的行为以及他人在自己脑中留下的印象拼凑在一起,根据自己的认知经验进行归因得出结论,理解他人的动机和行为选择等。

第一单元 社会知觉

一、社会知觉的概念

布鲁纳(Bruner)曾做过一个著名的硬币实验,实验结果表明儿童对硬币大小的估计与他们对钱的感受直接相关,并且间接地与他们的家庭经济条件和个性特征有关,如来自贫穷家庭的儿童把硬币估计得过大。由这个实验不难看出,社会知觉是指我们对各种社会性的人或事物形成直接的整体性的印象,并根据个人的认知和经验理解他人的过程。社会知觉不仅取决于客体本身,也受到知觉者的目的、需要、态度和价值观等影响。

普通心理学中的知觉指的是人脑对某一客观事物带给人的各种感觉的整体反映,是直接作用于感觉器官的客观物体的整体在人脑中的反映,是知觉的初级阶段。而社会知觉侧重于个体对他人、群体和自己的知觉,既包含对外部特征和人格特征的知觉,还有对人际关系和行为原因的知觉。

二、社会知觉的分类

根据知觉对象的不同,可以将社会知觉分为三类:对自我的知觉、对他人的知觉和对人际关系的知觉。

(一)对自我的知觉

俗语常说"人贵有自知之明",指的是个体对自我有较为清晰的感知与认识,进而形成一定的自我概念,解释自我的心理与行为。此时,人既是认识的主体,也是认识的客体。

(二)对他人的知觉

社会知觉中,个体常会根据他人的表情、姿态、穿着、风度、言谈举止等对他人的行为、心理等进行了解。例如,人们认为长着娃娃脸的成年男性比面孔成熟的成年男性更天真、诚实、仁爱、热情(Berry & McArthur,1985)。

(三)对人际关系的知觉

人际知觉中不但包括自我知觉、他人知觉,还包括对交往情境的知觉。人际关系知觉包括对自己和他人的关系、他人和他人的关系两方面的知觉。一般来说,人们越是交往频繁、相似之处越多,彼此就越会产生好感。

三、社会知觉的影响因素

影响社会知觉的因素包括认知对象、认知情境等客观因素，还包括作为知觉主体的个体主观因素。

（一）客观因素

1. 认知对象的特点

认知对象作为社会知觉的客体，可以是某个个体、群体或其他具有社会意义的事物。认知客体的特点不同、对主体的重要程度不同、引起的注意不同等原因都可能导致主体对其知觉不同。例如，一位拾荒者见到一个纸箱子的知觉和一个公司白领便会不同。

2. 认知情境的特点

社会知觉总会在特定的情境下进行，人们会将对认知情境的理解转移到知觉对象身上，影响主体对该对象的知觉过程。例如，若你在路上看到一位超速开车的人，你可能会觉得这是个法律意识淡薄甚至素质低下的人；但当你知道这个人正在追捕罪犯时，你是否会对他另眼相待，觉得他非常敬业？

（二）主观因素

1. 认知者本身的特点

认知者因经验不同，对相同对象的知觉也会有所不同。布鲁纳的硬币实验就证明了认知者本身的家庭背景影响个体的社会知觉。社会心理学用"图式"概念来解释这一现象。

发展心理学中皮亚杰对"图式"的定义是人脑中已有的知识经验网络。过去经验在人脑中形成一套有组织、有结构的经验模式，个体会在脑中寻找过去的经验图式对新输入的信息进行解释，如果脑中没有解释新信息的图式，就会创造新的图式。

已有图式会对人的知觉过程产生影响，在选择知觉对象时会对已有图式中的经验对象产生更多注意。因为个体认识新事物时往往根据已储存的图式进行加工，他们更容易记住对他有意义的知觉内容或他熟悉的知觉内容。

2. 认知者的心理特点

个体的心理特征是影响知觉过程的重要因素。知觉主体的心理特征、已有经验、个人需求、价值观、兴趣动机、情感状态和各种各样的认知偏见都会影响个体的知觉过程。例如，文学名著《四世同堂》中，祁家和冠家因价值观不同，对日本人的认知就截然相反。同时，在祁家内部，祁老太爷、祁家长孙和祁家老三因为已有经验、性格特征不同，对待抗日的态度也不一样。而读这本书的读者也会因已有经验的不同，而对这本书有不同看法。

第二单元　印象管理

一、印象的定义

想象一下你去面试的当天，你很紧张地坐在外面等着面试官的发问，但当你进门看到一位满头银发、面带笑容、说话彬彬有礼的长者坐在你面前，你会不会顿时觉得轻松许多？若是入职面试，则会对新单位充满期待？这都是因为那位面试官给你留下了很好的印象。其实，我们每个人都设法让别人用自己期待的方式看待自己；也不断在遇到新情境时，按照自己以往的经验，将情境中的人或事物进行归类，以此形成对有关人或事物的认识。我们每个人都在给别人留下印象，也都在从别人的表现中获取对他人的印象。

二、印象的形成及其效应

（一）第一印象

印象能帮人尽快适应新的社会环境，明确环境对于我们的意义，并让自己知道应当怎样回应当下的环境。这其中第一印象尤其重要，第一次见面时，双方的言谈举止、穿着打扮、风度气质等都会给人留下第一印象。第一印象最新鲜、最引人注意，也最令人印象深刻。一般来说，人们先是根据有限的信息对其形成第一印象，然后再收集相关的信息，并经过整合形成整体印象。

第一印象对社会认知的作用称为"首因效应"，即第一印象对人的认知有强烈影响，最初出现的信息影响最大。例如，某人在初次见面时给你留下了很好的印象，这种好印象会在很长一段时间内影响你对他所做的行为或心理活动的解释。

首因效应决定了人们常常在刚认识对方时，只根据获取的有关他人的少量信息，就力图对他人的另外一些特征进行推理、判断，以形成有关他人的印象。例如，一见钟情、先入为主等。

阿希（Asch）最早进行了"首因效应"对认知影响的研究。1946年，他以大学生为被试，用7类描述人格特征的词为刺激物，研究了人格印象的形成过程，并得出结论：印象形成是所有人格要素综合作用的结果；同时，在所有人格要素中，最早选择的关键词决定第一印象，如热情、温柔等。两年后，社会心理学家卢钦斯（Luchins）对此观点得出了不同结论，认为决定人们对他人认知的关键因素是人们的知觉顺序。

（二）印象形成的过程

印象形成是指对一个人有意义的特征进行概括、综合，形成一个具有结论意义的特性的过程。当然，我们的认知过程不可能完全准确，所以会有这样那样的偏差。

从自然特征上，人们会根据性别、种族、外表吸引力等将个体分类；从社会特征上，人们会根据个体所属群体以及对其定位的社会角色来预言个体行为，确定对人的印象；从心理特征上，人们按照具有社会评价意义的人际关系以及智力特征将个体进行分类，并据此明确自己的行为。

在印象形成过程中，人们总结出一些有规律的典型事件并进行归类。研究形成多种效应理论，最重要的分别是近因效应、晕轮效应和刻板印象。

1. 近因效应

不同于首因效应，近因效应是指交往中最后一次见面给人留下的印象在对方的脑海中也会存留很长时间。当出现的信息是连续信息时，首因效应的作用更突出；当两种信息不是连续出现时，近因效应的作用更显著。同时，对陌生人而言，首因效应影响更大；对熟悉的人来说，近因效应影响更大。

2. 晕轮效应

在形成第一印象的过程中，若个体某方面特质给对方留下了深刻印象，这个印象就会掩盖这个人其他的品行特征，从而影响对这个人整体的评价，起到了类似月亮周围晕轮的作用。例如，爱屋及乌、亲其师信其道等。

在人际交往中，我们一旦对某个人形成带有某种倾向性的印象，就会用它评价对方的其他品质。戴恩（Dion）等在1972年用吸引力实验证明了晕轮效应。他们让被试分别看高吸引力、一般吸引力和没吸引力的三类人照片，然后让他们对照片上的三类人进行评定，结果发现，高吸引力者的受欢迎程度、婚姻能力、职业地位三方面都要显著高于一般吸引力者，一般吸引力者又显著高于没吸引力者。

"晕轮效应"提醒我们，在人际交往中第一印象非常重要，如果给对方留下了好的第一印象，能为以后顺利地进行人际交往奠定良好的基础；同时我们也要在人际交往中避免"晕轮效应"，学着全面深入地了解一个人。

3. 刻板印象

刻板印象指对某一群或某一类人产生的概括而固定的看法，这个看法一旦形成很难改变，并且人们会用这种看法评价这个群体的所有成员，认为该群体成员都应具备这一特征，而忽略群体中个体的特征。例如，人们经常用"蜡炬成灰泪始干"形容教师，认为教师是无私奉献的职业；认为医生是妙手仁心的高责任感职业；认为警察是除暴安良的正义使者。不仅如此，人们对不同文化背景下的人也有刻板印象。例如，认为东方人都含蓄内敛，西方人更热情奔放；认为法国人浪漫，德国人严谨，中国人勤劳等。

（三）印象形成中的信息整合模式

印象形成是一个复杂的社会互动过程，当我们遇到一个陌生人，我们不会关注他的全部信息，我们只会关注对自己有意义的信息，这被称为认知的选择性。安德森（Anderson）从认知加工过程提出了印象形成的两种方式：累加模式和平均模式。并在此基础上不断完善，又提出了平均加权模式和加重平均模式。

1. 累加模式

累加模式是指人们在形成整体印象的时候，会累加对方全部特性的总和。因此，个体给对方留下的肯定性评价越多，强度越大，给人留下的印象就越好；反之，个体所具备的消极评价特征越多，强度越大，个体给对方留下的印象就越差。

举例来说，你对甲、乙两个新同事热情、智慧、风趣、温柔的印象分数分别是甲：7，6，5，0；乙：6，7，7，-2（最高分10分，最低分-10分）。那么，按照累加模式，对一个人的印象是根据其全部特性得分值的总和来计算的，因此，你对甲的印象得分是 7+6+5+0=18 分，对乙的印象得分是 6+7+7+（-2）=18 分，得出的结论是你对两个人的印象一样好。

2. 平均模式

平均模式是指我们对别人的印象等于对其印象的全部肯定特征的平均值。仍以上面的例子计算，你对甲的印象得分是：(7+6+5)/3=6，对乙的印象得分是：(6+7+7-2)/4=5，那么你对甲的印象更好。

此后，安德森不断修正其模型，又提出了平均加权模式。平均加权模式是指对人的总体印象不是简单地计算所有印象值的平均数，而是先按在总体评价中的重要性，确定出每一个特征的权重，再用权重乘以每一个特征值，最后将权重与特征值的乘积进行平均计算。平均加权模式的优点是既考虑了第一印象得分的因素，也考虑了印象形成中个人价值观的重要性。

3. 中心品质模式

中心品质模式是指人们并不是平等地看待对象的各个特征的重要性，某些中心特征比其他特征更能影响人们的总体印象。仍是上面的例子，你对两个人的印象是甲比乙更温柔。在实际生活中，人们更关心重要的、对个体意义大的特征，这一模式更接近大多数人实际的印象形成过程。

三、印象管理

（一）印象管理的定义

《三国演义》中你对刘备、关羽、诸葛亮的印象是怎样的，很多人会认为刘备仁德，善用人；关羽忠肝义胆；诸葛亮足智多谋。这正是作者努力塑造并想让读者们看到的人物形象。其实，在实际人际交往中，我们每个人也都会有意识地管理自己的形象，给他人留下符合自我期待的印象，这就是印象管理。

印象管理是个体适应社会的一种方式。因为个体在参与社会生活时总会扮演不同的角色，如果想让他人或公众接受自己，其表现必须符合社会期待。因此，实施印象管理对个体而言是非常必要的。想要成功地进行印象管理，就需要个体既能够了解所处情境，也能了解他人以及自己的社会角色。

（二）常用的印象管理策略

我们每个人都会努力通过各种方法努力给别人留下自己希望的印象，社会心理学家根据人们在日常交往中的表现总结出几种常用的管理策略。

1. 逢迎

人们为了博得他人的喜欢而赞美别人或赞同别人的观点。逢迎是一种非常有效的策略，因为我们每个人都希望别人喜欢自己，而逢迎正好能起到这个效果。

2. 自我妨碍

人们在完成一项任务的时候，经常会找借口或者给自己设置障碍来避免别人对自己表现的失望。例如，你今天有一场重要的报告，你可能会在一大早就和所有人说昨晚没睡好。

3. 自我隐藏与自我展示

个体真实的自我可能并不受他人喜欢，为了给他人留下好印象，建立良好的人际关系，我们常常把真实的自己隐藏起来，给自己戴上一副令人喜欢的面具。人们会通过向别人展示自己的某方面特长、优点而使别人对自己留下好印象。在展示自己长处的时候，人们也会通过暴露自己某些缺点来衬托自己某方面长处的突出。

在人际交往中，我们会通过自我监控的方法调整自己的行为，使自己的行为能更好地适应环境或符合他人的期望。我们也可以在对方的印象管理策略之外，通过观察对方的非言语信息了解其真实动机和想法。例如，对方说话时的姿势、眼神、无意识动作等往往会透露个体的真实信息，这也称为"微表情"。目前，微表情被广泛运用于警察侦破工作，中国香港电视广播有限公司（TVB）还专门拍过一部反映微表情破案的电视剧《读心专家》。

第三单元 归 因

当你第一次组织大型活动大获成功时，你会把成功原因归为自己夜以继日的努力，还是活动现场天时地利？抑或是当天的嘉宾非常给力？我们都会思考自己行为成功或者失败的原因，而我们总结出的原因又将进一步指导自己的行为。但是我们认为的原因是真实的原因吗？它是否会受到主观意愿的影响而产生偏差？这些都值得我们探讨。

一、归因

（一）归因的定义

归因是我们对社会行为做出的社会判断，个体对自己或他人的行为进行推理、分析，进而得出自己或他人行为的原因，这一过程就被称为归因。

（二）行为原因的分类

1. 内因与外因

个体进行归因时，会把原因分为内部归因和外部归因。内部归因是指把行为原因归为自己的内部特征，如人格、努力、动机、态度等。外部归因指把行为原因归为外部因素的影响，如任务难度、他人干扰、机会、幸运等。人们常常喜欢把成功归为内因，把失败归为外因，把失败归为外因会让人减少内疚。内归因会有助于我们改变自己。内外归因也常受文化影响，西方人更喜欢把失败归为外部原因，东方人更喜欢把失败归为内部原因。比如你和你的情侣发生了争执，内部归因的人会归为自己脾气不好，今天心情不好；而外部归因的人则会归为对方不理解自己，对方不了解事情真相，或者夫妻感情不和等。但很多时候，一件事不能单纯地进行外部归因或内部归因，致使其成功或失败的原因往往很复杂。

2. 稳定性与易变性

在行为归因中，有些原因是稳定的，而有些原因会随情境不同而发生改变。例如，人的性格、能力、工作性质、任务难度、民族特性等会保持相对稳定，而人的情绪、环境会易于改变。

3. 可控性与不可控性

无论做任何事，总会包含可控性因素与不可控性因素。可控性因素指通过个体主观努力可以改变其行为及结果的因素，不可控因素则相反。对可控性因素进行归因，有助于个体改变自己的行为模式，例如，将失败归因于自己准备不足，会通过更努力的准备提高成功概率。对不可控因素进行归因，则会更加准确地预测个体行为。

二、主要归因理论

（一）海德的朴素心理学

对归因理论进行开创性研究的是奥地利裔美国社会心理学家海德（Heider）。他于1958年撰写并出版了《人际关系心理学》一书。在该书中，他从通俗心理学角度研究人们理解和推断周围事件意义的方法，并且首次提出了归因理论，该理论主要研究日常生活中人们找出事件原因的方法。海德认为人有两种强烈的动机：一是形成对周围环境一贯性理解的需要；二是控制环境的需要。要满足这两个需求，人们必须有能力预测他人行动的原因，而一个人的行为原因包括主观自身原因和外部环境原因，这其中主观原因是更重要的因素。

（二）琼斯和戴维斯的一致性推断理论

一致性推断理论关注认知主体的归因过程，强调通过归因方式对行为作出的认定必须和认知主体所依据的外显行为相符。即认知主体从实际行为中推断与该行为相符的品格。一致性推断理论由人的外显行为推断其内在动机和人格品质，内在动机和人格是外显行为的原因。一致性推断理论强调三个要点：

（1）假设行为者是自由选择的行为，且本人能预见到自己行为的后果。

（2）行为者采取的行为是非共同效果行为，即个体的行为是由其特殊因素造成的，而不是大家都这样做。特殊因素可以帮助人们更好地认识他人行为。

（3）行为主体所做出的社会赞许度低的行为更有助于别人对他的性格特征进行归因。

（三）凯利的三维归因理论

美国心理学家凯利受海德影响，认为归因理论是研究行为赖以存在的基础，但人行为背后的原因复杂，因此需要在类似情境中反复观察，综合多种线索才可以判断行为原因。他于1967年出版的《社会心理学的归因理论》一书中提出了三维归因理论，认为行为背后的原因都可以归于三方面：行动者（actors）、刺激物（stimulus objects）及环境背景（contexts）。并指出在归因过程中，应关注三方面信息：特殊性信息、共同性信息和一贯性信息。

（1）特殊性信息　行为主体是否只针对某一刺激客体作出反应，反应方式是否有特异性。即是否只对特定的客观刺激产生反应，还是对多种客观刺激都会产生反应。例如，咖啡、酒、茶三类饮品，如果你只喝茶，这说明你对不同的刺激有不同的反应，由此产生的信息资源区别度很高；但如果你三种都喝，那么你对不同刺激的反应区别小或没有区别，由此产生的信息资源区别度低。

（2）共同性信息　不同的行为主体对同一刺激有相同反应的信息被称为共同性信息。即大多数人面对同样的事情会做出同样反应。例如，深夜到家，发现妻子热好饭在等你，大多数人都会感动。

（3）一贯性信息　指行为主体在不同背景下对同一情境产生的反应始终相同。例如，无论在任何时候，你都会觉得偷窃是错误的。

有学者指出，凯利的理论过高估计内在因素，并且行为者和观察者的归因存在分歧，行为者会在归因时做出有利于自己的自我防御性归因。

（四）控制点理论

控制点理论是20世纪美国心理学家罗特（Rotter）提出来的带有个体归因倾向的理论。罗特认为，个体分析自己行为时，会因为对行为及其结果的控制源有不同解释而做出不同的行为改变。例如，一个人将自己的成败归于个人的努力程度，那么这个人就相信自己能控制事情的发展及结果。这类人的控制源在个体内部，称为内控者。反之，若个体将自己做事的成败归因于运气的好坏，那么这类人的控制源就在外部，称为外控者，这类人更容易听天由命。

控制源不同，会引起个体对待事物的态度和行为有所不同。内控者的自我能动性更强，态度与行为更积极；外控者却认为个人努力和行为结果关系不大，因此做事常会依赖外界帮忙或者总是怀着侥幸心理赌自己的运气。显然，内控者更符合社会期待。

三、归因的原则

（一）不变性原则

不变性原则是海德提出的，他认为人们进行归因时常使用的是不变性原则，即寻找特定结果和特定原因之间的不变联系。如果某个特定原因在许多条件下总是与某种结果相联，若特定原因不存在，相应的结果也不出现，就可把特定结果归结于那个特定原因。不变性原则是科学的，借助这个原则可找到做出某种行为以及导致其结果的关键因素。

（二）折扣原则

折扣原则是凯利提出的，他认为如果导致某一行为的原因不止一个，且其他原因看起来也具有一定的合理性，那么造成行为结果的关键原因的作用就打了折扣。即当一种结果是由一种以上原因引起的，将其归结于某一特定原因时需谨慎。

（三）协变原则

凯利的三维归因理论提出行为背后的原因可以归于三方面：行动者、刺激物以及环境背景。因此个体在考虑一种效应产生的原因时需要同时考虑特殊性信息、共同性信息以及一贯性信息。个体做出某种行为是由于各种条件进行了规律性协变。

四、影响归因的因素

（一）社会视角

人们由于自身所扮演的社会角色和社会环境不同，观察问题的视角也会有所不同；同时，作为当事人和作为观察者对行为观察的视角也不同。

（二）自利性倾向

个体在进行行为归因时，往往会因为自我保护而使归因产生偏差，个体往往会在归因时倾向于对自己有利的方面。在对成败进行归因时，将成功归因于自己，会有利于我们建立自信；将失败归因于环境，会减少自己的责任——这是自我防御式归因偏差。

在竞争中，个体更习惯将他人的成功归于外因，将他人的失败归于内因，这样可以减少个体给自己的压力，达到自我保护的目的——这是动机性归因偏差。

（三）观察位置

人们会因为自己观察事物的空间位置不同而对事物产生不同的解释。人们习惯于将原因归于处在注意中心的人或事物上。

（四）时间因素

归因会受到时间因素影响，人们对事物的归因会因为时间推移而带有更明显的情境性。例如，喜欢将过去的事归因于当时的社会背景，而不是行为主体和刺激物。

? 思考一分钟

如果你要参加一个重要活动，你怎样能让自己在活动中给别人留下好印象？

第四节 社会动机与社交情绪

第一单元 社会动机概述

一、社会动机的概念

心理和生理是人们维持自身平衡的基础。但这种平衡常常被多种现实因素打破，如困、累、孤单等，人们为了满足自己的需要常会采取一些相应的行动来使个体需要维持平衡，这就有了动机。人的动机分为生理动机和社会动机，其中与社会心理学更为相关的是社会动机。

社会动机是"推动个体为满足自身社会性需要而从事某种活动的心理倾向。它是引起并维持个体社会行为的一种内在原因和动力，主要包括交往、亲和、成就等动机。这些动机仅与社会性需要直接相关，而与生理性需要相关不大。"因此，社会动机带有一定的强度、清晰度、可替换性、复杂性和活动性。例如，你有没有挣很多钱、考好的成绩、事业有成、爱情幸福这样的希望？这些都是社会动机，大多数人都会有这样的需要。社会动机是在特定的社会或文化背景下习得的，是社会化过程和文化习得过程。

二、社会动机的产生过程

社会动机从产生需要到需要被满足要经历产生需要、心理紧张、产生动机、开始行动、实现目标、需要满足、产生新的需要、又有了新的心理紧张……这个循环过程，如图 3-2 所示。

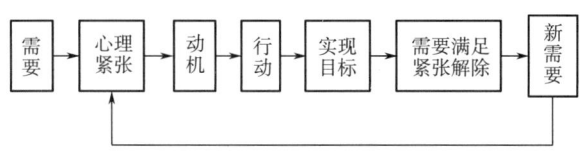

图 3-2 社会动机过程示意图

大多数情况下，人的内部需要在外部诱因的驱动下，会使得一些原本缺乏吸引力的刺激物变成诱人的目标。例如，你有让自己变得更好的内在需要，此时你的上司称赞你工作能力很强，推荐你升职，这时你的内在需求就会在外部诱因的促使下产生强烈的动机，促使你更高效地工作，加班到很晚来提高自己的工作业绩。

三、社会动机的功能

（一）激活功能

社会动机激发个体产生社会行为，使个体从静止转向活动状态，激活个体的能动性。

（二）维持和调整功能

个体行为在达到目标前，动机推动个体坚持行为，起到了维持行为的作用；当个体行为受阻时，通过行为反馈，调整自己的行为，某一动机可能被其他动机所替代，使之更接近目标，这是动机的调整功能。

（三）指向功能

因为个体在产生社会动机时已有了明确的目标，因此动机促使个体的行为总是指向某个特定目标，具有指向功能。例如，个体在成就动机的支配下接受一项有挑战性的工作，并为之努力；学生在学习动机的影响下，通宵复习备考。

四、社会动机和活动效率的关系

社会动机的强度和活动效率的关系受任务难度的影响，呈倒 U 型曲线关系，如图 3-3 所示。当动机强度中等时，活动效率最高；动机水平过低与过高，都会导致活动效率下降。而面对不同

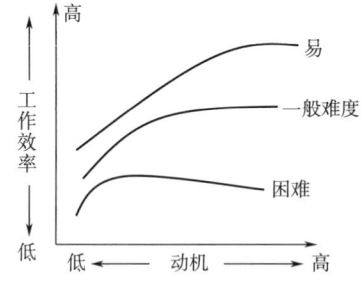

图 3-3 动机强度和活动效率的关系图

难度的任务，活动效率的最佳水平也不同。在从事容易的工作任务时，动机水平越高，工作效率越高；当完成中等难度的任务时，中等动机水平效率最高；面对困难工作时，高动机水平反而会使工作效率降低。

第二单元 主要的社会动机

麦克莱兰教授（McClelland）从 20 世纪 40 年代开始对人的需要和动机进行研究，得出了一系列重要的结论，并提出了人有三种需要：成就需要、亲和需要和权力需要。除以上三种动机需要外，主要的社会动机还包括侵犯动机。

一、成就动机

你一定希望自己获得成功，那么你觉得决定你成功的关键因素是什么呢？是天赋还是努力？事实上，众所周知，天才=1%天赋+99%努力，坚定不移地追求目标并为之努力比天赋更能帮助一个人获得非凡的成就。

（一）成就动机的定义

成就动机对一个人的成功有极大的促进作用，它是一种内在的、渴望成功的需要，因此成就动机高的人会更努力地做事。成就动机是指人们希望从事一件有意义、有一定挑战和困难的活动，并能在活动中取得优异成绩、超过他人的动机。有研究表明，在同等智力下，成就动机高的人活动效率会更高，成功率也更高。因为成就动机高的人在解决问题时会表现得更坚强、更热情、更自信；当事情变得更复杂时，他们会更努力地想办法解决。

（二）成就动机理论

第一个全面系统研究成就动机理论的是美国哈佛大学心理学家麦克莱兰。他通过主题统觉测验（TAT）和对儿童的访谈、观察，对个体的成就动机进行了开创性的实证研究。他要求被试根据含义模糊的图片编写故事。麦克莱兰和他的同事编制了一个编码系统对被试所编写的故事进行解释，从而测量被试的成就动机。研究发现，具有高成就动机的人喜欢设定挑战度适中的任务，他们不喜欢接受在他们看来过于容易或过于困难的工作任务，即能力范围内能够取胜的最简单或最难任务。成就动机高的人更善于毛遂自荐，担任创造性强的工作，并敢于在工作中做出决策。同时，麦克莱兰提出成就动机不是天生的，是可以通过学习和训练习得的。成就动机低的人经过一系列提升训练，其动机可以显著提高。

阿特金森（Atkinson）延续了麦克莱兰的研究，并根据引发动机的诱因不同，将动机划分为希望成功的动机和避免失败的动机。前者能带来积极的情绪，促使个体获得自信、成就等积极的情感体验，促使他们朝更好的方向努力；后者会带来消极的情绪，导致个体获得失望、耻辱等消极的情绪体验，从而导致他们选择退缩或回避来避免自己的失败。

（三）影响成就动机的因素

1. 宏观层面

宏观层面上，影响成就动机的因素有社会文化、社会环境、教养方式等。从社会层面，如果能在一个国家范围内营造积极的成就动机氛围，将对提高青少年成就动机产生积极的影响。社会中成就动机的高低还会影响社会生产效率，高成就动机的个体劳动生产率较高，反之依然成立。因此，成就动机会间接影响社会经济发展。

2. 微观层面

从微观层面来说，一个人的成长经历、教育程度、个性特征、思维方式、对自己能力的认识、对风险的承受能力、目标对个体的吸引力、榜样的作用、他人的评价等都会影响其成就动机。具有固定思维模式的人，成就动机往往较低；具有成长型思维模式的人，成就动机往往较高，伟人们往往都有很高的成就动机。

从家庭层面，父母对子女自律性的训练越严格，子女的成就动机越强。父母在教养子女时如果注重训练孩子的独立能力和克服困难的能力，将有助于孩子形成高成就动机。此外，家庭氛围和谐，家长可以引导孩子的成长，也有助于子女成就动机的发展。

二、亲和动机

当你到了一个新的环境中，周围的一切都充斥着陌生感，周围的人对你表现出排斥和冷漠，此时的你会有什么感受？亲和最早起源于依恋，当父母对婴儿的哭闹做出积极的回应时，会有效缓解婴儿的焦虑，使婴儿获得安全感。生活在社会环境中的人们都具有与人交往、被人认可的需要，马斯洛的需要层次理论中强调爱与归属是一个人不可或缺的需要。因此，每个人都具有亲和动机。

(一) 亲和动机的定义

亲和动机又被称为结群动机、交往动机，指个人希望与他人在一起，或者希望加入某一团体的需要。亲和需要是希望被他人接纳，并在集体中获得认可、赞美、关心、喜爱的需要。亲和动机是基本的社会动机，它包含着个体从低级到高级的各种集体需要。

(二) 亲和动机的心理机制

对亲和动机的心理机制有两个主要观点。一种是以麦孤独为代表的本能论。该观点认为亲和动机是一种本能，是自然选择的结果。因为在远古时期，还没有使用工具能力的人类是自然界的弱势群体，他们单打独斗很难生存下来，所以需要结伴驱赶野兽、获得食物和安全的生活空间。所以，人们自然聚集到一起，相互帮忙、相互合作。

另一种是以沙赫特（Schachter）为代表的后天习得论。后天习得论认为亲和动机是人在社会化过程中通过模仿、强化而形成的。例如，儿童看到自己和别人分享时会得到父母的表扬，从而学会和别人分享；当看到一个对别人充满敌意和攻击的人总会被群体排斥、孤立时，学会赞美和对别人友好。其中，沙赫特提出了"焦虑-亲和"的假设。他认为焦虑导致的恐惧是促使人们结群的原因，经历不安的人亲和动机更强，并用模拟电击情境实验证明了当人们处于焦虑不安的恐惧状态时，人们更倾向于和处在同样处境中的人接近，希望通过彼此的理解而减少自身焦虑。当然，产生亲和动机的诱因不仅仅是焦虑，还有很多其他因素。

(三) 亲和动机的作用

1. 满足个体的社会性需要

每个人都有归属与爱的需求，通过和他人建立联系可以满足个体此需求，并在集体中获得尊重、认可等。例如，刚刚转学的孩子会出现成绩倒退、性格异常等反常举动，这其中很重要的原因就是没有在新的集体中找到归属。

2. 帮助个体获得信息

充足的信息能带给个体安全感，而获得信息若只凭个体将势单力薄，这会给个体带来焦虑。通过和他人亲近，彼此分享信息能让人们获得更多对生存、发展有意义的信息。例如，校友会就能很好地发挥这个作用。

3. 缓解个体心理压力

"我喜欢快乐时，马上就想要和你一起分享；我喜欢受伤时，就想起你们温暖的怀抱……因为我们是一家人，相亲相爱的一家人"是大家耳熟能详的歌词，和别人分享喜怒哀乐，能让个体有效地缓解心理压力，获得生活的动力。

4. 避免个体陷入窘境

试想在一项活动中，别人都很快找到了同伴，只有你还是孤单一人，此时别人是否会对你有偏见？亲和动机能让人们避免陷入无人作伴、承受负面评价的窘境。

(四) 影响亲和动机的因素

1. 情境因素

个体所需要的亲和动机的强度与个体所处的情境安全程度呈负相关。个体所处情境压力越大，处境越悲惨，人们的亲和动机越强烈。有研究表明，那些与社会长期隔离的人，如单独关押的犯人、遇难船只的幸存者、探险家等，由于较长时间的独处，缺乏与人交往，亲和动机无法满足，常会产生某些心理障碍的精神症状。

2. 情绪因素

人们有时会陷入恐惧与焦虑的情绪。由于恐惧情绪是由现实危险引起的，因此恐惧情绪越强烈，亲和动机就越强烈。而焦虑情绪是由非现实因素引起的，因此焦虑程度越高，亲和动机越低，因为在焦虑状况下与他人在一起非但不能减少焦虑，还可能增加。

3. 出生顺序

出生顺序也对人的亲和动机有重要影响。家庭中的第一个孩子因为受父母单独照顾最多，因此对父母依恋程度最高，其亲和动机也最高。其余子女的亲和动机按出生顺序递减。

总的来说，高亲和动机的人往往喜欢与人交往，并享受交往过程所带来的愉快感受；他们渴望友谊，渴望被认可、被关心，喜欢合作；当与人发生冲突的时候，高亲和动机的人会采取回避的态度避免冲突，并且他们会对失去亲密关系感到恐惧。

三、权力动机

（一）权力动机的定义

麦克莱兰的研究提出，每个人都有不受人控制但希望影响和控制他人的需要，即每个人都有权力欲。

权力需要是权力动机的决定因素，有权力需要的人希望通过自身行为对组织产生影响，并且愿意为此承担风险。权力动机可分为两种类型：个体化权力动机与社会化权力动机。前者出于个人利益，如谋求职位；后者出于为社会的目的。

当高权力动机的人拥有权力时，他们可能会建设性或破坏性地使用它，因此权力动机又分为积极权力动机和消极权力动机。积极权力动机表现为竭力谋求权力地位，消极权力动机表现为害怕失去权力地位。

（二）引起权力动机的因素

1. 社会控制的需求

个体对他人和周围环境的控制水平越高，个体安全感越高，更易获得更多的生存和发展资源。

2. 对无能的恐惧

无能感会给个体带来自卑感，使个体处于不利地位。因此，自卑的人会想办法补偿自己而更极端地追求权力和地位。

四、侵犯动机

（一）定义

侵犯动机是指个体有意伤害他人而平衡和满足自己的心理需要。侵犯动机、侵犯行为和社会评价共同构成侵犯。其中，侵犯动机是引发侵犯行为的直接原因，是个体的主观意图；社会评价是个体做出违反和破坏社会规范或准则的伤害行为所具有的反社会性质。

（二）对侵犯行为的解释

1. 弗洛伊德本能论的解释

弗洛伊德早期认为人的性本能是个体行为的原动力，而性本能遵循快乐原则，侵犯是性本能的一部分。后来，他修正了自己的观点，提出人都有生本能和死本能两种完全对立的本能。死本能是个体向内的自我破坏的倾向，人只要活着，死本能就受到生本能的妨碍，因此这种对内的破坏就转向外部，以侵犯他人的形式表现出来。

2. 挫折-侵犯学说的解释

挫折-侵犯理论是由美国社会心理学家多拉德（Dollard）于1939年提出的理论。根据多拉德的理论，"挫折"指当我们想得到却得不到时，我们就会遭受挫折；侵犯是一种目的在于"对指向的个体造成伤害"的行为。侵犯可以是身体上或言语上的。当个体想要达到目的的情境或行为受阻时，个体就会产生焦虑情绪，此时个体最强烈的反应是直接攻击挫折来源；当个体无法找到挫折源头，或害怕攻击挫折源后遭受惩罚时，那么个体就会转而侵犯其他目标。

挫折-侵犯学说强调：
- 第一，侵犯强度和目标受挫强度成正比。
- 第二，抑制侵犯的力量与该侵犯可能受到的惩罚的强度成正比。

- 第三，当挫折强度一定时，预期惩罚强度越大，侵犯发生的概率越小；当预期惩罚强度一定时，挫折越大，侵犯发生的概率越大。

3. 社会学习论的解释

班杜拉的社会学习理论认为，侵犯是后天习得的，其学习机制是联想、强化、模仿。因此个体能够习得侵犯，也可以通过学习消除侵犯。此外，习得的无能为力与个体的归因方式有很大关系，抑郁者倾向于把消极事件归为内部、稳定、普遍的因素，非抑郁者倾向于把消极事件归为外部、偶然、特殊的因素。

（三）侵犯的影响因素

1. 情绪唤起水平

高水平的特异性情绪唤起（性唤起）、非特异性情绪唤起（引发恶劣心情）更容易发生侵犯行为。

2. 道德发展水平

个体的道德发展水平和侵犯行为成反比，道德发展水平越高，可能发生侵犯行为的概率越低。

3. 社会角色与群体

社会角色对个体有约束和限制作用。如果社会对某个社会角色的容忍性更强，这个人更容易发生侵犯行为；反之，当社会角色对个体有较高的约束力，此人发生侵犯行为的概率更低。同时，在进行群体活动时，个体受从众效应影响，侵犯行为倾向于增加。

4. 自我控制能力

自我控制能力和侵犯动机成反比，当个体自我控制水平下降时，侵犯动机便会提高。

5. 大众传媒的影响

电视、电影、报纸、网络等大众传媒对侵犯行为也有促进作用。如果传媒关注暴力和色情内容，社会的侵犯动机会增强，传媒对儿童的影响力更大。

第三单元　社 会 情 绪

在社会中的个体都会经历社会情绪，例如，和朋友聚会结束时产生的情绪，当看到自己做了一件满意的事时表达的神情。人们在生活的每天都变换着各种情绪，良好的情绪体验会让个体感到事半功倍，消极的情绪会让个体的心情像笼罩了乌云。情绪是和动机紧密联系在一起的，它给人们的生活带来各种各样的色彩，也时刻影响着人们的工作、生活、人际交往。那么，究竟何为社会情绪呢？

一、社会情绪的定义

情绪的产生是个体由于受到外界刺激而引发生理水平改变，使得面部肌肉、肢体动作和主观感受均随之发生改变的状态。社会情绪作为探索情绪产生的新视角，强调伴随个体整个社会心理过程产生中的主观心理体验和心理感受。社会情绪是由个体的主观体验、外部表现和生理唤醒三种成分构成的。

社会情绪受社会环境、文化规范和道德信念等因素影响。例如，生气在西方文化中是一件非常正常的事，因为西方文化强调人的独立性和权利，他们认为生气是个体受到不公正待遇时表现出的自然反应。而在亚洲文化中，在公开场合生气就是一件不太得体的事。因为亚洲文化更强调关系，希望人和人之间和谐相处，生气会让气氛变得低沉，而且会造成和别人的疏离感，因此并不被鼓励。

二、社会情绪理论

（一）认知-评价理论

拉扎勒斯（Lazarus）提出情绪是个体对环境事件有害或有益知觉到的反应。这一理论强调，情绪作为先天存在，是具有生物学基础的；但在产生情绪的过程中，个体的评价是关键要素；在评价过后，调节是情绪不可分割的一部分，社会和认知因素可以对情绪进行修饰和调整。

（二）情绪的环境理论

随着城市化进程和人们生活环境的变化，环境对情绪的作用渐渐被关注。梅拉比安（Mehrablan）和拉塞尔（Russel）在1974年提出了情绪的环境理论。1990年，拉塞尔又从文化的角度对情绪进行了深入研究，形成了情绪的环境理论。这一理论假设唤醒、愉悦和支配是人类的三种基本情绪。因现代社会需要处理的信息量增长过快导致个体出现了大量非适应性的应激反应，使个体产生了大量的情绪唤醒。过多的信息使个体难以应对，长时间的信息超载导致了疲劳和枯竭。情绪既具有共通性，又有文化特殊性，可以通过改善人们的居住环境来调节人们的身心，进而减少攻击和暴力情况的发生。

（三）情绪的社会结构理论

情绪的社会结构理论认为，情绪既不是完全来自个体内部，也不是完全来自外界刺激。情绪产生于合理的社会情境关系中。因此，情绪是随社会情境和人际关系的改变而产生的不同形式的表达。

社会结构理论提出，情绪至少包括四种结构成分：个体的动机情绪；个体的需要与期待；以认知为基础的价值观和信念；以人际关系为基础的价值观与信念。这四种结构成分依据社会情境的变化而进行着不同的整合。因此，社会结构论强调情绪既带有高度的个性化，又带有明显的社会性。因为情绪体验发生在特定的社会关系中，并受个体性别、年龄、认知方式、家庭环境、受教育程度、社会地位等个性化因素的影响。

三、基本的社交情绪

（一）焦虑

焦虑是个体在与人交往时产生的一种不舒服、不自然、紧张甚至恐惧的情绪。社交焦虑严重的个体会产生与人交往的障碍。社交焦虑不仅发生在现实交往情境中，还会延续到交往情境结束后。有社交焦虑的个体会因为在头脑中不断回放交往中的不良体验而强化自己的感受。

造成社交焦虑的原因很复杂，既可能由于个体的生理原因，也可能由于文化差异、人际交往受挫、缺少社会支持等原因。

（二）嫉妒

嫉妒是在人际交往中发现自己不如别人时产生的一种消极的情绪状态，常常会表现为愤怒、怨恨、羞愧等情绪。

嫉妒是一种带有针对性、持续性、对抗性和普遍性的情绪状态，个体一旦对其他个体或群体产生嫉妒的情绪，便会因为对方的成功而产生怨恨、愤怒等情绪，极端时甚至会采用非正常手段进行破坏，并且这种状态一旦存在便不容易扭转。嫉妒是一种普遍存在于社交中的情绪，但也可以通过调节自己的认知方式而克服嫉妒情绪。

（三）羞愧

羞愧是在人际交往中，当发现自己不如别人时产生的另一种情绪状态。羞愧常常表现为自卑、自我怀疑、自我贬低、自我否定、绝望等情绪状态。羞愧更易发生于公开场合，因此羞愧情绪会导致个体孤立自己。羞愧是个体心理发展的自然结果，适当的羞愧情绪可以促进个体通过努力改变自己，进而更好地适应社会，但过多或过少的羞愧情绪对个体而言都是不利于成长发展的。

（四）内疚

内疚是指个体意图或确实伤害他人或者违反规则后产生的情绪体验，它是一种具有社会适应性的道德和社会情绪，是在人际交往中对自己实际发生的行为或想象的错误行为产生的强烈的不安、羞愧、自责的情绪状态。内疚者会在心理和道德上对自我进行谴责，并尽力做出补救行为。适当的内疚会提醒人们调整人际交往方式，有利于个体更好地适应社会。而过分的内疚会带给个体压力、痛苦、焦虑等不良情绪，不利于身心健康。

情绪表达是个体适应社会的基础，一个人的情绪体现着其社会能力。积极的情绪表达可以帮助个体建立、保持人际关系，促进个体身心健康；消极的情绪表达会破坏个体的人际交往，使个体陷入孤立、焦虑、嫉妒等不良情绪中。好的情绪状态不仅有赖于个体对外部环境的认知和评价方式，还和个体解决冲突的能力有关。因此，个体应建立好的情绪状态，使自己能更好地在社会环境中生活。

> **思考一分钟**
>
> 人非草木，孰能无情？你认为在自己的生活中常常出现哪些情绪状态？引起这些情绪的原因是什么？你又会怎样处理这些情绪？

第五节　态度和态度转变

第一单元　态度概述

一、态度的概念

你怎么看待昨天晚上的那场球赛？你觉得节食减肥是个好主意吗？你对路人的穿着有什么看法？我们每个人无时无刻不在评价我们周围的世界，而我们对周围世界的看法又不是一成不变的。

（一）态度的定义

什么是态度？迈尔斯（Myers）认为态度是对某物或某人做出的喜欢或不喜欢的评价性反应，他在人们的信念、情感和倾向性中表现出来（Myers，1993）。阿杰恩（Aizen）和菲什宾（Fishbein）认为态度是个体对他人、事物、观点的评价（Ajzen & Fishbein，2005）。罗纳（Rona）和迪克尔（Dicker）认为态度是信念和情绪相结合的产物，它决定着个体对他人、事物、其他团体的积极或消极的反应方式（Bohner & Dickel，2010）。综上所述，这些观点都提出态度是人对其他事物（他人、事物、情境、团体等）的主观感受，并且会影响自身行为。

态度是人在社会生活中通过学习和积累经验而形成的主观认知方式，具有以下三个特点。

（1）态度具有内在的心理倾向。态度是一种心理倾向，而不是心理本身。因为态度不是通过直接观察客观事物产生的，而是个体在观察客观事物外部行为时通过主观评价而形成的认知方式。

（2）态度具有对象性。态度的产生都是针对某一特定的人或事物而产生的，具有一对一的对应关系。

（3）态度具有稳定性和一致性。态度不是一时冲动，它受很多因素影响，因此具有一定的稳定性，即使个体的生活环境发生变化，其对事物的态度也不会轻易改变。

（二）态度的结构

态度受很多因素影响，但在其中社会经验对态度形成起重要作用。根据经验对态度的影响，社会心理学家迈尔斯提出态度有三个维度，即态度的 ABC 结构。

（1）情感（affection）　这是态度形成的核心。个体对态度对象产生情感反应，这其中包括积极情感，如喜欢、同情、尊重等，以及消极情感，如冷漠、仇视、轻蔑等。

（2）行为倾向（behavior intention）　这是态度的外显反应，是在特定社会情境下个体对态度对象产生的必然反应。

（3）认知（cognition）　这是态度形成的基础。认知即个体对社会事物性质形成的笼统的心理印象，它促使个体形成思想、信念和理智，供个体了解和判断社会事物，帮助个体判断和评价。

二、影响态度形成的因素

（一）直接接触对象获得态度经验

例如，某人在学生时代遇到的老师都是认真负责的老师，由此产生了对老师的尊敬之情，该人会以积极的态度对待老师这个职业，并带着这样的态度和教师群体接触，这就是直接接触对象获得态度经验。

（二）通过与其他人互动获得态度经验

例如，一个人在选择培训机构时会征求身边人的意见，并根据他们的意见对不同的培训机构产生不同的态度，从而影响这个人最终的选择，这就是通过与其他人互动获得态度经验。

（三）教养方式影响态度经验

态度的形成还和父母的教养方式有关，父母的态度经常会潜移默化地影响孩子对待事物的态度。例如，父母都是虔诚的教徒，那么孩子也很容易成为一名教徒。

（四）媒体影响态度经验

现代人生活在一个信息大爆炸时代，因此我们对待事物的态度还很容易受到媒体的影响。例如，我们对一些明星的看法。

三、态度的功能

个体的态度倾向大都反映个体的心理需求。卡兹（Katz）就此提出了态度的四种功能：工具性功能、认知功能、自我防御功能和价值表现功能。

（一）工具性功能

工具性功能也称适应性功能，人们因为想寻求他人的赞同而形成与他人要求相一致的态度。工具性功能可以帮助人们形成有助于达到自己目的的态度，以保持自身和所处环境的平衡。例如，学生对老师的态度就是工具性功能的体现。

（二）认知功能

态度能引导人们认识态度对象的性质，向个体提供待人接物的方式，这有利于个体保持清醒的意识状态和正确的定向行为。一般人都会根据自己已有的认知去判断他人，当人们得到的信息和自己的认知不一致时，人们会认为信息不可信。

（三）自我防御功能

态度受人的世界观、人生观、价值观等影响，当人们遇到挫折时，会选择对自己有防御功能的态度，促使个体调整自己的心理冲突，从而保护自我形象和自我价值，这有助于个体减少焦虑，更好地忍受挫折，最终达到目标。

（四）价值表现功能

态度是个体自我价值的体现，人们怀着自己对事情的态度做出相应的行为使个体获得自我满足，进而实现个人的社会价值。

四、态度的特性

（一）社会性

态度是在社会生活中通过经验积累形成的，是个体经过后天的联想、模仿和强化而习得的，并受社会关系和文化因素的影响。

（二）具体性

态度是个体在长期社会生活中积累经验并形成对特定对象的情感，以此做出符合态度的行为。特定的对象是具体的某个人、某件事或某种观念。

(三) 协调性

构成态度的三个维度是认知、情感和行为倾向,三个维度之间相互影响、协调一致,进而形成稳定的心理倾向。

五、影响态度的因素

(一) 个体的心理特征

如果一个人的智力和性格可以全面和谐发展,个体就容易形成自己对事物独立的态度。例如,场独立型[①]的人更容易形成对事物独特的见解,而场依存型的人则更容易受周围环境以及周围人暗示的影响。

(二) 人际关系

人际关系也会影响态度形成,我们对事物的态度很容易受到周围同伴态度的影响,尤其是青少年。

(三) 群体与社会组织

生活在社会中的我们,一举一动都受自己所处的群体和社会组织的制约和影响。我们会根据集体的要求决定自己做事的态度。

第二单元 态度转变

一、态度转变的过程

当你在网上购物时,会不会很在意这件商品的评论如何?我们对事物的态度常常会受到社会环境的影响。小到我们对饮食习惯的态度,大到我们对社会的态度都会因受到社会环境的影响而发生变化。美国学者霍夫兰德(Hovland)等人把态度的转变当作交流的过程,曾提出态度转变模型(见图3-4)。

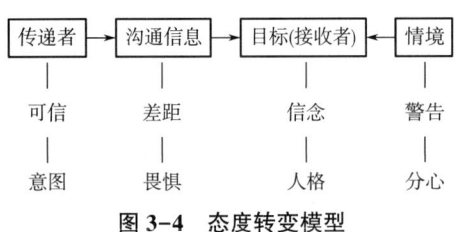

图 3-4 态度转变模型

由态度转变模型可以看出,个体的态度转变受四方面信息的影响:传递者、沟通信息、接收者、情境。下面将具体讨论这四者之间的相互影响。

二、影响态度转变的因素

(一) 传递者

(1) 传递者的可信性 传递信息的人如果在该领域是一名富有专长的人或者权威者,那么他所传递的信息对人态度转变的影响较大。例如,在发生一些重大事件时,媒体会请相关领域的专家对事件进行分析。

(2) 传递者的立场 影响态度转变的另一重要因素是传递者的立场,"王婆卖瓜,自卖自夸"的行为往往对听者的影响力很小,因为人们会认为传递者带有强烈的利己性而减少对信息的信服。如果传递者所传递的信息是中立的,甚至是与他自身利益相违背的,接收者会更容易相信而改变自身态度。

(3) 传递的意图 当传递者表达的信息中带有明显的说服意图时,对接收者态度的改变较小,因为人们都不喜欢被操纵,因此只有当接收者认为传递者不带有劝说意图时,才会更容易改变自己的态度。这就是为什么对青少年而言,同伴的劝告比父母的劝告更容易改变他们的态度。

---

① 场依存型和场独立型都属于认知风格中的种类。其中,场独立型的人能够自己做出判断,自己安排自己的事情,更多依靠自己内部的参照;更加喜欢与人无关、打交道少的学科,比如物理和化学,喜欢搞研发等。而场依存型的人独立性差,易受他人影响,需要根据他人的提示或者帮助来做出决定;更喜欢学习具体的知识,喜欢与人打交道的工作,比如教育,更喜欢人文学科。

(4) 传递者的吸引力　为什么有明星代言的产品会有更好的销量？这就是传递者的吸引力。有时，人们并不关心事实，而更易受一些信息的表面特征影响，因此，有时一场有趣的演讲和一个有魅力的演讲者更容易改变人们的态度。

（二）信息

(1) 信息差异　当接收者的本来态度和要沟通的观点产生差距时，就会发生态度转变。并且研究表明，对于威信高的传递者，态度差异较大时，引发的态度转变较大；对于威信低的传递者，态度差异适中时，引发的态度转变较大。

(2) 畏惧情绪　畏惧情绪是否能改变一个人的态度，这取决于畏惧能否引起人们的注意，并促使人们加工所接收信息中的论据。当信息唤起人们适当的畏惧情绪后，人们会有动机去分析信息中的核心论据，并据此改变自己的态度。例如，很多香烟盒上都贴着一些对人体产生危害的恐怖的图片，希望唤醒人们对吸烟危害的注意，并引起人们对吸烟的畏惧，以此希望改变人们对吸烟的态度，少吸烟。

(3) 信息倾向性　在说服别人的过程中人们常用两种方法：一种是仅提出自己赞同的观点并加以论证；另一种是把正反面观点和论据都提出来，通过反驳不赞同的观点来证明自己赞同的观点。对于一般公众来说，单一的信息说服力更强；而对于认知水平较高的接收者，提供正反两方面的信息说服力更强。同时，从正反两方面进行论证的观点对人的影响更长久。

(4) 信息的提供方式　在提供信息时，口头表达比书面表达效果好，面对面表达比通过大众传媒的效果好。

（三）接收者

(1) 接收者的态度　每个接收者都会有自己原本的态度，这影响他们是否会赞同沟通者的态度。当接收者的态度与沟通者的态度相反时，他会把沟通者的态度判定得更极端，这也被称为"对比效应"；当接收者的态度与沟通者的态度接近时，在他眼中，沟通者的态度与自己的态度比事实上更接近，这也被称为"同化效应"；只有当接收者态度中立时，他才能对沟通者的态度有理智和客观的判断。

(2) 接收者的承诺　承诺是指一个人的卷入程度，或以任何理由放弃自己态度和行为的困难程度。接收者是否承诺转变态度，对他们的态度改变会产生影响。据研究，公开承诺比私下承诺更容易改变态度。

(3) 接收者的性格特质　不管什么来源或什么性质的信息，总会有些人更容易接受，这与接收者的人格特质相关。研究显示，智力维度、自尊水平、个体的社会认同度、个体对社会的依赖性都会影响个体态度改变的难度。

(4) 个体的心理倾向　在态度转变的过程中，个体会因为保留面子、心理惯性、逆反心理等因素拒绝他人的说服，从而影响个体的态度转变。人们通常会采用如贬损信息来源、辩驳论点等自我防卫的策略来减少信息对自己的影响。

(5) 态度的预防免疫　当接收者在接收信息前已经获得了充足的信息，进行过充分思考，他们面对其他态度的免疫功能会更高。相反，若接收者事先没有经过充分的思考，他们会更易接受新的态度。

（四）情境

(1) 事先警告　态度转变不是发生在真空环境中，因此接收者所处的情境也会对态度改变产生影响。当接收者自身态度不坚定或对事件卷入程度高时，事先警告不良态度带来的后果会使接收者更容易改变自身态度。

(2) 注意力分散　信息接收过程中，注意力分散也会影响态度转变。当接收者因分心而分散了对沟通信息的注意，那么将会降低接收者对说服者的抵御和阻抗，从而促使态度转变。当分心干扰了说服过程本身，那么将使接收者不能获得沟通信息，进而削弱说服的效果，从而影响态度的转变。

(3) 重复的频率　重复频率对态度转变的影响呈倒 U 型，说服频率过高或过低效果都不好。

(4) 同伴影响　我们对事情的态度还受同伴的影响，尤其是青少年。当同伴对某事大多保持某一态度时，个体往往会因为从众心理而改变自己的态度。例如，一个明知道吸烟不好的学生可能因为周围很好的伙伴都吸烟而吸烟。

三、态度转变的相关理论

（一）认知失调理论

美国社会心理学家费斯廷格（Festinger）于 1957 年提出了认知失调理论。他提出当主体对一个客体同时产生两种相互矛盾的观念时，便会产生一种消极的状态，即认知失调状态，这种状态既是认知上的失调，也是心理上的失调。

当人们自身的行为和态度不一致，并且个体无法为自己找到外部借口时，个体会运用合理化来使自己相信自己的态度是合理的。例如，当让一个吸烟者去进行"吸烟有害健康"的宣讲，并且不给他带来"给朋友帮忙""帮助别人""有好的酬劳"等外部借口，他会通过宣讲改变自己对吸烟的看法。

这是因为，当个体的认知与行为发生不匹配时，个体就会产生认知失调。认知失调会给个体带来心理压力，进而产生焦虑紧张的情绪，此时个体会通过改变自己态度中的某些认知因素来达到认知平衡。

引起认知失调的因素有四方面：一是逻辑矛盾，二是文化矛盾，三是观念和价值观矛盾，四是新旧经验产生矛盾。

解决认知失调的途径主要有三种：一是改变失调的认知因素中的一方，使认知的两方面协调；二是引入新的认知因素，改变不协调的关系；三是降低不协调因素的强度。

（二）平衡理论

心理学家海德（Heider）提出了"平衡理论"，并用 P-O-X 模型来阐述其理论（Heider,1958）。其中 P 代表认知主体，O 代表影响态度的另外一人 X 是与 P、O 同时发生关系的另一对象，可以是人也可以是一个事物。平衡理论假设，当 P-O-X 之间各方面状态都是肯定的，那么三者状态是稳定的，即三者是平衡关系。反之，当三者关系都是否定时，或两者关系是肯定的，一种关系是否定的，那么三者关系存在不平衡状态。这种不平衡会给个体带来紧张，恢复平衡状态紧张情绪才能消除。但在转变态度达到平衡时，人们往往采用"费力最小原则"，即个体通过尽可能少的转变达到平衡。海德的平衡理论与认知失调理论在原则上是相同的，但海德强调个体对某一对象的态度受他人对该对象态度的影响，即人际关系对态度转变的影响力。

（三）抗拒理论

当你要禁止自己的孩子玩电脑游戏时，如果你禁止他碰电脑，甚至不许他提起用电脑的请求，你可能觉得这能绝对避免他玩电脑游戏。但事实上，太过强烈的禁止可能产生反作用。根据布勒姆（Brehm）提出的抗拒理论，当人们感到他们的自由受到威胁时，会激发出他们更强烈的抗拒态度，进而使人们通过从事受到威胁的行为来减轻自己的压力（Brehm,1966）。例如，严禁玩电脑游戏的孩子会有更强烈的玩游戏的欲望以及做出相应的行为。

四、态度转变的测量

态度测量分为直接测量和间接测量两类方法，常用方法有自陈法、量表法、投射法、行为反应测量、行为观察法等。

（一）直接测量

直接测量的最主要方法就是态度量表，目前的态度量表主要测量的是态度的方向与维度，分为单维量表和多维量表。常用的有瑟斯顿（Chiff）的等距量表、李科特（1932）的累加量表、博加达斯（1925）的社会距离量表和奥斯古德（1957）的语义区分量表等。

（1）瑟斯顿（1928）的等距量表　这是对态度进行精准测量的量表，又被称为"主观外显相等间距法"测量。等距量表主要用于个体对战争、死刑、宗教、少数民族的态度测量。一般有 25 道题，通过 11 个等级排列，由评定者进行评定，最终以被试同意项分值的中位意义决定该被试对这一题的态度。

（2）李科特的累加量表　瑟斯顿的等距量表编制过程过于复杂，李科特在其基础上提出了更为简便的累加量表。该量表由 20 道题组成，采用 5 点或 7 点计分，这是目前应用最广泛的态度量表。

（3）奥斯古德的语义区分量表。该量表分 7 个等级，通过成对的反义形容词，如"好–坏"来评价态度对象，被试回答所有的问题并累计分数。

（二）间接测量

（1）投射法　投射法是给被试一定的刺激物，并让被试进行充分联想，通过分析被试的联想内容，推测其态度。其中最具代表性的是主体统觉测验（Thematic Apperception Test，TAT）和罗夏的墨迹测验。前者用来测量态度或成就动机，后者用来诊断精神性疾病。

（2）内隐联想测验（Implicit Association Test，IAT）　这是由格林沃尔德提出的（Greenwald，1988）。该方法旨在测量各种态度和评价属性之间的自动化联结程度。例如，想测量某个态度客体（如美景）与相应评价（如愉快）之间的联结程度，并假设联结程度越高，其内隐态度越强烈，以此对个体的内隐态度进行测量。

❓ 思考一分钟

> 假如你最近正在追的一部电视剧中植入了一个保健品广告，你觉得这个广告会影响你下次进药店的时候购买这种产品吗？假如你不想受广告商的诱惑，你能采取什么样的方法抵御诱惑呢？

第六节　沟通和人际关系

第一单元　沟　　通

一、沟通的概念

（一）沟通的定义

沟通是人际交往重要的手段，也是人重要的心理需求。沟通是指个体或团体与其他个体或团体之间进行信息传递、交流与相互影响的过程，包括人际交流和大众沟通。

人际交流指个体与个体之间的交流过程，包括信息、情感、心理、态度等因素，是直接沟通形式。

大众沟通也称传媒沟通，是一种通过媒体、网络等媒介和大众进行交流的沟通形式。

（二）沟通模型

沟通的过程比我们想象得复杂。沟通过程由信息源、信息、通道、信息接收者、反馈、障碍、背景七个要素构成，用一个模型表示，如图 3-5 所示。

1. 信息源

信息源指具有信息并试图沟通的个体。个体确定沟通对象，选择沟通目的，准备和发动沟通。一般在准备的过程中，人们需要明确沟通信息，并将它们转化为接收者可以接受的语言、文字、表情等形式。这是个体准备思路、明确自己身心状态的过程。

2. 信息

信息是沟通者试图传达给他人的观点和情感。但信息只有传递者本人才知道，因此要传递给接收者就必须将它编码成公开的、可观察到的信息。在沟通使用的各种符号系统中，最重要的是语词。

3. 通道

通道是信息得以传递的物理手段和媒介，是联结信息源和信息接收者的桥梁。通道是信息载体。在各种沟通方式中，人际沟通以视听为主。在各种沟通方式中，面对面沟通的影响力最大，因为面对面沟通除了语词信息的沟通外，还有肢体语言和表情等体现双方整体心理状态的沟通，并且在沟通过程中可以及时得到对方的反馈，保证沟通顺利进行。除了面对面沟通，还有网络、电话等媒介沟通通道。

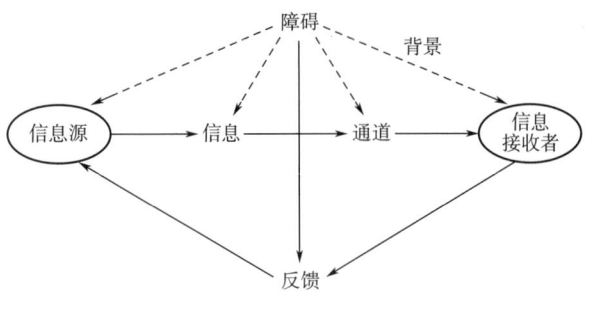

图 3-5　沟通模型

4. 信息接收者

信息接收者在收到沟通者发出的信息后，会根据自己已有的经验将其解码并对自己产生影响。这之中由于沟通双方的个体经验不同，在信息的转码过程中会产生差异。这种差异决定了沟通的质量。

5. 反馈

在沟通中，双方都不断把信息返回给对方，这个过程称为信息反馈。反馈可以让沟通双方及时了解对方的状态，使沟通成为一个双向交互过程。信息的反馈可以促进沟通顺利进行，并最终达成目的。

6. 障碍

从信息的发出者发出意图到对接收者产生影响的过程中会涉及多个环节，这些环节会因为多种原因导致沟通过程发生障碍。常见的原因有：信息不充分、不明确或编码不正确，使得信息没有转化为正确的沟通信号；在信息发送过程中使用了错误的信息载体或沟通方式；信息的自然增强或衰弱；信息双方主观经验不足产生误解等。

7. 背景

沟通发生在一定的情境中，不同的情境会影响沟通中的各个要素。背景会提供沟通中的语词、表情等各种心理意义。沟通背景包括心理背景、物理背景、社会背景和文化背景等。

（三）沟通的功能

（1）沟通可以帮助个体获得信息。

（2）沟通可以帮助个体适应环境，适应社会。

（3）沟通可以帮助个体识别信息，认识自我，及时调整个体的行为。

（4）沟通可以帮助个体满足需求、维持心理平衡，形成良好个性。

（5）沟通可以帮助双方进行观点、情感的交流，减少冲突，改善人际关系。

（6）沟通可以协调群体内行动，促进群体提高效率与实现目标。

二、人际沟通的分类

（一）口头沟通和书面沟通

这是两种基本的语词沟通形式。口头沟通是面对面的口头交流，如讨论、演讲、打电话等，它是日常生活中最常采用的沟通形式；书面沟通是以文字形式进行的沟通，如报刊、说明、通知等，它是公共关系的沟通途径之一。

（二）正式沟通与非正式沟通

按组织系统分，沟通可分为正式沟通与非正式沟通。正式沟通是通过组织规定的通道进行的信息传递与交流，其优势是信息通道规范、准确度较高。非正式沟通是在正式通道外进行的信息传递与交流，其优势是形式灵活，传播速度快，但存在随意和可靠性差的弱点。

（三）上行沟通、下行沟通与平行沟通

沟通按信息流动方向可分为上行沟通、下行沟通及平行沟通。上行沟通是下级向上级报告工作、提出建议、表达意愿等；下行沟通是上级向下级发出信息，进行沟通；平行沟通是在组织的同级间进行的沟通。

（四）单向沟通和双向沟通

这是以信息源及接受者的位置关系来区分的。单向沟通是指信息发送者和接受者的位置保持不变，发送者只发送信息，接受者只接收信息的沟通方式。双向沟通是指沟通双方位置不断发生变化、相互交换意见的沟通方式。

（五）现实沟通与虚拟沟通

现实沟通是最原始的沟通方式，是指在现实生活中，沟通双方在了解对方身份和角色基础上的沟通，如口头沟通、书面沟通、肢体语言、面部表情等。现实沟通有增进了解、加强情感交流等重要作用。虚拟沟通是指沟通双方在网络上以匿名方式通过扮演各种角色，和自己想象的个体沟通，沟通过程主要受自己的主观感受和想象来引导。随着互联网的迅速发展，虚拟沟通在信息传递过程中扮演着越来越重要的作用，例如，互联网上的匿名聊天应用、通过各类网络游戏开展的线上沟通等。

三、沟通的网络

群体沟通是重要的人际沟通方式，群体成员间的沟通模式组合起来形成沟通网络。沟通网络可分为正式沟通网络和非正式沟通网络。

（一）正式沟通网络

正式沟通网络是指团体进行正式沟通形成的信息传递渠道。它是最常见的组织沟通形式，在信息沟通中发挥主渠道作用。美国心理学家莱维特（Leavitt）以五人小群体为研究对象，将正式沟通网络分为四种形态：链式、轮式、Y 式和圆周式，之后又有学者在其基础上加入全通道模式，如图 3-6 所示。

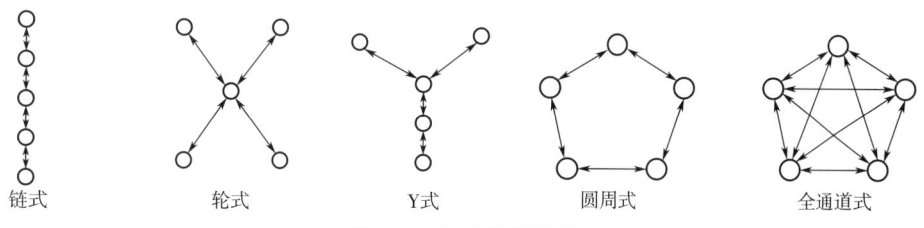

图 3-6　正式沟通网络

○—信息传递者　→—信息传递方向

资料来源：中国就业培训技术指导中心，中国心理卫生协会，《心理咨询师（基础知识）》，2015。

链式结构的信息以单线形式依次传递；轮式结构以一个对象为中心，和周围四个人同时进行沟通；Y 式结构包含了链式和轮式两种沟通模式；圆周式结构无核心成员，成员间横向单线相互联系；全通道式结构的每个成员间都有联系，无中心人物，彼此平等交往。这五种沟通网络在信息传递速度、效率、准确度、主动性、满意度等各方面均有优缺点，其中全通道式沟通的信息传递速度较快，群体成员满意度较高。

（二）非正式沟通网络

群体沟通除了正式沟通外，还有非正式沟通。目前学者研究出三种非正式沟通模式：流言式、集束式和偶然式，如图 3-7 所示。

非正式沟通网络的传播速度快，影响大，在传播过程中常会失真扭曲，民间常有"好事不出门，坏事传千里""三人成虎事多有，众口铄金君自宽"这样的谚语。

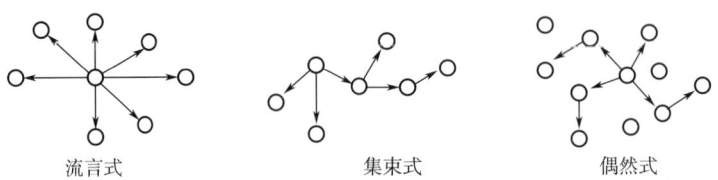

图 3-7 非正式沟通网络

资料来源：中国就业培训技术指导中心，中国心理卫生协会，《心理咨询师（基础知识）》，2015。

四、沟通的障碍及应对

（一）沟通障碍

信息从传递者产生意图到对接收者产生影响的过程中需要经历许多环节，其中有一个环节产生误解或错误就会导致沟通出现阻碍。管理学中有一个著名的沟通漏斗原理能很好地解释沟通障碍：信息从发送到接收的过程中会因为许多障碍，包括发送者的障碍、接收者的障碍、信息本身的障碍和传播渠道的障碍等而导致很多重要信息都被过滤掉了。

沟通过程中常见的障碍有语言障碍、环境和文化障碍、生理障碍、心理障碍、地位障碍、角色障碍等。

（二）沟通障碍的应对

（1）精确表述　我们沟通时往往会同时谈到几个问题，或从一个问题转移到另一个问题，以至于接收者不能准确地捕捉到信息，因此沟通时应尽可能将自己的看法表述得明确、具体。同时，沟通时采用第一人称明确地表述自己的感受，可以使我们更好地辨识自己的情感。

（2）积极关注　当我们在接收他人信息时，还要向对方表达自己的关注和理解，让对方感受到我们对他的在意。此时，我们可以通过复述所接收的信息，使对方感受到我们理解了对方的话，并且给自己留出辨识信息的时间。

（3）镇定有礼　当沟通遇到障碍时，我们可能会因为感受到对方的轻视或敌意而心态不平衡。这时，最需要做到的就是控制自己的情绪，保持镇定。因为一旦情绪不稳定，所有的沟通技巧都会化为乌有。让自己冷静下来的一个途径是改变我们的固有认知，有时需要换个角度看问题。当感到沟通出现障碍导致自己情绪难平时，不妨暂时叫停，让自己保持理智和克制。

（4）尊重　良好的沟通包含很多要素，但尊重是最重要的。我们希望从对方那里得到关注，会因感到对方不尊重自己而恼怒。因此在沟通中我们首先要认可对方的观点，表达我们对对方的尊重，再表达自己的观点，从而开启坦诚而平等的对话。

（5）提高专业能力　促使行为举止与当前职业角色更相符，进行人际交往技能培训，锻炼语言表达能力，保持沟通的积极心态。

第二单元　非言语沟通和言语沟通

一、非言语沟通

（一）非言语沟通的定义

非言语沟通也称"非语言交流"，指个体之间通过面部表情、目光接触、身体动作、体态、语气语调、空间距离等方式交流信息、进行沟通的过程。非言语交流具有交流过程连续性、交流的多通道性以及较强的可靠性等特点。

（二）非言语沟通的功能

（1）提供信息　非言语沟通可以为语言交流提供信息，提示人们说话时的情绪状态和真实意图。网络沟通中的表情符号就是模拟非言语沟通的此功能。

（2）调控交往　非言语行为表露出的情绪从一开始就决定了沟通是否能顺畅地进行下去。在谈话过程中，人们也会根据微妙的非言语线索进行沟通，以促进沟通能顺利地进行下去。

（3）限定关系的性质　非言语沟通还有表达亲密、传递权力和地位的信号，从而限定关系的性质。关系不同的人、地位和权力不一样的人，表现出的非言语行为都不同，即使一言不发，旁观者也能分辨出亲密关系以及上下级关系。

（4）人际影响　非言语行为会引导我们做出以目标为导向的行为，意在影响沟通对象。

（5）印象管理　沟通双方会通过控制两人的非言语行为制造或提升双方的公开形象。

（三）非言语沟通的组成

非言语沟通对人际沟通有巨大的影响力，它由六部分组成：面部表情、目光注视、身体动作、身体接触、人际距离和副语言。

1. 面部表情

面部表情是一种跨国界、跨文化的情感交流方式，每种面部表情所表达的情绪在全世界都是一样的，即使语言不通的两个人也能通过面部表情了解对方的心情。不仅如此，面部表情带来的情感信息还是诚实可信的，并且能快速被人识别。但是，人们通常会根据表现原则刻意掩饰或控制自己的真实情感，在特定的情境下展示符合情境和文化规范的面部表情。为了更好地调节面部表情，使之更好地展现个体的心情，我们可以采取以下四种方法：

（1）增加表情的强度，通过刻意夸张的表情使对方更强烈地感受到我们的情感。例如，A心仪的人送自己一束花，A表现出强烈的喜悦和幸福的表情。

（2）减弱表情的强度，使自己的情感表现得不那么强烈。例如，我们常说的"男儿有泪不轻弹。"

（3）中和自己的表情，使自己做到"喜怒不形于色"。

（4）伪装自己的情感，使自己的真实情感和呈现出的情感不同。例如，一名刚遭遇感情风波的喜剧演员在舞台上能掩饰自己的悲伤，表现出快乐幽默的表情。

当然，掩饰得再好的表情也会有破绽，因此近年来许多学者致力于研究微表情来洞察人的面具之下的真实情感。

2. 目光注视

目光注视是表达情感信息的重要方式。在人际沟通中，注视可以有效地表现个体的内心世界。人的态度、情绪、情感变化都可以通过目光注视反映出来，仔细观察一个人的目光，可以看出一个人的真实态度。彼此相爱的人和仇人的目光是完全不同的，前者含情脉脉，后者则怒目而视。注视可以对人际吸引起到促进作用，当我们喜欢一个人的时候，我们就会与他有更多的目光接触。注视还能传递出有关社会地位的信息，在日常交谈中倾听者常常会注视对方，而交谈者看对方的频率相对较短。但处于支配地位的人却正好相反，他们会在讲话时更多地看着对方，倾听时更少地看着对方。目光注视的功能主要有：注意、劝说、调节和表达情感。

3. 身体动作

我们进行言语交流时常伴有身体动作辅助我们更容易地传递信息。身体语言是一种易被人察觉的语言，如我们用点头和摇头表示肯定和否定，用双手交叉表示拒绝，甚至聋哑人可以用手语代替言语交流。身体信息相对于表情带有更多的文化差异。

4. 身体接触

很多文化中人们首次见面都会握手，甚至还有吻面礼。握手的力量、气势、时间和部位都传递着重要的信息。个体都有被触摸的需要，这是一种情感本能，就如婴儿喜欢被抚摸和拥抱。触摸是个体与他人交往时有力地传递情感的方式。当同伴陷于沮丧无助的情绪时，轻轻地摸摸他的头能起到很好的安慰作用。

身体接触可以向人们传递人格特质。例如，握手时有力、长时间、完全握住对方手的人相较于软弱无力、稍触即收的人而言，性格更外向开放，神经质更低；握手有力的女性往往更随和。

身体接触还可以向人们传递情感信息。轻触对方的手臂、轻拍对方能让人感受到喜爱、同情等积极的情感；推开、击打等身体接触则会表达出厌恶、愤怒等消极的情感。

5. 人际距离

虽然身体接触是重要的人际沟通途径，但这需要人们亲密接触。而在人际交往中，双方要保持合适的人际距离。通常亲密的人会有较近的人际距离，陌生人会有较远的人际距离。如在拥挤的公共区域里，人们由于距离太近会产生紧张感。人际距离传达的意义也具有文化差异。美国学者霍尔（Hall）还根据对美国中产阶级的研究提出人际关系的四种距离：

（1）公共距离（12~25英尺①）　这是在公众场合进行人际沟通时的人际距离。这个交往距离往往适合结构式交往，如演讲、课堂。

（2）社交距离（4~12英尺）　这是彼此认识的人沟通时的人际距离。在此距离的人际沟通往往是事务性的沟通。

（3）个人距离（1.5~4英尺）　这是朋友间的沟通距离，此时双方能感受到更多的身体语言。越亲密的朋友双方之间的距离越近。

（4）亲密距离（0~18英寸②）　这是亲人、夫妻间的沟通距离。在这个距离内，双方可以感受到彼此的气味、呼吸、体温等私密性刺激。

6. 副语言

副语言指人际交往中除语言以外的各种声音特征，如节奏、音量、音调等。例如，说话时故意拖长音、结巴、突然提高语调等。副语言与人们的说话内容无关，与说话方式有关。

（四）非言语沟通的特性

非语言信息具有联系性。虽然非言语沟通的各个部分对人际交往都有其独特的影响，但各部分的影响不是独立的，而会通过彼此强化、共同作用以传递个体连贯一致的情感和意图。我们与人交往时，非语言的所有部分都在发生作用，把这些信息结合起来，往往能看出人们沟通的真实意图。

当交谈双方进行轻松愉悦的沟通时，往往会自动地使他们的非语言行为发生同步。如果交谈双方在沟通时姿势、表情、副语言等都表现得十分相似，就出现了无意识的模仿行为，此时交流往往会更加顺畅。

非语言信息还具有敏感性。非语言信息可以敏感地预测出亲密关系的满意度，非语言沟通不畅的夫妻往往对婚姻的满意度低。这是因为配偶一方对非语言信息的不敏感导致另一方获得的奖赏价值更低，进而使伴侣变得不满意，此时他们的沟通就发生了障碍，长此以往就陷入了恶性循环。

二、言语沟通

（一）言语沟通的定义

言语沟通与非言语沟通相对，指个体之间运用语言符号交流信息、传递思想、表达情感、观念和态度，达到沟通目的的过程。言语沟通是人际沟通中最重要的一种形式，大多数的信息编码都是通过语言进行的。言语沟通分为口头沟通和书面沟通。

口头沟通是以口语形式进行信息传递和沟通的过程。其优点是能根据当时的情境选择适当的口语，能辅助表情、肢体等非语言信息进行沟通，并能及时收到对方反馈。

书面沟通是以文字形式进行的沟通，这种沟通方式不受场地限制，可以更充分、从容地表达自己的意思，准确性高。

（二）自我表露

自我表露指向他人透露自己的信息的过程。大多数人际关系都是以浅层信息交流为起点逐渐转入更有意

---

① 1英尺 = 0.3048米。
② 1英寸 = 0.0254米。

义的暴露过程的。

衡量自我暴露程度有两个标准：沟通的深度和广度。在人际关系建立之初，自我暴露的范围又浅又窄，随着人际关系的发展，其范围不断变深、变宽。自我暴露的程度是衡量亲密关系的标准之一。与朋友交往之初，自我暴露往往是相互的，如果有一方自我暴露少，另一方可能会更少。并且交往深度是分阶段递进的，若是一次暴露太多、太快，会给人留下糟糕的印象。只有当两个人逐渐建立起亲密关系，才可能敞开心扉。自我暴露的程度由浅到深，可以分为4个水平：情趣爱好、态度、自我概念与个人的人际关系、个人隐私。自我暴露既可以向他人透露有关自己的客观事实，也可以透露自己的感受和意见，可以帮助我们深入了解自己的同时进一步了解别人，从而促进人际关系的发展。

自我暴露存在性别差异，女性的谈话内容更多地涉及情感问题以及人物话题，而男性更愿意谈论客观、不带感情色彩的问题。

人们在进行沟通时，所表现出的交谈反应性有所不同，有的人能很快地将自己的思想和情感转化为语言，脱口而出，因而可以快速、活跃、顺畅地交谈；而另外一些人则在交谈时语言缓慢、深思熟虑。

第三单元 人际关系

一、人际关系的定义

人与人之间通过沟通和交往而形成的直接的心理关系称为人际关系。人际关系的特点如下。

（一）个体性

人际交往中最重要的影响因素是交往对象是否喜欢或愿意亲近自己。

（二）直接性

人际关系是个体在面对面交往过程中真实感受到的，没有直接接触和交往就不会产生人际关系，人际关系会被双方直接感受到。交往双方心理距离越近，个体感受就会越舒畅；当交往双方有矛盾冲突时，个体会感到被孤立。

（三）情感性

情感是维持人际关系的基础，也是构成人际关系的主要组成因素。人际间的情感主要有两类：一类是相互吸引和接近的情感；一类是相互排斥和疏远的情感。

二、人际关系的形成和发展阶段

莱文格（Levinger）和斯诺克（Snoke）用示意图的方式对人际关系状态及其相互作用水平进行了直观描述。从表3-1我们不难看到，无论人的关系多么密切，双方都保留自己隐私的部分，彼此的心理世界不可能完全重合（Levinger & Snoke，1972）。

表3-1 人际关系状态及其相互作用水平

示意图	人际关系状态	相互作用水平
● ○	零接触	低
●→○	单向接触	↓
●→○	双向接触	
●○	表层接触	
◐○	轻度卷入	
◐◐	中度卷入	
◑◐	深度卷入	高

资料来源：中国就业培训技术指导中心，中国心理卫生协会，《心理咨询师（基础知识）》，2015。

奥尔特曼（Altman）和泰勒（Taylor）以自我暴露的程度作为参考指标，将人际关系的发展过程分为以下四个阶段。

（一）定向阶段

定向阶段是对个体产生注意、选择和初步沟通等方面的心理活动和行为的阶段。当对象的某些特质引起我们情感上的共鸣时，会引起我们的注意，成为我们注意的对象。此时的选择是理性的。在选定交往对象之后，个体试图与之建立联系，希望对对方有初步了解，同时也希望给对方留下好的第一印象。

（二）情感探索阶段

情感探索阶段为探索彼此共同情感领域的阶段。随着共同领域被不断发现，双方的沟通也会越来越广泛，自我暴露的深度和广度也逐渐增加。但此时交流仍未涉及隐私敏感区。此阶段有一定程度的情感卷入，但双方仍遵守交往规则，彼此没有强烈的吸引力。

（三）情感交流阶段

情感交流阶段双方的交流开始涉及自我的各个方面，交往双方会相互提出带有评价性的反馈信息，彼此进行真诚的赞赏和批评，带有较深的情感卷入，双方关系发生了实质性的变化，信任感、安全感开始确立。如果在这一阶段关系破裂，将会给人带来较大的心理压力。

（四）稳定交往阶段

稳定交往阶段心理上的共同领域进一步增加，自我暴露也更为广泛深刻。此时人们已经可以允许对方进入自己的私密性领域。

三、人际关系原则

（一）相互性原则

人们往往倾向喜欢那些喜欢自己的人，因此彼此尊重与支持是人际交往的基础，当你接纳并喜欢对方的时候，对方才会和你亲近。人际交往中的亲疏、爱恨都是相互的。

（二）交换性原则

人际交往是一种社会交换过程。交换的基本原则是：个体期待人际交往对自己是有价值的，在交往过程中期待自己得大于失或得失相当。人际关系的发展取决于双方根据自己的价值判断进行的选择。

（三）自我价值保护原则

自我价值保护指个体对自身价值的意识与评价，是一种自我支持的心理倾向。我们每个人的自我价值都需要经过别人评估，为了防止自我价值受到贬低和否定，个体会认同和接近肯定其自我价值的人，而远离否定其自我价值的人，以达到自我保护的动机。

四、人际关系的相关理论

（一）人际关系的三维理论

心理学家舒茨（Schutz）于1958年以人际需要为主线提出了人际关系的三维理论。他认为每个人都有与别人建立人际关系的愿望和需要，有些人表现明显，有些人表现不明显，因此他称自己的理论是以基本的人际关系为导向的理论。其主要观点如下。

（1）三种基本的人际需要

①被包容需要：个体想要与他人接触、交往、相容，与他人建立并维持满意的相互关系的需要。此需要满足时，人会表现出沟通、包容等肯定性行为；此需要不能被满足时，个体会表现出孤立、退缩、排斥、忽视等否定性行为特征。

②支配需要：个体想控制他人或被他人控制的需要。这是个体在权力关系上与他人建立或维持满意的关系的需要。此需要被满足时，人会表现出使用权力、权威、影响、支配、领导等行为特征；当需要不能被满足时，人会表现出抗拒权威、忽视秩序、受人支配等行为特征。控制的需要是否得到满足与父母的教养方式

有密切联系。

③情感需要：情感需要指个体爱他人或被他人所爱的需要，这是个体在与他人的关系中建立并维持亲密的情绪联系的需要。此需要被满足时，个体会表现出喜爱、亲密、同情、友好、热心等行为特征；当需要不能被满足时，个体会表现出憎恨、厌恶、反感、冷淡等行为特征。

（2）人际关系的需要决定了个体与社会情境的联系，当人际关系需要不能被满足时会导致各种心理障碍及其他严重问题。

（3）根据三种基本的人际关系需要，人们表现出主动型和被动型两种人际交往模式，又由此构成了六种基本的人际关系取向，即主动包容式、被动包容式、主动支配式、被动支配式、主动情感式、被动情感式，如表3-2所示。

表3-2　六种基本的人际关系取向

需要性质＼行为表现	主动型	被动型
包容需要	主动交往，积极参与社会生活	期待他人吸纳，往往退缩、孤独
支配需要	控制他人、运用权力	期待他人引导、愿意追随他人
情感需要	对他人喜爱、友善、同情和亲密	对他人冷淡，但期待他人对自己亲密

（4）童年时期的人际需要是否被满足将影响其以后的行为模式，对成年后的人际关系有决定性的影响。

（二）三位一体理论

中国学者翟学伟研究中国的人际关系，并提出"三位一体理论"。该理论提出，在中国，人际关系是由人情、人缘和人伦三部分构成的三位一体，它们兼容并包且各有其独特的功能。其中，人情是核心，它表现了传统中国人以亲情和家为基本的心理和行为模式；人缘是人际关系模式的设定，将人与人之间的一切关系都限定在一种表示最终的本源而无须进一步探究的总体框架中；人伦是制度，提供人际关系的原则和规范。

翟学伟还指出，天命观、家族主义和以儒家为主的传统文化思想是中国人人际关系中基本的文化思想构成。

五、人际互动

人际互动指人与人之间通过一定的方式发生交互作用、交互影响的过程。人与人之间依靠生活中的交往和接触互相学习，相互在潜移默化中发生变化。人际互动的基本形式有合作和竞争。

（一）合作

合作是指个体与个体、群体与群体为了达到共同目的，彼此相互配合共同达到目标的一种互动行为。满足合作的基本条件有：群体内成员目标一致，并对目标、实现途径有基本一致的认识，在合作过程中能遵守共同的社会规范。

（二）竞争

竞争是个体与个体、群体与群体之间争夺共同目标的行为。满足竞争的基本条件有：竞争目标稀有或难得，并且双方有争夺同一目标的动机。竞争中既可能出现输赢，也可能出现双赢的结局。竞争是按一定社会规则进行的理性行为。

在竞争中形成双赢或多赢的局面是比较理想的人际互动形式，只要各方遵守规则、充分考虑他人利益，共赢是可以实现的。

（三）目标手段相互依赖理论

社会心理学家多伊奇（Deutsch）针对合作和竞争行为提出了目标和手段相互依赖的理论。该理论认为，当个体的目标和行为与他人的目标相互依赖时，他们就会产生相互作用。

当不同个体的目标与手段之间存在积极的、肯定性的依赖关系时，形成合作关系；当不同个体的目标与手段之间存在消极的、否定性的依赖关系时，形成竞争关系。

六、人际吸引

(一) 人际吸引的定义

人际吸引是个体与他人之间情感上相互喜欢和亲近的人际关系现象，是人际关系中的肯定形式。按吸引的程度由弱到强，依次分为亲和、喜欢和爱情。

(二) 影响人际吸引的因素

1. 熟悉与邻近

在物理空间上相距较近的人们，因见面机会更多，交流更频繁，因此更容易彼此吸引，相互喜欢。但交往频率和喜欢程度呈倒 U 型关系，中等交往频率的喜欢程度最高。

2. 相似与互补

在人际交往中，人们更喜欢和自己信念、价值观、性格、人格、兴趣、爱好等相似的人。其中，双方能感知到彼此的相似性非常重要。

互补是相似性的特殊形式。当双方在社会角色、人格特质、心理需要等方面形成互补时，双方也会彼此吸引。

3. 外貌

"爱美之心人皆有之"，容貌、体态、服饰、举止、风度等外在因素对人际交往的影响是非常大的。美丽的外貌能给当事人带来光环效应。

4. 才干

在其他条件相等的情况下，一个人越有才华、有能力，他的吸引力越强。和具有才华的人交往，人们可以学到许多知识和经验，减少错误概率。有研究表明，有才能的人如果犯一些"小错误"，会增加他们的吸引力。

5. 人格品质

人格品质是人际吸引中最稳定的影响因素，也是个体最重要的影响因素。在影响人际关系的人格品质中，排在最前面、受喜爱程度最高的是真诚、诚实、理解、忠诚、真实、可信，这些因素或多或少和真诚有关。受欢迎程度最低的人格特质包括说谎、假装、不老实等，这些也和真诚有关。

(三) 人际吸引的类型

1. 友谊

友谊是指在人际交往中以亲密性和互助互惠为主要联结方式形成的非血缘关系的相互依赖关系，其中亲密性是衡量友谊的重要指标。"亲密性"指能向朋友表露自己的思想感情和内心秘密；彼此信任，确信个体的自我暴露能受到朋友的尊重，既不会被泄露也不会被用以反对自己；只限于少数的密友或知己之间。

2. 爱情

爱情是人际吸引中最强烈的形式。一般指男女之间相互吸引、相互依恋的浪漫的亲密关系，具有强烈的社会性。

爱情和喜欢有三点区别：爱情带有更多的幻想色彩，而喜欢大多基于现实评价；爱情带有很多相互冲突的情绪，喜欢是一种单纯的情感体验；爱情大多与性欲相连，喜欢不含有这部分成分。

不同文化背景下对爱情的理解不同。西方学者将爱情分为六种类型：冲动型、实用型、自我中心型、利他型、依赖型、结伴型。爱情的幸福与否与爱情的类型无关，与双方对爱情的理解有关。

(四) 人际吸引的相关理论

1. 社会交换理论

人们对人际关系的感受取决于他们对这段关系的收益与成本的知觉，人们总是希望以最小的代价换取最大的回报。在人际交往中，一个人能提供的社会回报越多，越被喜欢。如果在交往过程中，一方的回报总是大大超过其付出，这种关系将很难长久。所以，人们希望在交往中自己的代价和回报保持平衡，也以此衡量人际吸引力的大小。对人际关系满意度的公式：

$$人际关系关系结果 = 收益 - 成本 \tag{3-3}$$

$$比较水平 = 预期的成本/收益 - 实际的成本/收益 \tag{3-4}$$

$$替代性比较水平 = 新关系中的成本/收益预期 - 旧关系中的成本收益 \tag{3-5}$$

但是，人们对回报与代价的评估受主观的情感因素影响很大，有时候人们更加期待心理上得到满足。

2. 相互作用理论

此理论又称"双边规范"，强调的是交往双方之间的相互影响对人际吸引的影响。当一个人对对方表示肯定、友好等积极的表现，对方也会给予相应的积极反馈，则他们之间就形成了良好的人际互动关系，认为双方都有吸引力。反之，如果一方冷漠回报另一方，关系就会受到损害。

3. 得失理论

在人际关系中，一成不变地讲对方好话并没有像先讲对方坏话再慢慢地改变成讲对方好话更吸引人。这种先贬后褒的吸引效应就是人际关系中的"得"与"失"现象。

❓ 思考一分钟

> 《三国演义》中凤雏庞统当初准备效力东吴，于是去面见孙权。孙权见庞统相貌丑陋，心中先有几分不喜，又见他傲慢不羁，更觉不快，最后，广招人才的孙仲谋竟把这位与诸葛亮比肩齐名的奇才拒之门外。尽管鲁肃苦言相劝，也无济于事。你觉得孙权为什么拒绝庞统？

第七节 社 会 影 响

运用个人或团体的影响力对他人施加影响的过程被称为社会影响。社会影响包括从众、认同和内化。社会影响力影响我们做事的方式。

第一单元 从　　众

美国心理学家阿希（Asch）在1956年进行了从众研究——三垂线实验，后人也称之为阿希实验（图3-8）。其实验研究人们会在多大程度上受到他人的影响，以及会做出怎样的表现。

在实验中，实验邀请的被试是大学生。实验以7个人为一组，他们坐成一排，其中6个人是事先安排好的实验合作者，只有一人是真正的被试。在实验前，当第七名被试进入等候室时，六名合作者已经坐在实验室了。通过聊天，第七名被试得知所有人参加的是同一个实验。然而他不知道，其他六个人之前已经策划过，要对那个真正的被试施加压力。

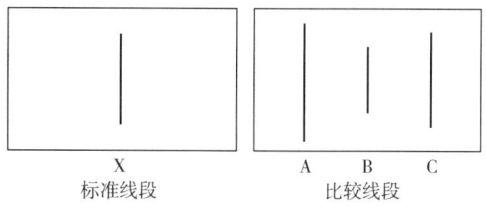

图3-8　阿希实验

不久后实验开始，实验者走进来，邀请七名被试坐在一排座椅上，面对同一块画板，实验者向大家展示两张卡片，一张是标准线段 X，另一张有 A、B、C 三条不同长度的线段，并且能够明显地看出三条线段中有一条是与标准线段等长的，实验者要求被试判断哪一条线段与标准线段等长，并告知实验的目的是研究人的视觉情况。七名被试的任务就是说出四条竖线中哪一条和标准线一样长。实际上这些线条的长短差异很明显，正常人是很容易做出正确判断的。

实验者开始收集被试们的答案，但是从位于被试另一端的假被试开始说出答案。18 套卡片共呈现 18 次。前几次判断时，大家都做出了正确判断，但从第 3 次开始，前面几名假被试故意说出错误答案，此时实验者观察被试是坚持选出正确答案还是会依从前面的假被试而选择错误答案。结果发现，很多人会依从前面的人选择错误答案，发生从众现象。那么，是什么原因导致人们做出从众选择呢？

一、从众的定义

阿希实验证明了从众现象，从众现象指人们接受群体其他成员的行为和意见而改变自己原有的知觉、判断、认识，以表现出符合公众舆论或多数人的行为方式。从众是与独立相对应的一种意志品质，从众性强的人易受暗示，缺少主见，对别人的意见容易不假思索地接受。

二、从众的特点

（一）引起从众心理的群体压力可以是明确的、真实的，也可以是模糊、想象的

个体有时会通过对群体优势的想象给自己带来压力，而选择与想象中的行为倾向一致的行为。这里的"明确的压力"指个体明确地知道若不依从群体，将受到的惩罚或威胁。"模糊的压力"指个体认为若不遵从群体行为，也许会受到威胁或惩罚，即使群体实际并不会做出惩罚或威胁。

（二）群体压力既可以在个体有意识的情况下产生作用，也可以在个体无意识的情况下发生影响

群体压力既可以在个体有意识的情况下产生作用，使个体通过理性抉择，产生从众现象；也可以在个体无意识的情况下发生影响，使个体不自觉地做出与群体相一致的行为。

（三）自愿是从众的重要特点

从众行为虽然不一定全部符合个体的本意，但都是个体自愿选择的。

三、从众的类型

（一）真从众

真从众指个体行为和思想均与集体一致的从众行为。这种从众行为不仅在外显行为上与群体保持一致，心理也是认同的，如我们通常说的心服口服、表里如一。

（二）反从众

反从众指个体在群体中保持原有的自我选择、不被群体左右的行为。反从众的行为源于个体独立、自主的心理需求。反从众和群体的开明程度、宽松程度以及个体的性格特点有关，具体表现为两类：消极反抗和公开反抗。

(1) 消极反抗　这种情况发生在群体压力大、个体无法公然抵抗的情况下。

(2) 公开反抗　这种情况发生在群体压力小、惩戒较轻的群体中。当在群体中有人和自己立场一致，可以增加个体反从众的概率。

（三）权宜从众

权宜从众指个体迫于群体压力在行为上与群体保持一致，但内心却并不认同群体的从众行为。此时个体的内心坚持自己的想法，只是迫于群体压力，才暂时屈从于群体选择。这是日常生活中最普遍的从众心理，但由于个体内心选择与实际行动发生冲突，会导致个体的认知失调，使个体产生焦虑等情绪。

四、引起从众的原因

(一) 规范性的社会影响

个体想要从群体处获得奖励从而避免惩罚。在社会生活中，多数人选择不偏离群体的习惯，个人的从众心理越强，偏离群体时产生的焦虑情绪就越强，也就越容易与集体保持一致。东方文化就倾向于鼓励人们从众。

(二) 信息性的社会影响

当现实较为模糊的时候，群体内其他成员就会成为有价值的信息来源。个体因为缺乏知识或信息，希望从他人或群体那里获得精确的信息，此时个体更容易通过与他人的行为一致来保持自己的决策是正确的。

五、影响从众的因素

(一) 群体因素

1. 群体的规模

在一定规模内，群体规模越大，个体所表现出的从众行为越多；但超过一定的群体规模后，群体对个体的影响就变得不显著了。群体规模的临界值一般是3~4人。

2. 群体凝聚力

群体凝聚力指群体对其成员的吸引力，以及群体内成员之间的吸引力。凝聚力越高的集体，其成员的集体认同感越强，从众心理就越显著。同时，感到受群体欢迎的个体更容易产生从众。

3. 群体的社会支持

群体的社会支持越强，个体越容易在群体中表现出从众行为。

4. 群体成员一致性

群体成员一致性越高，个体在群体中所承受的压力越大，个体越容易做出从众选择。相反，群体的分歧有损群体的力量，会削弱成员从众的力量。

(二) 个体因素

1. 个体的处境

当个体处于以下情境时，个体更容易选择从众：个体认为该群体对自己有吸引力；自己将来还需要和群体交往；自己在群体中所处位置较低；认为自己还没有被群体完全接纳。

2. 个体的能力

当一个人认为自己独自完成任务的能力越强时，个体选择从众的概率越小；相反，当个体认为自己独立完成某项任务的可能性较低时，他更容易从众。

3. 个体的文化差异

个体所处的社会、文化和历史条件影响个体的从众行为。集体主义社会比个人主义社会更鼓励个体做出从众行为，因此个体更容易从众。

4. 有无事前承诺

个体一旦在公开场合做出承诺，就会坚持到底。因此，个体若事先不知道群体中其他成员的选择或行为，即使在完成任务时看到其他人和自己选择不同，大多数个体也不会改变自己的行为而选择从众。反之，无事前承诺会抑制个体的选择，而更趋向从众。

(三) 任务难度

(1) 个体在完成模糊的、困难的任务时会表现出更多的从众。

(2) 要求群体共同完成任务的群体成员比要求个体独立完成群体任务中的一部分的群体成员从众性更高。

六、从众的功能

从社会角度，从众可以实现促进社会形成共同规范、共同价值观的功能；从个人角度，从众有助于培养个体适应社会生活的功能。

第二单元 社会促进与社会懈怠

一、社会促进

20世纪，心理学家特里普利特（Triplett）通过观察自行车赛发现，自行车选手在一起比赛时的成绩要好于个人单独计时比赛的成绩（Triplett，1988）。随后，他通过首例社会心理学实验研究验证了社会促进现象。

社会促进原指多个人在一起工作时，个体因为他人在场而提高工作效率的现象。由美国心理学家弗劳德·奥尔波特提出，现在泛指由于观众、共同行为以及电子监控等存在而引起当事人提高活动效率的现象。社会促进常发生在人们为了个人目标努力时，并可分为观众效应和合作者效应。

观众效应：指个体从事活动时，是否有观众在场、观众多少以及观众的反应会对个体的活动效率产生影响。例如，进行比赛、演出等活动时，选手和演员会受到观众的影响。

合作者效应：当个体与其他成员合作进行活动时，个体会受到来自合作者的压力而提高活动效率。

二、社会懈怠

社会懈怠又称社会抑制，与社会促进相对，指群体共同完成一项活动时，个体因为他人在场或与他人合作，所付出的努力比单独完成时少的现象。社会懈怠常发生于大家为同一目标努力的情形下。

20世纪，法国工程师林格曼（Ringelman）发现，在拔河比赛中，集体所付出的努力只有个人单独努力的总和的一半。这表明，在大家共同完成集体任务时，个体付出的努力反而较小。此后，英厄姆（Ingham，1974）的拉绳子实验和拉坦·威廉姆斯等（Latané，Willams，1979，1980）也研究了群体懈怠。

社会懈怠是一种普遍的社会现象，如果不管个人对群体的贡献大小，获得的回报都是相同的，那么就会激发个体的社会懈怠，产生浑水摸鱼的现象。

但是，并不是所有的集体活动都会激发个体的社会懈怠。当个体面临以下情况时，社会懈怠现象会被削弱：群体目标有吸引力，又需要个体付出巨大努力；个体认为自己的付出对于集体是必不可少的；个体认为小组内其他成员都不可靠；小组成员都是朋友，或成员对自己的群体都表示认同。

社会懈怠有文化和性别差异，个人主义国家的社会懈怠比集体主义国家更强烈，男性的社会懈怠比女性更强。

三、优势反应强化理论

群体对个体活动效率的影响既可能产生促进作用，又可能产生阻碍作用，美国学者查荣克（Zajonc，1965）用优势反应强化理论解释了这一现象。

该理论提出：当他人在场时，若个体完成的是熟练或简单机械的工作，个体效率会提高，绩效会更出色；相反，当个体完成的是并不熟练、有难度的工作，需要个体集中注意力完成一系列推理、判断等思维活动，那么他人在场会干扰个体完成工作的效率，使其活动绩效降低。因为他人在场引起个体的动机水平提高，如果个体对任务已经学习和掌握得相当熟练，不假思索就可以完成动作，那么任务表现就会提高，即优势反应将会被强化。反之，如果任务难度较高，个体任务表现就会下降，即弱势反应将会被抑制，如图3-9所示。

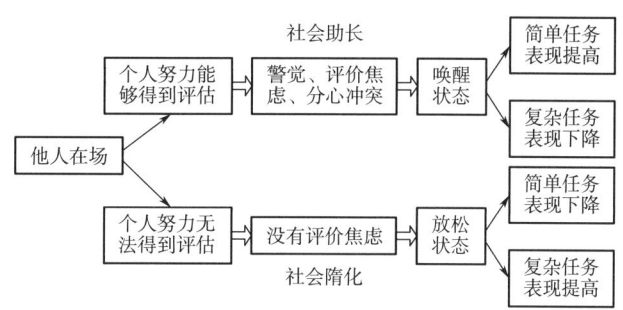

图 3-9 优势反应强化理论

要减少集体中的社会懈怠现象，就要营造有利的条件或环境，并在激发每个人的责任感和成就感的基础上，做到职责分明、奖惩分明、纪律严明。

四、去个体化

2003 年美伊战争中，萨达姆政权倒台后对伊拉克各种机构进行了疯狂的掠夺，那些人们完全丧失了他们的道德意识。社会促进实验证明群体能唤起其成员的状态，而社会懈怠实验证明了群体可以扩散个体的责任。当唤起和扩散结合到一起时，常规约束就会减弱，其后果令人震惊。人们轻则失态，重则做出具有暴力性的破坏事件。

（一）去个体化的定义

群体情境中个体意识丧失的状态被称为去个体化。其特征是个体的身份和责任心因受群体情绪的感染而抛弃了道德约束，甚至忘记了个人身份而做出一些顺从群体规范的事，甚至是一些反社会行为。去个体化是自我认同被团体认同取代的直接结果。

（二）引起去个体化的原因

1. 群体规模

群体不仅能引发成员唤起状态，还可以使成员的个体身份变得模糊。当人群规模较大时，人群中的个体会淡忘自我而顺从于群体行为。因为此时群体中的每个人都会把责任归为情境而不是自己的选择，如大规模踩踏事件。

2. 身份匿名性

在网络社交媒体上，很多人表现得与在现实中截然不同，他们更敢表达自己的观点。津巴多（Zimbardo，1979）曾通过点击实验证明身份匿名会引发人们的去个体化行为。当他让一名纽约大学的女学生穿上和三K党①成员相似的衣服后，对另一名女生实行电击，结果发现隐藏真实身份的个体按键电击他人的时间要比那些可以看见对方并在身上贴着醒目名字的女生长一倍。

3. 唤起和分心活动

群体做出攻击性行为之前常会先做一些引发人们唤起状态或分散注意力的活动，如宣誓、仪式。这些行为可以引发人们的热情并减少其自我意识。

五、群体极化

群体极化也称群体偏移，指群体决策时人们会向一个极端偏斜，做出比个人决策时更冒险或更保守的选择，从而背离最佳决策。1961 年，美国学者斯托纳（Stoner）观察群体讨论时发现，群体成员在阐述观点、进行逻辑辩论时，态度会变得更固执，阐述观点时倾向于夸大自己最初的立场和观点。如果人们先前的倾向

---

① 三K党（Ku Klux klan，缩写为 K. K. K.）是美国历史上和现在的一个奉行白人至上和歧视有色族裔主义运动的民间排外团体，也是美国种族主义的代表性组织。

是保守的，群体决策时会更保守谨慎；如果人们先前是冒险的，则群体决策更有风险。这是因为，相较于个人单独行动，人们更愿意用组织资源去冒险。

第三单元　模仿、暗示和社会感染

一、模仿

（一）模仿的定义

模仿指在没有外界控制的情况下，依照别人的行为模式，有意无意地做出与他人行为相同或相似的行为。模仿是社会学习的一种重要形式，是一种普遍存在的社会现象。

模仿随个体的发展而发展。个体经历从无意模仿到有意模仿；从游戏模仿到生活实践模仿；从对外部特征的模仿到对内部实质内容的模仿。

（二）模仿的分类

根据模仿者对模仿行为的知觉程度，模仿可以分为有意模仿和无意模仿。

1. 有意模仿

有意模仿是指个体自觉主动地仿照他人的行为。产生有意模仿的原因既包括对他人行为的意义不理解，也包括在理性指导下，了解别人意图的模仿。

2. 无意模仿

无意模仿指模仿者没有明确的模仿动机，在不知不觉中模仿榜样而做出的模仿行为。

（三）模仿的功能

美国心理学家班杜拉结合人的认知过程，系统地研究了模仿，认为模仿是人们相互影响的重要方式，并提出了模仿的三种功能：

（1）巩固或改变原有行为。

（2）学习新的动作行为。

（3）将潜在未表现出的行为表现出来。

（四）模仿的原因

（1）好奇。

（2）适应环境，消除焦虑。

（3）获得进步，取得成就。

（五）塔尔德的"模仿律"

模仿律是法国社会心理学家塔尔德（Tarde）于1980年出版的《模仿律》一书中提到的。该理论用以解释各种社会行为和心理特征的发生、发展和变化的规律。塔尔德认为，模仿是社会的基本现象，是社会存在和社会发展的一种基本法则，社会中的一切都源于模仿。他在研究模仿在犯罪活动中的作用时提到模仿有三种基本的规律，并且每一个模仿都经历了往复、对立和适应三个过程。

1. 下降律

指处于社会下层的人具有模仿上层人士的倾向。

2. 几何级数律

在一般情况下，模仿的速度与趋势以几何级数进行，一经传递就很难与原形完全相同。

3. 优先律

个体在选择模仿对象时，优先选择带有本土文化或行为模式的行为。

二、暗示

(一) 暗示的定义

暗示指个体为了某种目的，在无对抗的条件下，通过言语、行为、手势、表情、行动等手段对他人的行为观念产生影响，从而使他人不自觉地接受其观点、信念、态度、行为模式等，使个体在心理状态、行为模式上发生变化。

暗示的特点是暗示者只需将动机植入给被暗示者，无须说理论证，接收者进行无批判的接受。暗示者可以是个人、群体，也可以是受暗示者本人。可采用言语暗示，也可通过手势、表情、动作等非言语进行暗示。

暗示的三要素是暗示者、被暗示者、暗示信息。暗示会影响人的认知、态度和行为。

(二) 暗示的分类

（1）语言暗示、行动暗示、表情暗示和符号暗示　按施加暗示的媒介分，除了言语暗示外，非言语也能产生暗示。

（2）他人暗示与自我暗示　按信息的来源分，前者来自他人，后者来自自己。

（3）直接暗示与间接暗示　按照暗示双方的接触方式分，前者是暗示者直接对被暗示者产生影响，后者则为间接产生影响。

（4）有意暗示与无意暗示　按照暗示的目的分，前者有明确的目的，后者没有。

（5）暗示与反暗示　引起反暗示的原因有两种：第一种是为了克服以前所做出的暗示而设计的暗示；第二种是被暗示者在接受外界刺激或暗示者的行为时，因自身经验不足或逻辑判断能力不足，而做出与暗示相反的反应，或接受与暗示相反的建议。

(三) 暗示的影响因素

根据暗示的三要素，影响暗示的要素如下。

（1）暗示者本人的条件　如知识、权威、地位、人格魅力等对暗示效果都有显著影响。

（2）被暗示者本身的条件和其人格特征　批判性强的人不易受暗示，依赖性强的人更易受到暗示；此外，儿童和女性更易受到暗示。

（3）被暗示者的处境　处在困境中且缺乏社会支持的人，更容易受到暗示。

❓ 思考一分钟

> 如果你作为被试参与米尔格拉姆（Milgram）教授的从众实验，想一想你是怎样一步一步陷入陷阱而无法摆脱的？假如你被要求向对面答错问题的学生进行电击，你会做吗？如果你按了按钮之后，听到了对方痛苦的呻吟声，你还会继续按吗？想一想，你如何能试着拒绝？

第八节　爱情、婚姻与家庭

第一单元　爱　情

罗密欧与茱丽叶的故事流传千古，梁山伯与祝英台的爱情传说感天动地。爱情是人类永恒的主题，是文学领域经常歌颂的对象。直到 20 世纪 70 年代，爱情研究学者哈特菲尔德（Hatfield）将爱情带入科学领域，开始以科学的视角研究爱情。

一、爱情的定义

爱情是人际吸引最强烈的形式。一般指男女之间产生的强烈的相互吸引、相互依恋的具有浪漫主义色彩的情感，是身心成熟到一定程度的个体对异性个体产生的具有浪漫色彩的高级情感。研究爱情的重要变量包括接近性、相似性、吸引力和他人是否喜欢自己以及其他一些回报性特质。爱情有如下特点：

(1) 爱情一般指异性之间的爱情，狭义爱情不包含同性恋。
(2) 爱情是个体身心发展到相对成熟阶段产生的情感体验。
(3) 爱情是一种高级情感，不是低级情绪。
(4) 爱情不是纯粹的精神上的依恋，是情爱和性爱的统一。
(5) 奉献是衡量爱情的重要指标。

二、爱情与喜欢的区别

（一）依恋

卷入爱情中的两方在感到孤独时，会高度特异性地去寻找对方来伴同和宽慰自己，而喜欢的对象不会有同样作用。婴儿期形成的依恋类型会对亲密关系产生重要影响。1987 年，哈赞（Hazan）首次将依恋理论用于对爱情的研究中，并提出三种影响爱情的依恋类型：安全型依恋、逃避型依恋和焦虑型依恋。

（二）亲密

卷入爱情的双方不仅有情感上的亲密需要，还有身体接触的亲密需要，性爱是爱情的基础和核心部分。

（三）利他

恋爱中的恋人都是以让对方快乐和幸福为自己的责任，即使是自我中心的人在恋爱中也会表现出更多的理解、宽容和奉献，在对方有不足时会更多地表现出宽容。

三、爱情的发展阶段

弗洛姆（Fromm）在《理性社会》（1955）中提到："爱情通常只不过是两个人之间的一种交换，在人格市场上权衡自己的价值后，得到他们期望中最好的东西。"如他所说，最初，人际关系的简单关系是建立在成本和收益的经济模型之上。随后，社会心理学家将它们延伸到复杂的社会交换理论中。

社会交换理论认为：人们所知觉到的一段关系的程度取决于自己在这段关系中获得的利益。为了决定他们是否要继续维持一段感情，他们要评估自己的比较水平，即他们对自己人际关系结果的期待程度以及替代性比较水平，即他们对另一段可能关系的收益程度的期待程度和他们在这段关系中的投资。人们理性地选择，认为追求伴侣时应选择能给自己带来利益和幸福的人。据此，弗洛姆将爱情发展划分为四个阶段：选择与评估阶段、互惠互利阶段、彼此承诺阶段和形成制度阶段。

（一）选择与评估阶段

男女双方在选择交往对象时，考虑的主要因素是交往的成本与收益相抵后获得的盈余，如果收益及盈余超过自己的预期，那么对方就会成为自己追求的目标。

（二）互惠互利阶段

开始交往的双方会尽量保持互惠互利，即从对方获益的同时，也给对方带去收益。例如，互赠礼物，交流彼此感兴趣的话题。但这个阶段还不能进入对方的私密领域。当互惠互利的越来越多时，双方的感情也越来越亲密。

（三）彼此承诺阶段

当双方都认为从对方那里获得的收益大于其他异性时，便会和对方保持固定关系，开始进入一对一的交往。

(四) 形成制度阶段

随着双方亲密关系逐渐加深,双方都不希望对方离开自己,此时便会用一种契约的形式将彼此的关系制度化,如订婚、结婚。形成契约的双方要求彼此忠诚,此时的关系是排他的。

四、爱情的形式

(一) 爱情三角理论

斯滕伯格提出各种爱情都是由三个成分构成:亲密、激情和承诺(Sternberg,1987,2006)。

亲密包括热情、理解、沟通、支持和分享等在爱情关系中常见的特征;激情指性欲的唤醒和欲望;承诺指投身和维护爱情的决心。

爱情三角理论认为这三个成分就像爱情的三条边,每种成分的强度是根据情形动态调节的。这个模型可以用来描述各种类型的爱情,如图3-10所示。

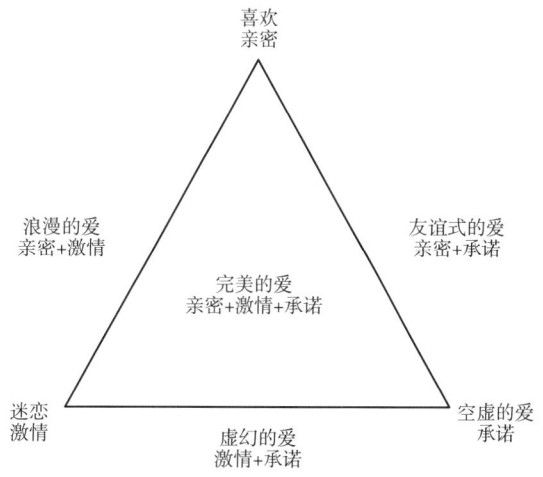

图3-10 爱情三角理论模型

资料来源:金盛华,《社会心理学(第三版)》,2010。

如图3-10所示,这个三角形三个顶点和三条边以及三角形内部相加,一共包含七种类型的爱情:喜欢、迷恋、空虚的爱、浪漫的爱、虚幻的爱、友谊式的爱以及完美的爱。

1. 喜欢

当亲密程度高而热情和承诺都很低时,就是喜欢。喜欢这种情感多表现在友谊中,彼此亲近却没有激情。

2. 迷恋

当恋爱双方有强烈的热情却缺少亲密和承诺时,就是迷恋。迷恋常发生在几乎不认识的人身上。

3. 空虚的爱

当个体只有承诺而没有激情和亲密时,就是空虚的爱。这样的感情常发生在爱情走到尽头时,包括中国古代的包办婚姻,也存在空虚的爱的现象。

以上三种类型都缺少爱情中的重要成分,现实中的爱情往往更加复杂,要将这三种成分,即亲密、激情、承诺相结合形成更复杂类型的爱情。

4. 浪漫的爱

当爱情中出现强烈的亲密和激情时,就等于将喜欢和迷恋结合起来,形成了浪漫的爱。浪漫的爱中常常缺少承诺,有时如烟花般绚烂却短暂。

5. 虚幻的爱

当恋爱双方拥有高程度的激情和承诺而在并不很了解或喜爱的情况下,就会产生虚幻的爱。这种爱常发生在闪电结婚的爱情状态中，此时激情压倒了一切，双方过于迷恋而彼此并不了解。

6. 友谊式的爱

友谊式的爱建立在亲密和承诺的基础上，相爱双方大多在友谊的基础上逐渐培养起爱情。这样的爱情表现出彼此亲近、相互沟通、对爱情投入。这样的爱情容易幸福长久，虽然激情可能很早就逐渐消失。

7. 完美的爱

当爱情的三个成分都非常充足时，就是我们所向往的完美的爱。这是很多人都追求的爱情模式，但斯滕伯格却认为这样的爱情模式在短时间内容易做到，但很难坚持。

爱情三角理论向我们阐述了"我爱你"这句话背后的丰富内涵和不同类型。爱情三角会随时间变化而发生变化，爱情伴侣可能在不同阶段体验不同类型的爱情。

（二）约翰·艾伦·李的爱情风格体系

约翰·艾伦·李（John Alan Lee，1988）从情感的强烈程度、承诺程度、对爱人特征的期待、得到回报的期待几个方面描述了六种爱情风格。

1. 情欲之爱

情欲之爱带有强烈的肉欲色彩，这种类型的爱人容易受外貌影响，产生一见钟情。

2. 游戏之爱

这种类型的爱将爱情视作游戏，容易反复无常，同时拥有几个伴侣，玩弄别人感情。

3. 友谊之爱

这种类型的爱建立在友谊的基础上，不强调强烈的爱，而是把真正的友谊发展成爱情。

4. 狂热之爱

这种风格的爱情占有欲强，充满着生动的幻想和沉迷，内心的欲望难以满足。

5. 利他之爱

拥有利他之爱的伴侣把爱情当作一种责任，习惯无偿付出。

6. 现实之爱

这种爱情是理智现实的，这种伴侣冷静地寻找理论上和自己最般配的爱人，选择爱人的标准客观而务实。

第二单元　婚　　姻

一、婚姻

（一）婚姻的定义

婚姻是男女双方依法结成夫妻关系的行为，是家庭成立的基础和标志。婚姻关系的本质是社会性，即婚姻是按照一定的法律、伦理和习俗规定而建立的。

婚姻行为受婚姻动机影响。婚姻动机有三种：爱情、经济、繁衍。在上古时代，经济第一、繁衍第二、爱情第三，到中古时代变成繁衍第一、经济第二、爱情第三；到了现代社会，由于女性地位的改变，爱情变为主导，其次是繁衍和经济动机。

（二）由婚姻动机划分的夫妻关系类型

由影响婚姻关系的三种动机带来了婚姻关系的七种类型：爱情型、功利型、平等型与分工型、建设型、情性型、失望型和一体型。

1. 爱情型

以爱情为主要动机结合的婚姻主要有两种类型：因美貌与性的吸引而结合；因人格相似或互补而结合。前一种因缺乏其他基础，而美貌及性的魅力会渐渐衰弱，因此有更高的风险；而后者由于人格因素具有稳定性，因此婚姻也更平稳幸福。

2. 功利型

婚姻双方因爱情以外的财产、学历、社会关系等为基础而结合。这种类型的夫妻关系在经济基础稳定时会相对稳定，但因为夫妻关系过于理性，夫妻间享受不到爱情的幸福，当夫妻收益与成本发生不平衡现象时，就会带来风险。

3. 平等型与分工型

这类夫妻以平等分工、平等地分担家庭负担为特点，夫妻双方都能各自进入自己的角色，又对对方的角色充满期待，彼此能认识到双方在家庭中的价值，承担各自责任，因此较为稳定幸福。

4. 建设型

这类夫妻以共同目标相结合，共同努力成家立业、养育子女。并且每当他们实现一个目标后，就会再次制定新的目标。他们在家庭生活中勤劳、肯干，在共同的目标中感受生活的意义。但是他们的精神生活不够丰富，若达到目标后一方发生惰性，彼此可能出现关系裂痕。

5. 惰性型

这类夫妻不能发现并解决婚姻中出现的问题，遇到问题只会坐以待毙，他们不希望改变任何现状，只希望一成不变的生活。这种类型的婚姻会迅速失去热情，缺乏乐趣，容易涣散。

6. 失望型

失望型指婚姻双方在婚后虽经过希望建立美满的爱情，但最终发现婚姻生活不如自己期待中的幸福，对方也令自己失望，由此带来对婚姻的失望。

7. 一体型

这种类型的夫妻关系最为幸福、稳定，他们相互体贴、共同合作经营婚姻，并且在性格、爱好、习惯等各个方面都能彼此融合。他们相敬如宾，相濡以沫。但这样的婚姻因过于封闭而当一方离去后，另一方会痛苦万分。

（三）由冲突划分的夫妻关系类型

每段婚姻都难免有摩擦，婚姻专家戈特曼（Gottman）历经数年考察婚姻中的冲突和争执，并根据不同夫妻处理冲突的不同方式以及对婚姻稳定性的不同影响，将婚姻分为四种类型：多变型、确认型、逃避型和敌对型。

1. 多变型

多变型夫妻指夫妻双方会频繁、激烈地发生冲突，并且他们常常陷入火热的说服和试图影响对方的努力中，并常常表现出很高水平的负面情感。但他们又通常能运用智慧和情感来缓解愤怒。

2. 确认型

此类型的夫妻面对问题更理性，他们会有礼貌地争辩，在争辩过程中更像合作者而非对手。他们有时会激烈争论，但更多时候会用换位思考来理解、确认彼此的观点。

3. 逃避型

逃避型夫妻和上面两类相反，他们很少吵架，他们回避正面冲突，即使吵架也非常谨慎。逃避型的夫妻常常靠自己的力量解决冲突，或无所作为地静观其变，希望时间帮助自己解决问题。

4. 敌对型

不同于以上三种夫妻类型对延续夫妻关系都有各自的作用，敌对型夫妻因为彼此充斥着批判、轻视以及防卫和躲避，他们争吵的时间越久，他们之间就会越压抑。这类夫妻总是恶意相待，因此是不利的婚姻类型。

二、离婚

所有的婚姻冲突都会有结果，其中大部分以彼此妥协和顺从结束，但有些却走向了分离。离婚是指夫妻双方因心理冲突、对立或背离而最终依法解除婚姻关系。心理冲突是离婚的原因和前奏，而离婚是心理冲突的结果。

（一）夫妻间的心理冲突

人与人之间在动机、信念、目标或行为等方面均存在差别，但当个体想干预其他人，并妨碍、影响别人时，双方就会发生人际冲突。夫妻冲突也是人际冲突的一种。导致夫妻冲突的原因有两个：第一是任何两个人都会存在兴趣和情绪等方面的差异，这使得夫妻双方在目标、行为上会断断续续地出现分歧甚至对立；第二是在夫妻关系中总存在一种辩证的对立又统一的动机，这种动机从来都不会得到满足，因此迟早会引起紧张和冲突。夫妻间的主要冲突如下。

1. 需求得不到满足

婚姻是建立在双方对彼此满意的基础上的，婚姻的稳定性取决于双方对婚姻的满意程度。当婚姻中一方的需求得不到满足而产生焦虑、孤独的情绪时，就会产生冲突，导致争吵。

婚姻中的主要冲突：一是自我价值不被对方认可；二是性需求得不到满足；三是一方的情感需求得不到满足；四是家庭经济需求得不到满足；五是兴趣爱好需求不同。

2. 价值观不同

价值观指双方看待问题的思维方式。此时，若其中一方不能放弃自己的价值观迎合另一方，那么双方就会产生冲突。价值观不同的双方往往表现为言语上互相指责，在行为上背道而驰。例如，夫妻一方是教徒，而另一方并不是时，便会导致冲突。

3. "自我"的远离

"自我"包括自我价值、自我意识、自我期待等。夫妻双方结合时，不仅是在现实经济、生理、生活习性等方面的结合，也是两个自我相结合。夫妻间的心理冲突也会因为"自我"的偏离而产生。"自我"的远离包括五种类型：一是两个"自我"各私其力；二是夫妻以满足自己为婚姻动机，不能为对方奉献；三是遇到分歧各抒己见，互不相让；四是在对方陷入痛苦和困难中时，对方不能及时安慰，导致婚姻的心理健康功能丧失；五是婚姻双方的心理适应能力差，导致双方心理状态难以和谐。

4. 性差异

性差异可能是导致夫妻冲突的深层原因。男性的性欲往往是兴奋且难以抑制的，有较强的自主性，在婚姻初期可能就能得到满足；而女性的性需求是伴随性生活的增加而逐渐觉醒、增强的，所以要到结婚中期才有较高需求，因此夫妻双方在性满足上存在冲突。

（二）离婚的原因

胡斯顿（Huston）和他的同事们追踪168对结婚夫妇13年（Huston，2006，2009），得出了导致婚姻失败的三种解释模型。

1. 持续的动力模型

一些夫妻在恋爱期时就矛盾重重，表现出很多问题，并且他们把这些问题持续地带到婚姻中，因此他们的婚姻一开始就比其他人更脆弱，更难有持续的动力。

2. 突现的危难模型

此模型提出最终导致婚姻失败的原因发生在结婚后。随着结婚时间越来越长，伴侣间的冲突和摩擦日益增加，这些在婚姻初期都不存在。

3. 幻灭模型

该类型的婚姻在开始时，双方都对彼此怀有美好、浪漫的期待，但这只是不切实际的幻想。随着时间的推移，当婚后伴侣间不再努力维持可爱、宽容等美好形象时，现实就开始逐渐摧毁幻想的美好。当人们认识到婚姻不如当初想象的那般美好，婚姻中的浪漫就会逐渐消失，婚姻双方的美好幻想就会破灭。

（三）改善婚姻的举措

以上三个模型给我们提供了改善婚姻质量的很好的参考。根据持续动力模型，我们可以得到的启示是若恋爱双方在婚前就表现得困难重重，矛盾不断，那么婚前干预可以阻止有矛盾感情的双方结成夫妻。面对突现的危难模型，可以提醒婚后夫妻双方在面临困难时保持愉悦、大度，彼此扶持、相互关心，预防婚姻关系的破裂。针对最后一种幻灭模型，提醒我们对自己的爱人和婚姻关系保持冷静和准确的知觉，这能帮助我们预防婚后的失望；减少幻想就能减少失望。

离婚和配偶的离世是带给人生命中重大压力和打击的事件，亲密而持久的婚姻关系是幸福的标志，幸福的婚姻不仅需要平等地给予和付出情感和物质资源，更要心意相通，在情感和性上都给予对方尊重和包容。但当我们真的面临婚姻失败时，还是应该克服消极情绪，尽快适应新的生活，建立自己新的社交圈。

第三单元 家 庭

一、家庭的定义

家庭作为社会生活的基本单位，是社会的细胞，是社会生活的基本单位。家庭是由婚姻关系、血缘关系及收养关系构成的，其主要特点如下。

（1）以婚姻、血缘关系为纽带。
（2）家庭是一种初级社会群体，家庭成员间主要以面对面交往、直接互动与合作的模式相处。
（3）家庭关系相对于其他社会关系而言更紧密、深刻，它涵盖了经济、政治、伦理道德、性、生育、赡养、生活、事业、教育等多方面的关系。

二、家庭的结构与功能

（一）家庭的结构

1. 结构要素

划分家庭结构的要素主要有：家庭成员的数量、代际层次、夫妻数量。

2. 结构模型

核心家庭：仅由夫妻和子女组成的家庭称为核心家庭。
主干家庭：主干家庭除了夫妻、子女外，还包括夫妻双方的父母以及子女的配偶。
联合家庭：夫妻双方和两对及两对以上已婚子女一起生活，或兄弟姐妹婚后仍不分开居住。
其他家庭：以上三种都属于传统的家庭结构，除此以外还有些非传统家庭结构，如单亲家庭、丁克家庭、重组家庭、空巢家庭等。

（二）家庭的功能

作为现代社会的基本组成部分，家庭发挥着7种重要的社会功能。

1. 经济功能

它是家庭功能的经济基础，包括家庭的各种经济活动，如生产、消费、理财等。

2. 性的功能

夫妻间的性生活是经社会认可的性关系。性生活是婚姻关系的生物学基础。

3. 生育功能

家庭承担着人类繁衍的任务，婚姻是保持繁衍的保证。

4. 赡养与抚养功能

赡养与抚养功能是夫妻双方对家庭上一代和下一代的供养、抚育、帮助和栽培。

5. 教育功能

家庭中的教育功能既包括父母对子女的教育，也包括家庭成员间的互相教育。其中，以子女教育为主。

6. 感情交流功能

感情交流是衡量家庭幸福的重要因素,是支持家庭精神生活的重要部分。尤其对儿童而言,父母的关爱会影响孩子的智力、感情、行为等方面的成长发育。

7. 休闲与娱乐功能

随着家庭生活水平的提高,休闲与娱乐从单一型向多元型发展,日趋丰富。

(三) 影响家庭功能的因素

1. 社会因素

社会政治、经济、道德风尚、人文环境以及居住环境等都会影响家庭的功能。例如,在现代社会,由于工作压力、对教养质量要求的提高等原因,家庭并不一定能很好地完成子女教养任务,因此出现了很多辅助家庭教养的机构。

2. 家庭成员的素质

家庭成员的经历、法律修养、文化素养、道德水平、生理与心理素质等都影响着家庭功能的实现。例如,有些家庭成员由于童年经历的影响,并不能很好地承担家庭责任。

3. 家庭成员间的人际距离

人际距离呈倒U型发展,家庭成员之间的距离也符合这个规律。如果家庭成员之间距离较远,会出现沟通困难、关系疏远等问题;如果家庭成员之间距离过近,以至于接触过于频繁,则可能产生更多的矛盾纠纷。就如诗句"近乡情更怯,不敢问来人"。因此,最佳的人际距离是家庭成员间既能保持适当频率的接触,又能保持一定的人际距离。

三、家庭生命周期

家庭生命周期指一个家从形成、发展到解体的过程。最初由美国人类学家格里克(Glick)于1947年提出,如表3-3所示。

表3-3 家庭生命周期表

阶段	起始	结束
①形成	结婚	第一个孩子出生
②扩展	第一个孩子出生	最后一个孩子出生
③稳定	最后一个孩子出生	第一个孩子离开父母家
④收缩	第一个孩子离开父母家	最后一个孩子离开父母家
⑤空巢	最后一个孩子离开父母家	配偶一方死亡
⑥解体	配偶一方死亡	配偶另一方死亡

如表3-3所示,一个家庭从建立到解体先后经历六个阶段,依次是:形成、扩展、稳定、收缩、空巢、解体。这个生命周期只适合核心家庭,并且不涉及婚姻中的特殊状况,如三代同堂家庭、中年丧偶家庭等。

家庭生命周期涵盖了婚姻、生育、死亡等研究课题,避免了传统人口学研究中把婚姻、生育、死亡等分开研究的弊端,对社会学、人类学、心理学乃至法学研究都很有意义。

❓ 思考一分钟

> 想想在爱情与婚姻中,你属于哪种依恋类型?你有否想过自己的依恋风格可以有哪些改变?

参考文献
REFERENCE

[1] 杨治良，郝兴昌. 心理学词典［M］. 上海：上海辞书出版社，2016.

[2] 罗兰·米勒. 亲密关系［M］. 王伟平，译. 北京：人民邮电出版社，2018.

[3] 中国就业培训技术指导中心，中国心理卫生协会. 心理咨询师（基础知识）［M］. 北京：中国劳动社会保障出版社，2015.

[4] 阿伦森，威尔逊，埃克特. 社会心理学：阿论森眼中的社会性动物［M］. 侯玉波，朱颖，等，译. 北京：机械工业出版社，2014.

[5] Dennis Coon, John O. Mitterer. 心理学导论——思想与行为的认识之路：第13版［M］. 郑钢，等，译. 北京：中国轻工业出版社，2019.

[6] 俞国良. 社会心理学［M］. 北京：北京师范大学出版社，2015.

[7] 奚从清. 角色论：个人与社会的互动［M］. 杭州：浙江大学出版社，2010.

[8] 李晓文，缪小春. 不同适应水平小学生自我描述和评价比较［J］. 心理科学，2002（2）：402-405.

[9] 菲利普·津巴多，迈克尔·利佩. 态度改变与社会影响［M］. 邓羽，肖莉，等，译. 北京：人民邮电出版社，2018.

[10] 菲利浦·津巴多，罗伯特·约翰逊，薇薇安·麦卡恩. 津巴多普通心理学［M］. 钱静，等，译. 北京：北京联合出版公司，2019.

[11] 戴维·迈尔斯. 社会心理学：第8版［M］. 侯玉波，等，译. 北京：人民邮电出版社，2014.

[12] Asch, S. E. Forming impressions of personality［J］. Journal of Abormal and Social Psychology, 1946, 41：258-290.

人格心理学

第四章 CHAPTER 04

第一节 概 述

第一单元 人格的概念

人格（personality）源于拉丁语"Persona"，它的原意是面具。传说古罗马的一位舞台剧演员在某次表演时，为了遮盖面部伤痕，灵机一动，佩戴面具登台表演，受到观众的欢迎，于是从此每天都佩戴面具表演，后来演化为这个词语。亦如中国传统文化中的"脸谱"，它代表了演员将以什么样的言行在观众面前展现，观众将会根据面具带来的线索对演员有所预期。

心理学家在对于人格的界定上可谓各执己见，莫衷一是，对于人格心理学应该研究什么也持有不同的观点。一个认可度比较高的观点是由心理学家奥尔波特提出的。他认为，人格是一个人内在心理生理系统的动力组织，决定着个人特有的思想和行为（Allport，1961）。奥尔波特总结了前人对人格概念的探讨，虽然定义已较为全面，但仍然没有达到公认和统一。

有研究者提出，一个可接受的人格定义应囊括以下内涵：人格是连续、稳定、一致的；人格包含从行为到思想情感的诸多层面；人格是有组织的；人格决定个人与社会互动时的方式；人格与个人身体及生物特征密切关联。

从对人格界定的讨论中可以发现，虽然人格理论家各自从不同的角度、从不同的人性观对人格持有不同的解释，但存在一些基本一致的认识，即人格有独特性、稳定性、统合性、功能性的特性。首先，人格是独特的，没有两个人是完全相同的，人的个体差异是研究者非常关心的问题；其次，人格是稳定的，俗话说，"江山易改，秉性难移"，人格对人行为的影响是持久而且不受地域限制的；再次，人格是统合的，是一个内在具有一致性的统一整体，当一个人在人格的某些方面发生改变，那么其认知、情感以及行为都会发生系统性的变化；最后，人格是具有功能性的，可以通过影响个人的生活方式而影响人生的各个方面。

第二单元 影响人格形成的因素

"天性和教养"之争是从古希腊时代起就争论不休的问题。有研究者认为，人格的发展是先天遗传的结果（生物因素），威加姆（Wiggam）认为"人的主要缔造者是遗传而非环境，人与人的差别在胚胎时就被决定了"（Wiggam，1923）；有研究者强调人格的形成受后天教养的影响（环境因素），华生曾宣称"给我一打健康的儿童，再在由我设计好的特定世界里把他们养育成人，我可以保证，无论其天赋、兴趣、能力、特长和他们祖先的种族如何，我都能把他们训练成任何一种类型的专家"（Watson，1925）。

影响人格的先天因素主要指生物遗传因素，后天环境中的影响因素很多，包括家庭环境、社会环境、早期童年经验、学校教育、自然物理因素、自我调控等。

一、生物遗传因素

（一）家族研究

家族研究是最早的行为遗传学研究，它的逻辑是研究家族成员遗传的交迭程度（genetic overlap）与人格相似程度的相关关系。这种范式认为，如果某个人格特征是高度可遗传的，那么，遗传关系大的家族成员应该比遗传关系小的家族成员更为相似；如果某个人格特征根本不可遗传，那么，即使是遗传上关系很近的家庭成员也应该不会比遗传关系小的家庭成员更相似。

英国科学家高尔顿首先设计了天才的家族谱系研究方法，从血缘关系中寻找个性特征。在《遗传的天才》中，他研究了包括法官、科学家、政治家、艺术家等众多杰出者，计算他们与其直系亲属中杰出者的比例，发现杰出的人其家族中拥有其他杰出者的比例远远高于一般人。高尔顿认为这佐证了遗传的重要作用，但同时他也提及，共享相同基因的家族成员通常也共享相同的环境，杰出者的家庭等环境条件优越，其直系亲属也同处于这样的环境条件中，这是研究的问题所在。

（二）双生子研究

双生子研究通过测量同卵双生子（共享 100% 的基因）是否比异卵双生子（共享 50% 的基因）更为相似来估计遗传可能性。同卵双生的情况是指单一的一个受精卵分离成两个基因完全相同的个体，而异卵双生是指母体几乎同时排出两个卵子，并且每个卵子都与一个不同的精子结合形成受精卵，因此异卵双生子的基因是不同的。有研究者对各自独立生活多年的同卵双生子与异卵双生子在心理发展特征的差异性方面进行研究，发现同卵双生子之间的相似性是远高于异卵双生子的（Matthews. et. al.，1981；Rushton，2004）。双生子设计同样存在潜在的问题，比如，有可能双胞胎并不是普通人群的典型代表。

（三）收养研究

收养研究探究的是收养的孩子和他们的养父母以及生身父母之间的相关关系，如果儿童与从未共同生活过的、有共同基因的生身父母更相似，那么可以说是对生物遗传影响较大的佐证。同样的，收养研究也存在一些问题，比如这类研究是罕见的，其样本的代表性不高；另外，养父母是否会非有意地倾向于收养与他们更相似的孩子。

二、后天环境因素

（1）家庭环境因素　家庭是社会文化的媒介，它对人格具有强大的塑造力，父母的教养方式是否恰当会直接影响孩子人格的形成。父母在养育孩子的过程中会表现出自己的人格，并有意无意地影响和塑造孩子的人格，形成家庭中的"社会遗传性"。

（2）社会文化因素　社会文化对人格具有重要的作用，特别是后天形成的一些人格特征，它使同一社会的人在人格上具有一定程度的相似性，比如东西方文化中自我的独立性的文化差异。

（3）早期童年经验　人格发展受到童年经验的影响，精神分析学派的理论尤其强调这一点。但早期经验与人格发展之间不是一一对应的，早期经验不能单独对人格起决定作用，它会与其他因素共同来影响人格的形成和发展。

（4）学校教育因素　学校是人格社会化的主要场所，教师对学生人格发展是有指导作用的。另外，可以在生活中观察到，同伴对学生的影响是明显的，同伴群体对人格发展具有"弃恶扬善"的塑造作用。

（5）自然物理因素　生态环境、气候条件、空间拥挤程度等物理因素也会在一定程度上影响人格，但自然环境对人格不起决定性影响作用，更多地表现为一时性影响。

（6）自我调控因素　以自我意识为核心的自我调控系统可以帮助个体有效地利用资源，发挥所长，改善和完善自我。

第三单元　人格心理学

人格心理学是心理学的基础学科之一，探讨人的认知、需求、情感、意志和行为，是一门探讨人性的学科。1937 年，奥尔波特出版《人格：心理学的解释》，标志着现代人格心理学的诞生。

一、人格理论

人格理论是心理学家们对人的一套看法，是人格心理学家用来描述或解释人的心理和行为的一套假设系统和参照框架。人格心理学的理论观点林立，不同学派涌现，思想繁荣，没有统一的解释所有心理现象的理论体系，不同学派的理论在人性观、人格结构、人格动力以及人格发展等方面都有不同的看法和假设，用不同的概念解释人格。其中，有几大理论取向最具影响力，包括精神分析取向、行为主义取向、人本主义取向、特质取向以及认知和社会认知取向。

二、人格研究

关于人格的科学研究主要有三种方法，包括个案研究、相关研究以及实验研究。

个案研究也称临床研究，关注独特的个体，通过观察、对话、作品分析等方法，对个体进行系统而深入的研究。个案研究的优势在于可以通过非常丰富的资料，了解到一个典型个体心理与行为表现的方方面面，可以非常深入地分析其人格的本质。

相关研究通过使用心理测量工具，同时考察一组或多组大量被试在一种或多种人格特质上的水平，运用数理统计的方法评估人格特质之间、人格特质与其他因素之间的相关程度。相关研究可以在短时间内获得关于研究变量的大量数据，由于获取的是研究对象在自然状态中的实际情况，因而具有较好的生态效度①，并且可以研究如性别等不可操作的变量，研究范围较广。

实验研究要求系统、严格地操纵一个或多个自变量，得出关于自变量导致因变量变化的结论，而且这种影响是存在因果关系的。实验研究由于其客观性和精确性的优势，堪称理想的科学研究。但在人格心理学的研究中，实验研究方法也有其局限，因为人格是主观而复杂的，而实验室受控制情境所限，将无法估计到人格特征与其影响因素之间千丝万缕而又深具意义的联系。

❓ 思考一分钟

> "天性和教养"之争在派别林立的人格理论中随处可见，尝试在随后的理论学习中更多地体会哪些理论是支持天性观点的，哪些理论是支持教养观点的。

第二节　精神分析取向的人格理论

第一单元　弗洛伊德的经典精神分析理论

一、理论的缘起

弗洛伊德是一位犹太裔的精神科医师，他出生于奥匈帝国的摩拉维亚商弗赖堡镇，在4岁时跟随父母到维也纳生活。维也纳是19世纪中后期欧洲重要的文化中心，孕育出科技、文化最灿烂的光华，弗洛伊德在这里成长、发展，并在这里度过了他人生的大部分时光。

19世纪中后期是欧洲社会发生巨大变革的年代，英国走向了世界之巅，迎来最强盛的"日不落帝国"时期，科学、文化和工业都得到很大发展，空前繁荣。然而在这样的时代背景下，维多利亚女王统治时代社会风气的保守却是难以想象的，尤其对于女性而言，对道德的要求异常看重"贞洁"和"顺从"，推崇女性自我牺牲精神，内心的需求和欲望被长期克制和压抑，道德对人的束缚使精神病的发病率越来越高。

---

① 生态效度（ewlogical validity）指实验结果能够推论到样本的总体和其他同类现象中去的程度，即试验结果的普遍代表性和适用性。

弗洛伊德家庭环境复杂，父亲在之前的婚姻中已经有好几个孩子，母亲在他出生时只有21岁，他与母亲之间相差的年龄差不多与母亲和父亲之间的年龄差相等，他和母亲格外亲近，相反，与父亲则愈加显得冷淡，甚至还带有些敌意。弗洛伊德后来曾谈及自己在父子关系中的罪恶感，他对俄狄浦斯情结①的阐述也许正反映了自己对父母复杂的情感。弗洛伊德是母亲的第一个儿子，被寄予很高的期望，他很早就展现出其志向，希望有所作为，在中学时代以优异的成绩考入维也纳大学医学院。

在求学期间，他对解剖和研究雄性鳗鱼性器官产生兴趣，追随生理学家布吕克（Brucke）做实验员，受到其机械还原论②生物观的影响。除此之外，弗洛伊德也受到布伦塔诺（Brentano）的哲学思想和叔本华与尼采等非理性主义哲学思想的影响，为他以后理论思想的形成埋下了伏笔。在此期间，他爱上了后来的妻子波奈斯（Bernays），为了给妻子创造生活的经济条件，他在获得医学博士学位后放弃了生理学研究，转向临床医学，在维也纳综合医院进行临床实习，并在实习完成后成为一名注册的临床医生。治疗神经症与精神病人引起了他强烈的兴趣，在奥地利精神病学相对落后的情况下，弗洛伊德通过努力获得了唯一的一笔奖学金，让他有幸到精神病学处于世界领先的法国，跟随著名神经学家沙可（Charcot）学习癔症（Hysteria）治疗及催眠术。在巴黎的学习给了弗洛伊德重要的启发，他意识到癔症是一种心理和精神上的障碍，非电休克等生理治疗方法可以医治，无意识可能是某些病症形成的重要因素。

回国后，弗洛伊德离开维也纳综合医院，开设私人诊所，与奥匈帝国非常受欢迎的医生布洛伊尔（Breuer）一起运用催眠术来治疗"癔症"，于1895年合作出版《癔症研究》，宣告了精神分析的正式诞生。著名的安娜·O案例正是被记录于这本书中。"安娜·O"这个名字是个案中主人公的化名，她表现出左臂瘫痪、头部摆动困难、口渴却无法饮水、出现幻觉、无法说自己的母语等癔症症状。这种疾病也被称作歇斯底里症，其症状可以表现为任何形式，但都没有相应的生理基础。在治疗安娜·O的过程中发现，无意识的童年创伤经验可能是神经症的病因，当患者能够说出当时发生的事情和所经历的情绪时，她的病症表现会有所缓解，这些重要的发现成就了弗洛伊德很多理论的基本立论点。1900年，《梦的解析》出版，弗洛伊德对这本书寄予厚望，但第一版却销量惨淡，不过不负所望的是，后来该书被公认是弗洛伊德最伟大的著作。

二、人性观

寻找一种事物与另一种事物之间的必然联系即为因果决定的思想，后发生的事件被先发生的事件所决定，先发生的事件可以解释后发生事件的现状和产生的原因。试图解释驱动心理和行为现象背后的原因，是持决定论观点的体现。

弗洛伊德主张人的精神和心理是被潜意识动机（unconscious motivation）所决定的。潜意识动机是一种没有时间性和空间性的生物学上的精神能量，弗洛伊德称这种推动精神活动的心理能量为"力比多"。受到近代物理学能量守恒学说的影响，力比多被认为在人这个能量系统中既不会增多，也不会减少。

人只能被动地被某种看不见的精神力量所限制，不能够主动支配和选择，这种对人性的基本看法被称为精神决定论（psychic determinism）。在弗洛伊德看来，没有"失误"，一个人所做的任何事情、说的每一句话、每一个想法都是有其原因和意义的，即使大部分时候说不出它的原因所在。

三、人格结构

（一）心理地形说

弗洛伊德在早期认为人的精神世界由三个不同意识水平的部分：意识（consciousness）、前意识

---

① 俄狄浦斯情结又称恋母情结，是精神分析的术语。精神分析流派的创始人弗洛伊德认为，儿童在性发展的对象选择时期开始向外界寻求性对象。对于幼儿，这个对象首先是双亲，男孩以母亲为选择对象，而女孩则常以父亲为选择对象。

② 机械论是指一种服从绝对因果律的自然观。还原论是一种哲学思想，认为复杂的系统、事物、现象可以将其化解为各部分之组合来加以理解和描述。

(preconsciousness）和潜意识（unconsciousnes）构成。

在同布洛伊尔一起使用催眠术治疗精神病人时，他们发现，有些经验无法在正常状态下被有意识地回忆起，有可能在催眠状态下被想起；有些被遗忘经验在正常状态下经过有意地回想是可以被记起的，比如昨天吃了什么、去过哪里；有些事情是非常清晰的，不需要意志努力就可以被表达，比如自己的姓名、家庭住址。弗洛伊德用不同意识水平的人格结构来解释这种现象。

意识是可以直接感知到的心理部分，由个人当前清楚觉知到的心理内容组成，它是逻辑完整的、现实的，是人格最表层的部分。

那些暂时被遗忘，但经过提醒和回忆可以被想起的经验存在于前意识中。弗洛伊德将前意识比喻为"检察官"，坚守着岗位，拦截未经允许想要进入意识的本能冲动。前意识介于意识与无意识之间，存储近期经历的内容中处于注意范围之外的部分，可以与意识相互转换，是人格的中间层。

潜意识，也即无意识，指个人不能觉察的心理现象，但可以对个人的思想和行为产生非常大的影响，它是人格结构的深层部分。潜意识承载了人的本能、原始的冲动、被遗忘的童年经验、不见容于道德和社会的欲望和情感，它们之间不相互干扰，不会因时间而发生变化，不被现实所约束。潜意识是行为的主要决定者，弗洛伊德认为绝大多数精神疾病的症状都是由潜意识动机引起的。

弗洛伊德将人格结构比喻为一座漂浮在海中的冰山（图4-1），意识是冰山最上方浮出海平面的部分，是人格中很小的一部分；前意识位于冰山的中间层，紧贴水面之下，与意识之间来回波动；人格中能量巨大的潜意识占据了冰山的绝大部分，它在最深层支撑着整座冰山，是最重要的部分。

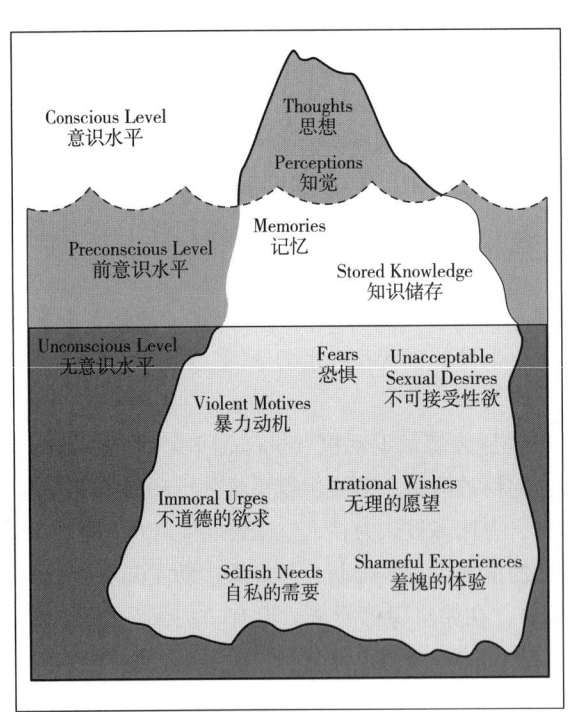

图4-1 弗洛伊德人格结构观：心理冰山

资料来源：郑雪《人格心理学》，2004。

潜意识理论是精神分析的中心理念，它不仅是精神分析治疗的基础，也是弗洛伊德人格结构与人格发展理论的基石。

（二）结构模型

1923年，弗洛伊德在著作《本我与自我》中提出，人格由本我（id）、自我（ego）和超我（superego）

三部分构成。自此，弗洛伊德的研究兴趣从心理结构的层次转向了心理结构的功能。

"本我"是最早出现的人格，伴随出生而来，是人格中最原始的、模糊的、动物性的部分，含有与生俱来的冲动、先天的本能和原始的欲望。它像"一个暴躁的新生儿"，全然不顾现实和理性，所有的目的都只为满足自己的需要，只遵循快乐原则。吞食、饮水是人与生俱来、生存必不可缺的，是一种生存本能；而为了种族的繁衍，人还具有性本能。弗洛伊德后来将这两种本能均囊括于生本能中，生本能的能量称为埃洛斯（eros），埃洛斯代表着爱和创造的力量。死本能与生本能相对，其能量称为桑那托斯（thanatos），代表着破坏力。当这种破坏力指向人的内部时，个体将表现出自责、自伤；当破坏的力量指向人的外部时，个体将表现出憎恨、攻击。

在人不断地熟悉环境、适应环境、与环境相互作用的过程中，人格中的"自我"逐渐发展起来。弗洛伊德将本我与自我的关系比喻为马与骑手，本我是充满能量的，不顾一切追求享乐，而自我像一个骑手，控制和调节着本我这匹奔走的马，协调着本我的欲求和现实的条件。自我遵循现实原则，当现实条件允许时，本我的需求将得到满足；当现实条件不允许时，本我的需求将被延缓或拒绝，避免与现实发生冲突。自我是理性的、有逻辑的、符合现实的，它能在意识、前意识、潜意识之间自由活动。

"超我"是人格结构的第三部分，它代表父母、社会的标准，是人格中文明的、道德的部分。人在成长中会受到来自父母或其他重要他人的评价和奖惩，评价和奖惩的标准是父母和他人自己的道德标准以及社会的文明规范，这些标准会在成长中逐渐被内化为自我评价的依据。评价自己的行为是"好行为"的标准即为"自我理想"，评价自己的行为是"坏行为"的标准即为"良心"，自我理想和良心是超我的两个方面。超我遵循道德原则，当认为自己的行为满足自我理想时，人将感到愉快和满意；当做出违背良心的行为时，人将感到内疚和自责。

超我形成后，人格变得愈加复杂，人格结构的三个部分相互影响，互相对抗又相互补充，一个健康的人格将拥有力量强大的自我，在欲望的满足、现实的条件和道德的要求之间周旋协调各种力量，避免任何一方过分掌控整个人格。弗洛伊德将自我比喻为"三个暴君统治下的臣民"，力图使本我、现实和超我的要求都得到满足，以达到相对平衡的状态，它是维护人格整合与统一的关键。

四、焦虑和自我防御机制

（一）焦虑

焦虑（anxiety）是一种由紧张、不安、焦急、忧虑、惊恐等感受交织在一起的情绪体验。自我的力量足够强大是维持人格相对平衡的前提条件，但当人格内部的冲突愈演愈烈到自我无法应付时，人格的统一被打破，引起痛苦的情绪体验，焦虑就产生了。焦虑是自我对待现实、本我和超我三者的软弱状态。

根据焦虑的来源不同，弗洛伊德认为焦虑可以细分为三种，焦虑的原因分别指向"统治"自我的三个"暴君"：现实、本我和超我。第一种焦虑是现实焦虑，导致自我无法应付的情境来自于真实的现实，比如考试前的焦虑、孕产前的焦虑，人察觉到周围环境中的压力源，内心发生紧张和不安——焦虑的原因来自外部世界。焦虑的其他原因来自于内部精神世界。第二种焦虑的产生原因是当本我的冲动极其强烈，自我担心失去对本我的控制而引发潜在危险，这种焦虑是神经质焦虑。在这种焦虑中并没有现实存在的压力源，焦虑的原因是害怕失控。第三种焦虑是道德焦虑，它的焦虑来源是超我，它是当自我为了满足本我的冲动而违背超我的标准时，人所感到的羞愧和不安。

焦虑也有积极的一面，可以引导和控制人的行为。进化心理学认为，适应性的焦虑可以唤起生理状态、提示采取行动来全力应对面临的危机问题。

（二）自我防御机制

焦虑需要被控制在一定范围内，如果焦虑程度过高且持续时间过长，会使人无法忍受而产生精神问题，此时自我的保护性机制将发挥作用，减轻焦虑以维护人格的统一和完整。自我防御机制（ego defense mechanisms）是通过在某些方面歪曲现实以保护一个人免除焦虑的无意识过程。

自我防御机制是在潜意识中运作的，人总是意识不到自己正在采用这种方式，它们或多或少都有歪曲现实、否定现实的倾向。古典精神分析认为自我防御机制主要有以下几种：压抑（repression）、否认（denial）、替代（displacement）、升华（sublimation）、反向形成（reaction formation）、投射（projection）和合理化（rationalization）。

1. 压抑

压抑是主动地、不自觉地将不被允许的欲望和动机驱逐入无意识的过程，它是最基本的防御机制。具有威胁性的冲动或对以往痛苦经验的记忆会让人非常焦虑，人们会将这些冲动或记忆强行放入潜意识中，以此来避免内心的痛苦，从消极的情绪中解脱出来，这个过程即是压抑。被压抑的欲望和记忆虽然没有被意识到，但它们并非消失不见，而是在潜意识中活跃着，伺机以其他形式表现出来，比如以梦、口误的形式出现，或者甚至表现为神经症的症状。

2. 否认

否认指拒绝承认使人感到焦虑和痛苦的事件，似乎其根本没有发生过。在这种防御机制下，最常说的话就是"这绝对不是真的"。它是最早形成的防御机制之一。常见于亲人意外亡故的情况中，当事人在突发状况下不能做好心理准备去面对具有巨大冲击性的噩耗，否认即会发生，表现为当事人的第一反应是拒绝相信事实。在一定程度上，否认帮助当事人获得一些缓冲时间，使情绪得以过渡，直到有勇气去面对既成的事实。

3. 替代

将敌意等强烈的情感从最初唤起的对象转移到另一个比较不具威胁的对象上，这种防御机制是替代。弗洛伊德认为本我中蕴含着巨大的精神能量，当本我的欲望被压抑，这些精神能量却不会就此消失，自我为了平衡这种矛盾，会采取拖延战术，延迟满足本我的欲望，寻找另一种既能满足本我又被允许的行为，因此受压抑的精神能量不得不转换对象、改变方向，通过间接的渠道发泄出来。

4. 升华

如若替代行为是被社会赞许的、被认为是高尚的行为，则称之为升华，即将不被社会接受的冲动的能量转化为建设性的活动能量。升华是心理防御机制中最为积极的形式，弗洛伊德认为伟大的科学成就与艺术成就皆有赖于原始欲望的升华。

5. 反向形成

反向形成指人极力表现出与真实的自己完全相反的态度或行为，试图以此防止真实欲望的表达，来减轻自己因不被允许的冲动而带来的焦虑。弗洛伊德在维也纳综合医院工作期间，对于催眠术以及男性癔症的主张曾遭到教授迈内特（Minet）的激烈反对，坚称男性癔症纯属无稽之谈。然而在其临终前却吐露真言，承认自己就是一个最典型的男性癔症患者，他对弗洛伊德说："最激烈反对你的人就是最相信你是正确的人"（欧文·斯通，1986）。贝内特（Bennett）是美国里根政府时期著名的教育专家，曾任教育部长，更是公众媒体面前道德高尚生活的代言人，出版风行一时的《美德书：伟大励志故事的宝藏》。然而，言之凿凿的背后他却被曝光长期涉赌，是流连于各大赌场的常客。

6. 投射

在潜意识中将自己真实存在的、但若承认就会引起焦虑的事转嫁于他人，称为投射。当投射发生时，一个吝啬的人会反复强调他人是多么的小气。

7. 合理化

合理化是用一种自我能接受、超我能宽恕的理由来代替自己行为的真实动机或理由，通过这种方式来安慰自己、保护自尊，以消除焦虑和紧张。例如，酸葡萄（sour grapes）心理，当吃不到葡萄时，就说葡萄是酸的，即希望达到某种目的而未能达到时，便否认这种目的的价值和意义。再如，甜柠檬（sweet lemon）心理，当只有柠檬可以吃时，即使柠檬是酸的，也说成是甜的，即当没有达到预定的期望或目标时，便提高目前现状的价值或意义。

当遇到冲击力极大的事件时，多种防御机制是可能同时使用的。防御机制有积极作用，但不能使之成为解决问题的唯一方法，如果遇到任何问题都以防御机制来应对，那么问题将不能被真正解决，只是让焦虑有所减缓，长此以往，个人的心理状态将出现问题。

五、人格发展

弗洛伊德强调早期经验对人格的发展有重要意义，认为人格最重要的发展阶段是人生最初的五到六年，5~6岁时人格模式已基本形成。在弗洛伊德看来，人格的发展是以性心理发展为主线的，每个阶段都以"性敏感区"为标志。需要被满足的心理能量会集中出现在身体的某些特定的部位，弗洛伊德称之为"性敏感区"，随着年龄的发展，性敏感区会发生变化。个人将经历五个发展阶段，在每一阶段都有其需要应对的"阶段性发展任务"，是否顺利度过影响着个人的成年期人格。这种人格发展理论被称为性心理发展阶段（psychosexual stages）理论。

随着人格的发展，是否能完全过渡到下一阶段，要看前一阶段的主要矛盾和冲突是否顺利解决。第一种情况，当发展任务完成得很好，将得以顺利进入到下一阶段；第二种情况，如果个人完全没有办法应对这些危机和挑战，或者在这个阶段得到了过度的满足，就有可能导致心理能量滞留在这里，继续纠缠于此，使得发展停顿，看似生理年龄增长，但实际心理年龄还停滞在前一阶段，这种现象被称为"固着"；第三种情况，个人已经进入到下一阶段，在这一阶段中面临巨大的危机无法解决，有可能会退回到以前的阶段，使用曾经成功过的应对方式来应对当前的问题，这种现象即为"退化"。

口唇期（oral stage）指从出生到18个月期间，这是儿童所经历的第一个阶段，口、嘴唇、舌头是这一阶段的主要性敏感区，婴儿通过吮吸、吞咽、咀嚼等活动满足自己的需要，获得快感。这一时期的主要发展任务是断奶，这也是其潜在冲突来源，如果在这一时期发生固着，成人后往往会产生极端独立或极端依赖的特点，当固着发生在长牙以后，则容易形成过度的攻击性，具有这些成人性格特点，称为口唇期人格。拥有口唇期人格特点的人只对自己有兴趣，在与他人的互动中尤其看重对方是否可以给自己带来物质或精神上的东西，以各种方式向对方索取，表现出吮吸的特质。弗洛伊德认为，吸烟、贪吃、酗酒、经常咬手指等行为都是口唇期人格可能的表现。

儿童所经历的第二个阶段是肛门期（anal stage），这段时期从18个月持续到3岁左右，肛门成为主要的性敏感区，儿童通过排泄和保持来获得快感体验。父母将在此时训练儿童在适当的时间和地点排泄，上厕所的训练成为这一时期的主要发展任务。若固着发生在这一阶段，容易产生强迫自制或毫无自制的成人性格特点，被称为肛门期人格。

生殖器期（phallic stage）为儿童3~6岁的时期，性敏感区转移到生殖器。弗洛伊德认为，3岁之后儿童开始表现出对异性父母的强烈偏爱。男孩想要摆脱父亲的干扰而独自占有母亲，内心产生对父亲嫉恨、对母亲爱恋的情感冲动，弗洛伊德称之为"俄狄浦斯情结"。俄狄浦斯是古希腊神话中的人物，无意中走向"弑父娶母"的命运，弗洛伊德借此为之命名。此阶段的主要发展任务就是俄狄浦斯情结。成人若在此时期形成固着，将形成生殖器期人格，男性表现为阉割焦虑（castration anxiety），女性将表现出阴茎妒羡（penis envy）。弗洛伊德认为，男孩在爱恋母亲的过程中感到自己无法战胜力量强大的父亲，担心父亲将会割掉自己的性器官作为惩罚，即阉割焦虑；女孩则会因为羡慕男性的生殖器官表现出阴茎妒羡。在成人性格特点上，表现为行为轻率、攻击性强，或果断自信、勇敢冒险，这些都是对阉割焦虑的反抗以及过度补偿。为了解决这种心理冲突，儿童将通过认同同性父母、以他们为榜样、模仿他们来处理恋父或恋母情结，获得男性或女性性格。在这一时期，儿童对父母价值观的认同以超我的形式得以表现。

当儿童解决好恋母或恋父情结后，本能冲动处于暂时的潜伏状态，这个时期被称为潜伏期（latency stage），主要出现在儿童6~12岁期间。儿童在这段时期生活范围开始扩大，兴趣转移到学习知识、集体活动上，最大的特点是喜欢与同性伙伴玩耍，对异性同伴没有什么兴趣。这一时期没有特定的性敏感区，主要的发展任务是防御机制的发展，此阶段一般不会发生固着。

生殖期又称两性期（genital stage），指人在12～18岁时期，生殖器成为主要的性敏感区。进入青春期，青少年对异性朋友表现出强烈的兴趣，喜欢参加男女两性都有的集体活动，这一时期的主要发展任务是成熟的性亲密行为。当在生殖期发生固着，成人性格特点是拥有爱和被爱的能力，能通过有意义、创造性的工作使本我冲突得以升华，这种人格称为生殖人格，弗洛伊德认为这是一种理想人格。

综上所述，从古典精神分析的理论来看，人格适应如果出现问题，那么问题主要发生在前三个阶段。

六、精神分析治疗技术

精神分析不仅是一种人格理论，更是第一个系统治疗精神疾病的方法。精神分析的治疗技术丰富，包括自由联想（free association）、释梦（dream interpretation）、移情分析（analysis of transference）、催眠（hypnosis）等，形式多样。这些技术都有一个相同的目的，就是去发现和了解潜意识的内容，从看似平常、无意的行为中，抽丝剥茧认清被伪装过的、被压抑的、真实的本我冲动。

弗洛伊德在1900年出版《梦的解析》，把梦称为"通往无意识的捷径"，详细阐述了本我冲动是如何以伪装的方式表现在梦境中，梦的本质是被压抑的、另外一种形式的无意识冲动与欲望。他认为梦可以区分为显意和隐意，显意指人在梦境中看到的、发生的事件，隐意则是隐含在显意中真正的含义。梦境中所发生的事件不是凭空产生的，主要有三种来源：首先是感官刺激，当梦者在做梦的同时，感觉器官感受到身体外界的变化，如气温降低，梦境中就会发生相应的事件变化，如身处冬季；其次是梦者在当日清醒时的所思所闻会在梦中重现；第三种来源即是本我被压抑的冲动，无法直接进入意识中，于是经过伪装，以一种歪曲的、不符合现实逻辑的形式出现，或以某种符号的形式出现在梦境中。例如，梦中已去世的亲人回到自己身边，或以一个满布灰尘的房屋重现梦者近日抑郁的心境。释梦即是通过与梦者讨论梦中发生的事件，从中发现其隐含的真正意义，了解真实的本我冲动。弗洛伊德认为，了解了潜意识想要表达的内容，将它还原到意识层面，神经症的症状即会减轻，精神分析的治疗过程就是要实现"潜意识意识化"。

七、理论评价

经典精神分析理论在心理学史上占有重要的地位，是第一个综合性的人类行为与人格理论，弗洛伊德所做的研究是开创性的，研究成果丰硕。弗洛伊德提出了许多重要的概念，比如焦虑，还提出了许多重大的理论问题，包括意识与无意识的关系、人格的冲突与防御机制等，这些议题对促进人格理论及心理学其他各领域的发展起到了重要作用。经典精神分析理论开辟了无意识心理学的新研究领域，创立了心理治疗的新理论和方法，开创了西方的人格心理学。

自从弗洛伊德的思想被提出，其中一些学说就遭遇了医学界和学术界的拒绝。直至今日，尽管精神分析对治疗心理疾病有显著的临床实用价值，多数心理治疗实践在某种程度上都有赖于精神分析的观点，对经典精神分析理论的反对之声仍然存在。其中一种批评主要出现在对其研究方法科学性的质疑。批评者认为，弗洛伊德对理论的研究主要采用个案研究的方法，而个案研究的主要问题在于研究是在无控制的条件下非系统地获得资料的，无法保证研究结果不受其他因素的影响。同时，个案研究的情境无法做到重复验证。收集的资料不完整、不准确，存在偏差和缺失，也是对其研究方法的批评之一。另外，弗洛伊德的治疗对象多为当时上流社会的女性，且都是神经症患者，研究结论是否同样适用于正常人群也是存在疑问的，研究取样缺乏代表性。

第二单元　阿德勒的个体心理学

一、理论的缘起

在经典精神分析理论引起巨大反响的时代，众多学者追随弗洛伊德，聚集在他周围进行研究，其中一些理论家在精神分析的体系下提出不同的学术观点，或者说是更精细化的解释，逐渐形成自己对人格本质的看法。弗洛伊德坚决反对任何与他不同的观点，导致许多追随者无法忍受而与他分道扬镳，形成新的学派。这些新生的人格理论大都保留了无意识的概念，并认为无意识是影响行为的关键因素，防御机制、早期经验影响人格发展等观点也大都被接受和认同，这些理论被认为是新精神分析理论。阿德勒的个体心理学即是其中之一。

阿德勒是奥地利维也纳著名的精神科医生和心理学家。他是父母的第二个儿子，生来体弱多病，身材矮小，在运动和游戏时总是落后于哥哥和其他同伴，不仅如此，学习成绩也很差，他的童年期长久被自卑感困扰。他开始发奋于学业，考入维也纳医学院，并获得医学博士学位。1902年，阿德勒撰文支持弗洛伊德的观点，为此弗洛伊德邀请他共同创立"周三精神分析协会"（维也纳精神分析协会的前身）。阿德勒自此开始了与弗洛伊德的合作，并于1910年成为该协会的第一任主席和协会杂志《精神分析杂志》的主编。

然而，阿德勒与弗洛伊德存在很大的理论分歧，他不赞同弗洛伊德的性本能理论，他强调社会和他人对个人的重要性，强调人有追求理想的意志。阿德勒在1911年辞去了维也纳精神分析协会的一切职务，脱离弗洛伊德，创立"个体心理学"理论体系，并逐渐发展成为颇具影响力的精神分析学派，致力于儿童教育，取得了很大的成功。

二、人性观

阿德勒认为人是理性的，人可以主宰自己的命运，具有改变生活的能力，并且人有社会性，先天具有合群的倾向。阿德勒对人性本质的看法后来成为人本主义学派的理论来源之一，促成人本主义的诞生。

阿德勒的观点与弗洛伊德的观点一个本质上的区别在于对人类行为根本动力的描述。弗洛伊德的观点是精神决定论的，但是阿德勒认为人不是被决定的，而是有目标的，人的目标是追求卓越（striving for superiority）。他曾写道："我在每一个心理现象中都清楚地看到了对优越感的追求，它是解决人生问题的根本之法，所有问题都离不开它。我们所有的机能都遵从它的指挥"（Ansbacher & Ansbacher，1956）。

三、人格理论要点

（一）自卑感与追求卓越

阿德勒对于自卑感（inferiority）理论的解释最早指生理上的自卑，即器官自卑（organic inferiority），以及由于器官自卑所产生的生理性的补偿。1907年，阿德勒发表文章《器官的自卑感及其生理补偿》，他认为人生来弱小，容易受到身体上的伤害，因而几乎所有人都或多或少有生理缺陷，此时机体就以其他方式来弥补，比如集中力量发展功能不足的器官（口吃者通过演说练习增强口语表达能力），或发展其他机能以弥补不足（盲人的听觉更灵敏）。

1910年，阿德勒把生理上的自卑扩展到心理自卑，补偿机制同样适合主观领域，认为自卑是普遍存在的，它源于婴儿期的无力和无能，儿童在与成人的对比中意识到自己的弱小，从而产生自卑感，成人也会在其所身处的社会中通过比较产生自卑感，心理自卑感无可逃避。心理自卑的补偿途径是权力意志（will to power）。"权力意志"这个词来源于尼采，指个体发挥自己的特性，成为独一无二的"自我"的生命力。阿德勒将其扩展为个人努力地进行自我支配，努力地冲破外界环境的困难，发挥出生命的价值和意义（严亮，2006）。

后期理论中，阿德勒认为无论发展的起点为何，发展的终极目标是追求卓越，这是人对最终完美状态的追求。阿德勒认为自卑感是人们在追求卓越时一种正常的发展过程，自卑感是人类永恒的心理动力，追求卓越是人生的主导动机。有了自卑感，人也就有了补偿的需要，不断地补偿又不断地发现新的自卑，于是又向新的卓越努力，如此持续不断，这便是一个人发展的基本动力。

（二）生活风格

生活风格（style of life）是个人克服自卑追求卓越的方式，个人的人格特征集中体现在生活风格上。阿德勒认为，早期社会环境和个人经验影响生活风格的形成，个人在5岁左右生活风格已基本定型。个人的生活风格取决于他的生活条件、家庭环境、社会环境，而个体心理学的任务就是分析和理解个人的生活风格。阿德勒概括了三种理解生活风格的途径：出生顺序、早期记忆、无意识梦境。

1. 出生顺序

阿德勒强调出生顺序（birth order）在人格形成中存在重要作用。

作为家里第一个出生的孩子，他们在刚出生时可以受到父母全然的关爱和过度的注意，然而当弟弟或妹妹出生时，父母的注意力就会被分散，他们需要和新的家庭成员分享父母的情感和关注。如果个人心理发展得好，将成为一个负责任、保护并照顾他人的人；发展得不好的结果则会有不安全感，总是害怕运气会突然变糟，容易产生悲观和敌意。阿德勒认为，这类人最容易变成问题儿童和适应不良的成人。

第二个出生或中间出生的孩子，在他们的生活中永远有兄姐作为成长历程中的榜样，一出生便要与兄姐共享父母的注意。阿德勒认为这类人是自卑感最强的，如果发展得好，容易获得成就，具有社会兴趣，比长子或最后出生的孩子更能适应社会；若在成长中总是被忽视或欺负，则容易嫉妒他人，具有压制他人的倾向，不愿担任追随者的角色。

最后出生的孩子则有很多榜样，得到很多注意，有很多人相助，虽然必须与其他兄姐共享父母的关注，但不会再被移除，他们通常容易被娇宠。最后出生的孩子有很多竞争机会，通常容易超越其他手足，他们被期待的程度不高，可以自由发展。但如果发展得不好，则容易感到总是比别人差，或由于被娇宠，产生很强的依赖性，所以最后出生的孩子成为问题儿童或适应不良成人的可能性很高，仅次于长子。

如果是独生子，他们将会得到父母全然的关爱，由于缺乏兄弟姊妹，所以倾向于与父亲竞争，容易被娇宠。如果个人心理发展得好，将会比较早熟，较早表现出成人的兴趣与态度；若心理发展得不好，他们将希望成为注意焦点，担心与人竞争，认为自己的立场是最正确的，任何挑战都是不公正的。

2. 早期记忆

阿德勒认为，早期记忆中包含了个人追求卓越的奋斗历程，同时记忆也带有主观选择性、创造和想象的成分，通过发现早期记忆和现在行为之间的关系，可以"找到通往他的个性的一条线索"，从而理解其生活风格。

3. 无意识梦境

阿德勒强调人是一个和谐的整体，无意识作为统一整体的一部分，同样反映着个人的生活风格。通过对无意识梦境的分析，可以看到个人内心深处追求的目标。

（三）社会兴趣

社会兴趣（social interest）是与生俱来的，阿德勒认为这是一种人类和谐生活、与他人友好相处的需要。人是社会性的动物，需要解决职业选择、社会活动和爱情婚姻等问题，这就必须通过相互协作来完成，所以人必然有先天的社会兴趣。社会兴趣概念的提出补充了阿德勒人格动力的理论，个人在追求卓越的同时，也会被社会兴趣所驱动，共同促使个人做出行动。

阿德勒认为，缺乏社会兴趣的人会产生两种错误的生活风格：第一种是自卑情结，指过分自卑，灰心丧气，产生心理疾病；第二种是卓越情结，完全追求个人卓越而不顾及他人和社会的需要。

四、治疗方法

阿德勒将理论重点应用于儿童的教育与治疗，他和他的学生曾在维也纳30多所中学开办儿童指导诊所，取得了很大成就。阿德勒是"学校心理卫生中心"的最早设立者之一。

在个体心理学的治疗中，首先要与儿童建立温暖、友善的关系，以获得信任；然后可以通过尽量回忆幼儿时的情况、了解儿童的出生顺序及其在家中的地位、了解儿童的梦、让儿童画图、访问儿童的老师等方法，以了解其生活情境、了解其对生活的基本观点，理解他们的生活风格。

五、理论评价

个体心理学理论注重社会因素的重要性，它促进了社会心理学的发展，同时也是人本主义人性哲学的来源之一，它创设了人本主义的人性基础：人能够主宰自己的命运，不必受命运支配。

阿德勒将精神分析发展的重点转到社会的需要与社会文化的影响上，降低了经典精神分析理论中性欲对人格发展的决定性作用，重视意识的作用，强调环境和遗传对人格形成的双重作用，这对新精神分析社会文化学派的理论形成影响深远。

个体心理学理论也有其局限性，它对个人发展动机的解释过于简单绝对，忽视了对人格结构及其内在复杂机制的解释。

第三单元　荣格的分析心理学

一、理论的缘起

荣格曾是弗洛伊德最得意的学生，在弗洛伊德眼里，他是当然的继承人，曾任国际精神分析联合会的首任主席。然而，在心理学研究方面的分歧，以及弗洛伊德如父亲式的权威使两人在激烈的争论后最终彻底决裂。

荣格出生于瑞士的一个宗教家庭，成长过程中深受基督教影响。他性格内向、孤僻，喜欢哲学和神秘事物，从小就是个奇怪而忧郁的小孩。1895年进入巴塞尔大学主修医学，在校期间曾发表关于神学和心理学的演说，毕业后选择了精神医学方面的实习，随后取得精神病院助理医师执照，开始接触到弗洛伊德的精神分析学说。

1906年，荣格开始了与弗洛伊德的通信，两人正式会面于1907年的维也纳，随后开始了长达多年的紧密交往与合作。1913年，荣格发表《无意识心理学》——这本书公开反对了性欲论，并于1914年辞去了所有职位。与弗洛伊德的决裂使荣格遭到了朋友和同事的背弃，他的学说也遭到严厉的批评，在接下来的六年间，荣格出现了巨大的精神危机。直到1921年，《心理类型》的出版使荣格在心理学界的名声大振，也标志着其个人精神危机的结束，他开始长达十几年的多文化游历和考察，在各种文化、哲学、神学思想的影响下，逐渐形成精神分析的分析心理学（analytical psychology）理论。

荣格与弗洛伊德的分歧主要在于对力比多、童年经验和人性的看法。在荣格看来，力比多是一般的生物性的能量，拓宽了弗洛伊德对力比多的界定，而不仅仅与性有关。其次，他强烈反对弗洛伊德关于童年经验决定论的观点，认为人格可以由未来的希望引导而塑造和改变。由此也导致他们对人性看法的分歧，荣格认为人性不是黑暗的，人的精神有崇高的抱负。

二、人格结构

荣格认为人生来就有一个完整的人格，称为心灵，由意识、个体无意识和集体无意识三个层面构成。

（一）意识

意识（conscious）是心灵中唯一能被个体直接感知的部分，自我（ego）是意识的核心，由各种感知觉、记忆、思维和情感组成，处于心灵的最外层，主要功能是适应环境。在意识的内部是无意识。

（二）个体无意识

个体无意识（personal unconscious）是无意识的表层，包括一切被遗忘了的记忆、知觉以及被压抑的经验。荣格认为个体无意识是发生在个体身上，与个人的经验相联系的内容。个体无意识以情结（complex）的形式表现出来，情结是对个人生活至关重要的特征，是富有情绪色彩的一连串观念或思想。心理治疗的目的之一就是帮助病人解开情结，把人从情结的束缚下解放出来。荣格曾说："今天，人们似乎都知道人是有情结的，但是很少有人知道情结也会拥有我们"（范红霞，申荷永，李北容，2008）。

（三）集体无意识

集体无意识（the collective unconscious）是人类种系发展的沉淀物，包含同一文化中所有人共有的思想、意象和精神特征。荣格认为，正像我们每个人有与生俱来的生理特征承自于祖先，无意识的心理特征也被我们继承下来，在每一世代都极少变异。集体无意识是个体始终意识不到的心理内容，这些承自于人类祖先的无意识素材对每个人来说都基本相同，它不属于个人，属于人类全体，且普遍存在。

在荣格看来，新生儿天生就会对母亲做出反应，就是因为集体无意识中保留有母亲的形象。再如，人本能地会恐惧黑暗，也是因为集体无意识中的意象，荣格把这些意象称作"原型"，它是集体无意识的主要内容。

三、原型

原型（archetypes）是对某一外界刺激做出特定反应的先天遗传倾向，是集体无意识的元素和主要内容。根据荣格的说法，原型的内涵包括人物、情景和抽象概念，它往往以梦、症状、艺术形象和宗教仪式等象征的方式表现出来，带有大量的情绪色彩。

荣格认为有几种主要的原型：人格面具（persona）、阿尼玛（anima）和阿尼姆斯（animus）、暗影（shadow）、自性（self）。

人格面具是个体用来应付社会习俗和传统要求，在公共场合所表现出来的一种公开人格或精神的外部形象（out ward face of psyche）。它是人在社会中扮演某种角色而发展起来的，目的是给人良好印象以便得到社会承认。如果过分偏重人格面具，就会牺牲人格结构中其他组成部分的发展。

阿尼玛是男性心中的女性原型，阿尼姆斯是女性心中的男性原型。他们是人类在漫长岁月中与异性交往时所获得的经验的沉积，使人具有异性的特征，为男女交往提供参考依据。阿尼玛的第一个投射对象普遍为母亲，很大程度上影响着男人对女性的喜恶；阿尼姆斯的第一个投射对象普遍为父亲，极大地影响着女人对男性的选择。相对于人格面具，荣格将阿尼玛和阿尼姆斯称为精神的内部形象（inward face of psyche）。

暗影指集体潜意识中负向的一面，或者人性中黑暗的一面，代表那些我们不想面对，想将之藏匿起来的特质。荣格认为，暗影比其他任何原型都更多地容纳人的最基本的动物性，它是生命力、自发性和创造性的源泉，是人身上最好的也是最坏的东西的发源地。

自性是集体无意识的核心原型，代表人类追求统一、平衡和整体性的集体无意识。在荣格看来，自性位于构成精神的许多对立部分的中心，使精神和谐而均衡，要达到自身充分完善的境界只有极少数人能做到。

四、人格类型

荣格认为，力比多有向内与向外两种流向，在与外部世界的联系上产生两种心理态度：内向（introversion），即倾向于指向个人内部的主观世界，孤僻、爱思考、常提防戒备、不愿抛头露面；外向（extroversion），即倾向于指向外部环境，开朗坦率、爱交际，常做无把握的冒险。个人既拥有一定程度的内向倾向，也拥有一定程度的外向倾向，当某种倾向的机制占优势时，即将这种行为模式称为内倾或外倾的。

荣格还提出，人的心理功能可以划分为感觉（sensing）型或直觉（intuition）型，以及思维（thinking）型或情感（feeling）型。在个人接受信息的方式上，感觉型倾向于重视自己看到的、听到的、触摸到的客观的事实和细节，直觉型倾向于关注事情的整体概况、发展趋势以及其中的含义。在处理信息的方式上，思维型在做决定时更具有分析性、独立性和客观性，情感型则更有可能基于人际因素做出决定，比如这个决定将会让他人受到怎样的影响，在做决定时希望保持和谐，更关注主观因素。

在荣格看来，个人的心理态度和心理功能的模式是先天因素决定的，但在父母和社会的影响下也是可以发生改变的。

1942年，美国心理学家布里格（Briggs）和她的女儿梅耶斯（Myers）基于荣格的心理类型理论开发了迈尔斯-布里格斯类型指标（Myers-Briggs Type Indicator，MBTI），用于考察受测人员在组织中的领导风格、偏好的工作环境、潜在的缺陷等个体特征与潜力。测验中加入了判断（judging）-知觉（perceiving）维度，判断型倾向于让事情是有计划的、可预测的，知觉型做事情时倾向于保持灵活性和开放性。MBTI依据四维度，将人格划分为16种类型，属于类型学测验。其最常用的版本是MBTI-M量表（1998），共93题，自陈迫选式作答。

五、理论评价

荣格的分析心理学理论扩展了心理学研究的视野，强调人格的整体性，其人格类型的研究开创了个体差异研究的新领域。但是，分析心理学的理论神秘，宗教色彩浓厚，晦涩难懂。

? 思考一分钟

> 精神分析对世界的影响力不仅在心理治疗领域，它影响文学、艺术、历史、伦理等领域的痕迹无处不在，弗洛伊德也曾多次被美国《时代》周刊选登为封面人物，被评为20世纪最具影响力的100个人物之一。请尝试在文学、电影、音乐、社会事件等领域寻找精神分析的影子。

第三节　行为主义学派

第一单元　行为主义理论的兴起

桑代克（Thorndike）是美国著名的心理学家，最早开始使用心理学的实验方法和量化手段研究动物行为，发表《动物的智慧：动物联结过程中的心理学研究》。他认为人和动物在学习上遵循着相同的原则，学习是通过"尝试-错误"形成的"刺激-反应"联结。在迷笼实验中，桑代克将一只饥饿的猫关在迷笼中（图4-2），猫必须通过一连串的三种动作才能逃出笼外获得食物，分别是：提起门闩、按压台板和拨直板条。观察猫的行为可以发现，初次处于迷笼中，猫极力挣扎、盲目抓咬，试图逃出。经过一段时间的不断四处扑咬，偶然触发机关逃出迷笼。桑代克记录猫逃出所用的时间，每次逃出后都重新将其关入笼内，进行下一轮尝试。猫仍会经历乱抓乱咬的过程，但每次所需的时间逐渐减少，无效动作逐渐被排除，最终学会开门取食。学习者的每次尝试都建立起一种"刺激-反应"联结，在反复实践中，无效的反应将会逐渐被排除，能够导致成功的被保留下来，桑代克将这种不断尝试、逐渐排除错误的过程称为"尝试-错误"学习。

巴甫洛夫是著名的俄罗斯生理学家，他关于条件反射的研究开启了行为主义学派思想的先河。他在研究动物的消化系统时发现，动物有一种固有的生理反射，它以一种非常精确的方式随食物的种类和数量分泌唾液，通过对狗的唾液分泌量的测量可以发现，狗在吃食物、闻到食物、看到食物、靠近食物的时候，都会分泌唾液。巴甫洛夫设置了一组实验条件，在喂食前先发出信号，比如摇铃，多次重复这个操作后发现，当没有食物只发出信号时，狗仍然会分泌唾液。将信号换成哨声、节拍器声、蜂鸣声、闪光等，重复实验，得到相同的结果。随后，持续地只发出信号而没有食物，一段时间后，狗不再分泌唾液。巴甫洛夫认为，当嘴里有食物时会产生分泌唾液的反应，这种反应是本能固有的，此时，引起唾液分泌的刺激（食物）为无条件刺激（unconditioned stimulus，UCS），因食物而引起的分泌唾液的反应即为无条件反射（unconditioned

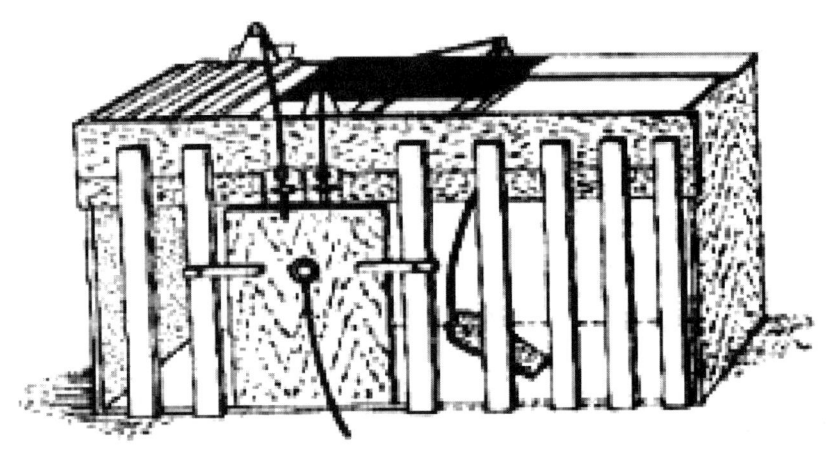

图 4-2 迷笼实验

资料来源：伍新春，《行为矫正的理论基础》，2008。

response，UCR）。当一种中性刺激（如铃声）与无条件刺激（如食物）同时发生时，经过重复训练，中性刺激就变为一种条件刺激（conditioned stimulus，CS），条件刺激所引发的分泌唾液的反应称为条件反射（conditioned reflex，CR）。这一过程就是经典条件反射。

人的行为中存在着"刺激-反应"（S-R）联结。例如，强光照射人眼，人会迅速闭上眼睛，"强光"作为一种刺激作用于人体，人会相应地产生"迅速闭上眼睛"这种行为上的反应。经典条件反射是在已经建立的 S-R 联结的基础上，利用它建立其他的 S-R 联结。在巴甫洛夫的经典条件反射实验中，当条件反射形成后，持续地只发出信号而没有食物，一段时间后，狗不再分泌唾液，条件性的 S-R 联结逐渐消失的现象即为消退。

学习联结观和条件反射论对于解释行为和行为模式具有重要的意义，为行为主义心理学流派思想的形成提供了理论雏形，影响深远。有趣的是，巴甫洛夫坚持自己是生物学家，拒绝被称为心理学家；桑代克也坚持自己的研究成果与任何一个心理学流派都无关。

1913 年，华生发表文章《行为主义者眼中的心理学》，标志着行为主义思想的兴起。华生反对使用内省的方法研究意识，他认为心理学的研究对象不应该是看不见、摸不着的东西，应该是可以被观察到的、可预见的、最终可以被科学地控制的行为，对其进行客观的实验研究。华生的激进主张对心理学走上客观研究的道路产生了积极影响，但同时也过于极端，忽视了意识和内部心理过程的重要性。

华生认为，条件反射（或称学习）的基本过程是理解人类行为的关键，人格是"我们的习惯系统的最终产物"，是个人在过往经历的刺激下所形成的具有个人特点的反应方式，因此，可以通过观察个人的行为，发现其行为模式，从而判断其主要的人格特征。

他特别强调环境的重要性，认为环境决定了人格的形成和改变。华生曾断言，"给我一打健康和天资完善的婴儿，并在我自己设置的特定环境中教育他们，我可以保证，任意挑选一个婴儿，不管他的才能、嗜好、趋向、能力、天资和他们祖先的种族如何，我都可以把他训练成我所选定的任何一种专家：医生、律师、艺术家、商界首领乃至乞丐和盗贼"（郑雪，2004）。

1920 年，华生和助手对 11 个月的小阿尔伯特进行了一项实验，研究恐惧的形成。让小阿尔伯特和一只小白鼠一起玩耍，小阿尔伯特并不害怕它。实验者开始在小白鼠每一次出现的同时产生一声巨响，巨大的声响使小阿尔伯特感到害怕。几次之后，小阿尔伯特一见到小白鼠就会出现恐惧的反应，随后泛化到看见毛茸茸的东西就会感到害怕。这个实验由于伦理问题而备受争议，但从中可以看出恐惧症可以通过条件反射习得。华生认为恐惧症都是条件化的情绪反应，并毫不留情地嘲笑了精神分析的假设。

1924 年，在华生的建议下，螽斯（Katydid）对 3 岁小男孩波特（Baud）进行了消除恐惧的实验。波特几乎害怕所有带有皮毛的东西，比如兔子、毛皮大衣等，螽斯让波特在感到安全和愉快的环境中，将装有兔子的笼子逐渐靠近他，当他表现出恐惧就停止靠近并稍作后退。重复多次，波特逐渐可以接受兔子距离他越来越近，直至可以一边吃东西一边和兔子玩耍。实验力图证明，习得性恐惧可以通过行为学习的方式得到消退，这种行为治疗的方法即系统脱敏法。

行为主义的思想和研究范式在 20 世纪 20 年代至 60 年代大行其道，客观、实证、自然科学式的实验研究范式深刻地影响了现代心理学的发展，为人格和行为的训练、矫正、治疗等实践开辟了新的思路。

第二单元　斯金纳的操作性条件反射理论

经典条件反射是在已经建立的 S-R 联结的基础上建立其他的 S-R 联结，而操作性条件反射是从行为发出者的自发行为开始的，如果其中的某一种行为总是伴随着奖励或惩罚，那么这种行为出现的频率就会随之增加或减少。

斯金纳是一位美国心理学家，1904 年出生于宾夕法尼亚，从小擅长手工制作，正因如此，他能够在后来的研究中发明改造众多动物实验装置。斯金纳在大学时期主修英文，曾希望当一名作家，当他读到巴甫洛夫和华生的著作时，对心理学产生浓厚的兴趣，转向心理学研究，从此致力于研究环境刺激与学习行为之间的关系，提出操作性条件反射理论，尤其是对强化的研究是他最突出的贡献。

斯金纳认为，学习即是行为反应概率的变化，研究要做的是指出引起行为反应概率变化的条件，并提出一种分析各种环境刺激的功能的方法，以决定和预测有机体的行为是怎样习得、改变和消退的。

斯金纳认为有两种反应行为，一种是应答性反应，一种是操作性反应。经典条件反射中，反应行为的发生是本能的、被动的，是由已知的、先行的刺激所引发的；而操作性反应是指在反应行为发生后，结果性的刺激可以使其产生巩固或消退，行为的发出者用操作性的行为主动地适应环境。

斯金纳在鼠箱内安装了一个可供按压的杠杆，在杠杆旁边设置食物盒，鼠箱外的食物储藏器通过箱壁上的小孔与食物盒相连，小鼠在箱内按压杠杆，立即有一粒食物从小孔口落入食物盒内，小鼠就可以吃到食物，同时，与鼠箱相连的设备会立即画出线条，记录小鼠按压杠杆的次数。这样装置的鼠箱即被称为"斯金纳箱"，它可以自动化地有效收集数据，小鼠在箱内可以自由活动，其按压杠杆的频率和次数可完全由小鼠自己决定。

在实验中，斯金纳将一只饥饿的小鼠放入鼠箱内，当小鼠无意或故意按压杠杆时，食物会掉落，此时，食物即为对小鼠的奖励。重复若干次后，小鼠按压杠杆行为的出现频率增加，形成了压杆取食的条件反射。食物的出现是按压杠杆行为带来的结果，当某一结果性的刺激使这一操作行为发生的频率增加，那么这一结果性的刺激就是该操作行为的强化物，或称强化刺激。利用强化物使某一操作性行为的出现频率增加的过程称为强化，斯金纳认为，强化是形成操作性条件反射的关键。

一、行为的建立

正强化和负强化都是增加行为发生频率的基本强化策略。在建立操作反应时，在行为之后紧接着给予奖励刺激，使操作性反应的出现频率增加，那么这种奖励刺激即为反应的正强化物，这种强化策略即为正强化；若在行为之后紧接着撤销厌恶刺激，使操作性反应的出现频率增加，那么该厌恶刺激即为反应的负强化物，这种强化策略即为负强化。在实验中，小鼠可以通过拉动线绳来避免电击，此时，电击即为拉动线绳反应的负强化物。

斯金纳认为，建立操作性条件反射有两条原则：其一，只要跟随有强化物出现，任何反应都会倾向于重复出现；其二，强化物可以是增加操作性反应频率的任何刺激物。

在行为的控制与塑造中，如何有效地运用强化是行为主义研究者和治疗师所关注的。斯金纳认为，在当事人出现理想行为时随即给予适合的强化物，可以矫正其不良行为。例如，当教师发现幼儿不合群时，会对他（她）更多地关心和照顾，然而这种特殊的关注正在不经意间强化着他（她）的不合群行为。在这种情况下，教师需要强化其合群行为，也就是说在幼儿自发地和其他小朋友在一起时及时关注和鼓励他（她），一旦离开小朋友，就停止对他（她）的关注。对合群行为的强化将使幼儿与其他小朋友在一起的时间显著增加。

根据来源，强化物可分为一级强化物和二级强化物。一级强化物为可以满足基本生理需要的物品，如水、食物等；二级强化物则指那些本身不具有强化作用，但由于经常与一级强化物联系在一起而获得了强化属性的刺激，如金钱、权力、地位、声誉、关注等。斯金纳认为二级强化物为概括化的强化物，在特定的社会背景中起作用，影响力巨大。选择适当的强化物是行为塑造和矫正有效实施的重要环节。

在实施中，依据强化出现的间隔时间及频率，强化有两种方式：连续强化和间歇强化。连续强化指每一次出现目标行为时都立即给予强化。然而在生活中，由于现实条件的限制，连续强化很难做到，间歇强化现象更常发生。例如，雇主以计件方式支付薪酬，完成一定数量的任务将得到一次薪酬，这种间歇强化的方式为固定比例的强化。也可以按变化的比例进行强化。例如，在赌博中，两次强化之间行为发生的次数可能很少甚至没有（连续赌赢），也可能很多（连续失败），整体来说有一个赌赢的平均概率。这两种间歇强化的方式均为比例强化，其中，变化比例的强化可以使反应行为发生的频率非常高，常可使当事人表现出狂热和痴迷。间歇强化也可以按时间间隔进行，例如，雇主每月按时支付薪酬，为固定时距的强化；再如，教师在课堂中以不定时点名的方式请学生回答问题以保持学生注意力集中，这种方式为变化时距的强化。与固定时距相比，变化时距的强化使行为反应保持得更持久。

不同的强化方式在行为反应的习得速度、反应强度、消退速度上各有优势。在一般情况下，连续强化方式使行为习得的速度更快，变化的间歇强化方式使行为的反应更频繁、消退得更慢。治疗师可以通过控制强化的类型、强化的时间、强化的方式，组合使用，以此来控制学习过程。

二、行为的减少

应用操作性条件反射可以增加符合期望的行为，同时也可以减少不符合期望的行为，使行为减少的操作性条件反射程序为消退和惩罚。

（一）消退

在行为出现后不对其施加奖励刺激或撤销厌恶刺激，也就是停止强化，该行为会逐渐减少，这个过程即为消退。消退是与行为的建立相反的过程，它们共同反映了人格现象的规律：行为因受到强化而得以建立和保持，没有得到强化的行为将会逐渐消退。斯金纳强调消退的重要性，认为忽视不期望发生的行为是使它减少最合适的方法，而并非惩罚。

（二）惩罚

惩罚指在行为之后给予厌恶刺激或撤销正面刺激，以减少行为。但值得关注的是，惩罚的有效性是有限的，并且有可能产生副作用。首先，惩罚的效用仅限于减少行为的发生，惩罚并没有向受罚者展示恰当的行为是什么；其次，为了使惩罚有效，惩罚需要在行为出现时立即产生，并且这种行为每次出现时都要给予惩罚。惩罚会带来焦虑、恐惧等消极情绪，是惩罚的副作用之一，强烈的消极情绪有可能影响到其他方面；除此之外，受罚者可能会将这种厌恶的感觉以及所产生的消极情绪与其他行为或惩罚的实施者联系起来。例如，儿童因为抄作业行为被父亲惩罚，而导致厌学、害怕父亲等现象。另外，惩罚的副作用还表现在受到惩罚的同时可能习得另一种不期望出现的行为。例如，在儿童时期总是受到挨打惩罚的人，在长大后更容易以打人的方式处理问题。

（三）消退行为的自然恢复

斯金纳在实验中发现，已经消退的行为在一段时间后，可能会在没有任何强化的情况下重新出现。在小鼠习得按压杠杆行为后，不再掉落食物，小鼠按压杠杆行为逐渐消退，将小鼠放到一边一段时间后再次放回鼠箱中时，尽管没有任何训练，小鼠按压杠杆行为自然恢复。这种现象说明，行为的消退不是一次完成的，经过几次消退之后行为才会真正消失，不再恢复。

三、行为的泛化与分化

行为的泛化又称行为的类化、概括化，指在一种条件反射建立之后，对与条件刺激相似的其他刺激也会做出相应的行为反应。例如，在华生对小阿尔伯特进行的恐惧形成实验中，小阿尔伯特不仅见到小白鼠会产生恐惧反应，随后变为看见毛茸茸的东西都会产生恐惧反应，这即是一种泛化现象。其他刺激与条件刺激的相似度越高，就越有可能发生泛化反应。泛化现象解释了为什么人格特质有跨情境的表现，当儿童在家庭中因为有礼貌的行为被夸奖，那么礼貌行为可能泛化到学校、社交场合等其他情境中。

行为的分化又称行为的辨别化，指对不同刺激做出不同的行为反应，行为的发出者可以辨别行为反应要在什么样的前提条件下做出。例如，在斯金纳箱的实验中，设置灯光，当有灯光时小鼠按压杠杆有食物掉落；当没有灯光时小鼠按压杠杆是没有食物的，在这种设置下，小鼠将更多地在有灯光时按压杠杆。在这个实验中，灯光即为反应的辨别性刺激。在形成辨别性行为反应中，辨别性刺激不能单独引起强化，必须有紧随其后的行为反应才能引起强化，辨别性刺激和选择性强化方式是必须同时具备的两个条件。辨别性行为反应与机智、灵活等许多人格特质有关，比如，个人能够把握在什么情况下发出行为是合适的，如何应对不同的沟通对象是可以使沟通有效的。

❓ 思考一分钟

> 行为主义理论与认知理论有着千丝万缕的联系，在今天越来越广泛地被教育、医学、企业界所应用的行为矫正技术也正是脱胎于行为主义理论。查阅更多资料理解它们之间的联系。

第四节　人本主义学派

在精神分析学派和行为主义学派的观点中，行为都不是人的自由选择，在这两大学派的理论几乎平分了整个心理学世界时，一些心理学家，包括马斯洛、罗杰斯等人提出了不同的观点，他们强调自由意志，强调人的责任和价值，提出了非常有特色的人格理论。他们主张心理学研究重点关注健康人，以关心人的选择和自我实现的理论体系迅速发展成为现代心理学的第三思潮，被称为人本主义学派。

人本主义理论的基本特征是以存在主义（existentialism）为哲学基础，以现象学（phenomenology）为方法论，强调人的责任，人们自己最终要对所发生的事情负责。他们认为"没有人比你更了解自己"，强调"此时此地"（here and now），只有按生活本来面貌去生活，我们才能成为功能完善（fully functioning）的人。人本主义强调人的成长，他们认为成长是人的发展的自然特征。

第一单元　马斯洛的需要论和自我实现论

一、马斯洛的生平

马斯洛出生于美国纽约市布鲁克林区的一个犹太家庭，父母从苏联移民到美国，他是家中七个孩子中的长子。父亲对孩子的要求十分苛刻，母亲性格冷漠暴躁，他的童年过得冰冷而孤独，加之他生活的街区犹太人极少，这一切都使马斯洛成为一个害羞、敏感的小孩。只有在图书馆读书能给他带来慰藉，他曾回忆说"我是孤独而不幸的，在图书馆的书籍中长大，几乎没有任何朋友"（杨韶刚，2009）。因父母的强烈要求，马斯洛最初考入纽约市立大学学习法律，但他对此毫无兴趣，于是转而学习吸引着他的心理学，1934年获得心理学博士学位。

马斯洛最早从事的是关于动物攻击性行为的研究，后来跟随哈洛（Harlow）研究灵长目动物的社会行为，并完成了题为《支配驱力在类人猿灵长目动物社会行为中的决定作用》的博士论文，他开始对人的"支配性"感兴趣，研究动机和人格心理问题。随后，他接受桑代克的邀请，担任其研究助理。在这期间马斯洛一直是行为主义的践行者，直到他的第一个孩子出生，他产生一种奇妙的体验，他感觉到"很震惊，有一种失控的感觉，任何有孩子的人都不可能成为行为主义者"（Hall，1968）。在"珍珠港事件"后，他意识到提高人类认识、战胜仇恨和毁灭是心理学家最崇高的责任（郑雪，2004）。不仅如此，与格式塔心理学家韦特海默和文化人类学家本尼迪克特（Benedict）的相遇对他产生了很大的影响，这两位"最不平凡的人"促使他致力于去探索人的自我实现（Maslow，1971）。

二、人格理论

（一）人性观

在马斯洛看来，人天性善良，是好的、端正的、仁爱的，每个人都有对美、真理、正义等的本能需求。世界上有邪恶和神经症，但并不是人的本性，而是由不好的、不合适的环境造成的。而不好的环境并不一定使人出现精神疾病，因为人的本性中有一种积极的、向上的倾向，这种倾向会使人健康地发展。

（二）人格动力

马斯洛认为，人类所有的行为都是由需要引起的。马斯洛解释需要是一种类本能，在某种程度上由遗传和先天决定，但它们在表现和发展上是取决于后天文化和环境影响的。在类本能的驱动之下，人会诉诸以各种各样的行为去满足内在的动力和需要。如果基本的需要受挫而没有得到满足，人格就会出现病态。

（三）需要层次理论

20世纪30年代的美国，经济大萧条给大批的城市失业人口和农民带来沉重的生活压力，他们最关心的不是社会地位和人生理想，而是养家糊口。在这样的时代背景下，马斯洛提出了他对于人格的动机理论——需要层次论（hierarchy of needs）。他把人的动机称为需要，他认为，人的需要可以区分为两种：匮乏需要和成长需要。

匮乏需要是人对生理、安全、爱、尊重等的需要，是人的基本需要、本能需求。成长需要是人类的高级需要，是人对最大限度地发挥个人潜能的需要，即自我实现的需要。匮乏需要是由于人的基本需求没有得到满足而产生的，随着人类的进化，本能需求逐渐变弱。与匮乏需要不同，成长需要是随进化而逐渐显示出来的潜能。在第一章我们已经讲过每种需要的内涵，在此不做赘述。

需要像阶梯一样，呈现出从低级需要到高级需要的顺序。马斯洛认为，一般来说，在高层次的需要充分出现之前，低层次的需要必须得到适当的满足。但有很多例外，高层次需要并不是在低层次需要完全满足后才出现的，从古至今为保家卫国而忍受战场狼烟甚至奉献生命的士兵、为追求理想而忍受漂泊困顿的艺术家，都是在有意识地放弃低级需要，追求高级需要的满足。

马斯洛认为，任何一种需要并不因为满足而消失，高层次需要发展时，低层次需要仍然存在，同一时期个人可能同时存在多种需要，但每一个时期总有一种需要占支配地位。

在不同文化中，满足每一种需要的方式不同，马斯洛认为，差异的存在在一定程度上是人为的，但基本需要本身是共同的。例如，对于处在不同文化群体中的人来说，都有满足尊重的需要，有些文化中推崇成为领袖人物是获得尊重的方式，而在有些文化中更倾向于认为在行业中专业技术高超是更被尊重的方式。

三、对心理健康者的研究

长期以来,心理治疗师普遍关注心理障碍的成因,马斯洛认为,"弗洛伊德提供了心理病态的一半,而我们必须补上健康的另一半"(Burge,2010),他致力于研究幸福健康的人格是如何形成的。

(一)研究方法

马斯洛对那些符合心理健康标准而且完全满足了自我实现需要的人进行研究,对与自己同时代的人,马斯洛亲自对他们进行访谈。另外,他用文献法收集资料,通过传记分析法研究一些历史人物,包括林肯、杰斐逊、爱因斯坦、罗斯福等。他通过"整体分析"深层次地理解心理健康的人的特征。

(二)自我实现者的特征

马斯洛概括了自我实现者的特征,包括:对事实有准确的洞察力和判断力;悦纳自己、他人和周围世界;内心生活、思想、行为自然率真;专注并热爱工作,有责任感和献身精神,很少考虑个人得失;有独处的需要;自主地活动,不依附于外物;接受并欣赏新事物且不厌烦平凡的事物;能经常感受到高峰体验;对人类有一种很深的认同、同情和爱的感觉;与志同道合的人建立持久而深入的人际关系;有民主的态度和作风;明辨善恶,区别手段和目的;具有富于哲理、善意的幽默感;富有创造力,不墨守成规;具有批判精神,不容易被社会诱惑;能弥合各种分裂和对立从而达到整合协调的状态。

(三)自我实现的途径

马斯洛认为有八种途径或方法可以帮助个人达成自我实现:

(1)充分、活跃、忘我地体验生活。
(2)面临选择时,总是做出朝向成长的选择,而不是做出趋向倒退的选择。
(3)倾听自己内心的呼唤,让自己的天性自发地显现出来,而不是做权威或传统的传声筒。
(4)不隐瞒自己的观点,诚实地说出来意味着承担责任,承担一次责任就是一次自我实现。
(5)敢于面对真实的自己,敢于与众不同。
(6)用一流的标准要求自己,并通过勤奋的努力去达到这一标准。
(7)自然地去经历高峰体验。
(8)善于识别并有勇气放弃自己的防御心理,揭去压抑和遮蔽生命的层层屏障。

约拿情结(Jonah complex)是马斯洛在《人性能达的境界》中所提到的现象,他发现,人不仅害怕失败,也害怕成功,这是一种在机遇面前自我逃避、退后畏缩的心理,导致个人不敢去做自己能做得很好的事,甚至逃避发掘自己的潜力。马斯洛认为,约拿情结普遍存在,这是一种阻碍自我实现的因素,在面临机会的时候,只有少数人敢于面对约拿情结,勇于承担责任和压力。面对约拿情节是抓住机会获得成功的重要启示。

(四)高峰体验

马斯洛描述了一种幸福感和成就感的体验,这是一种暂时的、无纷争的、非自我中心的完善和达到目标的状态,他将这种体验称为高峰体验(peak experience),认为这是达到自我实现时的片刻体验。

虽然高峰体验在个体间的差异很大,但马斯洛总结了它的特点,他认为,高峰体验是个人生命中最快乐、最心醉神迷的时刻,在这种体验中,个人的认知能力发生了深刻的变化,挣脱了功利主义的羁绊,超越了缺失性认知的偏狭,进入到存在认知的境界,领悟到了存在价值,自我的特性也发生了深刻的变化,但高峰体验的持续时间往往是短暂的。

马斯洛认为,心理健康的成功者几乎都有高峰体验,而且会频繁地感受到高峰体验,这种高涨的情绪和美妙的感觉能更好地愈合心灵创伤,使人振奋向上。但并非只有心理健康的人才有这种体验,只是自我实现者的高峰体验表现得更加明显。

四、理论评价

马斯洛的需要层次理论和自我实现理论对健康人和人性积极面的研究极大地超越了精神分析和行为主义，他提倡的人对真理、善良和美好的生命意义的追求对心理学的健康发展具有积极的意义，为积极心理学的形成起到了一定的推动作用。需要层次理论已获得广泛应用，在心理、教育、职业发展领域多被引用。马斯洛的人格心理学理论倡导整合的、以人为中心的心理学方法论，对心理学的发展意义重大。但是马斯洛在其研究中经验概括和构想较多，实证不足也是其理论的局限所在。

第二单元　罗杰斯的自我理论

一、罗杰斯的生平

罗杰斯是美国心理学家，人本主义心理学的主要代表之一。罗杰斯出生于美国一个宗教氛围浓厚的家庭，父亲是一位土木工程师，母亲是一位虔诚的基督教徒，12岁时随全家迁往芝加哥西部的农场生活。在这样的家庭氛围中，他对农业和宗教都有着浓厚的兴趣，是一个十分聪明也有些害羞的小孩，特别喜欢科学，17岁时考入威斯康星大学攻读农业科学，大学二年级时转学历史，进行宗教研究。1924年，罗杰斯进入哥伦比亚大学主修心理学，1931年获得临床心理学博士学位。

1930年开始，罗杰斯担任纽约罗切斯特儿童虐待防治中心主管，他在咨询和心理治疗工作中发现，人有积极改变的巨大潜能，心理治疗应启发和鼓励这种潜能的发挥。在这期间，来访者中心疗法的思想逐渐形成。罗杰斯之后执教于大学，1956年担任美国心理治疗学会第一任主席，1961年当选美国艺术与科学学院院士。不仅在心理治疗领域，他还把对人可以发掘潜能和获得幸福的信念应用到教育和世界和平领域中，1987年罗杰斯被提名诺贝尔和平奖。

二、人格理论

（一）人性观

罗杰斯相信人都存在一种自然成长的力量，人的本性会朝向健康、自我实现、自我了解的人格前进。在罗杰斯看来，人是主观的，行为带有主观目的，是人进行主观选择的结果。正是基于这样的人性观点，以罗杰斯理论为基础的治疗通常强调寻找来访者的主观性，了解情绪情感的来源，了解来访者行为背后的主观体验。罗杰斯认为人性本善，文化的影响和控制才是造成恶行的主要因素。

（二）人格结构

在罗杰斯的阐释中，自我（self）是个体真实的本体，也称真实自我或现实自我（real self），是人格的一部分。受到现象学观点的影响，罗杰斯更加强调对自我的感知和认识，即自我概念（self-concept）。他认为，自我概念是个体对自己的知觉和认识，也就是说，如何看待自己。自我概念被罗杰斯视为人格学说的理论基础。个人自我概念的内容包括很多方面，比如，对自己是一个什么样的人的知觉和评价、对自己与他人之间的关系的知觉与评价、对环境以及自己处于环境中的位置的知觉和评价。自我概念是人格形成、发展和改变的基础，是人格能否正常发挥的重要标志。

理想自我（ideal self）是一个人希望自己所具备的样子，是一个人认为重要的和有价值的东西，是个人努力追求的发展目标。与理想自我相对应，现实自我（real self）指的是此时此刻真实存在的自我。罗杰斯认为，自我实现就是现实自我与理想自我的和谐统一，人际之间无条件的、真诚的关怀可以使个人朝向理想自我发展。

（三）人格适应

罗杰斯强调，一个健康成熟的人，其自我概念与现实自我之间、自我概念与实际经验之间、现实自我与理想自我之间是相符合或相接近的。

（四）人格动力

人的基本动力是谋求自我的充分发展，即自我实现的倾向（actualizing tendency）。任何生命都与生俱来地谋求生存、成长和努力地自我发展，罗杰斯认为自我实现是人格结构中唯一的动机，其他动机本质上都是归属于自我实现的。自我实现的倾向引导着个人朝着健康和积极的方向行动。

与马斯洛不同，罗杰斯所认为的自我实现的障碍是价值的条件化（conditions of worth），以及自我不协调（self-inconsistency）。

价值的条件化是指自身价值确立在他人评价或外部强化等条件的基础上。罗杰斯认为，自我实现是与生俱来的倾向，如果自我的价值在成长过程中被环境中的文化所扭曲，会使价值变得条件化，依附于某些外在的存在才可以体现。例如，父母总是喜欢给孩子提出一些条件，比如在考试中得到好成绩，当孩子达到要求时才满足他的愿望，给予他所想要的父母的爱和关注，比如以他为荣。然而，孩子在这个过程中学会了为了得到父母的关注和奖赏，努力去满足父母所设定的条件，却抛弃了原本与生俱来的自我实现的倾向。罗杰斯在治疗中十分强调"去条件化"，给予来访者"无条件的积极关注"。

自我不协调是指个人感受到自我概念与真实自我、自我概念与实际经验、理想自我与真实自我之间出现差距时，一种内心紧张、纷乱、焦虑的状态。自我不协调是适应不良和病态行为的根源。罗杰斯提到，自我是非常保守的，充满着原始的自我保护倾向，它会采取一定的防御行为使自我不受到威胁，包括否认与曲解。当现实生活中的实际经验与个人的自我概念产生冲突，例如，一个大学毕业生认为自己是同班同学中专业能力最强的人，但在校园招聘的面试中却没有得到考官的青睐，而感受到挫败感和内心冲突，他很可能会表现出无所谓的样子，否认自己重视这次面试，当作从来没有参加过，这种防御机制即是否认。曲解的过程是个人歪曲现实地强调这个实际经验是不真实的，或不是这样理解的，以此来平复内心的纷乱。例如，在上面的例子中，被录取的是一位他认为不如自己有能力的同学，他说服自己这一定是那位同学走后门的原因。曲解的过程有两个方向，常见的一种情况是认为自己很好，但是实际经验的反馈是糟糕的，于是为了保护自我而曲解实际经验；还有一种情况是认为自己是糟糕的，但是实际经验的反馈是好的，可是个人自己却依然没有办法接受自己是很好的，反而一直在找"自己是糟糕的"这件事的证据。例如，如果上面例子中被录取的同学确实是因为考官非常认可他的技能表现而签约他，但他一直以来都觉得自己是一个什么事都做不好的人，他很可能会认为考官签约他是因为同情他家境贫困急需一份工作收入来贴补家用。

三、理论应用

在临床应用中，罗杰斯倡导来访者中心疗法（client-centered therapy）。他的治疗目标是使来访者成为自我实现的人，成为能够充分发挥功能的人。

罗杰斯阐述了其基本假设。首先，他认为来访者是自己最好的专家，他们能找到解决自己问题的办法。现象学的观点强调"没有人比你更了解你自己"，治疗师要对"来访者是有自我改变的能力的"有信心，给予他们无条件的积极关注，帮助来访者开发和释放出他们的能力。其二，治疗者的任务是促进来访者对自己的思想和情感进一步地了解，以找到解决办法。治疗者要做的不是改变来访者，而是提供一种适当的心理环境和氛围，让他们能够了解和觉知自己此时此刻的思想和情感，从而能够自己帮助自己。另外，罗杰斯强调引导来访者的方法，而不是指示或者灌输。来访者中心疗法强调治疗师和来访者之间的关系是平等的，治疗者的任务不是改变来访者，而是要努力启发来访者的自我指导能力，是非指导性的治疗。

鉴于来访者中心疗法的关注点是治疗者是否能很好地建立关系、表达态度、营造氛围，罗杰斯认为，治疗要满足三大要素：共情（empathy）、真诚（genuineness）和无条件的积极关注（unconditional positive regard）。共情指治疗师能深入了解，并能设身处地地体会来访者的情绪、心境和心理过程；真诚即要做到言行一致，以非防御的态度对待来访者；无条件积极关注的态度与罗杰斯理论对人性的看法紧密相关，即无论来访者的所思所感是否合适或正确，治疗师都要乐于接受、尊重并且深切地关心。徐慧等（2011）分析了罗杰斯在三个不同时代工作的案例，研究发现，罗杰斯在治疗中对来访者的反应，90%以上直接展现了"共情、真诚、无条件积极关注"这三大要素，其中共情和真诚这两类反应更是达到了75%以上。

四、理论评价

罗杰斯的理论是一种积极取向的理论，强调了对真理、善良、美好事物的追求，将许多人格研究者的注意力吸引到健康人格的方面，如创造性、快乐、身心健康。同时，其人性观点和来访者中心疗法不但对心理咨询与治疗的影响巨大，对教育和企业管理的影响也是深远的。

其理论存在的争议也是明显的。他对人性本质做出了过多的假设，抹杀了社会实践的重要性，忽视了人格发展的矛盾斗争。另外，其研究方法过于主观，也有批评者对其治疗技术的有效性提出质疑，罗杰斯自己也曾表示"有过硬的研究是关键"（Rogers，1985）。

> **？思考一分钟**
>
> 查阅更多资料，尝试理解人本主义发展的另一个方向——存在主义心理学。

第五节 特质学派

早在古希腊时期，人们就对不同的人格进行了区分，但这样的分类大多数不符合事实，于是，逐渐被特质流派所取代。特质流派的典型特征是预测那些得分处在特质连续体上某一范围内的人有什么样的典型行为表现，从而区分不同特质群体之间的差异。人格的特质流派建立在两个重要的假设之上：首先，人格特征在时间上是相对稳定的；其次，人格特征具有跨情境的稳定性。特质流派很少论及和预测人格的变化，而是关注群体的特征，对不同特征的群体进行比较，从而对人类的人格进行相对的定义和划分（俞国良，罗晓路．2016）。

第一单元 奥尔波特的特质理论

奥尔波特出生于美国印第安纳州蒙特祖玛，是家里最小的孩子，社会心理学家弗劳德·奥尔波特是他的哥哥。受弗劳德的影响，他于1915年进入哈佛大学学习经济哲学，在此过程中，他逐渐产生了对心理学研究领域的兴趣，1921年与弗劳德一起出版了《人格特质：分类与测量》。奥尔波特于1922年获得博士学位，1924年在哈佛大学开设了美国最早的人格理论课程《人格：它的理论和社会领域》。1937年，奥尔波特出版《人格：一种心理学的解释》，阐述了他的人格特质理论。1939年奥尔波特被选为美国心理学会（APA）主席。

一、特质的概念

奥尔波特认为特质（trait）是一种神经心理结构，它能使许多刺激在引发某种行为上具有同等作用，并且能创造、指引那些功能相等而一致的适应性及表现性行为。在奥尔波特看来，一个完整的人格结构是由特质构成的，特质是人格测定的基本单位，每个人的特质都是不同的，是个人有别于他人的基本特性。特质联结了多种刺激和多种反应，使人的行为特点展现出跨情境的一致。例如，一个具有焦虑特质的人，在多种场合和情境下都会倾向于表现出焦虑的行为。

二、特质的种类

奥尔波特区分了共同特质（common traits）和个人特质（individual traits）两种类型。他认为，在一种文化中，大多数人具有某种相同的特质，如自尊、果断等，奥尔波特将这种特质称为共同特质。常规研究法（nomothetic approach）可以被用来研究共同特质，通过测量群体在目标特质上的得分，可以将所有人在这个单一维度上的水平加以描述，比较被研究者与群体中其他人的分数，得出在这一特质上被研究者所处的位置。奥尔波特认为，常规研究法是一种非常必要的理解人格的研究方法。在此基础上，如果要研究某个特定的人，仅用群体共有的共同特质来描述是不够精确的，特殊规律研究法（idiographic approach）用以研究个人人格特质的组合，使用这些独特的组合来描述他的人格。

奥尔波特还提出了个人特质中核心特质（central traits）、首要特质（cardinal traits）以及次要特质（secondary traits）的不同。最能说明一个人人格的5~10个特质是他的核心特质，它是了解一个人首先要确认的方面；核心特质的数量存在着个体差异。奥尔波特同时假设，某种单一特质有时也可以主导一个人的行为，这种特质即被称作首要特质。次要特质用来描述个人往往只在特殊情境下才表现出来，对人格作用相对较小的方面。

奥尔波特和奥伯特（Odbert）于1936年进行了一项开创性的工作，建立了"奥尔波特-奥伯特词表"（Allport-Odbert List）。他们从1925年版《韦氏新国际辞典》中挑选出"能够将一个人的行为与他人行为区分开的所有词汇"，这些词汇共计17953个，占词典总词汇量的4.5%。经过去除同义词等工作，最终确定了4504个描述稳定人格特质的形容词。

第二单元　卡特尔的特质理论

卡特尔出生于英国南部的海边，第一次世界大战爆发后，目睹成千上万的伤员接受治疗的场景，让他感到生命短暂，一个人应尽自己的努力去做更多的事。这种紧迫感也影响着他在其学术生涯中格外勤奋，他总共出版了56部著作，发表了500多篇学术论文，包括《人格的描述与测量》（1946）、《人格研究导论》（1949）、《人格：一个系统的理论和事实的研究》（1950）、《人格的科学分析》（1965）、《人格与动机》（1977）等（俞国良，罗晓路，2016）。

1921年，卡特尔进入伦敦大学主修化学，后在伦敦大学研究生院学习文学和哲学。在此期间，他开始发现对心理学的兴趣，跟随心理学家和数学家斯皮尔曼（Spearman）研究智力测量，担任其助理，1929年获得伦敦大学心理学博士学位。斯皮尔曼在这项研究中创立了因素分析（factor analysis）统计方法，这使卡特尔在学术工作中深受其研究方法的影响。1941年，在与奥尔波特一起工作期间，卡特尔开始使用因素分析方法来研究人格结构。1997年，卡特尔获颁美国心理学会（APA）"终身成就金质奖章"。

一、卡特尔对特质的研究

受到学习化学专业知识与经验的启发，卡特尔认为，如同物质是由化学元素构成的，相似地，人格结构的基本成分是特质。

卡特尔用因素分析的统计方法来发现特质。因素分析方法假设：两个测验所测的若为同质的内容，会有类似的结果；其相关程度即表示两个测验所测内容的类似程度。

基于因素分析的方法，他首先区分了共同特质（common traits）和个别特质（unique traits）。他认为，群体中成员所共同具有的特质为共同特质，对于个人而言，其所具有的共同特质的程度和水平存在着很大的个体差异，且会随着时间变化而发生改变。相对应的，个人所独特具有的特质即为个别特质。

从特质处于人格结构的层次的角度，卡特尔区分了表面特质（surface traits）和根源特质（source traits）。

卡特尔认为，处于人格结构表层的是表面特质，是从人的行为表现上可以发现的特点；根源特质处于人格结构的核心，是人格结构中最重要的部分，每一种根源特质都影响着多种表面特征，进而影响人的行为表现。在卡特尔的理论中，根源特质是人格的基本元素。

卡特尔认为，使用因素分析方法进行人格研究可以基于三种数据材料：其一是生活记录材料（L-data），记录个人日常生活中的行为，包括他人的评分、等级评定、评语以及对被研究者的观察；其二是问卷材料（Q-data），来源于个人对问卷问题的自我报告；其三是客观测试材料（OT-data），通过观察，记录被研究者在不知情的情况下在预先设定的模拟情境中的行为表现。

二、卡特尔十六种人格因素调查表

1943年，卡特尔在奥尔波特和奥伯特研究的基础上，形成了171个形容词词表。根据专家评定，卡特尔得出了36个相关词群（即表面特质），另外从精神医学和心理学资料中得到10个特质，共得到46个表面特质。

根据因素分析的结果，最终得出16种根源特质，包括乐群性、聪慧性、稳定性、好强性、兴奋性、有恒性、敢为性、敏感性、怀疑性、幻想性、世故性、忧虑性、求新性、独立性、自律性和紧张性。基于这些研究结果，卡特尔编制了广为使用的十六种人格因素调查表（Sixteen Personality Factor Questionnaire，16PF）。

表4-1 卡特尔十六种人格因素调查表（16PF） 根源特质（俞国良，罗晓路，2016）

人格因素	低分特征	高分特征
A 乐群性	沉默孤独	乐群外向
B 聪慧性	愚钝、抽象思维能力差	聪慧、抽象思维能力强
C 稳定性	情绪不稳定、无耐心	情绪稳定、有耐心
E 好强性	温顺、随和	支配、好斗、有己见
F 兴奋性	严肃、谨慎、安静	轻松、热情、活泼、幽默
G 有恒性	权宜、敷衍、轻视规则	有恒、负责、遵守规则
H 敢为性	畏怯退缩	冒险敢为
I 敏感性	粗心、迟钝	细心、敏感
L 怀疑性	信任、接纳	怀疑、警觉
M 幻想性	实际、合乎常规	幻想、不实际
N 世故性	直率、天真	精明能干、世故
O 忧虑性	安详沉着、有自信心	不安、多疑、自责
Q1 求新性	保守、传统、抗拒改变	自由、批评、求新
Q2 独立性	依赖群体	自立
Q3 自律性	冲动、无法自制	克制、自律、严谨
Q4 紧张性	放松、沉着、欲求低	紧张、迫切、欲求高

美国密歇根大学心理学博士刘永和于1963年至1970年，曾先后从中国台湾和中国香港取样检测，修订了16PF的中文版本及常模。在此基础上，1981年，辽宁省教科所李绍衣修订了中文版本并建立了辽宁省常模。1988年，华东师范大学戴忠恒、祝蓓里建立了上海市大学生常模（曹晓平，任百利，赵泉英，郑立新，曹剑峰，1994）。

许燕和钱筎（1999）曾使用16PF对246名大学生施测，分析了大学生在16种人格因素上的性别差异，结果显示，在好强、怀疑、幻想、紧张这四个因素上存在性别差异，表现为男生比女生更好强、固执，更爱怀疑、紧张，女生比男生更富于幻想；在世故性上，女生的变异率大于男生，女生表现出两极分化特征。

第三单元　艾森克的特质理论

艾森克（Eysenck）出生于德国，1934年前往英国进入伦敦大学学习物理，后转向心理学，在著名心理学家伯特（Burt）的指导下学习。1940年他获得心理学博士学位，在攻读博士期间还获得了皮尔森（Pearson）的指导。

第二次世界大战期间，艾森克在伦敦附近的米尔希尔急救医院工作，对个人心理问题进行治疗。战争结束后艾森克来到莫兹利医院工作，1947年成为莫兹利医院医学院心理学系主任。1948年，莫兹利医院医学院更名为精神病学研究院，并成为伦敦大学的成员学院，在这之后，艾森克在伦敦大学建立了全英国最主要的心理研究中心，从事临床人格研究，这对临床心理学独立于医学影响重大。艾森克在伦敦大学度过了大部分的职业生涯，出版了79部著作，并发表了1000多篇论文（Farley，2000；李宏利，2016）。

一、人格结构

艾森克致力于运用因素分析的方法研究人格的基本结构。首先，他将人格因素按层级排列成不同的单元，特定反应水平（specific response level）内的因素为最基本的单元，包含特定的行为反应。如果许多特定的行为反应是可以经常被观察到的，即达到艾森克人格层级模型的习惯化反应（habitual response）水平。当这类习惯化的行为在多种情境下都有所表现，则达到特质水平。艾森克认为，在特质水平之上，还有更高层次的人格维度，即他所认为的超级特质（super trait），如图4-3所示。

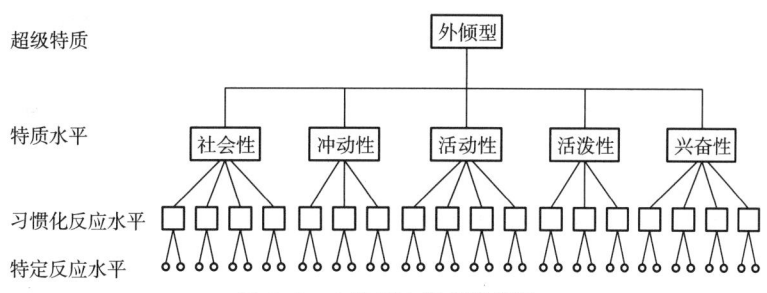

图4-3　人格层次组织的图示

资料来源：叶奕乾，《现代人格理论》，2011。

艾森克提出，有三个基本的人格维度：内外向（introversion-extraversion，E）、神经质（neuroticism，N）和精神质（psychoticism，P）。

在内外向维度上，典型的外向特征表现为好交际、开朗、渴望刺激和冒险；与此相反的是，典型的内向特征表现为喜好安静、富于内省，除了亲密的朋友之外，对一般人缄默冷淡，喜欢有秩序的生活方式。

神经质又称情绪性，在这个维度上的高倾向表现为容易焦虑、担忧，常常郁郁寡欢、忧心忡忡，有强烈的情绪反应，容易激动，甚至出现不理智的行为。

精神质代表固执、倔强的特点，高精神质的特征表现为不近人情、自我中心、感觉迟钝以及缺乏同情；低精神质的特征则表现为温柔善感。艾森克认为，精神质维度的高水平与创造性有关联。

艾森克认为，内外向与神经质维度垂直相交所构成的四个象限与抑郁质、胆汁质、黏液质和多血质四种气质类型相对应（见图4-4）。

二、测量工具

艾森克经过大量的实验研究和深入细致的工作，经由数个调查表几经修改，于1952年发展出最早的测

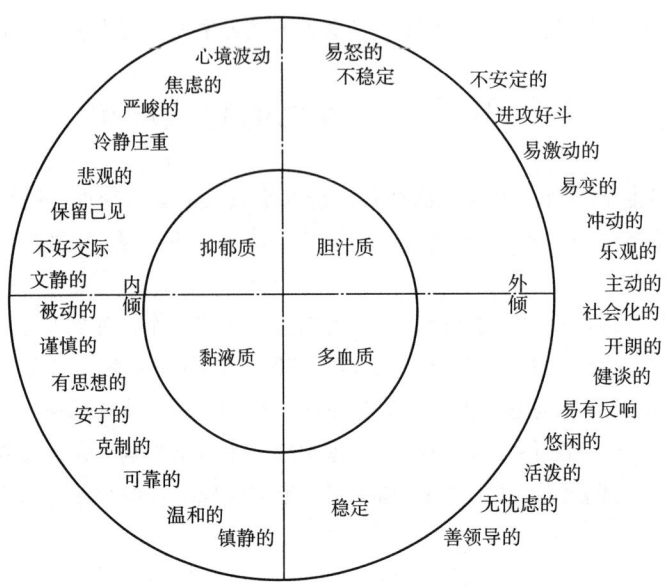

图 4-4 两种人格维度与四种气质类型的关系

资料来源：郑雪，《人格心理学》，2004。

量问卷。问卷共 40 个项目，只测量神经质（neuroticism，N）维度。1959 年，经过修订，增加了外向（extraversion，E）维度，命名为蒙德斯利个性调查表（Maudsley Personality Inventory，MPI），共 48 个项目。1964 年，经过第二次修订，在这一版本中增加了"测谎"（lie，L）量表。该量表中 E 和 N 是两个完全独立的维度（Eysenck. et. al.，1996），共 57 个项目，命名为艾森克人格调查表（Eysenck Personality Inventory，EPI）。1975 年，加入神经质（psychoticism，P）量表，形成较为成熟的艾森克人格问卷（Eysenck Personality Questionnaire，EPQ）；问卷共 90 个项目，分为成人版和青少年版两种问卷。

1983 年，北京大学陈仲庚教授对该量表进行了修订，修订后的问卷共由 85 个项目组成，选项均为"是"与"否"的选择。问卷分为 4 个分量表，包括 E（内外向）、N（神经质）、P（精神质）和 L（效度量表）。L 量表为测谎量表，以测量掩饰、假托或自身隐蔽的水平。在这个量表上，分数越高，掩饰性越强；但也可能代表社会性朴实、幼稚的水平，它本身可能就是一种稳定的人格功能。

❓ 思考一分钟

> 特质理论是 20 世纪八九十年代人格心理学领域"一场静悄悄的革命"，特质理论的提出对心理学研究的发展意味着什么？

第六节　认知和社会认知取向

第一单元　凯利的个人建构理论

一、概述

凯利（Kelly）是美国著名的心理学家，1905 年出生于堪萨斯州的一个农业家庭，在大学期间获得物理学和数学学位后，他投入到教育学领域继续硕士的学习，但在此期间逐渐发现自己对心理学的浓厚兴趣，于是在获得教育学学位后来到爱荷华大学，并于1931年获得心理学博士学位。20世纪30年代正值美国经济大萧条时期，佃农两手空空、农场主背井离乡、工人大批失业，大量人口在饥荒和流离失所中挣扎，为了帮助这些大萧条时期的受害者，凯利带领自己的学生建立了巡回诊所，为他们提供心理服务。很快他发现，当时心理治疗所流行的精神分析方法在有着生存压力的来访者身上收效甚微，他们需要的是可以解释周围发生的事件以及预测将来还会发生什么，当个人对自己和事件的看法有所改变时，他们的心理困扰会有所缓解。

1955年，凯利出版《个人建构心理学》，他认为，思维方式、个人对客观存在的认识，以及个人的经验、思想观念是影响人格形成和发展的重要因素。

（一）人性观

凯利对人性的看法不局限于善或恶，人的行为不是受某种无意识冲动驱使或是受环境刺激的被动反应，他认为"人人都是科学家"（man-as-scientist），人认识世界的过程是提出假设、验证假设、修正假设、再验证的过程，这样的行动方式与科学家进行对研究对象的预测和控制如出一辙。

凯利认为，人倾向于去理解身边发生的事，倾向于去预测未来可能会是怎样的，否则就会感到不安，为此，人首先会产生对未来的预期，这样的预期就好像科学家在进行研究之前所做出的假设。例如，在初见一个人时，你可能会根据观察对方的样貌衣着、行为举止先形成一个对此人是一个容易相处或难以接近的人的预设。

随后，人会做出相应的行为来检验先前的假设是否合理。例如，你会根据对对方是什么样的人的预判来指导自己的行为，选择以什么样的行为方式与其相处，并在与其交往的过程中继续收集更多的有关于他是什么样的人的信息。这一过程就像科学家会根据假设来设计所有的实践方案，并通过实验来收集数据。

如果在实践中发现与先前的预期一致，那么就会继续对未来持以这样的预期；如果发现与先前的预测不一致，则会放弃原来的看法，调整预期，重新做出应对。例如，你会在交往中将自己的预设与对方的举止做比较，或者证实对方确实是自己所预想的那样的人，或者推翻先前的预设，认为对方其实是有另外品质的人，比如热情或严肃，至此你会形成新的对对方的假设，调整与其相处的行为模式。这种重复检验的过程，正像科学家如果在收集数据以后发现假设不对，就会修正假设重新做实验。

（二）基本假设

个人建构理论认为，一个人的行为是由其预测事件的方式所引导的（Kelly，1955），个人如何预测事物，就会以相应的行为去应对。在凯利看来，个人解释和预测事件的认知结构即是人格结构，每个人认识世界的观点都不会是完全相同的，因此没有两个人会拥有完全相同的人格，人格是由建构（construct）所组成的一个系统。

（三）建构

凯利认为，建构是人们试图解释世界时所使用的观点、思想、见解。建构通常具有两极性，个人用"不是……就是……"的形式来区分有关的事物，如漂亮的-丑陋的、聪明的-愚蠢的、宽敞的-拥挤的等。但这并不意味着看待世界的方式是非此即彼的，个人会不断地运用其他的两级结构去进一步建构被认识的对象，从而得到对这个对象更清晰的认识。例如，你最初认识一个人时，首先认为他是外表吸引力高的，在经过相处后，还想进一步确认他是容易相处的还是难以接近的，这些建构之间的关系如图4-5所示。

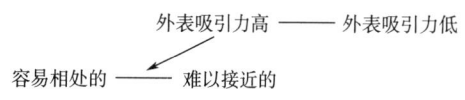

图4-5　建构之间的关系

个人建构理论解释了为什么两个完全不同的人可以在相处中关系非常和谐。根据凯利的理论，建构越相似的人越能理解对方的建构系统，能够更好地预测对方理解世界、解释身边事物的方式，也就是说，更能够理解对方说的话、做的事，因此而越容易成为关系亲密的人。但并不是关系和谐的双方其建构就一定相似，例如在咨询关系中，咨询师会通过了解来访者建构世界的方式来了解来访者，从而帮助其处理心理困扰。

建构按重要性可分为核心建构（core constructs）和外周建构（peripheral constructs）。核心建构是人行为时最基本的建构，十分重要；而外周建构并不十分重要，可以加以改变。例如，对于宗教信徒来说，在与人交往中是否有相同的宗教信仰是最重要的，那么对他来说信仰异同就是一个核心建构，相对而言，交谈的对象是年长者还是年幼者他是不介意的，那么年龄长幼即是外周建构。

按照排列层次，建构可以分为主导建构（superordinate constructs）和从属建构（subordinate constructs）。主导建构的适用范围较广泛，可以包含另一些建构；从属建构的适用范围较窄，属于下位建构。比如，好-坏可以是一对主导建构，很多事、物、人都可以用好或者坏来描述，而胖-瘦则是一对从属建构，适用范围相对较窄。

容许新事物纳入到适用范围中的建构被称为可渗透性建构（permeable constructs），疆界有一定的渗透性，是更开放的，比如科学-不科学这对建构，在人类对科学不断的认识中，对事物是否科学的界定是可变的；非渗透性建构（impermeable constructs）则是指拒绝新成分加入的建构。

按照可塑性分，可分为紧缩性建构（tight constructs）与松散性建构（loose constructs）。紧缩性建构指对事件的预测绝不可变，只要是有某些因素，就一定会有相应的结果，比如，对某样事物的刻板印象即是一种紧缩性建构；松散性建构则是指预期是可变的、有差异的。但是世界是复杂的，如果一个人对事物的建构非常紧缩，无论外在情况如何都会做同样的预测，很可能会导致强烈的偏见和非理性的信念；同样，如果一个建构过度松散，则会导致完全无法预期。

从表达方式来看，言语建构（verbal constructs）指可以用言语来表达的建构；另一种建构为前言语建构（preverbal constructs），是无法用言语来表达的，比如感觉。从这个角度来说，还不会用言语表达的婴儿也是有建构的。

（四）对焦虑和心理异常的解释

凯利认为，焦虑是个体对所遭遇的事件位于他的建构系统适应范围之外时所产生的体验。一个人没有适当的建构去认识和了解生活中的事件，因而不能对未来进行预测，便感到焦虑。例如，在学生毕业初入社会、军人复员转业等情境下，个人进入到一个新的情境中时，在过去的生活中没有处理目前所遇到的事情的经验，没有适当的建构去解释和预测当下情境，通常会感到焦虑，有可能带来适应不良。这时就需要建立新的建构，或者将原有建构的适应范围扩大。

在个人建构理论中，心理疾病源于个人建构系统的缺陷或功能失调。在凯利看来，异常行为是一个虽已多次确定无效但仍反复被采用的建构系统（Kelly, 1955）。也就是说，在生活中某种行为方式已经被反复证明是无效的，抱有这样的预期是错误的，但个人依然不想改变，持续地进行这种行为，用无效的方式解释当下的情境。僵化地固着于某一建构系统、抱残守缺的根源可能是焦虑、害怕和威胁。

因此，在凯利的理论中，健康的人格是有广阔的视野的，对经验持开放态度，注重变化，不断寻求对世界的新理解，可以对自身的建构进行建设性选择和调节。

二、治疗方法：固定角色疗法

根据凯利的理论，一个人越能够理解他人的立场，了解对方的建构，在与人相处中就越容易。一个出现心理问题的人就像是一个失败的科学家，以一成不变的假设对待所有复杂的事物，不能有效地预测未来事件。心理治疗就是帮助来访者发展出建立建构的办法和能力，使之重新调整建构系统，使其更为适用。

凯利强调人是不断变化的，主张不仅要发现来访者心理的实际情况，更要指出其可能达到的目标，使之重新成为能正确对待自己问题的"科学家"。凯利所使用的治疗方法为固定角色疗法（fixed-role therapy），治疗者在对来访者有了适当的了解后，要与来访者共同研讨出一个具有某些人格特征的新人物，而后教给来访者这个新人物的人格素描，要求他在指定的时间内（通常为两星期）完全以该人物的角色来行为处事，就像演员在剧中扮演角色。通常，为了加速来访者发展出新的建构，新人物的人格素描与来访者本人的特点差异非常大。在固定角色疗法中，治疗者也会参与其中，鼓励和肯定来访者生成新的建构。凯利强调，在这里治疗者绝对不是导演，而应是来访者的配角，因为他"正在不断地摸索自己的途径，并契合于自己的角色之中"（郑雪，2004）。

三、理论评价

个人建构理论的贡献是显而易见的，它革新了前人的思想，强调了认知过程，视之为人格的主要部分，强调了思维方式对人格的影响；同时，它还提供了与其理论紧密联系的研究和治疗技术。

但是在发展过程中，个人建构理论并没能引发更多的研究来拓展其理论，同时对某些重要的人格方面的问题，比如成长、发展、情绪等，没有进行更多的探讨，贡献较少。凯利认为，任何理论都有其适合的范围，个人建构理论的治疗技术忽视了情绪等非理性的作用，强调理性的部分，使其适用范围仅限于智力水平较高或心理障碍较轻的来访者。个人建构理论没有与认知心理学的一般研究和理论建立关系，影响力有限。

第二单元　社会学习理论

一、概述

行为主义学派对经典学习理论的研究功不可没，从对动物学习行为的研究中可以看出，学习的基本原理可以应用的范围非常广泛。然而，经典学习理论对人类的忽视、对动机和思想的忽视、对学习的社会维度的忽视、对有机体主动选择的忽视，使越来越多的心理学研究者提出质疑：是否人类所有的学习都是条件反射的结果，思维和态度等内部过程是否也是对学习行为有影响的。

社会学习理论认为，在环境影响行为的同时，行为也在影响着人将会处于怎样的环境之中，而这样的环境又会继续影响行为的发生。例如，在人与人的交往中，他人对待你的态度影响着你会如何对待对方，同时，你对对方的回应继续影响着对方与你相处时的态度。

二、罗特的社会学习理论

罗特（Rotter）是非常有影响力的社会学理论家之一，他引入期望等概念来解释人类的行为和人格，关注在特殊的社会情境中人是如何做出行为选择的。罗特提出的行为选择机制考虑了更多复杂的认知因素和现实的社会情境。

罗特出生于美国纽约，在中学时期他就对弗洛伊德和阿德勒的心理学研究产生了兴趣，然而在美国经济大萧条的年代，为了谋生，他在大学时期选择了主修化学。随着情况的变化，罗特在大学三年级时受阿德勒的邀请参加个体心理学的例会，促使罗特转而学习心理学，并于1941年获得临床心理学博士学位。罗特在毕业时，能够从事心理学专业研究的职位还很少，他选择在医院工作了几年，随后进入军队从事心理学工作。随着第二次世界大战的爆发，他转而在空军服役。战争的影响让社会对临床心理学工作者的需求大大增加，环境的变化再次影响了罗特的职业选择，他开始进入大学任教，从事心理学研究。罗特将在临床心理学、学习理论、实验研究方面的丰富经验结合起来，探讨了个人在社会情境中由认知差异带来不同行为的问题。

（一）期望价值理论

罗特认为，尽管某种行为可以带来高度的强化，个人也不一定真的会做出这种行为。例如，在自由体操竞赛中，完成难度系数高的动作将允许获得更高的分数，但是运动员却不一定会选择去完成最高难度系数的动作，因为他还要考虑自己有多大把握能很好地完成这个动作。罗特用期望价值理论（expectancy value theory）来解释一种行为被选择的可能性。

期望价值理论认为，行为决策不仅由是否有强化或者强化的大小所决定，还受到对行为结果可能性的预期的影响。罗特用行为潜能（behavior potential, BP）来描述在某个特定的场合中某种行为发生的可能性。例如，对于自由体操竞赛，每一套难度系数的动作都有被这名运动员在这场比赛中选择的可能，其中最有可能被选择的动作即被认为行为潜能最大。

罗特用如下公式来描述对行为发生的可能性的预测：

$$BP = f(E * RV) \tag{4-1}$$

其中，E（expectancy）表示行为期望，RV（reinforcement value）指强化物的价值。运动员对自己某套动作完成程度的估计即为他在此种情境中的行为期望，显然，期望是基于以往在相似情境中自己的行为结果而得出的，如果在以往练习中完整完成动作的概率很高，那么对再次完整完成的估计就会相对较高。罗特区分了特殊的期望和泛化的期望。特殊的期望指个人对于自己在特殊情境中做出某种行为的成功率的估计，在上述例子中，运动员的行为期望即为特殊的期望。然而，当某种情境是个人从来没有经历过的新的情境时，个人没有在这种特殊情境中的经验，因而只能通过评估自己在相似情境中的行为结果来泛化地预测成功的可能性，这种估计即为泛化的期望。

强化物的价值指个人认为某种行为所带来的强化相对价值的大小，也就是说，相比于其他强化物，个人更喜欢某种强化物的程度。强化物的价值强调其对个人而言的心理价值，而非实际价值。例如，在儿童看来，有趣的玩具比精美的古董更有价值。但强化物的价值会随着情境的变化而改变，比如当儿童成年后，可能会更喜欢精美的古董而不是儿童玩具了。

传统的强化理论认为，那些被强化的行为更可能被表现出来。罗特的解释是：个人的某种特定的行为越是经常被强化，他对这一行为再次被强化的期望就越高，如果行为没有被强化，期望就会降低。

（二）控制点理论

罗特认为，对于强化作用能否由自己的行为所控制，人会形成泛化期望。基于以往在解决问题的过程中的经历，个人会形成对面临问题解决时什么是最佳建构的估计。内控（internal control）者相信生活中的一般强化作用大都可以由自己控制，他们认为发生在自己身上的事情都是由于自己所做出的努力；而外控（external control）者则认为生活中的一般强化作用都是由外力或他人所左右，他们总是认为发生在自己身上的事情是偶然的、碰运气的、与自己是否做出努力无关。罗特把这种内-外控制的泛化期望称为控制点（locus of control）。

例如，在某项任务中获得成功，内控者倾向于认为成功是由于自己在任务完成中付出的努力、自己的工作能力和所具有的工作经验；外控者则倾向于认为成功是因为在完成这项任务时运气很好、任务本身很容易完成以及他人配合。

研究者发现，相比于外控者，内控者具有更高的学业成就（Cassidy, 2000; Li, Y., Zhang, C., Liu, Y., & Li, M., 2010）、更健康的身体（Steptoe, 2001）以及心理（Bostic. et. al., 2001）。Liu 等（2000）对 1365 名中国青少年的生活事件和控制点与行为问题的关系进行了研究，发现内控者倾向于相信自己能够控制负性生活事件带来的影响，这样的信念会降低压力导致的焦虑、压抑、冲突等消极后果，同时内控者更积极地使用有效的策略来应对压力。

第三单元 班杜拉的社会认知理论

班杜拉（Bandura）是美国当代著名心理学家，他出生于加拿大的农业小镇，大学毕业后到美国爱荷华大学攻读心理学专业，1952 年取得博士学位，后执教于斯坦福大学。班杜拉认为心理学家应当"把临床现象用经得起实验验证的方式加以概念化"。他致力于学习理论和社会行为研究，涉及行为的观察学习、儿童的攻击性行为、自我效能感等多方面，其理论有着丰富的内涵和外延，贡献卓著。

一、交互决定论

个人的行为究竟是由什么决定的？精神分析学派的人格理论认为行为是受个人内在的精神力量所驱使

的，而在传统的行为主义观点中，行为完全是由环境刺激而被动产生的。在这个问题上，班杜拉提出新的观点，他认为行为不是由单一力量所决定的，诸如信念、思想、期望等个人内在因素，以及奖励、惩罚等外在因素都会对个人的行为产生影响。他认为，内因、外因和行为共同处于一个相互作用的影响系统中，系统中的每一部分都彼此影响，即交互决定论（reciprocal determinism），其模型如图4-6所示。

生活中可以观察到的是，竞赛的奖项可以促使个人更多地参与竞争，而对竞赛项目本身就很感兴趣的参赛者则会表现得更为积极。外在因素和内在因素都影响着个人的行为，而个人的行为也可以影响周围的环境，可以改变他人对自己的态度。例如，当某人怒气冲冲地冒犯他人时，氛围可能会立刻变得紧张起来，若对方因此感到愤怒而与之争吵，他很可能会更加愤怒以至于发生更激烈的争吵，甚至导致肢体冲突。

交互决定论强调行为是个人与环境交互作用的结果，个人与环境以交互作用的方式彼此影响。在班杜拉看来，每个人的人格特点是个人和情境变量持续相互作用的结果。

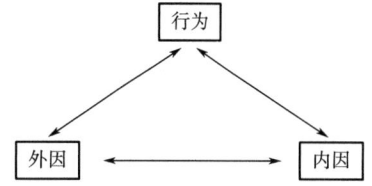

图4-6　班杜拉的交互决定论模型
资料来源：Jerry M. Burger.
《人格心理学（第八版）》，2015。

二、观察学习

观察学习是社会认知理论的核心概念之一，指通过观看他人（榜样）而习得复杂行为的过程，又称榜样学习、模仿学习。班杜拉对观察学习做了大量研究。观察学习是比经典条件反射和操作性条件反射效率更高、错误率更低的学习，更符合实际生活。观察学习的原理是替代强化，即由于看到他人行为被强化，而代替了对自己行为的强化，所以观察者能学习到示范者的行为。这是一种间接学习的方式，不必亲身经历，就可以明白该怎么做。例如，人们通过观看救生视频来了解当遇到危险时应该怎么做。

班杜拉做了一个非常著名的儿童攻击性行为的观察学习实验——波波玩偶实验。他给幼儿园的儿童观看一段影片，影片中一个成年人用四种生活中不常见的攻击行为对玩偶波波进行攻击。然后，儿童被分成三组，分别观看三种不同的影片结局。第一组儿童看到另一个成年人用糖果和饮料奖励了攻击玩偶的成年人，并崇拜地称赞他。第二组儿童看到另一个成年人阻止和批评了攻击玩偶的成年人，并用卷起的杂志打他的屁股，警告他不可以再这样做。第三组儿童没有看到任何结果。随后，所有儿童被带入一间放有许多玩具的房间，房间中有一个与影片中的玩偶一样的玩具以及影片中看到过的攻击道具，儿童被允许自由玩耍，实验者通过单向玻璃来观察儿童自发攻击玩偶的情况。一段时间后，实验者给每一个表现了攻击行为的儿童果汁和玩具，用作鼓励，以观察儿童在愿意时是否能表现目标行为。

实验结果显示，每组儿童在受到果汁和玩具鼓励后，都更多地表现出了攻击行为。这说明，在受到鼓励之前，儿童已经通过观察习得了攻击行为，只是没有表现出来，当受到鼓励和奖励时就会表现出来。儿童习得的行为远比他们表现出来的多。

与此同时，三组实验结果之间的差异说明了习得的行为在什么情况下会更可能表现出来。尽管所有儿童都习得了攻击行为，然而在影片结尾时看到榜样（攻击玩偶的成年人）受到奖励组的儿童比看到榜样受到惩罚组的儿童更多地表现出攻击行为。

三、自我效能

自我效能（self efficacy）指个体对自己从事某项工作所具有的能力和可能做到的地步的一种主观评估。

班杜拉区分了两种预期：结果预期和效能预期。结果预期（outcome expectations）指人对自己的某一行为是否会导致某一结果（强化）的推测，即在多大程度上相信某事能发生。比如，儿童知道只要在课堂上积极举手回答问题就会受到教师的表扬。效能预期（efficacy expectations）指人对自己进行某一行为的实施能力的推测，也就是说在多大程度上相信自己能使某事发生。比如，不是所有的儿童都会积极回答问题，因为儿童会先推测自己有多大把握能回答正确，当他不相信自己能回答正确时，可能不会积极举手回答。

四、理论评价

班杜拉的社会认知理论将强化理论和信息加工观点有机地结合了起来，突破了传统行为主义学习理论的框架。他对自我效能理论的建构与发展，引起了对个体内在动机因素的关注，同时他也提出了很多受到广泛研究的重要概念。

同时可以发现的是，社会认知理论适于解释和说明观察、模仿等社会性学习的过程，但在解释和说明陈述性知识的学习和复杂的、高难度的技能训练时还是有局限的。

> **思考一分钟**
>
> 建构主义思潮的影响越来越广泛，通过阅读更多资料，请列举你对建构主义的理解。

第七节　生物学取向

生物学取向的理论讨论人"动物"的一面，研究发现人类的大多数特征是可以遗传的，认为所有生物都是进化的产物。

第一单元　大脑机制与人格

艾森克曾提出人格有稳定的生理基础，他在伦敦莫兹利医院时的工作极大地推动了心理功能的生物学基础研究。

生活中，有些人倾向于选择在喧闹的环境中学习，比如在学习时播放音乐或广播；而有些人喜欢在安静的环境中独自学习。有人使用艾森克人格调查问卷对学生在图书馆内选择的学习地点进行研究，发现外向者更可能选择开阔喧闹的位置，内向者则更倾向于选择在安静的位置学习（Campbell & Hawley, 1982）。艾森克（1967）认为，内向者大脑皮层、丘脑及上行的网状激活系统回路的激活较强，而外向者的激活较弱，外向者会通过外部刺激来提高他们的大脑皮质唤醒水平，因而表现出好交际等特征。

20世纪80年代前，大量研究运用测量体液和激素水平、神经活动水平等技术，采用间接测量皮质唤醒水平的方法，支持了这些假设（Eysenck, 1947; Morris, 1979; Prentky, 1979）。20世纪80年代开始，研究者更多地使用脑成像技术探讨人格的大脑机制。Mathew等（1984）使用氙气吸入技术测量了脑血流量，发现内向者的脑血流量显著高于外向者，而脑毛细血管灌注是脑功能和觉醒的良好指标。Johnson等（1999）使用正电子发射型计算机断层显像（PET）技术测量人在静息状态下的脑血流量，发现内向者前额叶的脑血流量显著高于外向者；Canli等（2001）进行了功能性磁共振成像（fMRI）研究，发现在观看积极图片时，外向者的额区、前扣带回和杏仁核被显著激活，而内向者没有明显变化。有研究者根据后来的研究对艾森克的解释进行了修正，认为当环境较为平稳安静时，内向者和外向者的唤醒程度一样，但当兴奋刺激出现时，内向者的反应更为强烈（Zuckerman, 1998）。

高神经质倾向的人表现出容易激动、有强烈的情绪反应等特点。艾森克认为，这是因为高神经质的人自主神经系统更灵活和亢进，在压力反应下，自主神经系统更快被激活，但这一假设没有得到更多研究支持。但有研究发现，高神经质的人在负性情绪刺激的加工过程中，内侧前额叶、杏仁核等脑区的激活强度更强（Haas et al., 2008；Cremers et al., 2010；AR et al., 2013）。

1848年9月13日，25岁的美国铁路工人盖奇（Gage）在工作时发生意外事故，一根长约1.1米的柱形铁棍从他的左颧骨下方穿入头部，然后从眉骨上方穿出，颅骨的左前部几乎完全被损毁。堪称奇迹的是，盖奇幸存了下来，并在接受治疗后可以正常走路、说话，思维清晰，似乎受伤对他毫无影响。但不久后人们发现，他的脾气秉性发生了很大变化，盖奇原本是一个机敏灵活、彬彬有礼的人，但事故后他变得粗俗无礼、顽固任性、反复无常。脑损伤引起了盖奇明显的人格变化（Damasio et al., 1994）。大量研究发现，大脑内侧前额叶在情绪认知、社会推理与决策、自我认知、道德判断等社会认知活动以及与自我相关的加工中起到重要作用（李稳等，2008；罗跃嘉等，2008；杨帅等，2012）。还有研究介绍了腹内侧额叶，尤其是前扣带回（BA32）与推断他人意图、情绪、行为之间的密切联系（张竞竞，徐芬，2005），以及眶额叶皮质等脑区与自我控制之间的关联（董军等，2018）。

第二单元 进化心理学

一、理论的缘起

进化心理学的思想要追溯到达尔文的进化论。进化论主张生物界存在个体差异，在生存空间和食物有限的压力下，生物必须"为生存而斗争"，那些具有能适应环境的性状的个体将存活下来，并繁殖后代，不具有适应性状的个体则被淘汰，即自然选择。经过长期的自然选择，物种的有利性状在世代传递过程中被保留。

达尔文在《物种起源》中提到"我看到了将来更为重要的广阔的研究领域。心理学将稳固地建立在斯宾塞（Spenser）先生已充分奠定的基础上，即每一智力和智能必由阶梯途径获得。人类的起源和历史也将由此得到启示"（钟暗华，许波，2016；Darwin，1859）。直到20世纪80年代，心理学家开始借鉴生物进化的观点，探究人类心理和行为的进化，解释人类心理的起源和本质。

巴斯（Buss）是美国德克萨斯大学奥斯汀分校（University of Texas at Austin）心理学系教授，是当代进化心理学的主要创始人之一。他在1995年发表文章《进化心理学：心理科学的一种新范式》，1999年出版了《进化心理学：心理的新科学》，主张用进化的观点来理解人类的心理和大脑机制，认为行为是有其内在心理机制的，复杂的生理和心理机制通过自然选择的进化而产生。

加拿大达尔豪斯大学（Dalhousie University）社会学和社会人类学系教授巴克（Barkow）也是进化心理学的创始人之一，他提出进化心理学的研究方向区别于行为遗传学，进化心理学研究的方向是物种普遍具有的"心理器官"或心理过程，而行为遗传学的研究是在遗传差异的基础上寻找个体间的行为差异和相似之处（许波，车文博，2004）。

加利福尼亚大学圣塔巴巴拉分校（University of California, Santa Barbara）心理学系教授考斯米德（Cosmides）和人类学系教授托比（Tooby）共同创建了进化心理学研究中心（UCSB Center for Evolutionary Psychology）。根据他们的观点，进化心理学要运用进化论的知识和原则研究人类心理结构，这种研究取向可以应用于心理学的任何研究主题。

二、基本观点

进化心理学认为，人类的心理机制是经过自然选择进化而来的，可以帮助人类有效地应付日常问题和满足生活需要，使人类更有可能成功地生存和繁衍。经过自然选择，那些有利于人类生存和繁衍的心理机制被保留下来，那些不足以帮助人类应对生存挑战的心理机制则被淘汰（Burger，2004；Burger，2010）。

(一) 过去是了解现在的关键

进化心理学认为，要充分理解心理现象，就需要充分了解这些心理现象的起源和适应功能。探知"过去"，不只是要了解个体的成长发展经历，更是要了解人类的种系进化过程。人类种族经过几百万年的自然选择，每一个存在的人都是其祖先成功地解决了进化中的生存和繁殖问题的结果。这样长期的、没有间断的进化过程，不仅在人类的身体和生存策略方面刻下了很深的烙印，同样也在人的心理和相互作用策略方面留下了印记。分析人类进化过程中需要解决的问题，为探究心理机制提供了线索。

例如，当众发言会使人焦虑，研究者认为这是因为害怕得到消极的评价，社会排斥是导致焦虑的原因之一（Baumeister & Tice，1990）。进化人格心理学认为，群居的原始人比独居的原始人更容易生存并繁衍后代，因而人有归属于某个群体的需求，当人感受到任何可能会被社会群体拒绝的暗示时，即会产生焦虑。任何能使人避免被群体排斥的事情都有利于种族的存续，焦虑因为有助于人类祖先的生存而被保留下来。

(二) 功能分析是理解心理机制的主要途径

在漫长的进化历程中，生物得以生存和繁殖的方法是适应，人的心理也是适应的产物，某种心理特征或机制之所以存在，是因为它能解决某种适应的问题。功能分析即是要确定、描述和理解心理现象所解决的适应问题是什么，了解心理现象的作用。

有研究者认为，人类对陌生人恐惧的心理机制是为了防止被不属于同一群体或部落的人袭击进化而来，而人类对归属于某一群体的需要是因为个体间有合作的物种比无合作的物种更容易生存（Buss，1991；Baumeister & Leary，1995）。

(三) 心理机制是进化形成的解决问题的策略

根据进化心理学的观点，心理机制以目前的方式存在是因为它在人类进化历程中解决了与个体生存和繁殖有关的某个特定问题。心理机制从环境中积极提取或消极地接受某些信息或输入，这些输入有些是外在的，有些是内在的，它们对于有机体解决适应问题具有特殊作用。心理机制通过一定的程序（或决策规则）将输入的信息转换成输出：①调节生理活动；②为其他心理机制提供信息；③产生明显的行动，解决某个适应问题（许波，车文博，2004）。

在择偶中，男性与女性的择偶偏爱有明显的不同，男性更喜欢年轻、漂亮的女性做未来伴侣（Sprecher，Sullivan & Hatfield，1994），而女性更希望寻找一位社会经济地位和抱负水平较高的配偶（Ben Hamida，Mineka & Bailey，1998；Feinglod，1992）。根据进化心理学的观点，男性要想解决繁衍后代的问题，就需要寻求有"较高繁殖价值"的女性。年轻是女性更具有生育潜力的表现之一，因此，年轻以及与年轻女性有关的生理特征，如光滑的皮肤、苗条的身材、浓密的头发和丰满的嘴唇成为男性在择偶中偏爱的特征（Buss，1991）。对于女性而言，由于在繁殖和抚养后代的角色上与男性不同，女性更看重是否能为后代提供保障。对于动物而言，这意味着能提供食物和保护的雄性；而对于人类而言，这意味着能提供抚养孩子所需的经济保障的男性。有研究发现，女性认为具有"可依靠、能挣钱、有抱负、事业心强"等特点的配偶是有吸引力的（Buss & Barnes，1986），相比于生理吸引力，女性更看重配偶的社会地位和经济条件（Fletcher，Tither，O'Loughlin，Friesen & Overall，2004）。

(四) 心理机制具有模块性

进化心理学认为，心理是由大量特殊但功能上整合设计的处理有机体面临的某种适应问题的机制构成的，不同的适应问题会采用不同的解决方法。这些特殊的机制被称为"模块"或特定范围的认知程序（Fodor，1983）。

Cosmides（1994）以"瑞士军刀"隐喻人的心理，瑞士军刀包括不同的工具，每种工具都能有效完成某个任务，人的心理也是由一些认知工具装配而成的，每种心理都有特定的功能。心理机制的模块性使人在面对复杂问题时可以灵活应对（朱新秤，2000）。

(五) 人的行为表现是心理机制和环境相互作用的结果

进化心理学提供了一种相互作用的观点，即人在心理机制的作用下得以接受环境的输入，经过一系列决策或计算对输入进行加工，然后产生社会行为。心理机制对于社会环境的影响是高度敏感的，社会环境会影响心理机制的表现（许波，车文博，2004）。

三、理论评价

进化心理学开辟了新的研究领域，提出了其他理论没有提出的问题，如家族的重要性、嫉妒的作用等；对于一些已有的心理现象提出了新颖的解释，如男性和女性选择配偶时的期望特征等，发现了大量新知识。进化心理学将自然选择和适应作为心理起源和作用的重要概念，加深了对人性的认识，促进和推动了对心理现象的理解和探索。

进化心理学作为一种新的研究取向，存在着很多争议。有研究者认为进化心理学的研究主要是推论性的，难以检验；它只能对心理现象的起源进行解释，并不能预测会出现什么样的心理设计；忽视了文化对进化的意义等。

> **? 思考一分钟**
>
> 在用生物学观点评价人格时，可以联系到其他学派的哪些观点？

参考文献
REFERENCE

［1］郑雪．人格心理学［M］．广州：广东高等教育出版社，2004．
［2］黄希庭．人格心理学［M］．杭州：浙江教育出版社，2002．
［3］Jerry M. Burger. 人格心理学：第7版［M］．陈会易，译．北京：中国轻工业出版社，2010．
［4］欧文·斯通．心灵的激情：弗洛伊德传［M］．姚锦清，译．北京：中国文联出版公司，1986．
［5］Brenner，M. B. C. 精神分析入门［M］．杨华渝，译．北京：北京出版社，2000．
［6］严亮．尼采的心理学思想研究［D］．南京师范大学，2006．
［7］范红霞，申荷永，李北容．荣格分析心理学中情结的结构、功能及意义［J］．中国心理卫生杂志，22（4）：310-313．
［8］车文博．人本主义心理学［M］．杭州：浙江教育出版社，2003．
［9］杨韶刚著．人性的彰显——人本主义心理学［M］．济南：山东教育出版社，2009．
［10］朱莉娅·贝里曼，戴维·哈格里夫，马丁·赫伯特，安·泰勒．发展心理学与你［M］．陈萍，王茜，译．北京：北京大学出版社，2000．
［11］理查德·格里格，菲利普·津巴多．心理学与生活：第18版．北京：人民邮电出版社，2011．
［12］曹晓平，任百利，赵泉英，郑立新，曹剑峰．卡氏16PF中译本常模20余年的变化趋向［J］．心理科学，1994，3：184-186．
［13］许燕，钱筠．大学生人格因素的性别差异研究［J］．心理学探新，1999，4：21-25．
［14］俞国良，罗晓路·卡特尔：人格理论和十六种人格因素量表（16PF）的应用［J］．中小学心理健康教育，2016，11：31-34．
［15］李宏利．艾森克心理健康思想解析［M］．杭州：浙江教育出版社，2016．

［16］陈仲庚．艾森克人格问卷的项目分析［J］．心理学报，1983，2：211-218.

［17］徐慧，侯志瑾，黄玉．共情与真诚：对罗杰斯三个不同时代案例的内容分析［J］．中国临床心理学杂志，2011，19（2）：265-267.

［18］Frank Farley. Obituary: Hans J. Eysenck (1916—1997)［J］. American Psychologist, 2000, 55 (6): 674-675.

［19］Ansbacher, H. L., Ansbacher, R. R. The individual psychology of Alfred Adler. A sytematic presentation in selections from his writing［J］. American Journal of Sociology, 1956, 21 (5): 642.

［20］Wiggam, A. E. Twins again［J］. Journal of Heredity, 1923, 14 (7): 311-322.

［21］Watson, J. B. What the nursery has to say about instincts［J］. The Pedagogical Seminary and Journal of Genetic Psychology, 1925, 32 (2): 293-326.

［22］Rushton, J. P. Genetic and environmental contributions to pro-social attitudes: a twin study of social responsibility［J］. Proceedings of the Royal Society of London. Series B: Biological Sciences, 2004, 271 (1557), 2583-2585.

［23］Rogers, C. R. Toward a more human science of the person［J］. Journal of Humanistic Psychology, 1985, 25 (4): 7-24.

［24］Steptoe, A., Wardle, J. Locus of control and health behaviour revisited: a multivariate analysis of young adults from 18 countries［J］. British Journal of Psychology, 2001, 92 (4): 659-672.

［25］Bostic, T. J., Ptacek, J. T. Personality factors and the short-term variability in subjective well-being［J］. Journal of Happiness Studies, 2001, 2 (4): 355-373.

［26］Liu, X., Kurita, H., Uchiyama, M., Okawa, M., Liu, L., Ma, D. Life events, locus of control, and behavioral problems among Chinese adolescents［J］. Journal of clinical psychology, 2000, 56 (12): 1565-1577.

第五章 变态心理学与心理健康

CHAPTER 05

第一节 变态心理学概述

怎样判断一个人的心理活动是正常还是异常？我们在招聘面试中体验到焦虑，正常吗？由于焦虑过于强烈以至于全身发抖、大汗淋漓而放弃面试也是正常的吗？

正常（normal）与异常（abnormal）之间没有明显的分界线。绝对的健康和完全的正常是很难找到的，所谓的"常态"与"变态"只是相对而言。常态是指统计学上大多数人表现出的行为模式。值得注意的是，不常见的行为不一定就是异常行为。

异常行为（abnormal behavior）也称心理障碍（psychological disorder），又称心理病理学（psychopathology），是一种心理功能障碍，多表现为内心痛苦、社会功能缺损、行为异常或违反社会规范的行为。

第一单元 变态心理学及其研究对象

一、变态心理学的含义

变态心理学（abnormal psychology）又称异常心理学，是研究和揭示心理异常现象发生、发展和变化规律的一门科学，是心理学的一个分支。

二、变态心理学的研究对象

变态心理学与精神病学关系密切。但两者研究的侧重点略有不同。

变态心理学侧重研究行为的非正常偏离，揭示异常心理现象的种类、原因、规律及机制。其研究结果为医学心理学提供某些理论与依据，一般被认为是医学心理学的基础分支学科。

精神病学作为临床医学的分支，研究的对象是各种具体的病人，其主要的工作任务是对精神障碍进行诊断、治疗、护理、康复及预防复发。

第二单元 变态心理学简述

历史上对于异常心理的认识主要经历了三个理论阶段，即超自然理论阶段、生物学理论阶段和心理学理论阶段。

超自然理论认为引发异常行为的因素是神的诅咒、由魔鬼附身造成的。

生物学理论认为异常行为类似于生理疾病，是机体内生化物质失衡造成的。

心理学理论认为异常行为是由心理发育缺陷和社会环境中适应不良引发的。

一、异常心理现象的历史视角

公元前400年，古希腊医生希波克拉底（Hippocrates）提出异常行为兼有生物学和心理学的原因，认为人类体内的四种体液（黄胆汁、血液、黑胆汁、黏液）失衡会导致行为异常。

公元5世纪到14世纪，欧洲中世纪时代鬼魂附体学说盛行，人们认为异常行为是由于魔鬼和女巫勾结，受害者被恶魔灵魂附体。他们使用祈祷、施咒、鞭打、挨饿、捆绑等驱魔手段来驱赶附身的恶魔。

15世纪末到16世纪初，收容所或疯人院开始出现在欧洲。住院者被铁链锁在床上，躺在自己的排泄物中，被公开展览。其中，伦敦伯利恒的圣玛丽医院是当时以恶劣环境为代表的著名医院之一。

1793年，法国医生皮内尔（Pinel）引入了道义疗法（moral therapy），使法国的精神病院更加人性化。直到19世纪后期道义疗法衰退，人们仍认为异常行为无法被成功治愈。

二、异常心理现象的当代视角

鬼神附体学说一直持续到18世纪，社会开始转向用理性和科学解释自然现象和人类行为。随着19世纪后期人类在解剖学、生理学、神经科学等方面的发展，异常行为的科学模型出现，包括代表生物学、心理学、社会文化和生物心理社会观点的模型。

（一）生物学观点

生物学观点关注异常行为的生物学基础，认为有些心理障碍与脑结构的缺失和脑功能异常、神经递质功能紊乱以及遗传因素有关。例如，研究者通过扫描精神分裂症患者的脑部发现，许多精神分裂症患者出现脑室异常扩大、脑组织（大脑灰质）缺失；发作性睡病（narcolepsy）与下丘脑分泌缺陷有关；亨廷顿氏病（Hunting's disease）与大脑基底神经节恶化有关；阿尔兹海默症患者乙酰胆碱水平降低；去甲肾上腺与5-羟色胺紊乱对抑郁情绪具有影响等。

（二）心理学观点

心理学观点强调异常行为的心理起源，主要从精神分析、行为主义、人本主义和认知观点等角度进行分析。

弗洛伊德的精神分析理论（psychoanalytic theory）认为，心理问题的根源在于童年时期无意识的动机和冲突。

行为主义理论（behaviorism theory）认为，异常行为是习得的不恰当的、适应不良行为的表现。

认知理论（cognitive theory）认为，异常行为的背后是歪曲的认知（思维、信念、期望及态度等）。

人本主义理论（humanistic theory）认为，人天生有追求自我实现的愿望，异常行为是人们在追求自我实现过程中受到了阻碍，歪曲了自我概念。

家庭系统理论（family systems theory）将家庭看成是一个复杂的人际系统，家庭中某个成员的异常行为不是个人的问题，而是这个家庭的系统出了问题。

（三）社会文化观点

社会文化理论家认为异常行为的根源并不在于个体，而与社会中的各种弊病（如贫困、社会倒退、种族和性别歧视等）及文化因素有关，如日本文化强调对个人情感的克制（Sue & Sue，2003）。社会心理学家萨斯（Szasz）认为，"异常"仅仅是社会给那些行为偏离社会可接受准则的人们贴上的标签。例如，日本集团主义社会文化强调"集团内部的绝对一致性。个人只是社会集团中的一员，而不是独立的"。

（四）生物-心理-社会观点

该观点认为，异常行为模式的发展是生物因素（如器质性疾病、大脑功能、基因易感性等）、心理因素（如人格特质、应对方式等）和社会文化因素（如生活事件、社会支持系统）之间共同作用的结果。

❓ 思考一分钟

你会怎样判断某个行为（如网络游戏、购物或饮酒等）是否越过了从正常到异常的界限？

第二节 正常心理与异常心理

第一单元 概 念

一、如何定义正常与异常

正常心理即我们平时所说的健康的心理，是指个体的身体智能和情感与其他心理健康的个体不冲突的心理状态。

异常心理是指个体在生活中出现的不正常的心理活动，即个体的心理活动与其他人相比出现的一些反常的、特殊的，或过于兴奋，或过于消沉的行为反应。异常心理既不是精神疾病也不是人格异常，而是一种因外界不良刺激所引起的病态心理和病态行为，是正常人对客观现象歪曲的反应。

二、正常心理活动与异常心理活动的功能

正常心理活动具有三大功能：一是使个体适应环境，健康地生存；二是使个体能够正常地进行社会交往肩负责任；三是使个体正确地认识客观世界的本质及其规律。

异常心理活动则是指丧失了上述功能，表现为：个体无法适应环境；个体难以进行正常的社会交往，个体对客观现实错误的感知或解释（如幻觉和妄想）。

第二单元 正常心理与异常心理的区分

正常心理与异常心理活动之间的区别是相对的，很难找到一条截然的分界线，但有时又有实质性的差别，不能一概而论。同时，异常心理活动的表现又受到多种因素的影响，很难有统一的公认的标准。

一、常识性区分

我们可以从常识的角度来辨别个体的行为异常。例如，个体离奇怪异的言谈、思维和行为；个体过度的情绪体验和表现；个体自身社会功能不完整；个体影响他人的正常生活。

二、非标准化区分

李心天（1991）对区分心理的正常与异常，从非标准化的角度提出了如下五类标准。

（1）统计学标准　心理异常为个体某种心理现象偏离了统计的常模。
（2）文化角度标准　心理异常为个体对某一文化习俗的偏离。
（3）社会标准　心理异常为个体对社会准则的破坏。
（4）精神医学标准　心理异常为个体古怪、离奇、无效的观念或行为。
（5）认知心理学标准　心理异常是个体主观不适的体验。

三、标准化区分

李心天（1991）对区分心理的正常与异常，从标准化的角度提出了如下四类标准。

（1）医学标准　心理障碍是一种躯体疾病，应该有相应的病理改变，心理障碍的表现是疾病的症状。

(2) 统计学标准　心理特征服从正态分布，中间为正常，两边为不正常。

(3) 内省经验标准　涵盖两个方面：一是个体自己觉得自己有问题；二是观察者发现个体有问题。缺点是不同的观察者经验不同，对于判断存在很大的主观性。

(4) 社会适应标准　正常人能够维持生理和心理活动的稳定状态，依据社会需要适应环境和改造环境，是一种社会适应性行为。如果由于器质或功能的缺陷使个体社会行为能力受损，不能按照社会认可的方式行事，被认为是异常。

四、心理学区分原则

郭念峰（1986、1995）对区分心理的正常与异常，从心理活动本身特点的角度提出了如下三个原则。

（一）主观世界与客观世界的统一性原则

因为心理是客观现实的反映，所以任何正常心理活动和行为必须在形式和内容上与客观环境保持一致。不管是谁也不管是在怎样的社会历史条件下和文化背景中，如果一个人说他看到或听到了什么，而客观世界中当时并不存在引起他这种感觉的刺激物，那么，必须肯定，这个人的精神活动不正常了，产生了幻觉。

另外，一个人的思维内容脱离现实，或思维逻辑背离客观事物的规定性时便形成了妄想。这些是观察和评价人的精神与行为的关键，称其为统一性（或同一性）标准。人的精神或行为只要与外界环境失去统一，就必然不能被人理解。

在临床上，常把自知力作为是否有精神疾病的指标。无自知力或自知力不完整是一种患者对自身状态的错误反应，或称为自我认知统一性原则的丧失。

（二）精神活动的内在协调一致性原则

人类的精神活动是一个完整的统一体，各种心理过程之间协调一致的关系保证了人在反映客观世界过程中的高度准确和有效。例如，对愉快的事情呈现出愉快的内心体验，是正常的精神与行为。相反，若是对痛苦的事情做出愉快的反应，即说明个体的心理过程失去了协调一致性，为异常状态。

（三）个性的相对稳定性原则

个体在长期的生活中形成了自身独特的且相对稳定的个性心理特征。在没有重大外界变革的情况下，一般不易改变，如果改变了，要怀疑个体的精神活动是否出现异常。

五、神经症与正常心理的分界线

（一）神经症的定义

神经症（neurosis）是一种精神障碍，主要表现为持久的心理冲突，患者觉察或体验到这种冲突并为之深感痛苦，且妨碍心理或社会功能，但没有可证实的器质性病理基础（许又新，1992）。

（二）神经症与正常心理的评估

评估的关键在于清晰心理冲突的性质。从现象或事实的角度来讲，心理冲突分为常形与变形。

心理冲突的常形有两个特点：一是心理冲突与现实处境直接相联系，涉及大家公认的重要生活事件；二是心理冲突有明显的道德性质。

心理冲突的变形也有两个特点：一是心理冲突与现实处境没有关系，或是涉及生活中鸡毛蒜皮的小事，一般人认为不值得为它操心或很容易解决；二是心理冲突不带有明显的道德色彩。

心理冲突的常形并不痛苦，充其量只是心理的生理障碍，不是神经症。需要注意的是，一旦出现头痛、失眠、记忆力差或内脏功能障碍，心理冲突易发生变形，如明显的疑病症状。

（三）神经症的评定标准

许又新提出，可以通过打分制来评估患者的心理健康程度，具体包括以下三个方面。

1. 病程

短程：不足3个月，评1分；

中程：3个月到1年，评2分；

长程：1年以上，评3分。

2. 精神痛苦的程度

轻度：患者自己可以主动设法摆脱，评1分；

中度：患者自己摆脱不了，需借助别人的帮助或处境的改变才能摆脱，评2分；

重度：患者几乎无法摆脱，即使借助别人的帮助也无济于事，评3分。

3. 社会功能

能照常工作、学习以及人际交往只有轻微妨碍者，评1分；

中度社会功能受损者工作学习或交往效率显著下降，不得不减轻工作或改变工作，或只能部分工作，或某些社交场合不得不尽量避免，评2分；

重度社会功能受损者完全不能工作学习，不得不休假或退学，或某些必要的社会交往完全回避，评3分。

如果总分为3分，还不能诊断为神经症。如果总分不小于6分，神经症的诊断是可以成立的。4~5分为可疑病例，需进一步观察确诊。需要注意的是，对精神痛苦和社会功能的评定至少要考虑近三个月的情况才行，评定涉及的时间太短并不可靠。

第三单元　正常心理与异常心理的判别标准

一、常用的几种判别正常心理与异常心理的标准

（一）经验

研究者根据自身的经验和体验来鉴别常态和变态，或根据一般人对正常心理与行为的经验作为出发点。这种标准因人而异，主观性较大，不同研究者之间的差异程度也比较大。

（二）社会适应性

根据人的行为是否符合其生活环境所提出的要求，是否符合社会行为准则、道德规范和价值观来判断心理是否异常。

（三）病因与症状存在与否

有些心理异常现象或致病因素在正常人身上是绝对没有的，如果出现，就可以判断为异常。这一标准比较客观，但适用范围比较狭窄。

（四）心理测验和实验

通过心理测验以及心理学实验来检查和判定人的心理与行为是否正常，即确定一个人正常或异常的标准是以其心理特征是否偏离平均值为依据。"变态"一词意为不一般或不典型，偏离了常规或标准。这种基于统计学原理的方法标准比较客观，适用范围较广，但有些行为分配不一定是常态曲线；有些虽呈常态曲线，但仅有一端变态，另一端则是优秀水平（如智商）。另外统计学标准的效度也值得怀疑，而且这种方法难以把握复杂的心理现象。

二、专业人士常用的评价标准

（一）不常见或在统计学上比较罕见

不常见的行为常被认为是异常的。例如，站在拥挤的电梯里感到惊恐以至于无法搭乘是不常见的，被认为是异常的。然而不常见的行为本身并非异常。例如，奥运冠军保持着最快记录，和其他人不同，但绝大

数人并不认为他们是异常的。罕见的统计学上的偏离并非是给此行为贴上异常标签的充分条件。不过，是否常见是用于判断行为是否异常的常用标准之一。

（二）不被社会接受或违反社会常态（即社会偏离）

所有社会都有用于定义哪些行为在哪些情况下是可以接受的标准。在一种文化中被认为是正常的行为，可能在另一种文化中被看作是异常的。例如，在中国的文化中，人们常常会认为若有人假定所有陌生男性都是狡诈的，则该人是过分怀疑、不信任他人的。但是，这种怀疑在蒙杜古马人中却是合理的。它是人类学家米德（Mead）研究的一个食人族部落。在这个部落的文化中，陌生男性往往被认为是对他人心怀恶意的，所以不信任他们很正常。由此可以说明，来源于某种文化实践和信仰的标准是相对的，不是普遍的真理。

所以，临床医生在判断什么是正常、什么是异常时需要考虑文化的差异。除此之外，对一代人来说异常的东西，对下一代人来说可能就是正常的。例如，在20世纪70年代中期之前，同性恋一直被精神病学专家划为精神障碍。但是现在，精神病学家已经不再将同性恋视为精神障碍了，而且很多人认为，当前的社会标准应该将同性恋看作是正常范围内的行为差异。

当判断正常与否是基于是否符合社会标准时，不守常规的人可能会被错误地贴上有心理问题的标签。人们可能会将自己不认可的行为归为"病态"，而不是接纳这种行为可能是正常的，虽然它冒犯了本体或让自我感觉困惑。

（三）对现实的错误的感知或解释（如幻觉和妄想）

一般情况下，个体的感觉系统和认知过程会使其形成对环境的准确心理表征。看到不存在的事物或者听到不存在的声音被认为是幻觉，在当代文化中，幻觉常被认为是潜在精神障碍的征兆。同样，持有不现实的想法或者妄想，如认为美国中央情报局在抓捕自己，可能被认为是出现心理问题的征兆——除非这些是真的。

（四）伴随严重的个人痛苦（如幻听恐怖的声音）

由令人困扰的情绪，如焦虑、抑郁或恐惧引起的个人痛苦状态通常是异常的。但是，正如前面提到的，焦虑和抑郁有时是面对情境的适应性反应。生活中的确会出现真实的威胁和丧失，面对这些情境时缺乏情绪反应会被视为异常。恰当的痛苦感觉不会被认为是异常的，除非这种感觉在痛苦来源移除后仍持续了很长时间，或者这种感觉太具有侵略性，以至于损害到了个人的日常生活。

（五）适应不良或自我挫败（如难以承担日常生活中的责任，不能正常上学，早晨起来困难）

引发不开心而非自我满足的行为多数会被视为异常行为。限制一个人承担预期角色或适应其所在环境的行为也可能会被视为异常。根据这些标准，损害健康、社会及职业功能的严重嗜酒可能是异常的。以对进入公共场合感觉极度害怕为特点的广场恐怖症也可能是异常的，因为它既不常见也适应不良，它会损害个体完成工作和承担家庭责任的能力。

（六）行为具有一定的危险性

对自己或他人有危险性的行为会被视作异常行为。但注意不可忽视环境因素。例如，在马路上持刀伤人被认为是异常的，而在医院的手术间里执手术刀的医生被认为是正常的。

❓思考一分钟

你会如何看待评价心理异常的不同标准？

第三节　常见心理异常的症状

第一单元　认知障碍

一、感知障碍

（一）感觉障碍

感觉障碍（disorders of sensation）在临床上并不多见。常见症状如下。

（1）感觉过敏（hyperesthesia）　对外界一般强度的刺激感受性增高，感觉阈值降低。多见于感染后虚弱状态、癔症、更年期综合征等。

（2）感觉减退（hypoesthesia）　对外界刺激的感受性降低。多见于入睡前瞌睡状态、抑郁状态等。

（3）感觉缺失（anesthesia）　由情绪冲突引起，对外界刺激不产生任何感觉。多见于癔症（又称转换症状）。

（4）感觉倒错（paraesthesia）　对外界刺激产生与正常人不同的或相反的感觉异常。例如，对凉的刺激产生了热感。多见于癔症。

（5）内感性不适（senestopathia）　又称体感异常，指体内产生各种不适的或难以忍受的感觉，如感到某种牵拉、挤压、虫爬等，但不能明确指出确切的部位。这些不适常引起患者的不安，可构成疑病观念的基础。多见于抑郁状态、精神分裂症及颅脑创伤所致精神障碍。

（二）知觉障碍

知觉障碍（disturbance of perception）在临床上最常见，是精神疾病的主要症状。常见症状有错觉和幻觉。

1. 错觉

错觉（illusion）是歪曲的知觉，即将客观存在的事物歪曲地感知为与实际不相符合的事物。例如，将大树后面的石头看成躲藏的人。正常人也可存在错觉，如在光线不良、恐惧紧张的状态下，如杯弓蛇影、草木皆兵等。正常人的错觉一般在验证后很快消除。精神病理性错觉临床多见为错听和错视。病理性错觉常在意识障碍时出现，且带有恐怖色彩，多见于器质性精神障碍的谵妄状态。

2. 幻觉

幻觉（hallucination）是一种虚幻的知觉，指患者可以感知到客观现实并不存在的事物。例如，患者在无人在场的情况下听到了别人辱骂自己的声音。幻觉是临床上最常见的且重要的精神病症状，常与妄想合并存在。

（1）按所涉及的器官分类

①幻听（auditory hallucination）：临床最常见且内容多样。其中最多见的是言语性幻听，声音清晰，可分辨出男女。一般多为单人或群体直接对患者讲话，内容以训斥、嘲讽、命令或辱骂多见。命令性幻听有自伤或伤人的风险。

②幻视（visual hallucination）：较常见。内容丰富多样，形象清晰、鲜明、具体，偶尔也较模糊。形象比实际物体大的称为视物显大性幻视；形象比实际物体小的称为视物显小性幻视。在意识障碍时，幻觉多为恐怖的鬼怪、猛兽，多见于谵妄状态。意识清晰时多见于精神分裂症。

③幻嗅（olfactory hallucination）：患者常闻到难闻的气味，如腐烂的食品、化学药品等。幻嗅常与其他幻觉和妄想结合。首发幻嗅，需要考虑颞叶癫痫或颞叶器质性损害。

④幻味（gustatory hallucination）：较少见。患者主诉尝到食物中的某些特殊味道而拒绝进食。常和其他幻觉、妄想合并出现。

⑤幻触（tactile hallucination）：也称皮肤黏膜幻觉。临床上常见的是麻木感、刀刺感、虫爬感等。多见于精神分裂症、脑器质性精神病。

⑥内脏性幻觉（visceral hallucination）：患者感到躯体内部某一脏器在扭转、断裂或有虫爬感，是一种异常的知觉体验。常与疑病妄想、虚无妄想，或被迫害妄想伴随出现，多见于精神分裂症或重度抑郁发作患者。

(2) 按体验来源分类

①真性幻觉（genuine hallucination）：指患者所体验到的幻觉形象鲜明生动，与客观事物完全相同。幻觉存在于外部客观空间（如教室或操场），并且是直接通过感觉器官获得的。

②假性幻觉（pseudo hallucination）：幻觉形象不够清晰、鲜明，幻觉形象并非通过患者感官获得，而仅产生于患者的脑内（主观空间）。例如，不通过耳朵也能听到脑中有人讲话的声音。

(3) 按产生的条件分类

①功能性幻觉（functional hallucination）：一种伴随现实刺激而同时出现且同时消失的幻觉。常见的是功能性幻听。例如，患者听到了钟表的滴答声，同时听到声音在骂他"坏蛋"。前者是真实存在的声音，后者是幻听，两者同时为患者所感知，互不融合。多见于精神分裂症或心因性精神病等。

②思维鸣响或思维化声（audible thought）：又称思维回响（thought-echoing），指患者想到什么就能听到幻听讲出他的想法。例如，患者想吃饭即出现了"吃饭"的声音。多见于精神分裂症。

③反射性幻觉（reflex hallucination）：指某一感官接受现实刺激时，另一个感官出现幻觉的现象。例如，听到别人哭泣时感到自己头痛。见于精神分裂症。

④入睡前幻觉（hypnagogic hallucination）：出现在入睡前，患者闭目就能看到幻觉形象，多为幻视，如看到各种动物、风景或人体的个别部分，与睡梦时的体验相似，患者对周围环境感知困难。多见于酒精中毒或谵妄状态。

⑤心因性幻觉（psychogenic hallucination）：在强烈的心理因素的影响下出现的幻觉，幻觉内容与心理因素有密切的联系。见于心因性精神病、癔症等。

（三）感知综合障碍

感知综合障碍（psychosensory disturbance）指患者对客观事物的整体属性能够感知，但对这一事物的某些个别属性如大小、形象、颜色、距离、空间位置等产生错误的感知，多见于癫痫。常见症状如下。

(1) 视物变形症（metamorphopsia） 患者感到周围的人或物在大小、形状、颜色等方面发生了改变。分为视物显大症（macropsia）和视物显小症（micropsia）。

(2) 空间感知综合障碍 患者感到周围事物的距离发生改变，如事物变得接近或离远。

(3) 时间感知综合障碍 患者对时间的快慢出现不正确的知觉体验，如感到时间在飞逝，似乎置身于"时空隧道"，外界世界变化异乎寻常。

(4) 非真实感 患者对周围事物和环境感到发生了变化，模糊不清，缺乏真实感。见于抑郁症、精神分裂症。

二、思维障碍

思维障碍主要包括思维形式障碍（disorders of the thinking form）和思维内容障碍（disorders of the thinking content）。思维形式障碍主要以联想过程的障碍为主要表现形式，思维内容障碍主要以妄想、超价观念、强迫观念为主要表现形式。

（一）思维形式障碍

1. 思维奔逸

思维奔逸（flight of thought）是一种兴奋性的思维联想障碍。指联想过程速度加快、数量增多，内容丰富生动。患者表现健谈，说话滔滔不绝，叙述自己的脑子灵、反应快，思维敏捷，新的概念不断涌现，内容丰富。思维有一定的目的性，但时常被环境中的变化吸引而转移其话题，不能贯彻始终（随境转移），也可有音韵联想（音联）、字意联想（意联）。但患者思维逻辑过程非常浅显，结论虽然不荒谬，但往往肤浅、轻率而不深刻，给人以缺乏深思熟虑或信口开河之感。多见于躁狂症。

2. 思维迟缓

思维迟缓（retardation of thought）是一种抑制性的思维联想障碍，即联想抑制。与思维奔逸相反，以思维活动显著缓慢、联想困难、数量减少为特点。患者言语简短，语量减少，语速缓慢，语调低沉。患者自觉脑子变笨，反应迟钝，回答问题很困难，觉得脑子"空"并为此着急。有的患者病前伶牙俐齿，病后讲话不流利，说了上句不知道该如何说下句，惧怕与人讲话，与人接触较病前明显减少。此类症状常是抑郁症的典型表现之一。

3. 思维贫乏

思维贫乏（poverty of thought）指思维内容空虚，概念与词汇贫乏。这类症状在表现上虽然与上述症状类似，但本质不同。患者对于一般询问往往无明确应答性反应，或仅简单地答以"不知道""没什么"，平时也不主动说话。患者叙述"脑子空虚没什么可想的，也没什么可说的"。思维贫乏往往与情绪淡漠、意志缺乏伴随出现，是精神分裂症阴性症状的主要表现。思维贫乏也可见于痴呆状态。

4. 病理性赘述

病理性赘述（circumstantiality）以思维过程中主题转换带有黏滞性，停留在某些枝节问题而抓不住主要环节为主要特征。在叙述事物时，患者在个别细节问题上不厌其烦地做不必要的、详细的、累赘的描述，以致使一些无意义的繁文细节掩盖了问题的主要内容。患者表现为讲话啰嗦，讲半天讲不到主题，当医生要求患者回答简单一些，或回答问题的中心所在时，患者固执地非按自己的思维过程赘述下去。此种思维联想障碍多见于各种器质性损害所致的精神障碍及老年性精神障碍，最典型的是癫痫性精神障碍。

以上 1~4 为思维联想活动量和速度方面的障碍。

5. 思维松弛或思维散漫

思维松弛或思维散漫（looseness of thinking）指在精神分裂症的早期，患者的思维活动表现为联想松弛，内容散漫，对问题的叙述不够中肯，也很不切题，缺乏一定的逻辑关系，以致使人感到交谈困难，对其言语的主题及其用意也不容易理解。严重时可发展为破裂性思维。

6. 思维破裂

思维破裂（splitting of thought）指在意识清楚的情况下，思维联想过程破裂，缺乏内在意义上的连贯和应有的逻辑性。患者对此毫不察觉，或给以更为荒谬的解释。严重时，言语支离破碎，个别词句之间缺乏联系，成了"语词杂拌"。此类症状见于精神分裂症，是该病的特征性思维障碍，具有重要的诊断价值。

7. 思维不连贯

思维不连贯（incoherence of thought）表面上与破裂性思维十分相似，但产生的意识背景不同，它是在严重的意识障碍情况下产生的。患者的言语较思维破裂者更为杂乱，语句呈片段式，毫无主题可言。此类症状多见于感染中毒、颅脑创伤所致意识障碍、癫痫性精神障碍。

8. 思维中断

思维中断（blocking of thought）又称思维阻滞，指患者在无意识障碍及无外界干扰的情况下，思维过程突然出现中断。表现为讲话时突然停顿，恢复说话后所讲的内容与原来话题不同。多见于精神分裂症。

9. 思维插入

思维插入（thought insertion）指在患者思考的过程中突然出现与主题无关的其他联想。一部分患者可以对这个过程做出妄想性的解释。例如，患者认为配偶将宗教信仰植入自己的脑中。多见于精神分裂症。

10. 思维云集

思维云集（pressure of thought）又称强制性思维（forced thought），指不受患者意志支配的思想强制性地涌入脑中。通常突然出现，内容杂乱多变，又迅速消失。多见于精神分裂症和脑器质性精神障碍。临床上强制性思维可与思维中断交替出现。

【病例】男，25岁，精神分裂症。主诉：脑子很乱，自己控制不了自己，脑中大量涌现毫无关联的事情，刚想起来要做饭又想起和单位同事的争吵。

以上5～10为思维联想连贯性方面的障碍。

11. 象征性思维

象征性思维（symbolic thinking）指患者以普通的概念、词句或动作来表示某些特殊的、除患者以外旁人无法理解的意义。它是形象概念与抽象思维之间的联想障碍。如患者见人鞠躬，表示自己是人民的公仆，为人民服务。多见于精神分裂症。需要注意的是，正常人也可有象征性思维。正常人的象征是以传统和习惯为基础的，如鸽子象征和平，龙象征中华文明，彼此是能够理解的，而且不会把象征当作现实的东西。

12. 语词新作

语词新作（neologism）指患者创造一些文字、图形或符号，并赋予特殊的意义。例如，一个圆圈中间写个"手"字，解释为团结；将符号"％"解释为分居。常与思维破裂合并出现，多见于精神分裂症。

13. 逻辑倒错性思维

逻辑倒错性思维（paralogic thinking）以思维联想过程中逻辑的明显障碍为主要特征。其特点是推理过程荒谬，既无前提，又缺乏逻辑根据，推理离奇古怪，不可理解，甚至因果倒置。例如，患者拒绝进食是认为动物体内流淌着像人类一样红色的血液，具有生命，而植物体内流淌着绿色的血液，也具有生命，所以也不可以吃。多见于精神分裂症和偏执性精神病。

14. 诡辩性思维

诡辩性思维（sophistic thinking）是思维联想过程中表象和概念在逻辑论证上的联想障碍。它的特点是认识内容空泛，缺乏现实意义和确切的根据，所议论的课题常是一些想入非非的事情。患者无限制地运用一些空洞且缺乏意义的词句，长篇阔论，侃侃而谈，并拒绝接受别人的批评和意见，给人一种诡辩的印象。多见于精神分裂症。

以上11～14为思维逻辑性方面的障碍。

（二）思维内容障碍

1. 妄想

妄想（delusion）是思维内容障碍中最常见、最重要的症状，是一种在病理基础上产生的歪曲的信念、病态的推理和判断。信念的内容虽然不符合客观事实，但是患者对此坚信不疑，无法以亲身体验和经历加以纠正。妄想与正常人错误的想法不同，正常人错误的想法通过澄清、教育和生活经验的积累可以得到纠正。

（1）妄想的分类

①按起源分类

原发性妄想（primary delusion）：突然发生，内容不可理解，与既往经历、当前处境无关，也不是来源于其他异常心理活动的病态信念。原发性妄想是精神分裂症的特征性症状，对于诊断具有重要价值。

继发性妄想（secondary delusion）：以错觉、幻觉、某种愿望或情绪低落或高涨为基础产生，如心因性偏执状态的妄想、抑郁症的自罪妄想、躁狂症的夸大妄想等均属于继发性妄想。妄想观念可随着产生妄想的心理因素消失而消失，见于多种精神疾病。

②按结构分类

系统性妄想：发展缓慢、结构严密，逐渐发展成系统化且有不断泛化趋势的妄想，多见于原发性妄想。

非系统性妄想：内容凌乱、前后矛盾、杂乱无章，多继发于意识障碍、智能障碍以及其他感知觉障碍。

③按思维性质分类

释义性妄想：又称判断性妄想，主要是理性认识的障碍，妄想系统化，患者从病态思维出发，将与妄想观念相矛盾的一切信息置于不顾，对客观现象做片面的解释，甚至将与当前妄想毫不相干的既往经历也包括进去（即妄想的逆行性扩张）；或以固定信念的方式解释对方的所作所为和周围事物的一切安排。例如，确认某异性对自己钟情（钟情妄想）；认为自己不是父母亲生的（非血统妄想）；患者本人是名门后代（夸大妄想）等。

形象性妄想：以鲜明的表象占主要的地位。内容可接近现实，有时则完全是想象的。例如，患者声称自己力大无穷，才貌出众。有时以躯体内感受器的改变为基础，如诉"肺肠都烂了""只剩下一个躯壳"（疑病妄想）。

（2）妄想在临床上常见的类型

①关系妄想（delusion of reference）：又称牵连观念（idea of reference），患者常把周围环境中一些实际与他无关的现象，如电视新闻、报纸文章、别人的言语等都认为与他本人有关。常与被害妄想交集在一起。多见于精神分裂症。

②特殊意义妄想（delusion of special significance）：可在关系妄想的基础上产生，患者认为周围人的言行、平常的举动不仅与他有关，且具有特殊的意义。例如，某患者被诊断为精神分裂症，患者感到周围人的言行都是针对他而做的，有人唱《红梅赞》，他认为是在用死亡威胁他，有人看《恐怖谷》的书，他认为是在暗示他将遭到残杀。此种妄想结构多较抽象且脱离现实，常见于精神分裂症。

③被害妄想（delusion of persecution）：是最常见的一种妄想类型。患者无中生有地坚信周围有些人或某些集团对他进行不利的活动，进行打击、陷害、谋害、破坏。如在饭里放毒、跟踪监视、或策划某种阴谋等。起初从怀疑开始，进而出现关系妄想，继而发展为被害妄想。常与幻觉关联，并可以与其他妄想如夸大妄想、钟情妄想等同时存在。常见于精神分裂症及偏执狂。

【病例】男，50岁，精神分裂症。患者于3年前开始觉得脑子不好，无法集中注意力，经常失眠，自认为是别人在他饭里放毒"暗害"他。

④影响妄想（delusion of influence）：又称物理影响妄想（delusion of physical influence）。患者认为自己的精神活动（思维、情绪、意志、行为）受到了外力的干扰、控制、支配和操纵，或认为有外力刺激自己的躯体，产生了种种不舒服的感觉。甚至认为自己的内脏活动，如消化、血压、睡眠等也都受到了外力的操纵和控制。患者对这种体验的解释往往是受到某种仪器（如计算机、脑电波）的影响。在某些疾病中，这些影响体验伴有明显的不自主感、被控制感，构成精神自动症的组成部分之一，也是精神分裂症的特征性症状之一。

【病例】男，30岁，精神分裂症。患者常常觉得自己不能自由地控制自己的思想和行为，认为外星人接管了自己的身体，并控制着自己的行为。

⑤夸大妄想（delusion of grandeur）：多发生在情绪高涨的背景下，内容常因时间、环境、患者的文化水平和经历而有很大不同。例如，认为自己是伟大的发明家、科学家、国家领导人等。常见于麻痹性痴呆、躁狂症和精神分裂症。

⑥罪恶妄想（delusion of guilt）：患者毫无根据地认为自己犯了严重错误和罪行，以致国家和人民遭受了不可弥补的损失；认为自己罪大恶极，死有余辜，应该受到惩罚。患者主动要求进监狱劳动改造或通过拒食、自杀等手段以赎其罪。常见于抑郁症和精神分裂症。

⑦疑病妄想（hypochondriacal delusion）：又称臆想妄想。患者毫无根据地认为自己患了某种严重躯体疾病或不治之症，通过一系列详细的检查和多次反复的医学检验都不能纠正患者的这种病态信念。此类妄想以幻触或内脏感受器感知障碍为基础。严重时患者诉说"内脏已经烂了""肺已经不在了""我本人只剩下一个躯壳了"（虚无妄想，Cotard综合征）。常见于精神分裂症、老年期抑郁症和脑器质性精神病。

⑧嫉妒妄想（delusion of jealousy）：患者坚信爱人对自己不忠诚，另有外遇，因此对爱人行为加以检查和跟踪。男性的嫉妒妄想多见于慢性酒精依赖伴有性功能减退的患者。也可见于精神分裂症、反应性精神病及偏执性精神病等。

【病例】女，28岁，精神分裂症。结婚3年，夫妻感情好。半年来坚信丈夫有外遇，辞职后每日尾随丈夫外出，见到丈夫和其他女人讲话就大怒，指责他们谈情说爱。

⑨钟情妄想（delusion of love）：即被钟情妄想，患者坚信某异性对自己产生了爱情，即使遭到了对方严词拒绝，仍毫不置疑，认为对方是在考验自己对爱情的忠诚，依旧纠缠对方。

⑩被窃妄想：患者认为自己所收藏的东西被人偷窃。它可能与老年人的心理、生理特征，如对人的不信任、猜疑以及记忆减退有关。多见于脑器质性精神障碍、老年抑郁症等。

⑪内心被揭露感（experience of being revealed）：又称被洞悉感、读心症（mind reading）。患者认为自己所想的事已经被人知道，虽然患者说不出是怎样被人知道的，但是确信已经尽人皆知，甚至搞得满城风雨，所有的人都在议论他。内心被揭露感与假性幻觉、被控制感相结合而出现，即康金斯基综合征，为精神分裂症的特征性症状。

⑫变兽妄想（lycanthropy）：患者确信自己变为某种动物如猪狗等，并有相应的行为异常，如吃草、趴在地上等。

妄想是精神疾病病理性的表现，明确妄想的存在对判断是否为精神疾病十分重要，也是诊断的主要依据。在许多精神疾病中，在妄想往往是主要的临床症状。但是，由于病因和疾病性质的不同，以及患者病前性格特点及精神活动的其他各方面特点的影响，尽管同属一种妄想，不同患者在不同的精神疾病中，在妄想的内容、结构及发展上仍会呈现明显的差别。

2. 超价观念

超价观念（overvalued idea）指由某种强烈情绪加强了的，并在意识中占主导地位的观念。这种观念一般都是对某种事实做出超乎寻常的评价，并坚持这种观念，因而影响其行为。这种错误观念的产生是强烈情绪的影响造成的，在逻辑推理上并不荒谬，而接近正常思维。从内容上讲是某些现实的反映，与切身利益有关，如自身的健康、亲人的安危、荣誉、发明创造等，如个别发明家、艺术家存在对个人天才的超价观念，他们的想法与事实不相符合，并且由于他们过于迷恋这样的想法，从而不易纠正。超价观念常见于人格障碍和心因性障碍。

3. 强迫观念

强迫观念（obsessive idea）即强迫性思维，指某一观念或概念多次重复地出现于患者的思想，且伴有主观的被迫感觉和痛苦感。患者完全明白这一思想是不必要的或荒谬的，并力图加以摆脱，但是它却违反患者的意愿而纠缠不休。

强迫性思维可表现为某一种想法，某几句话、诗歌或片段的旋律。有时表现为对某些事件的回忆、计数（强迫性回忆、强迫性计数），反复思考无意义的问题（强迫性穷思竭虑），脑中总是出现一些对立的思想（强迫性对立思维），总是怀疑自己的行动是否正确（强迫性怀疑）。强迫性思维常伴有强迫动作，如强迫检查。

【病例】男，50岁，强迫性回忆。患者自诉近半年来总是回想刚过去的事情，如开车外出，总在想：刚刚有没有闯红灯，有没有转错路口，有没有碰到猫猫狗狗等。如果正在想的时候被打断，患者就必须从头再想一遍，明知没有必要，却控制不住，非常苦恼。

三、注意障碍、记忆障碍与智能障碍

（一）注意障碍

在大脑器质性损害时，注意障碍（disturbance of attention）是最常见的本质损害。临床上注意障碍大致可分为以下三个方面：注意程度方面的障碍，包括注意增强和注意减弱；注意稳定性方面的障碍，包括注意转移、注意涣散和注意固定；注意集中性方面的障碍，包括注意狭窄和注意缓慢。

1. 注意增强

注意增强（hyperprosexia）指在某些精神病状态下，患者特别易于注意某事物。注意增强有两种：一种是注意指向外在的某些事物，对某些细节保持高度注意和警惕；另一种是指向患者本身的某些生理活动，如疑病者过分关注自己的健康状态。多见于神经症、更年期精神障碍。

2. 注意减弱

注意减弱(hypoprosexia) 指主动及被动注意的兴奋性减弱，也称注意松懈（注意迟钝）。患者的注意力难于在较长时间内集中于某一事物，同一时间内所能掌握的客体范围显著缩小，注意的稳定性也显著下降。注意力不集中会影响患者的记忆，出现记忆减退。多见于疲劳状态、脑器质性精神障碍即伴有意识障碍者。

3. 注意转移

注意转移(transference of attention) 主要指被动注意的兴奋性增强，但注意不持久，注意的对象不断转换。多见于躁狂状态。

4. 注意涣散

注意涣散(divergence of attention) 指主动注意明显减弱，即注意力不集中，患者不能将注意力集中于某一事物并保持相当长的时间，以致注意很容易分散。例如，读了很长时间的书仍不知所云，就像没读过一样。多见于精神分裂症。

5. 注意固定

注意固定(fixation of attention) 指患者的注意稳定性显著增强。病理性多见于有妄想症状者或者有强迫观念的患者。

6. 注意狭窄

注意狭窄(narrowing of attention) 指患者的注意范围明显缩小，主动注意减弱。当患者集中注意于某一事物时，其他一般易于唤起注意的事物并不能引起他的注意。多见于朦胧状态及痴呆患者。

7. 注意缓慢

注意缓慢(blunting of attention) 指患者注意兴奋性的集中困难和缓慢，但是注意的稳定性障碍较小。患者对第一个问题的回答完全正确，但对他不断提问时，其回答就显得缓慢。这主要是由于注意的兴奋性缓慢和联想过程缓慢。多见于抑郁症。

（二）记忆障碍

记忆障碍（disturbance of memory）可以在识记、保存、认知、回忆这四个不同部分发生，但一般都是同时受损，只是严重程度不同而已。

临床上记忆障碍分为两方面：记忆的量方面，包括记忆增强、记忆减退和遗忘等；记忆的质方面，包括错构症、虚构症和潜隐记忆及似曾相识症等。

1. 记忆增强

记忆增强(hypermnesia) 是一种病理的记忆增强，表现为病前不能够且不重要的事都能回忆起来。常见于轻躁狂状态、偏执状态、抑郁状态及有系统性妄想的患者。

2. 记忆减退

记忆减退(hypomnesia) 指识记、保存、再认和回忆普遍减退，临床常见。早期常是回忆减退，特别是对日期、年代、专用名词、术语、概念等的回忆发生困难，表现为近、远记忆减退，或由近及远的记忆减退。可见于正常老年人及脑动脉硬化患者和有其他脑器质性损害的患者。

3. 遗忘

遗忘(amnesia) 指回忆的丧失，是局限于某一事件或某一时期内经历的遗忘。

遗忘的几种不同表现：

（1）顺行性遗忘（anterograde amnesia） 即回忆不起疾病发生以后一段时间内所经历的事件。遗忘的时间和疾病同时开始。见于脑震荡、脑挫伤后。

（2）逆行性遗忘（retrograde amnesia） 即回忆不起疾病发生之前某一阶段的事件。遗忘可能是完全的或部分的，但大多数只涉及较短的一段时间。多见于脑卒中后、颅脑损伤伴严重意识障碍时。

（3）进行性遗忘（progressive amnesia） 主要是再认和回忆的功能明显受损，识记和保存功能所受的影响不大或有部分受损。主要见于老年性痴呆。

（4）心因性遗忘（psychogenic amnesia） 由严重的创伤性情绪体验引起，疾病产生的原因多与患者犯了某种严重错误或罪行有关。遗忘的内容只限定于与某些痛苦体验有关的事。多见于癔症。

4. 错构症

错构症（paramnesia）是记忆的错误，表现为对过去曾经历过的事件在发生地点、情节或时间上出现错误的回忆，并坚信是事实，而予以相应的情绪反应。多见于酒精中毒性障碍、脑外伤性痴呆。

5. 虚构症

虚构症（confabulation）也是一种记忆的错误，表现为患者在回忆中将过去事实上从未发生的事或体验说成是确有其事。患者以这样一段虚构的事实来填补他所遗忘的那一片段的经过。多见于酒精中毒性精神障碍、老年性精神病、麻痹性痴呆等。

6. 潜隐记忆

潜隐记忆（kryptomnesia）或称歪曲记忆，是指患者对不同来源的记忆混淆不清，互相颠倒，患者将自己过去看过的或听到的，或是在自己梦中体验过的事物的回忆，认为是自己实际体验过的事物。潜隐记忆分为两种：一种是将别人经历过的事回忆成是他本人实际发生过的事；另一种是将患者本人实际上经历过的事物回忆为是听到的、看到过的或读到过的。

7. 似曾相识症或熟悉感和旧事如新症

似曾相识症或熟悉感（deja vu）和旧事如新症（jamais vu）指患者在体验新事物时，有一种似乎早已体验过的熟悉感，或对已经多次体验过的事物有似乎从未体验过的生疏感。这两种症状一般认为是与识记障碍有关。多见于癫痫患者。

（三）智能障碍

智能障碍（disturbance of intelligence）表现为全面性的或部分性的智能减低，程度严重时称为痴呆。

智能障碍主要有两种类型：精神发育迟滞和痴呆。

1. 精神发育迟滞

精神发育迟滞（mental retardation）也称智力落后。这类障碍是指在胎儿期、出生时或婴幼儿期，大脑的发育由于遗传、感染、中毒、头部外伤、内分泌异常或缺氧等因素受到阻碍，以致大脑发育不良，或受到阻滞，使智能的发育停留在一定的阶段。

2. 痴呆

痴呆（dementia）是一种综合征，常是慢性或进行性的，可见定向、记忆、理解、计算、学习等能力以及判断力的障碍，并伴有影响脑功能的器质性情况。常见于老年性痴呆、动脉硬化性精神障碍、麻痹性痴呆及脑炎后遗症等。

四、自知力障碍

自知力也称内省力，是指患者对自身精神状态的判断能力。患病个体对自己的精神状态丧失判断能力，否认它们是不正常的，甚至拒绝治疗，称为自知力丧失。自知力丧失在临床上是判断精神障碍的重要指标之一。

第二单元 情绪障碍

在精神疾病中，情绪障碍通常表现为三种形式，即情绪性质的改变、情绪稳定性的改变及情绪协调性的改变。

一、以程度变化为主的情绪障碍

以程度变化为主的情绪障碍可表现为躁狂、抑郁、焦虑和恐惧等。正常人在一定的处境下也可表现上述情绪反应，因此只有当此种反应持续1~2周以上，且不能依其处境来解释时，方可作为精神症状。

（一）情绪高涨

情绪高涨（elation）指情绪活动显著增高，表现为不同程度的病态喜悦，自我感觉良好，有与环境不相符的过分的愉快、欢乐。语音高昂，眉飞色舞，喜笑颜开，表情丰富。表现为难以理解的、带有感染性的情绪高涨，且易引起周围人的共鸣，常见于躁狂症。

（二）情绪低落

情绪低落（depression）指患者情绪低沉、整日愁眉不展、唉声叹气，觉得自己前途灰暗。严重时悲观绝望，甚至出现自杀观念及行为。常伴有思维迟缓、言语及动作减少、意志减退、反应迟钝等，生理表现为食欲差、闭经等。情绪低落为抑郁症的典型症状之一。

（三）焦虑

焦虑（anxiety）指在缺乏明显客观因素的情况下，患者表现为顾虑重重、紧张恐惧，以致坐立不安、唉声叹气，似有大祸临头，惶惶不可终日。劝解仍不能消除焦虑。多见于焦虑症、恐惧症及更年期精神障碍。

（四）恐惧

恐惧（phobia）指患者处于特定环境或面对某一特定事物时所产生的与现实情况不符的紧张害怕的情绪反应，常伴有明显的自主神经功能紊乱症状，如心悸、气急、出汗、四肢发抖，甚至大小便失禁等。明知道没有必要，却无法摆脱。恐惧常导致回避行为。多见于恐惧症及精神分裂症早期。

二、以性质改变为主的情绪障碍

（一）情绪迟钝

情绪迟钝（emotional blunting）指患者对本来能引起强烈情绪反应的刺激表现较平淡，并缺乏与之相应的内心体验。例如，对亲人不关心。多见于精神分裂症或某些器质性精神障碍的早期。继续发展下去则称为情绪淡漠。

（二）情绪淡漠

情绪淡漠（apathy）指患者对于外界的任何刺激均缺乏相应的情绪反应，即使对与自身有密切利害关系的事情也如此。患者对周围发生的事物漠不关心，面部表情冷淡呆板，内心体验贫乏。可见于慢性精神分裂症晚期或严重痴呆的患者。

（三）情绪倒错

情绪倒错（parathymia）指情绪表现与其内心体验或处境不协调而产生颠倒的现象。例如，听到令人高兴的事时表现伤感；或在描述他自己遭受迫害时，却表现为愉快的表情。多见于精神分裂症。

三、脑器质性损害的情绪障碍

（一）情绪脆弱

情绪脆弱（emotional fragility）指在外界细微刺激影响下易引起患者的情绪波动，并产生较强烈的无法克制的悲伤、愤怒、兴奋激动的情绪。多见于癔症、脑动脉硬化性精神障碍。

（二）易激惹

易激惹（irritability）表现为极易因小事而引起较强烈的情绪反应，持续时间一般较短。常见于甲状腺功能亢进、躁狂状态、癔症、人格障碍或器质性精神障碍等。

（三）强制性哭笑

强制性哭笑（spontaneous crying and laughter）是一类在脑器质性精神障碍中常见的症状。指患者在没有任何外界刺激的影响下，突然出现不能控制或带有强制性的哭或笑，面部表情与患者的情绪内容完全不符。

（四）欣快

欣快（euphoria）一般指在脑器质性精神障碍时出现的病态愉快心境。患者说不清高兴的原因，说话内容多单调刻板，面部表情也给人以呆傻、愚蠢的感觉，难以引起正常人的共鸣。

第三单元　意志障碍和行为障碍

一、意志障碍

（一）表现在量方面的变化

临床上常见以下两种症状。

1. 意志增强

意志增强（hyperbulia）指一般意志活动的增多。这类症状的产生往往与其他精神活动有密切的内在联系，或以其为基础，或受其影响，如躁狂状态的患者可在情绪高涨的基础上出现意志增强，精神分裂症患者可在妄想的支配下出现意志增强。

2. 意志减退

意志减退（hypobulia）指患者的意志活动显著减少，由于情绪低落对周围一切兴趣索然，以致意志消沉，不愿意参加外界活动，对一切都懒于料理，严重时卧床不起，日常生活不能自理。意志减退是抑郁症的主要表现之一。

（二）表现在质方面的变化

临床上常见以下三种症状。

1. 意志缺乏

意志缺乏（abulia）指患者对任何活动都缺乏明显的动机，没有确切的企图或要求，不关心事业，也不要求学习和工作，缺乏主动性和积极性，行为被动，在个人生活方面也变得极端懒散，严重时连本能要求也没有，经常独处，行为孤僻、退缩，与周围环境不协调。这类症状常与思维贫乏、情绪淡漠同时出现，多见于精神分裂症，也可见于器质性精神障碍的痴呆状态。

2. 意向倒错

意向倒错（parabulia）指患者的意向要求与一般常情相违背或为常人所不允许，因此患者的某些活动或行为使人感到难以理解。例如，伤害自己的身体，吃正常人不能吃的东西（如泥土、大便等）。这些行为有时可以在某些幻觉和妄想的支配下产生，多见于精神分裂症。

3. 矛盾意向

矛盾意向（ambivalence）指患者对同一事物同时产生对立的、相互矛盾的意志活动，且患者意识不到它们之间的矛盾性，故不能自动纠正，多见于精神分裂症。

二、行为障碍

临床上常见的行为障碍有以下几种。

（一）兴奋状态

兴奋状态（excitement）指整个精神活动的增强。由于疾病性质不同，可以有很多不同的表现，具体有以下四类。

1. 躁狂性兴奋

躁狂性兴奋（manic excitement）包括情绪高涨、思维奔逸和意志增强，且伴有一种自身感觉良好的舒适感。兴奋遍及精神活动各个方面，以情绪高涨最突出。患者的认知、情感、意志之间及其与周围环境完整协调。同时，患者的意志活动和表情也与当时他的思想、内心体验和愿望相一致，容易引起别人的共鸣。主要见于情绪性精神障碍的躁狂状态。

2. 青春性兴奋

青春性兴奋(hebephrenic excitement) 患者的动作和行为缺乏动机、目的及一定的指向性，以致杂乱无章，不可理解。本能意向（食欲、性欲）增强，严重时可出现意向倒错。此外，在整个临床表现中都有一种特殊的愚蠢、幼稚、做作、冲动、荒谬和离奇的特点，故即使患者显得很快乐，也不能引起他人情绪上的共鸣。主要见于精神分裂症。

3. 紧张性兴奋

紧张性兴奋(catatonic excitement) 患者表现为突然发作的兴奋，强烈、粗暴、冲动、杂乱，但又单调刻板，且有局限性，往往无端攻击他人，伤人毁物，无明确的原因、指向和目的，使人无法捉摸。一般持续时间较短，与紧张性木僵交替出现，主要见于精神分裂症。

4. 器质性兴奋

器质性兴奋(organic excitement) 患者表现为动作行为杂乱，有冲动性，甚至可出现攻击性行为。患者多有不同程度的智能障碍，严重时出现痴呆现象和人格改变。思维活动缓慢迟钝，反应时间较长，语量增多，但啰嗦琐碎，并常出现重复言语或持续言语。情绪脆弱而不稳定，易激惹，常出现欣快，有时可见强制性哭笑。多见于脑动脉硬化性精神病、老年精神病、慢性外伤性精神障碍和麻痹性痴呆等疾病。

（二）木僵状态

木僵状态(stupor) 根据发病机制不同，可分为以下四类。

1. 紧张性木僵

紧张性木僵(catatonic stupor) 轻时患者的言语、动作和行为显著减少、缓慢，举止笨拙，严重时运动完全抑制，缄默不语，不吃不喝，保持一个固定不变的姿态僵住不动，任何刺激都不能引起相应的反应或躲避。累及吞咽活动患者不咽唾液，任其沿口角外流，大小便潴留。白天一般多卧床不起，但在夜深人静时可稍有活动或自行饮食，被询问时可低声回答，严重时患者的肢体可任人随意摆布，即使摆在一个极不舒服的姿势，也可保持很久不变，这种现象称为蜡样屈曲。有时将患者头部抬高离开床面，他持续在一个好似枕着枕头的姿势躺着，即使很长时间，也不自动矫正，这种现象称为空气枕头。此时患者意识仍保持清晰，对外界变化仍能感知。他完全知道别人对他的摆布，但却不加以抗拒；当患者摆脱木僵状态后，能回忆并叙述病中的经过。见于精神分裂症。

2. 心因性木僵

心因性木僵(psychogenic stupor) 是一种在急剧而强烈的精神创伤下产生的抑制状态。患者的活动明显减少、呆滞、缄默，拒绝饮食，甚至呈现僵住状态。躯体方面常伴有自主神经系统功能失调的症状，如心跳加速、面色潮红或苍白、出汗、瞳孔散大等。有时可伴轻度意识障碍。当环境改变或外因消除后，木僵的症状就可消失，患者对此常不能完全回忆。常见于心因性精神障碍。

3. 抑郁性木僵

抑郁性木僵(depressive stupor) 多由急性抑郁引起。患者缺乏任何自主行动和要求，反应极端迟钝，经常呆坐不动或卧床不起，缄默不语。在反复劝导或追问下，有时可对外界刺激做出一些反应，如点头或摇头，或微动嘴唇，低声作答。此时，患者的情绪活动与内心体验相符。见于抑郁症。

4. 器质性木僵

器质性木僵(organic stupor) 是一种精神运动的抑制状态，表现不同程度的木僵，可伴有意识障碍及痴呆表现。常见于脑器质性疾病、癫痫、脑外伤或急性中毒等。

（三）违拗症

违拗症(negativism) 患者对于别人向他提出的要求不仅没有相应的行为反应，甚至加以抗拒，主要有以下两种表现：

(1) 主动性违拗（active negativism） 指患者做出与对方要求全然相反的动作。
(2) 被动性违拗（passive negativism） 指对别人的要求一概拒绝，不肯履行要求他做的事。

（四）被动服从

被动服从（passive obedience）指患者被动地服从别人的要求和命令，甚至一些不愉快的、无意义的、使患者难受的动作也绝对服从。

（五）刻板动作

刻板动作（stereotyped act）指患者持续地、单调而重复地做一个动作，尽管这个动作并没有什么指向性和意义。常和刻板言语同时出现。

（六）模仿动作

模仿动作（echopraxia）指毫无目的、毫无意义地模仿周围人的动作。常和模仿言语同时出现。

违拗症、被动服从、刻板动作、模仿动作均常见于精神分裂症。

（七）作态

作态（mannerism）又称装相。指患者做些愚蠢而幼稚的动作和姿态，并不离奇，但让人觉得好像是故意装出来的。见于精神分裂症。

（八）离奇行动、古怪动作

离奇行动、古怪动作指行为离奇古怪，不可理解，常无故做挤眉弄眼、装怪样、做鬼脸等奇怪的表情和动作。也见于精神分裂症。

（九）持续动作

持续动作（perseveration）指当周围人向患者提出新要求后，患者仍重复地做刚才所做的动作，常和持续言语同时出现。

（十）强制性动作

强制性动作（forced act）指不符合患者意愿且不受他自己支配而带有强制性质的动作。患者常无强烈的摆脱的愿望，故缺乏痛苦的体验，常见于精神分裂症，尤其是具有精神自动症[1]的患者。

（十一）强迫性动作

强迫性动作（compulsive act）是一种违背本人意愿、反复纠缠出现的动作，患者清楚地知道完全没有必要做这些动作，努力摆脱，但徒劳无益，患者常为此感到非常痛苦，对治疗的要求迫切。常见于强迫症和精神分裂症早期。

❓ 思考一分钟

1. 常见的知觉障碍有哪些？
2. 如何区分真性幻觉与假性幻觉？
3. 思维内容障碍的常见形式有哪些？
4. 你认为肥胖是意志力缺乏的结果吗？

第四节 常见精神障碍

《精神障碍诊断与统计手册（第五版）》（DSM-5）将精神障碍分为如下二十类：神经发育障碍，精神

---

[1] 精神自动症是由假性幻觉、物理影响妄想和被控制体验、内心被揭露感及系统的被害妄想综合引起的不自主病症。突出特点是患者具有强烈的精神上的不自主感。多见于精神分裂症。

分裂症谱系及其他精神病性障碍，双相及相关障碍，抑郁障碍，焦虑障碍，强迫及相关障碍，创伤及应激相关障碍，分离障碍，躯体症状及相关障碍，喂食与进食障碍，排泄障碍，睡眠-觉醒障碍，性功能失调，性别烦躁，破坏性、冲动控制及品行障碍，物质相关及成瘾障碍，神经认知障碍，人格障碍，性欲倒错障碍，其他精神障碍。

本节只介绍其中与心理咨询临床工作密切相关的内容。精神障碍的特点主要参考 DSM-5。

第一单元　精神分裂症及其他精神病性障碍

精神分裂症及其他精神病性障碍最重要的临床症状是精神病理性的，症状发生时个体很难理解什么是真实的，难以清晰地思考、与他人交流以及感受正常的情绪，需要心理咨询师特别注意加以鉴别，并及时转诊。

一、精神分裂症

精神分裂症（schizophrenia）是一种最常见、最严重的精神障碍。一般发病于青少年晚期或成年早期。可突然或缓慢起病。大多数起病的患者最初的一个迹象是不注重外表。患者可能无法规律地洗澡，或每天穿一样的衣服，继而在工作或学业上出现失误，言语变得模糊、混乱。加重进入急性发作期时患者的现实感丧失，典型特征为妄想、幻觉、思维缺乏逻辑、言语不连贯以及行为怪异。有滥用酒精或毒品及自杀的高风险。

二、短暂精神病性障碍

短暂精神病性障碍（brief psychotic disorder）是一种突然的、短期的精神病性行为。发病持续时间从一天到一个月，且至少包括以下特征中的一个：妄想、幻觉、言语紊乱、严重的紊乱和紧张症性行为。患者经常快速恢复，症状完全消失，所有功能最终会完全恢复到病前水平。短暂精神病性障碍与重大的应激相关，并不会演变为精神分裂症。女性产后有时也会出现这种障碍。

三、精神分裂样障碍

精神分裂样障碍（schizophreniform disorder）有类似精神分裂症的关键症状，但持续的时间较短，至少持续一个月，但少于六个月。一旦症状持续至少六个月就诊断为精神分裂症。

四、妄想障碍

妄想障碍（delusional disorder）是一组疾病的总称，有共同的特点，是以系统的妄想为主要临床症状，如关系妄想、被害妄想、嫉妒妄想、影响妄想等，但缺乏精神分裂症的特征性症状。妄想的形成有一定的现实基础，是在对现实片面认知的基础上发展的。思维始终有条理和逻辑，缺乏幻觉。病前人格多具有主观、固执、敏感、多疑、自尊心强、自我为中心、自命不凡等特点。一般起病相对较晚，临床上相对罕见。

五、分裂情感性障碍

分裂情感性障碍（schizoaffective disorder）是指精神分裂症相关精神病性症状（如幻觉和妄想）同时伴有重性情感障碍（抑郁发作或躁狂发作）存在或交替发作的一组症状"混合体"。

第二单元　双相障碍及相关障碍

双相障碍导致个体心境、能量和功能的显著改变，有些患者在明显的心境障碍发作期间有极端而强烈的情绪状态，这些不同于日常生活中正常的心境起落。临床上需要进行系统治疗，心理咨询是辅助性的，心理咨询师在临床工作中需要注意鉴别和转诊。

一、双相障碍

双相障碍（bipolar disorder）以极端的情绪波动（高度的兴奋和抑郁）及精力和活动水平的变化为特征。双相障碍第一次发作可能表现为躁狂或抑郁。躁狂发作一般持续几周，或者可能持续一两个月，通常比重性抑郁障碍持续的时间短、结束迅速。部分双相障碍患者在从躁狂阶段转向抑郁的过程中会企图自杀。DSM-5 中将双相障碍分为双相Ⅰ型障碍和双相Ⅱ型障碍。

（一）双相Ⅰ型障碍

个体有过一次躁狂发作，就可诊断为双相Ⅰ型障碍（bipolar Ⅰ disorder）。躁狂发作可发生在一次轻躁狂发作或一次抑郁发作之前或之后，且这些症状不是由于精神病性障碍所致。双相Ⅰ型障碍的重要风险因素是家族史，在一级亲属中有双相病史的人患病风险比普通人群高 10 倍。此外，双相Ⅰ型障碍的患者其自杀风险约比普通人群高 15 倍。

（二）双相Ⅱ型障碍

个体至少有一次重性抑郁发作和至少一次轻躁狂发作。注意，在双相Ⅱ型障碍（bipolar Ⅱ disorder）中没有躁狂期。

（三）双相Ⅰ型与Ⅱ型障碍的区别

双相Ⅰ型与Ⅱ型障碍的区分是基于患者是否经历过一次完全充分的躁狂发作。

双相Ⅰ型：患者在某个时间经历过至少一次充分的躁狂发作。可以没有重性抑郁发作。

双相Ⅱ型：多为轻躁狂发作的患者，同时至少经历一次重性抑郁发作，但是从来没经历过一次完全充分的躁狂发作。

二、环形心境障碍

环形心境障碍（cyclothymic disorder）是双相障碍中较轻的形式，以持续 2 年以上（儿童和青少年为 1 年以上）多次出现轻躁狂和抑郁症状为特征。通常起病于青少年晚期或成年早期，持续数年，患病期间很少有持续超过一个月或两个月的正常情绪期。但是，无论是躁狂期还是抑郁期，单种情绪单次出现的严重程度都无法达到双相障碍的诊断标准。

三、相关症状的定义

（一）躁狂发作

躁狂发作（manic episode）指一次发作至少持续 1 周，表现为情感高涨、思维奔逸和意志行为增强的特征。

（二）轻躁狂发作

轻躁狂发作（hypomanic episode）的症状与躁狂发作相似，但症状只需要连续持续 4 天。躁狂与轻躁狂之间的关键差异在于：心境的改变是否能被他人注意到。轻躁狂症状没有严重到足以导致因超速、斗殴而被逮捕，或由于说了冒失的话或做了冒失的事而失去重要的关系，没有严重到足以需要入院治疗的地步。症状不是由于滥用毒品或药物的效应所致。

（三）重性抑郁发作

重性抑郁发作（major depressive episode）指持续发作至少 2 周，表现为抑郁心境（感到悲伤、无望或情绪低落）、对平日感兴趣的活动丧失兴趣或愉悦感、精力不足或过度疲劳，并且无躁狂、轻躁狂既往病史。

第三单元　抑郁障碍

抑郁不同于正常的忧郁，抑郁可令人感到无望、无价值或内疚，持续数周、数月甚至数年，是一种严重的临床心理问题，但也是最能被治疗的一种精神障碍。临床上需要进行系统治疗，心理咨询是辅助性的，心理咨询师在临床工作中需要注意鉴别和转诊。

一、重性抑郁障碍

重性抑郁障碍（major depressive disorder，MDD）也称重度抑郁，是以情绪低落、感到无望或无意义，睡眠习惯或食欲发生变化，丧失对平常活动的兴趣为特征。病情具有时限性，患者经历过一次抑郁发作后，部分会恢复至病前的一般功能状态，但是抑郁会重复发生。季节性情感障碍是重性抑郁的一种。

二、持续性抑郁障碍

持续性抑郁障碍（persistent depressive disorder）也称恶劣心境（dysthymia），是一种持续的抑郁心境，病程至少为2年，其中症状发作的间隔期（即无症状时期）一次最长不超过两个月。恶劣心境一般起病于童年或青少年时期，一般可持续几年。

一些人同时患有恶劣心境和重性抑郁障碍，患者在长期恶劣心境的基础上经历过一次重性抑郁障碍发作，称为"双重抑郁"（double depression）。双重抑郁患者的抑郁发作一般比只患重性抑郁障碍的患者严重。

三、经前期烦躁障碍

经前期烦躁障碍（premenstrual dysphoric disorder，PMDD）在 DSM-5 中被作为一种新的诊断分类介绍。PMDD 是经前期综合征（premenstrual syndrome，PMS）的严重形式，是在女性月经前期（多为经前一周）发生的一系列与身体和情绪相关的症状，包括：情绪波动，突然流泪或感到悲伤，有抑郁情绪或感到无望，易激惹或生气，焦虑、紧张、坐立不安，对拒绝更敏感，有更多负性思维等，可在月经开始后几天之内逐渐缓解。

第四单元　焦虑障碍、强迫障碍及相关障碍

此类障碍在临床上需要进行系统治疗，心理咨询是辅助性的，心理咨询师在临床工作中需要注意鉴别和转诊。

一、焦虑障碍

焦虑是一种负性的情绪状态，特征是躯体紧张症状以及对未来的忧虑。每个人在受到压力时，都有过短期的忧虑，焦虑（anxiety）是个体面临威胁时的正常反应。当个体的焦虑与恐惧超过了与现实的匹配程度，影响到个体的日常生活，我们称之为焦虑障碍。现主要介绍以下5类。

（一）惊恐障碍

惊恐障碍（panic disorder）的核心症状是惊恐发作（panic attack）。惊恐发作是一种突发的强烈的恐惧体验或急性的不适感，常伴随有心悸、胸痛、呼吸短促、头晕等躯体症状。同时有极度的恐惧、大难临头感或濒死感，并且想要逃离个体所处的环境。发作时个体常到急诊室就诊，检查结果无异常。常起病于青少年晚期或成年早期，很少在14岁以前及64岁以后起病。

（二）广场恐怖症

惊恐发作可能会伴随广场恐怖症（agoraphobia），这种障碍的患者会害怕和回避任何使其感到不安全的情

境，严重的患者无法离家外出。

（三）广泛性焦虑障碍

广泛性焦虑障碍（generalized anxiety disorder，GAD）的特点是不限于特定的物体、情境或活动所引发的持续性焦虑和担忧，甚至严重影响个体的日常生活。其中最核心的特征是过度担忧。研究发现，其最初可能发生在青少年和成年早期，应用精神科药物和认知行为治疗可有效减轻焦虑症状但不能根治，一旦停止用药，症状就会复发。

（四）特定恐怖症

特定恐怖症（specific phobia）是一种持续性的对特定物体或情境的过度恐惧，这种恐惧超出了特定物体或情境构成的实际危险，严重影响个体的生活方式和社会功能。特定恐怖症包含多种类型，如动物恐惧、自然环境恐惧、血液恐惧、注射损伤恐惧、特定情境恐惧等。多起病于童年时期。幽闭恐惧症的发病年龄较晚，出现的平均年龄为20岁，女性比男性常见。特定恐怖症是最常见的心理障碍，其患者通常可以意识到自己的恐惧是夸大的或不切实际的，但仍然感到害怕。

（五）社交焦虑障碍

社交焦虑障碍（social anxiety disorder）又称社交恐怖症（social phobia），是指个体对社交情景害怕的程度超过了实际的风险，从而回避这些情境或忍受强烈的痛苦。社交焦虑障碍潜在的问题是对来自他人的消极评价或被拒绝过度恐惧。主要表现为害怕与人近距离的相处，害怕参加以自己为中心的活动，害怕当众演讲，害怕与重要的人物讲话，担心届时脸红［称为赤面恐惧（erythrophobia）］。有的患者害怕并回避别人的眼睛（称为对视恐惧）。较常见的恐惧对象有异性、严厉的上司或长辈等。多在青春期和成年早期发病。男女发病率相近。

二、强迫障碍及相关障碍

（一）强迫障碍

强迫障碍（obsessive-compulsive disorder，OCD）又称强迫症，是以强迫观念、强迫冲动或强迫行为等症状为主要表现的一组症状。患者深知其强迫症状不合理、不必要却无法控制或摆脱，因而焦虑和痛苦。强迫症与强迫人格有一定的关系。强迫症通常开始于青春期或成年早期，但也可能在童年期甚至童年早期出现。男女患病率基本相同。

强迫观念（obsession）：是指反复出现的、持续性的想法、冲动或心理意向，并且超出了人为可控制的范围。强迫观念的强烈和持久性足以干扰个体的正常生活，并且造成显著的心理痛苦和焦虑。常见的强迫观念主要有：强迫怀疑、强迫回忆、强迫性穷思竭虑。

强迫行为（compulsion）：是一种反复出现的行为（如洗手、检查门锁）或心理活动（如计数、祈祷、其他自定义仪式动作），个体感觉被迫或被驱使要执行这些行为。通常强迫行为是对强迫观念的反应，常会引发患者内心的痛苦。

强迫人格：突出表现为不安全感、不完善感、不确定感，因而小心多疑、事无巨细、精益求精、尽善尽美，且犹豫不决、优柔寡断。患者常常用理智控制感情，用逻辑束缚直觉，既严于律己又苛求别人。

（二）躯体变形障碍

躯体变形障碍（body dysmorphic disorder，BDD）又称"幻丑症"，其核心症状是一个长相十分正常的个体总是会幻想或夸大自己外表上的生理缺陷，如皮肤瑕疵、面部痘痘或身体上的痣等。躯体变形障碍的发病期从青春期早期到20多岁，高峰期是16~17岁。此类障碍心理门诊不常见，患者多由整形外科、皮肤科、耳鼻喉科转介而来。此类疾病的严重性体现在高自杀想法和自杀意图。

（三）囤积障碍

囤积障碍（hoarding disorder）在人群中的患病率为2%~5%，是强迫障碍患病率的两倍，男女患病率相近。临床上主要的三个特征为：过度购置物品、难以丢弃任何物品以及居住空间杂乱无章。囤积障碍患者为了获得安全感而产生想要积累和囤积物品的需要，对自己囤积的物品有强烈的心理固着感和依赖感，害怕失去它们。

第五单元　创伤及应激相关障碍

创伤事件是个体经历或看到的可怕的事情。应激是常见的感到紧张或压力的经历。创伤及应激相关障碍是心理咨询临床工作中的一个重要领域。

一、急性应激障碍

急性应激障碍（acute stress disorder）指个体暴露于创伤事件（如真实或威胁性的死亡、严重的生活事件或性侵害等）后3天到1个月内表现出适应不良的行为模式。患者可能曾经直接暴露于创伤或者目睹他人经历创伤，或者得知亲友经历了暴力或意外创伤的事件。参与重大自然灾害救助或战争中的战地记者也会发展出急性应激障碍。

需要注意的是并非所有个体在面临重大打击时都会出现急性应激障碍，其出现与否及其严重的程度取决于个体的易感性和应对方式。

创伤事件导致强烈的焦虑、害怕、无助或恐怖感。有急性应激障碍的个体经常会重新体验创伤的经历，经常有令人困扰的闯入性记忆或梦境；以闪回的形式重新经历创伤；感觉不真实或从所在环境或自我中分离（解离）；回避创伤的外在提示线索（如与创伤相关的地点或人物）；有睡眠问题；发展出易激惹或攻击性行为；对突如其来的噪声表现出夸张的惊跳反应。

临床症状最初多表现为茫然、注意狭窄、意识清晰度下降、定向困难，部分患者表现为激越兴奋、活动过多，也可表现为抑郁退缩，严重者达到木僵程度。焦虑症状常见，如出汗、心率加快等。有部分患者不能回忆创伤性事件。

急性应激障碍症状比创伤后应激障碍持续的时间更短。当症状持续超过1个月时，可发展成为创伤后应激障碍。压力反应也可能在1个月后快速结束。有部分急性应激障碍患者（约50%）发展为创伤后应激障碍。

二、创伤后应激障碍

创伤后应激障碍（posttraumatic stress disorder，PTSD）是一种个体在经历创伤后持续超过1个月的延长适应不良反应。其临床表现与急性应激障碍类似，但持续时间更长，可持续数月、数年甚至是几十年，并且是在创伤事件发生后很多个月甚至是多年以后才出现症状。

创伤后应激障碍患者的主要临床表现如下：

（1）重现创伤性体验（病理性的重现）　闯入性回忆、重复出现造成困扰的梦境、反复发生错觉或幻觉、闪回有关战场或被攻击者追逐的记忆。

（2）回避行为　回避与创伤相关的线索或情境、选择性遗忘、不愿意与人交往。例如，被强奸者回避再次回到那个地点或情境，退伍军人回避与战友重聚或回避任何有关战争的电影或报道。

（3）情绪麻木　内心麻木，仿佛失去了爱的感觉和能力。

（4）高唤醒　如警觉性增高、难入睡或睡眠不深、注意力集中困难、易激惹或突然爆发愤怒，以及夸张的惊跳反应（过分的担惊受怕）。

（5）情绪痛苦和社会功能受损　患者体验到持续的负面想法和情绪，兴趣爱好范围变窄，感觉与他人或亲人的关系疏远，对未来失去希望和信心等，但对与创伤无关的活动仍保持兴趣。

三、适应障碍

适应障碍（adjustment disorder）是一种面对应激源时适应不良的反应，它会以损害学业表现或工作表现的形式出现，例如，因为失恋而无法集中精力学习。一般在遭遇生活事件后 3 个月内出现，在 6 个月后消失。

常见的临床表现有：抑郁心境、自杀想法、焦虑或烦恼、失眠、感到不能应对当前的生活或无从规划未来，头痛、腹痛、胸闷、心慌等躯体症状，严重者社会功能受损。

适应不良反应的特点是在社交、学业、职业等重要领域的功能受损，或引起巨大的痛苦，超出应对该应激源通常出现的痛苦情绪的程度。在心理诊室中常见。

适应障碍有几种特定的类型，主要特征如下：

(1) 伴抑郁心境的适应障碍　主要表现为失落、流泪或无望感。
(2) 伴焦虑的适应障碍　担心、紧张和神经过敏。在儿童身上多表现为害怕与主要依恋对象的分离。
(3) 伴焦虑和抑郁心境的混合型情绪适应障碍　抑郁和焦虑的混合。
(4) 伴行为紊乱的适应障碍　侵犯他人的权利或违反个人所处年龄的社会常模，典型行为包括破坏、逃学、打架等。
(5) 伴混合型情绪和行为紊乱的适应障碍　同时存在情绪和行为的紊乱。
(6) 非特定的适应障碍　不能归类为任何一种适应障碍特定亚型的适应不良反应。

第六单元　分离障碍、躯体症状障碍及相关障碍

一、分离障碍

分离障碍（dissociative disorder）主要包括分离性身份障碍、分离性遗忘症、人格解体或现实解体障碍。这些障碍多表现为身份识别、记忆或意识的破坏或分离。

（一）分离性身份障碍

分离性身份障碍（dissociative identity disorder，DID）指个体中存在至少两种不同人格控制着个体的行为。这些人格具有不同的特征、记忆、行为举止，甚至是不同的发音方式。分离性身份障碍经常被非专业人士称作多重人格或者分裂人格障碍，与精神分裂症的区别如下：

(1) 精神分裂症比多重人格更常见，并伴有认知、情感和行为的分离。精神分裂症患者在认知、情感、行为水平上可能会不协调。
(2) 分离性身份障碍患者具有两个或多个人格，且每一个人格在认知、情感和行为水平上功能更完整。

（二）分离性遗忘症

分离性遗忘症（dissociative amnesia）被认为是最常见的一种分离障碍。在分离性遗忘中，病人无法回忆其重要的个人信息，包括创伤性或应激性经历。其与通常意义上的遗忘不同，分离性遗忘的记忆丧失是可逆的，有可能被唤起。过去也称为心因性遗忘症。

临床上将分离性遗忘症分为局部性、选择性、广泛性、持续性、系统性遗忘五种类型。

（三）人格解体或现实解体障碍

人格解体障碍（depersonalization）：是指对现实生活感受的暂时性丧失或改变。在人格解体的状态下，个体会感到自身与生活环境相分离，像是在做梦。

现实解体障碍（derealization）：是一种对外界环境的非现实感受，表现为一段时间内对所处的环境的知觉的奇怪改变。

健康的人偶尔也会体验到短暂的人格解体或现实解体感受。

二、躯体症状障碍及相关障碍

（一）躯体症状障碍

躯体症状障碍（somatic symptom disorder，SSD）曾被称为"躯体化障碍"，患者不仅仅是担心躯体的症状，而是对躯体的症状过于关注，以至于影响了日常生活中的想法、感受和行为。这些症状可涉及全身的各个器官，最常见的是胃肠道不适（如疼痛、打嗝、反酸、恶心、呕吐等）和异常的皮肤感觉（如瘙痒、刺痛、麻木、酸痛等），性及月经方面的主诉也常见。患者常伴有抑郁和焦虑障碍。

（二）转换障碍

转换障碍（conversion disorder）又称功能性神经症状障碍，以影响随意运动（如不能够行走或转动手臂）或者感觉功能丧失为特征，如不能看、听或感觉（冷暖与疼痛等），这些躯体症状的丧失或损伤无法用医学解释。一些经典的症状表现为瘫痪、癫痫、协调困难、失明、听觉或嗅觉丧失、肢体感觉麻木等。转换障碍的躯体症状通常出现在应激的情况下，经常首次发生于青春期或成年早期，也可起病于任何年龄。其症状出现得快，持续时间较短，且可以迅速消失。

（三）疾病焦虑障碍

疾病焦虑障碍（illness anxiety disorder，IAD）曾经被称为"疑病症"（hypochondriasis），其临床表现主要为担心或相信自己患有某种严重的躯体疾病。患者对于自身的健康状况高度焦虑与持续地担心，经常诉说不适，四处求医，尽管躯体检查及各种检验的结果均为正常仍不能打消患者的疑虑。

第七单元　进食障碍和睡眠障碍

一、进食障碍

进食障碍（eating disorders）主要表现为紊乱的饮食行为（重复发作的大量进食并自我催吐）和不适当的控制体重的行为。多发生于青少年时期或成年早期，年轻女性多见，常伴有其他形式的心悸障碍，如抑郁、焦虑障碍及药物滥用。

进食障碍主要分为神经性贪食、神经性厌食和暴食障碍3种主要类型。神经性贪食和神经性厌食是自我饥饿的心理障碍，可导致严重的后果甚至死亡。

神经性贪食（bulimia nervosa）：指的是在无法控制的暴食行为发作后，采取自行催吐、使用泻药或其他方式试图清除摄入食物的一种障碍。

神经性厌食（anorexia nervosa）：指个体严格限制食物的摄入，即使他们很饥饿，在旁人看来消瘦，个体依然会强烈恐惧体重增加或变胖，以致体重降到危险程度。

暴食障碍（binge-eating disorder，BED）：患者重复发作暴饮暴食，并为此感到痛苦，但是他们不会试图清除摄入的食物。患者的暴食发作平均每周至少一次，并持续三个月，发作时缺乏进食控制，进食量远多于同一时间段内一般人能够消耗的最大摄入量。暴食障碍比神经性贪食或神经性厌食更常见。

二、睡眠-觉醒障碍

睡眠-觉醒障碍（sleep-wake disorders）主要包括失眠障碍、发作性睡病、与呼吸相关的睡眠障碍、睡眠异态和其他睡眠-觉醒障碍等。

第八单元　性和性别相关障碍

一、性别烦躁

性别认同（gender identity）是心理上对自己是男性还是女性的感觉。大部分个体的性别认同与其生理或基因性别是一致的。性别认同通常在 18 个月到 3 岁之间发展出来。研究发现，在一致的性别认同和不一致的性别认同中都存在生物学基础，同时也受到环境的影响。

性别烦躁（gender dysphoria，过去也称为性别认同障碍）的诊断适用于那些在其解剖性别和性别认同之间产生冲突而经历严重个人痛苦、功能严重受损的人。

二、性功能失调

性功能失调（sexual dysfunction）是指持续存在的与性兴趣、性唤起或性反应相关的问题。

性功能失调分为以下 3 大类：

（1）与性兴趣、性欲望或性唤起问题相关的障碍，包括：男性性欲低下障碍、女性性兴趣/性唤起障碍、勃起障碍。

（2）与性反应问题相关的障碍，包括：女性性高潮障碍、延迟射精、早泄。

（3）与性交疼痛问题相关的障碍（女性），包括：生殖器-盆腔痛/插入障碍。

三、性欲倒错障碍

性欲倒错（paraphilic disorders）指对非典型刺激（指无生命的物体，如内衣、鞋子等）的强烈且反复的性唤起，表现为性幻想、性冲动和性行为，且持续 6 个月或更久。

性欲倒错本身不导致性欲倒错障碍。在诊断性欲倒错障碍时，性欲倒错必须已经造成了显著的痛苦或重要的日常生活功能损伤，以及过去或现在用来满足性冲动的行为中包含伤害他人或有伤害他人风险的行为。

DSM-5 中 8 种性欲倒错障碍如下：

（1）窥阴障碍　未经同意，观看他人私密的个人活动。
（2）露阴障碍　未经同意，向他人暴露自己的生殖器。
（3）摩擦障碍　未经同意，触碰或摩擦他人。
（4）性受虐障碍　为达到性唤起，寻求疼痛或羞辱。
（5）性施虐障碍　为达到性唤起，施加伤害或羞辱。
（6）恋童障碍　由于对儿童有性唤起，强迫儿童参与性活动。
（7）恋物障碍　为达到性唤起，使用无生命的物品或非生殖器的、具体的躯体部位。
（8）易装障碍　为达到性唤起，穿着异性的服饰。

第九单元　人格障碍

人格障碍的特点是：过度讲话、不适应的行为模式及与他人交往的方式，可反映出潜在的人格特质极端变异，如无根据的怀疑、过度情绪化和冲动。常始于青春期或成年早期，持续且根深蒂固地存在于整个成年期的大多数时候，患者强烈抵制做出改变。DSM-5 将人格障碍分成三组。

1. 以古怪和反常行为为特征的人格障碍

（1）偏执型人格障碍　以无处不在的怀疑为典型特征。
（2）分裂样人格障碍　以社交冷漠、情感淡漠或情感迟钝为主要特征。

（3）分裂型人格障碍　难以建立亲密关系、思想和行为怪异、缺乏精神病性特征。

2. 以表现过于戏剧化、情绪化和怪异行为为特征的人格障碍

（1）反社会型人格障碍　持续的反社会行为，对待他人无情，对待自己不负责任，缺乏做错事后的内疚和懊悔。

（2）边缘型人格障碍　表现为戏剧化的情绪变化以及与他人的关系动荡，自我形象不稳定，缺乏冲动控制。

（3）表演型人格障碍　过分戏剧化和情绪化的行为，要求成为注意的中心，过分需要别人的保证、称赞和认可。

（4）自恋型人格障碍　自大感，极度需要他人的倾慕。

3. 以经常出现的焦虑和害怕为特征的人格障碍

（1）回避型人格障碍　由于害怕被拒绝而习惯性地回避社交。

（2）依赖型人格障碍　过度依赖他人，难以独立做决定。

（3）强迫型人格障碍　过度整洁、完美主义、过于僵化是典型特征。

❓ 思考一分钟

1. 你认为精神分裂症患者应该长期服药吗？ 为什么？
2. 双相Ⅰ型与Ⅱ型障碍的区别是什么？
3. 如何区分重性抑郁障碍与正常的丧痛？
4. 创伤后应激障碍患者的主要临床表现有哪些？
5. 转换障碍的经典表现有哪些？

第五节　心 理 健 康

第一单元　概　　述

一、心理健康的概念

广义上的心理健康是指一种高效而满意的、持续的心理状态。

狭义上的心理健康是指人的基本心理活动过程内容完整、协调一致，即认知、情感、意志、行为、人格保持完整和协调，能适应社会，与社会保持同步。

第三届国际心理卫生大会（1946）曾指出：心理健康是指在身体、智能以及情感上，在与他人的心理健康不相矛盾的范围内，将个人心境发展成最佳的状态。

二、心理健康的内涵

心理健康是指心理状况和素质的良好或正常的状态。

心理健康作为心理状态，既可以是现实的表现、外化的现象、即时的状态，也可以体现为稳定的、持续的、基础的、内化的品质，以及已形成的素养。

心理健康首先表现为正常的心境和恰当的情感反应。通常是放松、愉快的心情，情感反应比较平和，反应比较适当，心境和反应不出现持续的焦虑、抑郁、内疚等负性情感。极端的情绪反应：过于暴躁、易激惹或过于敏感、无动于衷、过于多愁善感或过于冷酷无情都不是正常的。稳定、放松的心情与适当的喜怒哀乐表达是健全的情感反应。

心理健康作为心理正常良好的状态，体现在心理结构及其因素的各个方面。个体具有健全的心理体现在完善的人格。

心理健康呈现出功能性的特征。心理健康的良好状态既体现为自身感受良好的适宜的心境，又体现为能够正确、客观地认识自身、他人和环境，并且能协调处理好这些关系。心理健康的良好状态体现在对新环境的适应、学习、交友、恋爱、择业、自我意识、面对挫折等方面的活动中。个体的所思所想、所作所为都体现着心理健康的水平。愉悦的心情、适度的反应、一定的创造性是最基本的心理健康表现。

第二单元　评估心理健康的标准

不同的理论学派、不同的专家从不同的角度给予心理健康的定义不完全相同，因此用来判断心理健康的标准也各不相同。其中影响比较大的有以下 3 类。

一、评估心理健康的三标准

（一）体验标准

体验标准指个人的主观体验和内心世界的状况，主要包括是否有良好的心情和恰当的自我评价等。

（二）操作标准

操作标准是通过观察、实验和测验等方法考察心理活动的过程和效应，效率是核心，主要包括个人心理活动的效率和个人的社会效率或社会功能。例如，工作及学习效率高低、人际关系和谐与否，等等。

（三）发展标准

此标准着重对人的个体心理发展状况进行纵向考察与分析。

衡量心理是否健康时，不能孤立地只考虑某一个标准，要将这三个标准联系起来综合考量。

二、心理健康水平的十标准

（一）对环境的适应能力

早年机能心理学派认为，心理是适应环境的工具。客观事实表明，即便个体有主动性但仍然不能脱离生存环境，包括工作环境、生活环境、人际关系等。在人的一生中，环境是不断变化的，个体是否有能力采取各种办法去适应环境的变化，往往标志着个体的心理健康水平。

（二）精神活动的强度水平

精神活动的强度水平是指对突如其来精神刺激的抵抗能力。不同的个体对于不同的刺激反应不同。抵抗力低的人可因刺激致病，抵抗力强的人虽有反应但不致病。这种抵抗力主要和个体的认识水平、生活经验、个性特征和先天神经系统的素质有关。

（三）精神活动的耐受力

有些个体在慢性的长期的精神刺激下可出现精神异常、个性改变，甚至产生躯体疾病。人们把对长期精神刺激的抵抗能力看作是个体精神健康水平的指标，称为耐受力。但是，也有个体在精神受到折磨或不良刺激的情况下形成了强大的意志力和积极的人生观。评价个体精神活动的耐受力的标准不是个体的痛苦程度，而是在一段时间内都受到精神困扰的情况下体现的耐受能力。

（四）精神活动的自控力

情绪强度、情感表达和思维方向和过程都是在个体的自觉控制下实现的精神活动和过程。每个人的情绪、情感和思维都具有随意性，但是程度高低不同。三者的随意性程度以及自觉控制水平的高低与个体的自控能力有关。而且，这种自控能力因人而异。自控力是心理健康的一个标准，自控力越高表明个体的心理健康水平越高。

（五）自信心

引起焦虑的核心因素是自信不足。当个体面对某种生活事件或工作任务时，会首先评估自己的应对能力。恰当的自信是精神健康的标准之一。自信心实质上是一种自我认知和思维的分析综合能力，可在生活实践中提高。

（六）精神活动自身的周期节律性

个体的精神活动有其内在节律性。一般可以用个体精神活动的效率来判断周期节律的变化。例如，有的人白天工作效率高，而晚上工作效率很低，这就是个人自身的周期节律性。还有一些人每天起床习惯扫地、叠被子，之后再去刷牙、洗脸，这也是个体周期节律性的表现。通常我们认为个体保持周期节律性是心理健康的表现，而产生紊乱的话就表明个体的心理健康水平下降了。

（七）意识水平的高低

注意力水平往往是评估意识水平高低的客观指标。注意力难集中往往是某些严重精神疾病的早期表现，也可能是生活中遇到了难以解决的问题造成了分心。但两者不同，前者注意力涣散往往没有固定的指向性，常常更严重些；后者总想到某件事从而忽略掉眼前的工作和思维过程。思想不能集中的程度越高，精神健康水平越低。

（八）社会交往状况

个体的社会交往标志着个体的精神健康水平。个体严重地毫无理由地断绝和他人的来往，或者变得十分冷漠，构成了精神病症状，称为接触不良。相反，无选择性地交往，对素不相识的人都十分热情、兴奋，则考虑是另一种精神症状，即躁狂状态。一般个体在社会交往中应当是恰当的和有目的的。

（九）对于暗示的接受力，或者说易受暗示的水平

易受暗示的个体，情绪和思维容易随环境转移，精神活动不稳定，精神健康水平不高。

（十）创伤后的复原能力（康复能力）

精神活动蒙受创伤后康复需要的时间越短、恢复程度越好，对后期的生活影响程度越低，则个体的精神健康水平高。

三、心理健康的十条标准

(1) 有充分的自我安全感。
(2) 能充分了解自己，并能恰当地评价自己的能力。
(3) 生活理想和目标切合实际。
(4) 不脱离周围现实的环境。
(5) 保持人格的完整与和谐。
(6) 具备从经验中学习的能力。
(7) 保持适当和良好的人际关系。
(8) 适当地表达和控制自己的情绪。
(9) 在集体允许的前提下，有限度地发挥自己的个性。
(10) 在社会规范的范围内，适度地满足个人的基本需求。

第三单元　影响心理健康的因素

个体的心理活动十分复杂，心理健康状况受多种因素影响，总结起来，影响心理健康的因素主要有以下几个方面。

一、生活方式的影响

在影响个体心理健康的因素中，行为和生活方式位列榜首。不良的行为和生活方式对个体心理健康的影响具有侵袭性、累积性、经常性、广泛性和持久性的特点。例如，个体酗酒成瘾，这种行为本身会导致个体自控力、意识水平等下降，而且长此以往个体经常会体验不良的心理状态，这种状态会逐渐泛化，影响个体在从事其他活动时的意志品质。成瘾行为的戒断需要一个长时间的过程，因此对个体的影响具有持久性。

二、生物因素的影响

生物因素主要指细菌、病毒、支原体、真菌等病原微生物和原虫、蠕虫等寄生虫。生物因素的致病作用、范围、程度与其侵入机体的部位密切相关。随着抗生素的广泛应用，传染病已经得到了有效的控制，然而这些传染疾病会导致个体的免疫系统受到损害，免疫力下降。有研究表明，免疫力下降的人群在面对应激事件和人际关系冲突情况时都会产生更加消极的情绪表现，影响心理健康水平。

三、躯体疾病的影响

一般而言，躯体疾病在不同程度上会影响神经系统高级部位的功能，某些躯体疾病同时伴有神经症的症状。某些躯体疾病，如高血压，糖尿病等，会导致神经系统高级部位的失调。病人会产生疲劳、委屈、焦虑、抑郁、记忆力减退、工作效率下降等症状。躯体疾病也会使病人改变对周围事物的感受和态度，也会改变他们对自身存在价值的态度，从而他们的自我感觉和整个精神状态也会发生改变。

四、环境因素的影响

研究表明，社会环境对人的健康有重要的影响，疾病的发生和转归直接或间接地受社会环境的影响和制约。社会环境是个体的重要信息来源，个体依靠这些信息来调整自身的心理状态和生理功能，调节自己的行为，使之适应社会。而适应不良会形成巨大的心理压力，导致机体内稳态的失衡，促使疾病发生。

五、卫生服务的影响

卫生服务是指卫生机构和卫生从业人员为了防治疾病，增进健康，运用卫生资源和各种手段，有计划、有目的地向个人、家庭、群体和社会提供必要服务的活动过程。促进人们的心理健康也是卫生服务的内容之一。健全的医疗卫生机构、完备的服务网络、一定的卫生经费投入及合理的卫生资源配置均对人群的身心健康有促进作用。

第四单元 心理健康的维护

环境的变化和来自社会各方面的压力都会损害个体的身心健康，甚至导致心理障碍。由于需要不能得到满足，无法实现目的，使个体产生挫折感或内心冲突，导致心理失衡，甚至出现精神崩溃。因此，心理健康需要维护。一般来说，维护的目标可以从以下两个方面进行考虑。

一是处理不良的适应行为或治疗心理疾病，尽早发现疾病的倾向，及时矫正或预防疾病的发生。

二是保持和促进个体和社会的心理健康，发展健全的人格，使个体有能力适应环境的变化，同时设法改善社会环境和人际关系，防止或减少心理问题的发生。健康促进是目前普遍的观点，使个体能增强自我控制感，从而改善其心理不健康的状态。

严重的心理失衡、心理障碍会损害个体的身心健康，下面介绍6种保持心理健康的方法。

一、树立正确的人生观和世界观

正确的人生观和世界观能使个体对人生、世界、社会有客观的认识，冷静处事，保持积极乐观的进取精神，提高对挫折和心理冲突的耐受力，维持内心的平衡，防止心理障碍的发生。

二、正确的自我认知，确立适度的动机水平

自我认知是指对自己的生理、心理、社会活动能力及自己与他人关系的认识。其影响着个体对自己的希望和追求，制约自我发展、自我完善和调控。

个体不仅要对自我有正确的认知，要悦纳自我，针对弱点和不足努力完善自身，对一些无法改变的因素，如容貌、生理缺陷、家庭背景、社会经济地位等也要用豁达乐观的态度接纳，不自卑、自残、愤世嫉俗、狂妄自大，不盲目追求不合实际的目标，这样可以减少心理冲突，保持良好的心理状态。

三、学会情绪的自我调控，排除愤怒情绪

斯托曼（Strongman）指出："情绪在变态行为或心理障碍中起着核心作用"。在生活中难免出现不良情绪，可以采用合理宣泄、适当控制、转移、升华等方式调节。

四、建立良好的人际关系

良好的人际关系有利于个体保持愉快的情绪状态，提高个体行为的有效性，使个体感受到成功、充实、值得信赖。不良的人际关系会使个体退缩、回避甚至产生敌意，阻碍心理的健康发展。长时间尝试建立良好的人际关系无效使个体产生沮丧、多疑、畏惧、自卑等消极情绪体验，从而诱发或加重心理疾病。

五、适时进行性教育

青少年处在青春发育期，身体的发育会给他们带来诸多困扰，如身体、声音及面貌的变化及遗精、月经初潮等。性心理萌芽呈现许多心理困惑，如对异性的好感、性欲冲动等，需要加强性教育，引导青少年正确认识青春期身心的发展，正确对待性意识的出现。

六、注意用脑卫生

脑是心理的器官，要保持心理健康需要注意用脑卫生。要保持大脑健康需要保证充足的睡眠时间、科学用脑，使大脑左右半球协调发展。

❓ 思考一分钟

1. 心理健康是一个连续的过程，你会如何评估心理健康？
2. 你会如何保持心理健康？

第六节　心理不健康状态的分类和评估

第一单元　相关概念的区分

一、与心理健康相关的概念

健康和疾病之间并没有严格的分界线，并不是截然不同的两个方面，而是同一连续体的两端。因此，健

康是相对而言的，而疾病是绝对的。心理健康也是如此。

在心理咨询过程中，我们常常会提及心理正常、心理不正常、心理健康、心理不健康。在临床咨询工作中，我们需要区分这些概念。

心理正常：是前文变态心理学中提及的具备正常功能的心理活动，或者说是不包含精神障碍症状的心理活动。

心理不正常：是前文变态心理学中表述的"心理异常"，是指有典型精神障碍症状的心理活动。

临床上，我们通常用"正常"和"不正常"来标明和讨论"有病"或"没病"。

心理健康：是一种心理状态，是一种处于动态平衡的心理过程。

心理不健康：是一种处于动态失衡的心理过程。

临床上，"健康"与"不健康"是在"心理正常"的范围内用以讨论"正常"水平的高低和程度。

二、心理不健康的三种类型

（一）按严重程度划分

1. 心理问题

心理问题指那些在时间性质方面有近期发生而不太可能持久的特点，问题的内容尚未泛化而只局限在引发事件自身，其反应强度不甚剧烈，并未严重影响思维逻辑性的心理紊乱。

2. 心理障碍

心理障碍指初始反应剧烈、持续时间长久、内容充分泛化和自身难以克服的精神负担。由于长期的精神折磨，有时伴有人格缺陷。

3. 心理疾病边缘

心理疾病边缘指接近精神疾病的边缘状态，较严重。或者本身就是某种精神疾病的早期阶段。这类心理紊乱的特点是：早期蒙受的精神刺激和相对做出的反应比较强烈，由于持续时间较久，内容一再泛化，所以紊乱内容与原始精神刺激的内容相距较大。其强度严重干扰了某些方面的正常思维逻辑，所以往往呈现偏执或人格与行为的偏离，有时伴有不典型的妄想或偶然出现幻觉。

（二）按个体主观感受的痛苦程度及其特点划分

1. 一般心理问题

一般心理问题是指由现实因素激发、持续时间较短、情绪反应能在理智控制之下、不严重破坏社会功能、情绪反应尚未泛化的心理不健康状态。

2. 严重心理问题

严重心理问题指由相对强烈的现实因素激发，初始情绪反应强烈、持续时间较长、内容充分泛化的心理不健康状态，有时伴有某一方面的人格缺陷。

3. 神经症性心理问题（可疑神经症）

内心冲突是变形的，根据许又新教授的神经症简易评定法（详见本章第二节第二单元）不能确诊为神经症，却接近神经症或其本身就是神经症的早期阶段，为神经症性心理问题。

第二单元　心理不健康的评估

一、心理不健康的病因评估（郭念峰，1995）

（一）社会因素致病

社会因素致病是指由于个体社会交往、人际关系、社会生活的突然变化，经由个体的认知评估后引起重大情绪反应，因此导致的心理紊乱。这类因素致病终结了个体的认知-情绪过程，是在原有身心基础上发生的，但直接的应激刺激源是社会性的，所以将社会因素称为关键因素。

(二) 认知因素致病

认知因素致病是指由于对事物的理解、概念的使用，推理的逻辑和包括自我认知在内的偏差与失误所造成的心理问题和心理障碍。

认知因素致病在临床上经常可以见到。依据临床案例分类，可分为两类：一是知识性的认知偏差，如错误使用概念，对事物缺乏深刻了解；二是个性认知偏差，如逻辑使用失误或固执的思维方式。

(三) 生物因素致病

对于心理问题和心理障碍来说，生物因素总是与其他因素一同发生作用，在个体以往生活经验和现实生活环境的背景下产生。生物因素的作用总是通过社会性的和精神性的形式表现出来。但是，这并不意味着生物因素永远不可能对人的心理活动起决定作用。以生物因素为基础所导致的心理问题和心理障碍以及人格上的异常，都应当看作生物因素起关键作用的心理紊乱。临床医学中常见的与脑动脉硬化、高血压、心脏病等疾病伴随的情绪障碍都属于这类问题。另外，性变态有时也是生物学原因起关键作用。

二、心理不健康的临床评估

(一) 评估为一般心理问题必须满足的四个条件

(1) 由于现实生活、工作压力、处事失误等因素产生的内心冲突。该种冲突是常形的，并因此体验到不良情绪（如厌烦、后悔、自责等）。

(2) 不良情绪不间断地持续一个月，或不良情绪间断地持续两个月仍不能自行化解。

(3) 不良情绪反应在相当程度的理智控制下，始终保持行为不失常态，能维持基本正常的生活、学习、社会交往，但效率有所下降。

(4) 自始至终，不良情绪的激发因素仅仅局限于最初事件。即使是与最初事件有联系的其他事件也不能引起此类不良情绪。

(二) 评估为严重心理问题必须满足的四个条件

(1) 诱发严重心理问题的原因是较为强烈、对个体威胁较大的现实刺激。内心冲突是常形的。在不同的刺激作用下，求助者体验到不同的痛苦情绪（如悔恨、冤屈、失落、恼怒等）。

(2) 从产生痛苦情绪开始，痛苦情绪间断或不间断地持续时间在两个月以上、半年以下。

(3) 遭受的刺激强度越大，反应越强烈。大多数情况下，会短暂失去控制；在之后持续的时间里，痛苦可逐渐减弱。只依靠自然缓解或非专业性干预难以解脱，一定程度上影响着个体的生活、工作和社会交往。

(4) 痛苦情绪既可被最初的刺激诱发，又可以经由与最初刺激相类似、相关联的刺激引起类似的痛苦，是反应对象被泛化的表现。

临床上，严重心理问题需要与神经症进行鉴别。严重心理问题的心理冲突是常形的，持续时间限定在半年以内，社会功能受到一定程度的影响。如果持续时间超过半年且在一年之内，求助者在社会功能方面出现严重的缺损，那么需要注意鉴别神经症或其他精神障碍。

(三) 评估为神经症性心理问题（可疑神经症）

神经症是指冲突脱离了现实处境的实际情况，内心冲突为变形的。根据许又新教授对神经症的评定标准，总分为 4~5 分（评定标准详见本章第二节第二单元）被评估为神经症性心理问题或可疑神经症。

? 思考一分钟

如何区分心理正常、心理不正常、心理健康、心理不健康？

参考文献

REFERENCE

［1］刘新民，程灶火.医学心理学［M］.2版.合肥：中国科学技术大学出版社，2017.

［2］布兰农.健康心理学：第八版［M］.郑晓辰，张磊，蒋雯，译.北京：中国轻工业出版社，2016.

［3］谢利·泰勒.健康心理学：原书第7版［M］.北京：中国人民大学出版社，2012.

［4］孙琳.健康心理学视角下的心理应激与应对策略［M］.北京：北京燕山出版社，2017.

［5］姚树桥，杨艳杰.医学心理学［M］.7版.北京：人民卫生出版社，2018.

［6］顾瑜琦，刘克俭.健康心理学［M］.北京：北京科学技术出版社，2004.

［7］张理义，耿德勤.临床心理学［M］.5版.郑州：河南科学技术出版社，2018.

［8］姜乾金.医学心理学理论、方法与临床［M］.北京：人民卫生出版社，2012.

［9］美国精神医学学会.理解DSM-5精神障碍［M］.张道龙，译.北京：北京大学出版社，2016.

［10］心理治疗学［M］.北京：人民卫生出版社，2018.

［11］沈渔邨.精神病学［M］.5版.北京：人民卫生出版社，2013.

［12］郭念峰.临床心理学［M］.北京：科学出版社，1995.

［13］王登峰.变态心理学［M］.北京：时代文化出版社，1993.

［14］中国就业培训技术指导中心，中国心理卫生协会.心理咨询师（基础知识）［M］.北京：民族出版社，2015.

［15］Jeffrey S. Nevid，Spencer A. Rathus，Beverly A. Greene.异常心理学：第9版［M］.唐苏勤，等，译.北京：人民邮电出版社，2018.

［16］David H. Barlow，V. Mark Durand.变态心理学：整合之道：第七版［M］.黄峥，等，译.北京：中国轻工业出版社，2017.

第六章 心理咨询概述

CHAPTER 06

第一节 心理咨询的概念

第一单元 心理咨询的定义

一、心理咨询的定义

心理咨询（counseling）一词的提出最早是用以区别于过去心理治疗（psychotherapy）的概念。在我国香港地区一般将 counseling 译作"心理咨询"或"心理辅导"，在我国台湾地区一般译作"心理咨商"，而在我国大陆则通常称作"心理咨询"。

心理咨询是指接受过专业训练的咨询师与受到心理困扰的来访者进行面谈，通过理解来访者的处境并使用特定的咨询技术与来访者共同协作，探寻出能够帮助来访者缓解心理困扰、增进心理健康的方法的过程。

然而，由于心理咨询的概念具有丰富的内涵，长期以来，不同学者对这一概念的理解存在一定差异。例如，我国心理学者陈仲庚认为，咨询师帮助人们去探索和研究问题，使他们能决定应该做什么；钱铭怡认为，心理咨询是通过人与人之间的互动关系，运用心理学方法，帮助来访者自强自主的过程；《中国医学百科全书·精神病学》将心理咨询作为心理治疗的形式之一，在精神卫生指导中心或心理门诊中进行，以解决病人的急性心理危象，如各种原因引起的心理冲突、情绪激动、焦虑、抑郁和自杀倾向等。而在美国，心理学家罗杰斯将心理咨询解释为通过与个体持续的、直接的接触，向其提供心理帮助并力图促使其行为、态度发生变化的过程；威廉森（Williamson）等将心理咨询界定为 A、B 两个人在面对面的情况下由受过心理咨询专业训练的 A 向心理适应方面出现问题并企求解决问题的 B 提供援助的过程；美国心理咨询学会（ACA）在 1997 年对心理咨询的概念做出了如下定义：心理咨询是运用心理健康、心理学和人类发展的原理，通过认知、情感、行为或系统的干预和策略，致力于促进人的身心健康、个体成长和职业发展。

2010 年，包含美国心理咨询协会（ACA）在内的美国 29 个与心理咨询有关的协会联合美国国家协会咨询委员会（AASCB）、咨询和相关教育计划认证委员会（CACREP）、国家认证顾问委员会（NBCC）、康复教育委员会（CORE）、康复顾问证书委员会（CRCC）和国际心理咨询荣誉协会共同审核通过了关于心理咨询的正式定义，将其定义为："心理咨询是一种为不同的个体、家庭和组织赋能，使其获得心理健康、幸福感、教育和职业目标的专业关系。"这一定义实际包含了多重内涵，如下。

（1）咨询处理的议题包含健康、个人成长、职业发展、教育和赋能等多个方面 这就意味着，咨询师在工作中所涉及的往往是交叉的问题领域，这些问题既包含个人的也包含人际互动相关的。具体来说，这些问题可以是在工作和生活中所遇到的与寻找意义、环境适应、身心健康、成就达成等有关的内容。

（2）心理咨询是在个体、团体和家庭中进行工作 心理咨询师可以与来访者在广泛的生活和工作中的不同场景中会面。来访者的问题需要接受短程或长程的心理干预，这种干预可以是聚焦于单一个人的，也可以是与多人共同协作。

（3）心理咨询具有多元和多文化的特点 心理咨询师会与不同文化背景的来访者一起开展咨询工作。来自少数族群和大众文化的人可以根据他们的需要而从不同方式中得到帮助，这其中可能包括解决更大的社会问题，如歧视或偏见等问题。

（4）心理咨询是一个动态过程 心理咨询师不仅仅关心来访者的目标，他们还要帮助来访者达成这些目标。咨询的动态过程源自不同的理论流派之间的互动和咨询师在不同阶段、不同情况下所使用的咨询方法。因此，心理咨询既包含选择，也包含改变。在大多数情况下，咨询是行为的演练，这种演练既可以发生在个体的内在思想和感受中，也可以体现在外部的行为上。

二、心理咨询与心理治疗的异同

《美国精神病学词汇表》给心理治疗做出的释义为：在这一过程中，个体希望消除症状或解决生活中出现的问题或因寻求个人发展而进入一种模糊或明确的契约关系中，以一种规定的方式与心理治疗师相互作用。

心理咨询与心理治疗间的关系长久以来并没有一个清晰的界线，不同学者对这二者有着不同的意见。哈恩（Hahn）曾对心理咨询与心理治疗之间的关系做过这么一番评论："就我所知，极少有咨询工作者和心理治疗师对于已有的在咨询与心理治疗之间的区分感到满意……"意见最一致的几点可能是：①心理咨询与心理治疗是不能完全区分开的；②心理咨询师的实践在心理治疗师看来是心理治疗；③心理治疗师的实践在心理咨询师看来是心理咨询；④尽管如此，心理咨询和心理治疗还是不同的。由此可见，心理咨询与心理治疗之间存在着一种微妙的关系，要区分这两者之间的异同并不容易。尽管如此，我们还是总结了一些前人的意见，将二者的异同做出比较。

（一）心理咨询与心理治疗的共同点
（1）它们所采用的理论方法常常是一致的。
（2）它们进行工作的对象常常是相似的。
（3）它们在强调帮助来访者的成长和改变方面是相似的。
（4）它们都注重建立帮助者与求助者之间的良好人际关系，并认为这是帮助求助者改变与成长的必要条件。

（二）心理咨询与心理治疗的不同点
（1）心理咨询主要服务于受到心理困扰但人格结构相对健全的人群，通常以对话的形式进行；心理治疗的对象通常是患有严重心理冲突与障碍以及更严重的人格异常者，并且这些问题在不同程度上干扰了其个人或他人的正常生活，一般需要借助药物并辅以谈话进行治疗。需要特别注意的是，《中华人民共和国精神卫生法》规定，心理咨询人员不得从事心理治疗或者精神障碍的诊断、治疗，否则将构成违法行为。

（2）由于面向的人群不同，心理咨询与心理治疗主要处理的问题也有所不同。心理咨询主要处理的是正常人在生活中遇到的各种问题，讨论的议题涵盖了人生各个阶段中可能遇到的各种影响心理感受的事件，如婚姻家庭、人际关系、学业发展、职业生涯规划、宗教与信仰、性别认同等；而心理治疗处理的问题则主要是神经症、心理障碍、行为障碍、心理生理障碍以及身心疾病及康复中的精神病问题等。

（3）心理咨询的工作是更为直接地针对某些有限的具体的目标开展的；心理治疗的目标则比较模糊，其目标是使人产生改变与进步。

（4）心理咨询师与心理治疗师所接受的专业训练有所差别。在美国，心理咨询师的培训时间较短，专业技能、理论掌握程度以及在督导指导下的实习时长均不如心理治疗师要求高。

（5）心理咨询师与心理治疗师的工作场所亦有所不同。在美国，心理咨询师多数是在非医疗机构中进行工作，如学校和社区，用多种方式介入到来访者的生活环境中；而心理治疗则多数在医疗机构中或在咨询师的私人诊所中进行。

三、心理咨询的目标

心理咨询的目标需要根据实际工作的需要来制定，然而，就心理咨询总体而言存在着以下五个方面的共同的治疗目标。

（一）塑造新行为

在大多数情况下，来访者寻求咨询是因为其遇到了在其自身现有条件下不可克服的心理困境，需要得到帮助。因此，对于心理咨询师而言，咨询的一个主要目的是帮助来访者改变现有的问题模式，即通过塑造来访者新的问题应对行为来化解原有问题，从而找到问题的出路。

具体而言，咨询师可以通过以下几种方式来获取来访者行为变化的依据：第一是咨询师通过观察的方式发现来访者的行为、观点和情感上的变化；第二是来访者通过自己的体会感知到咨询对自己产生的变化；第三是通过来访者周围人的反馈告知来访者的变化；第四是通过心理测量的方式（如问卷测量）对比呈现来访者的变化。

（二）提升应对能力

几乎所有人在成功过程中都会遇到困难和阻碍，当我们强调他人强加在个人身上的各种期望和要求时，便会给个体带来一些困难。例如，一些在严苛家庭中长大的孩子往往会通过发展出内向行为来适应这种生存环境。对于这一类孩子，他们可能会变得胆小顺从，在面对不一致意见时不敢声明自己的观点。当外界要求与其自身个性相容的时候，他们可以很好地适应环境。但是，当社会或工作责任感要求他们表现出独当一面时，他们就会开始感到焦虑不安，无效地处理工作责任并且表现出身体和心理上的一些症状，如头疼、失眠或是在权威面前紧张结巴等。这种情况下，帮助这些个体学会应对这一情况和新的要求就成为心理咨询的重要目标。

（三）增强决策能力

在心理咨询中，咨询师扮演的是一个辅助者的角色，来访者在现实中遇到的所有问题最终只能通过来访者自己的努力去解决。咨询师只是协助来访者做出适合自己的决定，而不能越俎代庖地替来访者做决定。因此，心理咨询师要帮助来访者学会如何做出决定，并且学会去评价做出决定的因素和后果，让来访者有能力对自己负责。

（四）改善人际关系

人际关系是影响来访者心理健康的一个极其重要的方面，良好的心理状态离不开良好的人际社交连接。在正常人的日常生活中，与人的接触是必不可少的部分。然而，人际问题常常也是困扰来访者的一个重要方面，这些问题可能包括与上级的交往、与异性的交往、与父母的交往、与同辈的交往等方面。在心理咨询的工作中，咨询师与来访者的治疗目标通常都会包括人际关系的修复方面，即帮助来访者提高与人交往的质量，从而让来访者体验到更高的生活满意度。

（五）开发个人潜能

发展来访者的个人潜能，促进个人心理的全面健康发展是心理咨询中另一个重要方面。这涉及两个方面的内容：首先，心理咨询追求在来访者自己及环境所提供的有限条件下的个体最大限度自由；其次，心理咨询追求通过环境给予控制并且由环境对他做出回应来最大限度地发挥来访者的潜能。

值得一提的是，心理咨询在追求以上五个方面目标的同时也要避免错误地将以下内容当成咨询的目标：第一，咨询师将为来访者的问题提供直接的解决方案作为咨询目标；第二，心理咨询是一个力图让来访者从中感受到愉悦和满足的过程；第三，心理咨询要让来访者的周围环境发生变化从而满足来访者，使来访者产生愉快的心理体验；第四，向来访者灌输"正确"的思想，劝导其做出咨询师认为的最佳的选择与决定。

第二单元　心理咨询的类别

根据心理咨询规模的不同，可以将心理咨询分为个体心理咨询和团体心理咨询；根据心理咨询的内容不同，可以将心理咨询分为发展性心理咨询和补救性心理咨询；根据心理咨询采用手段的不同，可以将心理咨询分为面谈心理咨询、电话心理咨询和网络心理咨询；根据心理咨询对象的不同，可以将心理咨询分为儿童心理咨询、青年心理咨询、中年心理咨询和老年心理咨询。虽然不同心理咨询形式的着眼点不同，但心理咨询的终极目标都是帮助来访者全面认识自我，实现自我的充分发展，适应社会生活。

一、基于咨询规模的分类

（一）个体心理咨询

个体咨询是最传统，也是最普遍采用的一种形式。个体咨询是咨询师对来访者进行一对一的咨询，这种咨询通常可以有针对性地就来访者的个人议题进行深入的探讨，它为一些人提供了更安全的场合，可以放松来访者的防卫心理，与咨询师建立密切信任的关系。个体心理咨询的着眼点在于个人，这种咨询形式具有三方面的优点：第一，为来访者提供了一个私密、安全的环境，有利于来访者降低心理防御，与咨询师建立良好的帮助关系；第二，个体咨询可以使来访者最大限度地获得咨询师的关注，有利于咨询师收集信息；第三，相对于团体心理咨询，个体咨询在时间上的充裕性有利于来访者更好地进行自我表露，可以对个人的心理问题进行深入探讨。然而，个体心理咨询也存在不足之处，主要表现为咨询往往是咨询师和来访者之间的单线联系，咨询地点一般局限于咨询室内，缺乏家庭和社会的介入，不能重现现实社会背景，也无法提供现实的人际互动，因此实践性较弱。

（二）团体心理咨询

团体咨询是将具有同类问题的来访者组成小组或较大团体，进行共同讨论、指导、矫正的咨询形式。这种形式通常能让团体成员就共同议题进行讨论，在团体中产生共鸣并获得支持感。根据不同的团体功能和目标，又可以将团体咨询分为成长性团体、教育性团体和治疗性团体。常见的团体功能有知识教育、个人成长、心理疾病的预防与治疗等。

二、基于咨询内容的分类

（一）发展性心理咨询

发展性心理咨询是指以帮助来访者认识自我、适应心理发展、挖掘心理潜能为主要咨询内容的咨询。它是一种预防性咨询，咨询内容一般都是人生发展过程中必然会出现的。在发展性心理咨询中，常见的咨询议题有学业问题、情绪控制、人际关系、社会适应、性心理、婚恋咨询、自我认识、职业发展、青少年心理问题（如身心发展不平衡、独立性和依赖性的矛盾等）、老年人社会角色再适应等。

（二）补救性心理咨询

补救性心理咨询是指以各种类型的心理障碍（非精神病性）为主要咨询内容的咨询。这意味着凡是由各类心理社会刺激（心理社会刺激源包括学习、工作、婚姻、家庭等）引起的心理障碍均属于补救性心理咨询的范围。补救性心理咨询的内容主要包括：各类神经症如焦虑症、恐怖症、强迫症、抑郁症等；各种情绪障碍；人际交往障碍；学习心理障碍；性功能障碍；性心理变态；各类心身疾病如溃疡、胃肠疾病等；人格障碍；创伤后的应激障碍等。需要注意的是，这些咨询大部分需要与其他专业的医生合作进行。

三、基于咨询手段的分类

（一）门诊咨询

门诊咨询是指在医院或专门的心理咨询机构中由心理咨询师与来访者之间进行的心理咨询。门诊咨询是目前最为普遍的心理咨询形式，由于这是一种面对面的咨询，因此相比起其他非直接接触的咨询形式而言，门诊咨询通常也更为深入和有效。

（二）电话咨询

电话咨询是指以电话作为媒介进行的心理咨询。这种方式的优点是咨询迅速及时，不受时间和空间的限制。在来访者突发的紧急情况下，电话咨询能够为来访者提供及时心理援助，因此这一方式也常用于应对有自杀风险的危机干预，在一些心理卫生服务机构中设立有专门的生命热线或危机干预热线。当然，电话咨询并不仅限于心理危机，它亦可以就来访者的各种心理议题进行工作。

（三）网络咨询

网络咨询具有快速、经济、便捷的特点，并且由于是在非真实的社交环境中开展咨询，来访者可以获得更高的隐私保密性，从而降低了来访者接受心理咨询的心理门槛。近年来随着互联网的普及以及网络心理服务平台和技术的发展，网络咨询正逐渐成为心理咨询发展的新趋势。

四、基于咨询对象的分类

根据咨询对象的年龄阶段，可以将心理咨询分为儿童心理咨询、青年心理咨询、中年心理咨询和老年心理咨询。

儿童心理咨询主要着眼于解决儿童期的心理问题，如早期智力开发、与父母的分离焦虑、产生性别认同感、发展早期道德等。青年心理咨询以13~30岁的青年为咨询对象，主要咨询内容包括如何适应学校生活、如何处理情感问题、如何发展良好的人际交往技能以及婚恋咨询等。中年心理咨询以中年人为咨询对象，咨询的主要内容包括中年及更年期人际冲突、工作及家庭压力的适应问题、更年期综合征等。老年心理咨询以老年人为咨询对象，咨询的主要内容包括老年人社会角色再适应、"空巢"感的处理、老年性心理咨询等。

无论对于何种类型的咨询而言，心理咨询都是咨询师和来访者之间的合作过程。也就是说，心理咨询任务的完成取决于咨询双方相互作用的质量。一方面心理咨询师应从来访者的实际情况出发调动来访者积极参与，而不是一厢情愿地推动来访者；另一方面，心理咨询能否取得最后的成功，来访者起着重要的作用。

> **? 思考一分钟**
>
> 1. 心理咨询的概念中包含了哪些方面的内涵？
> 2. 心理咨询与心理治疗有哪些异同？
> 3. 心理咨询的目标有哪些？
> 4. 心理咨询可以分为哪几类？

第二节　心理咨询的历史与现状

第一单元　心理咨询的发展历程

德国著名心理学家艾宾浩斯曾将西方心理科学的发展历史概括为"有着一个很长的过去，却只有一段短暂的历史"。19世纪末，韦特默（Witmer）提出了"临床心理学"的概念，到了1896年，韦特默在美国宾夕法尼亚大学创建了世界上第一个心理诊所，并于1907年创办了该领域第一本专业刊物《临床心理学》，这一系列事件使得韦特默被视为临床心理学最早的奠基人。韦特默长期研究儿童行为问题，并在促使社会各界禁止招收童工的过程中推动了心理测量的发展，这些努力都为心理咨询的起步创造了有利的发展条件。

在美国，心理咨询并非起源于心理学，而是起源于20世纪初的指导运动。在19世纪后期，美国经济得到突飞猛进的发展，工业化和城市化的进程深刻地影响了整个社会，由此也产生了许多社会问题，人们面临着求职就业和职业适应等问题，引起了一些社会工作者的关注。当时的美国社会开始设立援助机构，探寻有效的社会救助方法，这些实践在后来逐渐发展成为一场颇具影响力的社会动员，即指导运动。指导运动的内容主要包括两方面：一是职业指导，主要是给人们提供职业介绍和职业咨询；二是改善学校教育。在指导运动中，最有影响的人物是帕森斯（Parsons），人称"指导运动之父"。1908年，他出版了《选择职业》一书，这是最早的职业指导书籍之一。另一位先驱者戴维斯则是首先在学校开始辅导活动的人士之一，他于1898年在底特律市建立了一个教育职业指导中心。在这之后的20多年里，指导运动主要还是以社会工作者为主体，尚未在心理学界得到过多关注。

到了20世纪30年代，心理测量获得了巨大的进步，这主要得益于第一次世界大战以后心理测量学在美国迅速发展，使得测量学家能编制出各种适用、有效的测量工具；二是指导运动的深入也提出了应用心理测验的要求。这就使指导运动越来越心理学化，越来越专业化，出现了现代咨询的雏形。

20世纪50年代，美国高等教育入学人数的迅猛增长和数目庞大的第二次世界大战退伍军人的社会现实激发了美国全社会对职业发展咨询的需求。美国退伍军人管理局创建了一个名为"咨询心理学"的专业。迫于经济和社会压力，关于人的发展理论和行为研究在这一时期得到大力发展，包括来访者中心、心理动力学、人本主义和存在主义等多种理论。其中人本主义心理学家罗杰斯在这一时期起到了重要的作用。他对心理咨询的主要贡献有以下几点：①人本主义者的咨询使传统指导活动的一些做法成了疑问，例如，指导者与来访者关系中的权威主义态度和家长式的作风，过分依赖测验和滥用测验，过多的直接指导等；②罗杰斯开始以真正心理学的眼光分析咨访关系和咨询过程，使咨询变成一个以科学研究为基础的实践学科；③人本主义心理学的治疗扩展了咨询领域，如将咨询内容扩展到人生的各种问题，也涉及变态行为问题。

1951年，咨询心理学家在美国埃文斯顿市（Evanston）的西北大学（Northwest University）举行了一次专门会议，邀请了60位有名望的心理学家参加，这是咨询心理学领域召开的第一次重要会议。会上咨询心理学家向美国心理学会推荐，将咨询心理学列为一个独立分会，而后美国心理学会采纳了这一建议，将咨询心理学设立成为美国心理学会的第17个分会。这次大会上，学者们还专门提出了培养专业化心理咨询博士生对行业长远发展的重要性，并产生了第一套咨询心理学博士培训标准，并成立了第17分会定义委员会。1956年，该委员会发表了一篇名为《作为一个专业分支的咨询心理学》的报告，在该报告中提出，咨询心理学应当在以下三个方面均衡发展：第一，通过关心人的动机、情绪的调节，进而促进个体内在精神世界的发展；第二，通过发展人们必要的能力、动机，帮助个人与环境的协调；第三，正确地利用个体差异，充分考虑所有成员的发展，加深社会对心理咨询的理解。除此之外，这次"西北大会"还促使设立了专门的咨询心理学家执照和专业考试规范。同年，原有的美国职业指导协会改组为"全美人事指导协会"（APGA，该协会于1984年再次改为"美国咨询和发展协会"，简称AACD）。1952年，第17分会正式更名为咨询心理学会。1954年，《咨询心理学杂志》的创刊以及咨询心理学家在《心理学年度评论》上持续发表的评论使得咨询心理学进一步确定了其在心理学领域中的地位。

第二单元　我国心理咨询的发展历程

虽然中国先哲们的心理学思想可以上溯至春秋时期楚国的老聃，但令人遗憾的是，我国古代的心理学思想并未能直接演变为现代心理学的科学理论体系。尽管早有文字记录，但心理咨询作为一门专业的发展在我国也只有十分短暂的历史。

20世纪初，心理学开始在我国播种，一系列的事件为心理学的发展奠定了基础。1917年，陈大齐在北京大学建立中国第一个心理学实验室，这一事件标志着中国心理学的正式诞生；1920年，南京高等师范学校成立了中国第一个心理学系；1924年，陆志韦等人将著名的比奈-西蒙智力测验引入中国，使得中国成为当时最早接受这种心理技术和思想的国家之一。

然而，20世纪上半叶我国的心理咨询和心理治疗事业并没有取得良好的发展，大部分工作以一种松散的形式展开，没有形成较大的规模和影响力，因此我国学者钟友彬将建国前直至1978年称为我国心理学发展的空白期。尽管如此，早期中国的临床心理学家依然进行了一些有益的实践，例如在20世纪30年代，丁瓒先生作为第一个临床心理学家，进入北京协和医院从事心理学方面的工作，关注青年心理健康问题。为了将青年心理问题的研究意识引入国内，丁瓒先生于1937年与丁祖荫先生共同翻译出版了布鲁克斯（Brooks）的《青年期心理学》一书，探讨青年人的心理健康问题，为早期临床心理的研究奠定了基础。

根据我国学者钱铭怡的观点，自1949年新中国成立后，心理咨询和心理治疗的发展可以划分为四个发展阶段，即启动阶段（1949—1965年）、空白阶段（1966—1977年）、预备阶段（1978—1986年）和初步发展阶段（1987年至今）。

一、启动阶段

我国心理咨询的启动阶段界定于1949—1965年。当时，我国心理咨询尚处在萌芽时期，鲜有关于心理咨询的专门文章及著述。在此阶段影响最大的是对神经衰弱的快速综合治疗的实践尝试，这一疗法又被称作"悟践疗法"。1958—1959年，由中国多所科研院校联合对患有神经衰弱的学生进行了快速综合治疗的研究实践，随后将心理咨询这种方法进一步扩展应用到工人、军人和门诊病人等人群身上。这种疗法结合了多种干预形式，以巴甫洛夫的高级神经活动学说来解释神经衰弱的病因，通过解释、鼓励、要求和支持等方式对病人进行治疗，取得了较好的疗效。后来又将这一疗法应用于多种身心疾病的治疗中，如精神分裂症、高血压及部分慢性病，同样取得了较好的疗效。

二、空白阶段

这一阶段的核心是1966—1977年。由于受到"文化大革命"的影响，心理学被斥为伪科学，而心理咨询和心理治疗更是处于被批判的地位。在此期间，几乎没有任何心理学文章或心理学著述的发表，故称之为空白阶段。值得一提的是，钟友彬等人自20世纪70年代中期开始，利用业余时间秘密尝试采用心理分析疗法对某些神经症患者进行治疗，为此后钟友彬创立认识领悟心理疗法①奠定了一定的基础。

三、预备阶段

1978—1986年是我国心理咨询发展的预备阶段。这一时期有关心理咨询和心理治疗的文章开始在专业杂志上发表，虽然发表的数量不多，但有了一个好的开端。这一时期还翻译出版了一批西方闻名的心理学家的著作，如弗洛伊德、荣格、弗洛姆、霍妮等的作品。1979年成立了中国心理学会医学心理学专业委员会。各种不同形式的心理咨询和心理治疗讲习班、培训班开始在全国一些城市和地区陆续出现，这些讲习班、培训班大多属于启蒙性质，传授内容多为某些治疗（如行为治疗）的基础理论及基本技巧，而且时间较短。20世纪80年代初开始，一些精神病院和综合性医院精神科开始设立心理咨询门诊，开展临床心理咨询与治疗工作，三级甲等医院的评定条件之一是设置临床心理科；上海、北京的一些高校相继开展了大学生心理咨询工作。1986年，北京市朝阳医院建立了改革开放后我国第一个心理咨询中心，从此，心理咨询工作在我国得以迅猛发展。这一阶段，从整体看，心理咨询和心理治疗工作的开展还不够普及，所采用的咨询和治疗方法较少（多为支持性疗法和行为疗法），且咨询和治疗的水平也有限，但仍在心理学界、精神病学界产生了一定的影响，为下一步发展打下了良好的基础。

四、初步发展阶段

1987年以后，我国心理咨询和心理治疗初步建立起了规范，开始步入初步发展阶段。国内学者开始专门针对心理咨询和心理治疗撰写著述，这其中包括钟友彬所著的《中国心理分析——认识领悟心理疗法》、鲁龙光的《疏导心理疗法》和许又新的《神经症》等。在此期间，心理咨询的行业规范也初步形成。1993

---

① 认识领悟疗法是依据心理动力治疗法的原理，将心理动力学疗法与中国实情以及人们的生活习惯相结合而设计，并给合多年临床实践逐渐发展起来的适合中国人的心理分析治疗方法。

年，中国心理学会和中国心理卫生协会颁布了《卫生系统心理咨询与心理治疗工作者条例》和《心理测验治理条例（试行）和心理测验工作者的道德准则》。与此同时，多个全国性的学术组织相继成立，其中具有代表性的包括：中国心理卫生协会于 1990 年 11 月在北京成立了自己的下属分支——心理治疗与心理咨询专业委员会；1991 年年初，中国心理卫生协会中的又一分支——大学生心理咨询专业委员会成立；中国心理学会于 2001 年 11 月成立了心理咨询专业委员会。此外，这一阶段国内开始出现全国性的心理咨询与心理治疗培训班及研讨会，其中影响最深远的是中德心理治疗讲习班的开设，其于 1988 年和 1990 年分别在昆明和青岛举办，并在此基础上于 1997 年开始创设"中德高级心理治疗师连续培训项目"，为中国培养了一批后继人才，许多学员后来成为了推动中国心理咨询领域发展的中坚力量。在这些组织和专业机构的推动下，我国开始积极举办国际性、全国性学术交流与合作研究，组织撰写高水平的学术著作，培训从业人员，开展形式多样的科普工作，有力地推动了我国心理咨询与心理治疗事业的发展。

> **? 思考一分钟**
>
> 1. 心理咨询产生的历史背景是什么？
> 2. 我国心理咨询的发展经历了哪几个阶段？各阶段有哪些主要事件？

第三节　心理咨询的原则与过程

第一单元　心理咨询的基本原则

心理咨询是一项专业的助人工作，在实际工作中要使心理咨询能够起到助人效果，咨询师需要遵循心理咨询的基本原则。综合以往学者的研究和实践总结，心理咨询师应当遵循保密与保密例外原则、价值中立原则、助人自助原则和综合性原则。

一、保密与保密例外原则

为来访者保密是心理咨询师最基本也是最重要的一条原则，心理咨询从业人员和机构必须遵守保密原则。对与来访者有关的资料保密，不仅是咨询师的道德原则，也涉及来访者对咨询师的信任问题，是咨询与治疗的基础，这也会直接影响心理咨询与治疗的效果。只有让来访者感到充分的安全，才会让来访者和心理咨询师建立良好而稳固的咨询关系，从而达到心理咨询与治疗的目的。保密不仅涉及咨询中与来访者的谈话内容，同样也涉及咨询师收集的来访者的个人资料，包括来访者的家庭背景、成长状况、婚恋经历、工作情况等。心理咨询师在未经来访者同意的情况下，绝不能将这些个人资料泄露给他人，包括来访者的亲属。此外，咨询师如在咨询中有录音或录像的需求，必须在征询来访者同意后方可实施，并且需签订保密协议。然而，在一些特殊情况下，咨询师需要打破保密原则。例如，咨询师评估来访者有明显的自伤倾向和自杀风险；出现针对心理咨询师的法律诉讼时，公检法机关要求心理咨询师提供来访者的有关信息；来访者可能对自身以及他人造成即刻伤害或者死亡威胁；来访者患有危及生命的传染性疾病；未成年人等不具备完全民事行为能力的人受到性侵犯或虐待。在这些情况下，咨询师应将来访者的情况有限地透露给能够给予来访者直接保护的来访者的亲人、朋友或师长。

二、价值中立原则

价值中立原则也称价值中立态度，或非评判性观点、非指导性原则。价值中立是指咨询师不干预来访者的价值观，尤其是不干预其价值观的核心，而是让其通过充分阐述，对自身的价值观进行自我发现、自我判断，进而自我调整，以消除心理困扰。罗杰斯曾经说过："当看着日落时，我们不会想去控制日落，不会命令太阳右侧的天空呈橘黄色，也不会命令云朵的粉红色更浓些。我们只能满怀敬畏地望着而已。"这也就是"价值中立"的态度，即一种完全接纳的、非评判性的态度。中立的态度可以保证咨询师不将个人情绪带入咨询中，倾听来访者的需要，增强求助者对咨询师的信任，从而在来访者与咨询师之间建立起一种良好信任的咨询关系。在秉持价值中立的原则时，咨询师应当在情绪、情感以及观点上既不固执己见，也不无条件地迎合来访者的想法，而是在理解来访者的基础上帮助来访者疏通情绪障碍，找到解决问题的正确思路。因此，心理咨询师能否遵循价值中立原则对心理咨询至关重要，甚至是心理咨询存在的前提条件。

三、助人自助原则

心理咨询的目的是帮助来访者发掘潜能，发展良好的心理问题应对策略，从而提升整体心理健康水平。在来访者求助咨询师的过程中，来访者是当下问题的经历者，而咨询师扮演的是协助者的角色，这就意味着：第一，咨询师认为是最好的解决问题的途径，对来访者未必是最好的；第二，来访者是问题的直接面对者，必须由来访者自己去解决问题，因此不管采取何种解决办法，其后果都必须由来访者自身来承受；第三，来访者只有在解决问题的过程中学习如何应对问题，才能真正从中获益，在今后的生活中学会自己解决问题。因此，咨询师需要在价值中立原则的基础上以一种非批判性的态度去理解和接纳来访者，善用引导和启发的方式促进来访者的思考，让来访者做出适合自己的选择。咨询师应避免越俎代庖式地替来访者寻找问题解决的办法，这样不仅会扼杀来访者心理能力发展的潜能，还会对咨询关系产生不良的影响。

四、综合性原则

心理咨询的综合性原则包含两方面的内涵：第一，综合性原则是指生理、心理与社会的综合。人所面临的心理处境均是生理、心理和社会因素的综合，因此在对心理问题进行工作时，咨询师应当从生理、心理和社会三个方面进行考虑。人的心理往往与生理状况有着密不可分的联系，它们之间往往互为因果、互相制约。同样，一个人的身心状况也会受到其所在的社会环境的影响。此外，生理、心理和社会三者之间的关系不仅在时间维度上存在横向作用的影响，也存纵向作用的影响。也就是说，这三个因素可能是在来访者求助的当下同时对来访者产生即时的作用，同时这种影响也有可能不是在同一时间共同发生，而是在时间上存在差序，并最终造就了当下的问题。因此，心理咨询师在面对来访者的时候要对来访者的身心关系以及心理与社会因素之间的联系保持觉察，需要从这三个方面获取全面的信息才能够对来访者当下的心理境遇做出恰当的评估。第二，综合性原则也是方法的综合。由于心理咨询涉及众多的理论和咨询方法，在面对不同的咨询问题时不同的咨询方法也会产生不同的咨询效果，因此心理咨询师在实际工作中应当将这些方法有机地结合起来，针对不同的问题采取具有针对性的干预手法以求达到咨询的最佳效果。然而，需要特别注意的是，综合的咨询方法并不意味着随意结合不同流派的技术与方法，而是要建立在正确的评估和对干预技术熟练掌握的基础上，否则咨询将变得无序且混乱，对来访者起到适得其反的效果。

第二单元　心理咨询的基本过程

根据咨询师所学流派的不同，心理咨询的过程划分也不一样。但就各种不同的心理咨询的方法来说，在一段心理咨询中大致包括初始评估、咨询和结束三个不同的阶段。初始评估阶段的任务是与来访者建立良好的咨询关系，同时搜集来访者信息，并对来访者进行评估；咨询阶段的任务是围绕来访者前来求助的主诉内容，帮助来访者解决问题；结束阶段的任务是巩固、保持和强化来访者已取得的咨询成效，并对咨询效果进行评估，终止咨询。

一、初始阶段

初始阶段的内容包括与来访者建立良好的咨询关系，通过初始访谈、观察、心理测验、他人的反映等收集来访者的相关信息，通过资料分析解读，明确来访者的问题、产生问题的原因、问题的严重程度，提出临床假设，并在咨询中验证假设是否成立，在评估结果的基础上制定咨询策略和方案，为后续的咨询奠定基础。

（一）建立关系

建立咨询关系是初始访谈阶段一个重要的内容。良好的帮助关系是咨询师和来访者之间相互信任、相互理解、相互接纳的关系。一方面，咨询师要理解、接纳来访者，相信来访者有潜能改变自己，使来访者对咨询充满希望；另一方面，来访者要接纳、信任咨询师，承认并尊重咨询师的权威，积极配合咨询师进行自我探索，执行咨询师提出的咨询方案和措施。只有在咨询师和来访者之间形成这样一种理想的帮助关系，才可能实现咨询目标。罗杰斯曾经指出：心理治疗成功的关键在于为来访者提供一种良好的人际关系环境，当这种关系存在时，一种治疗的过程就会出现，而行为与人格建设性的改变亦会随之发生；相反，许多用心良苦的咨询之所以未能成功，就是因为在这些咨询过程中从未建立起一种令人满意的咨询关系。咨询关系是一种"治疗联盟"，这种联盟的建立是为了帮助来访者以更合适的方式思考和行事。通过这种联盟的内化，来访者会对咨询师全然接纳自己的态度有所感知，这有助于来访者提高自尊、激励其完善自己，并且尝试去做出改变自己的选择。可见，建立良好的帮助关系对心理咨询具有十分重要的意义。

咨询师想要顺利地与来访者建起立良好的咨询关系，那么就要求咨询师树立起共情、积极关注和真诚的基本态度。共情指的是从求助者的角度，而不是以咨询师的参照作标去理解求助者的处境，即咨询师要能和来访者一起去思考，共同探索问题的本质，而不是代替来访者包办一切；积极关注就是要对来访者有所好奇，认真倾听来访者的表达，关注来访者的需要，并且积极地给予来访者非评判性的回应；真诚是要求咨询师在言行上不虚假和做作，咨询师力求展现出真实的自我，在言行和态度上做到一致。

尽管咨询师在心理咨询中需要针对来访者的不同问题采用不同的技术和方法，但这些都要建立在良好的帮助关系的基础上才能进行，而在建立良好的帮助关系时起主导作用的是咨询师。罗杰斯认为，治疗关系的核心是咨询师的个人特质或基本态度，他指出咨询师对来访者的共情、无条件积极关注、尊重、真诚等是使来访者产生变化所必需的特质，并认为这些特质是所有心理咨询或心理治疗的充分必要条件，适用于所有的人际关系。国外的咨询心理学家曾对直接影响咨询效果的咨询特质或态度进行论述，尽管存在分歧，但大都强调共情、无条件积极关注、尊重、热情、真诚等咨询态度的重要性。

（二）资料收集

临床资料是心理咨询工作中最基本的形式，是咨询师选择以何种方式与来访者进行工作的判断依据。咨询师在与来访者见面之前，对来访者的情况并不了解，咨询师要想对来访者有所帮助，就必须在会谈中做好收集来访者资料的工作，这是对来访者开展评估和咨询的先决条件。通过与来访者会谈，咨询师会收集到大量有关来访者的个人资料、基本信息，对来访者的问题有大致的了解。因此，不论是采取何种咨询理论和技术，在咨询初始阶段都应该做好资料搜集的工作。一般而言，资料的搜集可以包括以下方面：①人口学信息，如姓名、性别、年龄、学历、职业、宗教信仰等；②主诉问题，即来访者认为自己有何症状、问题如何等；③家庭背景，指家庭成员及姓名、年龄和职业，有无重要家族事件，紧急联络人的电话、地址等；④成长史，即从小到大的经历中有无影响身心变化的重要事件；⑤个人及家族生理病史，即来访者个人有何生理病史以及来访者的家庭成员有何遗传性疾病；⑥心理病史，即来访者个人有没有看过心理医生并接受专业治疗，结果如何，是否为转介案例等；⑦心理健康状况，要询问来访者并观察来访者的形态、表情、举止、言语表达、思维方式等，判断有无异常；⑧社交状况，即了解来访者的基本人际社交状况。当然，并非对所有的求助者都需要上面提到的信息，咨询师可根据具体情况调整。搜集资料式的会谈通常在来访者与咨询师的第一次会谈中进行，这种会谈的目的十分明确，就是要收集与来访者问题有关的资料和信息，从而能够对来访者的情况有一个较为全面的掌握，为下一步应采取何种咨询方式和方法提供依据。

二、咨询阶段

咨询阶段是心理咨询的核心阶段。这一阶段包括调整来访者动机、制定咨询目标、探讨及实施咨询方案、实施心理咨询。通过这一阶段的工作，咨询师帮助来访者分析和解决问题，改变其不适应的认知、情绪和行为，使来访者提升应对困难的能力。

（一）目标设定

在咨询阶段，咨询师要在对来访者进行心理评估的基础上与来访者共同制定咨询目标，并针对目标制定具体的咨询方案。咨询师可以通过询问来访者希望解决什么问题、获得什么改变、达到什么程度等来实现这一目的。具体而言，在制定咨询目标时，应当注意以下几个方面。

第一，咨询目标必须是具体的。例如，一些来访者提出的咨询目标是让自己变得更快乐一些，不再为眼前的问题感到苦恼。这是来访者对咨询疗效的一种期望，但这样的描述过于抽象，无法对其进行评估，因此它不能成为咨询的目标。咨询师应当引导来访者将一些模糊的目标进一步具体化，以以上目标为例，咨询师可以询问来访者快乐的具体标准是什么，包含哪些内容，有哪些可外化的指标？

第二，以心理学内容作为咨询目标。尽管心理咨询在许多时候能够帮助来访者解决一些现实困境，但是帮助来访者解决其生活中遇到的现实问题并不是心理咨询的根本目的，其根本目的是促进来访者的心理和谐和人格发展。因此，心理咨询的目标必须是属于心理学范畴的内容。例如，一位因肥胖感到困扰的女士前来咨询，可能希望咨询师帮助她顺利减肥，但这并不属于心理学的内容。咨询师应当引导来访者，与来访者探讨减肥对其心理有何意义，例如，是因为肥胖的身材让其感受到自卑还是因为肥胖影响到了她正常的人际关系，这些才是咨询中应该去处理的议题。有时候咨询的成功并不取决于现实问题是否得到了解决，而是来访者能否接纳现实问题的存在并能与之和谐共处。

第三，区分不同目标的优先程度。由于来访者的问题是多层次的、立体的，在咨询中可设立的目标绝非唯一，而是多方面的，因此在对目标进行甄别时，咨询师应遵循"由近及远、由小及大"的原则。所谓"由近及远"是指咨询目标应当首先着眼于来访者当前遇到的问题，也就是要优先处理那个驱使来访者前来求助最直接的问题，在当下的问题处理好了以后再去处理导致当下困境的一些相关问题，如童年经历所造成的心理创伤、过去事件对现在造成的心理影响等。"由小及大"则是指咨询师应当优先在那些容易实现的目标上进行工作，这样不仅有助于来访者增强对咨询的信心，也会使来访者对解决更大的困难产生更多的信心。

第四，咨询目标的设定还应当是现实可行的。制定目标需要根据来访者自身的条件和其所处的环境，使得目标具有可行性。例如，一个来访者为了让自己在短期内获得成绩的提升，打算将自己的学习时间从原来的每天一小时增加到每天八小时，这样的目标实施起来不符合来访者原来的学习习惯，而且由于难度大，让来访者难以长久坚持从而造成挫败感。因此，对咨询师来说，与来访者共同探讨目标的可执行性，帮助来访者调整目标，从而让目标适用于来访者是十分必要的工作。

第五，对咨询目标要经常进行回顾与评价。咨询师要定期与来访者对咨询目标进行检查与回顾，一般来说，由于咨询目标是具体的、具有可操作性的和可测量的，来访者通常都会在达成咨询目标上取得一些进步。因此，咨询师与来访者对咨询目标进行回顾不仅仅具有调节目标的作用，同时还能让来访者看到自己进步的机会，从而促进来访者对咨询的信心。因此，不断地对咨询目标进行评价有利于咨询向纵深发展，也使得咨询能够顺利推进并获得良好成效。

（二）问题解决

问题解决是心理咨询中最核心的部分，是咨询师与来访者合作运用各种手段和方法解决来访者心理与行为问题的阶段。咨询师根据与来访者共同设定的目标，制定相应的咨询方案，并围绕目标对来访者展开正式的咨询。这一阶段是心理咨询的主体，心理咨询的效益通常也是在此过程中产生。通过前期的访谈与观察，咨询师对来访者有了全面的分析和评估，就可以根据来访者的问题采用相适应的理论和技术开展工作，通过启发引导、支持鼓励，推动来访者自我探索和实践，解决问题，消除阻抗，从而促进来访者的成长与人格发展，实现咨询目标。

三、结束阶段

结束在心理咨询中的作用可以说是多方面的，咨询顺利地结束包含以下三方面的意义：首先，它可以激励咨询双方努力地实现咨询的目标。无论来访者还是咨询师，都知道咨询是一件在一定的时间内实现某种目标的事情。这种认识本身就是一种动力，使每个人在有限的时间内努力工作，实现有意义的目标。咨询师也正是利用这一点，对咨询的次数加以必要的限制，使来访者和咨询师意识到时间的价值，以提高咨询的效率，达到预想的效果。第二，结束阶段可以使来访者已经改变的态度、行为、认知方式等能够得以有效地保持，并泛化到解决日常工作、学习、生活中所遇到的问题中去。成功的心理咨询是导致来访者的观念、知觉和行为产生积极、有意义的改变，这些改变都需要在真实的环境中加以运用和实践，而不是保留在咨询室内。第三，咨询的顺利结束也是来访者成熟的标志。优秀的咨询师常在来访者的问题得到解决和排除之后选择恰当的时机结束咨询关系，使其面对社会、面对他人处理问题，其结果是使来访者形成一种更为独立的、满意的生活方式和态度。

（一）结束咨询的时机

关于何时结束咨询的关系并没有准确的定论，这主要是由咨询师根据自己的经验和来访者的实际需要来决定。选择好结束的时机十分重要，如果咨询关系结束得太过突然，来访者可能会失去他们在咨询过程中所获得的知识与经验；如果迟迟不结束咨询关系，来访者将变得越来越依赖咨询师，而无法独立地解决自己的问题。此外，咨询关系的结束还涉及咨询关系、咨询目标等因素。在判断是否应该结束咨询关系时，咨询师可以结合以下四个方面的因素进行考虑：

（1）咨询关系是否已经用一种行为目标建立起来，咨询双方对这一行为目标以及目标的实现是否有着清楚的理解和认识。

（2）来访者是否认为达到了他想要实现的目标，是否忽视了某些特殊的目标。

（3）来访者和咨询师是否认为他们的关系是一种积极的、有助的关系。

（4）最初所设计的咨询目标是否需要改变。

（二）结束咨询的方法

由于咨询关系是一种积极的人际关系，当要结束这种关系时，咨询双方都需要一定的时间为结束这种有意义的关系做准备，即便是采取最为积极的方法来结束关系，也总会引起某种程度的情绪波动。因此，对咨询关系结束的重要性应给予充分的重视。

一般而言，咨询双方在咨询的最后阶段应表达出他们准备结束咨询关系的信息，并一致同意选择恰当的时机结束咨询关系。达成结束咨询的一致对来访者是有益的、有帮助的。此时，咨询师应适当减少咨询的次数，延长咨询的间隔。对用时三个月以上的咨询项目来说，在最后的3周到4周，咨询双方就应对咨询关系的结束所产生的影响进行讨论。有些学者认为咨询的六分之一时间应用于讨论咨询关系结束这一主题。

当咨询师进行结束咨询关系的决策时，应对来访者的以下方面给予考察和判断：

（1）检查来访者的问题或症状是否已经消失或得到有效的控制。

（2）对来访者要求咨询的压力来源是否得到有效控制做出判断。

（3）对来访者的应付能力和理解自己与他人的能力进行必要的考察。

（4）判断来访者是否可以有效地与他人相处，能够爱别人和接受别人的爱。

（5）判断来访者是否具备有效地计划和实现自己的需要的能力。

（6）对来访者是否能更好地生活和享受生活进行评价。

除了提前讨论咨询结束议题以及对来访者进行必要的评价之外，咨询师还可以采取以下两种方法帮助结束咨询关系：一种是逐渐隐退法，即逐渐减少用非自然的、人为的方法对来访者进行干预，而多采用现实的方式去实现咨询的目标，以帮助来访者减少对咨询师的依赖和对咨询的依赖，使之可以独立地生活；另一种方式是发展来访者更为有效地解决问题的技能。帮助来访者掌握更多的、更为有效地处理问题的技能，就会提高他们摆脱咨询依赖的可能性。技能的发展最主要的是强调在预防和在危机情形下的自我决策能力，这是一个把咨询经验泛化到日常生活中的过程。

总而言之，心理咨询是由不同的阶段构成，每个阶段都有其主要的工作侧重，各阶段相互重叠，互相关联，形成一个完整的过程。然而，咨询阶段并不是固定不变的定式，在实际工作中目标设定与正式咨询常常也是交替进行的。因此，咨询师应当结合自己的咨询理论，根据实际需要推进咨询的深入展开。

❓ 思考一分钟

1. 心理咨询有哪些原则？
2. 心理咨询的过程可以分为哪几个阶段？每个阶段有哪些内容？

第四节　心理咨询的流派

心理咨询的流派是具有对人类心理独特的见解、系统化的解释及相应的治疗方法的综合体系。据统计，截至2008年全世界范围内共有400多种心理治疗和心理咨询理论，可见心理咨询师可以选择的咨询理论范围十分宽广。在这众多的理论当中，影响最大、应用范围最广的包括精神分析、认知行为、人本主义、存在–人本主义、家庭治疗和后现代取向理论，心理咨询师应当结合个人经历、价值取向、天性特点以及实际的问题来仔细拣选适用的咨询理论与技术。本节将介绍上述六种心理咨询理论的基本概念。

第一单元　精神分析

一、古典精神分析

现代心理治疗和心理咨询是从19世纪末弗洛伊德创立精神分析开始的。可以说，当今世界上绝大多数的治疗和咨询流派都是直接或间接地受到精神分析的影响而创立的，因此精神分析流派在心理治疗与心理咨询中有着不可撼动的历史地位。

狭义的精神分析是指一种特殊的心理治疗实践及其所蕴含的理论假设，而广义的精神分析则是指一种特殊心理学，甚至是超出心理学范围的理论系统。但不论以上哪一种定义，都与弗洛伊德本人直接相关，这一类精神分析的理论也被称作古典精神分析。继弗洛伊德之后，出现了一批弗洛伊德学说的继承者在其原有的理论上做出修正或引申，形成了新的理论体系，这一类精神分析学说又被称为新精神分析。

精神分析起源于弗洛伊德和布洛伊尔对一位癔症女病人的治疗。在弗洛伊德以前，癔症患者被看成是诈病、道德可疑的骗子，或是神经系统总体削弱而产生功能上随机、无意义的紊乱。弗洛伊德在对这位女病人进行治疗的过程中开始产生一种新的观点，认为癔症不是大脑的疾病，而是心灵的疾病，其问题根源在于想法而非神经。后来，他在对这位病人治疗时放弃使用传统的催眠方法而是尝试采用自创的治疗方法，并在后来的一系列实践中逐渐发展了他自己的理论,他将这些治疗思想和理论整理出版,并最终形成了精神分析的理论体系。弗洛伊德最早在其理论中只提出了"心理地形说"的理论,他认为人的心理活动分为潜意识、前意识和意识三个部分。与此同时,他也将自由联想和梦的解释作为精神分析的主要治疗方法。后来,弗洛伊德又逐渐丰富和发展了精神分析学说,将人的心理构成分为自我、本我和超我三个部分。

在精神分析的治疗过程中,移情和阻抗是贯穿治疗始终的内容。弗洛伊德曾在《精神分析运动的历史》中写到:"任何研究路线,只要它承认移情和阻抗并且把它们作为工作的出发点,那么它就有权自称为精神分析,即使得出了与我本人不同的结果"。可见,移情和阻抗是精神分析治疗中一对十分关键的技术概念。

移情。在精神分析中,来访者将自己的情感、思想和欲望投射于治疗师身上的现象称为移情。也就是说,治疗师成为了来访者过去的"客体"的代表或替代者。当来访者超出实际情况对治疗师进行美化甚至对治疗师产生了爱慕时,正移情就产生了;而当来访者在并无现实的恰当理由的情况下而对治疗师产生负面态度时,负移情就产生了。从治疗的角度来说,负移情会产生不利的影响,而正移情也并非总是有利的。弗洛伊德认为,移情是无处不在的,它是人类心理的一种普遍现象,它决定着所有的心理治疗的效果。因此,治疗师在工作中必须对移情现象保持清醒的觉察,将移情用于能够推动治疗和咨询效果的方向上来。

阻抗。阻抗是对精神分析而言的,凡是来自来访者的因素和妨碍治疗进行下去的因素都可以称为阻抗。例如,来访者由于某方面的心理问题前来寻求心理帮助,但随着治疗的深入,来访者不得不面对内在深层次的问题,这时就有可能引起来访者的回避和退缩的表现,对关键问题避而不谈,使得咨询难以进一步深入下去。精神分析区别于其他所有心理治疗的地方,就在于它对阻抗的处理方法,精神分析启发和帮助来访者依靠自己去克服阻抗,把从移情中释放出来的力量用于克服阻抗。因此,可以说,精神分析的特点在于利用移情克服阻抗,而这一特点也贯穿了精神分析的整个过程。

二、新精神分析

尽管弗洛伊德的古典精神分析理论开启了心理治疗世界的大门,对后世的心理治疗理论影响极为深远,但是在当今的精神分析的治疗方法中,仅有一小部分是原封未动地延续了弗洛伊德时代的精神分析。弗洛伊德理论中的一些重要概念在现代精神分析中都受到了质疑并发生了根本改变,这其中包括本能驱力、性和攻击在行为动机中的地位。此外,古典精神分析中的一些基本技术原则(如分析性中立、有意阻止病人的愿望满足、像幼儿神经症退行)在当代也被重新进行了界定和修正。出于对古典精神分析的反思与批判,继弗洛伊德之后,一些心理学家在原有的精神分析理论之上做出了修正,并且提出了与以往不同的精神分析学说,极大地丰富了精神分析的思想与内涵。其中比较有代表性的理论包括自我心理学、克莱因学派、客体关系学派、认同与自体心理学。尽管这些学说都以"精神分析"自居,但是其内涵已与弗洛伊德时代的学说发生了巨大的变化,如果说弗洛伊德发起了精神分析的变革,那么现在这场变革的影响已经进一步扩展,形成了弗洛伊德及其同时代者难以想象的概念、方法和观点。现代精神分析的学说众多,内容庞杂,关于精神分析的发展及其后续学说的发展可参见《弗洛伊德及其后继者》一书,在此将不展开。

第二单元 认知行为疗法

认知行为疗法是当前最重要的心理治疗和心理咨询的方法之一,它是继精神分析之后又一重要的治疗流派。认知行为疗法是由认知理论和行为治疗相互吸纳、相互补充形成的系统心理治疗方法。认知理论认为,认知过程是由情绪与行为共同决定的,人们可以通过改变人的认知过程来改变人的观念,进而来纠正其情绪和行为;行为疗法认为,行为是通过学习而得来的,因此可以通过一些实际的操作方法来消退、抑制、改变和替代原来的不良行为。认知行为治疗方法是两者的结合,它认为,认知过程决定着行为的产生,同时行为的改变也可以影响认知的改变。认知和行为相互作用的关系在一些人身上常表现出一种恶性循环,即错误的认知观念会导致不适应的情绪和行为,而这些情绪和行为也反过来影响认知过程,给原来的认知观念提供证据，使之更加巩固和隐蔽，使问题越来越严重。认知行为疗法将着眼点主要放在患者非功能性的认知问题上，意图通过改变来访者对自己和对他人或对事的看法与态度，把认知矫正与行为矫正联系起来，努力在两者之间建立一种良性循环，取代原来存在的恶性循环，从而使原来的不良症状减轻、消失。

20世纪70年代以后，行为治疗和认知治疗整合成为认知行为治疗。在这期间，不少理论经历了持续的改良和改进，诞生了多种治疗形式，包括合理情绪行为疗法（REBT）、辩证行为疗法（DBT）、接纳与承诺疗法（ACT）、问题解决疗法、暴露疗法、认知行为疗法（CBT）、行为激活疗法、认知指导训练技术等。本节仅对其中的合理情绪行为疗法（REBT）、认知行为（CBT）、认知指导训练技术（SIT）和接纳与承诺疗法（ACT）做简要介绍。

一、合理情绪行为疗法

合理情绪行为疗法（REBT）是一种以认知重建为核心内容的认知行为治疗方法，它是由美国著名的临床心理学家艾利斯（Ellis）博士于1955年提出的。艾利斯认为，人不是被事情困扰着，而是被对这件事的看法困扰着。合理情绪行为疗法的基础是ABC理论，这一理论认为，诱发性事件A只是引起情绪及行为反应C的间接原因，而B即人们对诱发性事件所持的信念、看法和解释才是引起人的情绪及行为反应的更直接的原因，合理的信念会引起人们适度的情绪反应，而不合理的信念则会导致不适当的情绪和行为反应，长此下去将最终导致人们产生情绪障碍和各种类型的神经症。

合理情绪行为疗法的实际操作将会在之后的章节讲解。

二、认知行为疗法

美国心理学家贝克（Beck）在研究抑郁症治疗的临床实践中逐步创建了认知治疗理论，他尝试通过调节认知过程来达到改变个体行为的目的。他认为，认知产生了情绪及行为，异常的认知产生了异常的情绪及行为；认知是情感和行为的中介，情感问题和行为问题与歪曲的认知有关。人的认知是历史的产物，每个人都有一个早期发展形成的认知模式，也称图式或思维模式，它决定着人们对事物的评价，成为支配人们行为的准则，导致人们思考问题时常会自动地涌现出一些快速的估价思维，也称自动思维，而负性的自动思维会导致情绪抑郁、焦虑和行为障碍。自动思维产生于认知模式中较恒定的认知现象——信念，其最中心的信念称为核心信念，它是信念中最根本的环节，是整体的、牢固的和全面概括的。自动思维是个体思想中涌现的现实的词或想象，是在特殊情景下产生的最浅表的认知。

贝克还指出了常见的认知曲解类型，即武断地推论、选择性概括、过度概括化、夸大或缩小、极端思维、个性化和贴标签。

（1）武断地推论　没有可依据的证据就对事情发展的可能性武断地做出结论，包括将事件"灾难化"或在大部分情境中都设想最糟糕的后果会降临在自己身上。

（2）选择性概括　只根据片面的信息就对人或事件下定论，形成带有偏见的看法和态度。在这一过程中一些与自己看法态度不一致的信息会被选择性忽略，而往往只关注那些与失败或剥夺有关的事件。

（3）过度概括化　即由一个偶然性的事件就得出一种极端的信念并固执地认为这是一种普遍的事实。

（4）夸大或缩小　用一种比实际上大或小的意义来感知一个事件或者情境。

（5）极端思维　用全或无、非黑即白的思维方式来看待事情和对事情做出解释，或者是按"是"或"不是"、"有"或"无"两种方式来对经验进行分类。

（6）个性化　在没有根据的情况下将一些外部事件与自己联系起来。

（7）贴标签　根据缺点和以往犯过的错误来描述或定义一个人的本质。

这些逻辑推理上的非理性，容易使人在遭遇不良事件时形成对未来、对自我、对世界的悲观看法，从而使人们陷入不可自拔的无望、无助等不良情绪中。对具有上述认知曲解类型者进行心理干预，就是要通过认知和行为技术来改变这些人的不良认知，进而改变他们的情绪和行为。

三、认知指导训练技术

继艾利斯和贝克之后，梅钦鲍姆（Meichenbaum）设计了一种具有明显认知重建模式特征的训练方案——认知指导训练技术（SIT），其实质是通过处理内在对话，从而改变人的思考、认知结构和行为方式。认知指导训练技术采用渐进方式，它要求人们首先要自我觉察消极信念，说出或写出与情境有关的负向、内在对话；然后去寻找与原有非理性观念不相容的思考方式，并用新的积极的内在对话来表达；最后学会独自完成此任务，熟悉、巩固合理认知的步骤，在现实情境中练习新的内在对话，并掌握一些有效的应对技巧，以便更好地适应环境。

目前，认知指导训练技术建构起了自己的治疗模式，该模式可大致分为三类：一是认知重组治疗；二是应对技巧治疗；三是问题化解治疗。认知重组模式认为，情感和行为的困扰来自于不恰当的思维，心理治疗旨在确定一个更具适应性的思考方式；应对技巧模式则侧重于提供系统的应对各种应激情境的方法和技能；而问题化解模式则把认知重组治疗与应对技巧治疗结合在一起，试图寻求处理较广泛问题的一般治疗策略或方法。

四、接纳与承诺疗法

20世纪90年代起，一些临床心理学家发现认知疗法中单纯的认知内容的干预并不能带来持久的效果，而随着新兴的后现代主义和积极心理学思想的发展，基于实用主义和情景主义假设的心理治疗思想逐渐受到重视。在这样的背景下，被称为认知行为治疗的第三代行为疗法诞生了，并形成了辩证行为疗法（DBT）、正念认知疗法（MBCT）和接纳与承诺疗法（ACT）这三大治疗理论。其中，强调"接纳"与应用"正念"是第三代认知行为治疗理论体系的共同特征。

接纳与承诺疗法（ACT）是一种以有关人类语言、行为和认知的关系框架理论和功能性语境主义哲学为基础的体验性行为心理治疗，采用接纳、认知解离、正念、观察自我价值、承诺行动等改变过程以创造心理的灵活性。接纳与承诺疗法于20世纪90年代由美国心理治疗师海斯（Hayes）提出，是基于正念技术的第三代行为治疗理论之一。海斯认为，痛苦是人生的常态，它们难以被消除，然而"痛"与"苦"不同，人们只能接纳"痛"，而尽力去减少"苦"。因而，在面对心理困境时，不以改变外在条件为根本目的，而是致力于达到与苦难共存的平衡状态。

接纳与承诺疗法涉及两个过程，一个是接纳与正念程序，另一个是承诺与行为改变技术程序。在接纳与正念中，包含了关注当下、认知解离、接纳和以己为镜四项技术。承诺与行为改变技术包含了关注当下、以己为镜、明确价值观和承诺行动四项技术，这四项技术共同完成了来访者做出承诺的过程，最终使行为逐渐得到改变。

第三单元 人本主义与存在-人本主义

存在-人本主义取向深深地受到人本主义心理治疗和心理学运动的影响，这一运动起源于20世纪40年代，并在20世纪60年代于美国西海岸达到顶峰。人本主义心理学在20世纪60年代初的美国兴起，在随后的20年中，心理学界掀起了一场人本主义运动，而人本主义也被称为心理学发展中继精神分析和行为主义之后的"第三股浪潮"。在这一浪潮中，罗杰斯和马斯洛是人本主义最具影响力的代表，两人分别于1947年和1968年当选美国心理学会主席。

1962年，马斯洛和罗杰斯等几位心理学家组建起了人本主义心理学会，将工作聚焦于研究对个人和社会有意义的问题，并且致力于发掘人的创造力和促进人的自我实现。这一系列的研究和实践成果立即在实际中得到了广泛应用和传播。马斯洛作为人本主义的先驱，其最重要的理论贡献是提出了人的需要层次理论，认为人都潜藏着不同层次的需要，这些需要在不同的时期表现出来的迫切程度是不同的。人的最迫切的需要才是激励人行动的主要原因和动力。在此基础之上,罗杰斯进一步丰富和发展了人本主义的理论,将人本主义的理念应用到心理咨询中,同时汲取了存在主义哲学思想,开启了存在-人本主义的心理咨询模式。存在-人本主义的心理治疗是一组在方法上相近的心理疗法的总称,在此着重介绍以罗杰斯为代表的人本主义的咨询理念。

罗杰斯的理论先后被称为非指导性治疗、来访者中心治疗、以人为中心治疗,这种名称的变化反映了罗杰斯在不同时期对人的存在形式认识的转换过程。

以人为中心的治疗理论的基本假设认为,人类具有独立的思想,渴望实现自己的愿望,以及有追求真理和得到社会肯定的愿望。因此,每个人都有朝着健康、积极的方向发展、成长和变化的潜在能力。这种潜能是人类的独特性,并且它会驱动人的行为。罗杰斯认为,每个人天生都具有一种"自我实现"的倾向和被积极看待的需要。

以人本主义为取向的咨询师要始终保持真诚和一致的态度,时刻关注来访者内心的体验,并且努力创造一种平等、自由、关注、温暖和真诚的咨询氛围。如果能够在咨询过程中实现这些方面,那么就能够促使来访者对自己的感受清晰化,发现自己失去的体验,并逐渐将这种体验融入到自我概念中,变成一个更加一致和完整的人,相应地,来访者身上"既有的潜在能力"就能够被激发出来。因此,人本主义取向的心理咨询十分强调咨询关系的治疗作用,咨询师的工作就是为来访者营造一种良好的环境和氛围,为来访者的心灵成长提供良好的"土壤",并相信来访者有能力获得自我成长的力量。

作为一种非指导性的治疗方式,人本主义取向的心理咨询并不具有标准化的操作过程,这点和认知行为取向的治疗风格大相径庭。非指导性的治疗和指导性的治疗的显著区别在于,非指导性的治疗以来访者的自我叙述为主,由来访者提供信息并对这些信息自行做出解释,因此,在治疗过程中咨询师往往表现得较为克制,而为来访者创造支持性的环境和营造充分的自我探索空间。

从人本主义取向的心理咨询角度来看,心理咨询的目标不仅仅是帮助来访者解决问题,更重要的是要帮助来访者实现个人的成长,充分发掘出个体的潜能,从而增强解决所遭遇的问题的能力。而要实现这一目标,关键取决于三方面的要素,即真诚、共情和无条件积极关注。

真诚。咨询师对自己应当不加任何矫饰,不能有所隐瞒或作假。咨询师要尽力表现真实的自我,要做到言行一致、表里如一。在罗杰斯看来,咨询师与自己的情感和态度的一致性及其表达的程度会直接决定来访者在治疗中取得进步的程度。

共情。共情是指要时时站在来访者的角度去审视他们所遭遇的问题,并且能够感同身受地体会他们的痛苦和不幸。这也就要求咨询师能够准确而敏捷地深入来访者的内心世界,深层次地体验来访者的情感,时刻反映、理解、适应并说明来访者的情感状态。

无条件积极关注。无条件积极关注是指咨询师在任何时候都要对来访者表现出无条件的绝对尊重和接纳,接纳来访者可能存在的恐惧、愤怒、蔑视、痛苦等情感,并且不论来访者的情感是否正确或合适,咨询师都要无条件地去接纳它们。这一态度可以向来访者传递的信息是,咨询师足够包容地接受来访者此时此地的真实自我,而不论表现出来的那个自我是否符合规范都能够得到咨询师的接纳。当然,这种接纳和尊重是对来访者自身而言的,并非是对其所作所为的无条件认可。

罗杰斯以人为中心的疗法是以"人"为焦点,而非以"问题"为中心。咨询师在这个过程中扮演的是陪伴者的角色而非权威或专家,始终以一种真诚、包容、尊重、信任和温暖的态度给予来访者关注。来访者也会在感受到咨询师支持的情境下自由地表达此时此地的感受,对自我进行更深入的探索,同时学习承担责任,自己决定目标,并且朝着目标采取行动。

第四单元 家庭治疗

家庭治疗始于20世纪40年代的美国,是现代心理咨询与治疗发展中的一个重要分支。1950年中期,第二次世界大战结束后西方不少地方开始出现对家庭进行干预的心理治疗者，其中一些较为知名的先驱者有阿克曼（Ackerman）、惠特克（Whitaker）和鲍文（Bowen），其中阿克曼又被称为家庭治疗之父。1962年，《家庭过程》杂志的创刊标志着家庭治疗走向成熟。

与家庭治疗的产生直接相关的两个理论是系统论和控制论。系统论最早的基础是来自于沙利文和霍妮的理论以及早期的社会心理学研究成果。系统论发展了前人的思路和成果，深入探究了个人如何塑造人际关系，人际关系又如何塑造个人。系统论认为，任何一个有机体或是一个现有的系统，都是整体中的一部分，是其他部分所没有的。它们产生于互动，关系存在于各个部分之中，整体总是大于部分的总和。控制论的核心是反馈圈，它是指系统获得必要信息以维持稳定的过程，反馈的内容包括系统内部以及系统与外部环境之间的信息传递内容。控制论认为，家庭规则是家庭用以掌管家庭系统所能容忍的行为范畴。罪恶感、惩罚、症状①是家庭用以强化家庭规则的负向回馈机制，面对问题时家庭所反映的行为序列显示了家庭系统如何面对问题。

家庭治疗理论认为，家庭是一个开放的、相对稳定，但在稳定中又包含变化的系统。这一系统对个体的心理发展有着极为重要的作用。家庭中的每个个体都置身于这个系统之中。某一家庭成员的心理或行为问题不仅仅是其个人的问题，而是整个家庭系统尤其是家庭成员之间的互动模式不良造成的。家庭治疗就是通过改变家庭成员间的不良互动模式从而改变个体的症状。经过几十年的发展，家庭治疗体系中也逐渐分化出了多个治疗派别，其中包括代间家庭治疗、结构式家庭治疗、策略家庭治疗、联合家庭治疗、经验家庭治疗、社会建构主义家庭治疗等。本单元仅对代间家庭治疗、结构式家庭治疗和策略家庭治疗进行简要的介绍。

一、代间家庭治疗

鲍文对代间家庭治疗的早期发展起到了十分重要的作用，因此常常也被称为鲍文家庭治疗模式。他倾向于把家庭当作一个系统理论去理解，而不是将其当作一套干预的方法。

在鲍文的理论中提出了六个重要概念，分别是自我分化、三角关系、核心家庭情感程序、代际传递、情感隔离和社会情感过程。其中，"自我分化"是鲍文的核心理论，其功能就是个人处理压力的能力，自主性和独立性差的人往往都与家庭过分纠结，这样很容易造成功能不良。此外，"三角关系"是鲍文提出的另一个重要概念，鲍文认为，三个人组成的系统是人类关系中变化最小的稳定团体。两个人的系统是不稳定的，当两个人的关系出现问题的时候，一方或者双方将转向其他人的同情或冲突将吸引第三方。比如夫妻间争吵，有时无法解决，会抓一个孩子进来，把孩子牵扯进来。又比如，丈夫工作忙，妻子会把快乐和注意力转移到孩子身上。第三者并不是被动被拉进来，而是自己会跑出来帮父母维持快乐家庭。一个人未能达到高度的自我分化，是因为他陷入了三角关系。三角关系导致家庭成员不能面对家庭的真正问题。如一家三口，儿子可能倾听了夫妻双方的抱怨，而与双方都很好，但这对夫妻的问题却依然没有得到真正解决。

鲍文的理论对家庭治疗的发展做出了重要的贡献，也成为家庭治疗的启蒙性观念。在家庭治疗的先驱中，以鲍文理论为核心的家庭治疗师们为精神分析原理的拓展提供了更多的角度，并为在家庭治疗中研究人类行为和问题提供了更为广泛的视野。

二、结构式家庭治疗

结构式家庭治疗是家庭治疗的第二次浪潮，由米纽钦提出。20世纪60年代，米纽钦发现有问题的家庭通常会呈现两种不同的模式：一种家庭缠结，成员之间处于混乱并且紧密的相互联结；另一种家庭则脱离，成员之间彼此孤立并看似无关。这两种家庭类型都缺乏对权利的清晰界线。在家庭中权利也象征着在家庭中的地位和彼此纠缠的程度。对于过分纠缠的父母来讲，他们过分卷入到他们的子女之间的程度太高，以至于

---

① 罪恶感、惩罚、症状都是家庭控制论中用来平衡家庭系统的规则，其中罪恶感和惩罚是指让家庭成员减少某些破坏家庭平衡的行为的手段；症状在此是指那些有利于平衡家庭系统而产生的行为反应模式。

丧失了家庭中的主导地位，也由此丧失了父母的领导权和控制权。而对于关系过分松散的父母来讲，他们同样缺少在家庭中的控制力和影响力。结构式家庭治疗针对上述情况提供了一个清晰的治疗蓝图，并且为组织策略治疗提供了基础。

结构式家庭治疗的技术要求咨询师首先必须适应来访者的家庭以真正地参与到家庭的互动中。当咨询师挑战来访者的家庭所习以为常的关系模式时通常会引发家庭的阻抗，但是若治疗者开始理解并接受家庭，家庭更可能接受治疗。一旦实现了最初加入来访者的家庭的目标，结构式治疗者便可以开始使用重新组织的策略。这些积极的策略通过增强松散的界线或放松僵硬的界线以达到打破功能不良的家庭结构的目的。

米纽钦认为，治疗的目标首先是家庭结构的改变，而问题的解决只是一个随之而来的自然结果。他认为家庭成员中的任何一方的改变都可能会影响到家庭结构。同样，改变整个家庭的基本结构会对整个家庭的互动产生影响。因此，治疗是为了帮助家庭发展一种内在的结构或组织，使成员有归属感，同时又允许成员保持各自的个体性，而治疗者的作用是评定家庭结构，重新设计使之接近一个理想的模式。当家庭结构逐渐趋于这个理想模式时，症状便趋于消失。

三、策略家庭治疗

策略家庭治疗由埃里克森（Erickson）创立，并由沟通理论发展而来。策略家庭治疗主要包括三种治疗模型，即美国精神研究所（MRI）的简短治疗模型、海利（Haley）和曼德森（Madanes）的策略治疗模型以及米兰系统模型。策略家庭治疗为家庭治疗提供了一个新的概念，即聚焦于过程、形式和沟通的影响，而不是聚焦于内容本身，而策略治疗师更关注行为的变化而不是观念和理解。正因如此，策略家庭治疗的践行者逐渐发展出来多种实用的技术和规则（如循环提问、积极再定义、悖论策略、仪式化），而非理论学说。因此，策略治疗的主要特点是设计多种多样的策略来解决问题，他们的理论因此也显示出了简单和注重操作的特点。

第五单元　后现代取向的心理咨询

20世纪80年代中后期，随着后现代思潮的兴起，后现代主义心理学也随之传播开来。后现代心理学的特征在于对现代心理学的反叛和消解，尤其是对以实证主义和个体主义为宗旨的科学心理学的反叛。在后现代主义对现代主义的批判之下，心理学各个领域中受到影响最大的就是心理咨询领域。

后现代主义心理学在咨询中的主要观点认为，每个人都有不同的认知结构和独特的成长的社会脉络，并且主张以合作协同的方式进入到相应的咨询与治疗过程。后现代主义心理咨询的主要表现形式为建构主义治疗模式。建构主义治疗模式从认识论的角度来说，前提是反对主客观相互分离的主张，认为我们所在的客观世界并非是在我们之外的一个不以我们意志为转移的、单一的不变的世界。从后现代主义心理学的观点来看，产生心理病理的原因往往是因为人不能根据具体的情况来调整和修正行为，在思维和行为方式逐渐变得狭窄和僵化后，其心理适应性和功能性就会下降，就直接影响到个人的心理健康，最终产生生理上的某些疾病变化。从这个角度出发，咨询师不再是寻求帮助来访者解决问题，也不再是具有先见意识的指导者，而是将咨询师的指导角色转换成来访者的合作者角色，通过咨询师与来访者的共同探索和尝试找到创新、实用、有效的新认知建构，治疗的最终结果也从以往的消除某些障碍性的失调转变成了建立起更为积极的、富有创造性、更具有解释及适应性能力、更适应个体未来发展和提升应对能力的认知结构，从而促进个体获得更好的发展。

在后现代心理咨询的发展过程中逐渐衍生出了多个理论流派，例如焦点解决短期心理咨询、叙事心理咨询、后现代社会治疗、合作取向疗法等，这当中又以焦点解决短期心理咨询和叙事心理咨询为代表，在现代心理咨询中有着重要影响。

一、焦点解决短期心理咨询

焦点解决短期心理咨询是在20世纪80年代早期，由美国威斯康星州密尔沃基（Miluaukee）的短期家庭治疗中心的创办者沙泽尔（Shazer）及其夫人茵素（Insoo）所创立的。在过去30多年的发展中，焦点解决短期心理咨询已逐步发展成熟，并广泛地应用于家庭服务、心理康复、公众社会服务、儿童福利、监狱、社区治疗中心、学校和医院等领域，并得到了积极的肯定。

在后现代建构主义思潮下发展起来的焦点解决短期心理咨询与传统的治疗方法存在明显的差别。传统的治疗是以问题为导向的治疗，将咨询师视作问题的专家，治疗的过程主要是着眼于探究来访者的病症与缺失所在，深入探讨来访者固有的问题形态，并且追溯问题的成因与过去的一切。而焦点解决短期心理咨询则是以解决为导向的治疗，视来访者为自身问题的专家，与来访者共同探讨目标、所拥有的资源、例外情况的正向经验以及未来愿景，尽可能以最少的咨询次数，有效地处理来访者的问题。因此，焦点解决短期心理咨询的基本精神是强调如何解决问题，而非发现问题原因，并以正向的、朝向未来的、朝向目标的积极态度促使改变的发生。焦点解决短期心理咨询的特点可以体现为以下几个方面。

首先，焦点解决短期心理咨询所关心的重点是"可以做什么让问题不再继续下去"。焦点解决短期心理咨询认为"事出并非一定有因"，那种认为只要厘清了原因那么问题就可以得到解决的假设是难以成立的。这是因为并非所有的事件都存在明确的因果关系，原因和结果之间的关系常常是难以明了的，而问题往往是二者相互交错影响之下产生的。假如将咨询的主要目标设定为探讨问题的原因，那么可能会陷入一种逻辑矛盾中，在一种无意义的探寻中浪费时间，最后反而阻碍了解决问题的可能。因此，在焦点解决短期咨询过程中探寻原因是不必要的，重要的是"解决"的历程。

其次，焦点解决短期咨询相信，一个问题的存在不见得只是呈现病态或弱点，有时也有正向的功能。焦点解决短期咨询不仅关注问题的症状，还关心症状背后的正向功能。另外，焦点解决短期咨询还认为，问题本身不是问题，而是解决问题的方法不当，导致问题的出现。因此，焦点解决短期咨询的策略不是问题解决导向，而是解决发展导向，即咨询的重点是发展弹性的问题解决方法。焦点解决短期咨询强调，来咨询的来访者是有能力、有责任发展出适宜的解决方法的，咨询的任务就是提供机会，让来访者积极地去发现自己身上所具有的正向资源，发现自我改变的线索。

第三，在咨询的策略方面，焦点解决短期咨询主张将咨询的焦点汇聚在具有正向意义的内容上，从一开始就要对来访者进行正向的引导。例如，一般的咨询师会在咨询开头询问来访者"你的问题是什么？"，但是焦点解决短期咨询认为这样的提问只能让来访者着眼于那些自己无法解决的问题，从而开始无休止地抱怨自己的困扰、挫折和失败。此外，这样的问题也暗含着这样的一种内涵，即在咨询中"谈问题"比"问题解决"更为主要。焦点解决短期咨询主张一开始的引导就要紧扣着未来的导向、解决问题的导向。其常见的问句是："你来这里的目的是什么？""你希望我在哪些方面能帮助你？"或"你今天来想改变什么？"这样的问句假设：来访者有一个目标，这个目标是重要的，而且来访者可以清楚地将它说出来。

二、叙事心理咨询

叙事心理咨询是在20世纪80年代由澳大利亚心理学家怀特（White）夫妇和新西兰心理学家爱普斯顿（Epston）提出的。他们首先将此方法引入家庭治疗，并在澳大利亚和新西兰发展壮大。

所谓叙事，就是将各种经验组织成具有现实意义的事件的基本方式。它赋予了原始经验以情节和结构，为生动经验的存在提供了一个载体和框架。简而言之，叙事即是讲故事。叙事心理咨询的理论认为，现实是由语言建构起来的，人们在述说自己的经验或故事时，常常并非真实和客观地描述事实的真相，而是受到背景和环境的影响，主观地叙述被其主流文化过滤后的"事实"。那么，咨询师的工作就是通过引导来访者对其叙事语言进行建构，从而达到心理治疗的目的。叙事心理咨询师通过倾听来访者讲述自己的生命故事，帮助来访者澄清他是如何使用故事组织经验和赋予意义的，并通过发现来访者生命故事中所遗漏的部分，引导来访者重建具有正向意义的生命故事，从而激活来访者的内在力量。

在叙事心理咨询的视角下，心理咨询不是为来访者的问题提供一个具体明确的答案，而是要关注人们是怎样使用人际的语言习惯来解释自己的经验以及如何对事件做出反应，这才是心理治疗的关键所在，同时也只有在这一点上心理治疗对来访者才能够真正有所帮助。例如，一个人辛勤工作，但没有感受到收获的快乐，于是为此感到沮丧和懊恼，这是因为他相信生活应该是公平的，有付出就应该有回报。但这其实恰恰是由语言造成的一种心理幻觉。每个人的烦恼都是因为在其认知中存在一个"世界应该如何"的观念而造成的，如果我们将其视为理所应当，那么我们将不再能够感受到结果给我们带来的喜悦。所以，心理咨询师就需要帮助来访者破除这一障碍，通过改写来访者固有的叙事方式，重新建构起一种新的经验叙事角度，从而来访者获得心灵的自由。

此外，叙事心理咨询与以往的咨询理念最大的不同在于，它相信来访者才是自己问题的专家，心理咨询师在咨询的过程中只是扮演陪伴者的角色。因为它认为，来访者才是自己生命故事的作者，来访者应该对自己充满信心，相信自己有能力对生命重拾主权，并且获得解脱困难的资源。因此，在叙事心理咨询中，来访者拥有与咨询师平等的话语权，咨询师是陪伴者而不是权威专家或是指导者。

第六单元　心理咨询理论的发展趋势

自弗洛伊德创立精神分析学派至今，心理学发展非常迅速，各种理论流派和方法技术不断涌现。随着心理咨询实践的发展，心理咨询工作者逐步认识到没有任何一种理论或方法能解决所有的心理问题。在此背景下，许多持不同流派理念的学者开始逐渐抛弃门户之见，相互彼此借鉴，取长补短，在心理咨询工作中能根据来访者的不同情况选择不同的方法和手段，或同时采用几种不同学派的方法。20世纪80年代以后，越来越多的心理咨询工作者宣称自己是"折中主义"。有人对美国自1974年起15年间的临床心理学研究做了回顾总结，发现近50%是兼容取向。还有人对精神病学和社会工作等相关领域的专业人员做过调查，发现有68%的人认为自己属于兼容学派。

在心理咨询实践层面，不同流派的技术与方法的借鉴与应用在咨询实践中已十分普遍。一些研究者在1982年对美国心理学会的临床心理分会和咨询心理学分会的400余名成员进行了一项调查，结果发现选择"折中主义"作为治疗与咨询取向的成员人数最多，其中精神分析和精神动力取向的占10%，以人为中心的治疗约占9%，行为治疗约占7%，而选择了折中主义的为41%。

心理咨询方法上的兼容性也促成了多种理论之间的整合。所谓整合是指将不同的理论作更高层次的统整和综合。对于各理论本身而言，理论需要不断自我完善，并提高在临床实践中的治疗效果，缩短治疗周期，因此有必要向其他理论汲取有益的部分来填补自身理论的不足之处。然而，尽管方法和技术的兼容目前已相当普及，但理论的整合却并不十分成功，正如美国著名心理治疗师拉扎鲁斯（Lazarus）所言，对理论的统合与整理并非今人之力能及。

总而言之，在心理咨询理论蓬勃发展的今天，折中主义已逐渐成为心理咨询理论与实践发展的汇合点。

❓ 思考一分钟

1. 本节介绍了哪几种心理咨询理论？每个理论的主要观点是什么？
2. 心理咨询理论的发展趋势是什么？

第五节　心理咨询的职业准备

第一单元　心理咨询的专业知识技能

在美国，心理咨询被视为是一项与医生、律师类似的高度专业化的工作，其对知识储备和专业技能都有着相当高的要求。美国的咨询与相关教育方案认可委员会于1994年要求咨询师主修的核心课程包括八个领域：个人发展与家庭发展的理论、学习与个性发展理论、正常与异常的人类行为、咨询理论与技巧、职业发展理论、团体心理理论、心理学研究方法、数据分析。

在中国，中国心理学会于1992年制订了《卫生系统心理咨询与心理治疗工作者条例》，其中理论知识部分规定：心理咨询与心理治疗工作者应该具备心理治疗的理论知识以及普通心理学、发展心理学、神经心理学、变态心理学、人格心理学、会谈及心理诊断技术、心理测量方面的知识等。《心理咨询师国家职业标准》中对培训课程也做了类似的规定。同时，心理学从业人员至少还应具备以下能力：必要的心理学知识；至少对一种心理学理论有一定程度的了解，并能运用于咨询实践之中；至少能掌握一些如谈话、解决问题等方面的基本技巧和方法，能运用一些基本的心理测量工具等。

本书在前面的章节已介绍了基础心理学、社会心理学、人格心理学、发展心理学、变态心理学的内容，并在后面的章节会详细介绍咨询心理学的有关知识，在此不再赘述。此处我们仅对心理咨询师应具备的专业技能做简要的介绍。

一、运用人格理论的技能

由于心理咨询的所有理论都是以人格心理学理论为基础，因此，心理咨询师应对人格理论有充分的认识。人格理论是咨询师分析判断来访者的过去、现在或将来的行为、情感和思想的依据，而改变行为或思想的方法都是来源于理论家所认为的对来访者来说最为重要的那些因素。因此，对人的行为用人格理论做出恰当的解释是心理咨询师必备的技能之一。

二、临床会话的技能

心理咨询是一种谈话的艺术，因此，临床会话的技能是心理咨询师的基本技能。会谈用于咨询的各个阶段，从开始接触、建立关系到讨论问题、解答质疑，咨询师和来访者双方在语言与非语言方面进行交流、沟通，相互影响、相互作用。交谈的技能需要咨询师在实践中逐步掌握和积累，并根据来访者的反应灵活调整。其中，倾听、具体化、同理、面质、解释等基本的会话技能对于咨询工作的顺利开展有着重要意义。

三、心理测量的技能

运用心理测验对来访者进行测量是咨询师必需的专业技能。测量的技能主要包括：施测前的准备，咨询师必须对测量工具慎重选择，了解测验的特殊功能，考虑测验的信度、效度和其他有关资料，读懂测验说明书；施测过程中要注意误差的控制，按照说明书的内容和规定严格施测，要对指导语标准化，争取来访者的合作，同时让来访者情绪稳定，保证测量出来访者的真实能力和特性；解释测验结果要有实事求是的态度，同时咨询师一定不要对测验结果表现出异样的表情或者态度，那样会使来访者产生怀疑和不安，影响咨询的顺利进行。

四、心理评估的技能

咨询师通过倾听、观察、访问、测量等方法了解来访者的基本情况后,要根据所获得的资料和自己掌握的理论对来访者的心理问题做出分析归类,找出导致问题产生的原因,并考虑问题解决的方法和途径。因此,心理咨询师应该具有分析和评估来访者心理问题的能力。

五、心理干预的技能

心理咨询师应该整合各种心理咨询的理论,对心理异常或行为障碍进行纠正、矫正和治疗。从实际调查来看,运用最多的是行为矫正技术和某些情绪障碍的调整技术。因此,咨询师掌握好强化、消退、脱敏等行为治疗方法和疏导、宣泄、劝慰、指导、暗示等情绪调理手段,对提高咨询效果有必要的帮助。

第二单元 心理咨询的伦理与法律规范

一、伦理规范

心理咨询是一项专业的助人工作,咨询师除了要具有良好的专业知识和技能外,还应有良好的职业道德。咨询师的伦理与道德是一套咨询师从事心理咨询工作所应遵循的专业伦理或者职业道德体系,它不但赋予专业人员所需的自律与尊严,更可以在法律之外,为来访者的权益添加一份比法律更有效的保护。

1953年,美国公布了《心理学工作者道德原则》,后来在广泛征集心理学家意见的基础上总结出一些纲领性条文,并在后来多次对该文件进行了修订。在这份文件中,美国心理学会提出了心理学工作者的职业道德基本原则,主要包括以下六个方面:①职业胜任力;②正直诚实;③专业性与科学责任;④尊重人的权利和尊严;⑤关心他人福祉;⑥社会责任。这些条款奠定了心理治疗与心理咨询的伦理框架,并成为心理咨询职业规范中极其重要的一部分,任何心理咨询的从业者都必须严格遵循伦理条例,并且咨询师的职业行为会受到美国心理学会的监管。

在我国,心理咨询起步较晚,但发展较快,从事心理咨询工作的既有专业人员又有非专业人员。在很长一段时间里,我国非正规化的心理咨询活动使不少求助者非但没有获得有益的帮助,而且有时会得到错误的引导。因此,将法律的外在约束与道德的内在约束很好地结合起来,把心理咨询工作纳入科学规范的职业化管理体系是推动我国心理咨询发展的重要议题。2007年,中国心理学会制定了《中国心理学会临床与咨询心理学工作伦理守则(第一版)》,并于2018年正式启用第二版,其目的就是让心理咨询师、寻求专业服务者以及广大民众了解心理治疗与心理咨询工作专业伦理的核心理念和专业责任,并借此保证和提升心理治疗与心理咨询专业服务的水准,保障寻求专业服务者和心理咨询师的权益,增进民众的心理健康、幸福和安宁,促进和谐社会的发展。

该伦理守则对临床与心理咨询从业人员提出了5项职业伦理总则,即善行、责任、诚信、公正和尊重。善行,是指心理咨询师的工作目的是使寻求专业服务者从其提供的专业服务中获益,心理咨询师应保障寻求专业服务者的权利,努力使其得到适当的服务并避免受到伤害;责任,是指心理咨询师在工作中应保持其专业服务的最高水准,对自己的行为承担责任,认清自己专业的、伦理及法律的责任,维护专业信誉;诚信,是指心理咨询师在临床实践活动、研究和教学工作中,应努力保持其行为的诚实性和真实性;公正,是指心理咨询师应公平、公正地对待自己的专业工作及其他人员,心理咨询师应采取谨慎的态度防止自己潜在的偏见、能力局限、技术的限制等导致的不适当行为;尊重,是指心理咨询师应尊重每一个人,尊重个人的隐私权、保密性和自我决定的权利。

二、法律法规

中国心理学会于 1992 年 12 月公布了《心理测验管理条例》《心理测验工作者的道德准则》以及《卫生系统心理咨询与心理治疗工作者的条例》。

2001 年 12 月，上海颁布我国首部精神卫生地方法规《上海市精神卫生条例》，保障了国家职业标准的实施。随后，北京于 2007 年颁布了《北京市精神卫生条例》。

2013 年 5 月，我国出台了《中华人民共和国精神卫生法》，成为我国大陆地区第一部全国性临床与心理咨询的法律依据。其中特别需要注意的是，在该法案中明确限定了心理咨询人员的工作范围，其中第 23 条规定："心理咨询人员不得从事心理治疗或者精神障碍的诊断、治疗，心理咨询人员发现接受咨询的人员可能患有精神障碍时，应当建议其到符合本法规定的医疗机构就诊"；第 51 条规定："心理治疗活动应当在医疗机构内开展，专门从事心理治疗的人员不得从事精神障碍的诊断，不得为精神障碍患者开具处方或者提供外科治疗。"

第三单元　心理咨询的个人要求

一、个人从业动机

心理咨询是一项特殊的高度专业化的助人活动，心理咨询师的从业动机则更是复杂多样，从业动机直接影响着心理咨询师的工作效能和职业生涯长短。对于心理咨询师来说，通常几个关键因素塑造了心理咨询师的发展，其中最明显的一个是心理咨询师进入这个领域的真实理由。正因如此，研究心理咨询师的从业动机被视为是一项重要的工作。根据一项国内的研究，常见的成为心理咨询师的动机有如下几种类型。

（1）自我探索型　这种动机或者源于对人的兴趣，对自身的强烈好奇心，认识自我、深入了解自我的渴望；或者源于对生存的困惑，精神上的苦痛与煎熬。具有这种动机的人甚至将认识自己、反思自己、解答自己的疑惑、解决自己的困扰作为自己毕生努力追求的目标。他们会经常思索生存与死亡的意义，反省自己存在的价值，探索自己的本性与需要。他们可能曾经或正经受着心灵上的病痛，虽饱受折磨却无法自拔。从事心理咨询工作可以帮助他们更清醒地审视自己，解答多年来关于存在的疑惑，找出个性上的不足，完善人格，使自身的存在能够更有价值；为自己疗伤，打开精神上的枷锁，减轻痛苦，重新健康快乐的生活。

（2）利他型　具有这类动机的心理咨询师有强烈的助人倾向，他们希望通过帮助他人摆脱心理困扰、解决难题来实现自身的价值。他们喜欢那种自己是重要的、被人需要的感觉，他们渴望对别人产生积极的影响。尽管他们当中的一部分人自己可能还带着伤痛，但他们仍然期望在工作（心理咨询）中尽其所能地帮助更多的人。对于他们来说，助人是生命当中最有意义的事情，能够最大程度实现人生的价值。

（3）补偿型　这里所谓的补偿，是指从业者在心理咨询职业中获益，能够在某些方面对自己过去、现在或将要丧失的东西起到替代性的代偿作用。这些"丧失的东西"包括自身的某些缺陷、后天获得的名誉、地位、关注、尊重等。有些心理咨询师由于自身存在难以超越的障碍或难以改变的缺陷，于是将这种改变的美好期望寄托到来访者身上，希望通过自己的努力促使他们积极改变，补偿由于自己的缺陷带来的自卑和无法改变自身引起的失落感，感觉得到那些东西的并不只是来访者，还有自己，从而获得心理上的满足。

（4）资源优势展现型　心理咨询作为一项特殊的助人职业，除必需的专业知识和技能外，咨询师自身的特质，如自我开放程度、自觉能力、个人成长经历等对咨询效果也有很大的影响。学界存在这样一种观点，认为一个患过病并已经康复的治疗师、才容易对类似的病人共情和认同，而这样的认同和共情是具有创造性和建设性价值的。很多杰出的心理治疗家也正是从他们个人的患病经历中总结了优秀的治疗理论和技术，比如阿德勒、荣格、森田正马。一些咨询师之所以选择心理咨询职业也正是因为他们认为自己身上具有心理咨询所必需的某些人格特质，或者他们自己的人生经历曲折坎坷但依然健康快乐地生活，与其他人相比他们从事心理咨询就拥有了更多的优势和便利，并可以通过职业活动得到展现。

需要注意的是，如果一个人对自己为何要成为一名心理咨询师的初始动机没有清晰的认识，那么在这种情况下，个人动机往往会有意或无意地妨碍心理咨询的工作进展。例如，一个经历过亲人丧失的人，由于深知丧亲之痛而希望给予那些也在经受着类似心理折磨的来访者以心灵的抚慰。如果他没有对自己的这种助人动机有所觉察，那么很有可能他会在来访者表现出痛苦情绪的时候将自己过分卷入，不能抱持住来访者的负面情绪而急于代替来访者去做决定，希望将其从苦难中解救出来。此时，咨询师将自己的情绪体验投射到了来访者身上，在咨询中便失去了价值中立的立场。又如，一个希望通过成为心理咨询师而获得他人对自己认可的职业成就的人很有可能在咨询中为了获取这种自我的成就感而忽视了来访者对咨询可能存在的不满态度，从而错失了真正帮助来访者成长的机会。

咨询师的动机常常成为影响新手咨询师工作效果的一个因素，即便是对于已有多年从业经验的咨询师而言，也很难完全避免。新手咨询师常常会抱着一种"救世主"的心态来将来访者从苦难中拯救出来，或是为了满足自我的需要而牺牲了来访者的利益，这样的动机都是需要咨询师努力避免的。要成为一名合格的心理咨询师，就要求从业者必须时时对自我的工作动机保持觉察。咨询师可以在每次面对来访者之前花一点时间"清空"自己，并且在咨询结束后对刚刚的咨询过程进行一次复盘，反思自己的言行是否受到了某些动机的干扰。如此，咨询师才能够在实践工作中不断进步，真正有效地帮助到来访者。

二、心理咨询师的人格品质

心理咨询是一种在适当的咨询关系基础上，运用心理学的理论和方法，对来访者进行帮助的过程。这种咨询关系不同于一般的人际关系，它是建立在相互评价与期望的基础之上的一种目的明确的契约关系。心理咨询自诞生起已有上百年的历史，它作为一种专门的帮助人们维持和恢复健康的手段，有着漫长、曲折和不断变化的历程。从心理咨询与心理治疗起步以来，心理学家对心理咨询与心理治疗的有效性及其影响因素的研究一直没有停止过。在专业发展初期，心理咨询理论的掌握与技术的应用被视为成为有效咨询师最重要的方面。然而，随着心理咨询的不断深入发展，越来越多的从业者开始认识到心理咨询师的人格品质在咨询中亦发挥着极为重要的影响，咨询的成功与失败不单单取决于咨询师的理论与技术水平，人格因素也扮演着关键性的角色。

帕特森（Paterson）曾指出，"心理咨询的关键不是咨询师做了些什么，而是他是谁。因此，心理咨询师应该关注的不是要为来访者做些什么，而是自己是个怎样的人。咨询的方法和技巧与其使用者及他的性格是无法分割的。"萨克诺夫斯科（Sacnoysk）也曾对一些心理咨询从业者的人格特征进行了简要的描述，"在他接受培训之前，他应该已经是一个关心他人、富于同情心的、聪明的、敏感的人。培训可以提高他关心人和共情的能力，但是，如果他开始的时候不具备这样的能力，那么培训很难给予他这样的能力。"由此可见，作为一名专业的助人者，心理咨询师不仅要掌握心理咨询的理论和技术，而且更应该不断地自我觉察、完善自己的人格特征，提高个人修养。

我国学者钱铭怡提出，心理咨询师要在三个方面提高认识：第一是对自己的认识，这包含对自己作为一个人的认识和对自己作为专业人员的能力的认识；第二是对治疗过程中咨询师与来访者交互影响关系的认识；第三是对自己专业职责及专业道德的认识。

一个心理咨询师需要具备一些特定的人格品质才能够更好地适应这一职业，为来访者提供有效的咨询。福斯特（Forster）与盖伊（Gay）认为咨询师应具备以下几方面的特点：

- 好奇心与求知欲——对人的天生的兴趣。
- 倾听的能力——发现倾听能够使自己感到兴奋。
- 善于交谈——在交谈中感到自在并能体会快乐。
- 共情与理解——具有站在对方角度思考的能力，即使对方与自己的想法完全不一致。
- 自我反思——从内心去观察或体验的能力。

- 全然投入——忘记自己的需要而全然关注对方的需要。
- 维持亲密关系——保持情感亲密的能力。
- 坦然应对权威——能够以超然的态度对待权威。
- 笑的能力——能够看到生活事件上的苦与乐以及其中的幽默。

要成为一名合格的心理咨询师，除了具备所需的基本个人品质以外，还需要具备一些性格特征，它们包括稳定、和谐、忠实与果断。总的来说，心理咨询的有效性与心理咨询师个人的归属感有关。在改变来访者的过程中，心理咨询师的人格特点与他的知识和专业技能同样发挥了至关重要的作用，有时甚至更为关键。一位有效的心理咨询师对自己和他人都具有相当的敏感性，他们会避免让自己形成偏见，认真倾听他人，努力寻求真相，并且会以一种开放和积极的方式来探究不同人之间的差异。

一名合资格的咨询师还应当能够有效地将专业知识和技能融入他们的生活中，也就是说要能够平衡人际关系和他们的技术水平。除了以上提到的这些品质之外，合格的咨询师还应当具备如下条件：
- 智力水平——快速及创造性地学习和思考的意愿与能力。
- 活力——在咨询过程中保持活力。
- 灵活性——不断调整自己的行为从而满足来访者的需要。
- 支持——促成希望并鼓励来访者自己做决定。
- 友善——在伦理上运用独立的建设性的方式为来访者实现谋求利益的愿望。
- 自我意识——了解自我，包括态度、价值观、情感以及了解哪些因素以何种方式影响自己的能力。

心理咨询与许多其他技术性工作的一个不同点是，心理咨询面向的工作对象是人的心理，咨询师并不仅仅是在用其所学的技术来解决问题，更是要咨询师将自身作为一项重要的工具来帮助来访者成长。因此，在选择成为咨询师的道路上，必须重视自身的个人持续成长，只有这样才能成为一名合格的心理咨询师。

三、心理咨询师的人性观

心理咨询师对某一特定咨询理论的偏好正是由于该理论能反映其人性观，并有助于巩固其自我概念和人性观。尽管心理咨询师会接触多种咨询理论，但他们可能只对其中一种或几种感兴趣。实际上，对一个心理咨询师而言，最适合的理论应是"他的价值观和人格的延展"。也就是说，心理咨询师本身的人性观会先验地影响其理论取向及对心理问题的认识，心理咨询师应当选取与其自身人性观相符的理论和方式开展咨询工作。

心理咨询师所持有的人性观不但决定了他对咨询理论所做的决策，也切实地影响了他如何发展出一套他个人从事咨询的模式。同样，我们可以合乎逻辑地假定，心理咨询师对心理障碍的看法也会影响他对来访者的态度。而且，来访者对自身问题的看法也将影响其对于自己在多大程度上能摆脱当前困境的信心。

心理咨询师对心理问题的看法对心理咨询而言是至关重要的。若来访者及其周围的环境与咨询师对心理问题的看法不一致，那么咨询的效果将会在很大程度上被削弱。为更好地进行咨询工作，心理咨询师应当在咨询过程中注意以下几个问题。

（1）咨询师应该对自己的人性观有高度的自觉　咨询师应意识到自身人性观念的取向，以及它如何影响对心理问题的看法、影响对心理咨询模式的偏好、影响在咨询中对来访者的态度。另外，要对咨询中来访者的态度保持敏感，要能够迅速地意识到来访者的某个抉择的后面，或某种态度的背后所蕴涵的人性假定。只有知道自己的人性观念，才有可能在咨询关系中保持清醒；只有敏感于来访者潜在的人性假定，才会意识到自己的人性观可能对来访者产生什么样的影响。

（2）澄清来访者的人性观　对来访者而言，他们可能并未意识到自身的人性观影响着他们对心理问题成因的认识，直至影响到他们对心理咨询的态度，因而他们可能会无意识地阻抗来自咨询师的干预。所以，若想咨询有效，咨询师应公开、清晰地与来访者讨论后者所持有的人性观念，帮助来访者了解与体察自身人性观对心理咨询的影响；同时不有意地以任何明白或隐晦、直接或间接的方式把自己的人性观强加于来访者，让来访者有选择和决定的自由。咨询师要明确地向来访者表明自己的人性假定是什么，并表明来访者没有义务遵从，但这不排除咨询师向来访者提供替代选择的可能性，然后让来访者自己做决定。

（3）处理与来访者人性观不一致的问题　当咨询师的人性观与来访者的人性观不一致，尤其是两者相反的时候，往往会产生对来访者的负面态度。如果咨询师没有敏感和自觉，就极易影响咨询关系。咨询师应该能够迅速觉察人性观的差异，并与来访者做公开的讨论，与此有关的一点是咨询师对自身的人性观保持自觉。

（4）对来访者进行引导　对咨询师而言，重要的是要意识到来访者及其家庭成员、重要他人以及咨询师本身如何轻易地受到主导文化观念的制约。由于不能很好地吸取其他的哲学或社会学观念，来访者可能完全不知道除了自己和重要他人的行为方式之外，还存在其他的行为方式，而一味地固守其原有的人性观念。在这种情况下，咨询师应适时地引导来访者的人性假设，使其适应咨询的要求，并与咨询师的人性观保持一致，以便于保证治疗效果。因为咨询的关键也在于咨询师与来访者人性取向的匹配，若两者不一致，咨询效果就会降低。

第四单元　心理咨询的职业认证

一、美国的执业要求

从世界范围来看，自 1945 年美国最早对心理咨询师专业资格提出职业审定起，心理咨询师的专业化至今已有 70 多年的历史。心理咨询在美国历来被视为一种高级的专业活动，是一种与医生、教师、律师等工作具有同等专业性的职业。在心理咨询的职业资格认证上，美国主要以学历教育与专业教育为依托，对心理咨询的执业认证制定了一套严格的体系。

在美国，心理咨询资格认证可分非官方和官方认证两种类别。非官方的认证主要是由具有行业协会性质的机构进行；而官方认证则是对培训机构和课程的资质鉴定，这主要是由行业协会负责。对个人的开业资格进行认证则既有官方的也有行业的。

由于美国的心理咨询一开始并非起源于心理学，而是起源于 20 世纪初的指导运动，所以由这一传统发展而来的心理咨询一直独立于美国心理学会而存在。它今天的全国性组织是美国咨询协会（American Counseling Association，ACA）。但美国心理学会也有它自己的咨询专业组织——美国心理学会第 17 分会，即咨询心理学分会。另外，美国心理学会中的临床心理学分会、学校心理学分会等都与心理咨询有着密切的关系。由于这种历史渊源，两个行业组织之间一直存在着竞争。业内存在"咨询取向的心理咨询"和"心理学取向的心理咨询"的说法。二者都有自己的资格认证标准和程序。美国咨询协会的资质鉴定机构是"咨询和相关课程资质鉴定委员会"，它仅对大学和研究院的咨询课程进行认证（包括硕士水平和博士水平的课程）。美国心理学会体系下的心理咨询资格认证由其资质鉴定委员会负责，只对博士水平的咨询课程进行认证。

除了这二者以外，还有其他学术或行业组织有与咨询相关的认证，如全国教师教育认证委员会（NCATE）和康复教育委员会（CORE）。NCATE 是一个专门的认证机构，主要职能是鉴定教师教育课程，认证的对象是中小学教师和学校服务人员，如管理者"学校咨询师"等。CORE 是美国康复咨询协会于 1902 年建立的认证机构，认证康复咨询课程（仅硕士水平）。

1983 年，美国成立了国家咨询师认定委员会（NBCC），开始对咨询师进行国家水平的资格认证。国家的资格认证是自愿的，持有这个资格的人"表明他们自愿用考试和继续教育的要求来挑战自己。NBCC 一开始认证的是"国家认可咨询师"，这是一种"普通咨询师"，后来逐渐出现了专业化的趋势，现在 NBCC 认可五种专业咨询资格：职业、老年学、心理健康、学校和成瘾。NBCC 规定个人要申请特殊专业的资格认证"必须先申请并取得普通咨询师的认证"。

在美国，心理咨询师认证的最低标准是在国家咨询师认定委员会资质鉴定的项目中获得咨询或相关专业的硕士及硕士以上学位，在研究生毕业后还需要积累一定时长的咨询经验，特别是具有督导指导之下的咨询实践。除此之外，国家咨询师认定委员会还要求咨询师持续接受专业培训并且严格遵守心理咨询职业伦理标准。职业资格的认证期为 5 年，在这期间所有的国家认证咨询师都必须完成 100 小时的继续教育，并且 NBCC 或者国家认可学校咨询师（NCSC）的申请者须提交包括知识、训练、督导、经验和继续教育等方面的档案资料及其真实性证明。

二、中国的执业要求

（一）国家职业标准认定

我国劳动和社会保障部（现为人力资源和社会保障部）在 2001 年 8 月颁布了《国家职业标准——心理咨询师（试行）》，并于 2002 年 7 月在全国 20 个省（自治区、直辖市）开始进行试点，正式启动了心理咨询师国家职业资格培训鉴定工作。同年，心理咨询师被列入了《国家职业大典》，引起了社会的高度关注。心理咨询师职业标准的颁布标志着心理咨询师作为一门职业真正出现在了中国的劳动力市场，让我国大陆地区心理咨询师的职业化开始步入稳定、有序的发展轨道。

经过 16 年的实施，心理咨询的行业面貌与社会需求都发生了很大变化。2017 年 9 月，人力资源和社会保障部发布的（2017）68 号文件《关于公布国家职业资格目录的通知》取消了心理咨询师这一职业鉴定，新的 140 项国家职业资格目录中不再包含心理咨询师资格证。从心理咨询行业的发展进程来看，原职业标准的废除虽然会在短期内造成缺少国家层面统一认证职业标准的情况，但新的规定将逐步出台并对现有行业制度进行改革。这也意味着，心理咨询行业即将迎来一个更加强调专业性、系统性和规范性的时代。

（二）中国心理学会注册系统

中国心理学会注册系统是我国目前唯一的行业性职业资格认证系统，得到了世界心理治疗学会、国际心理治疗联盟等国际专业组织的认可。2007 年 2 月，中国心理学会制订了第一版《中国心理学会临床与咨询心理学专业机构和专业人员注册标准》，对临床心理学与咨询心理学专业机构、心理咨询师、督导师做了明确的定义，以非营利性、非强制性和质量控制为原则，内容涉及临床与咨询心理学专业硕士、博士培养方案；临床与咨询心理学实习机构、心理咨询师、临床与咨询心理学专业督导师、继续教育项目的注册标准。2018 年，中国心理学会在原有标准的基础上进行了修订，发布了《中国心理学会临床与咨询心理学专业机构和专业人员注册标准（第二版）》。

中国心理学会将临床心理学与咨询心理学专业人员做出了注册助理心理咨询师、注册心理咨询师和注册督导师三个等级的划分。注册助理心理咨询师是指学习过临床或咨询心理学的基本专业知识、接受过基本的心理治疗与咨询专业技能培训和实践督导，正在从事心理咨询和心理治疗工作，且达到本标准关于助理心理咨询师的有关注册条件，并在中国心理学会有效注册登记的专业人员，包括助理临床心理咨询师和助理心理咨询师；注册心理咨询师指系统学习过临床或咨询心理学的专业知识、接受过系统的心理治疗与咨询专业技能培训和实践督导，正在从事心理咨询和心理治疗工作，且达到本标准关于心理咨询师的有关注册条件，并在中国心理学会有效注册登记的专业人员，包括临床心理咨询师和咨询心理咨询师；注册督导师指正在从事临床与咨询心理学相关教学、培训、督导等心理咨询师培养工作，且达到本标准关于督导师的有关注册条件，并在中国心理学会有效注册登记的资深心理咨询师。本标准所界定的助理心理咨询师、心理咨询师和督导师均属于临床与咨询心理学专业人员。

中国心理学会注册系统认证模式的一个特点是采用了推荐制，每名申请人需要获得两名有效注册的助理心理师、心理师或督导师的推荐。通过业内人士推荐，对申请者进行筛选使得注册系统在很大程度上确保了其成员的专业素质。但是，从另一方面来说，由于申请门槛较高，导致在 2018 年《中国心理学会临床与咨询心理学专业机构和专业人员注册标准（第二版）》发布之前的 11 年中注册系统成员人数仅千余人，远远不能满足社会对于心理专业人员的需求。

（三）社会机构认证

根据 2018 年 9 月第十一次全国心理卫生学术大会上公布的数据显示，我国心理卫生服务的社会需求越来越旺盛，而我国心理健康服务体系还不完善，专业人员严重不足。截至 2017 年年底，全国精神科医师 3.34 万人，心理治疗师只有约 6000 人，能够提供专业心理咨询服务的心理咨询师还不到 3 万人，心理咨询师缺口高达 130 万人，远低于同等经济条件的其他国家平均水平。从 1997 年开始，全国各地开展了多个连续性的培训项目，一些有资质的心理咨询机构也建立起了自己的培训体系，其中享有较高声誉的培训认证体系有中德高级心理治疗师连续培训项目和中美精神分析联盟。这些组织的发展为推动心理咨询的发展起到了重要作用。

第五单元　心理咨询师的自我成长

一、心理咨询师个人成长的意义

美国学者艾鲍（Eibau）曾说："在心理咨询过程中，咨询师能带进咨询关系中最有意义的资源，就是他自身。"也就是说，咨询师在心理咨询过程中使用的手段，最重要的不是他的理论和技术，而是在这一过程中调动起来的他的全部的人格因素，包括他的认识、他的情感、他的经验、他的价值观、他对生命意义的理解和追求、他对生命的态度等。作为一名心理咨询师，如果他能够活出生命的意义，体会到生命的美妙，那么他才更加有能力使来访者在与他的交谈中汲取能量与希望。只有咨询师自己成为一名有活力的"救生员"，才能去救助那些沉默在心灵旋涡里的"落水者"，并且赋予他们自救的能力。在咨询的关系中，心理咨询师应当而且必须同样开放地去审视自身的生活。咨询师的这种在生活与咨询中相互一致的行为与态度才能使咨询师成为来访者确信的榜样，使咨询师本人成为具有治疗能力和能够促进他人改变的对象。

因此，在心理咨询师的职业发展过程中，不能单纯地学习咨询理论和掌握咨询的技能，咨询师应将自身的存在视为咨询中最为重要的一项技术，在自己的现实生活中体现出所学的种种理念、态度与知识，这才是关键所在。为此，在咨询的实践中，心理咨询师必须注重加强自身的成长与发展。

二、心理咨询师个人成长的几个方面

从人格层面来说，心理咨询师的个人成长应当包括以下几个方面。

（一）自我概念

从本质上来说，心理咨询是为了促进个体自我概念的完善，提升来访者的自我效能感。许多来访者的心理问题正是来源于他对自我概念较低程度的认可。例如，有的人会将考试失败视为自己学习能力低下的结果，陷入深深的自我否定的深渊中，而不能做到正视这一失败。作为咨询师来说，如果咨询师对自身缺乏积极评价，那么在咨询的过程中就随时都会有可能因为自己的某些因素（如外貌、学历、年龄、性格特点、出身背景等）产生自我否定。例如，过分追求完美的咨询师可能会因为咨询中的不完美表现而感到气馁和沮丧；年轻的咨询师可能会在面对较为年长的来访者的挑战时感受到挫败。在许多情况下，那些来自咨询师自我概念的问题都会影响他向来访者传递自尊和自信，而且当咨询师过于关注自我时，还会令咨询师难以专注倾听来访者并在咨询中敏捷地做出回应，从而影响到咨询的进程和效果。总之，一个低自尊的咨询师是难以给来访者带来自信和自尊感的。

（二）价值观

心理咨询的一个基本原则是要求咨询师保持价值中立的态度，因此心理咨询师不可以刻意将自己的价值观强加于来访者。咨询的真正意义在于咨询师与来访者沟通的过程中，咨询师的价值观不知不觉地影响来访者，协助其价值观向正确的方向改变。美国学者考瑞（Corey）指出："咨询师与来访者所沟通的就是价值观。咨询师希望来访者成为怎样的人，以及认为人生应发挥哪些健康的功能，这些工作都在散播他们的价

值观。"

我国社会目前正处在从传统到现代的重大转变时期，社会上多元价值观并存。东方的与西方的，传统的与现代的，进步的与腐朽的，先进的与落后的，各种价值观相互冲撞，彼此矛盾。这些情况必然会反映到每个人的价值观体系中去，构成个人价值观体系的内部冲突。人们面对个人人生发展中所遇到的名誉与地位、金钱与权力、职务与职称、学历与知识、性爱与情爱、婚姻与家庭等问题时产生的多种心理困惑和心理问题全都源于个人内心的价值观冲突。咨询师也是一个生活在现实社会中的真实个体，咨询师本人对以上问题具有什么样的价值观，直接影响着对来访者价值观的澄清与帮助，影响着咨询终极目标的实现。

（三）个人未尽事宜

所谓未尽事宜，即个体在成长与人格发展过程中一些未被妥善处理的心理情结。每个人都会经历这种内在的未完成事件，这些事件会深藏于个人的内心，影响着人们对现实世界的真实性认识。在大多数时候它们并不会被我们所觉知，也不会对我们的生活造成影响，然而一旦被现实生活中某些相类似的情况唤起刺激，就会强烈地唤醒个人的特定情绪，影响对现实的适应。作为心理咨询师也不可避免地会拥有一些未被自己觉察的未尽事宜。在心理咨询过程中，这些未经处理的内心冲突与伤痛常常会被来访者相似的问题所触动。如果咨询师对自己的这些"未完成事件"缺少自觉，不但无法处理来访者由过去的"未完成事件"所引起的情绪反应，甚至还会由于"同病相怜"，发生被来访者强烈的负面情绪所影响的危险。同时，由于咨询师自己处在未完成事件所造成的心理误区当中，也就无法觉察来访者的问题，在咨询中就会出现"瞎子领瞎子"的境况。身为咨询师，我们必须面对我们自己未曾探索过的内心障碍。例如，寂寞、权力、性欲、父母亲等主题。这不意味着我们在辅导别人之前内心已经不存在这些冲突，而是说我们必须觉察到内心会有哪些冲突，以及这些冲突会如何影响到自己。例如，我们在个人生活中处理愤怒和罪恶感一向有很大困难，那么一旦碰到来访者面临同样的困扰，这就是我们做些努力去解释情绪的好机会。如果我们一味否认自己的感觉，又如何能够在面对来访者时鼓励对方开放地表达感觉呢？

（四）情绪

咨询师在生活中会经历个人的许多矛盾与冲突，也会产生紧张、焦虑、愤怒、抑郁等不良情绪。如果咨询师将其在生活中未曾处理的负面情绪带到咨询过程中来，有时可能会投射到来访者身上，可能会对来访者构成伤害。在咨询过程中，来访者出现的移情或负移情反应，来访者对咨询的阻抗，来访者表现出的为咨询师所不愿接受的行为，来访者所述事件的情境，都会触动咨询师，使咨询师产生愤怒、不满、厌烦、喜欢、惊奇等情绪。实际上，来访者在咨询过程中的情绪表达为咨询师深入探索来访者的问题领域提供了重要的机会。但是，如果咨询师不能保持一个职业的心态，以为这是针对自己时，就会因自己的情绪反应失去帮助来访者认识自我、改变自我的机会。当然，面对来访者的移情反应，咨询师也会有自己的情绪反应，这被弗洛伊德称之为反移情。对于咨询师来说，意识到自己的反移情模式，并对其进行及时地分析和处理，正是咨询师自我成长的一个机会。

三、心理咨询师个人成长的途径

个人成长可以通过不同的途径完成并且有不同的判断标准。虽然不同的咨询理论对咨询师个人发展的要求不同，但所有理论对咨询师的个人成长目标是一致的：成长为一名优秀的咨询师。好的个人发展会促进个人成长，积极的个人成长也同时能够促进个人的专业发展。实施一个咨询师培训项目，一定要关注这两者间的关系，促进它们共同发展。对心理咨询师的教育与训练，应该首先集中在咨询师的自我成长方面，即通过自我检讨、自我评价和自我分析，以促进个人成长。但在实际操作中，目前缺乏系统的教育模式和结构，在个人成长的旗帜之下，促使成长的内容空泛杂乱，甚至相互矛盾、方法单调，效果不明显。对此，我们提出以下方法。

（一）个人体验

心理咨询师在从业前应当接受专业的心理咨询与治疗。心理咨询师接受个人心理咨询可以起到两方面的作用：第一，咨询师自己接受咨询的经验可以提高其自身的自我觉察，使咨询师对工作中可能会忽视的问题保持敏感。同时，在接受咨询的过程中，咨询师能够对咨询专业的危险性及咨询治疗者的个人生活等相关问题做到更充分的了解，而且感同身受的体验会让他们对来访者的反应也更全面，并能为来访者的利益考虑，从而在以后的咨询实践中更加谨慎地对待来访者。第二，在心理咨询的过程中，咨询师会不断地接触来访者的负面情绪，这些负面情绪也需要及时通过接受咨询来消解，以免它们干扰个人的生活与工作。同时，咨询师在日常生活中也时常会面临事业发展、人际协调、婚姻家庭与子女教育等压力，也需要及时接受心理咨询。

（二）个案督导

个案督导是对长期从事心理咨询工作的心理咨询师和心理治疗师的职业化过程的专业指导。心理咨询是一项过程复杂的工作，为了能够在过程性问题中不断推动咨询的进展，接受个案督导是心理咨询师职业过程中不可或缺的一项内容。督导的范围通常包括专业学习督导、工作实践督导和对咨询师个人心理健康的督导。专业学习督导需要制定培训计划和工作方案、指导理论学习、审核咨询计划、组织个案分析、举办专题讲习班、点评咨询中的重点难点、参与业务考评和年检。工作实践督导包括对职业道德和相关法规、工作态度、工作表现和业务能力的检查与指导，对业务能力的评估，关注咨询过程中咨询关系是否正常发展等。个人心理健康督导则指评估咨询师个人心理素质，关注心理咨询师个人心理健康状况，协助排除因职业原因造成的心理问题，指导个案中个人成长的问题。在督导中，督导既是教育者，又是支持者、评估者，督导的方式主要有个别督导、团体督导和现场督导。

（三）生活平衡

弗洛伊德曾将心理咨询称为"不可能的职业"，这是由于心理咨询对从业人员的要求严格，且咨询师在工作过程中所承受的压力和挑战均十分突出，这就导致了职业倦怠成为心理咨询师常见的问题。为了避免这一问题，心理咨询师应当学会照顾好自己的生活，做好工作与生活的平衡。心理咨询师可以从以下几个方面实现自我照顾：第一，合理安排咨询时间。长时间连续的咨询会造成咨询师负荷过重，导致精力的下降和注意力无法集中等问题，这也会直接影响个案咨询的效果，这也是不符合咨询伦理的。咨询师应当合理安排自己的工作时间，适当安排身体锻炼，确保自己具有充足的体力和精力面对来访者。第二，发展与维持个人兴趣。拥有持续的兴趣爱好对咨询师来说尤为重要，由于咨询是一项高情感消耗工作，咨询师发展和维持个人的兴趣爱好有助于从耗竭的状态中恢复。第三，积极发展自己的社会生活。咨询师应当维护和照顾好自己的人际关系，保持先前的朋友关系，发展新的朋友，通过沟通减轻工作压力，与更多的人讨论并取得他们的理解和认同，寻找相应的组织机构与同行建立联系，并获得更多的支持与帮助。总而言之，咨询师只有热爱生活，让自己的生活变得丰富多彩才能够获得持续的职业动力，也只有这样咨询师才能向来访者传递积极的信号，通过自己点燃来访者追求美好生活的愿望。

❓ 思考一分钟

1. 心理咨询师应掌握哪些专业知识技能？
2. 心理咨询师需具备哪些个人特质？
3. 心理咨询师需要遵守哪些伦理和法律规范？
4. 心理咨询师的人性观如何影响心理咨询？
5. 心理咨询职业认证的方式有哪些？
6. 心理咨询师如何获得个人成长？

参考文献

REFERENCE

［1］李强，许丹．心理咨询师从业初始动机个案研究［J］．中国临床心理学杂志，2007，15（2）：205-208.
［2］江光荣，夏勉．美国心理咨询的资格认证制度［J］．中国临床心理学杂志，2005，13（1）：114-117.
［3］蔺桂瑞．心理咨询员的个人成长［N］．中国青年政治学院学报，2002，21（2）：57-60.
［4］卢诩峰，韩立敏，张丹，王中杰．专业人员人性观及个人特质对心理咨询与治疗工作的影响［J］．中国心理卫生杂志，2005，19（11）：783-791
［5］宋小冬，马莹华．心理咨询中的人性观概念［J］．大连理工大学学报（社会科学版），1999，3：68-71.
［6］王玲．焦点解决短期心理咨询法的评介［J］．中国心理卫生杂志，2002，16（10）：675-676.
［7］许又新．心理治疗基础［M］．北京：中国轻工业出版社，2018
［8］杨彩霞，王伟．后现代心理学与心理咨询概述［J］．社会心理科学，2007，22（3）：647-650.
［9］Judith S. Beck．认知疗法：基础与应用：第二版［M］．张怡，孙凌，王辰怡，等，译．北京：中国轻工业出版社，2013.
［10］斯蒂芬·A. 米切尔，玛格丽特·J. 布莱克．弗洛伊德及其后继者：现代精神分析思想史［M］．北京：商务印书馆，2007.
［11］戴艳，高翔，郑日昌．焦点解决短期治疗（SFBT）的理论述评［J］．心理科学，2004，27（6）：1442-1445.
［12］黄明明．接纳承诺疗法［J］．心理技术与应用，2015，（4）：44-48.
［13］刘哲宁，姚树桥．认知行为治疗［J］．中国临床康复，2002，（21）：20-21.
［14］陈麒．中国心理咨询发展的历史回顾与前景趋势［J］．中国临床康复，2006，10（46）：158-160.
［15］赵莉如．中国心理学会的历史和现状［J］．心理学报，1980，12（4）：109-117.
［16］郑日昌，张彬彬，张雯．心理咨询与治疗在中国的发展现状［J］．中国心理卫生杂志，2000，14（1）：68-68.
［17］钱铭怡．心理咨询与心理治疗［M］．北京：北京大学出版社，2016.
［18］钱信忠．中国医学百科全书·精神病学［M］．上海：上海科学技术出版社，1982.
［19］塞缪尔·格莱丁．心理咨询导论：第6版［M］．方双虎，等，译．北京：中国人民大学出版社，2014.
［20］松原达哉．咨询心理学［M］．张天舒，译．北京：机械工业出版社，2015.
［21］杨凤池．咨询心理学［M］．北京：人民卫生出版社，2018.
［22］中国就业培训技术指导中心，中国心理卫生协会．心理咨询师（基础知识）［M］．北京：民族出版社，2015.
［23］克拉拉·Z. 希尔．助人技术：探索、领悟、行动三阶段模式：第3版［M］．北京：中国人民大学出版社，2013.
［24］于鲁文．如何有效地结束心理咨询的关系［J］．心理科学进展，1999，17（3）：70-758.
［25］郑希付．心理咨询原理与方法［M］．北京：人民教育出版社，2008.
［26］A. J. Benjamin. The helping interview［M］. 3rd ed. Boston：Houghton Mifflin, 1981.
［27］H. Hackney, L. S. Cormier. Counseling strategies objectives［M］. 3rd ed. New Jersey：Prentice-Hall, 1988.
［28］M. E. Czvanagh. The counseling experience：a theoretical and practical approach［M］. CA：Brooks/Cole, 1982.
［29］L. E. Patterson, S Eisenberg. The counseling process［M］. 3rd ed. Boston：Houghton Mifflin, 1981.

第七章 咨询伦理
CHAPTER 07

中国古语有云"无规矩，不成方圆"，在开始一项工作前，首先要了解这个行业或者这份工作的规则以及做事前提。对于心理咨询工作来说，工作伦理就是从业的基本规则，每一位心理咨询师都应当在咨询伦理的框架下开展相关工作，并且定期接受伦理培训。这一章被安排在本书下篇实际操作的最开始，正是因为伦理在心理咨询工作中具有十分重要的地位，是工作准则，也是工作基础。

第一节　伦理价值与准则

第一单元　基本概念

一、定义及分类

（一）定义

伦理，将"伦"和"理"拆解来看，是指人伦道德之理。这其中包含了两个部分：第一个部分来自人本身，人处在大千世界中需要处理各种各样的问题，那么就会遇到各式各样的规则；第二个部分来自道德，道德存在标准，存在衡量的尺度，所以伦理是人在社会中的各种道德规范。

（二）分类

1. 按照涵盖面角度分类

广义上的伦理包括普通伦理和应用伦理。普通伦理是对所有个人提出的道德准则，具有全面性和普适性的特点，而应用伦理则有使用范围，是特定情境下的道德规范要求。

（1）普通伦理　伦理是关于道德的行动、决策以及怎样过好生活的哲学研究（Brincat & Wike，2000）。伦理是人际角色关系中互动行为的规范。伦理学是人生哲学的一部分，也被视为道德哲学（牛格正，1991）。在汉语中，伦理是人与人以及人与自然的关系和处理这些关系的规则。例如，"天地君亲师"为五天伦，"君臣、父子、兄弟、夫妻、朋友"为五人伦，"忠、孝、悌、忍、信"为处理人伦的规则。

（2）应用伦理　应用伦理是指伦理与现实的连接与契合。与普通伦理不同，应用伦理是依据不同案例和情境制定的人际互动的规则。应用伦理分为专业伦理、组织伦理、环境伦理、社会及政治伦理。

2. 按照具体内容分类

伦理分为个人伦理、专业伦理和组织伦理。

（1）个人伦理　个人伦理反映个体关于自身应该如何生活以及为什么而活的内部感受。道德在此可以理解为俗语"良心"。个人的良心是个体做出道德决定和判断的基础，决定着自身的道德行为。

（2）专业伦理　专业伦理是帮助专业人员在面临个案或情境时、提出伦理疑问或道德问题时决定自己如何去做的一种伦理形式。考虑一个人专业选择的道德性，专业伦理一般由个人专业特定的伦理守则与标准来说明。专业伦理包括两方面内容：①规范专业人员和其他从业人员与其所服务的来访者以及与其他社会大众之间的互动行为与关系；②专业工作的核心价值，用来建立社会大众公共信任基础（王智弘，1999）。

（3）组织伦理　该伦理形式承认组织因素的影响，主要包括有意识地使用价值观去引导组织系统中的决策。与商业伦理或专业伦理的特点不同，商业伦理或专业伦理是从个人角度看待特定伦理问题，而组织伦理则是从系统的观点看待同样的伦理问题。

(三) 心理咨询中伦理的重要性

1. 工作中的关键点

早期心理咨询中的伦理议题明确了来访者的五大权利：自主决定权，咨询受益权，免受伤害权，公平待遇权，要求忠诚权（Kitchener，1984）。来访者的五大权利是伦理的五大基本原则，是制定伦理守则和伦理思辨的关键点。

（1）自主权是来访者有自由决定的权利，完全自主地决定选择进入或退出咨询，以及决定咨询记录的存留。知情同意程序、保密的实践都是自主权的体现。

（2）受益权是来访者从咨询中获益的权利，是咨询中优先考虑的因素，咨询师围绕着来访者的福祉工作。

（3）免受伤害权是指来访者应受到保护的权利，咨询师在提供服务的过程中采取适当措施避免来访者受到伤害。

（4）公平待遇权是指来访者被公平对待的权利。来访者有权接受咨询、有权参与基于其个人需要而设计的咨询计划以及有权寻求适合其个人需求的其他辅助资源。

（5）要求忠诚权是来访者要求被忠实且真诚对待、有权被尊重与保密，其接受咨询的过程被正确的记录（王智弘，1999）。

2. 专业规范化的基石

心理咨询中的伦理议题属于专业理论范畴，是专业人际角色与他人互动行为的规范。助人专业者在专业助人工作中，依据个人的哲学观、价值观、助人专业伦理守则、服务机构规定、当事人的利益及社会规范，做出合理公正的道德选择（Van Hoose，1977）。具体来讲，助人专业伦理包括五大元素。

（1）个人因素　即个人哲学观、价值观、专业伦理意识、专业技能和利弊得失的权衡。

（2）服务机构　服务机构的伦理规范与工作规定。

（3）专业组织因素　专业学会与工会的专业立场与伦理守则。

（4）当事人因素　被服务对象的权利与福祉。

（5）社会因素　社会的法律规定、舆论与民众利益考虑（王智宏，2004b）。

3. 工作中的核心保障

儒家文化中的伦理，提倡"为仁由己"，强调人的主动性、自主性。伦理议题在个人修为层面，体现为从助人者自身的修为到善待来访者、为来访者福祉考虑的修为。助人者自我修为必须是动机良善、行动良善的。外在客观理性规范、内在主观自我修为都是必不可少的。在实际工作中，树立良好的社会道德观、明确社会规则、获得社会成员的尊重和信赖都需要相应的心理咨询伦理，同样的，伦理也是对咨询师的保护。在保护来访者权益的基础上，心理咨询师在多变和复杂的环境中综合自己的修为做出决策判断。

4. 道德文化的传承

伦理具有相对性、个体差异性，且离不开具体情境和文化背景。儒家文化提出遵守五伦，即"父子有亲，君臣有义，夫妇有别，长幼有序，朋友有信。"孟子提倡伦理先于专业，"弟子，入则孝，出则悌，谨而信，泛爱众，而亲仁，行有余力，则以学文。"论语中提到道德先于伦理，伦理先于专业，先有仁心，后有仁术。专业伦理是士之伦理，是专业人士的自我修为，可见传统文化中已经有了伦理框架和脉络。西方产生的专业伦理，需要从中国人的文化角度出发，去探索，去实践，结合传统文化制定出符合中国人道德标准的伦理。

二、伦理与法律

专业伦理是专业自律的体现，心理咨询师作为专业的助人工作者需要遵守专业伦理守则，有时也需要考虑相关的法律法规。

1. 专业伦理守则

美国心理学会（APA）于1953年发表了第一个"心理学工作者的伦理学标准"，此后经过多次修订。另外，美国咨询协会（ACA）也有自己的伦理守则和标准。

中国于2012年通过《中华人民共和国精神卫生法》，自2013年5月1日起施行。中国心理学会临床与咨询心理学专业委员会于2007年发布了《中国心理学会临床与咨询心理学工作伦理守则》，并于2018年1月发布了该伦理守则的第二版。

2. 专业伦理与法律之间的关系

伦理守则的修订受到法律修订的影响，在法律判决中，参考相关法令的同时，伦理守则也是参考依据（Anderson，1996）。

三、专业伦理的具体实践

专业责任是指专业人格修养与身心健康，通过专业知识训练、实习，接受督导逐渐积累专业经验，养成专业伦理素养。伦理责任是指提供合格专业服务，维护来访者基本权益，增进专业的公共信任。法律责任是指伦理议题的规范层面，从来访者权益到助人者责任，考虑来访者权益保护、相关的法规、伦理守则、机构规定等。实现助人专业的理念，需要通过助人专业伦理的运作机制来保障和实现。

伦理原则是一个社会中高水平的规范或方向，与道德原则一致，构成道德行为或态度的更高标准（Ahia，2003）。伦理价值观是信念、态度或好的道德品质，指导日常生活（Covery，2003）。伦理原则不同于伦理价值观，伦理原则是对实践的最低标准。

我国心理咨询行业伦理主要参考《中国心理学会临床与咨询心理学工作伦理守则（第二版）》，心理咨询伦理的主要原则是善行、责任、诚信、公正和尊重（详见本章第二节附件内容）。

第二单元 心理咨询中的伦理决策

一、专业实践与伦理实践的关系

伦理实践和专业实践是相辅相成的，良好的伦理促进有效的专业实践，有效的专业实践体现良好的伦理基础。专业实践包括保密、知情同意、利益冲突以及胜任力。

1. 环境

环境是正在发生作用的任何文化的、组织的、社区的、人际的或个人的动力。随着咨询业的规范化，市场上一些不具备咨询实力的人、缺乏咨询理论的人都将被逐渐淘汰出市场。咨询师需要伦理保障来访者的人权，保护来访者的生命安全，采用合理的理论和技术进行服务，依照伦理纲领照章办事。伦理守则既是对来访者的保护，也是对咨询师的保护。

2. 专业考虑

专业角度考虑咨询实践包括以下途径：研究文献、有实证基础的研究、最佳实践方法以及类似的材料。伦理角度的考虑包括：学术讨论、临床经验、处理创伤情况。

3. 伦理考虑

伦理让咨询资格明确化，只有完成相应时数的伦理学习，咨询师才有可能成为合格的心理咨询师。这一过程需要不断学习心理咨询的相关理论和演练各种技术，积累实践经验，通过相应的考试。咨询是生命影响生命、灵魂引导灵魂的过程，咨询师帮助来访者处理人生重要事件，其能力和资质需要经得起现实检验。

4. 价值观

在咨询中，当咨询师和来访者来自不同的文化群体，彼此之间可能存在一些不同的价值观、情绪感知、交流风格等。咨询中不可避免地存在价值倾向，这个倾向影响着咨询过程的方方面面：评估、治疗目标、干预使用及治疗结果的评估。

二、伦理决策的八个步骤

咨询决策被归纳为八大步骤：①发展伦理敏感性；②辨识两难问题；③识别受决策影响的参与者；④对可能采取的行动进行利弊分析（评估及筛选方案）；⑤基于各种因素的考虑，评估各行动方案的利益和风险（风险评估）；⑥与同事或专家商讨可行的伦理决策（探讨拟定）；⑦实施最可行的备选方案，记录决策过程（方案实施）；⑧评估并记录已经做出的决策实施过程（回顾总结）。详见表7-1。

表7-1 伦理决策八个步骤

步骤	内容
1. 发展伦理敏感性	咨询师需要具备伦理敏感性，能预先考虑专业伦理的因素，将来访者的福祉放在工作首位。年轻的咨询师通过规定的伦理学习，逐渐培养伦理敏感性，并逐渐成为一名成熟的咨询师
2. 辨识两难问题	决策过程中首先需要进行信息收集和问题界定。首要考虑的因素是伦理两难困境，同时兼顾法律和专业方面的因素，从伦理、法律、专业等一个综合的角度界定问题
3. 识别受决策影响的参与者	注意来访者和其他参与人之间的关系，如来访者家人、督导师、机构或是学校工作人员等，还要留意问题以及随后的决策将如何直接或间接地影响咨询师、来访者和其他关键参与者
4. 评估及筛选方案	通过现实性评估，在许多的解决方案中，逐步缩小选择范围，筛选出最有可能性的方案
5. 风险评估	评估各行动方案的利益和风险，需要考虑的因素有环境、专业和伦理等，一般顺序是首先考虑环境因素，其次是专业因素，接着是伦理因素
6. 探讨拟定	与同事和专家探讨，可以借鉴其他咨询师处理类似情况的方案；也可以避免因自身离个案太近，而忽略了自己的盲点；还可以产生出新的观点和想法，在一个困难的情境中提供支持和鼓励。除了与同事和督导师探讨，还应该包括伦理委员会、律师和专家等
7. 方案实施	通过以上步骤，来访者参与制定并实施最优方案。咨询师要记录决策、决策制定过程以及决策的依据。一般来说面临的问题或两难困境越明确，决策越明确；问题或两难困境越微妙，决策则越困难
8. 回顾总结	评估、记录决策实施过程，评估决策对来访者的短期和长期影响。由于决策过程有发展性的影响，从"伦理检验"（公开、普遍、道德线索和公正）四个角度回顾决策和决策制定过程将有助于做出更客观的评估

资料来源：斯佩里，《心理咨询的伦理与实践》，2012。

第三单元 心理咨询师伦理水平发展

一、成长途径

1. 参加课程学习

课程与专业伦理和法律问题，以及对咨询过程、咨询师、治疗师以及整个专业的影响有关。以美国为例，美国的继续教育规定助人工作需要每两年 20 小时以上的学习。

2. 参加伦理工作坊

无论课程还是工作坊，重点在于掌握伦理守则和标准、法律问题和风险管理等内容。工作坊的学习内容应当包括：个人反思、角色扮演，以及在实践中解决真实伦理两难的经验总结、体验性的经验等。

3. 成就动机的养成

工作中的成就动机不同，工作状态也不同，韦泽斯尼夫斯基（Wrzesniewski）描述为三种境界：第一，职业倾向，这个层面的职业人看重的是工作带来的物质利益，个体的兴趣和成就感体现在工作以外的领域；第二，事业倾向，个体看重学校、诊所、机构或专业组织中的工作发展带来的回报，如晋升带来更多的自尊、更多的权利和更高的社会地位；第三，天职倾向，个体不为物质也不为晋升而工作，是为了工作带来的满足感，为了有助于他人的幸福或创造更美好的社会而工作（Wrzesniewski，1997）。

二、专业发展水平

施托滕伯格（Stoltenberg）于 1998 年提出整合发展模型，指出咨询师发展的不同水平。咨询师的伦理发展与能力发展有相关性也有不同，应对伦理议题的能力水平大致分为四级水平，表 7-2 表明了不同阶段咨询师伦理的考量程度。

表 7-2　不同阶段咨询师伦理的考量程度

水平	处理和应对伦理的方法
一	持有"严格遵守"的姿态、毋庸置疑的态度； 较为机械地运用伦理守则，不允许批判和怀疑； 对于复杂案例，乐于寻求外部指导
二	将守则和条例视为指导方针，而不是恪守的规则； 努力达到伦理要求，支持和尊重来访者； 伦理决策中与督导之间有冲突，会选择与自己价值观一致的意见
三	将守则和条例作为思考的起点，平衡权利与责任； 从强制伦理转向理想伦理，在生活中寻找个人和专业的平衡
四	平衡强制伦理和理想理论； 不仅承认守则的要求，而且超越了最低标准； 发展自己的品质和美德； 整合个人和专业方面的生活观点； 采取三级水平的方法

资料来源：斯佩里，《心理咨询的伦理与实践》，2012。

三、伦理价值观的养成

（一）不同视角对伦理问题的解读

基于不同视角，对伦理的解读不同。一种视角是根据最基本、最低的要求；另一种视角是根据更为积极的伦理观，它们之间的对比如表 7-3 所示。

表 7-3　不同视角下对核心伦理问题的解读

伦理问题	基于规则底线的视角	基于积极开放的视角
保密	从法律的角度看待警示或是保护的义务、法定报告，如保护性报告，咨询师拒绝泄露内情权。目标是避免法律责任或专业上的非难	被视为咨询关系的基础，由此可以并更为可能产生矫正性的安全依恋和积极的治疗改变，根源于善行、无伤害、尊重隐私以及关怀伦理
知情同意	目标是减少风险和责任，所签署的文件内容与来访者讨论并确定，讨论过程包括在来访者记录之内，可能会对充分的细节透露有所保留	被认为既包括书面文件，也包括与来访者持续讨论最佳的治疗意见，努力在适当的范围内对来访者充分透露信息。目标在于促进治疗关系、来访者的福祉及咨询结果
界限与多重关系、利益冲突	界限被认为是严格、不可动摇的；界限跨越导致界限侵犯，由此助长剥削、有害以及性方面的多重关系，所有这些都不符合伦理，低于关怀标准，并且可能是非法的，需要避免。这反映了危机管理的观点，也反映了分析型的治疗实践	更为灵活地看待界限；界限跨越与有害的界限侵犯不同，如果适当利用可以增强治疗联盟，改善治疗结果。多重关系在某些场所不可避免，如若没有出现有害或剥削的关系（如利益冲突）则并非不符合伦理或低于关怀标准。性方面的双重关系始终需要避免
胜任力	通过完成最低限度的继续教育要求来维持胜任力，能力缺陷被视为法律责任，目标在于避免责任和非难	被视为寻求实现专业技能的持续的发展过程。终身学习者不断地监督其胜任力水平并寻求所需的督导、协商和继续教育机会，目标是拓宽和增强临床能力

资料来源：斯佩里，《心理咨询的伦理与实践》，2012。

（二）自我探索

咨询师可以尝试一些伦理的自我探索，如在纸上写出自己的想法，包括对于伦理的理解等。这可以帮助咨询师自己理清专业伦理和个人道德之间的联系，为解决直觉经验和伦理守则间的冲突奠定基础。咨询师还可以尝试画伦理家谱图，通过这个方法，可以描述各种关系，以及关键人物如父母以何种方式应对道德问题和进行道德决策，进而理解自己。每个人独特的经历、内心需求、未来期望左右着伦理决策，且风格受到父母、亲戚、同伴等重要他人的塑造和影响，这些都在潜移默化中影响着助人者的决策风格（Peluso，2003）。

❓ 思考一分钟

伦理在咨询中起到什么作用？

第二节　主要伦理议题

本节主要介绍以下主要伦理议题：保密、知情同意、多重关系、专业责任与胜任力，节后附有《中国心理学会临床与咨询心理学工作伦理守则（第二版）》。

第一单元 保 密

对于保密的伦理，大多数学者认为保密有限制但非绝对，因此决定在何种情况下不再维持保密是专业人员要面对的重要伦理课题（牛格正，1991）。保密是咨询师首要的义务，即保护在咨询、教学或研究中获取的来访者私人信息。只有征得来访者同意，或者明显存在对来访者、他人或社会有危险的情况下，才能突破保密原则，将消息传递给相关人员。信息的内容仅限于必要的、相关的、可作证的部分。

1. 公开承诺

咨询开始阶段，要让来访者明确自己的权利，了解保密原则及保密例外，以及应急情况下的联系方式。

2. 保密例外

咨询中的保密原则以维护来访者为前提，因此，如果有任何内容超出了此原则，就应当考虑保密例外了。在施行保密例外时，来访者需要用书面方式允许咨询师突破保密，若未经许可，只能在极端情况下突破。在来访者生命安全受到威胁时，如自杀、他杀的来访者超出了保密的范畴，应当突破保密原则。保护未成年人、老年人或无自我照顾能力的人免遭身体上或性方面的虐待或忽视也是保密例外的一项内容。如发生上述事件，咨询师应当按照法律规定提供相应内容。还有一些情况与法律法规有关，如果咨询师没有收到对信息暴露的有效法令（如传票），咨询师可以视来访者情况不提供相应信息。当咨询师被法令要求暴露，则需要告知来访者。如果来访者拒绝，则要与来访者的律师和原告律师合作，保护来访者的隐私及其他合法权益。

3. 安全保证

咨询报告和记录要在安全的条件下保管，过了有效期而销毁时应当做好备份。心理咨询师、助理等都有维护来访者隐私的义务，并对其进行保密。

第二单元 知情同意

知情同意是在咨询过程中，助人工作者和来访者讨论治疗方式、咨询目标以及存在的其他可能并获得来访者同意。知情同意是一种更为宽泛的法律和伦理问题，在医疗管理机构，知情同意常参考经济因素。比如一些自营机构，咨询师还会直接谈到咨询费用收取的说明，在医院也会和患者谈论自费和公费药品。

知情同意书旨在提高来访者的自主选择权，其内容包括来访者的测验、咨询报告、账单、咨询设置、双方权益、时间表及心理健康咨询师的专业介绍等。

一、知情同意的考量因素

知情同意是为了促进来访者的选择和自我决定，而不是保护咨询师避免责任的工具。

1. 咨询师资质介绍

咨询师有义务说明自己的理论框架及治疗取向，让来访者明白在咨询中提问、情感反应、讨论、了解过往史等信息的使用。了解咨询师理论模型，例如，动力取向关注早年创伤，叙事取向则注重识别过去忽略的生活版本，发展更多个人故事。

（1）让来访者自愿做是否咨询的决定，咨询师需要提供足够信息。
（2）咨询师的资格证明、受训背景、咨询经历、擅长领域等信息。
（3）咨询师和来访者之间保密关系的性质，保密例外情况说明。
（4）治疗中可能的风险和功能，咨询师要全面总结咨询和治疗中的潜在风险和益处。
（5）治疗中的权利，如自主选择权、拒绝和终止治疗关系。
（6）做出知情同意的能力。

2. 关系的建立

知情同意是咨询师和来访者建立关系的过程。不仅是咨询师主动与来访者交流，更体现了来访者参与心理咨询的过程，如对话、表达、延伸阅读、反思、书写等。关怀、自主、自我决定是知情同意过程中的核心。

3. 尊重未成年来访者

咨询师必须尊重未成年来访者的发展状况，可以与他们共同讨论或使用知情同意表格。一般而言，未成年人不能为自己的治疗做决定，除非法律允许，对未成年的治疗需要父母或法定监护人的同意。

二、知情同意书的填写与保管

为体现对来访者的尊重，保证咨询的完整性，来访者需要了解咨询过程和咨询师的风格并填写知情同意书。

（1）知情同意书澄清咨询过程，为后续咨询创造条件，帮助咨询师了解来访者的咨询期待，来访者可以质疑治疗师的方法，可以清楚咨询师如何进行咨询，可以获得某种方法来应对咨询师的问题（Pope & Vasquez，1998）。

（2）知情同意书提供的信息便于来访者知晓咨询的方式、第三方情况及咨询师的背景材料。

（3）知情同意书也包括费用等问题。

（4）心理咨询师有责任让来访者无阻碍享有咨询服务，来访者可以选择咨询师并参与制订咨询计划。

（5）知情同意书应当由签署人分别保管，咨询师和来访者都有权利对该文件进行保留直到文件保存期结束。通常情况下，咨询师将知情同意书和来访者的其他文件资料共同保管，并具有法律效力。

第三单元 多重关系

多重关系是指助人专业人员在与来访者进行咨询或心理治疗工作时，同时或连续扮演两种以上的角色，或与来访者有咨询关系以外的关系。即助人专业人员与来访者有咨询关系以外的其他关系。比如高校中常见心理教师同时肩负心理咨询的工作，也因为开设了相关心理类的课程，有不少同学慕名寻求该咨询师的帮助，这时来访者和咨询师就可能存在着多重关系。

一、把握原则

（一）从受益原则出发

有学者认为，多重关系会损及专业判断，提升利害冲突，剥削来访者，并造成角色混淆，以致扰乱咨询关系的专业性质。一般而言，反对多重关系的学者所秉持的是多重关系给来访者造成伤害，侵犯来访者的权益。但拉扎勒斯等不认为所有的多重关系都对来访者有害，应对不同的个案做不同的评估。在评估的时候需要慎重考虑可能对来访者造成伤害的问题，例如是否会影响助人专业人员的专业判断，是否侵犯来访者的自主权，助人专业人员是否为私利而利用来访者。有些多重关系对咨询是有正向效果的，仅仅禁止多重关系并不能阻碍对来访者剥削，因为助人专业人员可能误用权势及各种方式的影响来伤害来访者。多重关系及角色混淆难以避免，也不一定都违反专业伦理，更不一定都是有害的，助人专业人员有责任提醒自己并审慎检视自己及来访者的动机，思考为什么要建立这种关系。

（二）关系建立的利弊考虑

学者奥劳克林（O'Laughlin）认为广泛的禁止多重关系太过严格，因为单纯的多重关系未造成剥削或欺骗，不构成侵犯来访者的信任。因此，应禁止的不应是所有的多重关系，而是剥削来访者的这种关系。比如在咨询资源匮乏的情况下，一位专业助人者可能扮演几个不同的角色，以满足当下的实际需要。这个过程中不可避免出现多重角色的介入，建立起多重关系。虽然多重关系不一定都是有害的，如应邀参加来访者的毕业典礼或庆生、接受具有来访者心意的小礼物、工作服务交换、参加社交、文化及宗教活动等，但对有些潜在的可能危险不能不有所预防（Corey & Callanan, 2003）。

（三）建立防范措施

有些多重关系虽然本身不是有害的，但在进入这些关系以前，要当心可能有出轨的危险，如社交关系、经济关系、工作关系、商业关系等非性关系。这些关系在专业伦理上是有问题的，有可能陷入性关系的危险，不能不小心防备。为有效防范多重关系可能的伤害，科里（Corey）等提出以下建议：①要保持清晰的界线；②征求来访者的同意并与其讨论多重关系或角色混合的利弊；③愿意与来访者讨论任何可能引发的问题与冲突；④遇到问题要向其他专业同仁请教；⑤当多重关系有特殊问题或有可能造成危险时，要请教督导指导；⑥对任何多重关系做记录；⑦有需要的话，将来访者转介。

二、咨访多重关系的两难困境

《美国咨询学会伦理守则》（2005）提到助人专业人员应觉察他们对来访者的影响，并避免剥削来访者的信任与依赖。助人专业关系之外的多重关系可能是性关系或非性关系。学者们几乎一致认为与来访者发生性关系是不道德及违法的，但对非性关系的意见则莫衷一是。有的认为有积极而正向的功能，觉得可以发展和保持这种关系；有的则认为会引发不良的后果，必须禁止。

综上所述，多重关系是否违反专业伦理呢？多重关系种类多，诸如朋友关系、社交关系、工作关系、师生关系、亲戚关系、经济关系等，其性质和形式也不尽相同，是否每一种多重关系都会引发不良的影响，值得慎重评估。

第四单元 专业责任与胜任力

一、专业责任

专业责任是指助人专业人员有充实自我、具备充分专业条件的责任，其内容如下。

（1）助人专业人员应具有专业的人格修养，能维持身心健康；有良好的人格特质，维持个人的身心健康，若面临个人身心健康议题时，应自我调整或向外求助，以保证自己有良好的身心状态。

（2）助人人员应接受专业能力的训练，具备专业胜任力，咨询师应能觉知自己的专业能力限制，不得接受或处理超越个人专业能力的个案；从事不同专业领域的咨询师，应具备该专业所需要的专业能力和资格。

（3）助人专业人员应经历个人体验，如经历被咨询，经历实习，经历被督导的过程，在自我与专业上双重成长与成熟，持续不断地努力成为一位经验丰富且具备胜任能力的助人专业人员。

（4）助人专业人员应具备专业的伦理信念，通过专业伦理教育，具备专业的伦理能力。专业伦理教育包括职前教育与在职训练，助人专业人员应持续更新相关的伦理与法律能力，适应社会环境与当事人问题的不断变化，做出恰当的伦理判断。

二、胜任力的内涵

专业能力又被描述成胜任力，指咨询师有准确描述自身的能力，能客观提供教育和培训经历，掌握所提供服务科学和专业的信息，认识到继续教育的必要性。美国心理健康咨询师协会指出，高标准的专业能力是心理咨询师的责任，咨询师必须认识到自己独特的能力和不足，提供和使用符合来访者教育、技能和经验的服务和技术。

美国心理健康咨询师协会对于胜任力的阐述如下：

（1）作为教学专业人通过精心准备提供准确的、最新的和教育性的指导。

（2）咨询师要认识到需要在文化多样性以及期望和价值观的变化中保持敏感度。

（3）咨询师需要认识到治疗效果部分取决于自身维持健全人际关系的能力；任何不健康的活动都会影响其专业判断和胜任力。在个人问题出现并影响到专业服务的情况下，需要寻求恰当的专业援助，以决定是否要限制、暂停或终止对来访者的服务。

（4）对其所服务的个体及提供该服务的机构，咨询师都有义务去维持专业操守的高标准。心理咨询师要为来访者、组织或机构提供高水平的专业服务，以努力维持服务的最高水平。接受一家机构的雇佣，意味着认同了该机构的一般政策和原则。如果双方发生冲突，在努力协调之后，该咨询师仍然不能与雇佣者就允许改变机构政策以促进咨询师的积极成长和发展的可接受行为准则达成一致，那么该咨询师应该认真考虑中止这种关系。

（5）要随时关注专业协会、心理健康咨询师和非心理健康咨询师的伦理行为。当有确凿的证据对专业同事的伦理行为表示强烈怀疑时，不论其是不是本协会会员，心理健康咨询师都有责任采取行动去改变这种情况。

（6）心理健康咨询师要意识到咨询关系的亲密性，对来访者的完整性保持一种健康的尊重，避免采取那些以牺牲来访者为代价以满足私欲的行为。避免种族、性别刻板印象及歧视等消极影响，努力在咨询关系中保证来访者的个人权利和尊严。

目前，我国心理咨询师胜任力从知识上来讲，需要具备相关知识，掌握一定的相关理论和学术研究，进行过系统的学习和培训；从技能上来讲，不仅要在培训中练习，还要成功应用于真正的来访者，可以使用基本的面谈技能，也可以有效使用具体的治疗手段；从敬业角度讲，咨询师要将来访者的利益放在首要位置，并全力以赴地帮助他们，如果发现自己难以胜任，要将来访者在适当的时机转介给其他心理咨询师。

一名心理咨询师的胜任力通常根据其他有经验的咨询师在同等情况下如何工作来评量（Ahia，2003）。从新手到成熟一般需要经历五个阶段：①初阶受训者；②高阶受训者；③入门专业人员；④熟练的专业人员；⑤资深专业人员（Skovholt & Jenninges，2004），具体的内容见表7-4。

表7-4 咨询师不同阶段胜任力的特点

阶段	特点
初阶受训者	固守常规，固定使用一种咨询方法，无法满足来访者的需求，不具备适应来访者情况、问题发生情境的胜任力
高阶受训者	有一定胜任力，主要依靠一个咨询理论或方法，能考虑来访者主观、情绪等因素，不断地接受教育和督导，旨在学习和使用其他技能和策略
入门专业人员	能更好整合理论和咨询经验，并决定在咨询时需要考虑哪些重要的情境因素
熟练的专业人员	咨询中能融入直觉性反应，识别来访者适应不良的模式，使用合适的干预技巧。该阶段的咨询师工作满意度和个人满意度都较高
资深专业人员	基于数年的专业经验，整合咨询师内在的、个人化的咨询和治疗理论。在咨询中比较轻松，不再依赖课本知识，能表现出主观性和情境性的特点

资料来源：斯佩里，《心理咨询的伦理与实践》，2012。

❓ 思考一分钟

你如何看待多重关系的利与弊？

附件

中国心理学会临床与咨询心理学工作伦理守则（第二版）

《中国心理学会临床与咨询心理学工作伦理守则（第二版）》（以下简称本《守则》）和《中国心理学会临床与咨询心理学专业机构和专业人员注册标准》（第二版）由中国心理学会授权临床心理学注册工作委员会在《中国心理学会临床与咨询心理学工作伦理守则》（第一版，2007）和《中国心理学会临床与咨询心理学专业机构和专业人员注册标准》（第一版，2007）基础上修订。

制定本《守则》旨在揭示临床与咨询心理学服务工作具有教育性、科学性与专业性，促使心理咨询师、寻求专业服务者以及广大民众了解本领域专业伦理的核心理念和专业责任，以保证和提升专业服务的水准，保障寻求专业服务者和心理咨询师的权益，提升民众心理健康水平，促进和谐社会发展。本《守则》亦为本学会临床与咨询心理学注册心理咨询师的专业伦理规范以及处理有关临床与咨询心理学专业伦理投诉的工作基础和主要依据。

总 则

善行：心理咨询师的工作是使寻求专业服务者从其专业服务中获益。心理咨询师应保障寻求专业服务者的权利，努力使其得到适当的服务并避免伤害。

责任：心理咨询师在工作中应保持其服务的专业水准，认清自己的专业、伦理及法律责任，维护专业信誉，并承担相应的社会责任。

诚信：心理咨询师在工作中应做到诚实守信，在临床实践、研究及发表、教学工作以及各类媒体的宣传推广中保持真实性。

公正：心理咨询师应公平、公正地对待与自己专业相关的工作及人员，采取谨慎的态度防止自己潜在的偏见、能力局限、技术限制等导致的不适当行为。

尊重：心理咨询师应尊重每位寻求专业服务者，尊重其隐私权、保密性和自我决定的权利。

1. 专业关系

心理咨询师应按照专业的伦理规范与寻求专业服务者建立良好的专业工作关系。这种工作关系应以促进寻求专业服务者的成长和发展、从而增进其利益和福祉为目的。

1.1 心理咨询师应公正地对待寻求专业服务者，不得因其年龄、性别、种族、性取向、宗教信仰和政治立场、文化水平、身体状况、社会经济状况等因素歧视对方。

1.2 心理咨询师应充分尊重和维护寻求专业服务者的权利，促进其福祉。心理咨询师应当避免伤害寻求专业服务者、学生或研究被试。如果伤害可避免或可预见，心理咨询师应在对方知情同意的前提下尽可能避免，或将伤害最小化；如果伤害不可避免或无法预见，心理咨询师应尽力使伤害程度降至最低，或在事后设法补救。

1.3 心理咨询师应依照当地政府要求或本单位规定恰当地收取专业服务费用。心理咨询师在进入专业工作关系之前，要向寻求专业服务者清楚地介绍和解释其服务收费情况。

1.4 心理咨询师不得以收受实物、获得劳务服务或其他方式作为其专业服务的回报，以防止引发冲突、剥削、破坏专业关系等潜在危险。

1.5 心理咨询师须尊重寻求专业服务者的文化多元性。心理咨询师应充分觉察自己的价值观，及其对寻求专业服务者的可能影响，并尊重寻求专业服务者的价值观，避免将自己的价值观强加给寻求专业服务者或替其做重要决定。

1.6 心理咨询师应清楚地认识其自身所处位置对寻求专业服务者的潜在影响，不得利用寻求专业服务者对自己的信任或依赖剥削对方、为自己或第三方谋取利益。

1.7 心理咨询师要清楚地了解多重关系（例如与寻求专业服务者发展家庭、社交、经济、商业或其他密切的个人关系）对专业判断可能造成的不利影响及损害寻求专业服务者福祉的潜在危险，尽可能避免与寻求专业服务者发生多重关系。在多重关系不可避免时，应采取专业措施预防可能的不利影响，例如签署知情同意书、告知多重关系可能的风险、寻求专业督导、做好相关记录，以确保多重关系不会影响自己的专业判断，并且不会对寻求专业服务者造成危害。

1.8 心理咨询师不得与当前寻求专业服务者或其家庭成员发生任何形式的性或亲密关系，包括当面和通过电子媒介进行的性或亲密沟通与交往。心理咨询师不得给与自己有过性或亲密关系者做心理咨询或心理治疗。一旦关系超越了专业界限（例如开始性和亲密关系），应立即采取适当措施（例如寻求督导或同行建议），并终止专业关系。

1.9 心理咨询师在与寻求专业服务者结束心理咨询或治疗关系后至少三年内，不得与该寻求专业服务者或其家庭成员发生任何形式的性或亲密关系，包括当面和通过电子媒介进行的性或亲密的沟通与交往。三年后如果发展此类关系，要仔细考察该关系的性质，确保此关系不存在任何剥削、控制和利用的可能性，同时要有可查证的书面记录。

1.10 当心理咨询师和寻求专业服务者存在除了性或亲密关系以外的其他非专业关系，如果可能对寻求专业服务者造成伤害，心理咨询师应当避免与其建立专业关系。例如，因无法保持客观、中立，心理咨询师不得与自己的朋友和亲人建立专业关系。

1.11 心理咨询师不得随意中断心理咨询与治疗工作。心理咨询师出差、休假或临时离开工作地点外出时，要尽早向寻求专业服务者说明，并适当安排已经开始的心理咨询或治疗工作。

1.12 心理咨询师认为自己的专业能力不能胜任为寻求专业服务者提供专业服务，或不适合与寻求专业服务者维持专业关系时，应在和督导或同行讨论后，向寻求专业服务者明确说明，并本着负责的态度将其转介给合适的专业人士或机构，同时书面记录转介情况。

1.13 当寻求专业服务者在心理咨询与治疗中无法获益，心理咨询师应终止这种专业关系。若受到寻求专业服务者或相关人士的威胁或伤害，或寻求专业服务者拒绝按协议支付专业服务费用，心理咨询师可以终止专业服务关系。

1.14 本专业领域内，不同理论学派的心理咨询师应相互了解、相互尊重。心理咨询师开始服务时，如知晓寻求专业服务者已经与其他同行建立了专业服务关系，而且目前没有终止或者转介时，应建议寻求专业服务者继续在同行处寻求帮助。

1.15 心理咨询师与心理健康服务领域同行（包括精神科医师/护士、社会工作者等）的交流和合作会影响对寻求专业服务者的服务质量。心理咨询师应与相关同行建立积极的工作关系和沟通渠道，以保障寻求专业服务者的福祉。

1.16 在机构中从事心理咨询与治疗的心理咨询师未经机构允许，不得将自己在该机构中的寻求专业服务者转介为个人接诊的来访者。

1.17 心理咨询师将寻求专业服务者转介至其他专业人士或机构时，不得收取任何费用，也不得向第三方支付与转介相关的任何费用。

1.18 心理咨询师应清楚了解寻求专业服务者赠送礼物对专业关系的影响。心理咨询师在决定是否收取寻求专业服务者的礼物时需考虑以下因素：专业关系、文化习俗、礼物的金钱价值、赠送礼物的动机以及心理咨询师决定接受或拒绝礼物的动机。

2. 知情同意

寻求专业服务者可以自由选择是否开始或维持一段专业关系，且有权充分了解关于专业工作的过程和心理咨询师的专业资质及理论取向。

2.1 心理咨询师应确保寻求专业服务者了解自己与寻求专业服务者双方的权利、责任，明确介绍收费设置，告知寻求专业服务者享有的保密权利、保密例外情况以及保密界限。心理咨询师应认真记录评估、咨询或治疗过程中有关知情同意的讨论过程。

2.2 心理咨询师应知晓，寻求专业服务者有权了解下列相关事项：1. 心理咨询师的资质、所获认证、工作经验以及专业工作理论取向；2. 专业服务的作用；3. 专业服务的目标；4. 专业服务所采用的理论和技术；5. 专业服务的过程和局限；6. 专业服务可能带来的好处和风险；7. 心理测量与评估的意义，以及测验和结果报告的用途。

2.3 在与被强制要求接受专业服务人员工作时，心理咨询师应当在专业工作开始时与其讨论保密原则的强制界限及相关依据。

2.4 当寻求专业服务者同时接受其他心理健康服务领域专业工作者的服务时，心理咨询师可以根据工作需要，在征得寻求专业服务者的同意后，联系其他心理健康服务领域专业工作者并与他们进行沟通，以更好地为寻求专业服务者提供服务。

2.5 只有在得到寻求专业服务者书面同意的情况下，心理咨询师才能对心理咨询或治疗过程录音、录像或进行教学演示。

3. 隐私权和保密性

心理咨询师有责任保护寻求专业服务者的隐私权，同时明确认识到隐私权在内容和范围上受到国家法律和专业伦理规范的保护和约束。

3.1 在专业服务开始时，心理咨询师有责任向寻求专业服务者说明工作的保密原则及其应用的限度、保密例外情况并签署知情同意书。

3.2 心理咨询师应清楚地了解保密原则的应用有其限度，下列情况为保密原则的例外：1. 心理咨询师发现寻求专业服务者有伤害自身或他人的严重危险；2. 不具备完全民事行为能力的未成年人等受到性侵犯或虐待；3. 法律规定需要披露的其他情况。

3.3 遇到3.2 1. 和2. 的情况，心理咨询师有责任向寻求专业服务者的合法监护人、可确认的潜在受害者或相关部门预警；遇到3.2 3. 的情况，心理咨询师有义务遵守法律法规，并按照最低限度原则披露有关信息，但须要求法庭及相关人员出示合法的正式文书，并要求他们注意专业服务相关信息的披露范围。

3.4 心理咨询师应按照法律法规和专业伦理规范在严格保密的前提下创建、使用、保存、传递和处理专业工作相关信息（如个案记录、测验资料、信件、录音、录像等）。心理咨询师可告知寻求专业服务者个案记录的保存方式，相关人员（例如同事、督导、个案管理者、信息技术员）有无权限接触这些记录等。

3.5 心理咨询师因专业工作需要在案例讨论或教学、科研、写作中采用心理咨询或治疗案例，应隐去可能辨认出寻求专业服务者的相关信息。

3.6 心理咨询师在教学培训、科普宣传中，应避免使用完整案例，如果有可辨识身份的个人信息（如姓名、家庭背景、特殊成长或创伤经历、体貌特征等），须采取必要措施保护当事人隐私。

3.7 如果由团队为寻求专业服务者服务，应在团队内部确立保密原则，只有确保寻求专业服务者隐私受到保护时才能讨论其相关信息。

4. 专业胜任力和专业责任

心理咨询师应遵守法律法规和专业伦理规范，以科学研究为依据，在专业界限和个人能力范围内以负责任的态度开展评估、咨询、治疗、转介、同行督导、实习生指导以及研究工作。心理咨询师应不断更新专业知识，提升专业胜任力，促进个人身心健康水平，以更好地满足专业工作的需要。

4.1 心理咨询师应在专业能力范围内，根据自己所接受的教育、培训和督导的经历和工作经验，为适宜人群提供科学有效的专业服务。

4.2 心理咨询师应规范执业，遵守执业场所、机构、行业的制度。

4.3 心理咨询师应关注保持自身专业胜任力，充分认识继续教育的意义，参加专业培训，了解专业工作领域的新知识及新进展，必要时寻求专业督导。缺乏专业督导时，应尽量寻求同行的专业帮助。

4.4 心理咨询师应关注自我保健，警惕因自己的身心健康问题伤害服务对象的可能性，必要时应寻求督导或其他专业人员的帮助，或者限制、中断、终止临床专业服务。

4.5 心理咨询师在工作中介绍和宣传自己时，应实事求是地说明专业资历、学历、学位、专业资格证书、专业工作等。心理咨询师不得贬低其他专业人员，不得以虚假、误导、欺瞒的方式宣传自己或所在机构、部门。

4.6 心理咨询师应承担必要的社会责任，鼓励心理咨询师为社会提供自己的部分专业工作时间做低经济回报、公益性质的专业服务。

5. 心理测量与评估

心理测量与评估是咨询与治疗工作的组成部分。心理咨询师应正确理解心理测量与评估手段在临床服务中的意义和作用，考虑被测量者或被评估者的个人特征和文化背景，恰当使用测量与评估工具来促进寻求专业服务者的福祉。

5.1 心理测量与评估的目的在于促进寻求专业服务者的福祉，其使用不应超越服务目的和适用范围。心理咨询师不得滥用心理测量或评估。

5.2 心理咨询师应在接受相关培训并具备适当专业知识和技能后，实施相关测量或评估工作。

5.3 心理咨询师应根据测量目的与对象，采用自己熟悉的、已经在国内建立并证实信度、效度的测量工具。若无可靠信度、效度数据，需要说明测验结果及解释的说服力和局限性。

5.4 心理咨询师应尊重寻求专业服务者了解和获得测量与评估结果的权利，在测量或评估后对结果给予准确、客观、对方能理解的解释，避免寻求专业服务者误解。

5.5 未经寻求专业服务者授权，心理咨询师不得向非专业人员或机构泄露其测验和评估的内容与结果。

5.6 心理咨询师有责任维护心理测验材料（测验手册、测量工具和测验项目等）和其他评估工具的公正、完整和安全，不得以任何形式向非专业人员泄露或提供不应公开的内容。

6. 教学、培训和督导

从事教学、培训和督导工作的心理咨询师应努力发展有意义、值得尊重的专业关系，对教学、培训和督导持真诚、认真、负责的态度。

6.1 心理咨询师从事教学、培训和督导工作旨在促进学生、被培训者或被督导者的个人及专业成长和发展，教学、培训和督导工作应有科学依据。

6.2 心理咨询师从事教学、培训和督导工作时应持多元的理论立场，让学生、被培训者或被督导者有机会比较，并发展自己的理论立场。督导者不得把自己的理论取向强加于被督导者。

6.3 从事教学、培训和督导工作的心理咨询师应基于其教育训练、被督导经验、专业认证及适当的专业经验，在胜任力范围内开展相关工作，并有义务不断加强自己的专业能力和伦理意识。督导者在督导过程中遇到困难，也应主动寻求专业督导。

6.4 从事教学、培训和督导工作的心理咨询师应熟练掌握专业伦理规范，并提醒学生、被培训者或被督导者遵守伦理规范和承担专业伦理责任。

6.5 从事教学、培训工作的心理咨询师应采取适当措施设置和计划课程，确保教学及培训能够提供适当的知识和实践训练，达到教学或培训目标。

6.6 承担教学任务的心理咨询师应向学生明确说明自己与实习场所督导者各自的角色与责任。

6.7 担任培训任务的心理咨询师在进行相关宣传时应实事求是，不得夸大或欺瞒。心理咨询师应有足够的伦理敏感性，有责任采取必要的措施保护被培训者个人隐私和福祉。心理咨询师作为培训项目负责人时，应为该项目提供足够的专业支持和保证，并承担相应责任。

6.8 担任督导任务的心理咨询师应向被督导者说明督导目的、过程、评估方式及标准，告知督导过程中可能出现的紧急情况，中断、终止督导关系的处理方法。心理咨询师应定期评估被督导者的专业表现，并在训练方案中提供反馈，以保障专业服务水准。考评时，心理咨询师应实事求是，诚实、公平、公正地给出评估意见。

6.9 从事教学、培训和督导工作的心理咨询师应审慎评估其学生、被培训者或被督导者的个体差异、发展潜能及能力限度，适当关注其不足，必要时给予发展或补救机会。对不适合从事心理咨询或治疗工作的专业人员，应建议其重新考虑职业发展方向。

6.10 承担教学、培训和督导任务的心理咨询师有责任设定清楚、适当、具文化敏感度的关系界限；不得与学生、被培训者或被督导者发生亲密关系或性关系；不得与有亲属关系或亲密关系的专业人员建立督导关系；不得与被督导者卷入心理咨询或治疗关系。

6.11 从事教学、培训或督导工作的心理咨询师应清楚认识自己在与学生、被培训者或被督导者关系中的优势，不得以工作之便利用对方为自己或第三方谋取私利。

6.12 承担教学、培训或督导任务的心理咨询师应明确告知学生、被培训者或被督导者，寻求专业服务者有权了解提供心理咨询或治疗者的资质；他们若在教学、培训和督导过程中使用有关寻求专业服务者的信息，应事先征得寻求专业服务者同意。

6.13 承担教学、培训或督导任务的心理咨询师对学生、被培训者或被督导者在心理咨询或治疗中违反伦理的情形应保持敏感，若发现此类情形应与他们认真讨论，并为保护寻求专业服务者的福祉及时处理；对情节严重者，心理咨询师有责任向本学会临床心理学注册工作委员会伦理工作组或其他适合的权威机构举报。

7. 研究和发表

心理咨询师应以科学的态度进行研究，以增进对专业领域相关现象的了解，为改善专业领域做贡献。以人类为被试的科学研究应遵守相应的研究规范和伦理准则。

7.1 心理咨询师的研究工作若以人类作为研究对象，应尊重人的基本权益，遵守相关法律法规、伦理准则以及人类科学研究的标准。心理咨询师应负责被试的安全，采取措施防范损害其权益，避免对其造成躯体、情感或社会性伤害。若研究需得到相关机构审批，心理咨询师应提前呈交具体研究方案以供伦理审查。

7.2 心理咨询师的研究应征求被试的知情同意；若被试没有能力做出知情同意，应获得其法定监护人的知情同意；应向被试（或其监护人）说明研究性质、目的、过程、方法、技术、保密原则及局限性，被试可能体验到的身体或情绪痛苦及干预措施，预期获益、补偿；研究者和被试各自的权利和义务，研究结果的传播形式及其可能的受众群体等。

7.3 免知情同意仅限于以下情况：1. 有理由认为不会对被试造成痛苦或伤害的研究，包括①正常教学实践研究、课程研究或在教学背景下进行的课堂管理方法研究；②仅用匿名问卷、以自然观察方式进行的研究或文献研究，其答案未使被试触犯法律、损害其财务状况、职业或声誉，且隐私得到保护；③在机构背景下进行的工作相关因素研究，不会危及被试的职业，且其隐私得到保护。2. 法律、法规或机构管理规定允许的研究。

7.4 被试参与研究，有随时撤回同意和不再继续参与的权利，并且不会因此受到任何惩罚，而且在适当情况下应获得替代咨询、治疗干预或处置。心理咨询师不得以任何方式强制被试参与研究。干预或实验研究需要对照组时，需适当考虑对照组成员的福祉。

7.5 心理咨询师不得用隐瞒或欺骗手段对待被试，除非这种方法对预期研究结果必要、且无其他方法代替。在研究结束后，必须向被试适当说明。

7.6 禁止心理咨询师和当前被试通过面对面或任何媒介发展与性或亲密关系相关的沟通和交往。

7.7 撰写研究报告时，心理咨询师应客观地说明和讨论研究设计、过程、结果及局限性，不得采用或编造虚假不实的信息或资料，不得隐瞒与研究预期、理论观点、机构、项目、服务、主流意见或既得利益相悖的结果，并声明利益冲突；如果发现已发表研究有重大错误，应更正、撤销、勘误或以其他合适的方式公开纠正。

7.8 心理咨询师撰写研究报告时应注意对被试的身份保密（除非得到被试的书面授权），妥善保管相关研究资料。

7.9 心理咨询师在发表论著时不得剽窃他人成果，引用其他研究者或作者的言论或资料应按照学术规范或国家标准注明原著者及资料来源。

7.10 心理咨询师若采用心理咨询或心理治疗案例进行科研、写作等工作时，应确保隐匿了可辨认出寻求专业服务者的有关信息；若涉及寻求专业服务者的案例报告，应与其签署知情同意书。

7.11 全文或文中重要部分已登载于某期刊或已出版著作，心理咨询师不得在未获原出版单位许可情况下再次投稿；同一篇稿件或主要数据相同的稿件不得同时向多家期刊投稿。

7.12 当研究工作由心理咨询师与其他同事或同行一起完成时，著述应以适当方式注明全部作者，心理咨询师不得以个人名义发表或出版。对研究著述有特殊贡献者，应以适当方式明确声明。论著主要内容源于学生的研究报告或论文，应取得学生许可并将其列为主要作者之一。

7.13 心理咨询师审阅学术报告、文稿、基金申请或研究计划时应尊重其保密性和知识产权。心理咨询师应审阅在自己能力范围内的材料，并避免审查工作受个人偏见影响。

8. 远程专业工作（网络/电话咨询）

心理咨询师有责任告知寻求专业服务者远程专业工作的局限性，让寻求专业服务者了解远程专业工作与面对面专业工作的差异。寻求专业服务者有权选择是否在接受专业服务时使用网络/电话咨询。远程工作的心理咨询师有责任考虑相关议题，并遵守相应的伦理规范。

8.1 理咨询师通过网络/电话提供专业服务时，除了常规知情同意外，还需要帮助寻求专业服务者了解并同意下列信息：1. 远程服务所在的地理位置、时差和联系信息；2. 远程专业工作的益处、局限和潜在风险；3. 发生技术故障的可能性及处理方案；4. 无法联系到心理咨询师时的应急程序。

8.2 心理咨询师应告知寻求专业服务者电子记录和远程服务过程在网络传输中保密的局限性，告知寻求专业服务者相关人员（同事、督导、个案管理者、信息技术员）有无权限接触这些记录和咨询过程。心理咨询师应采取合理预防措施（例如设置用户开机密码、网站密码、咨询记录文档密码等）来保证信息传递和保存过程中的安全性。

8.3 心理咨询师远程工作时须确认寻求专业服务者真实身份及联系信息，也需确认双方具体地理位置和紧急联系人信息，以确保在寻求专业服务者出现危机状况时可有效采取保护措施。

8.4 心理咨询师通过网络/电话与寻求专业服务者互动并提供专业服务时，全程应验证寻求专业服务者真实身份，确保对方是与自己达成协议的对象。心理咨询师应提供专业资质和专业认证机构的电子链接，并确认电子链接的有效性以保障寻求专业服务者的权利。

8.5 心理咨询师应明白与寻求专业服务者保持专业关系的必要性。心理咨询师应与寻求专业服务者讨论并建立专业界限。当寻求专业服务者或心理咨询师认为远程专业工作无效时，心理咨询师应考虑采用面对面服务形式。如果心理咨询师无法提供面对面服务，应帮助对方转介。

9. 媒体沟通与合作

心理咨询师通过（电台、电视、报纸、网络等）公众媒体和自媒体从事专业活动，或以专业身份开展（讲座、演示、访谈、问答等）心理服务的过程中，与媒体相关人员合作与沟通中需要遵守下列伦理规范。

9.1 心理咨询师及其所在机构在与媒体合作前应与媒体充分沟通，确认合作方了解心理咨询与治疗的专业性质与专业伦理，提醒其自觉遵守伦理规范，承担社会责任。

9.2 心理咨询师应在专业胜任力范围内，根据自己的教育、培训和督导经历、工作经验与媒体合作，为不同人群提供适宜而有效的专业服务。

9.3 心理咨询师如与媒体长期合作，应特别考虑可能产生的影响，并与合作方签署包含伦理款项的合作协议，包括合作目的、双方权利与义务、违约责任及协议解除等。

9.4 心理咨询师应与拟合作媒体就如何保护寻求专业服务者个人隐私商讨保密事宜，包括保密限制条件以及对寻求专业服务者信息的备案、利用、销毁等，并将有关设置告知寻求专业服务者，并告知其媒体传播后可能带来的影响，由其决定是否同意在媒体上进行自我暴露、是否签署相关协议。

9.5 心理咨询师通过（电台、电视、出版物、网络等）公众媒体从事课程、讲座、演示等专业活动或以专业身份提供解释、分析、评论、干预时，应尊重事实，基于专业文献和实践发表言论，言行皆应遵循专业伦理规范，避免伤害寻求专业服务者，防止误导大众。

9.6 心理咨询师接受采访时应要求媒体如实报道。文章发表前应经心理咨询师本人审核确认。如发现媒体发布与自己个人或单位相关的错误、虚假、欺诈和欺骗的信息，或其发布的报道属断章取义，心理咨询师应依据有关法律法规和伦理准则要求媒体予以澄清、纠正、致歉，以维护专业声誉，并保障受众利益。

10. 伦理问题处理

心理咨询师应在日常专业工作中践行专业伦理规范，并遵守有关法律法规。心理咨询师应努力解决伦理困境，与相关人员直接而开放地沟通，必要时向督导及同行寻求建议或帮助。本学会临床心理学注册工作委员会设有伦理工作组，提供与本伦理守则有关的解释，接受伦理投诉，并处理违反伦理守则的案例。

10.1 心理咨询师应当认真学习并遵守伦理守则，缺乏相关知识、误解伦理条款都不能成为违反伦理规范的理由。

10.2 心理咨询师一旦觉察自己工作中有失职行为或对职责有误解，应尽快采取措施改正。

10.3 若本学会专业伦理规范与法律法规冲突，心理咨询师必须让他人了解自己的行为符合专业伦理，并努力解决冲突。如这种冲突无法解决，心理咨询师应以法律和法规作为其行动指南。

10.4 如果心理咨询师所在机构的要求与本学会伦理规范有矛盾之处，心理咨询师需澄清矛盾的实质，表明自己有按专业伦理规范行事的责任。心理咨询师应在坚持伦理规范前提下，合理地解决伦理规范与机构要求的冲突。

10.5 心理咨询师若发现同行或同事违反了伦理规范，应规劝；规劝无效则通过适当渠道反映问题。如其违反伦理行为非常明显，且已造成严重危害，或违反伦理的行为无合适的非正式解决途径，心理咨询师应当向临床心理学注册工作委员会伦理工作组或其他适合的权威机构举报，以保护寻求专业服务者的权益，维护行业声誉。心理咨询师如不能确定某种情形或行为是否违反伦理规范，可向临床心理学注册工作委员会伦理工作组或其他适合的权威机构寻求建议。

10.6 心理咨询师有责任配合临床心理学注册工作委员会伦理工作组调查可能违反伦理规范的行为并采取行动。心理咨询师应了解对违反伦理规范的处理申诉程序和规定。

10.7 伦理投诉案件的处理必须以事实为根据，以伦理守则相关条文为依据。

10.8 违反伦理守则者将按情节轻重给予以下处罚：1. 警告；2. 严重警告，被投诉者必须在指定期限内完成不少于 16 学时的专业伦理培训或/和临床心理学注册工作委员会伦理工作组指定的惩戒性任务；3. 暂停注册资格，暂停期间被投诉者不能使用注册督导师、注册心理咨询师或注册助理心理咨询师身份工作，同时暂停其相关权利（选举权、被选举权、推荐权、专业晋升申请等），必须在指定期限内完成不少于 24 学时的专业伦理培训或/和临床心理学注册工作委员会伦理工作组指定的惩戒性任务，如果不当行为得以改正则由临床心理学注册工作委员会评估讨论后，取消暂停使用注册资格的决定，恢复其注册资格；4. 永久除名，取消注册资格后，临床心理学注册工作委员会不再受理其重新注册申请，并保留向相关部门通报的权利。

10.9 反对以不公正态度或报复方式提出有关伦理问题的投诉。

附：《守则》包含的专业名词定义

临床心理学（clinical psychology）：心理学分支学科之一。它既提供相关心理学知识，也运用这些知识理解和促进个体或群体心理健康、身体健康和社会适应。临床心理学注重个体和群体心理问题研究，并治疗严重心理障碍（包括人格障碍）。

咨询心理学（counseling psychology）：心理学分支学科之一。它运用心理学知识理解和促进个体或群体心理健康、身体健康和社会适应。咨询心理学关注个体日常生活中的一般性问题，以增进其良好的心理适应能力。

心理咨询（counseling）：在良好的咨询关系基础上，经过专业训练的临床与咨询专业人员运用咨询心理学理论和技术，帮助有心理困扰的求助者，以消除或缓解其心理困扰，促进其心理健康与自我发展。心理咨询侧重一般人群的发展性咨询。

心理治疗（psychotherapy）：在良好的治疗关系基础上，经过专业训练的临床与咨询专业人员运用临床心理学有关理论和技术，帮助与矫治心理障碍患者，以消除或缓解其心理障碍或问题，促进其人格向健康、协调的方向发展。心理治疗侧重心理疾患的治疗和心理评估。

心理咨询师（clinical and counseling psychologist）：系统学习过临床与咨询心理学专业知识、接受过系统的心理治疗与咨询专业技能培训和实践督导，正从事心理咨询和心理治疗工作，并在中国心理学会有效注册的督导师、心理咨询师、助理心理咨询师。心理咨询师包括临床心理咨询师（Clinical Psychologist）和咨询心理咨询师（CounselingPsychologist）。对临床心理咨询师或咨询心理咨询师的界定依赖于申请者学位培养方案中的名称界定。

督导师（supervisor）：从事临床与咨询心理学相关教学、培训、督导等心理咨询师培养工作、达到中国心理学会督导师注册条件、并在中国心理学会有效注册的资深心理咨询师。

寻求专业服务者（professional service seeker）：来访者（client）、精神障碍患者（patient）或其他需要接受心理咨询或心理治疗专业服务的求助者。

剥削（exploitation）：个人或团体违背他人意愿或在其不知情的情况下，无偿占有其劳动成果，或不当利用其所拥有的各种物质、经济和心理资源，谋取利益或得到心理满足。

福祉（welfare）：个体、团体或公众的健康、利益、心理成长和幸福。

多重关系（multiple relationships）：心理咨询师与寻求专业服务者之间除心理咨询或治疗关系外，还存在其他社会关系。除专业关系外还有一种社会关系为双重关系（dual relationships）。除专业关系外还有两种以上社会关系为多重关系。

亲密关系（romantic relationship）：人与人之间所产生的紧密情感联系，如恋人、同居和婚姻关系。

远程专业工作（remote counseling）：通过网络、电话等电子媒介进行、非面对面心理健康服务方式。

第三节 不符合伦理行为的合乎伦理反应

随着网络时代的到来，世界充满了变化和不确定性，这催生了心理学界第五代思潮的萌发。咨询师逐渐从专家指导的位置，开始退后甚至隐藏在幕布后，与来访者一起探索前进的道路。从决然的二分观点过渡到咨询师和来访者共同成长和进步的新局面，这一变化也开启了咨询师和来访者对话新的可能与空间。伦理需要实践，实践对伦理的作用是一个动态的互相影响过程，需要咨询师对不同的变化保持敏锐性，能更为灵活地做出合乎伦理的反应。本节结合案例谈论几种典型情境下的伦理反应，以及不符合典型伦理行为但又符合情理的合乎伦理反应。

第一单元 咨询中的多重关系

【案例1】张大姐是某社区妇联干部，热忱爽朗的性格促使她成为社区的一名"活雷锋"。张大姐虚心好学，通过了"心理咨询师资格证"考核，并取得了"国家三级心理咨询师"资格，于是在社区开展心理咨询等工作。以前，每逢过年、过节有人为表示感谢送礼给她，她一般都会收下。但开始心理咨询工作后，她开始发愁了，为避免多重关系，这礼物是怎么也不能收的。但中国素有礼尚往来的说法，这让她开不了口拒绝。

思考：如果你是张大姐会做何选择？来访者送礼物，咨询师收还是不收？送礼物是否构成多重关系，是否违反专业伦理？

一、多重关系下的伦理反应

【案例2】小力在高校接受心理咨询服务，一次咨询中，其袒露自己最近手头紧张没钱吃饭，希望咨询师能给予接济。咨询师见来访者态度诚恳，表情真切，动了恻隐之心，于是给了来访者一定数额的财物支持。随后的咨询中，小力得知咨询师的孩子课业没有人辅导，且经常独自待在咨询室外玩耍，于是向咨询师主动请缨，表示可以帮助咨询师辅导孩子，希望通过实际的行为回馈咨询师。

思考：咨询师是否该答应？这是否会造成多重关系？这是否违反专业伦理？

（一）伦理思考模式

在助人工作中，难免会发生多重关系，最常见也最有争议的几种多重关系包括收受礼物、服务交换及社交关系等（Lazarus，2001）。每一位助人工作者都有自己的伦理系统，参照不同伦理决策模式进行伦理判断。有学者在1979年提出五级伦理思考判断模式，概括如表7-5所示。

表7-5　五级伦理思考判断模式

级别	内容
第一级　奖惩导向	严格遵守既有规定与标准，伦理决定依据其行为对自己带来的后果，行为后果的奖罚是作出伦理判断的主要考虑原则
第二级　机构导向	严格遵守团体或机构的规定和政策，以服务机构的政策和规定以及期望作为判断伦理行为对错的标准
第三级　社会导向	衡量社会标准的维持、他人认可、社会法律及舆论的要求，判断的重点在于关注社会责任与福祉，以遵守法律、社会规范及众议作为伦理行为的判断原则
第四级　个人导向	在避免触犯法律及侵犯他人权益的情况下，关注来访者的福祉，以合乎助人专业伦理与伦理守则
第五级　原则导向	主要考虑当事人而非法律、专业或社会的后果，专业助人工作者以良心的自我抉择与内在的伦理衡量为判断重点，依据道德原则及良知做伦理的最后判断

资料来源：《助人专业伦理》。

（二）伦理守则规定

咨询关系是一种专业且需要单一的人际关系，不能和其他关系混合。如果有其他关系存在，必然产生多重关系，这会对咨询产生干扰和影响。《美国咨询学会伦理守则》（2005）规定："咨询师与来访者、先前来访者、来访者的亲密伴侣或家人的非专业性互动或关系应加以避免，除非此等互动对来访者有潜在的益处。"其范围不限于来访者本身，也涉及来访者的伴侣与亲人。为了避免陷入多重关系的"泥沼"，咨询师可以考虑将以下来访者转介：①涉及经济利益的合作伙伴；②有私交的朋友；③课上的学生；④同事或组织内部熟人；⑤受督导者；⑥研究项目的被试人员；⑦经常送礼物不听劝阻的人；⑧前任或有性关系的人；⑨家庭成员，有亲缘关系；⑩雇员；⑪咨询师有责任进行评估的人（Bernstein & Hartsell，2000）。

二、多重关系的理论决策

（一）关于礼物送收

1. 恪守守则或相关规定

为了避免界限不清晰，《美国婚姻与家族治疗学会伦理守则》（2001）规定："婚姻与家庭治疗师不接受来访者贵重的礼物，或有害名誉或治疗关系效能的礼物"。就来访者送礼，咨询师收还是不收，可以依据奖惩导向、机构导向来统一约束和规范。当然如何合理表达拒绝也是咨询师需要考虑的，因为直接拒绝是不礼貌的，也可能损害咨询关系。

2. 合乎情理的伦理反应

收受礼物需要考虑很多因素，如下所述。

（1）从文化因素考虑，中国的传统文化崇尚"好客之道""礼尚往来"，礼物收受是人际关系中最普遍的行为。例如在中国人的交往中，朋友关系是正向的人际关系，特别是对亲戚朋友。无所不谈，少有保留，并乐于向专家请教的现象在中国十分常见。在东方的情境中，多重关系较难避免，助人专业人员可能被期待扮演多种不同的角色，以满足来访者的需要。与西方社会环境不同，助人专业人员对于非性的多重关系在应对上要保持谨慎但灵活应变的态度，最重要的是，助人专业人员要觉知自己和来访者的行为动机，并且要避免利用机会剥削来访者。

（2）从界限守护与对关系的裨益角度考虑，以来访者的福祉为优先考虑。随着时代发展变化，咨访关系倾向互相合作，可以和来访者进行讨论，收与不收礼物取决于来访者特定时刻的特定需要。如果双方能够达成一致并商讨出最佳结果，多重关系可能不但不妨碍咨询的进行，反而有助于增进咨询的效果。

（3）从来访者送礼的动机角度考虑，不同流派对礼物的解读也不尽相同，依据具体情况而定，包括礼品的物价、礼品的文化价值等。例如，在高校中每年教师节来临时，一些来访者会为咨询师送小礼品。因是特殊节日，来访者送给咨询师礼物表示尊敬和感谢，咨询师可以酌情考虑，并带着感谢收下。在一次高校督导中，咨询师们就"收礼物"这个议题进行了探讨，通过商讨大家达成一致：20元以下的小物品可以收下，价格昂贵的物品则代替来访者保管，咨询关系结束后还给来访者。有咨询师表示可以"礼尚往来"，在合适的时机回赠给来访者。但通过物物交换的方式，如何回赠礼物是咨询师接下来需要考虑的问题。

（4）具体情境还是要具体分析，如果来访者送礼物的时机不对、动机不正，有贿赂之嫌，礼物不论贵贱，咨询师绝不可接受。所以说，接受来访者的礼物是否违反伦理，要看送礼时机、态度及影响，若时机不对、态度不明、动机不良，咨询师就要谨慎处理了。

（二）关于服务交换

1. 恪守守则或相关规定

胡迪（Woody）认为需要谨慎对待服务交换，如果要同意服务交换，必须弄清楚以下问题：①这是否基于来访者的最大福祉；②是合理的、公平的，确保没有不良影响；③不会干扰咨询师提供心理服务。《美国咨询学会伦理守则（2005）》指出："咨询师可以用服务交换的方式，只有在此等关系没有剥削或有害的情况下，并且也不会置助人专业人员于不公平的利益之中；并且是由来访者提出的要求；以及此等安排是当地的助人专业人员可接受的行为。咨询师要考虑服务交换的文化内涵并与来访者对此等相关考虑加以讨论，并在协商后签订清楚的书面契约。"

2. 合乎情理的伦理反应

来访者提出服务交换的要求，咨询师可以同意，但前提是来访者和咨询师之间的关系没有剥削或有害的风险。在具体实践中，咨询师需要进行审慎的思考和判断，如是否会干扰到心理咨询，如何确保来访者的利益，同时也需要维护自身的利益，这些服务交换的内容应当和来访者当面讨论，协商达成后签订清楚的书面契约。

（三）关于社交关系

咨询效果与咨询师的态度密切相关，罗杰斯非常强调对来访者的无条件接纳与关注。当咨询师以朋友的态度对待来访者，会增强来访者的坦诚开放度，真实的咨询关系有助于提升咨询的效果。那么，咨询师能否与来访者成为朋友？

1. 相关文献讨论

学界对此有不同的见解，有学者认为只要咨询师能巧妙把握和来访者之间的关系，对咨询会有正面的促进作用，比如有助于拓展来访者交往能力，有利于来访者的个人成长与发展，那么和来访者成为真实的朋友也是可行的。但也有学者表示不同意，担心专业关系与朋友关系不能共存，会为彼此间的关系带来混乱，对咨询及友谊产生负面的影响，原因有三：①咨询师的个人需要与来访者的需要混为一谈，容易丧失彼此的客观性；②由于咨询关系中的不平等，咨询师有剥削来访者的危险；③考虑友情因素，咨询师可能会不敢面质来访者，且咨询师需要来访者的认可，为避免危及友情或社交关系而偏离了咨询师的位置（Corey, et al., 2003）。

2. 合乎情理的伦理反应

咨询关系若进入社交关系，必然会形成多重关系，但是否会对咨询形成阻力或产生不良影响，视情况而定。例如，有一位社区咨询师，在一次学校公益咨询中帮助一名网瘾学生并提供了一对一的电话咨询关系。由于这个学生家庭情况特殊，这位咨询师不但提供了免费的超过额定次数的心理支持，而且会不定期地去学校看望该学生，甚至买衣物赠送给该学生，带他去看电影等。这种情况下，需要考虑朋友关系有没有超出单纯的咨访关系。咨询关系不是友谊一样的双向关系，它的建立是为了促使来访者改变，是一种有助咨询的工具。如果咨询师能清楚自己不是在处理未被满足的情感或关系，不是依靠咨访关系来进行情感充饥，能避免利用咨询关系滥用权力和界限侵犯的情况，使用好这份关系，是可以带给来访者正向成长的。

第二单元　隐私与保密

【案例3】施某是某国营单位职工，前年因罹患胃癌办理了停薪留职，并一直坚持做化疗。一次偶然机会，开始接触心理咨询，并不定期地与某社区的咨询师见面咨询。经过半年的咨询后，一天施某对咨询师表达，活着实在太痛苦，长痛不如短痛，不想再耽误家里人，想一死了之。施某反复强调咨询师保密，不希望家人阻止，他愿意承担所有后果。

思考：如果你是咨询师应该怎么办？保密还是预警？何时预警？向谁预警？

一、保密限制条款

保密是专业伦理中的重要原则，"保密协议"在第一次咨询访谈中就会涉及，以书面或口头的形式告知来访者保密的范围，制定书面政策和程序，并说明谁可以接触此类信息。保密不是绝对的，保密的最终目标是增加来访者对咨询的信任，为有效咨询服务提供保障性条件。

1. 可能带来严重危险

当来访者有伤害自己或伤害他人的危险时，咨询师可以突破保密条款。

2. 依照法律要求

来访者卷入法律程序时，法庭为了搜证的需要传令咨询师提供咨询与心理治疗的机密资料。在相关的保密法律条款下，咨询师提供与案件审理相关的内容。咨询师出于伦理责任，告诉来访者泄露的利害关系，并尽力找出减低伤害的方法。

3. 保护未成年人等来访者

未成年人等不具备完全民事行为能力的来访者受到性侵犯和虐待，保密例外。

4. 遵守机构制度规定

咨询师应遵守所在机构的设置与规定，基于对来访者本人利益的考虑，保密内容的突破可以在与专业同行进行个案咨询与研讨的场合下操作。

二、合乎情理的伦理反应

保密是有限制而非绝对的，以下情形需要突破保密原则：①来访者危及自己或他人时；②咨询师接受系统的临床督导时；③办公室助理处理有关来访者的数据和文件时，如例行登记和档案管理；④来访者在法律程序中提出其心理健康问题时；⑤来访者允许除了咨询师以外还有第三人在场，如实习咨询师等；⑥如果咨询师发现有儿童虐待事件发生需要举报时。

不过在讨论与来访者有社交关系之利弊得失的同时，文化因素的考虑也是很重要的。上述案例中保密是否突破，在不同文化体系下，西方文化的思维可能与亚洲人的看法不尽相同。例如，在中国社会，生死议题是牵扯整个家庭的议题，咨询师不仅需要表达出对来访者自主选择的理解和尊重，但同时也要传达出对生命的尊重态度，通过和来访者一起签订生命承诺书等，表达出发自内心的、善意的关照。具体的操作应当依照所在机构的设置。总之，助人专业人员应当带着觉察，知晓自己和来访者的行为动机，从来访者的福祉考虑保密问题。

第三单元 咨询师的职责界限

【案例4】咨询中的移情作用是经常会发生的，咨询师如何处理来访者以及自己的移情、反移情是专业伦理的重要讨论内容。网络上有一篇文章引起了热议，来访者本人讲述了自己和咨询师的一段咨询经历。咨询开始后两个月，咨询师在咨询之外联系来访者，并且向其表达"我确实感受到了对你的思念"之类的话语。尽管在咨询过程中来访者对咨询师发生了移情，咨询师的话仍然让来访者感觉边界受到了侵犯。在咨询终止，双方结束咨询关系并且不再联系后一个月，咨询师再一次主动联系来访者，在联系中来访者得知咨询师自己的一位亲密朋友见过来访者，并且知道来访者对咨询师有移情。这让来访者感到痛苦不堪，内心受到折磨。

思考：你怎么看待这位咨询师的行为？是界限侵犯还是界限跨越？

一、界限的含义

界限是咨询关系的框架和限制，规定了来访者和咨询师的角色和规则，适当的界限既保护来访者，同时也保护咨询师的权益。界限问题在咨询中很重要，因为来访者在咨询中处于容易受伤的位置，在咨询中暴露情感、认知、人际上的需求以及困难，相对咨询师而言，来访者的力量更弱。咨询师在伦理上有责任觉察到这种不平等，遵守伦理原则，保护来访者的脆弱。界限侵犯和界限跨越不同，界限侵犯是由剥削、滥用权力、强迫、欺骗或误解引起的，典型的例子就是咨询师和来访者有性关系。而界限跨越是促进来访者的福祉，如在散步的过程中陪伴来访者。

咨询师有时会因某种利益而干扰专业判断性，比如一名咨询师的来访者是高层领导的孩子，咨询师就可能会有所顾虑，担心咨询的效果，影响其自身的专业判断。当咨询师的需求和利益占了上风，即需求和利益先于来访者的需求、利益和整体的福祉时，就会出现权利滥用、界限侵犯等典型的利益冲突，如有害的多重关系、对来访者的性侵害等。与来访者有性关系以及由权力滥用、剥削、利益冲突引起的其他多重关系是不符合伦理的（Zur，2004）。

不同的观点对界限的理解和把握不同，其中一种观点认为界限是僵硬的、不变的，在摆脱伦理两难困境（包括咨询师权利的使用、界限问题）时，应依照二元对立的逻辑。另外一种观点更为灵活，对界限侵犯和界限跨越进行了区别（Gutheil & Gabbard，1993）。关于心理咨询中的界限，一直存在相互对立的矛盾观念。一方面，拥护者认为按照伦理规定，需要谨慎维持界限，同时处罚破坏界限的咨询师。另一方面，某些形式的界限常被打破（Williams，2002）。来访者所遭遇的剥削性质上虽然十分恶劣，但形式上却较为隐蔽而难以识别，表7-6列举了一些界限侵犯的常见行为表现。

表7-6 界限侵犯表现

涉及性的举动	不涉及性的举动
1. 咨询师自我暴露私密的性感觉、幻想及行为 2. 咨询师谈起对来访者特有的性吸引、唤起和感觉 3. 在咨询中对来访者进行性暗示或开下流的玩笑 4. 握手、拥抱或安慰来访者，主要为了满足咨询师的性需求或唤起来访者的性需求 5. 对来访者外表或穿着做诱惑性的评论 6. 引出详细的性心理历史，对解决来访者现有的问题不适合、非必要 7. 咨询师对某个来访者有性期望，并在为其咨询时特意打扮	1. 暴露详细的个人生活或与咨询无关的想法或情绪，是咨询师的自我满足 2. 接受来访者贵重的礼物，这些礼物不是文化上象征感激或尊重的礼物 3. 与来访者在咨询以外的情境下会面，与咨询目标无关 4. 在咨询中和来访者讨论咨询师感兴趣的话题，如政治、电影、书籍或其他话题，话题内容与咨询目标无关 5. 并非因为客观需要而增加咨询次数，或安排更频繁的会面。暗示来访者有问题，但来访者并未觉得有困扰，需要为此延长咨询 6. 对来访者目前或可能的行为给予个人的、道德上的建议或评判 7. 在咨询中没有保证咨询时间界限，咨询时间超出正常的范围，在两次咨询会晤之间给来访者打电话以满足自己的需要 8. 没有尊重来访者的隐私，将来访者的故事告诉其他人，而这些人不应当涉及临床案例，如与配偶、重要他人或朋友闲谈时详细述说来访者的故事，即便隐藏了来访者的身份

资料来源：《心理咨询的伦理与实践》。

二、合乎情理的伦理反应

人本主义、行为主义、认知-行为主义、系统和多元文化模型要求咨询师更主动，这与传统心理分析的要求不同。人本取向的咨询师有种自在的感觉，致力于打破来访者和治疗师之间的界限，从而帮助来访者在咨询中体会平等。咨询师在咨询中分享任何思想中的冲动和想法，目的是使这种天然的呈现引发来访者的改变，在言传身教中指导来访者对自己更诚实。以下属于虽然超越界限，但合乎伦理的行为举措。

（1）在咨询中不带性意味地拥抱表示支持，或是回应式的礼貌拥抱；
（2）接触来访者的手、手臂或肩膀表示支持和感谢；
（3）与成年人握手、拥抱道别，在文化上象征尊重和认可；
（4）在行为暴露疗法或脱敏疗法中陪伴来访者外出，如陪来访者一起散步；
（5）为了达到治疗目标的有限的自我暴露；
（6）家庭治疗师驻家并与来访者一起吃饭，参与日常生活，如帮助整理家务等；
（7）叙事疗法中，咨询师会持续给来访者写信，鼓励社区中的其他人与来访者通信；
（8）进行环境疗法，与来访者一起户外旅行，休息期间吃饭、交流；
（9）参加对来访者很重要的宗教仪式；
（10）在生物反馈和神经反馈疗法中，将电极或其他感应器接到来访者的许多部位接触来访者；
（11）使用指导性想象、形象化、放松技术时，让来访者觉察身体的感觉，收缩和放松肌肉躯体中心；
（12）接触来访者的身体或帮助来访者关注体内的感觉或躯体过程，如呼吸；
（13）曾经抑郁已经康复的咨询师大量、详细的自我暴露以促进来访者的治疗；

(14) 在咨询室外，和来访者偶遇，友好地打招呼，进行短暂的交谈。

案例4中的当事人，通过网络表达出"虽然目前心境平复、创伤弥合，但曾经那场几近摧毁性的浩劫，也差点将我击垮。咨询师混淆与自己的边界，利用咨询关系满足他自己的需求，是对来访者的边界最大的侵害。"咨询师的行为符合界限侵犯的范畴，且来访者的信息并未被良好保密，"咨询师的朋友知道自己对他有移情"，这也是咨询师违规的保密问题。作为掌握权威话语以及专业知识的心理咨询师，如果自身存在人格、情绪、精神方面的障碍，在咨询中会造成知识和权力的滥用。这也充分说明咨询师的自我觉察和成长十分重要。例如，某些伴有自恋型人格的咨询师会认为来访者是侵犯者，误认为自己的所作所为对来访者有裨益，觉得自己某种程度上是受害者。那么，咨询师对来访者的问题就很难保持中立态度。另外需要补充的是，如果在咨询中多重关系不可避免，在伦理考量中就不必太过关注多重关系，应该将咨询焦点放在由于权力滥用造成的剥削和伤害，而不是多重关系本身。

> **思考一分钟**
>
> 有什么因素影响咨询师的临床和伦理决策？

第四节 特殊场域的伦理反应

不同场域有不同的伦理反应，本节只介绍两种特殊场域的伦理反应。

第一单元 督导中的伦理议题

一、督导关系的伦理

咨询师的伦理议题分为两种：①督导之前的伦理考虑，如督导技巧、受督导者的福祉、督导过程的告知、多重关系的处理；②督导时的伦理考虑，包括同意、保密、隐私权、沟通特权（Bradley，1989）。

督导关系中容易产生三种问题：①督导者与受督者之间的权利差异；②督导关系中的"似咨询性"；③督导者与受督导者之间角色冲突（Sherry，1991）。

二、与督导关系有关的伦理议题

与督导关系有关的伦理议题包括多重关系、督导过程的获知权、理念系统的强加、督导过程的客观性、权利不当使用、依赖和刻板印象等。在此介绍几个重点的伦理议题。

（一）多重关系

督导与受督导者之间有督导以外的另一种关系，当督导者扮演了咨询师的角色或以其他方式与受督导者建立了亲近关系时，就导致了多重关系（萧文，1991）。牛格正认为多重关系是违反专业伦理的行为，会妨碍专业判断，以及有剥削来访者的危险，还会造成个人需求与专业需求暧昧不明。

王智宏指出不论是情节严重的性交还是轻微的性亲密举措，在专业伦理标准中都是被限制的。性亲密举措是指细微的性暗示、略带猥亵的评论、身体姿势、多余的接触等。督导关系中有性接触属多重关系，如果是督导者的诱惑，则属于权利的滥用。

（二）督导过程的获知权

在咨询督导过程中，受督导者有权利知道有关训练的目标、评价过程、评量标准等信息（Bradley，1989）。在督导初期，督导师有责任让受督导者明确角色期望、督导目标及评价标准。督导者有责任持续性地谨慎监督和评价咨询师的表现，定期给予口头或书面的反馈（萧文，1991）。督导师有责任给予受督导者充分的空间学习和发展，提供不同的理论与技术，尊重受督导者在价值观或理念上的差异，务必察觉是否将个人理论偏好强加给受督导者（王智宏，1993c）。

（三）督导过程的客观性

督导过程中一些因素需要觉察：①是否会产生移情；②督导师不恰当地使用权利；③造成关系依赖；④是否会传递负面情绪。因为督导师同咨询师一样，会面临被移情和依赖、性别角色和刻板印象等情况，需要督导师在这些情境中保持中立和客观性。

三、案例讨论

A是某机构心理咨询师，B是A的督导师，在督导过程中，B发现A有一些需要解决的个人议题，所以建议A每个月进行一次督导训练，再增加个人体验，且都是由B担任督导师。在体验中，A向B坦言了更多的个人隐私，如自己的性困扰、家庭矛盾等。到了年终考核，在写绩效评价时，督导师B写出A不适合再进行企业咨询的服务工作，原因描述中B将A的个人隐私部分列入了报告。从督导伦理的角度，你认为这种做法对吗？

分析：第一，督导师和咨询师的角色功能不同，因为督导师的功能是教育、评价及行政上的指导，这些角色功能与咨询师的角色不一致（王智宏，1993b）。第二，督导师的做法容易造成多重关系，督导师虽具备咨询师的胜任力，但在督导中的咨询角色不能为受训者提供咨询服务，不能将督导和咨询划等号。如果发生多重关系，可能会使督导者的客观性受干扰，把本该聚焦在受督导者咨询个案上的注意力，反而转移到受督导者个人需求上。第三，容易产生剥削，不能满足咨询需要。咨询关系需要具备温暖、抱持性，督导关系则需要体现评价、批评、指正受督导者的指导性。在督导关系中督导者具有行政上、评价上的权威角色，这与受督导者在督导过程中想获得个人被关注的期望不相符。

第二单元 危机处理

一、危机处理程序

危机处理原则：谨慎处理自杀个案，辨识自杀的高危险人群。针对有自杀想法的来访者，特别是经过评估有较高风险的来访者，应启动危机干预程序，突破"保密"通知核心相关人员。危机处理包含三个核心步骤："危机排查"（又称"评估自杀的风险因素"）"留意警讯性信号""妥善处理自杀个案"，具体内容详见表7-7。

表7-7 危机防范及干预步骤

步骤	详细描述
评估自杀的风险因素	①丧失：失恋分手，钱财损失，丧亲； ②工作及经济压力：失业、欠债、退休； ③健康状况：重病缠身； ④被当众羞辱或拒绝； ⑤社会改变：政局或经济不稳定

续表

步骤	详细描述
留意警训性信号	①来访者反复谈论或撰写有关死亡、毁灭或自杀的情节； ②安排事务或立遗嘱； ③收拾个人东西或送走喜欢的东西； ④一一探视亲友（告别）； ⑤退缩行为：不与人互动相处，失去兴趣； ⑥表示高度的焦虑、憎恨、孤独； ⑦在研究药物或是武器； ⑧自我伤害的过去历史； ⑨自杀的口头警告； ⑩有抑郁症或抑郁情绪； ⑪酗酒； ⑫独居； ⑬面临创伤或重大压力事件； ⑭辍学或失业
妥善处理自杀个案	①排查危险； ②通知来访者的家人； ③联系相关机构（有关部门与人员：警察、消防人员）

二、案例讨论

（一）案例一

A同学因毕业论文没有完成，毕业在即仍然没能找到工作，情绪十分低落，到校医院寻求心理帮助。咨询中，该学生流露出跳楼的想法。学校心理老师联系了辅导员和父母，并启动危机干预。而在社会个案咨询中，人本取向的咨询师得知来访者有自杀倾向，可能不会立即采取危机干预策略，会呈现更多共情态度，尊重和顺应来访者。哪种方式更合理？

分析：咨询师与有自杀倾向来访者工作，咨询师做出决策需要依据环境的要求。例如，高校为自杀倾向学生已经形成了成熟的危机干预系统，而在社会个案中，咨询师基于咨询技能，以及对自己专业能力的自信，做出判断和决策。《美国咨询协会伦理守则》（2005）中要求咨询师需要防止来访者面对明显的可能性危险。有几个方案以备选择：启动危机干预体系；鼓励来访者求助保护性支持；与来访者签订不自杀协议，提供自杀热线，或是咨询师个人联系方式。

（二）案例二

小伤因为学业、失恋等问题寻求心理咨询。咨询师A判断其有抑郁状态，建议其去医院进一步诊断。经过风险评估，小伤的危机评分较高，但是小伤坚决不去医院，也不想让他人知道自己的状况。咨询师内心很纠结，如果将小伤的情况报给咨询中心，这份刚建立起来的信任就没有了，但不报告又将担负较大的风险，因此陷入两难。如果你是咨询师，会怎么做？

分析：咨询师在面对自杀来访者时，可能出现：①伦理过失，即对自杀危机的评估不足或不正确，没有预测到来访者自杀的危机；②咨询师对自杀处理的方法不熟悉；③无法应对自己的情绪，咨询师对来访者有负面的反移情，因为厌烦而结束咨询，疏忽预警责任。

处理方案：①温和冷静地倾听、同理、支持来访者，关心、重视及相信来访者的需要；②和来访者讨论自杀的感觉，谈论不诉诸自杀的其他解决问题的经验及可能，回馈来访者正向的力量与期待，抓住矛盾心理，增加来访者活下去的力量；③不让来访者独处，移除危险工具，告知家人、朋友、同事等，获得支持；④避免给予错误的保证，如：会没事的，绝对保密；⑤处理移情。首先，移情很常见，例如，来访者开始以母亲、父亲、男友的标准对待咨询师。在这个过程中，咨询师出现反移情也很正常，例如，下意识将来访者当成父亲。彼此的"爱情"也是移情与反移情的一种可能形式。咨询师受过专业训练，是收费提供服务的一方，处理移情和反移情是咨询师的责任，与来访者无关。除了爱情，仇恨也是移情的一种。一名合格的咨询师可以辨别移情和反移情，并且在不伤害咨询关系的前提下处理来访者对自己的爱恨。

? 思考一分钟

请简述危机干预的几个步骤。

参考文献
REFERENCE

[1] 泡尔生著. 伦理学原理 [M]. 蔡元培，译. 天津：天津人民出版社，2018.

[2] 斯宾诺莎. 伦理学 [M]，北京：商务印书馆，1983.

[3] 莱恩·斯佩里，心理咨询的伦理与实践 [M]. 侯志瑾，译. 北京：中国人民大学出版社，2012.

[4] 牛格正. 咨询专业伦理 [M]. 台北：五南，1991.

[5] 王智弘. 心理咨询之证照制度与专业伦理 [J]. 测验与辅导，1999，154：3211-3214.

[6] Ahia, C. Legal and ethical dictionary for mental health professionals [M]. Lanham：University Press of America，2003.

[7] Brincat, C., Wike, V. Morality and the professional life：Values at work [M]. Upper saddle River, NJ：Prentice-Hall，2000.

[8] Anderson, B. S. The counselor and the law [M]. 4th ed. Alexandria, VA：American Counseling Association，1996.

[9] Peluso, P. The ethical genogram：A tool for helping therapists understand their ethical decision making styles [J]. The Family Journal：Counselling and Therapy for Couples and Families，2003，14（3）：286-291.

[10] Stoltenberg, C., McNeill, B., Delworth, U. IDM supervision：An integtated development model for supervising counselors an therapists [M]. San Francisco：Jossey-Bass，1998.

[11] Van Hoose, W. H., Kottler, J. A. Ethical and legal issues in counseling and psychotherapy [M]. San Francisco, CA：Jossey-Bass，1997.

[12] Skovholt, T., Jennings, L. Master therapists：Exploring expertise in therapy and counseling [M]. Boston：Allyn and Bacon，2004.

[13] Wrzesniewski, A., McCaukley, C. Rozin, P., Schwatrz, B. Jobs, careers and callings：People's relations to their work[J]. Journal of Research in Personanlity，1997，31：21-33.

[14] Bradley, W. E. A multidimensional framework for the analysis of supervision of counseling [J]. The Counseling Psychologist，1993，11（1）：9-18.

[15] Zur, O. To cross or not to cross：Do boundaries in therapy protect or harm？[J]. Psychotherapy Bulletin，2004，39：27-32.

[16] Pope, K. S., Vasquez, M. J. T. Ethics in psychotherapy and counseling: A practical guide for psychologists [M]. 2th ed. San Francisco: Jossey-Bass, 1998.

[17] Lazarus, A. A. Not all "dual relationships" are taboo: Some tend to enhance treatment outcomes [J]. The National Psychologist, 2001, 10 (1): 16.

[18] O'Laughlin, M. J. Dr. Strange love: The rapist-client dual relationship bans and freedom of association, or how I learned to stop worrying and love my clients [J]. University of Missouri-Kansas City School of Law Review, 2001, 69 (30): 697-731.

[19] Corey, G., Corey, Callanan, P. Issues and ethics in helping professions [M]. 6th ed. Pacific grove, CA: Brooks/Cole, 2003.

[20] Gutheil, T. G., Gabbard, G. O. The concept of boundaries in clinical practice: Theoretical and risk-management dimensions [J]. American Journal of Psychiatry, 1993, 150 (2): 188-196.

[21] American Counseling Association. ACA Code of Ethics. Retrieved September 25, 2007, from http://www.counseling.org/Resources/Code of Ethics /TP/Home/CT2.aspx

[22] American Psychological Association. Ethical Principles of Psychologists and Code of Conduct. Retrieved September 25, 2007, from http://www.apa.org/ethics/code2002.html.

[23] Woody, R. H. Bartering for psychological services [J]. Professional Psychology: Research and Practice, 1998, 29 (2): 174-178.

[24] Williams, C. B., Freeman, L. T. Report of the ACA ethics committee: 2000-2001 [J]. Journal of Counseling and Develoment, 2002, 80: 251-254.

第八章 心理评估

CHAPTER 08

第一节 心理评估概述

心理评估是心理咨询过程中重要的部分，是临床心理工作开展必要的条件和依据。对于一名合格的临床心理工作者，正确理解心理评估的意义和作用，掌握心理评估的知识和技能并能合理地应用，将会更全面、深入及客观地理解来访者的问题及其背后的影响因素，使心理干预更加有的放矢，从而达到事半功倍的效果。

第一单元 心理评估的概念

一、心理评估的含义

心理评估是指在生物、心理、社会、医学模式的共同指导下，综合运用谈话、观察、测验等方法，对个体或团体的心理现象进行全面、系统和深入分析的总称。

心理评估有广义和狭义之分，广义的心理评估是指对各种心理和行为问题的评估，其结果应用是十分广泛的，比如可以在医学、心理学、社会学及教育学等领域运用。主要用于评估行为、认知能力、人格特质及个体和团体的特性，帮助心理评估人员做出对人的判断、预测和决策。例如，求职参加的面试、国家公务员行政能力考试等，都属于广义心理评估的范畴。

狭义的心理评估也被称为临床评估，是指限定在心理咨询与治疗领域，运用专业的心理学方法和技术对来访者的心理状况、人格特征和心理健康做出相应判断，必要时做出心理正常与否的判断，评估其症状并了解其致病原因，以及做出生理、心理和社会功能受损情况的说明，在此基础上进行全面的分析和鉴定，为心理咨询与治疗提供必要的前提和依据。通常在心理咨询中应用的心理测验、临床访谈及评定量表等都属于这个范畴。

二、心理评估与心理诊断、心理测验的关系

在临床心理学中会使用心理诊断的概念。心理评估与心理诊断的共同之处是：二者都是采用心理学的理论与方法收集来访者的信息；二者也都以收集的信息作为依据来了解来访者的心理状态，对其心理问题或障碍做出判断或鉴别。而二者也有不同：心理评估更倾向于从正常人的角度对来访者进行分析和判断，心理诊断则更倾向于按照特定的诊断标准收集资料，并最终对来访者做出某种确定性的心理障碍诊断；心理评估常用于医疗系统之外的工作领域，而心理诊断通常只能在医疗机构中应用。尤其需要注意的是，我国《精神卫生法》二十九条规定"精神障碍的诊断应当由精神科执业医师做出"；二十三条规定"心理咨询人员不得从事心理治疗或者精神障碍的诊断、治疗"。所以，在我国心理咨询师不能对来访者做出心理诊断和治疗，只能对来访者的心理状态进行评估和咨询。

心理评估也容易被视为心理测量（psychological measurement）的同义词，但严格来说二者是有区别的。心理测量通常是借助标准化的测量工具将人的心理现象或者行为量化，而心理评估的方法更为多样，除了收集量化信息，还可以使用会谈法、观察法等方式收集定性的材料。心理评估强调通过多种方法收集来访者的所有资料，进行整合并解读资料的意义，获得对来访者心理世界的了解和判断。心理测量由于标准、量化和客观的优势而在心理评估中占据了比较重要的位置，但仍然无法完全取代其他心理评估方法。比如在临床咨询工作中，对于有抑郁情绪的来访者，心理咨询师除了邀请来访者完成贝克抑郁问卷等自评量表，还可能通

过会谈、观察、精神状态检查等方法了解其症状发展过程、家族史及社会功能受损情况，综合所有的信息才能全面、系统地评估来访者的心理状态。

本章内容主要介绍与临床心理工作有密切联系的狭义的心理评估，具体包括：心理评估的作用和方法，常用心理测验在咨询中的使用方法，以及如何利用心理评估的结果形成对来访者的问题的理解以及对咨询的计划，即形成个案概念化。

第二单元　心理评估的一般过程

通常，心理评估过程包含准备阶段、评估资料的收集、分析与总结三个步骤，按照要求完成每个步骤将有助于达到评估的目的。

一、评估准备

在准备阶段，心理评估人员应根据来访者期望解决的首要心理问题确定评估的内容和目标。

（一）明确评估的内容

首先需要确定所需评估的来访者的心理问题是什么，问题的性质如何，属于情绪问题、认知问题还是行为问题，怎样的评估信息将最大限度帮助咨询的开展。同时还要考虑产生问题的可能原因是什么，来访者具有什么样的能力以及优势，在咨询中又将如何利用这些能力和优势帮到来访者。

为了获得以上信息，心理评估人员根据需要可以对来访者自身及其环境因素进行评估。对来访者自身而言，当前的情绪状态、行为表现、认知过程等都可以作为评估内容。对环境因素而言，可以分为近端、中间和远程环境，其中近端环境是指来访者的家庭、学校或工作环境；中间环境是指来访者居住的地理区域（如城市与同村、经济发达与落后等）；远程环境包含来访者所处的一般地理上和社会文化的环境（如少数民族、游牧民族等）。

为了提高评估工作的效率，心理评估人员需要在其理论取向的理论指导下，抓住与来访者呈现问题直接相关的重要的、典型的信息进行评估。

（二）确定评估的目标

在临床心理工作中，心理评估的目标主要包括筛查、诊断、预测和干预评估。

1. 筛查

筛查的目的在于筛选出需要咨询或干预的对象，可以针对个体或者某类人群进行。比如在大学新生入学后，部分高校会进行全员心理健康状态筛查测评，对于测评中表现异常的学生进行追踪关注，并及时提供团体辅导或个体咨询等心理服务。

2. 诊断

诊断即通过实施某些检查程序和测验，对来访者的心理问题进行分类。诊断工作需依据精神障碍分类与诊断标准进行，临床中常用的诊断标准如下。

（1）国际疾病分类（International Classification of Diseases，ICD）　由世界卫生组织（World Health Organization，WHO）发布的疾病分类手册，1893年发布第一版，目前最新版本为ICD-11。

（2）心理障碍诊断与统计手册（Diagnostic and Statistical Manual of Mental Disorders，DSM）　美国精神医学学会（American Psychiatric Association，APA）用于诊断精神疾病的指导手册，1952年出版第一版，目前最新版本为DSM-V。

（3）中国精神疾病分类与诊断标准（Chinese Classification and Diagnostic Criteria of Mental Disorders，CCMD）　由我国原卫生部成立专项小组提出，分类兼顾病因、病理学分类和症状学分类，分类排列次序服从等级诊断和国际疾病分类（ICD-10）的分类原则，且沿用了ICD-10的名词解释，仅在必要时做了修改和补充。1958年提出第一版草案，目前最新的版本为CCMD-3。

3. 预测

预测是为来访者未来某个时期的心理及行为变化的预测提供依据，以及评估咨询对来访者来说是否有效。例如，美国华盛顿大学的心理学教授戈特曼（Gottman）在其爱情实验室里进行了长达40年的婚姻关系研究，先后有近700对夫妻共同参与，戈特曼博士在观察和聆听一对夫妻5分钟的谈话后，便能预测他们是否会离婚，预测准确率高达91%。

4. 干预评估

在完成心理干预后，心理评估人员需要对干预的过程及效果进行追踪性的评估，了解干预措施对来访者的影响及其改变。

二、评估资料的收集

一般情况下，临床心理工作者会通过多种方法来收集来访者的信息，包括结构性和非结构性的临床访谈、行为观察、心理测验等。通常情况下，心理评估人员需要通过会谈了解来访者的一般信息，并与来访者建立良好的工作关系，在咨询进程中再选用合适的心理测验或心理症状量表。在来访者完成的过程中，心理评估人员还需要观察来访者的行为表现，从而帮助心理评估人员借助各种评估手段形成对来访者整体情况的了解。我们将在下一节具体介绍常用的评估方法。

三、分析与总结

通过以上工作，我们已经获得了大量信息，而为了有效地运用评估的信息帮助咨询工作的开展，还需要对信息进行整合、分析和总结，形成心理评估报告。心理评估报告也将成为咨询师与督导及同辈等进行专业交流的重要参考。完整的心理评估报告通常包含以下基本内容。

（1）一般资料　来访者和评估过程的基本信息，可以以表格的形式呈现。

（2）心理评估的说明　包含申请人及机构的名称、评估的目的、希望解决的具体问题及可能采用的评估方法等。

（3）来访者的背景资料　包含来访者的人口学资料、心理问题或障碍的具体情况、来访者个人成长史、家庭情况等。

（4）行为观察　包含心理评估人员对来访者外貌、言语表达、情绪与情感等精神状态，以及对评估过程和心理评估人员的态度、合作情况等的观察。

（5）测验或量表结果　对于心理评估中的测验，须按照测验或量表指导手册中的方式报告完整结果，如韦氏成人智力量表通常需要将原始分按照手册转化为量表分，并分别列出言语智商和操作智商；由于测验成绩随年龄变化，需要对照符合来访者年龄组的标准分进行比较。对于临床评定量表，则需要列出最突出的问题或题目。如使用贝克抑郁问卷，除了报告量表总分之外，一般还需要报告第9题自杀相关的想法及行为倾向，了解来访者是否存在需要干预的危机情况。

（6）评估结果的解释　针对以上收集的信息，对评估结果进行解释。内容可以包含评估中的发现、测验及量表提示可能的心理问题等。也应该酌情考虑解释影响评估结果的因素。

（7）建议　基于以上的评估和分析，提出针对来访者存在问题的理解，以及可能的干预目标和处理策略，用于指导后续干预工作的开展。

（8）总结　回顾和总结报告中的内容。

第三单元　不同心理咨询阶段的心理评估

在临床心理咨询工作中，心理评估是一个贯穿始终的连续工作，而随着咨询进程的发展，心理评估的重点也会有所变化。在咨询开始之前，通常需要通过一些心理评估手段获得来访者的基本资料，并且需要评估来访者是否适合接受该机构或该咨询师所能提供的心理服务。而随着心理咨询过程的展开，咨询师也需要借助合适的心理评估方式来构建和不断修正对来访者问题的假设，制定和调整咨询计划，使来访者从咨询中的获益最大化。在咨询的结束阶段，咨询师还需要通过心理评估的结果来判断何时与来访者讨论与咨询结束相关的议题等。在必要时候，咨询师还需要评估是否要对来访者进行转介，以及对于可能有危机的来访者进行及时的自杀风险评估。

一、预约阶段的心理评估

现在一般的专业心理咨询机构会设置咨询预约环节，从来访者通过电话、网络或现场预约咨询，可以说心理评估工作也就正式开始了。这个阶段有可能由咨询师本人或其他协助的工作人员完成，一般采用观察、问卷、访谈等评估方式，主要是收集来访者的一般背景信息及当前问题状态。如果条件允许，建议可以实施人格、心理与行为评估、应激及相关问题评估等标准化测验，可为后续的咨询提供更详细的参考资料。

预约阶段的初步评估结果关键的作用是判断来访者是否适合接受该机构所能提供的心理咨询。理论上，心理咨询主要的对象是一般心理问题、严重心理问题和部分神经症性问题。对于某些有明显精神病性特质的来访者，需要通过评估进行鉴别，必要时应建议来访者到专业医疗机构就诊。对于已有医疗机构诊断的来访者，心理咨询师只能进行有条件的辅助性工作，须遵医嘱，慎重判断本机构是否有能力为该来访者提供咨询，必要时应进行转介。

通常我们应用郭念锋提出的三条原则作为判断来访者心理正常与异常的依据：主观世界与客观世界的统一性原则、心理活动的内容协调性原则、人格的相对稳定性原则。具体内容请参见本书变态心理学相关章节。

二、咨询初期的心理评估

咨询初期，咨询师需要根据来访者的具体情况选择合适的评估方式，完成对来访者精神状态、既往经历、个人成长、心理社会环境以及当前主要问题及其应对方式、资源及求助动机的评估，并完成有效的评估报告。

（一）来访者精神状态的评估

首先是对来访者基本情况的评估，在预约阶段收集的信息的基础上，咨询师对来访者的精神状态进行评估。对来访者精神状态的检查所涉及的领域应包括以下七个方面。为了帮助新手咨询师更快掌握精神状态评估技能，附件1列出了常用的精神状态检查大纲供参考。

(1) 第一印象　来访者的样子和举止如何？

这部分主要依据咨询师对来访者的观察，整体上去描述"来访者的样子和举止如何"。对善于观察的咨询师来说，在接触来访者的过程中，不存在所谓的"无关内容"。尤其是在咨询开始阶段，咨询师需要非常仔细地观察来访者的一举一动，主要包括意识状态、仪态和注意等情况。

(2) 感官知觉　是否出现了错觉或幻觉等迹象？

咨询师可以通过观察来访者的表情与行为表现间接了解。若来访者在咨询室中表情紧张、东张西望、随时准备攻击或有逃避行为，可能产生错视或幻视；若来访者以棉花塞耳或鼻，可能有幻听或幻嗅；若来访者以猜疑目光注视并拒食，可能有幻味等；若来访者看到风吹动咨询室的窗帘说看到了吸血鬼从窗子爬进来，可能产生了错觉。

咨询师也可采用直接询问的方式，如"你是否经常听到有人在背后说你什么""你看见了什么人或特殊的形象吗""是否闻到某种特殊的气味""是否尝到了特殊的味道""你身上是否有特殊的感觉"等问题。

(3) 思维过程和内容　来访者如何进行思考？思考的内容是否符合常见的逻辑？

对思维障碍的评估主要关注两部分，一部分是思维过程，即"来访者是如何思考的"，另一部分是思维内容，即"来访者想的是什么"。就像一首歌曲，思维过程是音乐曲调，而内容是歌词。通常我们会先关注思维过程，再关注思维内容，主要评估来访者有无特殊思维形式障碍、妄想、强迫观念及超价观念等。

在咨询中，咨询师需要通过来访者的语言间接评估思维的方式，比如有的来访者会滔滔不绝地讲话，语速快，话题快速转换，好像"飞起来"的感觉，那么可能出现了"思维奔逸"的问题；也有的来访者会表现出思维缓慢、联想困难、思考问题吃力，自述"脑子锈住了"等，可能出现了"思维迟缓"的症状。

咨询师可通过向来访者提问进行对思维内容的评估，常用的问题包括："你常觉得其他人的一举一动与你有关吗？为什么？"（评估是否有"关系妄想"）"邻居或单位同事对你好吗？""是否经常同你做对，或谈你什么？"（评估是否有"被害妄想"）"你的才能如何？有什么创造或发明？"（评估是否有"夸大妄想"）"你有否感到某种想法在头脑中反复出现？想法有意义吗？能不去想吗？你的体会怎样？"（评估是否有"强迫观念"）。

（4）情绪与情感　当下来访者的主要心境是什么？主要的情感是什么？（心境：来访者在整个生活中大多数情况感觉怎么样？情感：来访者在咨询中感受如何？）

咨询师既要观察来访者的外部表情，又要询问其内心体验，特别要注意观察患者的眼神和面部表情。如来访者凝视无神，谈话时注意力不集中、心不在焉、东张西望；或双目有神，但注意力涣散、易淡漠、强制性哭笑等，都透露出来访者的心境及情感状态。咨询师也可以询问"近来你的心情如何？""为什么而悲伤或痛苦？""对什么不感兴趣？"等。在了解其内心体验时，还应注意是否与外部表现协调一致。

（5）意志和行为的评估　来访者的意志是否正常，是否表现出异常行为？

咨询师需要通过谈话评估来访者的意志是否正常、增强或减退，如问"你对今后有何打算？""有何期望？"等。也应该观察有无动作增多或减少，是否有奇异动作、蜡样屈曲、抗拒症、木僵状态，甚至紧张综合征等异常行为表现。

（6）心智能力　来访者的智力水平是怎样的？自知力如何？

对于来访者基本的心智能力，首先应评估其定向能力，三个定向分别指是指时间、空间和身份，也就是来访者是否能清楚地知道自己是谁，在哪里，现在是什么时间。咨询师并不需要直接询问这三个问题，通常在交谈过程中可以自然了解来访者在这个三个定向中的表现。但如果咨询师对来访者的表现有所怀疑的话，务必进行澄清，这在精神状态检查中是非常重要的部分。

对于来访者的智力，咨询师只需要粗略判断其智力水平处在平均水平，还是超出或低于平均水平。

自知力是指来访者对其自身精神病态的认识和批判能力。神经症患者通常能认识到自己的不适，主动叙述自己的病情，要求治疗，医学上称为有自知力。精神病性障碍患者随着病情的进展，往往丧失了对精神病态的认识和批判能力，否认自己有精神障碍，甚至拒绝治疗，对此，医学上称为无自知力。

（7）对咨询师的态度　来访者是如何对待与他交谈的咨询师的？

在评估访谈过程中，来访者是否充满怀疑？是否会配合甚至取悦咨询师？来访者是否表现出了对解决自身问题和与咨询师联盟的兴趣和能力？这些观察将会有助于咨询关系的建立和加强。

（二）对来访者既往经历的评估

来访者的既往经历主要包括来访者的生活状况、婚姻家庭、工作记录、社会交往和娱乐活动等内容。

1. 生活状况

（1）居住条件。

（2）日常活动内容、活动场所。

（3）生活方式和习惯。

（4）近期生活方式有无重大改变。

2. 婚姻家庭

（1）一般婚姻状况（自由恋爱、他人介绍、包办婚姻等），婚姻关系是否满意（性生活心理相容度）。

（2）婚姻中有无重大事件发生，事件原因中有无道德和文化因素。

（3）家庭组成成员，对家庭各成员的看法，家庭成员在日常生活中的分工，自己在家庭中所起的作用。

(4) 家庭中发生的重要事件和原因，原因中有无道德、文化因素。

3. 工作记录
(1) 对工作的态度、兴趣、满意程度。
(2) 是否改变过职业，理由何在。

4. 社会交往
(1) 与自己交往最多、最密切的人有几个。
(2) 能给予来访者帮助的人和来访者帮助过的人有几个。
(3) 举例说明社交中的相互影响。
(4) 参加集体活动的兴趣如何。

5. 娱乐活动
(1) 娱乐活动的种类，是个人还是团体活动。
(2) 最令来访者感到愉快的活动。
(3) 娱乐活动占据来访者的时间。

（三）对来访者个人成长的评估

按以下提纲，整理个人成长史资料（可列表填写）。

1. 婴幼儿期
主要包括来访者的母亲孕期和生产过程有无异常，感官、动作和言语的发育，喂奶方式和生活习惯的训练，与父母接触及家庭气氛等。

2. 童年生活
(1) 幼儿园及学校适应能力和学习成绩，师生关系和伙伴关系。
(2) 与大多数儿童比较，有无重大特殊事件发生，现在对当时情景的回忆是否完整。
(3) 童年身体情况，是否患过严重疾病。
(4) 童年家庭生活，父母情感是否和谐。
(5) 童年家庭教养方式，有无品行不良行为及叛逆行为。

3. 少年期生活
(1) 少年期家庭教育、学校教育、社会教育中有无挫折发生。
(2) 少年期最值得骄傲的事和深感羞耻的事是什么。
(3) 少年期性萌动时的体验和对待，性成熟及异性伙伴关系。
(4) 少年期有无严重疾病发生。
(5) 少年期在与成人的关系中，有无不愉快事件发生，有无仇视、嫉恨的事或人。
(6) 少年期的兴趣何在，有无充足时间做游戏。

4. 成人期
(1) 成人个人史资料应围绕职业能力与职业适应、婚姻质量与家庭关系展开。
(2) 对于青年评估对象，重点报告其爱情生活状况（有无失恋等）、升学和就业有无挫折、婚姻质量、职业目标及独立程度；中年人则侧重人际关系、性生活质量、重大生活事件及业余活动方面；老年人应侧重如何应对心理和生理能力下降、退休后活动范围及个人价值感和社会生活的信念等。

（四）对来访者心理社会环境的评估

心理社会环境的评估主要涉及各种生活事件，主要包括：

(1) 工作事件　很多现代化的工作环境或工作本身就具有极强的紧张性和刺激性，易使人产生不同程度的应激。例如，长期从事高温、低温、噪声、矿井下等环境的工作，高科技、现代化需要注意力高度集中和消耗脑力的工作。此外，长期远离人群（远洋、高山、沙漠）、高度消耗体力及威胁生命安全、经常改变生活节律无章可循的工作或是长期从事单调重复的流水线工作，或是社会要求和个人愿望超出本人实际能力限度的工作，都可成为心理应激的来源。

（2）家庭事件　多次恋爱不成功、失恋，夫妻关系不和、两地分居、有外遇被发现、情感破裂、离婚，爱人患病、配偶死亡、外伤、手术、子女教育困难，住房拥挤，经济拮据，有长期需要照顾的老年人、残疾人、瘫痪患者或是家庭成员之间关系紧张，都可成为长期慢性的应激事件。

（3）人际关系事件　包括与领导、同事、邻里、朋友之间的意见分歧和矛盾冲突等。

（4）经济事件　包括经济上的困难或变故，如负债、失窃、亏损和失业等。

（5）社会和环境事件　每个人都生活在特定的自然环境和社会环境当中，无数自然和社会的变化，包括各种自然灾害、战争和动乱，社会政治经济制度变革，工业化、现代化和都市化所带来的各种环境的污染，交通住房的拥挤、人口的过度集中以及下岗待业、加快的生活节奏、知识的更新、竞争的加剧，物质的滥用，吸毒、酗酒以及由此引起的卖淫、嫖赌、偷盗等犯罪行为所造成的人为事件，都会成为某些人的应激源。

（6）喜庆事件　指结婚、再婚、立功受奖、晋升晋级等，也需要个体做出相应心理调整。

（五）对来访者当前主要问题及其应对方式、资源及求助动机的评估

对来访者主要问题及其应对方式的评估，将成为与来访者探讨咨询目标和计划的重要依据。这部分工作主要基于咨询师的咨询流派理论框架开展，详细地了解和评估来访者的心理困扰及应对方式是后续咨询工作开展的重要依据。

来访者自身的资源是解决心理问题的重要基础，求助动机是影响心理咨询工作的关键性因素之一。咨询师只有深刻地理解来访者的需要，强化来访者的求助动机，更有效地利用自身的资源，才能真正帮助来访者。

通过预约阶段和咨询初期的评估工作，我们一般就可以完成对来访者的心理评估报告了。基于咨询师的理论流派，也可以提出对来访者当前问题的理解和假设，形成对咨询进程的初步计划，这就像是在旅行出发的阶段，咨询师和来访者共同完成了一次心灵之旅的地图。

三、咨询中期的心理评估

心理咨询取得成效的前提之一，是咨询师与来访者要商定明确咨询的方向、目标和计划。在咨询的总体方向和目标确定以后，咨询师还需要根据其咨询流派转化和细分为几个阶段性的可达成的小目标。这就类似我们在地图上找到旅行目标及规划旅行路线。在实际的咨询过程中，咨询师需要密切关注咨询是否在向着目标前进，路线是否偏离了原来的设定，这个过程中心理评估就起到了指南针的作用。一旦发现咨询偏离原来的方向，咨询师需要及时评估当前状况，必要时可能需要与来访者协商调整咨询的方向和改变咨询计划。

四、咨询后期的心理评估

咨询后期的评估主要是检验咨询效果，为判断何时可以结束咨询提供依据。通常咨询师需要首先评估心理咨询的目标是否已经达成。如果来访者并没有积极的改变，则需要对整个咨询过程进行反思，或对其中的困难寻找督导的帮助，改进咨询工作；如果来访者已经发生了持续的积极改变并达到了咨询初期设定的目标，咨询师就可以与来访者讨论关于结束咨询的议题。

其次，在结束咨询阶段，咨询师还需要评估来访者是否对咨询师产生了依赖或因为结束咨询而产生负面情绪，评估来访者是否有足够的能力和资源来处理这部分情绪，评估来访者的社会支持状况，是否需要与来访者进一步讨论如果问题再次复发可能的应对方式等。

五、转介的心理评估

咨询师需要通过心理评估来确认是否应该将来访者转介给其他咨询师或者其他医疗机构。通过心理评估，明确来访者的问题是否属于咨询师的工作范畴，一方面是对来访者负责，另一方面也是对咨询师自我保护和自我尊重的表现。在咨询过程中，咨询师对来访者实施心理援助，也会受到多种因素的限制，如果经过评估确定来访者的问题已经超出了咨询师的工作范畴或者能力范围，或者心理咨询工作已经进行了一段时间，咨询师遇到了难以解决的问题，即便寻求督导的帮助也无法解决当前的困境，就需要考虑及时对来访者进行转介。在咨询的各个阶段都可能发生需要进行是否需要转介的评估，以下是几种比较常见的情况。

（一）超出咨询师工作范畴

心理咨询的对象是具有一定心理问题的正常人，如果发现来访者表现出严重心理障碍或者精神异常症状，就需要及时将来访者转介至医疗机构。

（二）超出咨询师工作能力

大部分咨询师有其比较擅长的工作领域，尤其是对于初学者或者经验不足的咨询师，对于自己不熟悉、感到困难、没有把握的心理问题的来访者，应及时与督导讨论，评估是否有必要转介给专业能力更高、经验更丰富的咨询师。在这种情况下，如果勉强自己去应对超出工作能力的来访者，对双方来说都可能带来伤害。

（三）来访者的心理问题与咨询师还未处理的个人议题相关

咨询师也会拥有一些带有消极影响的个人经历事件，与来访者讨论相关议题可能会激发个人议题的浮现，一定程度上影响咨询工作。如果咨询师评估自己有能力在咨询中不受到个人生活事件的影响，就不需要转介来访者；如果咨询师目前还不能很好地应对和处理这个问题，则需要主动与来访者讨论，将其转介给其他咨询师或咨询机构。

六、对自杀风险的心理评估

有些来访者会遭遇心理危机事件，可能导致自杀风险。如果咨询师发现来访者有自杀相关的想法、计划或尝试行为，应该第一时间进行自杀风险评估，这也是危机干预的第一步。

自杀是一种有意识地自愿结束自己生命或自我毁灭的行为，其结果可能是死亡、致残或安全抢救。自杀者大多是由于生活或工作中遭遇困境而产生强烈的内心冲突，陷入危机状态不能自拔，难以承受痛苦或心理异常而产生自毁行为。

一般而言，自杀者在自杀之前处于想要结束生命又渴望被救助的矛盾心态中，会表现出一些特别的言语、情绪和行为，咨询师要特别关注这些线索，这可能是自杀者发出的最后求救信号。常见的线索或者征兆包括：

(1) 对与自己亲近的人直接或间接表达想死的念头，或在日记、绘画、信函中流露出来。

(2) 总是喜欢谈论压力或应激事件。

(3) 情绪明显不同于往常，焦躁不安、常常哭泣、行为怪异粗鲁等。

(4) 陷入抑郁状态，感到疲惫、食欲缺乏、体重减轻、沉默寡言、失眠、头晕等。

(5) 明显减少与生活中重要他人的接触，退缩或独处的时间变长。

(6) 学习或工作成绩显著下降。

(7) 性格、行为突然变化，好像变了一个人。

(8) 无缘无故地收拾东西，向人道谢、告别、归还所借物品或者送出很珍贵的东西。

(9) 日常生活中表现出不同平常的行为，如无故旷课、频繁洗澡、看有关死亡的书籍，甚至出走、自伤手腕等。

咨询师务必要对任何自杀线索保持敏感，一旦有所发现应及时进行危机评估，一方面评估当前的自杀风险，一方面也要评估其当前的保护性因素，从而对来访者当前的危机情况形成一个客观全面的了解，为危机干预工作打下基础。目前常用的自杀评估量表为贝克绝望量表、贝克自杀意念量表、自杀风险评估量表等，我们将在下一节中具体介绍。

第四单元 心理评估人员的基本态度和要求

一、心理评估人员的基本态度

心理评估人员的基本态度是指咨询师对心理评估持有的基本立场和个人倾向。心理评估可以帮助咨询师明确来访者的心理问题，探索影响因素，寻找合适、可行的解决方法，促进来访者的成长。在心理评估中，咨询师应深刻理解以下观点，并时刻提醒自己从这样的观点出发进行评估工作，这将使评估工作更加客观、全面和有效。

（一）连续体的观点

通过评估来确定来访者的问题时，要特别秉持连续体的观点。连续体的观点是指人的心理状态是一个复杂的渐变的连续体，正常心理和异常心理之间并没有绝对的界限，并非是泾渭分明的；而各种异常心理之间也有较多的重叠，即"共病"部分。例如，心理障碍与重性精神病之间存在着一种"边缘状态"，神经症也可以和人格障碍共病等。

在咨询工作中，如果过于依赖用精神和心理疾病的诊断标准来评价来访者，给来访者的问题简单地贴上一个标签，可能对来访者产生负面的影响。这种评价会让来访者处于"病"的阴影中，周围人也会用看待"病人"的眼光来看待来访者。这可能会给来访者带来较大的心理压力，咨询进程也会因此而受到影响。

当我们深刻理解心理状态是一个渐变的连续体，就能恰当地运用评估结果，不会仅仅关注来访者的症状，更不会简单地将对症状的评估视为对来访者的全部理解，而是借助临床经验去发现来访者症状背后鲜活的生命、独一无二的发展经历以及来访者现有的丰富的自我治愈资源。

（二）多因素的观点

我们知道人的心理活动通常会受到多种因素的影响，所以心理评估也应该尽量充分考虑多方面的影响因素，如临床通常会关注来访者生物、心理、社会等因素的共同作用，从多个维度采用多种方法来理解和分析来访者的问题。

在临床工作中，如果只注重某一方面因素的影响可能会阻碍来访者问题的解决。例如，有的咨询师不考虑来访者心理问题的生物学致病因素，过分排斥药物治疗，对某些超出心理咨询工作范畴的来访者进行咨询工作，可能会耽误来访者的治疗。因此，为了能更全面地理解来访者，咨询师需要学习心理咨询以及相关学科的知识，在评估中选择合适的评估方式，尽量接近相对准确的判断，发现相对全面的影响因素。

（三）动态的观点

咨询师要以动态的观点看待来访者的问题和心理评估的过程，心理评估仅仅是对当前来访者问题的一种定性，而非最终的不可改变的结论。咨询师应该发掘来访者的潜能或自我治愈能力，并相信来访者具有成长的可能性。

对于心理评估工作本身，在咨询的不同阶段重点不同。咨询师应该对评估结果保持开放的心态，在实际工作中不断地验证和修正最初的评估和假设，使评估始终能推动咨询工作的开展，向着来访者希望的改变方向前进。

二、心理评估人员的相关要求

合格的心理评估人员应具备心理学专业知识和技能、良好的心理素质，在评估中恪守职业道德，具体说明如下。

（一）专业知识和技能

第一，心理评估是一个专业工作，心理评估人员应具备所需的心理学专业知识。例如，要对来访者人格进行评估，心理评估人员应对人格结构相关理论及人格障碍等有充分的理解，这样才可能选择合适的评估方法，正确实施评估，以及对结果做出解释。第二，心理评估人员应具备心理评估和心理测量学方面的专业知识和技能，熟悉各种评估方法，具有对评估结果进行分析和解释的能力。第三，心理评估人员还应该具有心理病理学或精神病学相关知识，能够鉴别正常与异常的心理现象。

（二）心理素质

（1）观察能力　这是观察法对心理评估人员的基本要求，要善于捕捉来访者的非言语信息，透过其表情、姿势、声调等理解来访者想要表达的内容。

（2）沟通能力　良好的沟通可以帮助来访者敞开心扉，开放地提供评估所需资料。心理评估人员可以运用倾听、共情等方法来更好地引导来访者完成评估工作。

（3）自我认识能力　心理评估中一些定性评估需要心理评估人员的主观参与，心理评估人员应力求做到客观，时刻保持自我觉察，不受人为影响干扰，不盲目自信，不掺杂个人偏见，不先入为主，不被假象或错觉所迷惑，搜集真实可靠的评估资料。

（4）智能水准　心理评估人员需要充分利用评估所得的信息，对其进行整理和分析，并提出假设和咨询计划，这就要求咨询师也要有一定的理解、分析和整合的思考能力。

（三）职业道德

心理评估过程可能会涉及一些伦理议题，例如对获得信息的保密、来访者权利保护等，因此心理评估人员必须要有意识地恪守职业道德。中国心理卫生协会心理评估专业委员会于2000年制定了《心理评估人员道德准则》，明确规范了心理评估人员应遵守的职业道德，主要内容摘录如下。

1. 责任

（1）心理评估人员应充分认识自己所承担的重大社会责任，必须采取严肃、认真、审慎的态度。

（2）心理评估人员有责任保持其专业最高水准，尽最大努力维护其研究、教学水平，或者保证当事人的正当权利和利益。

（3）心理评估人员报道其研究成果时应客观、公正，对不符合预期的结果绝不隐藏和弄虚作假。

（4）心理评估人员在研制或应用心理评估技术时，应考虑到可能带来的利益冲突，应通过正常的途径协商解决，有责任尽一切努力保证心理评估工作的健康发展。

2. 能力

（1）心理评估人员必须具备中国心理卫生协会心理评估专业委员会所认定的资格，或获得相应的资格证书，具备从事心理评估技术的必要知识和技能。

（2）心理评估人员应真实地向所在单位或管理部门报告其训练经历和所获资格允许从事专业活动的范围，所从事的专业活动应与其能力和资格相符。

（3）心理评估人员应知道其能力范围和技术上的限制，继续学习，不断更新心理评估知识，提高实践技能。

（4）心理评估人员及心理评估机构经常进行业务交流，总结经验，应以诚相待，互相学习，团结协作，达到共同提高的目的。

3. 保密

（1）心理评估人员应尊重当事人的人格和个人隐私权，有义务为在工作中获得的个人资料进行保密，只有在当事人或其合法代理人同意下才可透露这些资料。

（2）心理评估人员在工作中发现当事人有危害自己或他人安全的情况时，应采取有效措施，防止意外事件发生。

（3）心理评估中当事人的个人资料，包括观察、访谈、测验、录音、录像等原始记录，应在严格保密下专门保管，一般不列入单位的公共资料中，如医院病历或单位档案等。

（4）当事人为未成年人或无自主能力时，应特别注意有关的法律规定，以保护他们的正当权利。

4. 其他

心理评估技术介绍一般只在专业人员范围内进行，如需在公共媒体上传播心理评估知识，则应对心理评估具体内容加以保密，以防止测验内容外泄。在介绍心理评估技术时，应客观、全面、真实，绝不任意夸大或贬低心理评估工具的效能，要避免感情用事、虚假的断言和曲解。

❓ 思考一分钟

1. 你觉得人的心理可以测量吗？
2. 在心理咨询过程中，什么情况下需要进行心理评估？
3. 在心理评估过程中，你遇到过与伦理相关的问题吗？你是如何解决的？
4. 来访者常见的自杀线索或者征兆有什么？

附件 1

精神状态检查大纲

以下内容是在精神状态中咨询师通常应该关注的领域，为了让新手咨询师更容易掌握精神状态评估技能，提供以下线索及问题供参考。在评估报告中，为了让咨询师的描述更能反映客观情况，请尽量记录来访者的原话作为判断的依据。

一、第一印象

1. 来访者看起来是否健康？
2. 来访者看起来的年龄和实际年龄是否一致？如果不一致，是显老还是显小。
3. 来访者是否有明显的躯体残疾？如果有请具体描述。
4. 来访者的着装是否得体？来访者的衣服干净吗？
5. 来访者走路或移动的姿势奇怪吗？来访者的坐姿看起来舒服吗？
6. 来访者的身上是否有明显的伤疤？
7. 来访者的身高体重是否相称？
8. 来访者和咨询师有没有眼神接触？如果有，是持续的还是间断的？
9. 来访者的面部表情如何？这些表情是否会随访谈过程有所变化？
10. 来访者说话是否特别快或特别慢？有没有口吃？
11. 来访者说话的声音是否特别大或特别小？

二、感官知觉

1. 来访者是否表现出了听觉方面的问题？
2. 来访者是否表现出了视觉方面的问题？
3. 来访者是否体验到错觉或幻觉？如果有，那么后者的形式具体是听觉、视觉、嗅觉、触觉还是味觉？你是通过怎样的对话片段或举止行为发现的？

三、思维过程和内容

1. 来访者的思维过程有没有病理性赘述的特征？
2. 来访者有没有持续言语的情况？
3. 来访者的思维离题吗？
4. 来访者是否表现出了联想松弛或思维奔逸？

5. 来访者是否表现出了躯体妄想、自大妄想、被害妄想或控制妄想？描述一下你依据了哪些对话片段得出了这样的看法。

6. 来访者是否表现出了思想广播或牵连观念？你是通过怎样的对话片段发现此种情形的？

7. 来访者是否遭受着强迫思维或强迫行为的折磨？如果有，请进行描述。

8. 来访者有恐怖症吗？如果有，是什么类型？

9. 来访者身上有没有自杀意念或杀人意念的征兆？如果有，你是通过哪些对话片段发现的？

10. 来访者的思维是否似乎执着于某个特别的主题？如果有，请进行描述。

四、情绪与情感

1. 来访者的主要心境是什么？描述一下你捕捉到的对话片段和举止行为，以支持你对其心境的判断。

2. 来访者的主要情感是什么？描述一下你捕捉到的对话片段和举止行为，以支持你对其情感的判断。

3. 来访者的情感在访谈的过程中会发生变化吗？

4. 来访者的情感在有些情况下是否显得过分强烈？如果有，请进行描述。

5. 来访者的情感状态易变吗？

6. 来访者的情感和当时访谈的内容一致吗？

五、意志和行为

1. 来访者的意志是否正常，是否有增强或减退？

2. 来访者的身体、面部或眼睛是否有明显的痉挛或奇怪的动作？

3. 来访者有无动作增多或减少？是否有奇异动作、蜡样屈曲、抗拒症、木僵状态，甚至紧张综合征等异常行为表现？

六、心智能力

1. 来访者能否正确定向时间、空间和身份？

2. 来访者是否表现出平均及以上的智力水平？

3. 来访者是否展现出了正常范围的专注能力？

4. 来访者是否展现出了正常的近期、远期和即刻记忆力？

5. 来访者是否表现出了任何形式的判断力受损？如果有，你是通过哪些举止行为发现的？是通过怎样的对话片段发现的。

6. 来访者有没有合适的自我价值感？如果没有，你是通过怎样的对话片段或举止行为发现此种情形的？

7. 来访者能理解自己行为的后果吗？

8. 来访者是否展现出了一定的悟性？

七、对咨询师的态度

1. 来访者对你的态度如何？

2. 这一态度随着访谈的进行有变化吗？

3. 来访者对共情有反应吗？

4. 来访者是否表现出了共情的能力？

第二节 心理评估的作用和方法

第一单元 心理评估的作用

在临床心理咨询实务工作中,心理评估与咨询工作是分不开的,一个专业的心理咨询师应接受一定程度的心理评估学习和训练,在临床工作中可以正确运用心理评估推动心理咨询工作的开展。综合来看,贯穿咨询进程的心理评估通常可以起到以下作用。

1. 心理评估有助于界定、了解来访者的基本情况和主要问题

为了进行有效的心理咨询,咨询师需要收集来访者的资料,包括主诉、个人发展史、家庭史等。心理评估的实施,可以提醒咨询师系统地收集来访者的临床资料,全面客观地了解来访者的基本情况和主要问题。

2. 心理评估有助于排除生理与药物的因素

咨询师从事心理咨询之前,首先要通过有效的评估排除生理疾病以及药物的影响,并且必要时应进行医疗转介。

3. 心理评估有助于辨别精神病性障碍或问题

心理评估有助于识别已经超出心理咨询工作范畴的来访者,如有自我伤害或伤害他人的行为或意图、严重脱离现实的幻听或妄想、严重的抑郁或躁狂、酒精或药物成瘾的戒断症状、体重过轻或营养失调的厌食症,以及器质性脑损伤导致失忆、错乱或意识混乱等的来访者,应转介到精神卫生机构进行治疗。

4. 心理评估有助于判断是否需要将来访者转介到其他咨询机构

当来访者的评估结果呈现在咨询师面前时,咨询师能以此判断出来访者的问题是否属于自己的工作范围,对于超出自己咨询范围或能力的来访者,咨询师应该在征求来访者意见的基础上将其转介到相应的个人或咨询机构。

5. 心理评估有助于制订符合来访者情况的咨询计划

只有咨询师对来访者的心理问题有了清晰的理解,才可能制订一个适合来访者情况的咨询计划。

6. 心理评估有助于及时地了解和调控咨询过程,并检验咨询的有效性

在咨询过程中及咨询结束时,咨询师要对来访者的问题再度进行评价,以了解来访者的问题是否发生了积极的变化,咨询效果是否理想等。在此基础上,咨询师需要及时地调整咨询方法或技术,以保证咨询能达到最好的效果。

7. 心理评估有助于心理专业人员在临床工作上的沟通

当所有临床心理工作者,包括医护人员和心理咨询师都使用同一套心理疾病诊断系统及相同的评估工具时,将有助于临床人员之间的沟通。高效的沟通有助于精神医疗与心理卫生工作的合作开展。

8. 心理评估有助于诊断与咨询的相关研究

临床研究常常需要针对不同的心理障碍进行患病率的调查,以及进行心理咨询效果的评估与比较,这些研究都需要依赖正确的评估,评估资料的提供有助于日后的相关研究。

第二单元 心理咨询中常用的心理评估方法

在心理咨询和治疗实践中,常用的心理评估大体上可以分为两大类:一类是标准化测验,简称心理测验,通常可以得到定量结果;另一类是非标准化的评估方法,如评定量表、行为观察、评估会谈等,通常可以得到定性结果。根据咨询进程的需要，咨询师通常需要选择几种不同的评估方法综合使用，因此有必要掌握心理咨询中常用的评估方法。

一、心理测验

心理测验是依据心理学理论，使用标准化的操作程序，通过观察和测量人的少数有代表性的行为，对于贯穿在人的全部行为活动中的心理特点做出推论和数量化分析的一种科学方法。

（一）心理测验的性质

由于心理现象比物理现象更加复杂，测量起来也更困难，理解心理测验具有独特的性质可以帮助我们更好地理解和运用测验结果。

1. 间接性

我们可以直接测量一个人的身高、体重等物理特征，时至今日仍无法直接测量人的心理活动。心理测验是通过一个人对测验项目的反应来推论出他的心理特质，所以心理测量永远是间接的。

2. 相对性

心理测验往往只是对少数经过慎重选择的行为样本进行观察，以此来间接推知被试的心理特征。行为样本是指有代表性的样本，是能够提供给我们足够多的信息，反映被试行为特征的一组行为。而个人在测验中所得到的原始分数并不具有什么意义，只有将它与其他人的分数或常模相比较才有意义。

3. 客观性

为了使不同的被试所获得的分数是客观的，有比较的可能性，测验的条件对所有被试都必须经过标准化。通常心理测验的标准化应包括如下内容。

（1）测验用的刺激标准化　测验用的项目或作业、施测说明、主试者的言语态度及施测时的物理环境应该是标准化的。

（2）对反应的量化标准化　评分记分的原则和手续是标准化的，不同的测验种类和项目类型可能会有一定的差异，相对来说，选择题的客观性较好，而投射测验的客观性较低。

（3）对结果的推论标准化　分数的转化和解释应该是标准化的，测验的常模是通过对总体有代表性样本的预测确定的，测验的有效性也在一定程度上经过了实践检验，基于此所得的推论是客观可信的。

（二）心理测验的类型

科学心理测量学发展100多年来，由于社会上有各种各样的测验需求，人们所编制的心理测验种类繁多，很难找到一种系统而又严格的权威分类方式将其描述清楚。为了便于对心理测验有一个相对全面的认识，以下简要介绍目前常见的分类方式。我们通常依据测验的某一方面特征进行分类，而一个测验可能具有多种特征，在不同的分类方式下将会被分入不同的类别。

1. 按所测心理特质分类

根据所测的心理特质可以将心理测验分为能力测验和人格测验两类，其中能力测验可以分为智力测验、能力倾向测验和成就测验三类。

（1）能力测验

①智力测验：用来测量人的一般认知能力，即通常所说的"智力"水平高低的测验。智力是心理测量最早涉及的领域，许多测量学的理论与技术是在研制智力测验的过程中发展起来的，人们耳熟能详的"智商"一词就来自智力测验。比较著名的智力测验有斯坦福-比奈量表、韦克斯勒智力量表、瑞文推理测验等。一般认为智力测验的结果是比较稳定的。

②能力倾向测验：分为一般能力倾向测验和特殊能力倾向测验。一般能力倾向测验是测量个体在多种能力上潜在优势的测验，特殊能力倾向测验是测量个体在音乐、绘画等特殊能力上潜在优势的测验。

③成就测验：主要是在特定领域衡量被试对有关知识和技能的掌握程度而设计的测验，是测量人在接受教育以后学业成就的测验。教学领域使用的大部分测验属于成就测验。

从智力测验到能力倾向测验再到成就测验，各类能力测验所测心理特质的具体性越来越强，抽象性越来越弱，测量结果的稳定性越来越低。

（2）人格测验　用来测量个体人格的独特性和倾向性特征的测验。心理学中的人格概念非常广泛，可能涉及人的所有情感领域和非智力因素。一个具体的人格测验通常所测只是人格的某一个或某几个侧面。人格测验又有客观测验和投射测验之分。客观测验通常是使用精心编制的涉及个人特质、思想、情感、行为的一系列问题，由被试选择符合其实际情况的选项，一般可以参考常模做出解释，其中比较著名的自陈人格测验有艾森克人格问卷（EPQ）、明尼苏达多相人格测验（MMPI）和卡特尔16种人格因素测验（16 PF）等。投射测验是利用没有明确结构和固定的意义、易于引发多种反应的刺激，鼓励被试暴露出隐藏在无意识中的情感、动机等，以此推断其人格结构。经典的人格投射测验有罗夏墨迹测验（RIT）、主题统觉测验（TAT）、房树人测验等。这类测验对测验的解释技术性较强，对评估者要求较高。

2. 按测验材料的性质分类

（1）文字测验　这类测验所用的是文字材料，它以文字来提出刺激，被试用文字做出反应。如艾森克人格问卷（EPQ）、明尼苏达多相人格测验（MMPI）、卡特尔16种人格因素测验（16 PF）、韦克斯勒儿童智力量表和韦克斯勒成人智力量表中的言语量表部分都属于文字测验。此类测验实施方便，适合团体施测。其缺点是容易受被试文化程度的影响，因而对不同教育背景下的人使用时，其有效性将降低；对于还没有文字阅读和书写能力的儿童，甚至可能无法使用。

（2）操作测验　操作测验又称非文字测验。测验题目多属于对图形、实物、工具、模型的辨认和操作，无须使用文字作答，所以不受文化因素的限制，可用于学前儿童和不识字的人。如瑞文推理测验、韦克斯勒儿童智力量表和韦克斯勒成人智力量表中的操作量表部分均属于非文字测验。此种测验的缺点是大多不宜团体实施，在时间上不经济。

3. 按测验的方式分类

（1）个别测验　个别测验指测验中以一个主试者对一个被试的形式来进行。这是临床上最常用的心理测验形式。其优点在于主试者可以仔细地观察被试的言语和情绪状态，并且有充分的机会与被试合作，所得结果是相对可靠的。缺点是效率较低，而且测验手续复杂，对主试要求较高，提高了实施测验的门槛。

（2）团体测验　团体测验指由一个或几个主试者对较多的被试同时实施测验。通常教育上的成就测验都是团体测验。该测验的优点在于时间经济，主试者不必接受严格的专业训练即可担任。其缺点是主试者对被试完成测验的过程了解和控制较少，所得结果不及个别测验可靠，故在临床上很少使用。通常团体测验均可以个别方式实施，而个别测验不一定能以团体方式进行，除非将实施方法和材料调整为适合团体测验的要求。

4. 按测验的要求分类

（1）最高行为测验　这类测验要求被试尽可能做出正确的回答。这类测验主要与认知过程有关，试题有正确答案。智力测验、成就测验均属最高行为测验。

（2）典型行为测验　典型行为测验要求被试按通常的习惯方式做出反应，没有正确答案。一般来说，各种人格测验均属典型行为测验。

（三）正确使用心理测验

1. 工作程序

在咨询工作中，如果咨询师需要使用心理测验，应参照如下的工作程序进行。

首先，咨询师应向来访者说明选用测验对评估的意义并征得来访者同意。咨询师应适当解释选择该心理测量的原因。只有当来访者表示同意并愿意密切配合时才可以实施测验工作。

第二，依据来访者心理问题的性质，咨询师应选择合适的心理测验项目。在初诊接待中咨询师一般先通过摄入性会谈法对来访者的心理问题进行初步理解和判断（详见第十章相关内容），并据此有针对性地选择有助于进一步理解来访者和评估症状的心理测验。

第三，对测验结果的解释应注意，测验结果如果与临床观察、会谈法的结论相悖，不可轻信任何一方。必须重新进行会谈，之后再进行进一步的测评。

2. 注意事项

在使用心理测验的过程中，应注意以下事项。

第一，不得乱用心理测验。常见的乱用心理测验的情形如下：

（1）目的不明确、依据不充分地随意使用。

（2）单纯依据心理测验结果，不与临床表现相对照，而片面地给出诊断和制定干预措施。

（3）未查明某种心理测验的可靠性（信度、效度）以及常模的时限便在临床上使用。

（4）在评估目的以外使用心理测验。

（5）不按心理测验的程序要求和操作规定实施心理测验。

（6）超出某种心理测验自身功能，主观地对数据和结果进行解释。

（7）使用盗版软件实施心理测验。

（8）将直接翻译而未经修订的测验工具用于临床。

第二，不得使用"地毯式轰炸"方式实施心理测验。所谓"地毯式轰炸"方式是指：

（1）在不理解各种心理测验本身独有的功能，对临床表现尚未形成印象时便抛弃会谈法和观察法，将各种测验工具一齐实施，仅仅依靠测验法寻找线索的方式。

（2）只为了经济效益而大量地、目的性不强地使用心理测验。

二、心理评定量表

心理评定是对态度、情感等主观感受和行为的观察做出分级或量化的过程，心理评定量表是评定个人心理和行为的常用工具。它具有心理测验的某些特征，但严格来说，心理评定量表不一定达到了标准化心理测验的要求。通常，心理评定量表更看重实用性，不一定有严格的理论背景，多是在一些问卷的基础上进行结构化和数量化发展起来的；操作相对简便，常用作筛查工具，评价多采用原始分计分；对施测条件要求较低，对于公开发表的评定量表，非专业人员稍加学习也能使用。

（一）心理评定量表的形式

（1）此类量表通常采用陈述句方式作为题目，每个量表的内容可多可少。

（2）回答方式通常为是或否（有或者没有）或等级评定（通常为3至5级，少数量表可能有7至8级）。

（3）量表通常配有评分标准或说明。

（4）涉及描述心理特质、行为、症状、现象的陈述句（题目）应概念清晰、明确，不易被人误解。

（二）心理评定量表的分类

1. 按量表功能分类

评定量表可以分为诊断量表、症状量表和其他量表。我国从20世纪80年代中期开始引进大量的症状评定量表，也制定了部分中国评定量表的常模。汪向东主编的《心理卫生评定量表手册》收录了十四大类心理评定量表，为心理咨询工作提供了可靠的工具。临床中常用的诊断量表包括来自：《国际疾病分类》（International Classification of Diseases，ICD）、《心理障碍诊断与统计手册》（Diagnostic and Statistical Manual of Mental Disorders，DSM）和《中国精神疾病分类与诊断标准》（Chinese Classification and Diagnostic Criteria of Mental Disorders，CCMD）。

2. 按评定病种分类

临床咨询工作中常用抑郁评定量表、焦虑评定量表等。临床常用的抑郁量表为抑郁自评量表（Self-rating depression scale，SDS）、汉密尔顿抑郁量表（Hamilton Depression Scale，HDMA）、贝克抑郁问卷（Beck Depression Inventory，BDI）等；常用的焦虑评定量表有焦虑自评量表（Self-rating Anxiety scale，SAS）、汉密尔顿焦虑量表（Hamilton Anxiety Scale，HAMA）等。临床也常用简明精神病评定量表（Brief Psychiatric

Rating Scale，BPRS）评估来访者精神病性症状的严重程度，使用贝克-拉范森躁狂评定表（Bech-Rafaelsen Mania Rating Scale，BRMS）评估来访者躁狂状态的严重程度等。咨询工作中常用的量表及方法请参见本章第三节内容。

3. 按评定者性质分类

（1）自评量表　由受评者自己填写，对照量表和各个陈述选择相对符合自己情况的答案并做出程度的判断。

（2）他评量表　一般是由专业人员对受评者进行评定并填写评定结果，评定者可以根据自己的观察，也可以询问其他知情者的意见，综合两方面的信息对受评者加以评定。

三、行为观察

观察法是在心理咨询中获得信息最常用的手段，严格来说从咨询师见到来访者的那一刻，行为观察就已经开始了。行为观察是指对人或自身的行为进行有目的、有计划的观察，获得相应的资料，并在此基础上做出评估的方法。

（一）行为观察的分类

行为观察可以根据观察的目的、内容及手段等分为不同的类型。按照不同的观察途径，可以分为直接观察和间接观察（通过摄像设备或影像材料等）；根据观察者是否参与来访者活动，又可以分为自然观察和控制观察。

（1）自然观察法　是对来访者的自然表现进行观察，不受到外界的影响、干预或控制，最接近其真实生活状态。比如对于报告有口吃症状的来访者，咨询师在咨询中就需要格外留意与口吃症状相关的语言及非语言信息。

（2）控制观察法　是指评估者在一定的模拟情景中观察来访者的行为。比如在回避行为测试中，患有某种特定恐惧症的来访者被要求接近其恐惧对象相关内容（如蛇、老鼠等的图片或影像），或有条件的情况下与其共处一室，评估者观察来访者与恐惧对象的距离、相处时间及相关反应等。在婚姻咨询中，咨询师可能会邀请来访夫妻就某个特定的矛盾议题进行讨论，从而观察他们在解决冲突的过程中的互动模式。

（二）行为观察的主要内容

行为观察的主要内容取决于观察的目的和咨询进程，通常咨询师应对以下几个方面进行观察：

(1) 仪容仪表　来访者的穿戴、举止、表情。

(2) 身体外观　来访者身材胖瘦、高矮、是否畸形及其他值得关注的特殊体形。

(3) 人际沟通风格　来访者在沟通中呈现的特点，主动或被动、易接触或不易接触等。

(4) 言语表达　包括表达能力、语言的流畅性、表达内容简洁或者繁琐、语音语调等。

(5) 肢体动作　如动作幅度是过少、适度还是过度，是否有怪异动作、刻板动作等。

(6) 在交往中表现出的兴趣、爱好和对人对己的态度。

(7) 来访者的感知、理解和判断能力。

(8) 在困难情境中来访者的应付方式。

特别需要注意的是，观察法通常用于收集非言语信息，而非言语信息有时比言语信息更能为评估工作提供丰富而真实的信息。咨询过程中，来访者有意的手势、动作、身体姿势、面部表情等，以及无意的言语模式，如音调的抑扬顿挫和语速变化等特征，都可能是心理评估的重要线索，应格外注意。例如，对于一些抑郁情绪状态的来访者，通过观察法就能获得对其情绪状态的一个初步印象，如穿着脏衣服，头发杂乱，低着头有气无力走路等，这些信息可能提示来访者近期仍是在抑郁情绪中。

（三）行为观察的特点

行为观察作为心理评估的基本方法贯穿于评估的全过程，并在其中起着十分重要的作用。其优点主要有以下几个方面：第一，评估者只要善于洞察和捕捉，就有可能从观察中发现问题，找到有用的信息线索；第二，通过观察所得到的结果较真实，资料可靠性高，是收集原始资料的基本方法；第三，科学的观察是验证心理诊断、咨询效果的重要手段。

和其他方法相比，观察法也有许多局限性：第一，咨询师只能针对个体的外显行为进行观察，对于个体内隐的心理过程，如认知评价、态度情感等难以通过观察法进行评估；第二，个体的外显行为可能是多种因素共同作用的结果，经常带有一定的偶然性，因此观察结果不易重复；第三，对于某些隐私行为的观察会非常困难而且可能是不道德的；第四，观察结果的有效性还取决于评估者的观察能力、判断能力和对信息的筛选能力，有一定的主观性。

四、评估会谈

评估会谈是通过咨询师与来访者的谈话，采用问答或问卷的方式来收集材料，从而评估来访者的心理功能。这是一种有目的的会谈，有助于获取信息和建立咨询关系。

（一）评估会谈的种类

评估会谈有许多不同的方式，一般分为三类：结构化会谈、非结构化会谈和半结构化会谈。

（1）结构化会谈　也称标准化会谈，是由咨询师按所需资料的要求，编制出详细的会谈主题或大纲，过程中按照同样的措辞和顺序向每一个来访者询问同样的问题，要求来访者逐一回答。结构化会谈的优点在于：应用标准化的访谈工具和程序，不同的评估者只要经过适当的培训，其进行的会谈方式和获得的会谈结果应该是具有可比性的。此外，结构化会谈积累了较多信度和效度方面的证据，因而它广泛应用于心理咨询、药物治疗和其他干预手段的效果评估。结构化评估会谈内容可参考本节附件2。

（2）非结构化会谈　也称自由会谈，评估者无须提前设定主题和大纲，可以根据自己的判断探索各种与会谈目的相关的话题，让来访者自然地说出他想表达的内容。非结构化会谈的优点在于方法上比较灵活，可以使来访者在谈话中开放地表达内心的真情实意，从而使评估者获得比较客观的对评估较有意义的资料。但如果评估者控制不当，非结构化会谈容易偏离主题，因而对经验不足的评估者来说较难把握。

（3）半结构化会谈　会谈中，咨询师通常会预先确定会谈主题和大纲，但询问的方式和次序可以视具体情况和需要而定，因此可以说是介于结构化会谈与非结构化会谈之间的一种方法。事实上，完全非结构化或结构化的会谈在临床评估上是较少使用的，通常评估者在实际使用时会采用半结构化的会谈方式。为了保证能收集到必要的评估信息，可以参考本节附件3的会谈主题和大纲。在积累了一定的临床经验后，咨询师也可以依据个人工作风格对其调整。

（二）评估会谈中的提问技术

在评估会谈中，咨询师通常需要运用恰当的提问技术收集来访者的基本信息或者控制会谈内容及进程，可以说提问是会谈中最常用的技术。如果咨询师问题提得好，可使来访者感到被理解，从而愿意进一步敞开心扉，增进交流；如果问题提得不好，可能让来访者会觉得处在被审问的位置，影响咨询关系，破坏信息交流。

在评估会谈中，咨询师较容易出现提问频率和数量过多的错误，主要原因是：咨询师对来访者所谈的内容和心理问题缺少基本理解，因为没有得到有效的信息可能会反复提问；或者是由于咨询师还未掌握有效提问的技巧。

在评估会谈中提问过多可能会带来如下消极作用：

（1）造成来访者的依赖　问题提得太多时，来访者叙述自己的情况时便出现依赖性，咨询师不问就不会交流。

（2）导致解决问题的责任转移　解决心理问题的关键是来访者自己，而不是心理咨询师。问题过多就会让来访者误认为责任转移到了咨询师身上，减少了来访者解决心理障碍的动力。

（3）减少来访者的自我探索　来访者倾向于等待咨询师来不断挖掘自身的问题，从而减少了主动思考和自我探索。

（4）可能产生不准确的信息　在评估会谈中如果过多使用封闭式的问题，很可能通过暗示作用影响到来访者，或者有些问题比较难判断，而非要做出问答，来访者难免会出于迎合咨询师或其他动机而做出与实际情况不符的回答。

（5）来访者会因为处在被"审问"地位而产生防御心理和行为　特别是带有挑战、质疑意味的问题更可能给来访者带来不舒服的体验，如"你觉得这是谁的问题？""为什么你觉得父母都是错的？""你怎么能这样想？"等。这时，来访者的防御反应首先是为自己辩解，或者保持沉默。在咨询关系没有建立起来之前，应当尽量避免直接向来访者提问这类问题。

（6）提问过多可能影响会谈中必要的概括与说明　如果整个会谈过程被密集的一问一答占满，咨询师无法进行必要的总结和反馈，在一定程度上也可能影响评估会谈的效率。

此时，最有帮助的办法是把各种封闭性提问变为开放性提问，鼓励来访者更主动和深入地思考及自我探索，提供评估会谈所需要的资料和信息。

（三）评估会谈应注意的问题

在评估会谈过程中，评估者除了掌握主要的会谈技术外，还需要特别注意维护良好的咨询关系。艾肯（Aiken）曾提出一些进行评估会谈的建议，包括：

（1）向来访者承诺会谈的保密性。
（2）表达兴趣与温暖。
（3）努力使来访者放松下来。
（4）试图体会来访者的感受（共情）。
（5）表现得礼貌、耐心和接纳。
（6）鼓励来访者自由地表达自己的想法和感受。
（7）根据来访者的文化和教育背景调整提问的方式。
（8）避免使用精神病学或心理学的专业术语。
（9）避免使用引导性的问题。
（10）在适当的时机和来访者分享个人的信息和经验（自我暴露）。
（11）少量使用幽默，注意要恰当而不要冒犯对方。
（12）倾听，同时不要有过度的情绪反应。
（13）不仅关注来访者说了什么，而且也关注他是如何说的。
（14）做书面记录或录音时尽可能不太显眼。

总的来说，心理评估是一个多维度、多层面的综合过程。通常咨询师会根据来访者的具体情况灵活运用多种评估方法进行全面深入的评估，为咨询工作的开展打下良好的基础。

第三单元　对心理评估资料的解释

一、对心理评估资料的解释重点

在咨询中，咨询师运用不同的评估方式收集了很多资料，在归类整理的基础上，心理咨询师可按照以下思路，对评估资料进行解释：

- 第一，注重行为的观察，在现象与可能的原因之间建立联系。例如，看到来访者精神抑郁、行动缓慢，这时便可能把这些表现和其人格特质联系起来。
- 第二，找出哪些表现是偏离正常标准的，然后抓住偏离标准的行为表现去考虑现在的心理问题。例如，来访者感到腿部不舒服，多次去医院检查，始终不能缓解对"得了绝症"的担心和焦虑，这可能与其对疾病的"灾难化"想法有关。
- 第三，抓住那些"显眼"和"突出"的事件，首先给以解释，并按这种解释去归纳别的事件。例如，来访者夫妻关系紧张，每次都是由于妻子的指责导致丈夫情绪失控，甚至会产生家庭暴力，从这个过程中可以看到丈夫不堪忍受妻子的指责和贬低，习惯使用暴力的方式来反击，双方都需要学习沟通的方式。

二、为心理评估资料赋予意义

实际上，我们收集到的各种资料和信息本身并没有丰富的意义，需要咨询师赋予它们意义，或者说据此找到更近一步地理解来访者、帮助来访者的思路和方法。例如，某小学生 M 拒绝去学校上学半个学期，父母不管是用惩罚还是奖励的方法都不奏效，每天早上家里都像是一场战争，但最终都是以 M 哭闹着躲进自己的房间而宣告结束，父母感到无助而寻求咨询师帮助。以此为例，有如下三种给临床资料赋予意义的方法可供参考。

就事论事：M 从这学期开始突然不喜欢上学了，也不听父母的话。这种就事论事的办法通常不能揭示该事件的全部含义。

相关分析：重点分析与其不上学相关的因素。比如，他不上学可能是学习上遇到了困难，或者是沉迷于游戏不想去上学，或者是身体不舒服导致他不想离开家等。根据事件之间的相关性去分析问题的方法是可取的，咨询师可能会对问题相关因素有些猜测，需要进一步收集信息进行验证。

分析迹象：这种思路是把当前事实作为一种结果，作为一种症状，而进一步去寻找原因。用分析迹象的方法，对于 M 本学期不去上学可能有这样的推断：上学期期末成绩不佳或被老师批评，导致他产生了挫败感，不想面对学习，转向从网络游戏中获得成就感和控制感；最近父母争吵严重，他想用表现出问题的行为来吸引父母的注意力，挽回父母关系等。这种方法可以帮助咨询师更深刻和全面地理解来访者，并提出更多样的假设。

上述方法通常只能帮助咨询师尽可能地用多种视角解读所得资料，构建对来访者及其心理问题的可能的假设，之后还需要进一步收集资料来验证哪一种理解更接近真实情况，并由此发展出对来访者的概念化理解。

三、心理评估资料的可靠性

心理评估资料的可靠性是解释有效性的必要条件。影响资料可靠性的可能因素如下。

（一）暗示

评估过程中，咨询师与来访者过分随意地交谈、心理咨询师引导性的提问很可能给来访者形成暗示，可能造成来访者自我评价和环境判断的失真，这对所获资料有重大影响。例如，咨询师如果提问"现在你总不会认为窗户外面真的有人在看着我们吧？"此时来访者就可能选择不报告自己的真实情况。

（二）咨询师的早期印象

咨询师对来访者的早期印象可能会影响之后的评估和判断。如果获得的新资料与早期印象冲突，咨询师必须尊重客观资料，应随时准备依据事实资料修正和调整自己的看法。会诊和小组讨论也是咨询师克服早期印象影响的有效措施。

（三）来访者的处境和人格特点

在心理咨询过程中，特别是咨询刚刚开始阶段，来访者经常会出现阻抗不愿意谈或言不由衷的情况。咨询师要注重咨询关系的建立和巩固，根据情况灵活地做出会谈计划，帮助来访者敞开心扉，提供可靠的评估资料。

临床上也常常因为各种原因导致得到的资料并不可靠，有些当事人因回避问题而说谎，也有亲友报告情况时，用自己的猜想代替事实。为了保证资料的可靠性，常常需要进行资料可靠性的验证。

- 第一，使用补充提问验证来访者社会交往方面的资料是否可靠。例如，"你怎样发觉别人对你有这种印象？""你有什么证据证明领导对你有意见？"
- 第二，使用问卷和心理测验等客观性评估方法。
- 第三，比较同一资料的不同来源，各种来源如果都给出类似的印象，那么这一资料的可靠性就较高。

四、向来访者进行必要的解释

一般情况下，心理评估过程会引发来访者对结果的好奇和期待。咨询师经常需要把评估的结果向来访者或相关人进行必要的解释，特别是为来访者实施心理测验的时候，更需要向来访者做出说明。但在心理咨询实践中，这一过程常常被忽视。而事实上，将心理评估的结果向来访者或相关人进行解释，对来访者问题的解决有积极作用：来访者会因此获得被理解的感受；来访者也能更全面地看到问题的全貌，减少对问题的猜想和担心，也有助于其进一步探索解决问题的方法；如果咨询师和来访者对评估结果达成一致的理解，也非常有益于咨询关系的建立。

咨询者的理论取向会决定他对心理评估结果进行解释的方式。如果咨询师的理论取向是以来访者为中心的，他可能会呈现给来访者关键分数或百分位数，并鼓励来访者也参与解释的过程，同时这类咨询师也会非常留意来访者对评估结果和解释的态度与反应。如果咨询师是认知行为取向的，他会向来访者详细说明评估的目的，并说明每项评估结果的意义。这两种类型的解释方式都在帮助来访者形成自己的解释，帮助来访者去解释评估结果。而且经过参与讨论，来访者也可能更容易接受评估的结果，在咨询中也更容易和咨询师达成双方认可的咨询目标，有助于咨询工作的开展。

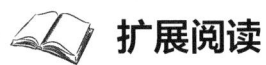

扩展阅读

科学心理测验的先驱

著名美国学者波林（Boring）指出："在测验领域中，19世纪80年代是高尔顿的10年，90年代是卡特尔的10年，20世纪头10年则是比奈的10年。"

首先倡导测验运动的是优生学创始人、英国生物学家和心理学家高尔顿爵士。作为达尔文的表弟，他深受进化论思想的影响，提出人的不同气质特点和智力是按身体特点的不同而遗传的。他在研究遗传问题的过程中，认识到有必要测量那些有亲缘关系和没有亲缘关系的人们的特性，以确定其相似程度。他设计了许多简单的测验，如判断线条长短与物体轻重等，企图由各种感觉辨别力的测量结果来推估个人智力的高低。高尔顿还是应用等级评定量表、问卷法以及自由联想法的先驱。

在心理测验的发展史上，美国心理学家卡特尔占据了一个特别突出的位置。卡特尔早年留学德国，师从冯特。1888年，在英国剑桥大学任教期间，与高尔顿过从甚密，深受其影响。回美后，编制测验几十个，包括测量肌肉力量、运动速度、痛感受性、视听敏度、重量辨别力、反应时、记忆力的测验以及类似的一些项目。他于1890年发表的《心理测验与测量》一文，创建了"心理测验"这个术语。

比奈（A. Binet），1857年生于法国尼斯市。1904年，法国教育部组织一个委员会，专门研究公立学校中低能班的管理方法，比奈亦是委员之一。他极力主张用测验法去辨别有心理缺陷的儿童，经过细心研究，次年与其助手西蒙发表了一篇论文，题为《诊断异常儿童智力的新方法》。在这篇文章中介绍的就是世界上第一个智力测验——比奈-西蒙量表。该量表有30个由易到难排列的项目，可用来测量判断、理解、推理，亦即比奈认为的智力的基本组成部分。虽然这些测验也包括了感知觉的内容，但其中言语部分所占的比例远较同时代的其他测验大。1908年对该量表做了修订，采用智力年龄的方法计算成绩，并建立了常模，这是心理测验史上的一个创新。1911年做了第二次修订，但在这一年比奈不幸谢世。世界上的智力测验为数众多，其基本原理和主要方法都是由比奈奠定的，在心理测量的发展史上，比奈的贡献是不可磨灭的。

思考一分钟

1. 心理评估在咨询中起到什么作用？
2. 如何衡量一个心理测验是有效、可信的？
3. 在评估会谈中应该尽量减少什么类型的问题？
4. 影响资料可靠性的可能因素有哪些；你认为如何做才能尽量避免这种影响？

附件 2

结构化评估会谈举例

简明国际神经精神访谈（mini international neuropsychiatic interview，M.I.N.I.）是由希恩（Sheehan）和勒克鲁比耶（Lecrubier）开发的一种快速、简便且可靠的定式访谈工具，主要用于筛查、诊断 DSM-IV 和 ICD-10 中 16 种重型精神疾病和一种人格障碍，包括 130 个问题。以下以 A. 抑郁发作分量表为例。

A. 抑郁发作

→指：转到诊断框，在相应的诊断判断项上圈"否"，然后转到下一题组。

A1. 过去两周内，你是否几乎每天大部分时间都感到忧郁或情绪低落？	否　是
A2. 过去两周的大多数时间内，你是否对大多数事情的兴趣减退，或者对平日喜欢的事情不太喜欢了？	否　是
A1 或 A2 编码"是"吗？	→ 否　是

A3 过去两周内，当你感到忧郁或没有兴趣时：

a. 你是否几乎每天都有食欲减退或者增加？或者尽管你没有刻意控制体重，但是体重减低或增加？（即体重变化超过±5%。如：体重为 70kg 的人，在一个月时间内体重变化超过±3.5kg）。　　否　是

如果任一个问题回答"是"，编码"是"。

b. 你是否几乎每晚难以睡眠（入睡难、夜间易醒、早醒或睡眠过多）？　　否　是
c. 你是否几乎每天说话或动作都比过去缓慢，或感到烦躁、坐卧不安、难以静坐？　　否　是
d. 你是否几乎每天都觉得疲倦，或者没有精力？　　否　是
e. 你是否几乎每天都感觉没有价值，或者感觉内疚？　　否　是
f. 你是否几乎每天都难以集中注意，或很难做出决定？　　否　是

A3 有三项或三项以上回答编码"是"吗？
或者如果 A1 或 A2 编码"否"，A3 有四项以上回答编码"是"吗？　　否　是
抑郁发作现患

如果患者目前符合抑郁发作的标准：

A4 a. 你在一生中，是否还有其他的、持续两周以上的时间感到忧郁或者对大多数事情没有兴趣，并出现上面谈到的大多数问题？　　→　否　是

b. 在上一次抑郁发作和本次抑郁发作之间，你是否有超过 2 个月的时间不感觉忧郁或丧失兴趣？

否	是
抑郁发作复发性	

若 A3 编码"是"，请继续问下面的问题……

附件 3

半结构化评估会谈提纲举例

人口统计学资料：
    名字、出生日期或年龄
    民族或宗教背景
    目前工作状态或教育状态
    目前关系状态或家庭结构
    目前居住情况

问题呈现：
    对问题的描述
    问题的起始和进程；症状出现的频率或发作的频率
    问题开始时的环境事件（如具有触发作用的情境、生活事件）
    与问题相联系的思维（如自动化思维、信念）
    对触发因素或生活事件的反应（如情绪、生理和行为反应）
    问题的强度和持续时间
    之前针对此问题的治疗
    其他问题

家庭背景：
    父母和兄弟姐妹的年龄
    抚养状况和家庭关系
    父母的婚姻史
    父母的职业、社会经济状况
    家庭病史和精神疾病史

个人生活史：
    成长过程中的重要事件
    早期病史
    对学校的适应和学业成就
    行为表现方式
    同辈关系
    兴趣爱好
    约会史

第三节　常用心理测验在咨询中的使用方法

第一单元　心理测验在咨询中的使用

一、心理测验在咨询中的运用

目前心理咨询中常用的心理测验及评定量表包括三类，简要介绍如下。

（一）智力测验

智力测验可在来访者有特殊要求或对方有可疑智力障碍的情况下应用。目前常用的智力测验量表有：吴天敏修订的中国比奈-西蒙智力量表；龚耀先主持、全国 56 个单位协作修订的韦克斯勒成人智力量表修订版中文版（WAIS-RC）；林传鼎和张厚粲主持、全国 22 个单位协作修订的韦克斯勒儿童智力量表中文修订版（WISC-CR）等。

（二）人格测验

人格测验有助于咨询师对来访者人格特征的了解，以便于对其问题有更深入的理解并有针对性地开展咨询与心理治疗工作。目前应用较多的人格测验量表有：明尼苏达多项人格测验（MMPI）、卡特尔 16 人格因素问卷（16PF）、艾森克人格问卷（EPQ）等。

（三）心理与行为问题评估测验

全面地从生理、心理、社会等方面评估个体或人群的健康状况，有助于咨询师了解来访者的基本心理状态和发展趋势。常用的心理与行为问题评估测验量表主要包括抑郁量表、焦虑量表、自杀风险评估量表等。这类量表用法及评分简便，多用于筛查来访者某方面心理或行为问题的存在与否或其程度如何。

二、心理测验在咨询中的作用

在心理咨询工作中，心理咨询师通常通过心理测验评估来访者的认知水平、情绪状态、人格特征和能力状况等，为制定咨询方案及评价治疗效果等提供必要的依据。目前，标准化心理测验在我国心理咨询工作中已经得到广泛应用。心理测量是心理咨询工作的重要组成部分，同时又是做好其他咨询工作的重要基础。其主要作用有：

（1）心理测验是心理评估与诊断的主要手段。咨询师可以使用心理测验评估来访者心理障碍的性质和程度，并决定是否需要将来访者转介至医疗机构。

（2）心理测验是心理咨询工作开展的重要依据。开展心理咨询工作，咨询师需通过心理测量了解来访者心理问题的性质及程度、形成、维持和加重症状的原因等，从而有针对性地开展心理咨询。

（3）心理测验是临床咨询心理学研究的重要手段。在开展临床咨询心理学研究时，心理测量的结果常常被作为重要的研究变量，如情绪状态、记忆水平、思维的敏捷性以及解决问题的效率等。

第二单元　心理咨询中常用的智力测验

智力测验在心理临床工作中的应用是比较广泛的，特别是在儿童和青少年的心理临床实践中应用较多。如果智力测验结果为正常水平，那么咨询师就可以排除智力因素进行心理咨询工作，而如果测验结果异常，则可能需要转介至医疗机构或其他专业的特殊教育机构，咨询目标也可能会发生变化，比如针对智力异常儿童的父母协助其接受现实以及解决特殊儿童家庭教养相关的问题。

一、智力测验相关的概念

（一）智力的定义

现在"智力"是我们日常使用的词汇，而在一个世纪以前却只是科学家可能会谈论的一个学术概念。19 世纪后期，达尔文提出通过自然选择产生物种之间差异的观点，该理论备受关注。其中，哲学家斯宾塞（Spencer）和达尔文的表弟科学家高尔顿开始对心理特征和行为的个体间的差异感兴趣。他们及其追随者都认为人类生而具有一定程度的一般心理能力，并称之为智力。

现在，我们认为可以通过外显的、可察的行为来识别智力，但是给智力下一个能够被广泛接受的定义却并不容易。目前，代表性的智力的定义有：

智力是学习的能力（B. R. Buckingham，J. A. C. Henman 等）；

智力是适应环境的能力（W. Stern，E. L. Thorndike 等）；

智力是抽象思维的能力（A. Binet，L. M. Terman 等）；

智力是加工信息的能力（S. Sternberg）；

智力是个体心理能量的总和，此种能量能够使个体有目的地行动，使个体的思想有条理，并且能够对自身的环境做出有效的适应（D. Wechsler）。

综合以上观点，智力指人们认识、理解客观事物并运用知识、经验等解决问题的一般能力，它包括观察能力、注意能力、记忆能力、思维能力、想象能力、操作能力等。

（二）智力测验的开端

法国心理学家比奈主张智力可以从多种任务的表现中显示出来，可通过测量个体在这些任务样本上的反应来间接地测量智力。1905 年，为了完成法国巴黎学校系统智力落后儿童的鉴别工作，比奈与他的合作者西蒙（Simon）共同开发了世界上第一套成功的智力测验——比奈-西蒙智力量表。这套测验包括 30 个短测验，按从易到难的顺序排列。1908 年该量表推出了修订版，其中包括 58 项任务，按照 3~13 岁的年龄水平排列。研究者对特定年龄正常儿童所能完成的内容进行了考察，并根据研究结果将这些任务按实际年龄进行分组。儿童的心理年龄取决于在每个水平上通过的分量表数目，心理年龄显著低于实际年龄即被视为智力落后。该量表最后一个修订版发表于 1911 年，测验内容见表 8-1。同年比奈英年早逝，之后智力测验的发展地点转移到了美国和英国，多种智力测验量表也相继问世。

表 8-1　比奈-西蒙智力量表 1911 年修订版的 54 项分测验

3 岁	9 岁
指鼻子、眼睛和嘴	从 20 个数字中找零
复述 2 位数字	在用途之外解释熟悉的词语
列举图片中的物体	辨认所有（9 种）纸币
说出自己的姓氏	按顺序说出 1 年中的月份名称
复述有 6 个音节的句子	回答或理解"容易的问题"
4 岁	10 岁
说出自己的性别	按照重量顺序排列 5 个木块
说出钥匙、小刀和硬币的名称	根据回忆临摹 2 个图样
复述 3 位数字	评判荒谬的句子
比较 2 条线段	回答或理解"困难的问题"
	用 1~2 个句子说出给定的 3 个词语

续表

5岁 比较2个物体的重量 临摹1个正方形 复述有10个音节的句子 数4个硬币 组合分成两半的长方形	12岁 拒绝关于线段长度的错误暗示 用给定的3个词语造句 在3分钟内说出60个词语 解释3个抽象的词语 找出打乱的句子的意义
6岁 区分上午和下午 根据用途解释熟悉的词语 临摹1个菱形 数13个硬币 区分难看和美丽的脸部图片	15岁 复述7位数字 在1分钟内为给定单词找出3个押韵词 复述有26个音节的句子 解说图片 解释给定的事实
7岁 出示右手并指出左耳 描述一幅图片 执行3个同时发出的指示 计算6个硬币的价值，其中3个是双倍面值 说出4种主要颜色的名称	成人 解决剪纸问题 通过想象重新排列1个三角形 说出成对的抽象词语之间的差别 说出总统和国王之间的3个差别 阅读一段文章片段，说出它的中心思想
8岁 根据回忆比较2个物体 从20数到0 发现图片的疏漏 说出星期几和日期 复述5位数字	

（三）智力测验的指标

智力测验是通过测验的方法来评估人的智力水平的一种科学方法。由于智力常被看作人的各种基本能力的综合，因此智力测验又被称为普通能力测验。在心理评估中，智力测验的结果通常有三种表示方法：智力年龄、比率智商和离差智商。

1. 智力年龄

智力年龄即智龄，是指用一类以某种特殊方法编制的智力量表报告出的、以"年龄"为形式的智力成绩，表示被试当前的智力相当于多大年龄的普通人的智力水平。编制这种智力量表时，首先要编写和筛选出一系列可以区分年龄被试的题目，并为每一个题目标上"年龄"，比如某题目大部分4岁儿童做不出而大部分5岁儿童能做出，此题所标"年龄"即为5。然后将所有题目按"年龄"由低到高排序。被试作答时由低龄题做起，能正确完成哪个年龄段的题，即证明他的智龄是多大。比奈-西蒙智力量表使用智力年龄。

2. 比率智商

比率智商即智力商数（IQ），指智力年龄（MA）与实际年龄（CA）的比率。《斯坦福-比奈智力量表》早期版本使用比率智商。用公式表示为：

$$IQ = \frac{MA}{CA} \times 100 \tag{8-1}$$

3. 离差智商

离差智商是将测量的原始分数按照正态分布曲线标准化，将原始分数转换为平均数为 100、标准差为 15 的标准分数，这样就可以描述个体的智力与与其年龄相仿的人群的平均成绩的偏离程度。韦克斯勒编制的智力量表使用的是离差智商。

（四）智力的分布和分类标准

大量研究表明，人类的智力水平整体上呈现正态分布。通常对人们智力水平的分类如表 8-2 所示。

表 8-2 智力的分布和分类标准

智商 IQ	类别	在人群中占比/%		
		理论值	《斯坦福-比奈量表》	《韦克斯勒智力量表》
140 及以上	高超常	0.38	1.6	2.3
120~139	超常	8.80	11.3	7.4
110~119	高于平常	15.96	18.1	16.5
90~109	平常	49.72	46.5	49.4
80~89	低于平常	15.96	14.5	16.2
70~79	临界水平	6.90	5.8	6.0
70 以下	智力缺损	2.28	2.9	2.2

（五）智力测验的应用

智力测验主要应用于以下领域：

（1）评估儿童心理能力水平的高低，并将智力落后儿童和天才儿童安排到特殊班级或安排特殊课程。

（2）用于高等教育机构对学生、商业和工业组织对员工以及军事和政府部门对职员进行选拔、筛选、安置和分类。

（3）为保险索赔评估和诊断与工作相关的残疾。

（4）职业和教育咨询和康复。

（5）在临床或精神病学情境中对儿童和成人进行心理诊断。

（6）评价心理治疗和环境干预的有效性。

（7）研究认知能力和人格。

二、斯坦福-比奈智力量表

（一）概述

斯坦福-比奈智力量表（Stanford-Binet Intelligence Scale）是由美国斯坦福大学教授推孟（Terman）于 1916 年对比奈-西蒙智力量表修订而成的。第一版量表共有 90 个题目，其中 51 个题目来自比奈-西蒙智力量表，39 个为新增题目，被试的年龄范围为 3~13 岁，并附有普通成人和优秀成人两组测验题。该量表首次采用了智商的概念来表示智力水平。

1937 年，推孟与助手梅里尔（Merrill）对该量表进行了第二次修订，将被试的年龄范围扩展到 2~18 岁，并编制了 L 型和 M 型两个等值量表。

1956 年，推孟去世，其生前所规划的第三次修订工作仍于 1960 年完成，修订后量表共有 100 多个题目，分为 20 个年龄组。

1986 年，黑根（Hagen）、沙特勒（Sattler）等对该量表进行了第四次修订，它不再是一个使用年龄常模的量表，而是一个点量表。该量表将智力分为三个层次：一般智力因素层次，晶体能力、流体-分析能力和短时记忆层次，语言推理、数量推理和抽象/视觉推理层次。

2003年，罗德（Roid）对该量表进行了第五次修订，施测于2~85岁的被试。这次修订基于卡特尔-霍恩-卡罗尔（Cattell-Horn-Caroll）智力能力理论（CHC）[①]，量表包含了CHC中的5个因素：流体推理（FR），知识（KN，相当于晶体知识Gc），数量推理（QR），短时记忆（WM），视觉-空间加工（VS）。量表包括10个分量表，分量表分数的平均数为10，标准差为3。由分量表产生组合分数、语言IQ分数、非语言IQ分数以及IQ总分。所有组合分数平均数为100，标准差为15，并进一步导出全量表的离差智商。由于该量表采用了与其他智力测验量表相同的标准分转化方法，因此该版本的IQ分数可与其他量表直接进行比较。

1924年，我国心理学家陆志韦对比奈-西蒙智力量表、斯坦福-比奈智力量表进行了修订，称为中国比奈-西蒙智力量表，适用于江浙一带。1936年，陆志韦和吴天敏教授对中国比奈-西蒙智力量表进行了第二次修订，使其适用于北方。1979年，吴天敏主持第三次修订，于1982年完成。为了节约测验时间，吴天敏在中国比奈-西蒙智力量表的基础上又编制了中国比奈-西蒙智力量表简编，由8个项目组成，一般只需20分钟即可测定。

（二）中国比奈-西蒙智力量表的测验内容

中国比奈-西蒙智力量表第三次修订版包括51个测验项目，从易到难排列，详细介绍可参见配套的测验使用指导手册。51个测验项目如表8-3所示。

表8-3　中国比奈-西蒙智力量表第三次修订版测验项目

1. 比圆形	18. 找寻数目	35. 方形分析（二）
2. 说出物名	19. 找寻图样	36. 记故事
3. 比长短线	20. 对比	37. 说出共同点
4. 拼长方形	21. 造语句	38. 语句重组（一）
5. 辨别图形	22. 正确答案	39. 倒背数目
6. 数纽扣13个	23. 对答问句	40. 说反义词
7. 问手指数	24. 描画图样	41. 拼字
8. 上午和下午	25. 剪纸	42. 评判语句
9. 简单迷津	26. 指出谬误	43. 数立方体
10. 解说图物	27. 数学巧术	44. 几何形分析
11. 找寻失物	28. 方形分析（一）	45. 说明含义
12. 倒数20至1	29. 心算（二）	46. 填数
13. 心算（一）	30. 迷津	47. 语句重组（二）
14. 说反义词	31. 时间计算	48. 核正错数
15. 推断结果	32. 填字	49. 解释成语
16. 指出缺点	33. 盒子计算	50. 明确对比关系
17. 心算	34. 对比关系	51. 区别词义

三、中国比奈-西蒙智力量表的使用

1. 测验材料

需准备下列必备的测验材料：

[①] 卡特尔-霍恩-卡罗尔（Cattell-Horn-Caroll）智力能力理论（CHC）是1963年由卡特尔和霍恩率先提出的流体-晶体智力理论和1993年由卡罗尔提出的认知能力三层次理论整合后的新理论，2000年由麦格鲁（McGrew）提出。

(1) 两个5厘米×9厘米的长方形（最好用卡片纸），将其中一个剪成两个三角形。
(2) 黑（或灰色）纽扣13个。
(3) 三张卡片分别写上"桌子、饼、老鼠、汽车、工人、河、妈妈、老师、我"。
(4) 10厘米左右的方形白纸若干张（每人用一张）。
(5) 五张卡片分别写上"爱、残暴、光荣、狡猾、隆重"。
(6) 剪刀一把。
(7) 铅笔两支。
(8) 橡皮一块。
(9) 小草稿纸若干张。
(10) 秒表一只。
(11) 记录纸若干份（每人一份）。

2. 适用范围

本测验适用于2~18岁被试，不区分农村和城市。

3. 施测步骤

(1) 测验开始之前，主试者让被试或替被试填写记录纸上的简历，并签上自己的姓名。
(2) 施测时，先根据被试的年龄从测验指导书的附表中查到开始的试题，然后按指导书的实施方法进行测验。
(3) 对照记录纸，逐题熟读指导语，自然而准确地指导被试做每个试题。
(4) 被试连续有5个题不通过时，即停止测验。

4. 测验的记分

通过1题即记1分。各试题附带答案，部分题目只给出了代表性答案，凡符合该答案涵义的答案，即使表述不同，也视为正确。

将被试答对若干试题的分数，加上施测者承认被试能通过的试题的分数即"补加分数"，便得到测验的总分。

根据被试的实足年龄和总分，从指导书的智商表中即可查到相应的智商。在这里，实足年龄的计算是用测验的年、月、日减去出生的年、月、日，结果计年和月份，凡超过15天或整15天的日数按一月计，不足15天的一律不计。

5. 结果的解释

中国比奈-西蒙智力量表现在也是采用离差智商的计算法，但因其智商的平均数为100，标准差为16，智商分级和占比如表8-4所示。

表8-4 中国比奈-西蒙智力量表的智商分布

智力等级	智商范围	理论百分数
非常优秀	≥140	1.6
优秀	120~139	11.3
中上	110~119	18.1
中等	90~109	46.5
中下	80~89	14.5
边缘状态	70~79	5.6
智力缺陷	≤69	2.9

另外，智力缺陷又可分为愚鲁（IQ 为 50~69）、痴愚（IQ 为 25~49）和白痴（IQ 为 25 以下）三个等级。

6. 注意事项

（1）态度　主试者对被试必须保持和善态度，对于被试的有关试题内容的探索性问题，都应温柔而坚定地反馈"请自己想一想"，不要流露肯定或否定的神态，以免影响测验结果。

（2）环境　测验之前，应安排好一间安静的房间，准备一张桌子和两把椅子。施测时主试者与被试相对而坐，主试者可将指导书立在面前，以免被试窥视其记录，受到干扰。

（3）时限　主试者必须按照各试题的时限控制时间，不可随意延长或缩短。

（4）记录　记录要尽量用被试原话，以便根据真实材料核对分数。在测验进行过程中，主试者除按指导语让被试回答试题外，不可随意交谈。

四、韦克斯勒智力量表

（一）概述

韦克斯勒智力量表（Wechsler Intelligence Scale）是由美国贝尔维精神病院的心理学家韦克斯勒（Wechsler）编制的一组智力量表，包含韦克斯勒幼儿智力量表（WPPSI）、韦克斯勒儿童智力量表（WISC）和韦克斯勒成人智力量表（WAIS）。

韦克斯勒幼儿智力量表发表于 1967 年，适用于 4 岁到 4 岁半的儿童。1989 年，该量表修订版 WPPSI-R 出版，适用于 3 岁到 7 岁 3 个月的儿童。

韦克斯勒儿童智力量表初版发表于 1949 年，适用于 5~15 岁的儿童。1974 年发表修订版，适用 5 岁到 15 岁 11 个月的儿童。1991 年第三版（WISC-Ⅲ）发表，该版本包括 12 个分量表。2003 年，该量表的第四版（WISC-Ⅳ）发表，包括 14 个分量表。

韦克斯勒成人智力量表发表于 1955 年，适用于 16~74 岁的成人。1981 年韦克斯勒成人智力量表修订版（WAIS-R）问世，包括 14 个独立的分量表，其中 11 个分量表用于计算全量表智商分数、语言智商分数和操作智商分数。

我国学者对上述三个量表都进行了本土化的修订：

（1）1979—1980 年，由龚耀先主持、全国 56 个单位协作修订的韦克斯勒成人智力量表称为韦克斯勒成人智力量表修订版中文版（WAIS-RC）。

（2）1980—1986 年，由林传鼎和张厚粲主持、全国 22 个单位协作修订的韦克斯勒儿童智力量表称为韦克斯勒儿童智力量表中文修订版（WISC-CR）。

（3）1986 年，由龚耀先、戴晓阳主持、全国 63 个单位协作修订的韦克斯勒幼儿智力量表称为长沙-韦克斯勒幼儿智力量表（C-WYCSI）。2008 年，张厚粲教授主持完成了对韦克斯勒儿童智力量表第四版（WISC-Ⅳ）中文版的修订工作。

（二）韦克斯勒成人智力量表修订版中文版（WAIS-RC）分量表

韦克斯勒成人智力量表修订版中文版各分量表的简要说明及主要功能如表 8-5 所示。

表 8-5　韦克斯勒成人智力量表修订版中文版（WAIS-RC）分量表说明

名称	内容	主要功能
知识	29 个一般性知识题目，要求被试用几句话或几个数字回答，问题由易到难排列 例：一天中什么时间影子最短？	人的知识广度、一般的学习及接受能力、对材料的记忆及对日常事物的认识能力

续表

名称	内容	主要功能
领悟	要求被试回答14个问题,包括在某一情境下最佳的生活方式和对日常成语的解释,或解释某一事件的原因 例:种庄稼为什么要按季节?	判断能力、运用实际知识解决新问题的能力及一般知识
算术	14道算数题,被试不可以使用纸和笔,只能通过心算计算 例:6角钱可以买一尺(1尺=33.333厘米)布,3元6角可以买几尺?	数学计算的推理能力及主动注意能力
相似性	要求被试概括13组名词的相似性 例:斧头和锯子有什么相似?	逻辑思维、抽象思维与概括能力
数字广度	顺背和倒背两部分,顺背最多12位数字,倒背最多10位数字	注意力和短时记忆能力
词汇	要求被试解释40个词汇的含义 例:疲劳是什么意思?	言语理解能力。与抽象概括能力有关,一定程度上了解其知识范围和文化背景
数字符号	要求被试按照1~9对应的符号,90秒内填写每个数字下空格的符号	一般学习能力,知觉辨别能力及灵活性,动机强度等
图画填充	21张卡片,要求被试在20秒内指出卡片上缺失的部位及名称	视觉辨认能力,视觉记忆与视觉理解能力
木块图	主试者呈现10张几何图案卡片,要求被试用4个或9个红白两色的立方体积木摆出来	辨认空间关系能力,直觉结构的分析和综合能力,视觉-运动协调能力
图片排列	8组随机排列的图片,要求被试在规定时间内排列成一个有意义的故事	分析综合能力,观察因果关系能力,社会计划性,预期和幽默感等
图片拼凑	4套切割成若干块摆放凌乱的图形板,要求被试拼出一个完整的图形	处理局部与整体关系能力,概括思维能力,知觉组织能力以及辨别能力

(三)韦克斯勒成人智力量表修订版中文版(WAIS-RC)的使用

1. 测验材料

(1)WAIS-RC手册一本。

(2)记录表格一份(分城市和农村用两种)。

(3)词汇卡一张(分城市和农村用两种)。

(4)填图测验图卡和木块图测验图案,共一本(分城市和农村用两种)。

(5)图片排列测验图卡一本(分城市和农村用两种)。

(6)红白两色立方体一盒(9块)。

(7)图形拼凑碎片四盒。

(8)图形拼凑碎片摆放位置卡一张(同时作摆放碎片时遮住被测者视线的屏风用)。

(9)数字符号记分键一张。

2. 适用范围

本测验适用于16岁以上的被测者,分农村人口用和城市人口用两种。凡长期生活、学习或工作在县属城镇以上的人口,采用城市方式;而长期生活、学习或工作于农村者称农村人口,采用农村方式。

3. 施测步骤

首先应填写被测者的一般情况、测验时间、地点和主试者,然后按照标准程序测验。

在进行成人测验时,一般言语测验和操作测验交替进行。但在特殊情况下可适当改变顺序,如遇言语障碍或情绪紧张、怕失面子的被试,为了缓解情绪,也可以先做一两个操作测验,或从比较容易的项目开始。测验通常都应该一次性完成,对于容易疲劳或动作缓慢的被测者也可分次完成。

每个分测验中,题目都是按由易至难的顺序排列,被试连续答错一定数量题目即停止该分测验。算术、数字符号、图画填充、木块图案、图片排列和物体拼凑有时间限制,其他分测验无时间限制。

4. 测验记分及标准化

首先依据该测验配套的使用指导手册中每个分量表的评分标准对每个题目进行记原始分。分测验中各题得分相加即得到该分测验的原始分,如果缺一项分测验则需要计算加权分。

依据测验提供的标准化转化表,将原始分转化为平均数为10、标准差为3的量表分。再分别将言语测验和操作测验的量表分相加,得到言语量表分(VS)和操作量表分(PS),再将二者相加得到全量表分(FS)。

根据被试的年龄和分组(城市或农村),查找对应的年龄组标准表,将VS、PS和FS转化为言语智商(VIQ)、操作智商(PIQ)和总智商(FIQ)。

5. 结果的解释

根据所得总智商的高低,可对个体整体心理能力进行评估,将智力分为若干等级(见表8-6)。对于智商低于70的智力缺陷人群进一步分级,分布如表8-6所示。另外,个体言语和操作智商之间的显著差异及各分测验的分数模式被认为是某些类型心理障碍的特征,因此可能在诊断器官性脑损伤、精神病理学及区分智力和环境因素上有一定的价值。

表8-6 智力缺陷的等级划分

智商(IQ)	智力缺陷的等级	百分率/%
50~69	轻度	85
35~49	中度	10
20~34	重度	3
0~19	极重度	2

(四)韦克斯勒儿童智力量表第四版(WISC-Ⅳ)中文版

该量表适用于对6~16岁儿童进行认知功能的全面评估和鉴定,可以鉴别儿童认知能力上的强项和弱项以及内部差异,也可以鉴别智力超常和智力落后儿童。所有题目都是按难度顺序安排,测验手册对各年龄的儿童从哪个题目开始施测、什么时候应该停止测验等做了完整详细的描述。

该量表由14个分量表组成,其测量结果提供了一个全量表的总智商,用来说明儿童的总体认知能力;同时也导出了四个合成分数,用来说明儿童在不同领域的认知能力。这四个合成分数分别是言语理解指数、知觉推理指数、工作记忆指数和加工速度指数。

(1)言语理解指数 主要来自测量学习语言的能力、概念形成时的抽象思维、分析概括能力等的分量表。该项指数有助于教师和家长更好地了解孩子在言语方面的能力,尤其是对于有言语发展障碍的孩子能起到较好的筛查作用。

(2)知觉推理指数 主要由测量推理能力、空间知觉、视觉组织能力等的分量表决定。该项指数可以更精确地测查被试的非言语推理能力,有助于家长和老师更好地了解孩子的推理能力、空间思维能力等。

(3)工作记忆指数 主要反映人的记忆能力和对外来信息的理解应用能力。工作记忆是个体学习能力的一个重要测量指标，可以准确地帮助教师和家长了解孩子的注意力、记忆能力以及推理能力等。

(4) 加工速度指数　反映的是个体对外界简单信息的理解速度、记录的速度和准确度、注意力、书写能力等。加工速度比较慢的个体往往需要更长的时间来完成日常作业和任务，也更容易出现大脑的疲劳。该项指数可以更有效地检测出孩子处理信息的能力。

(五) 对韦克斯勒智力量表的评价

1. 韦克斯勒智力量表的优点

(1) 可同时提供三个智商分数和多个分量表分数，能够较好地反映智力的整体和各侧面。
(2) 各量表之间相互衔接，适用年龄从幼儿至成年人，适用范围广。
(3) 首先使用离差智商代替比率智商，克服了计算成人智商的困难。
(4) 在临床应用方面积累了大量资料。可用于研究人格、神经心理学等。

2. 韦克斯勒智力量表的缺点

(1) 量表间衔接欠佳　表现为同一被试使用两个相邻量表测验所得结果不一致，如使用 WAIS 和 WISC 时，其智商水平在 WAIS 的得分系统性地高于 WISC。
(2) 测验起点偏难　有些分量表（如相似性测验）方法对较低智力者难以说明，不便测量低智力者。
(3) 各分量表项目数不均衡　如词汇测验项目过多，而物品拼凑测验项目过少，导致不便做分半相关信度检验。

第三单元　心理咨询中常用的人格测验

一、人格测验相关的概念

(一) 人格的界定

人格的定义在基础理论部分已经做了详细的说明。古往今来，东西方众多学者对人格的含义进行了界定。国内学者黄希庭将人格定义为多种维度的整合，具有一致性和连续性，而且人格是在个体社会化的过程中形成的给人以特色的心身组织。人格所具有的特点印证了其能被量化检验和测评，帮助心理学的研究者进一步将人格应用在各个领域当中。人格测验多数由多个方面构成，在实际的测量当中具有多样性和可重复性。

(二) 人格理论与人格测验

人格本身十分复杂，研究人格的方法有个案法、相关法和实验法等，人格测验是考察人格特征的重要手段之一。人格测验是一种狭义的表达，是指使用特定的人格测量工具对人格特征进行数字表示的过程。长期以来，人格测验被广泛地用于教育、工商、政府、军事、医疗和咨询等机构。其中较受瞩目的五个应用领域为健康领域、司法领域、婚姻和家庭咨询领域、运动领域和消费者行为领域。

在现代心理学发展过程中，各学派都提出了人格理论并发展出适用的人格测验，简要介绍如表 8-7 所示。

表 8-7　人格理论与人格测验

学派	主要人格理论	主要人格测验技术
精神分析学派	本我、自我和超我；集体潜意识；超越自卑；人格的动态史分析	投射测验、认同感量表、梅耶尔斯-布雷格斯类型指标等
特质理论学派	人格是由特质的动力组织构成	卡特尔16种人格因素问卷、艾森克人格问卷等

续表

学派	主要人格理论	主要人格测验技术
类型理论学派	按照某种标准将具有相似人格特点的人加以归类，即以该类最具代表性的特性加以命名	棒框测验、镶嵌图形测验等
行为主义学派	人格的形成和发展都是条件反射的结果；人格是强化和认知共同作用的结果	内外控量表、人际信任量表、自我效能量表
认知主义学派	强调人对自身主观世界主动的、认知性的构造	角色构念库测验
人本主义学派	强调对积极的人性、人的潜能等问题的关注	个案研究、无结构访谈、Q分类技术等

二、明尼苏达多相人格测验（MMPI）

（一）概述

明尼苏达多相人格测验（Minnesota Multiphasic Per-sonality Inventory，MMPI）是由美国明尼苏达大学教授哈瑟韦（Hathaway）和麦金力（Mckinley）于1943根据经验校标法①编制并出版的，是迄今应用比较广泛、权威的一种纸-笔式人格测验。到目前为止，它已被翻译成各种文字版本达100余种，广泛应用于人类学、心理学和医学领域，是世界上最常引证的人格自陈量表。

MMPI是根据经验性原则建立起来的自陈量表。在选择调查表的每个问题时，哈瑟韦和麦金力二人做了深入细致的工作。他们首先从大量病史、早期出版的人格量表及医生笔记中搜集了1000个题目，合并相关题目后剩下504题，并以此为基础对8个校标组（即疑病、抑郁、癔症、精神病态、偏执、精神衰弱、精神分裂和轻躁狂等患者组，每组50人，共400人）和由700个正常人组成的控制组进行测量，并比较两组人对题目的反应。如两组人对题目的反映确有差别，则该题保留，反之则予以淘汰。后来，为区分同性恋和异性恋的男子，以男性士兵和空中小姐为两组被试，增加了男子气-女子气量表。以两组大学生为被试，增加了社会内向量表。除了上面10个临床量表，哈瑟韦和麦金力为了检查被试回答的态度和真实性，还在第一版中设置了效度量表。MMPI包含了566个题目，其中有16个是重复的题目，实际上是550个题目。如果只用于精神病临床诊断，可做前399项。MMPI的题目内容范围很广，既包括身体各方面的情况，如神经系统、心血管系统、消化系统等，也包括精神状态以及对家庭、婚姻、宗教、政治、社会等的态度，共26个方面。

1989年出版者对MMPI做出修改，推出了MMPI-2。1992年青少年版测验MMPI-A出版。MMPI-2有567个题目，相对于第一版临床量表变化不大，效度量表有较大调整。只用于精神病临床诊断时，可做前370项。

宋维真等人从1980年开始主持修订MMPI，1989年完成了中国常模的制订工作，1992年又完成了对MMPI-2的修订。目前应用比较广泛的是1989年修订的MMPI中文版。

（二）MMPI的临床量表及效度量表说明

MMPI共有14个量表（不包含研究量表），其中临床量表10个，效度量表4个，题目集中于前399个题目。

1. 临床量表

（1）疑病量表（Hypochondriasis，Hs） 由反映躯体健康的33个题目组成。题目如"我每周胸痛好几次（是/否）"。

---

① 经验校标法是自陈量表的编制方法之一，是运用量化分组的方法将测验客观化的一种分类方法。

疑病量表用于测量被试的疑病倾向或对健康和身体的关怀程度。高分表示被试有许多身体上的不适、不愉快、自我中心、敌意、需求、寻求注意等。

（2）抑郁量表（Depression，D）　由反映情绪低落、淡漠、悲观、思想和行为缓慢的60个题目组成。题目如"我通常感到生活有趣和有价值（否）"

高分表示被试情绪抑郁、缺乏自信等。分数太高的被试可能有自杀风险。

（3）癔病量表（Hysteria，Hy）　由反映对心身症状的关注和敏感、自我中心的60个问题组成。题目如"我的心脏跳得很厉害，以致常常我都能感觉到（是）"。

高分提示被试倾向于用否认和压抑来处理困难和冲突的特点。

（4）病态人格量表（Psychopathic Deviate，Pd）　由反映变态行为的50个问题组成。题目如"我的行为和兴趣常常被别人批评（是）"。

反映被试冲动、社会适应差、无视法规和权威、敌意和攻击性等倾向。

（5）男子气-女子气量表（Masculinity femininity，Mf）　由测量男性或女性气质差异及同性恋倾向的60个题目组成。题目如"我希望作个女人（是）"。

高分男性表现为敏感、爱美、被动，女性化倾向。低分男性表现为好攻击、粗鲁、爱冒险、粗心大意及兴趣狭窄等。高分女性表现为粗鲁、好攻击、自信、缺乏情感、不敏感等。低分女性多具有被动、屈服、诉苦、吹毛求疵、理想主义、敏感等特点。

（6）妄想量表（Paranoia，Pa）　共40个题，测量异常思维特征，如怀疑甚至妄想。题目如"有坏人试图影响我的思想（是）"。

此量表高分常与多疑、孤独、敌意、愤怒、指责有关。

（7）精神衰弱量表（Psychasthenia，Pt）　共48题，测量强迫、恐怖等神经官能症的特点。题目如"我保留几乎所有我买的东西，即使我不再用它（是）"。

此量表的高分者反映紧张、焦虑、强迫思想和恐怖等特点。

（8）精神分裂症量表（Schizophrenia，Sc）　共78题，测量怪异思维和行为等精神分裂症的特点。题目如"我周围的事物似乎不真实（是）"。

高分反映退缩、情感不稳、思维怪异、幻觉和妄想。

（9）轻躁狂量表（Hypomania，Ma）　共46题，反映过分兴奋、夸大等轻躁狂症的特点。题目如"我感到自己的能力超人（是）"。

高分反映外向、夸张、易激惹、精力过分充沛、乐观、无拘束等特点。

（10）社会内向量表（Social Introversion，Si）　共70题，测量社会化倾向，低分反映外向。题目如"我经常一人独处（是）"。

高分反映内向、羞怯、退缩、不善交际、屈服、过分自我控制等。

2. 效度量表

（1）疑问量表（Q）　对问题毫无反应及对"是"和"否"都进行反应的项目总数，或称"无回答"的得分。高得分者表示逃避现实。若在前399题中原始分超过22分则提示临床量表不可信。

（2）说谎量表（L）　共15题，为被试在测验时可能说谎的分数，是被试追求过分的尽善尽美的回答。高得分者总想让别人把他看得要比实际情况更好，答案不真实。若原始分超10分，不能信任结果。

（3）诈病量表（F）　共64个题目，多为一些比较古怪或荒唐的内容。分数高表示受测者不认真、理解错误，表现出一组互相无关的症状，或在伪装疾病。如果测验有效，诈病量表是精神病患病程度的良好指标，其得分越高暗示着精神病患病程度越重。

①若诈病量表的原始分超过25分，测验结果有失效的偏离态势，结果不可信；

②16~25分可能是诈病，也有可能是利用测验来夸大自己的问题以得到帮助；

③10~15分是精神病患者和严重的神经质经常得到的分数；

④3~9 分，可能在某些方面遇到困难；

⑤0~2 分则为正常人。

（4）校正量表（K） 共 30 个题目，是对测验态度的一种衡量。其目的有两个：一是为了判别被试接受测验的态度是不是隐瞒，或是防卫的；二是根据这个量表修正临床量表的得分。得分与被试的教育及社会经济地位有关。

分数高表示一种自卫防御反应。若校正量表分大于 70 分，认为被试不合作，结果不可信。

（三）明尼苏达多相人格测验中文版的使用

1. 测验材料

宋维真教授于 1989 年修订的明尼苏达多相人格测验中文版试题及测验手册。

使用时可分个体施测及团体施测两种方式。所需时间最多 90 分钟，通常是 45 分钟。如果被试文化水平低可能超过 2 小时，精神病患者所需时间可能更长。如果只为了精神病临床诊断使用，可只做前 399 题。

2. 适用范围

年满 16 岁、具有小学毕业以上的文化水平、未患有可能影响测验结果的生理缺陷者。也有一些研究者认为，如果被试合作并能读懂测验表上的每个问题，13~16 岁的少年也可以完成。

3. 施测步骤

有三种主要施测形式：第一种为卡片式，即将测验题目分别印在小卡片上，让被试根据自己的情况，将卡片分别投入贴有"是""否"及"无法回答"标签的盒内。第二种为手册式，通常都是分题目手册和回答纸，让被试根据题目手册按自己的情况在答案纸上逐条回答。如果被试比较慌乱，不能按指导语要求独立完成，可以由固定的一个人将题目读给他听，并由主试者记录反应。第三种为计算机施测方式，目前使用较为广泛，采用人机对话形式的计算机施测方式。通常，卡片式适用于个别施测，手册式和计算机施测方式既可用于个别施测，也可用于团体施测。

在进行测验前，主试者必须熟悉测验的全部材料（包括调查表的内容、简介及指导语），了解被试的情况（如理解力、识字能力及身体状况等）。进行测验的房间在亮度与温度方面要适当，并且尽可能保持安静。

在开始测验时，首先要把问卷封面上的指导语读给被试听，并说明测验大约需要多少时间。测验开始后，主试者确认被试是否已在答卷纸上将姓名、性别、住址等项填写好，所答题目号数与答卷上的题号是否符合等。

4. 测验的记分

原始分的记分方法有两种：一种是计算机记分，即将特制的回答纸放入光电阅读器内，结果便可计算出来；另一种是模板记分，需借助 14 张模板，每张模板上均有一定数量的与记分键相应的记分圆洞。具体步骤如下。

（1）计算疑问量表（Q）分数 将答卷纸上被试对同一题目上划上两种答案的题号用颜色笔划去，与"无法回答"的题数相加，作为疑问量表的原始分数。如果 566 题版本原始分数超过 30 分，或 399 题版本原始分超过 22 分，则答卷无效。

（2）计算量表原始分 将每个量表的记分模板依次覆盖在答卷纸上，计数模板上有多少个圆洞里画上了记号，得到此量表的原始分数。

（3）分数校准 应用校正量表（K）得分，对下列 5 个量表的原始分数进行校正：$Hs+0.5K$、$Pd+0.4K$、$Pt+1.0K$、$Sc+1.0K$、$Ma+0.2K$。

5. 标准化

由于每个量表的题目数量不同，各量表的原始分数无法比较，因此需要进行标准化。转换分数的方法采用如下公式：

$$T = 50 + \frac{10(X - \bar{X})}{SD} \tag{8-2}$$

式中：X 表示某一被试在某一量表上所得的原始分数，$\bar{X}$ 表示所在样本组原始分数的平均数，SD 表示该样本组原始分数的标准差。在测验说明书中附有换算表，可通过查表将原始分数直接换算成 T 分数。将各量表 T 分数登记在剖析图上，各点相连即成为被试人格特征的剖析图，如图 8-1 所示。

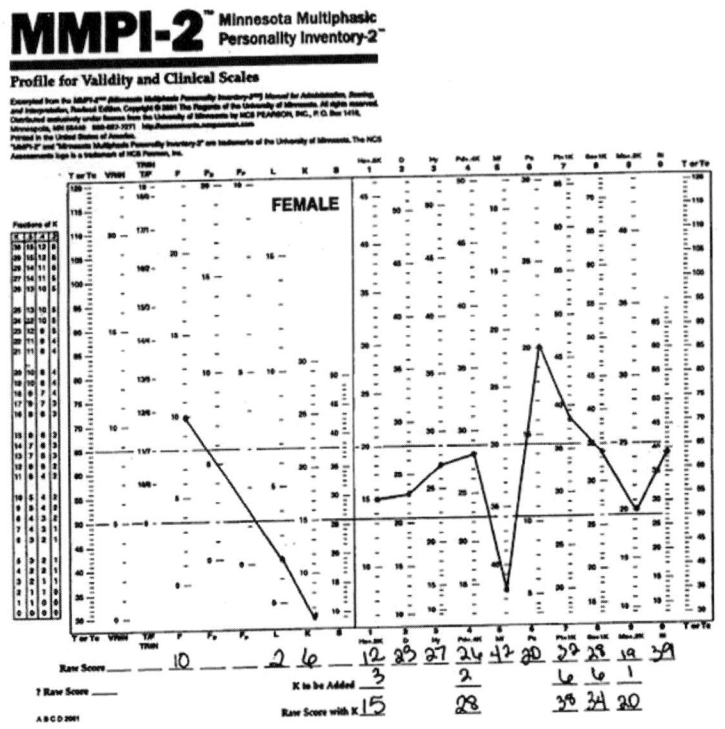

图 8-1　MMPI-2 人格特征的剖析图示例

资料来源：明尼苏达多向人格调查表-2（MMPI-2）基本调查表剖面图，1989（版权属于明尼苏达大学委员会）

6. 结果的解释

MMPI 的解释主要是关注各量表的高分，如果分量表的 T 分在 70 分以上（按美国常模），或 T 分在 60 分以上（中国常模），便视为可能有病理性异常表现或某种心理偏离现象。

经过多年的临床积累，MMPI 的研究者还发展出一些组合式的解释方法，如临床量表两点编码法、整体模式分析法等。可通过查阅测验配套的使用手册获得具体信息。

7. 注意事项

（1）争取被试的合作。让被试知道这个测验的重要性以及对他的好处，并详细记录测验时被试的表现。

（2）向被试说明个性各不相同，无所谓好坏，不必有顾虑；尽量回答，不要空着太多的题目；以目前实际情况为准。

（3）如果被试焦虑或情绪不稳定，也可分几次完成。或者也可用录音或请人读题。

（4）临床量表最好用英文缩写字母，或者用数字符号，而不要直接使用中文全译名称，以避免被试误读误解。

（四）对 MMPI 的评价

MMPI 是目前国际上应用最为广泛的人格量表，由于编制过程中采用正常和异常两组样本，所以不但可提供医疗上的诊断，而且也可用于正常人的个性评定。其次，MMPI 首次将效度量表纳入人格量表，并成为解释过程的一个组成部分，提高了测验的诊断价值。

MMPI 十分庞大，能提供十分丰富的信息，但实施起来也较费时，尤其是对病人更为困难，往往要分段实施。后来，有许多人研究 MMPI 的新应用，总结、演化出了多达 200 种以上的量表。也有人尝试缩小这一测验的规模，减少测验题目，缩短了测验所需的时间。另外由于我国与西方国家文化背景不同，对某些题目的理解也有所不同，因此必须考虑被试所处的文化背景，并参考合适的常模得出结论。

三、卡特尔 16 种人格因素问卷（16PF）

（一）概述

卡特尔 16 种人格因素问卷（Cattell's 16 Personality Factor Questionnaire，16PF）是根据因素分析法编制量表的典范，由美国伊利诺州立大学人格与能力研究所卡特尔（Cattell）经过几十年的系统观察、科学实验及因素分析统计法慎重确定和编制的一种精确可靠的人格测验，最早的版本发表于 1949 年。奥尔波特和卡特尔同为人格特质理论学派的重要代表人物，他们认为"特质决定个体行为的基本特性，是人格的有效组成元素，也是测评人格所常用的基本单位"。奥尔波特从字典里找了 17953 个描述人格的词汇，筛选出其中的 4504 个是"真正的"人格特质题目。卡特尔沿着奥尔波特的路线，将 4504 个人格特质题目进行分类得到 171 个题目。他让大学生用这 171 个题目评价他们的朋友，通过聚类分析法得到 36 个特质变量，后经斜交旋转得到 12 个因素。之后又经过相关研究，因素增加到 16 个，卡特尔称这 16 个因素为根源特质。他认为"根源特质"是人类潜在的、稳定的人格特征，是人格测验应把握的实质。

在发展过程中，16PF 共有 A、B、C、D、E 五个版本，A、B 为全版本，各有 187 个题目；C、D 为缩减本，各有 106 个题目；E 本用于文化水平较低的被试，有 128 个题目。2000 年，第五版 16PF 正式发行，其中增加了评估被试反应倾向的印象操控量表，即增加了类似 MMPI 的效度量表。

当前，我国 16PF 的修订版有三个。1970 年，刘永和与梅瑞迪斯合作，以 2000 多名中国香港和台湾地区的中国学生为常模组，发表了 16PF 的中国修订本。1981 年，李绍农在刘一梅修订版的基础上出版 16PF，进行了信效度验证。1988 年，戴忠恒与祝蓓里对 16PF 进行修订并取得了全国范围内的信效度资料，此版问卷在国内应用较广。

（二）16PF 人格因素的名称及意义

16 种人格因素的名称及低分、高分人格特征如表 8-8 所示。

表 8-8　16 种人格因素的名称及低分、高分人格特征

代号	名称	低分特征（1~3 分）	高分特征（8~10 分）
A	乐群性	缄默，孤独，冷漠	外向，热情，乐群
B	聪慧性	思想迟钝，学识浅薄，抽象思考能力弱	聪明，富有才识，善于抽象思考，学习能力强，思考敏捷正确
C	稳定性	情绪激动，易生烦恼，心神动摇不定，易受环境支配	情绪稳定而成熟，能面对现实
E	恃强性	谦逊，顺从，通融，恭顺	好强固执，独立积极
F	兴奋性	严肃，审慎，冷静，寡言	轻松兴奋，随遇而安
G	有恒性	苟且敷衍，缺乏奉公守法的精神	有恒负责，做事尽职
H	敢为性	畏怯，退缩，缺乏自信心	冒险敢为，少有顾忌
I	敏感性	理智的，着重现实，自恃其力	敏感，感情用事
L	怀疑性	依赖随和，易与人相处	怀疑，刚愎，固执己见

续表

代号	名称	低分特征（1~3分）	高分特征（8~10分）
M	幻想性	现实，合乎成规，力求妥善合理	幻想的，狂放不羁
N	世故性	坦白，直率，天真	精明能干，世故
O	忧虑性	安详，沉着，有自信心	忧虑抑郁，烦恼自扰
Q1	实验性	保守的，尊重传统观念与行为标准	自由的，批评激进，不拘泥于现实
Q2	独立性	依赖，随群附众	自立自强，当机立断
Q3	自律性	矛盾冲突，不顾大体	知己知彼，自律严谨
Q4	紧张性	心平气和，闲散宁静	紧张困扰，激动挣扎

在16种人格因素的基础上，卡特尔进行了二阶因素分析，得到了4个二阶公共因素，并计算出从一阶因素求二阶因素的多重回归方程。这4个二阶公共因素即是综合相应一阶因素信息的次级人格因素，其计算公式和解释如表8-9所示。式中字母分别代表相应量表的标准分。

表8-9　16PF次级人格因素的名称及低分、高分人格特征

代号	名称	计算公式	低分特征	高分特征
X1	适应与焦虑性	$(38+2L+3O+4Q4-2C-2H-2Q3)/10$	生活适应顺利，常感到心满意足，能做到所期望的及自认为重要的事。可能对困难的工作缺乏毅力	对生活上所要求的和自己意欲达成的事情常感到不满意。可能会使工作受到破坏和影响身体健康
X2	内向与外向性	$(2A+3E+4F+5H-2Q2-11)/10$	内倾，趋于胆小，自足，在与别人接触中采取克制态度，有利于从事精细工作	外倾，开朗，善于交际，不受拘束，有利于从事贸易工作
X3	感情用事与安详机警性	$(77+2C+2E+2F+2N-4A-6I-2M)/10$	情感丰富而感到困扰不安，可能缺乏信心，对生活中的细节较为含蓄敏感，采取行动前再三思考	富有事业心、果断、有进取精神、精力充沛、行动迅速，但常忽视生活上的细节，有时会考虑不周，贸然行事
X4	怯懦与果断性	$(4E+3M+4Q1+4Q2-3A-2G)/10$	怯懦、顺从、依赖别人，个性被动，受人驱使而不能独立，为获得别人的欢心会事事迁就	果断、独立、有气魄，有攻击性的倾向，通常会主动地寻找可以施展的环境或机会，并从中取得利益

（三）16PF 中文版的使用

1. 测验材料

使用戴忠恒与祝蓓里修订的卡特尔16种人格因素问卷中文版。本测验共有187个题目，印在一本小册子上，另有答卷纸一张。

2. 适用范围

凡是有相当于初中以上文化程度的青年、壮年和老年人都适用。16PF属于团体实施的量表，当然也可以个体施测。

3. 施测步骤

首先给每个被试发一份答卷纸，必须把姓名、性别、年龄、测验日期等信息写在答卷纸上。然后主试者下发试题，翻到测验的说明部分，主试者朗读说明部分。被试完成答卷纸左上方的四个例题，确认掌握了答题规则之后，可进行正式测验。

本测验每一题有三个可供选择的答案（A、B、C），答卷纸上相应地附有三个方格，请被试将所选的答案以"√"为符号填到相应的方格内，如果选择"A"答案就在第一个方格内划"√"，依此类推。

本测验无时间限制，但被试应以直觉性的反应依次作答。对每个问题的回答并没有"好"与"不好"之分，只是表明自己的态度，请被试尽量表达自己的意见，无须反复斟酌或拖延时间。

4. 测验的记分

为了保证测验真实可信，在未记分前，应先检查答案有无明显错误及遗漏，若遗漏太多或有明显错误，则必须重测。

测验一般用模板记分，模板有两张，每张可为 8 个量表记分。根据被试对每一问题的回答，分别对 A、B、C 记为 0、1、2 或 2、1、0 分。聪慧性（因素 B）量表的题目有正确答案，每题答对得 1 分，答错得 0 分。

5. 标准化

得到各个量表的原始分数后需要通过查 16 种人格因素常模表将其换算成标准分数（标准 10 分）。然后按各量表标准 10 分在剖析图上找到相应圆点，连接各点可得到被试的人格剖析图，如图 8-2 所示。

6. 结果的解释

本测验的 16 种人格因素中 1~3 分为低分，8~10 分为高分。根据被试在各因素上的得分，对照表 2-7 或相关知识，即可了解被试的人格特征。参考表 2-9 将相应的标准分代入次级人格因素分数的计算公式，还可更深入获得其人格特征。

7. 注意事项

（1）测验过程中必须使用戴忠恒与祝蓓里修订的卡特尔 16 种人格因素问卷中文版，不得改变任一道题目所规定的语句或者超出允许的范围给予被试以帮助。

（2）本测验共有 187 个问题，均为有关个人的兴趣和态度等问题，除"聪慧性"相关题目外，并没有"对"与"错"之分，让被试不要有所顾虑，按照其实际情况作答即可。

（3）被试应先完成答卷纸上的 4 个例题，确认掌握答题方式之后才可进行正式测验。

（4）确保被试每一题只选择一个答案，不遗漏任何题目，尽量不选择中性答案。

四、艾森克人格问卷（EPQ）

（一）概述

艾森克人格问卷（Eysenck Personality Questionnaire，简称 EPQ）是由英国伦敦大学心理系和精神病研究所艾森克（Eysenck）教授编制的，他搜集了大量有关非认知方面的特征，通过因素分析归纳出三个互相成正交的维度，从而提出决定人格的三个基本因素：内外向性（E）、神经质（N）和精神质（P），人们在这三方面的不同倾向和不同表现程度构成了不同的人格特征。艾森克人格问卷是目前医学、司法、教育和心理咨询等领域应用最为广泛的问卷之一。

EPQ 是从艾森克以往的几个个性调查表发展起来的。首先是 1952 年发表的莫兹利医学问卷（Maudstey Medical Questionaire，MMQ），有 40 个项目，主要调查神经质（N 量表）；其后是 1959 年发表的莫兹利个性调查表（Maudstey Personality Inventor，MPI），由 E 量表（外向和内向）和 N 量表组成；1964 年在上述 N 量表和 E 量表外再加上 L 量表（掩饰、虚假）成为艾森克个性调查目录（EPI）。1975 年再加入 P 量表（精神质）成为现在的艾森克人格问卷（EPQ）。EPQ 分为儿童（7~15 岁）和成人（16 岁以上）两种类型。英文原版的成人问卷中有 101 个项目，儿童问卷中有 97 个项目。

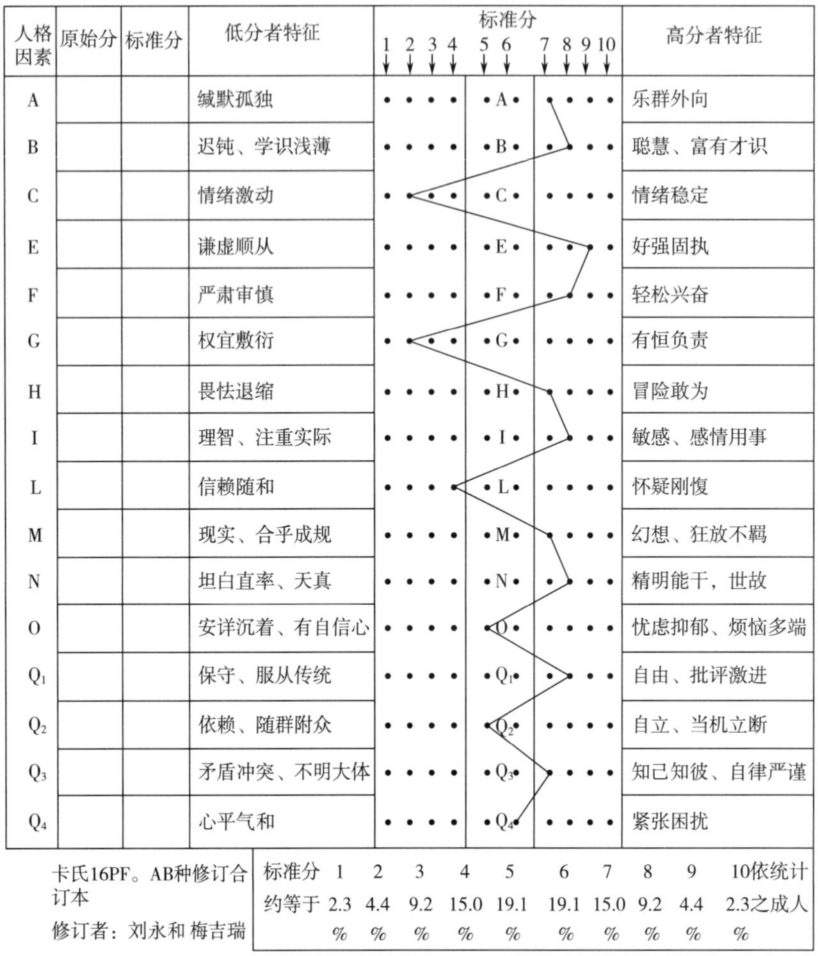

人格因素	原始分	标准分	低分者特征	标准分 1 2 3 4 5 6 7 8 9 10	高分者特征
A			缄默孤独	• • • • •A• • • • •	乐群外向
B			迟钝、学识浅薄	• • • • •B• • • • •	聪慧、富有才识
C			情绪激动	• • • • •C• • • • •	情绪稳定
E			谦虚顺从	• • • • •E• • • • •	好强固执
F			严肃审慎	• • • • •F• • • • •	轻松兴奋
G			权宜敷衍	• • • • •G• • • • •	有恒负责
H			畏怯退缩	• • • • •H• • • • •	冒险敢为
I			理智、注重实际	• • • • •I• • • • •	敏感、感情用事
L			信赖随和	• • • • •L• • • • •	怀疑刚愎
M			现实、合乎成规	• • • • •M• • • • •	幻想、狂放不羁
N			坦白直率、天真	• • • • •N• • • • •	精明能干、世故
O			安详沉着、有自信心	• • • • •O• • • • •	忧虑抑郁、烦恼多端
Q_1			保守、服从传统	• • • • •Q_1• • • • •	自由、批评激进
Q_2			依赖、随群附众	• • • • •Q_2• • • • •	自立、当机立断
Q_3			矛盾冲突、不明大体	• • • • •Q_3• • • • •	知己知彼、自律严谨
Q_4			心平气和	• • • • •Q_4• • • • •	紧张困扰

卡氏16PF。AB种修订合订本
修订者：刘永和 梅吉瑞

标准分	1	2	3	4	5	6	7	8	9	10	依统计
约等于	2.3%	4.4%	9.2%	15.0%	19.1%	19.1%	15.0%	9.2%	4.4%	2.3%	之成人

图 8-2　16PF 示意人格剖析图

资料来源：金瑜．《心理测量》，2005。

我国修订的 EPQ 有多个版本，北方地区有陈仲庚等人的修订版，南方地区有龚耀先、刘协和等人的修订版。其中，由龚耀先教授主持修订的儿童问卷和成人问卷各由 8 个项目组成，每个项目都有"是"和"否"两个选项，供被试根据自己的情况进行选择，然后按 E（内向外向）、N（神经质）、P（精神质）和 L（掩饰性）四个量表记分，前三者分别代表艾森克人格结构的三个维度，L 是后来加进的一个效度量表，但也代表一种稳定的人格功能，即反映被试的社会朴实或幼稚水平。

此量表项目较少，易于测查，项目内容较适合我国的情况，被认为是较好的人格测定方法之一。

（二）EPQ 的构成及解释

EPQ 是由 P、E、N、L 四个量表组成，主要调查内外向（E）、情绪的稳定性（N）和精神质（P）三个个性维度。关于各量表的简要解释分述如下。

（1）E 量表（内向-外向）　分数高表示人格外向，可能好交际，渴望刺激和冒险，情感易于冲动。分数低表示人格内向，可能好静，富于内省，除了亲密的朋友之外，对一般人缄默冷淡，不喜欢刺激，喜欢有秩序的生活方式，情绪比较稳定。

（2）N 量表（神经质）　反映的是正常行为，并非指神经症。分数高者常常焦虑、担忧、郁郁寡欢、忧心忡忡，遇到刺激有强烈的情绪反应，以致出现不够理智的行为。分数低者情绪反应缓慢且轻微，很容易恢复平静，他们通常稳重、性情温和、善于自我控制。

（3）P 量表（精神质）　并非暗指精神病，它在所有人身上都存在，只是程度不同。高分者可能是孤独、不关心他人，难以适应外部环境，不近人情，感觉迟钝，对他人不友好，喜欢寻衅搅扰，喜欢做奇特的事情，并且不顾危险。低分者能较好地适应环境，态度温和、不粗暴、善解人意。

（4）L量表（掩饰性） 测验被试的"掩饰"倾向，即不真实的回答，同时也有测量淳朴性的作用。L量表并没有划分有无掩饰的确切标准，要看所测样本的一般水平以及受测者的年龄。一般来说成人的L分因年龄而升高，儿童则因年龄而降低。

（三）EPQ中文版的使用

1. 测验材料

艾森克人格问卷中文版（龚耀先教授1984年修订）。

2. 适用范围

EPQ成人问卷用于调查16岁以上成人的个性类型，儿童问卷用于调查7~15岁少年儿童的个性类型。不同文化程度的被试均可以使用。

3. 施测步骤

EPQ的成人和儿童问卷均为纸笔测验，该问卷可以个别进行，也可以团体施测。

每一个项目要求被试回答"是"或"不是"（或"否"）。发卷后向被试说明方法，由其逐条回答。问卷上印有所有项目。儿童答卷上印有题号和"是"与"不是"，成人答卷上印有"是"和"否"。被试将问卷与答卷对齐，然后逐条回答，只需在"是"或"不是"（或"否"）上划"√"便可。

4. 测验的原始分记分

每一项目都规定了计分规则。如果正向计分，则在被试划了"是"时计1分，划了"不是"不计分；同理，如果规定反向计分，则在划了"不是"时计1分，划了"是"不计分。

5. 标准化

根据受测者在各量表上获得的总分（原始分），根据年龄和性别常模换算出标准T分便可分析被测者的个性特点。

在中国修订版的报告单上一般有两个剖析图：EPQ剖析图和E、N关系图，据此可直观地判断出受测者的内、外向性、精神质以及情绪稳定性，还可判断其气质类型。其中EPQ剖析图是模仿MMPI等个性问卷剖析图的方法制得。在各量表位置注明了T分度，画了区分中间（实线）和倾向（虚线）各范围的划界线。得到被测者的各量表原始分后，在性别和年龄相应的T分表上查出T分，在各量表位置上加以标明，然后将各量表标点连接，便得到一个量表剖析图，如图8-3所示。

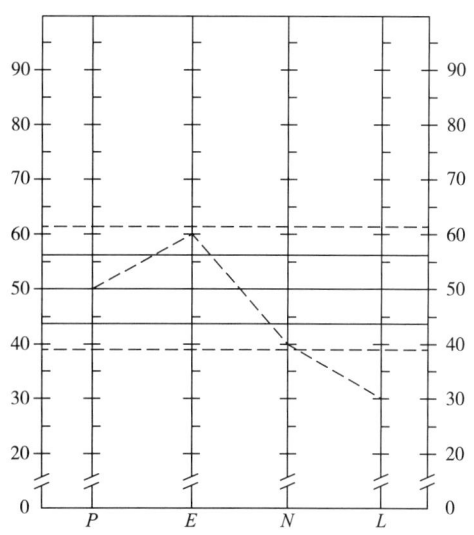

图8-3 EPQ量表剖析图

资料来源：金瑜，心理测量，2005。

为了说明量表的相互关系，还可将 E 和 N 另作剖析图，如图8-4所示。以 X 轴为 E 维度，Y 轴为 N 维度，于 $T=50$ 处垂直相交，划分为四相：黏液质（内向，稳定）；抑郁质（内向，不稳定）；多血质（外向，稳定）；胆汁质（外向，不稳定）。同时画有中间（实线）和倾向（虚线）的划界线。得知某人的 E 分和 N 分后，在此剖析图可找到 E 和 N 的交点（EN 点），便可得知此受测者个性特点。

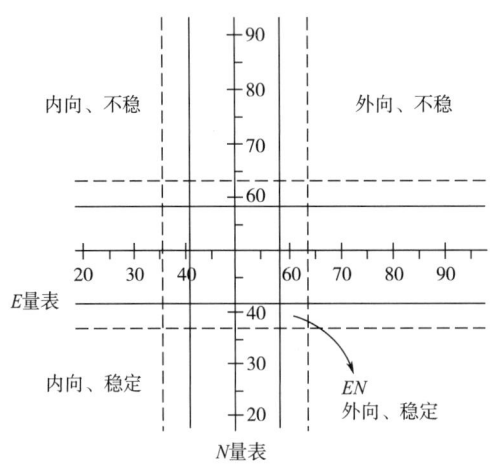

图 8-4　E、N 关系图

资料来源：金瑜，心理测量，2005。

6. 结果的解释

根据标准差的面积分布，$M\pm0.67SD$ 所占面积约为全体的 50%，$M\pm1.15SD$ 时约为全体的 75%。因此规定各量表的 T 分在 43.3~56.7 分为中间型，各量表的 T 分在 38.5~43.3 分或 56.7~61.5 分为倾向型，而 T 分在 38.5 分以下或 61.5 分以上为典型型。参考图 8-4，根据被测者得分的所在象限还可了解其气质特点。

7. 注意事项

(1) 在问卷上应该印有指导语，在施测时必须让被试读懂指导语。
(2) 被试必须对问卷上每一个项目做出"是"或"否"的回答，不得遗漏。

第四单元　心理与行为问题评估

一、90 项症状清单（SCL-90）

（一）概述

90 项症状清单（Symptom Checklist 90，SCL-90）又称"症状自评量表"（Self-reporting Inventory），有时也称"Hopkin's 症状清单"（HSCL）。SCL-90 是世界上最著名的心理健康测试量表之一，是当前应用最为广泛的精神障碍和心理疾病门诊检查量表。SCL-90 由德若伽提斯（Derogatis）编制，最早版本编于 1954 年，称为"不适感量表"（Discomfort Scale）；至 1965 年，发展为 64 项的 HSCL；20 世纪 70 年代初，德若伽提斯编制了 58 项版本（HSCL-58），这是在 SCL-90 问世前应用和研究得最广泛的版本，至今仍有人应用。由于 HSCL-58 中恐怖性焦虑、愤怒-敌对的症状项目不足，而且缺乏偏执观念和精神病等反应更严重的精神病理症状，1973 年德若伽提斯及同事推出了 SCL-90 的最初版本，之后很快进行修改及效度研究，于 1976 年正式推出 SCL-90-R。

SCL-90 在国外应用广泛，20 世纪 80 年代引入我国并被广泛应用。我国使用的版本为王征宇的翻译版。自此量表引进以来，金华和吴文源主持由 13~19 个单位、地区协作首先完成了此量表在 1388 名正常成人及

245 名神经症患者中的试用，并将此组正常人的结果作为我国的常模来使用。

（二）SCL-90 各因子简介

SCL-90 共有 90 个项目，包含有较广泛的精神病症状学内容，从感觉、情感、思维、意识、行为直至生活习惯、人际关系、饮食睡眠等，均有涉及，并采用 10 个因子分别反映 10 个方面的心理症状情况。

（1）躯体化（somatization） 包括 1、4、12、27、40、42、48、49、52、53、56 和 58，共 12 项。主要反映主观的躯体不适感，包括心血管、胃肠道、呼吸等系统的主述不适以及头疼、背痛、肌肉酸痛和焦虑的其他躯体表现。

（2）强迫症状（obsessive-Compulsive） 包括 3、9、10、28、38、45、46、51、55 和 65，共 10 项。与临床强迫症表现的症状、定义基本相同。主要指那种明知没有必要但又无法摆脱的无意义的思想、冲动、行为等表现；还有一些比较一般的感知障碍，如脑子"变空"了、"记忆力不好"等，也可有所反映。

（3）人际关系敏感（interpersonal Sensitivity） 包括 6、21、34、36、37、41、61、69 和 73，共 9 项。主要指某些人的不自在感和自卑感，尤其是在与他人相比较时更突出。

（4）抑郁（depression） 包括 5、14、15、20、22、26、29、30、31、32、54、71 和 79，共 13 项。反映的是与临床上抑郁症状群相联系的广泛的概念。抑郁苦闷的感情和心境是代表性症状，以对生活的兴趣减退、缺乏活动愿望、丧失活动力等为特征，并包括失望、悲观、与抑郁相联系的其他感知及躯体方面的问题。该因子中有几个项目包括了死亡、自杀等概念。

（5）焦虑（anxiety） 包括 2、17、23、33、39、57、72、78、80 和 86，共 10 项。包括在临床上明显与焦虑症状相联系的精神症状及体验，一般指那些无法静息、神经过敏、紧张以及由此而产生的躯体征象，那种游离不定的焦虑及惊恐发作是本因子的主要内容，还包括一个反映"解体"的项目。

（6）敌对（hostility） 包括 11、24、63、67、74 和 81，共 6 项。主要从思维、情感及行为三方面来反映被试的敌对表现。其项目包括厌烦、争论、摔物，直至争斗和不可抑制的冲动爆发等各个方面。

（7）恐怖（phobia Anxiety） 包括 13、25、47、50、70、75 和 82，共 7 项。与传统的恐怖状态或广场恐怖所反映的内容基本一致。引起恐怖的因素包括出门旅行、空旷场地、人群、公共场合及交通工具等。此外，还有反映社交恐怖的项目。

（8）偏执（paranoid Ideation） 包括 8、18、43、68、76 和 83，共 6 项。偏执是一个十分复杂的概念，本因子只是包括了一些基本内容，主要指思维方面，如投射性思维、敌对、猜疑、关系妄想、被动体验与夸大等。

（9）精神病性（psychoticism） 包括 7、16、35、62、77、84、85、87、88 和 90，共 10 项。其中有幻听、思维播散、被控制感、思维被插入等反映精神分裂样症状的项目。

（10）其他 包括 19、44、59、60、64、66 及 89，共 7 项。主要反映睡眠及饮食情况。

（三）SCL-90 的使用

1. 测验材料

90 项症状清单（SCL-90）及操作手册。

2. 适用范围

测验适用对象为成人（16 岁以上）。对有心理症状（即有可能处于心理障碍或心理障碍边缘）的人有良好的区分能力。适用于测查某人群中哪些人可能有心理障碍，某人可能有何种心理障碍及其严重程度如何。不适合躁狂症和精神分裂症。本测验不仅可以自我测查，也可以对他人（如其行为异常，有患精神或心理疾病的可能）进行核查，假如发现得分较高，则应进一步筛查。

3. 施测步骤

（1）在开始评定前，先由主试者把总的评分方法和要求向被试介绍清楚，请其做出独立的、不受任何人影响的自我评定，并用铅笔（便于改正）填写。

SCL-90 的每一个项目均采用 5 级评分制，具体如下：

- 没有：自觉无该项问题。
- 很轻：自觉有该项症状，但对被试并无实际影响，或者影响轻微。
- 中度：自觉有该项症状，对被试有一定影响。
- 偏重：自觉有该项症状，对被试有相当程度的影响。
- 严重：自觉该症状的频度和强度都十分严重，对被试的影响严重。

这里的"影响"既包括症状所致的痛苦和烦恼，也包括症状造成的心理社会功能损害。"轻、中、重"的具体定义由被试自己理解，不必做硬性规定。

（2）对于文化程度低的自评者，可由主试者逐项念给他听，并以中性的语音、语调，不带任何暗示和偏向地将问题本身的意思告诉他。

（3）评定的时间范围是"现在"或者是"最近一个星期"的实际感觉。

（4）评定结束时，由本人或临床咨询师逐一查核，凡有漏评或者重复评定的，均应提醒被试再考虑评定，以免影响分析的准确性。

4. 测验记分

SCL-90 的统计指标主要为两项，即总分和因子分。总分相关统计指标包括：

- 总分：90 个项目单项分相加之和，能反映其病情严重程度。
- 总均分：总分/90，表示从总体情况看，该被试的自我感觉位于 1~5 级的哪一个分值程度上。
- 阳性项目数：单项分≥2 的项目数，表示被试在多少个项目上"有症状"。
- 阴性项目数：单项分=1 的项目数，表示受检者"无症状"的项目有多少。
- 阳性症状均分：（总分-阴性项目数）/阳性项目数，表示受检者在"有症状"项目中的平均得分。反映被试自我感觉不佳的项目，其严重程度处在哪个状态。

因子分共包括 10 个因子，即所有 90 个项目分为 10 大类。每一因子反映被试某一方面的情况，因而通过因子分可以了解被试的症状分布特点，并可做廓图分析。

5. 结果解释

按我国常模结果，总分超过 160 分，或阳性项目数超过 43 项，或任一因子分超过 2 分，需考虑筛选阳性，需进一步检查。

6. 注意事项

（1）该量表项目全面性不够，缺乏"情绪高涨""思维飘忽"等项目，使其在躁狂症或精神分裂症患者组中的应用受到了一定限制。

（2）筛选阳性只能说明被试可能患有心理疾病，并不是一定患有心理疾病。必须进行面谈并参照相应疾病的诊断标准才能做出心理疾病的诊断。

二、贝克抑郁问卷（BDI）

（一）概述

贝克抑郁问卷（Beck Depression Inventory, BDI）由贝克编制，是国际上测量抑郁程度广泛使用的问卷之一，在各种疾病人群和普通人群的抑郁症状评估中均得到应用。

从心理动力学历史上看，抑郁一直被描述为"对自己的敌意"。贝克收集整理了抑郁症状，并依此设计了此量表，用来诊断抑郁程度。最早版本的贝克抑郁问卷于 1961 年编制，包括 21 个题目，每个题目至少四个选项，要求选出最近一周内与心情相符的选项。1996 年贝克等根据 DSM-IV 抑郁症诊断标准对 BDI 进行了修订，对其中 18 个题目的文字进行了修改，推出了该量表的第 2 版（BDI-II），并迅速在临床与研究中推广应用，目前已经被翻译为西班牙语、日语、波斯语等多种语言版本。王振等学者于 2011 年对其进行引进和翻译，在抑郁症患者中初步验证了中文版的信效度。

在 BDI 中，贝克将抑郁表述为 21 个"症状-态度类别"，每个题目都代表一个类别，包括：忧郁、悲观、失败感、无愉快感、内疚感、惩罚感、自我嫌弃感、自责、自杀倾向、哭泣、激越、兴趣缺乏、犹豫不决、无价值感、精力不足、睡眠改变、兴奋、食欲改变、注意困难、疲乏和性欲缺乏。

(二) BDI-II 的使用

1. 测验材料
贝克抑郁问卷第 2 版中文版。

2. 适用范围
BDI 是最常用的抑郁自评量表，既可用于筛查抑郁症，也可用于患者抑郁严重程度的评价。可用于各年龄段的成年人，也有适用于儿童和青少年的版本。

3. 施测步骤
（1）该测验没有时间限制，答案也没有"对"和"错"之分，请被试依其真实情况作答即可。

（2）量表包含 21 个题目，每个题目分为 0~3 的四级评分。请被试根据近两周（包括当天）的感觉，从每一组中选择一条最适合其情况的项目。如果一组句子中有两条以上适合，则要选择相对严重的一个。

例如：

0—我不觉得悲伤

1—很多时候我都感到悲伤

2—所有时间我都感到悲伤

3—我太悲伤或太难过，不堪忍受

（3）对于文化程度低的被试，可由主试者逐项念给他听，并以中性的语音、语调不带任何暗示和偏向地将问题本身的意思告诉被试。

（4）评定的时间范围是"现在"或者是"最近两周"的实际感觉。

（5）评定结束时，由本人或临床咨询师逐一查核，凡有漏评或者重复评定的，均应提醒被试再考虑评定，以免影响分析的准确性。

4. 测验记分
将 21 个项目的分数相加可得到总分，每项得分为 0~3 分，总分为 0~63 分。

5. 结果解释
评估抑郁程度的临界值因研究目的而异，作者提出以下标准供参考：

①总分 0~13 分为无抑郁；

②14~19 分为轻度抑郁；

③20~28 分为中度抑郁；

④29~63 分为重度抑郁。

6. 注意事项
（1）BDI 测得的是一个人最近两周的抑郁状态，易受多项因素的影响，特别是生活事件的影响。不能只根据 BDI 就诊断其患有抑郁症，必须进行面谈并参照相应疾病的诊断标准才能做出心理疾病的诊断。

（2）在用于老年人时会有些困难，因为 BDI 涉及一些躯体症状，这些症状可能是由于与抑郁无关的其他疾病或衰老所致。

三、焦虑自评量表（SAS）

(一) 概述

焦虑自评量表（Self-Rating Anxiety Scale，SAS）由美国杜克大学教授庄（Zung）于 1971 年编制，该量表已成为心理咨询师、心理医生、精神科医生最常用的心理测量工具之一。另外还有应用于评定抑郁状态轻重程度及其在治疗过程中变化情况的抑郁自评量表（Self-Rating Depression Scale，SDS），其结构及使用与 SAS 类似。

（二）SAS 各题目及引出的症状

SAS 共 20 个题目，每个题目对应一个希望引出的与焦虑相关的症状：

（1）我觉得比平时容易紧张和着急（焦虑）。

（2）我无缘无故地感到害怕（害怕）。

（3）我容易心里烦乱或觉得惊恐（惊恐）。

（4）我觉得我可能将要发疯（发疯感）。

（5）*我觉得一切都很好，也不会发生什么不幸（不幸预感）。

（6）我手脚发抖打颤（手足颤抖）。

（7）我因为头痛、颈痛和背痛而苦恼（躯体疼痛）。

（8）我感觉容易衰弱和疲乏（乏力）。

（9）*我觉得心平气和，并且容易安静坐着（静坐不能）。

（10）我觉得心跳得快（心悸）。

（11）我因为一阵阵头晕而苦恼（头昏）。

（12）我有过晕倒发作，或觉得要晕倒似的（晕厥感）。

（13）*我呼气吸气都感到很容易（呼吸困难）。

（14）我手脚麻木和刺痛（手足刺痛）。

（15）我因胃痛和消化不良而苦恼（胃痛或消化不良）。

（16）我常常要小便（尿意频数）。

（17）*我的手常常是干燥温暖的（多汗）。

（18）我脸红发热（面部潮红）。

（19）*我容易入睡并且一夜睡得很好（睡眠障碍）。

（20）我做恶梦（恶梦）。

（三）SAS 的使用

1. 测验材料

焦虑自评量表。

2. 适用对象

适用于具有焦虑症状的成年人。用于测量焦虑状态轻重程度及其在治疗过程中变化情况的心理量表。主要用于疗效评估，不能用于诊断。

3. 施测步骤

（1）在开始评定前，先由主试者把总的评分方法和要求向被试介绍清楚，请其作出独立的、不受任何人影响的自我评定。SAS 采用 4 级评分，主要评定症状出现的频度，其标准为："1" 表示没有或很少时间有；"2" 表示有时有；"3" 表示大部分时间有；"4" 表示绝大部分或全部时间都有。

（2）评定的时间范围是"最近一个星期"的实际感觉。

（3）对于文化程度低、不能理解或看不懂 SAS 的自评者，可由主试者逐项念给他听，并以中性的语言、语调，不带任何暗示和偏向地把问题本身的含义告诉他。

（4）评定结束时，主试者应仔细检查量表，凡有漏评或者重复评定的，均应提醒被试再考虑评定，以免影响分析的准确性。

4. 测验记分

SAS 的主要统计指标为总分。20 个题目中有 15 项是用负性词陈述的，按上述 1~4 顺序评分。其余 5 项（第 5、9、13、17、19）注*号者是用正性词陈述的，按 4~1 顺序反向计分。

将 20 个项目的各个得分相加，即得原始分；用原始分乘以 1.25 以后取整数部分，就得到标准分，或者可以查表做相同的转换。

5. 结果解释

按照中国常模结果，SAS 标准分的分界值为 50 分，其中 50~59 分为轻度焦虑，60~69 分为中度焦虑，70 分以上为重度焦虑。

6. 注意事项

（1）由于焦虑是神经症的共同症状，故 SAS 在各类神经症鉴别中作用不大。

（2）关于焦虑症状的临床分级，除参考量表分值外，主要还应根据临床症状，特别是关键症状的程度来划分，量表总分仅能作为一项参考指标而非绝对标准。

四、贝克自杀意念量表（BSSI）

（一）概述

贝克自杀意念量表（Beck Scale for Suicide Ideation，BSSI）是由贝克编制的，是国内外应用最广泛的临床和研究常用的自杀风险评估工具。现在有两个版本，一个是经过培训的临床医务人员使用的半定式他评量表（Scale for Suicide Ideation，SSI），另一个是在此基础上发展起来的自评量表（Beck Scale for Suicide Ideation，BSI）。SSI 最早主要用于评估访谈当时的自杀意念强度，又称目前的自杀意念量表（SSI-C）。但研究发现目前的自杀意念量表高分并不能预测以后自杀的危险性。因此，根据假说"最严重时的自杀意念强度能恰当地反映潜在的自杀危险性"又制定了一个新的评估指标，即最严重时的自杀意念量表（SSI-W）。用 SSI-W 评估时，需要引导被试回忆特别想自杀（即最严重）时的具体日期和情形，然后针对那段时间，回答与 SSI-C 相同的 19 个问题。也就是说 SSC 和 SSW 唯一的不同之处就是评估的时间段不同，前者评估目前的状态，后者评估最严重时的情况。

我国李献云等学者在 SSI-C、SSI-W 和 BSI 基础上，经过翻译、回译、专家讨论和预实验 4 个步骤，并根据国人的表达习惯修改了每个题目的提问方式和答案选项，形成了 Beck 自杀意念量表中文版（Beck Scale for Suicide Ideation-Chinese Version BSSI-CV），如表 8-10 所示。

表 8-10 Beck 自杀意念量表中文版

指导语：下述项目是一些有关您对生命和死亡想法的问题。请您思考最近一周是如何感觉的？每个问题的答案各有不同，请您注意看清提问和备选答案，然后根据您的情况选择最适合的答案。

1. 您希望活下去的程度如何？	中等到强烈	弱	没有活着的欲望
2. 您希望死去的程度如何？	没有死去的欲望	弱	中等到强烈
3. 您要活下去的理由胜过您要活下去的理由吗？	要活下去胜过要死去	二者相当	要死去胜过要活下去
4. 您主动尝试自杀的愿望程度如何？	没有	弱	中等到强烈
5. 您希望外力结束自己生命，即有"被动自杀愿望"的程度如何（如希望一直睡下去不再醒来、意外地死去等）？	没有	弱	中等到强烈
6. 您的这种自杀想法持续存在多长时间？	短暂、一闪即逝	较长时间	持续或几乎是持续的
7. 您自杀想法出现的频度如何？	极少、偶尔	有时	经常或持续
8. 您对自杀持什么态度？	排斥	矛盾或无所谓	接受

续表

9. 您觉得自己控制自杀想法、不把它变成行动的能力如何?	能控制	不知能否控制	不能控制
10. 如果出现自杀想法,某些顾虑(如顾及家人、死亡不可逆转等)在多大程度上能阻止您自杀?	能阻止自杀	能减少自杀的危险	无顾虑或无影响
11. 当您想自杀时,主要是为了什么?	控制形势、寻求关注、报复	逃避、减轻痛苦、解决问题	前两种情况均有
12. 您想过结束自己生命的方法了吗?	没想过	想过但没制订出具体细节	制订出具体细节或计划得很周详
13. 您把自杀想法落实的条件或机会如何?	没有现成方法,没有机会	需要时间或精力准备自杀的机会	有现成的方法或预计将来有方法和机会
14. 您相信自己有能力并且有勇气去自杀吗?	没有勇气、太软弱、害怕、没有能力	不确信自己有无能力、勇气	确信自己有能力、有勇气
15. 您预计某一时间您确实会尝试自杀吗?	不会	不确定	会
16. 为了自杀您的准备行动完成得怎样?	没有准备	部分完成(如开始收集药片)	全部完成(如有药片、刀片、有子弹的枪)
17. 您已着手写自杀遗言了吗?	没有考虑	仅仅考虑、开始但未写完	写完
18. 您是否因为预计要结束自己的生命而抓紧处理一些事情,如买保险或准备遗嘱?	没有	考虑过或做了一些安排	有肯定的计划或安排完毕
19. 您是否让人知道自己的自杀想法?	坦率、主动说出想法	不主动说出	试图欺骗、隐瞒

(二) BSSI-CV 的使用

1. 测验材料

Beck 自杀意念量表中文版 (BSSI-CV)。

2. 适用范围

BSSI-CV 既可以自评,也可由调查员访谈获得,既可以评估访谈当时的情况,又可评估最严重时的自杀意念强度。在成年人中应用信度和效度良好。

3. 施测步骤

BSI-CV 共有 19 个题目,评估个体对生命和死亡的想法以及自杀意念的严重程度。每个问题询问两个阶段:最近一周及既往最消沉、最忧郁或自杀倾向最严重的时候(即最严重时)的自杀意念。其中前 5 项为筛选项,如果第 4 项(主动自杀愿望)或第 5 项(被动自杀愿望)的答案均选"没有",则结束此量表的调查;否则继续进行量表剩余部分。

4. 测验记分

各项目评分 (0~2 分),将所有项目得分加和可得到总分 (0~38 分)。对少数题目(第 6、7、11、13 和 19 项)添加了"最近一周无自杀想法"的答案选项(赋值为 0)。

如果不需要调查 6~19 项,量表总分为前 5 项之和。此外,除了计算最近一周和最严重时量表总分外,还将量表分为自杀意念（前5项）和自杀倾向（后14项）两因子，也分别计算最近一周和最严重时的相应得分。

5. 结果解释

量表自杀意念部分的结果可以作为自杀意念的筛查量表，自杀倾向可作为自杀意念严重程度的评估工具。得分越高，意味着被试自杀意念越强烈，自杀危险越高。对于表现出自杀意念的被试应给予充分的关注，及时进行进一步的评估，必要的时候应启动危机干预工作或进行必要的转介。

> **? 思考一分钟**
>
> 1. 在生活中，你认为什么样的人可被称为"天才"？
> 2. 你使用过人格测验或性格测验吗？给你带来过什么样的影响？
> 3. 在心理咨询中，你认为应如何筛选合适的心理测验？
> 4. 如果使用自评量表，你认为做些什么可能提高量表的可信度？

第四节　个案概念化

一、个案概念化的定义

在心理咨询过程中，咨询师通过各种心理评估手段可以获得来访者的大量信息。但如何理解和应用这些信息帮助咨询工作的开展，并不是非常容易的事情。甚至有时咨询师可能会感到所得资料犹如一团乱麻，理不出头绪。这就涉及咨询师应及时进行个案概念化的工作。

在我国，随着心理咨询职业化和专业化的发展，个案概念化工作的重要作用越来越受到广泛的重视。对于个案概念化，目前并没有形成统一的定义，其内容和重点往往根据咨询师的理论取向不同而有所区别。有的咨询师认为个案概念化是非常有效的临床工具，连接了临床评估和治疗干预，是治疗过程中不可或缺的重要部分；有的咨询师认为个案概念化是一种假设，这种假设针对的是来访者心理、人际关系、行为等问题的成因和维持因素；有的咨询师认为个案概念化是一种指导心理治疗工作的蓝图。大多数定义的共通之处在于，个案概念化是基于特定的心理治疗理论视角对来访者症状和心理行为的理解，并形成基于特定理论的工作假设，推动咨询工作的开展。以下将主要从心理动力、人本主义、行为主义以及认知行为四个最常见的理论取向对个案概念化进行简要介绍。

（一）心理动力取向的个案概念化

根据心理动力治疗理论，通常将个案概念化定义为：对来访者的人格结构、人格动力以及人格发展分步骤地进行临床推论。动力取向的咨询师更关注来访者的潜意识过程和人格冲突。Speery等认为个案概念化是一个过程，这个过程将一组资料和信息连接形成一种模式，进而利于明确诊断，提供病情解释，并为临床咨询师的治疗和预测做准备。在这个过程中，咨询师对来访者资料的收集是了解问题的关键。动力取向的咨询师认为心理动力学主要是在三个方面影响了个案概念化的形成：第一，弗洛伊德及他的继承者建构的人格结构和心理治疗模式，这些模式包括无意识动力、自我防御机制等；第二，关注来访者的成长史和心理状态，以及洞察咨询过程中出现的与咨询关系有关的问题，并根据这些进行评估和建立治疗方案；第三，强调个案研究。个案研究受到弗洛伊德的肯定和支持。这些要素的不断丰富，也为个案概念化提供了更广泛的信息来

（二）人本主义取向的个案概念化

人本主义心理学主要代表人物之一罗杰斯认为，个案概念化过于强调咨询师的主动位置，这可能会将一种不健康的依赖带进咨询关系中，阻碍来访者去承担他们为自己的问题所承担的责任。但是，也有些人本主义咨询师支持个案概念化，并将其描述为"来访者此时此地的一种经历，而不是来访者的整体模式"。人本主义咨询师在咨询过程中往往更加强调人，而不是需要去干预的问题；他们关注的是来访者此时此地的情况，而不是从理性层面上抽象的"概念化"。

（三）行为主义取向的个案概念化

沃尔普等将个案概念化定义为"一种假设"，他们认为这种假设涉及当前所有的症状、症状差异形成的原因以及预测产生治疗阻碍的因素。戈登弗雷德（Goldfried）等认为，在探讨维持来访者当前问题的因素以及治疗干预阶段时，个案概念化的应用有着重大意义，体现在它能明确这两个阶段所存在的可能性因素。整体上行为主义取向的咨询师认为其中三种因素在个案概念化过程中需要去关注：第一，来访者呈现的症状或问题；第二，症状或问题形成的环境；第三，来访者过去的经验信息，即来访者是如何应对和处理这些问题的。传统的行为咨询师戈登弗雷德等人忽略评估和质疑诊断结果，强调行为的功能性分析，关注环境的强化作用以及刺激反应的经典模式。

（四）认知行为取向的个案概念化

有的认知行为取向的咨询师将个案概念化看作是"建立在贝克情绪障碍认知模式基础之上的对来访者心理障碍本质的假设"。Denman进一步提出良好的概念化不仅体现案例的本质，还包括它的理论基础、对来访者的洞察以及来访者本身的特殊性。贝灵（Bieling）等认为个案概念化是来访者当前问题的临时地图，它界定这些问题的所在范围，以及解释这些问题形成和维持的原因。认知行为取向的个案概念化更关注认知和情绪。

伊尔斯（Eells）等认为不同理论取向的个案概念化都具有以下三个方面的共同点：其一，对来访者当前的问题进行推论，这种推论是基于各理论取向所代表的治疗理论；其二，在推论过程中，对来访者问题进行推论依据的不是来访者的自我报告，而是咨询师的知识和经验；其三，个案概念化过程是将所有收集的信息联系起来，就像串起玻璃珠门帘的线一样，将所有的玻璃珠子连在一起，就形成了个案概念化。

二、个案概念化的作用

个案概念化是有效能的心理咨询师必须具备的专业技能之一，是心理咨询起效的重要环节。对来访者的问题进行概念化是评估与干预之间承上启下的重要步骤，既是对评估获得信息的整合，又是进一步干预的基础。个案概念化在心理咨询中具有的重要作用主要体现在以下几个方面。

（一）有助于做到准确共情

共情就是要求咨询师能够进入来访者的精神世界，就如同那是自己的精神世界一般，此时的个案概念化就像是来访者精神世界的地图，借助地图咨询师才能深入而准确地理解来访者。

（二）有助于在咨询中选择合适的工作切入点

通常来访者的主诉问题很多，实际上只是其内心冲突的不同表现形式，如果看不到它们之间的联系，常常使咨询师迷失咨询的方向。准确的个案概念化是咨询师把握来访者核心冲突的关键，形成概念框架有助于咨询师选择当前合适的工作切入点开展干预工作。

（三）有助于确定适当的干预方向

对来访者的问题形成个案概念化利于咨询师把握核心问题，并据此选择适宜的干预策略和干预技巧，不仅可以使咨询工作更为有的放矢，技术得到更好的应用，而且可以提高干预效果。

（四）有助于把握适当的咨询进程

在咨询过程中难免遭遇阻力，有时是来自来访者的防御和阻抗，有时是来自咨询师的干扰。在对来访的问题有了概念化的认识以后，咨询师遇到阻力时才不会慌张，而是可以尽力理解阻力背后的原因。

对个案进行概念化在咨询过程中是非常重要的。如果对个案的问题没有正确的概念化，咨询师对获得的大量信息不能有效整合，那么这些资料几乎是没有什么价值的，很可能导致咨询过程浮于表面无法深入，甚至造成头痛医头、脚疼医脚的情况，或者使咨询进展方向发生偏离，难以取得满意的咨询效果，以至于来访者可能会脱落①终止咨询。

三、个案概念化的内容

在心理动力取向的治疗中，麦克威廉姆斯（McWilliams）认为个案概念化应是全方位的，不仅包括咨询师观察到的当前症状和预测出现的问题，也包括来访者的本质特征和过去经历。同时在选择合适的咨询方案时，还需要了解来访者当前所面临的实际情况，如经济收入、时间投入等。除此之外，在进行个案概念化时，应让来访者呈现咨询室内外的行为以及遇到事情后的反应，而不仅仅将来访者限制在专业的咨询会谈中。佩里（Perry）等提出一个个案概念化的结构化框架，包括来访者的基本信息、人格结构和客体关系等核心的心理动力因素，还包括咨询过程中的防御以及其他非动力性因素。

人本主义治疗师格林伯格（Greenberg）和戈雷曼（Goldman）在进行案例概念化时认为对人本主义治疗有价值的内容是个体的经历、自我决定的能力、多元性或者单一性的价值观、当前症状以及成长性因素。他们强调通过收集这些信息关注来访者此时此地的感受，而不是问题或者障碍的解析。

在认知行为治疗领域，帕森斯（Persons）等发展了个案概念化内容，提出构成案例概念化的四个要素：建立一个问题清单，包括主要的症状与问题；确认产生这些障碍或问题的机制；确认在当前激活了问题的诱发因素；考察当前问题在来访者早期经历中的起源。博世臣（Boschen）等在认知行为治疗取向上提出了一个"7P"模型，即：症状（Presentation）、模式（Pattern）、易感性（Predisposition）、诱因（Precipitation）、存因（Perpetuation）、预后（Prognosis）以及潜能（Potentials）。咨询师主要从这七个方面了解来访者，并据此去构建个案概念化。这些内容不断丰富，有助于治疗师构建完整的个案概念化，从而为咨询提供更具体的指导。

例如，一名40岁单身男士迈克尔因为社交焦虑症而来咨询，咨询师根据心理评估收集的资料构建个案概念化如下：在迈克尔成长的过程中，父母对他的要求很高，近苛刻（起源）。在他此前的生活中，他总是身处那些竞争激烈的学校中（起源）。由此产生的结果就是，迈克尔形成了"他人是挑剔的"，以及"如果我犯错误，我就会被拒绝"这两种图式（机制）；这些图式在近期被激活，是因为迈克尔即将成为管理者（诱发因素）。因此，迈克尔开始频繁出现自动化思维，包括"我比别人更容易犯错误""人们会注意到我的焦虑""他们会认为我能力不足"，以及"我必须做到完美，否则将被拒绝"。他同时经历过严重的社交焦虑（症状，问题）。他一度依靠某些让自己感到安全的行为来应对这些焦虑（机制），包括对发言的过度准备，以及在社交情境中只和熟悉的人谈话等。这些行为导致迈克尔缺少睡眠，并错过有价值的社交活动（症状，问题）。他还回避与领导及家人谈论自己的职业选择，因为他害怕"犯错误并且被拒绝"（机制）。这种回避使迈克尔感到沮丧，并且对未来没有把握（问题）。

四、个案概念化的过程

（一）个案概念化的步骤

首先，个案概念化的过程并非初次会谈或者一次会谈就能完成，它是一个不断持续的过程，咨询师要随着信息不断增加对其进行改进和完善，直至咨询师和来访者双方达成一致。个案概念化过程一般发生在初始访谈阶段，不同理论取向的咨询师会有不同的重点和步骤，大体上个案概念化工作分为以下三个主要阶段：

第一阶段，咨询师广泛地收集有关来访者及其主诉问题的资料，确认来访者最突出的问题，评估来访者

---

① 脱落是心理咨询中的常用名词，指来访者未按照咨询计划单方终止咨询。

目前的功能水平。

主要关注的问题包括：来访者目前的问题是什么？持续多长时间了？是什么原因使来访者的问题维持到现在？第一次出现类似问题是在什么时间，当时有没有特别的生活事件发生？来访者为什么此时来访等。

第二阶段，咨询师将收集到的信息进行归类，划分为几个有意义的主题，思考这些主题是如何影响来访者的生活、健康以及主观体验的。

主要关注的问题包括：来访者诉说的问题可以分为几个方面？这些不同方面的问题有什么样的联系？对其学习、工作和生活造成了哪些影响，是如何影响的？来访者目前的问题与过去的生活经验有怎样的关系等。

第三阶段，咨询师尝试以某种心理咨询理论统合和解释来访者的问题，以此为基础确定咨询目标，选择适当的方法和技术。

主要关注的问题包括：根据来访者的问题和咨询师接受的训练采用哪种咨询理论可以更好地解释来访者的问题？除此之外还可以用什么理论对来访者的问题形成假设？咨询目标是什么？如何实现咨询目标等。

贺孝铭提出个案概念化八个维度的内涵，其中前五个维度为信息概念化，包括个案主诉、个案问题演变、个案求助原因、问题相关因素以及个案目前功能评估；后三个维度为推论概念化，包括问题判断、形成咨询计划策略与预估咨询计划实施。

（1）个案主诉 该部分主要是从个案主诉中客观收集与整理相关信息，包含以下项目：个案求助的主要问题；个案对自己问题的看法；个案所呈现的各个问题间的关联性与一致性；希望处理问题的先后顺序。

（2）个案问题的演变 此部分主要是收集个案问题的演变历程，但不包括对其问题的推论，包含以下项目：问题出现的时间、频率、强度和持续度；问题的形成与发展；曾尝试的解决方法与其结果；问题对个案造成的影响；问题产生的附带效益。

（3）个案求助原因 从个案所呈现的信息中做出有效判断，包含以下项目：引发个案求助的原因；希望达成的求助目标；人格因素；认知因素；情感因素；人际因素。

（4）个案问题相关因素 了解与个案问题相关的背景变量，包含以下项目：个人背景属性因素；生理因素；行为因素；环境因素；阻力与助力。

（5）个案目前的功能评估 从专业角度客观评估个案目前的心理功能，包含以下项目：整体的心理、社会及职业状况的评估；精神异常、人格异常或心智发展障碍的评估；心智功能受医疗经验及药物使用影响的评估。

（6）个案问题判断 这个部分主要是咨询师对个案问题的假设、评估，以及确定作为判断依据的理论取向。在实际工作中，比较保守的做法是先以 DSM-5① 评估个案的精神状况，如有无精神疾患的可能性，如果有，应当先建议个案以就医为主，再视医嘱进行后续的心理咨询。个案的精神疾患得以排除后，就可以上述信息对个案问题做相关的假设与评估。

（7）形成咨询计划策略 在形成咨询计划之前，要先决定咨询的时程，即个案愿意来咨询的次数。咨询师可依据个案问题的紧急性与个案愿意来谈的次数等来制订咨询计划。

（8）预估咨询计划的实施 评估个案在实行咨询计划时可能会有的进展、助力、阻力与预期的结果等。

（二）个案概念化的评价标准

受督导者评估问卷对个案概念化提出了评价标准，以此为参考可以帮助咨询师评估个案概念化的完成情况。这些标准是：

（1）识别来访者重要的主题和模式。
（2）帮助来访者从不同的视角理解情境。
（3）帮助来访者形成新的观点。

---

① 该问卷编译自美国心理学学会（APA）评价体系，由督导师定期填写，以供与被督导学员讨论以帮助咨询师专业成长。

（4）根据来访者的信息提出工作假设或预测。
（5）理解来访者的行为。
（6）确认和利用来访者的矛盾之处。
（7）觉察来访者最根本的议题。
（8）在评估、诊断以及治疗中考虑来访者的文化背景。
（9）鼓励来访者对自己的行为做出假设。
（10）帮助来访者提出重要的焦点和方向。
（11）评估干预的效果。
（12）了解来访者所处的系统及其影响。
（13）弄清来访者的现实。
（14）选择理论和技术解释来访者的现实。
（15）领会每一位来访者问题的复杂性。
（16）重新评价来访者形成的概念。

（三）个案概念化的注意事项

在咨询过程中，有时来访者带着急于改善的问题前来咨询，但来访者提出的问题未必是咨询目标，甚至在很多情况下来访者自己并没有真正意识到其核心问题。这时需要咨询师在咨询理论的指导下，综合来访者的各种信息，考虑来访者所处的情境、系统及其成长经历等因素，构建基本假设，并不断收集信息加以验证，这正是咨询工作创造性的表现。

个案概念化是一个不断发展的过程。咨询师从第一次与来访者接触时即开始对个案形成概念化，并在之后的咨询过程中不断确认和修正。最初依据来访者资料形成的假设，不仅需要通过不断获得的新资料加以检验，还可能随着咨询的进展，来访者逐渐暴露出新的问题，以前的假设可能被否定，需要重新修订，直到会谈最后结束。这种系统的、渐进的概念形成过程有助于咨询师计划高效率的咨询方案，特别是针对有复杂问题的个案，可能需要在咨询过程中逐步探索，不断补充收集资料，并通过干预的效果检验概念化的正确性。如果在咨询过程中遇到挫败，就要回到最初的个案概念化，重新进行检查、修正、补充和调整，重新开始制定新的咨询计划，从而推进下一阶段的咨询工作。

五、个案概念化报告格式

咨询师应有意识地培养自己个案概念化的能力，特别是对于初学者而言，有必要在督导的指导下加强训练。个案概念化报告通常包括以下内容，咨询师可根据自己的理论取向和工作方式酌情参考使用。

（1）一般资料　包括与来访者相关的人口统计学信息，如年龄、性别、种族、婚姻状况、教育程度、居住环境、着装风格、身体外观及自我介绍等。

（2）目前问题　列出来访者的主诉，尤其要注意在来访者看来问题重要性的排列顺序。例如，在出现问题之前或之后有没有特别的事件发生？问题出现多长时间了？以前曾经出现过吗？当时是什么情形？

（3）重要历史　依据咨询的深度和时间长短，决定收集来访者资料的广泛程度，而收集资料的焦点取决于咨询师的理论取向以及来访者问题的性质。

（4）人际风格描述　来访者在生活中人际关系的状况。例如，来访者对待他人通常是什么态度？来访者最典型的人际关系特点是什么？是顺从、控制，还是退缩？在咨询关系里，来访者对咨询师的倾向性如何？

（5）环境因素　在环境中有哪些要素对来访者来说是应激源？有哪些要素具有支持性功能，如朋友、家庭、娱乐活动或经济条件等？

（6）人格动力学　包括认知因素、情感因素、行为因素。其中，认知因素指洞察水平、判断能力等与心理过程相关的资料；情感因素指典型的情感状态、会谈中的心情、情感与情境是否适当等；行为因素指身心症状、行为模式、性功能、进食习惯及睡眠模式等。

（7）咨询师对问题的概念化　个案概念化是对所有资料的综合，是咨询师对来访者问题看法的概括说明，包括来访者人格中最核心的动力学部分，特别是人际关系方面。例如，在来访者的问题中共同的主题是什么？是什么把这些问题联结起来？

（8）咨询计划　综合以上信息，咨询师根据自己的理论取向提出应对目前问题的咨询计划。需要说明的是，个案概念化不同于对来访者问题的诊断分类，精神疾病诊断系统虽然有助于评估问题行为和选择治疗方法，但是对于一些来访者来说，无异于为他们贴上了毫无意义的标签，远不如个案概念化更为实用。对于咨询师来讲，具有视咨询为"旅程"、视个案概念化为"地图"的观点是非常有帮助的。

思考一分钟

1. 咨询师是否应该公开与来访者讨论个案概念化？
2. 如果向来访者分享个案概念化，应该注意什么问题？
3. 如何利用个案概念化指导咨询工作？
4. 个案概念化中可能会遇到什么样的困难？
5. 如何提升咨询师个案概念化的能力？

参考文献
REFERENCE

［1］Susan Lukas. 心理治疗中的首次访谈［M］. 邵啸，译. 北京：中国轻工业出版社，2014.

［2］张日昇. 咨询心理学［M］. 北京：人民教育出版社，2013.

［3］杨凤池. 咨询心理学［M］. 北京：人民卫生出版社，2018.

［4］约翰·戈特曼，娜恩·西尔弗. 幸福的婚姻——男人与女人的长期相处之道［M］. 刘小敏，译. 杭州：浙江人民出版社，2014.

［5］中国就业培训技术指导中心，中国心理卫生协会. 心理咨询师（三级）［M］. 北京：民族出版社，2005.

［6］中国心理学会. 心理测验工作者职业道德规范［J］. 心理学报，2015，47（11）：114.

［7］安芹. 个案概念化在心理咨询中的应用［J］. 中国心理卫生杂志，2006，20（2）：133-135.

［8］贺孝铭. 咨询师个案概念化之能力结构与评量表之编制研究［J］. 彰化师大辅导学报，2001，22：193-230.

［9］胡艳萍，崔丽霞. 案例概念化在临床上的应用［J］. 心理科学进展，2010，18（2）：322-330.

［10］刘丹，张婕. 个案概念化在系统家庭治疗中的应用［J］. 中国临床心理学杂志，2014，22（4）：746-748.

［11］Deborah Roth Ledley，Brian P. Marx，Richard G. Heimberg. 认知行为疗法［M］. 李毅飞，孙凌，赵丽娜，等，译. 北京：中国轻工业出版社，2012.

［12］戴海琦. 心理测量学［M］. 北京：高等教育出版社，2015.

［13］刘易思·艾肯. 心理测量与评估［M］. 张厚粲，黎坚，译. 北京：北京师范大学出版社，2006.

［14］汪向东，王希林，马宏. 心理卫生评定量表手册［M］. 北京：中国心理卫生杂志社，1999.

第九章 咨询基本技能

CHAPTER 09

第一节 咨询设置

心理咨询是建立在咨询关系上的特殊人际关系，为了保证咨询效果，明确咨访双方的责任和义务，有效开展心理咨询，需要在咨询初始做好咨询设置工作，并对各环节的设置给予足够的重视。

第一单元 咨询设置的概念

心理咨询的咨询设置是心理咨询师对心理咨询实际操作过程的具体安排，是心理咨询师为心理咨询的实施所做出的精心设计、事先安排好了的、要求咨询师与来访者均要遵守的基本规则。心理咨询中的设置是指咨询中的各个环节、咨询技术、咨询环境、咨访关系、咨询收费、咨询保密等与咨询效果相关的基本状况。

第二单元 咨询设置的内容

一、咨询目标的设置

所谓咨询目标，是咨询工作期望的结果。咨询目标可以分为短期目标和长期目标，在不同的咨询阶段，咨询目标不尽相同。心理学家希尔（Hill）教授提出了心理咨询的"探索—领悟—行动"三阶段模式。探索阶段的目标是：建立融洽的氛围并发展治疗关系；专注、倾听和观察；帮助来访者探索想法；鼓励来访者体验和表达情感；了解来访者。领悟阶段有三个主要目标：促进觉察、促进领悟和利用治疗关系。行动阶段的主要目标是鼓励来访者探索可能的新行为、帮助来访者决定采取行动、促进行动技术的发展、对来访者所尝试的改变提供反馈、协助来访者评价并修正行动计划、鼓励来访者处理对行动的感受。

咨询目标一旦设定，就可以与来访者商量今后的课题、咨询的时间、场所（地点）、费用、次数、咨访双方的责任与义务等具体问题。

二、咨询时间的设置

在心理咨询的各项设置中，最易受忽视、影响最大、也最难做好的就是时间设置以及和时间相关的一些问题。心理咨询的时间设置主要涉及以下几个方面：每次咨询的时长、咨询的频率、心理咨询全过程的时间长度以及迟到、未到的处理方式等与时间有关的问题。

（一）时间设置的内容

1. 咨询时长

个人咨询的面谈时间一般以每次 50 分钟左右为宜。在一个小时之内，咨询师和来访者都可能精力集中地谈话，时间拖长容易产生疲劳，影响咨询的效果。当然不同对象或不同疗法的咨询时长会有所差异：通常为精神分裂症康复期的来访者咨询，时间可缩短为 20~30 分钟；开展家庭咨询或团体咨询时，一次 60 分钟可能不够，90 分钟比较适宜。

2. 咨询频率

咨询次数以一周一次或两次比较普遍。但是，有时应根据来访者的精神和病理状态、发展水平、年龄等缩短面谈的时间或间隔，根据情况也可增加或者减少咨询的次数。例如，对于有精神分裂症的来访者，可能就需要将咨询时间缩短为 20~30 分钟，一周 2~3 次；对于那些行动化倾向较强的人，应该考虑增加咨询次数；对于工作特别繁忙的来访者，每周一次也许会增加来访者心理上的压力，可以考虑每两周一次，或者一个月一次。

在不同的咨询阶段，咨询时长和频率也需适当调整。比如初期阶段，咨询师的主要任务是了解来访者的病史、个人生活史等信息以便进行早期的心理评估，与来访者建立良好的咨访关系，此时一周一次，每次50分钟的咨询时间就显得不够。有的咨询师在实践中会针对这一特殊阶段做特殊设置，比如延长时长、增加频率等，比较有利于尽快了解来访者、相互适应咨询节奏、发展稳固的工作联盟。在咨询的终结阶段，来访者越来越独立，就可以逐步减少咨询频率，比如从每周一次到两周一次再到每月一次，直到最后结束。

3. 咨询周期

咨询周期即咨询的全过程时间，指从第一次会谈直到咨询目标的实现整个心理咨询过程将持续的时间长度。咨询周期的长短因来访者的心理问题及条件不同而有所差异，有为数几次的短程咨询，也有需要几年时间的长程咨询。

如果评估来访者的问题不能通过短程咨询解决，如抑郁伴随恐惧、人格障碍等问题，可能需要花费半年以上时间，此时应当告诉来访者将半年至一年作为一个段落，"不管怎样，先进展一个阶段的咨询，之后再了解一下情况，好吗？"这样的答复比较适宜。如果说"需要花上两三年时间"，这样会使来访者产生"自己竟这么严重"的绝望感。

（二）时间设置的原则

1. 明确的原则

对于咨询时长、咨询频率、咨询周期，以及如何处理因时间变更、延时、迟到或未到等时间问题导致的收费问题，在咨询初始就应当清晰明确地使来访者知晓，做到双方心中有数。最好在预约时就确定咨询开始和结束的相关时间问题。

2. 周全的原则

除上述突发性时间状况，如咨询时间变更、延时、迟到、未到等情况，对于长程来访者还需考虑到节假日如何处理、咨询师是否有休假安排等相关事宜。对于咨询过程中可能发生的事件安排最好能事先考虑周全，并加以说明。

3. 稳定的原则

咨询师应尽可能保证咨询时间的稳定，避免临时变更咨询时间，以防止因咨询时间不稳定导致咨访关系弱化，以及来访者愤怒、攻击或脱落等情况的出现。咨询师也应当使来访者知晓保持咨询稳定和积极主动配合的重要性以确保获得良好的心理咨询效果。

（三）相关问题的应对

1. 迟到或晚到的情况

除了突发事故或交通堵塞等客观原因的情况外，在咨询约定时间迟到或晚到，往往可以反映来访者的心理动机或倾向。咨询师应当了解来访者迟到的原因，对于因客观原因，如路程太远、交通堵塞等，咨询师应当在力所能及的范围内调整并确保咨询的时间；对于主观原因，如来访者非自愿、对咨询不满等，咨询师应及时觉察到来访者内心复杂情感的无意识表现，并在咨询过程中帮助解决。咨询师应尽量避免因自身原因导致咨询迟到或晚到，若有发生，咨询师应坦诚向来访者说明原因、道歉并请求来访者的谅解。

2. 延时的情况

有的来访者对于准时结束咨询有困难，对于这种心理上的拖延情绪，咨询师应当帮助来访者认识到虽然在客观上每周一次的咨询是间断的，但在心理上咨询是连续并没有中断的，不需要一次就把某一个话题或情绪完全处理。不随意拖延或延长咨询时间，能够帮助来访者养成每次来到就谈正事的习惯，并在结束时有将情绪收拾归位的能力，做到遵守咨询时间，咨询开始时就开始，结束时就结束。

3. 未到的情况

来访者在约定时间没有出现，咨询师需在下次咨询时了解原因。若是家庭变故等客观原因，咨询师应表示同情和理解;若是来访者希望改变咨询频率,咨询师应明确来访者改变的动机,再根据自己的时间和安排确定是否同意。如果是因为咨询师方面不得不中断咨询,需要向来访者说明原因和理由,以求得来访者的理解;在做好与来访者"分手"准备的同时,也应当处理好善后事宜,特别是为重度精神障碍者进行心理咨询的咨询师,更应当特别注意这一问题,对来访者进行及时的转介。

三、咨询场所的设置

良好的咨询场所有助于心理咨询的实施。在心理咨询过程中,不仅咨询师本人在影响来访者,咨询工作的场所也在影响来访者,这是咨询师应当注意的地方。

(一)外部环境

心理咨询场所往往与普通的咨询机构不同,一般心理咨询机构应在方便来访者出入但不显眼、环境幽雅、较为安静的地方。咨询场所不要求华丽,但要具有专业形象和保密功能。咨询室隔音是否良好、进出门是否分开、是否安静无噪声等都会影响来访者对咨询师的信任和开放程度。根据功能的不同,一个正式的咨询机构通常包括接待室、个体咨询室、团体咨询室、游戏室、心理测验室和资料室。

(二)内部环境

个体咨询室的面积不宜过大,房间最好是独立隔音的,柔和的光线、温和的色彩可以帮助来访者放松心情、平静情绪、集中精力。咨询室内应当配备两三把舒适的椅子,最好带靠背和扶手,方便来访者放松身体、随意变换姿势。座椅中间可以摆一张茶几,方便放置纸张和水杯。咨询室内应当放置一至两个时钟(一个给咨询师看,一个给来访者看)。有条件的话,可以在咨询室内摆放箱庭疗法需要的箱庭器具(详见第十一章第四节相关内容)、表述性艺术疗法需要的工具(如绘画治疗用彩笔和画纸)、音乐疗法需要的音乐治疗椅等。咨询师可根据咨询需要配备录音笔、摄像机等设备。

咨询室里应尽量避免电话、传真机、复印机等可能对咨询产生干扰的设备。此外还应准备一个"请勿打扰"的牌子,在正式咨询开始后挂在门口。

(三)注意事项

一般情况下,心理咨询应尽量避免改变咨询地点,尤其不宜由咨询师主动提出改变咨询地点,以免破坏来访者对咨询的评估和信任感。如果是来访者提出改变咨询地点,咨询师应当了解其动机和理由。

四、咨询场景的设置

咨询场景,主要是指咨询面谈的形式,从咨询是一对一还是一对几,到咨询室内桌椅的配置、房间内部的装饰、咨询师的服装、箱庭疗法的玩具等。

1. 咨询形式

一般意义上的心理咨询采取的是一对一的面谈形式,如果来访者的心理问题涉及夫妻感情,有时需要夫妇同时进行咨询;给孩子的心理咨询,也往往采取亲子同时咨询的形式;如果来访者在家庭互动方面存在问题,有时也会采用家庭治疗的形式。使用何种咨询形式,主要取决于咨询师与来访者之间商议达成的咨询的目标。

2. 位置关系

来访者的座椅最好不要对着门,来访者和咨询师的座椅最好放置成90°,这样既可以正视对方便于观察,又能自然移开视线减轻对方的心理负担。

3. 坐姿仪态

咨询师应注意自己的坐姿,身体稍微前倾是心理咨询的基本姿态,表明对来访者的关心和倾听。咨询师应避免坐姿靠后、翘二郎腿或坐姿高于来访者,给人一种傲慢、冷漠、居高临下的感觉。

五、咨询费用的设置

从精神分析的角度讲,咨询付费被认为是一种非常必要的心理治疗工具,可以让来访者心理治疗的动机最大化，并且保持现实上的距离，不让来访者依赖咨询师，有利于咨询双方都能全心投入，从而使咨询的效果得到保证。

咨询师根据不同情况采取不同的收费标准也是可以的，咨询费用不宜过低，以免来访者怀疑咨询师的专业能力；也不宜过高，以免使来访者产生抵触情绪继而影响咨询关系的建立。咨询收费的意义并不在于多少，而在于维护咨询场景的设置，让来访者意识到这是一种有偿服务，更加珍惜自己在咨询中的时间，把握与咨询师的会谈机会，认真、积极地对待每次咨询。

应当注意的是，咨询费用既然是一种心理咨询的设置，咨询开始时设定的咨询金额必须始终如一，不能随意改动，即不能随意涨价或降价。如果有特殊情况，如来访者突发下岗、失业、破产、疾病等实情，必要时可灵活进行适当调整。

六、咨询关系的设置

心理咨询是一门有关人际关系的学问，咨询师需要在咨询初始告知来访者心理咨询师职业道德准则中对于咨询关系的界限，此外，咨询师还需要处理好与来访者、其他咨询师、咨询机构及相关部门之间的关系。

当来访者与咨询师是多重关系时，咨询师应遵守咨询伦理守则拒绝接收。当咨询师与其他机构合作，来访者是其他咨询师转介而来时，咨询师应与转介者保持良好关系。例如，由医院医生转介而来、学校班主任转介而来或公司领导转介而来的案例，咨询师应协调好与主治医生、班主任或来访者上级的关系，在决定接收来访者后，应当将来访者后来的大体情况、今后对策等简单报告给转介者或转介机构。与此同时，咨询师要注意保护来访者的咨询内容，特别是来访者的隐私。

七、咨询保密的设置

心理咨询师有义务和责任告知来访者以下情况：咨询的特点、性质、预期咨询周期、费用、保密范围等。大多数来访者最为在意的是保密设置，尤其是在团体咨询中应当首先确立保密原则。

咨询师应尊重来访者的个人隐私权，无论是在个体咨询或是在团体咨询中都有责任采取适当的措施为来访者保守秘密，保密原则的具体内容在之前的章节已经做过说明，此处不再赘述。咨询师可以用签署知情同意书的方式向来访者解释保密原则的应用及其限制，让来访者在知晓和自愿的情况下同意开展心理咨询。

第三单元　咨询设置的意义

咨询设置的重要性常常被人们忽略，然而，咨询设置是咨询师与来访者建立咨询关系的基础，良好的咨询设置是心理咨询获得成功的前提，对咨询工作的开展和咨询效果的保证都具有重要意义。

一、咨询设置是保障咨询进程的心理契约

咨询设置是咨询师与来访者在明确咨询目标、咨询时间、场所、费用、次数以及双方的责任与义务的问题后，建立在真诚信任的咨询关系之上的咨询契约，遵守咨询设置的规则并不是单纯对咨询师和来访者的约束，而是让双方知晓自己在咨询过程中的责任和义务，了解心理咨询的意义。在这种契约的保护下，咨访双方有清楚的界限，对彼此都有明确的认识和期待，可以减轻彼此的心理负担，使心理咨询变得轻松，从而保障咨询工作的顺利开展。

二、咨询设置是评估咨询效果的测量工具

心理咨询过程中来访者的心理状态随时都在发生变化，在无法直接了解其心理状态的情况下，观察其行为方式的表现是非常重要的评估手段。心理咨询的设置包含了咨询过程中的方方面面，其中咨询时间、次数

频率、坐姿仪态、咨询费用等都是客观的、可比较的、可量化的监测指标，咨询师可以通过观察分析来访者对咨询设置的遵守程度和表现情况，及时发现咨询过程中的问题，有效评估咨询效果。

三、咨询设置是保护咨询师的有效手段

心理咨询是一项情绪消耗极大的工作，由于来访者心理问题的特殊性、复杂性及心理需求的迫切性，对咨询师的专业技能、突发状况应对以及复杂人际关系的处理能力都提出了巨大的挑战。良好的咨询设置能够在很大程度上避免来访者对于咨询师的过分依赖，维持健康的咨访关系，保护咨询师在咨询工作中和个人生活中不受干扰因素的影响，有效减少危险情况的发生。

四、咨询设置是帮助来访者成长的必要条件

不可否认，咨询师对来访者遇到困难时给予的关心安慰以及额外的关注和支持确实会使某些来访者的问题减轻，但是，对于大部分来访者来说，这种效应只是短暂的，不稳定的。相反，如果来访者因此对咨询师出现过分依赖甚至移情，可能会导致咨询师因不能满足来访者无止境的需求和纠缠而设法摆脱或终止咨询，这将无法解决来访者原有的问题甚至对来访者造成新的伤害。因此，良好的咨询设置，尽管不能满足来访者得到额外关注和爱的需要，但是却提供了一个让来访者自己看清自己的机会，认识自己的移情和潜意识的冲突，认识到阻碍自己发展和需要额外关注的原因，从而有利于来访者的成长，真正意义上做到对来访者的关心和帮助。

? 思考一分钟

1. 咨询设置的含义是什么？
2. 咨询设置包括哪些具体内容？
3. 咨询设置对心理咨询工作有什么意义？

第二节 建立咨询关系

咨询关系是指咨询师与来访者之间的相互关系，具有特殊性、客观性和专业性。心理学家霍维茨（Horvitz）将这种咨询关系称作治疗的联盟。

建立来访者与咨询师之间良好的咨询关系对心理咨询非常重要，甚至对咨询的成功与失败起决定性作用。人本主义学派心理学家罗杰斯曾指出：许多用心良苦的咨询之所以未能成功，是因为在这些咨询过程中从未能建立起一种令人满意的咨询关系。可见，良好的咨询关系既是开展心理咨询的基础和前提，也是咨询达到理想效果的先决条件，需要咨询师与来访者的共同努力与维护，其中咨询师起主导作用。

良好的咨询关系包括五个重要因素：尊重、热情、真诚、共情和积极关注。最早由罗杰斯在1957年发表的《心理治疗中人格改变的充分必要条件》一文中提出，这些因素是对来访者进行帮助并使之产生改变的充分必要条件，此后学界有大量研究支持了他的观点，认为这些因素是心理咨询取得成功的必备条件。

第一单元 尊 重

一、概念理解

尊重意味着咨询师平等对待来访者，将每个来访者看作是具有人权、价值、情感和独立人格的人，体现在咨询师对来访者现状、价值观、人格和权益的接纳、关注和爱护，要求咨询师能接纳、能容忍甚至接受来访者的不同观点和习惯等。罗杰斯非常强调尊重对咨询的意义，为此提出了著名的"无条件尊重"的观点。

二、对咨询的意义

尊重是咨询取得效果的基础，对咨询过程具有重要意义。

第一，心理咨询师的尊重能够创造一个安全、温暖的氛围，使积极关注的效果增强，具有鼓励来访者向前迈进的作用，使其最大程度地表达自己。温暖不是一种技能，不能通过练习发展，温暖是咨询师主观态度的体现，只有真正关心来访者的命运，达到共情的境界，温暖才会从咨询师的语言、姿势、动作、眼神和表情中流露出来，这是一种真实感情的自然流露，会使来访者感到自在舒适。对于心理咨询而言，这种安全和温暖能够创造出一种有助于来访者发生改变的咨询氛围，非常重要。

第二，心理咨询师的尊重可以使来访者感到自己是被尊重、被理解和被接纳的，激发来访者的自尊心和自信心。对于不尊重来访者的咨询师，可能会不自觉强化"帮助"的概念，告诉和引导对方该做什么不该做什么，甚至利用自身专业知识和技能的权威性影响来访者的独立思考，这对于思想独立的来访者往往效果不佳。而尊重来访者的咨询师能够及时察觉并制止这种权威性的出现，将来访者作为思考的主体，增强来访者的主动性、自觉性，有利于开发来访者的潜能，帮助其树立克服困难的勇气，使之产生改变自我的力量。

第三，心理咨询师的尊重能够帮助取得来访者的信任，这是建立咨询关系的开端。对于亟须获得尊重、接纳和信任的来访者，咨询师的尊重能够产生明显的助人效果，能够快速使来访者对咨询师产生信任感，强化其咨询动机和咨询信心，有利于咨询工作的开展。

三、技能要点

（一）无条件接纳

尊重要求咨询师无条件接纳来访者的一切，包括来访者的价值观、生活方式、认知、行为、情绪和个性等。所谓的"接纳"是中性的接纳，其态度是中立且非批判性的，并不要求咨询师欣赏或赞同某些内容。在漫长的成长过程中，每个人都慢慢形成了自己的价值体系和评判标准，常常会遇到与自己想法相悖甚至反感和厌恶的事物，想要改变这些主观态度并不容易。但是在心理咨询过程中，咨询师应该尊重来访者的价值观，不能把自己的价值观强加给来访者，不能按照自己的好恶接纳或拒绝来访者，更不能要求来访者按照咨询师的生活态度和方式去生活。这是心理咨询师职业道德的基本要求，也是心理咨询职业活动的基本条件，更是咨询师与来访者相互接纳与平等的基础。

（二）关系平等

在咨询关系中，咨询师应当明确自己与来访者的关系是平等的，来访者与来访者之间的关系也是平等的。与师生关系、上下级关系不同，咨询师与来访者在价值、人格、尊严等方面都是平等的，咨询师应当充分尊重来访者的意见、想法和行为；同时，咨询师应当对每一位来访者一视同仁，不因为来访者的年龄、价值观、信仰、民族、职业、地位、文化程度、外貌等方面有所差异而给予差别对待。

（三）以礼相待

咨询师尊重来访者可以通过以礼待人得以体现。礼貌是咨询师的态度，也是咨询过程中的姿态，咨询师应当对来访者热情、有礼貌，不批评指责、不歧视嘲笑、不冷漠无情。一位冰冷无礼的咨询师可能会让来访者感到无意识的敌意与嫌恶，而一位彬彬有礼、认真倾听且不随意打断谈话的咨询师，极大可能会让来访者感到被尊重。

（四）充分信任

信任是尊重的基础与前提，咨询师只有信任来访者及其咨询动机，才能真正尊重并全心全意帮助来访者解决心理问题。咨询师对来访者的信任包括对咨询动机和咨询必要性的信任，有的来访者需要解决的问题较为敏感和隐私，在咨询初期可能会有所顾忌或故意掩饰，咨询师应当相信来访者的求助动机，给予时间和耐心，对来访者的犹豫和顾虑表示理解，待双方建立起信任感之后再鼓励其说出问题。有的来访者在咨询过程中谈论的问题较为轻松，例如在校园咨询中很多来访者并没有严重的心理问题，但是咨询师不能立即否认来访者咨询的必要性甚至拒绝咨询，应当相信来访者有需要解决的问题，帮助其澄清并进行自我调节。

（五）保护隐私

在咨询过程中可能会涉及来访者的某些秘密或隐私，对于来访者主动诉说的内容，咨询师应当给予接纳和保护，不评价不干预，不随意传播；对于来访者不愿透露的隐私，咨询师应当尊重来访者的个人权利，不强行逼问，更不因好奇而询问。

（六）真诚表达

真诚是尊重的重要组成部分，咨询师对来访者真诚体现为动机真诚、情感真诚和态度真诚，咨询师不要刻意讨好来访者，当咨询师与来访者有不同的观点和意见时，在咨询关系已经建立的前提下，真诚地表达出不同的看法，亦是对咨询关系的尊重。

四、注意事项

尊重并不意味着一味地迁就来访者，没有原则、没有是非、放弃主见，在真诚、信任和尊重的咨询关系中，咨询师根据咨询关系的建立情况表明自己的观点、态度和意见，并不意味着不尊重或否定来访者，不仅不会损害咨询关系，反而还会对咨询有积极的促进作用。

第二单元　热　　情

一、概念理解

热情是心理咨询师积极、主动、友好的情感和态度，是对来访者爱心和关切的真情表达，能够让来访者感受到自己是被接纳和受欢迎的，在咨询过程中，热情常常与尊重同时使用。

二、对咨询的意义

热情是心理咨询师的必备要素，也是建立良好咨询关系的重要内容。

第一，相较于其他咨询技能，热情易于掌握和使用，有利于在咨询初期建立起良好的咨询关系。在建立咨询关系阶段，尊重、热情、真诚、共情、积极关注是咨询师常用的五大技能，其中，热情是咨询师最容易掌握和使用的技能，咨询师的热情态度不需要时间和内容的铺垫，可以让来访者在咨询初始阶段就留下良好的第一印象，为建立咨询关系打下基础。

第二，热情是心理咨询感性的一面，在咨询过程中不可或缺。心理咨询是专业的助人活动，有理性的一面也有感性的一面，两者相互结合不可分离。咨询师在咨询过程中需要运用专业知识理性地帮助来访者解决问题，同时咨询师热情、友好、耐心、周到、细致的情感态度能让来访者感受到安全和温暖。如果只有理性和专业，容易让人产生公事公办的距离感，而真挚的感情流露能够让咨询关系更融洽，推动咨询向前发展，实现帮助来访者解决心理问题的目的。

三、技能要点

（一）主动询问

咨询的初诊接待阶段是咨询师运用热情技能的关键阶段，多数来访者在这一阶段心情极为复杂。来访者对心理咨询和咨询师有陌生和紧张感，希望能够解决问题但又对心理咨询有所顾虑，因此常表现出不安、紧张、疑惑和犹豫等心理状态。咨询师可以在这一阶段主动询问一些简单问题，如询问来访者此前是否接受过心理咨询，对心理咨询是否有所了解等，还可以对来访者疑惑的问题进行解答，以此表达对来访者的关切，帮助消除来访者的紧张感，有利于咨询的开始。

（二）非言语行为

热情并非只有询问一种方式，在来访者说话过程中咨询师频繁地打断和询问是不合适的，可以运用倾听的技巧，通过身体姿势、面部表情、目光关注等非言语行为表达对来访者的关注和热情，以此激发来访者的合作愿望。

（三）保持耐心

在咨询的过程中，咨询师认真、耐心、不厌其烦的态度是热情最好的表达。咨询师需要对来访者保持耐心，对来访者倾诉的内容保持耐心，以及对咨询的效果保持耐心。咨询师常常会碰到不同的来访者，有的语无伦次、缺乏逻辑；有的文化水平低、表达不清；有的过于紧张或过于担心……面对来访者的不同情况，咨询师应当循循善诱，耐心指引给予启发，帮助来访者更好地表达和发现问题的关键所在。来访者有时在咨询过程中对自己表达的内容缺乏界限性，对于与咨询目标相关的内容咨询师应当给予肯定和鼓励，而对于无关的内容咨询师不能表示出厌烦、不关心，应当保持耐心和接纳。对于遇到阻碍、情况反复或进展缓慢的案例，咨询师不可操之过急，来访者对事物的理解、对问题的解决能力、对自身的信心都需要时间和练习来巩固效果，咨询师应当对咨询效果保持耐心，有时需要反复的解释和指导，引导和帮助来访者。

（四）传递温暖

在每次咨询结束时，咨询师应当传递温暖、热情的氛围，可以通过感谢来访者的积极配合、进行咨询小结、布置作业、告知注意事项、询问下次咨询的时间等，表达对来访者的鼓励、肯定和关切，让来访者感受到自己是被关注和受欢迎的，从而促成对咨询的期待。

四、注意事项

第一，在初始接待阶段，咨询师应当注意热情的表达不宜过度，开场询问时间不宜过长，简单几分钟即可，以免让来访者产生咨询师不关心咨询目的或拖延时间的想法。

第二，在咨询过程中，咨询师需要始终保持耐心，但要注意把控咨询的重点和节奏，如果来访者无关的谈话内容超过一定范围，咨询师可善意提醒，将其注意力拉回到咨询目标上。

第三单元　真　　诚

一、概念理解

真诚是指咨询师开诚布公地与来访者交谈，直截了当地表达想法，而不是让来访者去猜测谈话中的真实含义或去想象咨询师是否提供了其他信息。真诚包括对自己真诚和对来访者真诚两方面，咨询师没有角色伪装，不去扮演十全十美的咨询师，不去假装、掩饰、否认和隐藏自己的真实思想和感受，与此同时也激励来访者以同样的态度对待咨询，有利于建立一个真实可信、表里如一的咨询关系。

二、对咨询的意义

真诚是构建良好咨询关系的重要因素，对心理咨询的意义如下。

第一，咨询师的真诚能够营造一个安全、自由的咨询氛围。能够让来访者感受到被接纳、被信任、被爱护，让来访者放下戒备对咨询师敞开心扉，袒露自己的软弱、失败、过错和隐私等，也可以让来访者在表达的过程中无须顾忌，放心直言。

第二，咨询师的真诚能够为来访者树立一个良好的榜样。咨询师在咨询中真诚地待人待己，对来访者具有潜移默化的带动作用，通过榜样学习，帮助来访者在咨询过程中坦然真实地表达己见或宣泄情感，从而促进自己探索、发现和认识真实的自我，咨询中的沟通也将更加清晰准确。

三、技能要点

（一）不伤害原则

咨询师在表达真诚时应遵守不伤害原则，即对来访者负责，有利于来访者成长，不说可能伤害来访者或破坏咨询关系的话。对于一般问题咨询师应当对来访者据实以告，但很多时候实话伤人，咨询师不能片面、僵化地将真诚理解为实话实说，相反，真诚是讲究表达方式和说话技巧的，咨询师应当在不伤害来访者的前提下，帮助其了解到事情的真相和全部。

（二）实事求是

咨询师要做到对来访者真诚和对自己真诚，应该建立在实事求是的基础上。例如，在自我介绍时，咨询师应当如实相告自己的教育背景、从事咨询的时间、擅长与不擅长的咨询内容等。对于来访者自身的缺陷和所遇到的问题，咨询师应当做到不回避、不脱离实际，真诚地表述事实并表达理解；对于咨询师自身的不足或在知识、经验方面的欠缺，咨询师也应当做到坦诚面对，承认自己的不足，这样的真诚表达更容易让来访者接受。

（三）表达有度

咨询师真诚的表达并非越多越好，有时候过度真诚反而会适得其反，与热情一样，应注意适可而止。对于有相同经历或感受的问题，有可能引发咨询师的情感共鸣，此时咨询师更应注意适度原则，不可过多表达甚至自我宣泄，要始终牢记咨询的中心是来访者。

（四）非言语行为

在咨询初期阶段，由于咨询关系还未建立牢固，咨询师不必急于表达观点，可以通过认真倾听、平和的表情、身体前倾、目光注视、点头等非言语行为让来访者感受到咨询师真诚的态度；待咨询时间延长和咨询关系建立之后，再表达自己的观点和评价。

四、注意事项

真诚是咨询师内心的真情流露，是在咨询工作中潜心修炼、不断实践的结果，不能靠技巧获得。咨询师在咨询过程中应做到不虚伪、不讨好，对来访者应当自始至终以诚相待。

第四单元　共　　情

一、概念理解

共情，亦被翻译为"同理心""神入"等，是指咨询师对来访者内心世界的理解和体验，罗杰斯认为这是一种体验他人的精神世界如同自身精神世界一样的能力。与"同情"不同，共情涉及进入对方的个人精神领域，并能理解这个精神世界，而不管这期间是否对对方有物质上的帮助或精神上的抚慰。

共情的具体含义包括三个方面：第一，咨询师通过来访者的言行，深入对方内心去体验他的情感与思维；第二，咨询师借助知识和经验，把握来访者的体验与其经历和人格之间的联系，更深刻地理解来访者的心理和具体问题的实质；第三，咨询师运用咨询技巧，将自己的共情传达给对方，表达对来访者内心世界的体验和所面临问题的理解，影响对方并取得反馈。前两层含义更接近共情的概念本身，是初级水平的共情，第三层含义更接近对咨询师的实践性要求，是更高级水平的共情。

二、对咨询的意义

共情不仅是建立咨询关系的重要因素，对咨询的效果也具有重要意义。

第一，咨询师的共情能够让来访者感到自己是被理解、被接纳的，从而建立良好的咨询关系。每一位来访者都渴望遇到一位能够真正理解自己、懂自己的咨询师，咨询师的共情对于建立来访者的咨询信心尤为重要。

第二，咨询师的共情对于需要理解、关心和倾诉的来访者，能够起到明显的助人效果。心理咨询的过程亦是咨询师对来访者的陪伴过程，通过共情，来访者能够感受到来自咨询师的理解、关心和陪伴，本身具有一定的疗愈作用。

第三，咨询师通过共情，能够设身处地地理解来访者，从而更加准确地理解和把握来访者的内心世界。如果咨询师缺乏共情，可能不能准确把握来访者的心理需求和咨询目的，所做出的反应可能偏离来访者的根本问题或缺乏针对性。

第四，咨询师通过共情，能够鼓励来访者进行自我探索和自我表达，促进咨询关系的深入。自我探索是来访者心理成长的重要过程，通过共情，咨询师能够帮助来访者加深自我认识、促进自我觉察，从而推动咨询更进一步发展。

三、技能要点

（一）设身处地

咨询师与来访者的成长背景、生活经历、个性特征、价值观等都不尽相同甚至差异巨大，然而共情的基础并不是要求咨询师与来访者具有相同的经历，而是咨询师能够站在来访者的角度，设身处地地理解来访者。咨询师越是能置身来访者的处境，体验对方的内心世界，越是能深刻、准确地理解来访者，共情的程度也就越高，反之，咨询师从自己的角度看待来访者的问题，则很难理解以至于无法实现共情。

（二）因人而异

咨询师在表达共情时不能一视同仁，应当因人而异、视情而定。一般来说，情绪反应强烈的比情绪稳定的，表达混乱的比表达清楚的，需要理解愿望强的比需要理解愿望一般的，应给予前者更多共情。同时，咨询师在表达共情时，尤其是在使用非言语行为时，需要考虑来访者的性别、年龄、受教育程度等文化特征，对不同的来访者做出恰当的共情。

（三）把握时机

在咨询过程中，把握时机的共情很重要，一味地共情或过度共情不仅会降低共情的质量，反而会影响咨询效果。咨询师不必急于表达，应当在来访者对某一问题或对应情绪完整表达之后再进行适当共情。

（四）角色转换

共情对咨询师的要求较高，既要求咨询师能够站在来访者的角度进行理解和体验，同时也要求咨询师能够从专业咨询的角度对来访者给予帮助。这就需要咨询师能够实现两个角色的自如转换，这对于初学者或新手咨询师是个不小的挑战。对于角色转换的理解，咨询师应当谨记：咨询师体验来访者的内心，"如同"体验自己的内心，但不要变成"就是"。

（五）非言语行为

咨询师表达共情时，除了可以运用语言之外，还可以运用非言语行为，如身体姿态动作、面部表情、目光注视等非言语行为。二者的结合能够让共情的表达更加准确到位。

（六）寻求反馈

共情的过程实质上是咨询师与来访者的互动过程，有时咨询师自己感觉对来访者的理解体验很深刻，但是在表达共情的过程中可能会存在误差,因此需要咨询师向来访者适时了解和验证是否感受到了共情。咨询师可以尝试性地询问来访者,了解来访者的感受,根据反馈做出相应调整,以利于未来的共情表达更加准确到位。

四、注意事项

与热情、真诚相同,共情在运用过程中也要注意适度原则,过度共情容易让来访者感到咨询师小题大做,而共情不足也容易让来访者认为咨询师对自己理解不深,因此,咨询师共情反应的程度应当与来访者的问题严重程度、感受程度等相匹配。

第五单元 积极关注

一、概念理解

积极关注是一种共情的态度,是指咨询师以积极的态度看待来访者,强调他们的长处,从而使来访者拥有积极的价值观和改变自己的内在动力。

积极关注的出发点是咨询师相信来访者是能够改变的,而且他现在自身已经具有一些积极因素。当咨询师相信人是可发展、可改变的,来访者在咨询过程中会接收到这一信息,对咨询效果尤为重要。不仅是罗杰斯的来访者中心理论中提倡积极关注,家庭疗法、行为主义和其他心理治疗理论都强调了这一信念的重要性。

二、对咨询的意义

积极关注不仅是建立咨询关系的重要因素,对咨询的效果也具有重要意义。

第一,咨询师的积极关注能够使来访者感受到被关注、被支持,并且当咨询师帮助来访者发掘其自身的积极、光明和正性的方面时,会让来访者感到被认可甚至被赞扬,从而产生积极的情绪体验,有利于咨询关系的正性发展。

第二,咨询师的积极关注是不戴有色眼镜地发掘来访者的积极面,对于自卑感强或面临挫折的来访者,咨询师在咨询过程中持续寻找来访者身上的长处,加深来访者对自我和外部世界的认识,无疑会开阔其视角,帮助他们打开希望之门,树立信心,激发来访者的内在潜能,推动咨询向目标前进。

三、技能要点

(一) 辩证客观

首先,积极关注要求咨询师能够辩证客观地看待来访者。来访者常常带着偏激的认知、消极的行为模式和负性的情绪前来咨询,虽然来访者在咨询过程中表现得消极、灰暗、负性,但是他们主动寻求咨询帮助的行为表明来访者有自我察觉的能力,有改变现状的愿望,这些积极、光明、正性的一面来访者自己不易察觉,需要咨询师帮助挖掘。

其次,积极关注要求咨询师帮助来访者学会辩证客观地看待自己。来访者常常因为认知能力受限、态度消极、向内归因或选择性注意等原因,容易放大缺点忽视优点,认为自己一无是处,咨询师需要通过积极关注挖掘来访者的优点和长处,帮助来访者深化自我认识,全面客观地看待自己。

(二) 避免极端

咨询师在积极关注的过程中需要注意避免盲目乐观和过分消极。咨询师对来访者的基本态度应该是乐观积极的,但是需要根据实际情况对来访者和其面对的问题做出客观的认识和分析,既帮助来访者看到自己的优点和现有资源,也帮助其深化认识,分析自身不足以及问题现状。咨询师应避免盲目乐观而导致淡化来访者的问题。

积极关注的本质是始终立足于给予来访者信心、希望和力量,帮助其走出困境。咨询师在帮助来访者分析不足、问题与现状时,若一味表达消极、否定的态度,会让来访者陷入沮丧和绝望。咨询师应当以对来访者负责、对咨询负责为原则,避免过分消极对来访者产生负面影响。

(三)实事求是

咨询的过程是帮助来访者正视自身及所处环境的过程,而不是帮助来访者把问题抹平或化小的过程,因此,积极关注需要建立在客观实际的基础上。咨询师应在持续寻找来访者长处和积极面的同时,直接明确地针对他们的问题进行工作,不可回避事实,更不可言过其实。

四、注意事项

积极关注的目的是促进来访者自我发现与潜能开发,达到心理健康的全面发展,也是咨询的最高目标。咨询师应将积极关注贯穿于整个咨询过程,善于发掘来访者身上的闪光点,既关注来访者的潜力和价值,也要帮助来访者多关注自己积极、光明和正性的方面,建立积极乐观的态度。

> **? 思考一分钟**
>
> 1. 咨询关系对于心理咨询工作有何意义?
> 2. 如何建立良好的咨询关系?

第三节 收集和整理材料

在心理咨询工作的初期阶段,咨询师对来访者临床资料的收集和整理是咨询工作中的重要环节,有利于加深对来访者的了解,同时为评估诊断工作提供依据。恰当的初诊接待能够帮助资料收集工作顺利开展,也是建立良好咨询关系的开始。

第一单元 初诊接待

一、概念理解

初诊接待是咨询师与来访者的初次会面。通过初诊接待,咨询师可以对来访者的情况和咨询问题有初步了解,也让来访者对咨询工作有一个适应过程,熟悉咨询师的风格和咨询环境,有利于建立一个可以有效工作的咨询关系。

二、初诊程序

(一)准备工作

1. 场所准备

配置合理、环境舒适的咨询场所能够对来访者产生积极影响,也有助于心理咨询的实施。对于咨询室需要具备的条件在前文咨询场所的设置中已有说明,此处不再赘述。

2. 仪态准备

心理咨询师的仪态仪表是对来访者形成第一印象的重要内容，咨询师应当服装干净整齐、坐姿端正、表情平和，与来访者会谈时，保持正常的社交距离。

（二）礼貌接待

接待来访者时，咨询师应态度平和、诚恳，使用礼貌用语，如"您好""请进""非常欢迎您前来咨询，谢谢您的信任""我很愿意向您提供心理学帮助"等。接待可以以咨询师的自我介绍和简单寒暄作为开场。

（三）询问目的

委婉询问来访者的咨询目的，如"我希望知道，我能在哪方面向您提供帮助""您希望在哪方面得到我们的帮助"等。在询问结束后，咨询师应表明态度，向来访者说明是否能提供其所需要的帮助。

（四）说明保密原则

在深入涉及咨询内容之前，咨询师应向来访者说明保密原则和保密例外，在咨询过程中如有需要也应再次进行说明。具体保密内容在前文已有说明，此处不再赘述。

（五）说明咨询性质

咨询师在表明可以对来访者提供心理学帮助后，应向来访者介绍心理咨询的性质和咨询设置，确保来访者了解以下内容：什么是心理咨询；咨询如何进行；有什么设置和规则；咨询能够解决什么问题和不能解决什么问题等。同时需要强调：第一，来访者的主动参与是咨询取得效果的关键，咨询师只能协助而不能代替；第二，心理咨询的功能是有限的，很多问题无法通过一次或几次咨询就能彻底解决，会有反复或无法完美解决的情况出现，来访者应对此有思想准备。

（六）说明权利义务

咨询师应向来访者说明其在心理咨询过程中的权利及义务。来访者的权利包括：有权选择心理咨询师、确认其执业资格、知道收费标准、中止咨询等。

来访者的义务包括：应提供与心理问题有关的真实信息；应遵守咨询要求；应按时完成家庭作业；应按时缴纳咨询费用等。

（七）协商咨询方案

咨询师应与来访者说明自己的咨询风格和擅长的咨询方式，根据咨询的问题和需求，与来访者探索咨询目标并协商初步的咨询方案。

三、技能要点

（一）心理问题的判断与归类

在初诊接待过程中，通过交谈咨询师可以对来访者的问题进行初步判断和快速归类，表9-1可以帮助咨询师做逻辑分类。心理咨询师应将该表格内容熟记于心，做到在咨询过程中无须纸笔，随需随用。

表9-1 心理问题的表现形式分类

表现形式	恋爱、婚姻、家庭	心理成长发育	情绪反应	社交适应、人际关系	躯体疾病	其他
问题的严重程度（轻、中、重）						
问题的一般原因（生物原因、认知原因、社会原因）						

续表

表现形式	恋爱、婚姻、家庭	心理成长发育	情绪反应	社交适应、人际关系	躯体疾病	其他
问题的具体原因（躯体情况、人格原因、具体压力特点）						

（二）咨询中的有益与无益行为

心理学家对咨询中的有益和无益行为做了归类，咨询师可以在咨询中多使用有益行为（表9-2），避免使用无益行为（表9-3），以利于咨询工作的有效开展。

表9-2 心理咨询中的有益行为

言语行为	非言语行为
使用通俗易懂的文字	与来访者相似的语调
确认来访者的陈述并给予反馈	保持良好的眼神接触
适当的打断	偶尔的点头
总结来访者的信息	丰富的面部表情
对基本信息给予反馈	偶尔的微笑
使用言语强调（如"是的""原来是这样"）	偶尔使用手势
用来访者的名或"您"来称呼他们	与来访者保持身体姿势的相似
合理地给予来访者信息	中等语速
回答有关自己的问题	身体向来访者倾斜
偶尔用幽默缓解紧张的气氛	采用放松、开放的姿势
非评判性态度，尊重来访者	使用自信的语调
最大限度地理解来访者的陈述	偶尔的接触
用试探性的词语解释来引出来访者的真实反应	

表9-3 心理咨询中的无益行为

言语行为	非言语行为
打断	目光离开来访者
提建议	坐得离来访者很远或偏离来访者的方向
说教	打喷嚏
安抚	皱眉
责备	怒视
哄骗	抿紧嘴唇
劝告	摇晃指尖
过多追问或提问，尤其是"为什么"的问题	分散注意力的姿势
指导，要求	打哈欠
自傲的姿态	闭眼
过多解释	令人不快的语音语调
使用来访者不理解的语句或术语	语速过快或过慢
偏离主题	鲁莽的行为
理智化	
过多分析	
过多谈论自己	
轻视或不信任	

四、注意事项

（一）避免紧张

新手咨询师由于缺乏临床经验，对工作程序不熟悉，难免产生紧张情绪，可能会扰乱思路或打乱程序。在初诊前，咨询师应对工作程序和操作步骤多加练习，避免咨询过程中的紧张。

（二）语言表达

咨询过程中咨询师应当吐字清晰、语速适中，避免使用方言。如果使用到专业术语，应向来访者说明术语的含义。对于提问或解释性语句可重复一遍，做到让来访者听清楚并完全理解。

（三）仪态方面

咨询师在接诊之前，绝对不能饮酒或服用兴奋、镇静类药物。咨询过程中不能吸烟、不做"小动作"，如抖腿、玩笔、玩手指等，不东张西望。

（四）危机处理

咨询过程中，如发现来访者有危害自身或他人的情况，需启动危机干预，必要时通知家属或有关部门，防止意外事件发生。在接受卫生、司法或公安机关询问时，应做到据实以告，并将有关保密信息的暴露程度控制在最小范围。

第二单元　摄入性会谈

一、概念理解

摄入性会谈是指以信息为导向的初次会谈，目的在于搜集关于来访者的信息，是咨询关系开始的标志。通过会谈咨询师得以了解来访者的客观背景资料，了解健康状况、工作状况和家庭状况等，也可以了解来访者当前的感受、状态、咨询动机和期望等。

摄入性会谈对后续的咨询工作至关重要，因为咨询师和来访者在第一次咨询中都会决定是否希望继续咨询关系。

二、会谈程序

（一）确定会谈内容

摄入性会谈的内容范围如下。

1. 来访者主动提出的求助内容

在初诊接待过程中，咨询师会询问来访者的咨询目的，如果来访者有明确的求助内容，咨询师可以就事论事将其确定为摄入性会谈的目标和内容，并围绕这一问题搜集相关材料。

若来访者的求助内容存在多个会谈目标，如同时涉及家庭关系和个人发展的问题，咨询师应弄清其中的关系，将问题分清主次和前后，依次提问，进行摄入性会谈。

2. 咨询师在初诊接待中观察到的疑点

如果来访者没有明确表达实质性的求助内容，但是存在欲言又止、情绪低落或表达混乱等情况，可能是存在深层的心理问题。咨询师应从了解来访者一般生活状况入手，将探索深层心理问题作为摄入性会谈的工作目标。

为了进一步确认来访者的心理问题，咨询师可以使用心理测验量表辅助评估。若测验结果显示来访者存在心理问题，咨询师可以将探明引起该问题的原因作为摄入性会谈的工作目标。

（二）确定提问方式

心理咨询师根据会谈目标和想要收集的资料内容来确定提问方式。关于提问的具体方法、技能要点和注意事项，详见本章第四节"参与性技术"内容。

（三）倾听会谈内容

在会谈过程中，咨询师要认真、耐心地倾听来访者的叙述，把握来访者倾诉内容中的关键信息。关于倾听的具体方法、技能要点和注意事项，详见本章第四节"参与性技术"内容。

（四）控制会谈方向

摄入性会谈应该是有计划、目的明确的，需要咨询师控制会谈的时间、内容及方向，保证咨询效果。为避免来访者叙述漫无边际的情况出现，咨询师常用的谈话和咨询技巧如下。

1. 追问

追问通常以"何人""何地""以怎样的方式""发生了什么事"为开头。这种问题的回答需要的不仅仅是寥寥数语，如"你准备下一步怎么做"。在追问时几乎不用"为什么"提问，因为这通常隐含有反对的意味，容易将来访者置身于防御状态。

2. 强调

强调是指突出来访者这一句话中的最后几个字，例如来访者说"我现在的处境要把我逼疯了！"咨询师强调说"要把你逼疯了。"

3. 封闭式提问

封闭式提问需要给出特定的限制性回答，通常以"是不是""要不要""有没有"来提问。封闭式提问对于在短时间内搜索到大量的信息是非常有效的，有助于咨询师快速做到重新控制会谈内容的方向。

4. 澄清

澄清是心理咨询师确认来访者所说的内容，需要来访者重复或详细阐述之前所说的内容。例如，心理咨询师可以说"请帮我理解这个关系"或者"我没有看出什么联系"。

（五）会谈内容归类

咨询过程中，未经来访者的同意不能记录、录音和录像，咨询师需要在会谈之后对咨询问题进行归类记录，形成资料，主要包括以下内容：

个人成长、发展中的问题（经受的挫折或不良行为等）；

现实生活状况；

婚姻状况；

人际关系中的问题；

身体方面的主观感觉（主观症状）；

情绪体验、生活态度；

其他。

（六）结束会谈

会谈结束前，咨询师应向来访者再次重申保密原则："我可以负责地说，依据我们的道德和相关法律，今天我们的会谈内容是保密的，请您放心。"

如果还不能做出诊断，需要继续会谈，应征求来访者的意见："今天的会谈暂且到这儿，通过与您的交谈，我基本上对您提出的问题有所了解，但要我马上做出最后的确切判断还有一定困难。由于时间关系，今天无法继续，如果您愿意的话，我建议我们再谈一次，您觉得如何？"

如果已经做出诊断，应与来访者协商咨询方案："今天我们的讨论已经有了初步结论，对这个结论您是否同意，希望您回去后再认真想想，是否还有需要补充说明的，我也再想想，如果没有什么不妥之处，我们就当前的诊断共同研究一下咨询方案，您觉得如何？"

如果发现来访者可能患有躯体疾病，应向对方说明："根据您的情况来看，恐怕您应该先到某某科室做个检查，我们会根据医院检查结果，再来考虑您目前的状况是否有心理问题。"

会谈结束时，咨询师应以结束语结尾，如"谢谢您的来访和对我的信任，我们下次再见。"

三、技能要点

（一）会谈原则

由于咨询时间有限，咨询师需要认真选择会谈内容，遵循以下原则：第一，来访者可接受原则：适合来访者的接受能力；第二，有效原则：对心理问题有针对性，对深入探索原因有帮助，对问题评估有帮助，对来访者改善认知有帮助，对来访者的个性发展或矫正起关键作用；第三，积极原则：对改变来访者的态度有积极作用。

（二）内容鉴别

来访者在咨询过程中叙述的内容可能带有主观情绪体验和夸张的成分，咨询师要能够区分情绪、想法与行为，区别问题的真、假、轻、重，这对评估及决定来访者核心问题和制定后续心理咨询方案十分重要。

首先，咨询师需要对会谈内容的真伪进行鉴别；其次，需要对引起问题的真实原因进行鉴别。鉴别常用的方法是具体化，让来访者对关键问题做具体说明。关于具体化的方法、技能要点和注意事项，详见本章第四节"参与性技术"内容。

（三）其他信息

摄入性会谈以信息收集为导向，除了来访者叙述的内容以外，咨询师还可以通过观察分析获取其他信息，了解来访者的精神状态和行为特点，参考维度如下。

1. 外表行为

来访者的外表是否干净整齐？衣着是否符合背景和现状？给人的一般印象如何？如何表现的？姿势如何？是否避免眼神对视？动作缓慢还是不停乱动？态度是否友好？等等。

2. 语言特点

来访者的语速如何？是否健谈？是否咬文嚼字？交谈兴趣如何？是否有话题避而不谈？是否常常重复或漫无边际？肢体语言是否协调？等等。

3. 思维内容

来访者的逻辑是否清晰？有无不断抱怨和纠缠不放的话题？有无幻想、错觉、恐惧、执着和冲动的表现？等等。

4. 认知特点

来访者的注意力是否集中？时间、人物、空间定向力如何？近期和远期记忆如何？等等。

5. 情绪状态

来访者的心境如何？一般情绪如何？对咨询师有无谄媚、冷淡、友好、反感等表现？自我报告与咨询师的印象是否一致？等等。

6. 灵感与自知力

来访者对自己的判断是否符合实际？对咨询目的是否判断准确？能否意识到自己的行为或情感已经有了问题？对问题的原因有何认识？等等。

（四）会谈提纲

咨询师可以利用表9-4作为摄入性会谈的提纲，帮助收集有效信息。

四、注意事项

第一，中性态度。会谈过程中咨询师应当保持中性态度。罗杰斯用对日落的态度比喻咨询师对来访者应有的态度："当看着日落时，我们不会去想控制日落，不会命令太阳右侧的天空呈橘黄色，也不会命令云朵的粉红色更浓些。我们只能满怀敬畏地望着而已。"咨询师的面部表情、提问语调、动作等均不可表达出有偏向的态度，否则会将暗示或诱导因素带入到摄入性会谈中，影响会谈判断的客观性。

表 9-4　摄入性会谈提纲

1. 基本信息

姓名、地址、电话。[咨询师可通过电话联系到来访者。来访者的地址暗示着他的生活条件。]

年龄、性别、婚姻状况、职业（或学校、班级、年级）。[咨询师能够通过这些信息知道来访者是不是未成年，为今后的咨询提供参考。]

2. 生活现状

来访者的一周或一天怎样度过？目前参加什么社会、宗教或娱乐等活动？来访者的职业性质和教育状况如何？

3. 家族史

父母的年龄、职业、个性、彼此的关系、与来访者的关系、与其他兄弟姐妹的关系？兄弟姐妹的姓名、年龄、排行、与来访者的关系？家中是否有精神疾病或精神障碍史？家庭稳定性？包括工作数量、搬家次数等。[如果咨询涉及来访者稳定性或各种关系，这些信息有助于揭示其中关系。]

4. 个人成长史

医药史：从胎儿期至今是否有不正常或相关疾病，受过什么伤？

学历：从小学到中学、大学等的学业成绩，包括课外兴趣、与同龄人的关系。

服役经历：服役时长、服役地点、有无特殊表现、有无重要事件？

从业经历：工作地点、种类、期限、与同事关系如何？

性和婚姻史：性信息来源？约会史？是否订婚或结婚？对现在有很大影响的感情经历？过往关系结束的原因？与现在配偶的恋爱经历？配偶的个性特征、价值观等？结婚原因？婚后夫妻关系？是否有孩子？

咨询经历：是否有心理咨询经历，咨询效果如何？

来访者的人生目标是什么？

5. 咨询原因

来访者这次前来咨询的原因是什么？

这个问题对来访者的日常生活影响程度如何？问题是如何产生的？与此相关的想法、情感是怎样的？产生了什么外部行为表现？这个问题出现的频率？持续了多长时间？是否有围绕这一问题产生的系列事件？事件出现的原因？相关人物？事件发生之前和之后还发生了什么？[咨询师如果能原话记录来访者的陈述最好，如果表达时有非言语行为也应记录下来。]

6. 会谈表现

咨询师根据观察，记录来访者的身体外貌，包括衣着、姿势、手势、面部表情、噪声、紧张程度、反应速度、语速、动机、热情程度、距离、被动性、信息量、词汇量、判断力、抽象能力、思维连贯性、逻辑性、一致性的总体水平。

7. 总结和建议

什么类型的咨询师与这位来访者最匹配？如果你将成为这名来访者的咨询师，你的哪些特质可能会对咨询有帮助？而哪些可能不利？咨询目标的现实性如何？预估咨询大概需要多长时间？

第二，以倾听为主，不要过多提问。摄入性会谈中倾听能够获取更多信息，咨询师不应随意打断来访者的谈话，如果需要提问应以开放式提问为主，鼓励来访者做详尽叙述和更多地表达。需注意的是提问不可太多，避免来访者对咨询师形成依赖，减少自我探索，甚至出现被"审问"的不良感受。

第三单元　心理测验的使用

一、测验程序

（一）征询同意

咨询师应向来访者说明使用心理测量帮助咨询确诊的原因和意义，并征询来访者同意，如果来访者拒绝，则必须尊重他们的权利，只有来访者表示同意并配合时，才可以实施测评工作。

（二）选定量表

在初诊接待和摄入性会谈过程中，咨询师对来访者的心理问题已经有了初步的了解和判断，根据来访者心理问题的性质，选择相应的问卷或量表做量化分析，提高理解和判断的可靠性，帮助问题评估。

（三）会谈验证

如果心理测量的结果与临床观察、会诊结论不同，此时咨询师不可轻信一方，必须重新进行会谈，待问题验证查明后，再进行测评。

二、技能要点

第一，量表的选择要有针对性。咨询师应根据对来访者的初步印象或来访者的某些特殊表现来选用量表，应当目的明确、具有针对性。

第二，探寻问题原因。咨询师为寻找心理问题的原因可以使用心理量表，如社会再适应量表（SRRS）可以查找来访者两年以来是否有中重大生活事件发生，是否有应激的叠加效应发生；16PF可以探索来访者的行为倾向性。

第三，评估严重程度。咨询师为了评估临床症状的严重程度可以使用心理量表，如SCL-90、SAS、SDS、MMPI等。

三、注意事项

第一，不乱用心理测验。乱用心理测验指的是：①目的不明、依据不充分地随意使用；②单纯依据测验结果，不与临床表象对照，片面做出诊断和治疗；③量表的信效度及常模的时限不明便随意使用；④非服务诊断目的的使用；⑤不按测验程序要求和操作规定实施测验；⑥超出量表测验范围，对结果数据进行主观解释；⑦使用盗版软件或量表；⑧使用翻译而未经修订的测验。

第二，不使用"地毯式轰炸"。使用地毯式轰炸的方式有两种情况：一是对临床表现尚未形成印象，抛弃摄入性会谈法、调查法和观察法，企图依靠多项测验从中寻求可能的临床线索；二是为了获取经济效益大量使用心理测验。这都是心理咨询师职业道德不允许的。

第四单元 资料的收集和整理

一、整理程序

咨询师通过摄入性会谈等方式收集到关于来访者的临床资料，这些资料必须加以分类整理，进行逻辑分析和评估，并综合临床表现，最后才能作为评估依据，完成评估工作。关于一般临床资料的整理，可以按照类型和时间分类。系统、有条理地进行信息整理有助于全面了解来访者，并通过发掘材料间的逻辑性找到解决心理问题的关键。

（一）按事件分类整理

1. 一般资料

（1）人口学资料 姓名、性别、年龄、出生地、出生日期；职业、收入、经济状况、受教育状况；宗教、民族、婚姻状况（未婚、已婚、离异）；现住址、邻里关系、社区文化状况、联系方式。

（2）生活状况 居住条件；日常活动内容、活动场所；生活方式和习惯；近期生活方式有无重大改变。

（3）婚姻家庭 一般婚姻状况（自由恋爱、他人介绍、包办、买卖婚姻），婚姻关系是否满意（性生活、心理相容度）；婚姻中有无重大事件发生，事件原因有无道德和文化因素；家庭成员、对成员的看法、日常分工、自己在家庭中的作用；家庭中发生的重要事件和原因，原因有无道德、文化因素。

(4) 工作记录　对工作的态度、兴趣、满意程度；是否改变过职业及理由。

(5) 社会交往　社交网以及社交兴趣和社交活动的主要内容；与自己交往最多、最亲密的人有几个；能给予来访者帮助的人和来访者帮助过的人有几个；举例说明社交中的相互影响；社交中互相在道义和法律方面的责任感；参加集体活动的兴趣如何。

(6) 娱乐活动　最令来访者感到愉快的活动；来访者对愉快情绪体验的描述是否恰当。

(7) 自我描述　描述自己的优点和缺点时的言辞、表情、语言、语调是否夸张或缩小。

(8) 精神世界　想象力；创造性；价值观（对生活享乐方面、社会责任方面、追求精神生活质量方面的价值取向）；理想（已经付诸行动的理想）；对未来的看法（1 年内的预期、5~10 年内的预期、产生预期的理由和判断依据；对现实状况能否捕捉关键和重点）。

2. 个人成长史

(1) 婴儿时期　围产期、出生时的情况，母亲身体情况、服药情况、是否顺产。

(2) 童年时期　走路、说话的开始时间；与大多数儿童比较，有无重大特殊事件发生，现在对当时情景的回忆是否完整；童年身体情况，是否患过严重疾病；童年家庭生活，父母情感是否和谐；童年家庭教养方式、学校教育情况，有无退缩或攻击行为。

(3) 少年时期　少年时期家庭教育、学校教育、社会教育中有无挫折发生；最值得骄傲的事和深感羞耻的事是什么；性萌动时的体验和对待；有无严重疾病发生；在与成人的关系中，有无不愉快事件发生，有无仇视、嫉恨的事或人；兴趣何在，有无充足时间做游戏，与同伴关系如何。

(4) 青年时期　青年期最崇拜的人；爱情生活状况（有无失恋等）；最喜欢读的书籍；学习或升学有无挫折；就业有无挫折；婚姻是否受过挫折；有无最好的朋友，朋友近况如何（职业、道德行为、法律意识）。

(5) 重大转折　个人成长中的重大转折事件以及现在对它的评价。

3. 目前状态

(1) 精神状态　感知觉、注意品质、记忆、思维状态；情绪、情感表现；意志行为（自控能力、言行一致性等）；人格完整性、相对稳定性。

(2) 身体状态　有无躯体异常感觉；来访者近期体检报告。

(3) 社会活动状态　工作或在校学习时的动机和考勤状态；社会交往状况；家庭生活（亲子关系、夫妻关系等）。

4. 既往史

(1) 就医史　是否去过医疗机构，有无就诊病历和相关资料；就医原因是躯体还是心理或二者之间的关系如何；当时医生的诊断、治疗方法和疗效如何。

(2) 咨询史　是否去过其他心理咨询机构，咨询过程和效果如何。

(3) 患病和遗传病史　是否患过身体或心理疾病，是否有家族遗传病，直系亲属是否有心理疾病。

（二）按时间顺序整理

通过咨询会谈收集到的资料可能是杂乱无章、相互交叠的，不便对其思考判断，可以利用表 9-5 按照时间顺序和事件性质进行再整理，如此可以快速发现资料之间的横向、纵向以及逻辑关系。

表 9-5　临床资料的时间顺序整理表格

| 时间顺序 | 事件性质 | | | |
(年月日)	事件内容	认知	情绪	行为

二、可靠性评估

（一）验证方法
咨询师需要对来访者提供的临床资料进行可靠性评估，验证方法如下。

1. 提问验证
咨询师可以使用补充提问验证来访者的资料是否可靠，例如，"你怎样发觉别人对你有这种印象？"

2. 问卷和心理测验验证
对于来访者的心理问题评估，咨询师可以使用相应的心理问卷或测验进行验证。

3. 其他来源资料验证
若同一资料有不同的来源，咨询师可以进行比较分析。如果各种来源的资料都可以得出相似的结论，那么这一资料的可靠性就较高。

（二）影响因素
由于临床资料是由来访者通过咨询会谈提供给咨询师的，资料的可靠性容易受以下因素的影响。

1. 暗示
咨询师的态度倾向、咨询室的环境等因素，可能会对来访者形成暗示，导致来访者的感受和判断失误，对获取资料的准确性有重大影响。咨询师在初诊接待和摄入性会谈过程中，应避免暗示性因素的影响。

2. 早期印象
咨询师对来访者的主观印象可能会对对来访者的判断、评价和咨询决策造成影响，如果收集到的资料与早期印象相左，咨询师必须尊重客观资料，做到随时根据事实修正和调整自己的看法。

3. 阻抗
在摄入性会谈过程中，来访者对咨询师和咨询环境都是陌生的，难免产生紧张和阻抗情绪，甚至会有回避或撒谎的情况出现，影响到提供资料的暴露程度。咨询师必须把握会谈提纲的机动性，根据会谈情况灵活做出调整，判断在何时、何情况下了解来访者的某个心理问题是适宜的。

三、资料解释

（一）解释维度
在完成了资料的归类整理工作后，咨询师可以从以下维度对资料进行分析解释。

1. 原因解释
咨询师可以通过现有资料，建立现象与可能原因之间的联系，或通过对来访者行为的观察，来解释来访者心理问题的原因。

2. 异常解释
咨询师需要重视来访者的异常状态，通过资料整理找出偏离正常标准的行为或其他表现，并对产生异常行为或心理的原因进行解释。

3. 特别事件解释
咨询师需要重视对来访者产生重大影响的事件，对事件意义与当前心理问题之间的关系进行解释分析。

（二）解释方法
所有临床资料和数据本身都是客观存在的事实，对于资料的解释是心理咨询师为资料赋予的意义，取决于咨询师对资料的理解和自身的释义能力。对资料常用的解释方法如下。

（1）就事论事　陈述事件及结果，尽量从多维度或全方位还原，但不做过多推断。
（2）相关性分析　分析问题产生的相关性因素。
（3）原因性分析　将问题试作结果和症状，追溯问题产生的迹象，进一步寻找问题产生的原因。

需要注意的是，在没有得到客观资料的证实之前，所有通过分析解释得出的结论只能作为假设可能而存在，不能作为最终定论。

（三）影响因素

资料释义者的职业倾向、个人经历、咨询流派等因素都会影响对资料解释的角度和评价，因此，咨询师应尽量避免以上因素的影响，保持客观、中性的态度，全面、整体地对资料进行解读。如果有难以判定的情况，可进行会诊，以保证意见的正确性。

四、注意事项

第一，对来访者资料的收集不局限于摄入性会谈的提纲内容，如果在后续的咨询过程中获取了其他资料和信息，咨询师应及时记录和整理归类。

第二，资料的收集工作常常无法通过一次会谈完成，同样，资料的整理工作也很难一次完成。咨询过程中咨询师需要持续进行资料的收集、整理和评估工作，做到及时收集、及时整理和及时评估。

> **? 思考一分钟**
>
> 1. 初诊接待对于资料收集有什么意义？怎样才能做好初诊接待工作？
> 2. 心理咨询师如何进行来访者资料的收集工作？工作程序是怎样的？
> 3. 对收集到的临床资料，咨询师应当怎样进行整理和评估？

第四节 参与性技术

在心理咨询过程中，咨询师会使用专业的心理咨询技巧，包括参与性技术和影响性技术。

参与性技术是指咨询双方都参与，为澄清问题，启发、引导来访者进行自我探索和实践，最终实现咨询目标，促进来访者成长与发展的技术。常见的参与性技术有倾听、提问、鼓励、重复、内容反应、情感反应、具体化和参与性概述。

第一单元 倾 听

一、概念理解

倾听是指咨询师努力去听并理解来访者所说的话，包括关注、接收和理解来访者通过话语或行为所传达的信息。倾听是心理咨询的第一步，在心理咨询的初期和中期，应当以倾听为主，不仅是为了收集资料，明确来访者的问题、原因和程度，也是为了建立良好的咨询关系，并且倾听本身具有助人效果。

二、具体方法

心理咨询中的倾听技巧不是单纯做信息的接收者，需要咨询师在接纳的基础上，积极、认真、关注地听，并适度参与。具体方法如下。

（一）无条件接纳

接纳是倾听的基础，只有接纳才能用心倾听。咨询师应该抛开个人价值观，不按自己的生活态度、生活方式要求来访者，不带有偏见和主观情绪，无条件尊重和接纳来访者。

（二）积极与关注

咨询过程中来访者和咨询问题既有消极灰暗的一面，也有积极光明的一面，咨询师应当保持积极的倾听态度，客观辩证地看待，多关注积极面，相信来访者和现有问题是可以改变的。其次，咨询师既要关注来访者的症状表现，也要关注其情感体验；既要关注其存在的问题，也要关注其解决问题的动机和态度。

（三）认真用心听

咨询师应当认真倾听，不仅要听懂来访者通过语言、表情、动作所表达的内容，还要听出来访者在交谈中省略和没有表达出来的内容和隐含的意思，甚至是来访者自己都没有察觉的潜意识。

（四）鼓励性回应

倾听不是一声不吭、毫无反应地听，咨询师适当的参与和回应也是必要的。可以通过言语回应，如"嗯""我听懂了，请接着讲""我对你说的内容很感兴趣"等；也可以通过非言语行为回应，如点头。

三、技能要点

（一）选择性倾听

咨询过程中，来访者传达的信息可能会过于庞杂，需要咨询师进行筛选过滤出关键信息。可通过以下信息框架进行快速分类。

经历——来访者身上发生的事情、其他人已做或未做之事、其他人已说或未说之话。

行为——来访者的行为方式、说话内容及行为举止。

感觉——来访者对自己的行为和经历的感受。

想法——来访者对所做与未做事情的理解，对自己行为和他人行为的理解，对自己、他人和生活中事件的信念。

（二）倾听沉默

沉默是倾听过程中一种非指导性且很有力的反应，主要功能是鼓励来访者说话。在使用沉默时，咨询师需要监控自己的身体姿势和面部表情，冷漠的沉默与接纳而温暖的沉默有巨大的不同。需要注意的是，大量或长时间的沉默可能会增加来访者的焦虑和不安，因此咨询师使用沉默需适当，必要时主动打破沉默。

四、注意事项

第一，注意避免不当行为。咨询师如果对倾听理解不当，容易做出一些不当行为，包括随意打断来访者、轻视来访者的问题、急于下结论、干扰和转移话题等，对咨询效果会有不良影响，应尽量避免。

第二，注意避免过度行为。咨询师由于缺乏倾听技巧或技巧使用不熟练，容易产生过度行为，如提问过多、概述过多、反应过度等，对于咨询效果可能适得其反，应多体会、多思考、多练习，掌握好度。

第二单元 提　　问

一、概念理解

提问是咨询师常用的参与性技术之一，包括开放式提问和封闭式提问。

开放式提问是指咨询师提出的问题没有预设答案，来访者不能仅仅以"是"或"不是"等简单词汇来回答，通常以"什么""怎么""为什么"等词提问，让来访者对问题的回答给予较为详细的反应，从而尽可能多地收集信息。

封闭式提问是指咨询师提出的问题带有预设的答案，来访者可以用"是"或"否"等简单词汇来回答，通常使用"是不是""对不对""有没有"等选择性词汇，或是"什么时候""谁""哪里""多少"等引向具体信息的词提问，目的在于明确问题、澄清事实、获取重点、缩小讨论范围。

二、具体方法

（一）开放式提问

由于目的不同，咨询师对开放式提问词的选择也有所不同，常见的目的与相应提问词如下。

1. 获取事实与资料

"什么"提出的问句有助于咨询师获取信息、了解事实真相，如"你第一次出现惊恐反应是什么情境"等。

2. 探寻原因

"因何""什么原因"提出的问句有助于对原因的探讨，使来访者将注意力集中于运用过去的经验来解释自己的行为，如"什么原因让你做出这样的选择"等。

3. 了解过程或情绪

"如何""怎样"提出的问句有助于了解事件的过程、次序或情绪性的事物，如"事情是如何一步步发展到这个程度的""你是怎样做到保持平静的"等。

（二）封闭式提问

封闭式提问的方法主要包括直接式提问或后缀式提问。

1. 直接式提问

咨询师可以直接使用封闭式问题进行提问，如"你感到生气吗""你有没有产生过自杀的念头"等。

2. 后缀式提问

咨询师可以在陈述句之后加上提问词进行提问，如"我们接着讨论刚才的问题，好吗""你感觉被别人忽视了，是吗"等。

3. 提问风格转化

如果咨询师在前期的会谈中大量使用开放式提问，但后期需要改变风格使用封闭式问题以获取具体信息，最好预先告知来访者，如"好的，我们现在还有 10 分钟，我希望确认某些东西我没有漏掉，因此我要开始问你一些很具体的问题"。

三、技能要点

（一）提问原则

咨询师使用提问技巧时，遵循以下五个原则，有利于使问题发挥最大的促进作用。

（1）让来访者准备好接受提问。
（2）不要把提问作为最主要的倾听或行为反应。
（3）让问题符合来访者的担忧和目标。
（4）利用问题引出具体的行为例子和关于未来的积极愿景。
（5）谨慎地提及敏感问题。

（二）"为什么"的问题

开放式提问中，"为什么"的问句比较特殊，虽然能够帮助来访者对某一问题进行思考，但是可能会引起防御性的解释，在咨询关系建立得不够稳固的情况下还有可能损害咨询关系，咨询师应当尽量少用，如果需要探明原因，可以转化表达方式或选择其他的提问词代替。

（三）"能不能""愿不愿"的问题

封闭式提问中，"愿不愿""能不能"问句比较特殊，属于询问对方回答意愿的祈使问句，在咨询关系尚未充分建立的情况下，特别是对儿童或青少年，来访者可能会产生拒绝回答的态度，影响咨询关系。咨询师应当评估咨询关系的程度，以及对方可能对祈使问句的理解情况，谨慎使用。

四、注意事项

第一，注意咨询关系。提问技术的使用需要建立在良好的咨询关系的基础之上，否则来访者可能会产生被询问、被剖析、被窥探的感觉，从而产生阻抗。因此咨询师应当重视咨询关系，同时把握提问的时机和尺度。

第二，注意语气语调。同样的问题，咨询师使用不同的语气语调进行提问，会让来访者产生不同的感受，咨询师应当注意提问时的语气语调，做到柔和、平稳、关切，不能轻浮挑衅甚至咄咄逼人。

第三，注意提问态度。咨询师提问时应本着平等、中立的原则，不应带有倾向性和感情色彩。

第四，注意多种方式结合。咨询过程中应使用多种方式提问，结合开放式提问和封闭式提问的技巧，但是应该以开放式提问为主，避免因封闭式提问过多而导致来访者陷入被动回答的情况发生。

第三单元 鼓 励

一、概念理解

鼓励是指咨询师通过语言或复述来访者的话语，鼓励来访者进一步讲下去、进行自我探索和改变。其作用一方面在于促进会谈，促进来访者进行表达与思考；另一方面在于通过对咨询内容某一点的关注，引导来访者向某个方向做深入探索。

鼓励是一种积极的、简单有效的咨询技巧，哪怕是最简短的鼓励都是对来访者的强化，会影响到进一步的谈话内容，对来访者的影响不容忽视。

二、具体方法

（一）简短语句的鼓励

咨询师可以使用简单的词语，强化来访者的叙述内容并鼓励其进一步表达、探索，如"嗯""还有吗""后来呢""请讲下去"等。

（二）明确语言的鼓励

咨询师也可以通过非常明确的语言，鼓励来访者进行自我探索和改变，如"通过这几次的咨询，你的问题已经得到了一定的改善，相信通过你的努力，你的问题一定可以获得圆满解决"。

（三）直接复述的鼓励

咨询师可以选择来访者叙述话语中的关键信息，或其叙述内容的最后一个主题，通过直接重复来访者的话对其给予鼓励，如"人一多你就容易紧张""你不知道该怎么办"等。

三、注意事项

咨询师使用鼓励技术时不是无条件的鼓励，滥用鼓励可能会导致会谈漫无目的甚至跑题。由于咨询师鼓励的方向会引导来访者的探索方向，影响咨询会谈的深度，因此，咨询师应该把握来访者所谈的内容，根据其目标的需要和经验选择性地给予鼓励。

第四单元 重 复

一、概念理解

重复是指咨询师直接重复来访者所叙述的某句话，目的在于引起来访者的重视或注意，以明确要表达的内容。通过重复技术，咨询师能够更加深入、准确地理解来访者，由此促进咨询的顺利开展。

二、具体方法

首先，选择内容。咨询师在对来访者陈述的内容中，选择令人不解的、或与事实不符的、或与常理不符的、或需要让来访者澄清的部分。

其次，改变主语。咨询师重复时，主语将"我或我们"改成"你或你们"。

再次，进行重复。咨询师引用来访者的话，进行重复。

例如，咨询中来访者提到"我第一次参加工作是在大二的时候"，咨询师认为这个时间比正常情况要早，且想要明确这是真正意义上的全职工作还是实习或者社会实践，于是做出重复"你第一次参加工作是在大二的时候"。由于咨询师的重复，来访者要进行解释澄清，咨询师就可以明确其真正想要表达的内容。

三、注意事项

第一，注意使用情境。重复技术只有在来访者的表达出现了疑问、不合理、与常理不符等的情况下使用，如果来访者的表达是清楚明确的，则不必使用重复技术。

第二，注意适当原则。咨询师不可过多使用重复技术，以免让来访者对咨询师的理解能力产生怀疑。

第五单元　内 容 反 应

一、概念理解

内容反应也称"释义"或"说明"，是指咨询师将来访者陈述的主要内容经过概括整理后，用自己的话反馈给来访者。内容反应是实现咨询初始阶段目标的关键技术，能够帮助咨询师深入、准确地理解来访者，同时来访者也能够有机会再次剖析自己的困扰，重新探索事件之间的联系，深化会谈内容。

二、具体方法

首先，咨询师对来访者叙述的内容认真倾听，形成自己的理解。

其次，咨询师组织语言，选择引用来访者最有代表性、最敏感、最重要的词语，对来访者叙述的主要内容进行概括性表达。

最后，寻求反馈和验证，询问来访者内容反应是否准确。

例如，"你刚才谈到你经历了三次婚姻，每一段婚姻都让你感觉不幸福，压抑到喘不过气，最终都失败了，你现在想找到原因，是这样吗？"

三、技能要点

咨询师在使用内容反应技术时，应遵循下列指导原则：

（1）试探性地说出你对来访者言谈的感觉。

（2）避免直接告诉、通知或向来访者做解释。

（3）尊重来访者，不要批判、驳回或讽刺挖苦来访者。

（4）使用自己的话，重复别人的话不是内容反应而感觉像是在模仿。

（5）倾听来访者所表达的深层含义并给予相应层次的回应。

（6）对来访者所说的话不要有所添加、评价或者进行解释说明。

（7）坚持真诚一致，不要不懂装懂，你可以说诸如"我想要更了解一些""让我与你核实一下……"等话语。

（8）话语要简单、直接。

(9) 注意说话音调，用一种震惊的或不相信的语气来反应内容是不能传递出对来访者的接纳和共情的。

第六单元 情感反应

一、概念理解

情感反应是指咨询师将来访者叙述的有关情绪情感的主要内容经过概括整理后，用自己的话反馈给来访者。咨询过程中仅仅通过内容反应是不够的，情感反应能够加强咨询师对来访者情绪情感的理解，进而了解或体验来访者的思想、态度等，同时通过情感反应，来访者能够更加清晰、深刻地认识自己。

二、具体方法

情感反应技术与内容反应技术在方法程序上很接近，在反应的内容方面有所区别，内容反应着重于对来访者言谈内容的反馈，情感反应则着重于对来访者的情绪反应，具体方法如下：

首先，咨询师对来访者叙述的内容认真倾听，形成自己的理解。

其次，咨询师组织语言，选择引用来访者最有代表性、最敏感、最重要的词语，对来访者叙述的关于情绪、情感的主要内容进行概括性表达。

最后，寻求反馈和验证，询问访者内容反应是否准确。

例如，"你刚才谈到你经历了三次婚姻，每一段婚姻都让你感觉不幸福，最终都失败了，你因此非常伤心、痛苦，多次的失败挫折和对婚姻丧失信心的情况让你非常担心和焦虑未来能否找到幸福，是吗？"

三、技能要点

（一）对情绪有较好的认识

做好情感反应的首要前提是咨询师对人类的情绪、情感有较好的认识，不仅能够从来访者的语言中准确地归纳、定义某些情绪、情感，同时也能准确地感受到对方没有表达出来的强烈情绪。咨询师可以利用表9-6帮助完成情感反应。

表9-6 常用的情绪词汇

情感的强度	情感的种类						
	开心	悲伤	恐惧	不确定	愤怒	力量，潜力	虚弱，不充足
强	激动、兴奋、欣喜、大喜、狂喜、得意、兴高采烈	绝望、无望、郁闷、崩溃、悲痛、被抛弃、被打败、凄凉	惊慌失措、可怕、害怕、恐吓、惊惧、难以承受	迷乱、方寸大乱、疑惑、困惑	憎恶、敌意、暴怒、生气、残酷、憎恨、咨齿、怀恨在心	权利、威望、强制、潜力	羞耻、无能为力、脆弱、懦弱、精疲力竭、萎靡
中	积极向上、挺好、幸福、乐观、热情、快乐、喜悦、赶时髦	忧郁、沮丧、醒悟、孤独、糟糕、难过、消极、伤心、受伤、迷茫	焦躁不安、战栗、紧张、焦虑、威胁、不安	怀疑、混淆、没有把握、多疑、伤脑筋	侵犯、恼火、疯狂、沮丧、怨恨、愤愤不平、心烦意乱、不耐烦、固执、自信、娴熟	坚强、重要、自信、无畏、精力充沛、勇敢、有勇气、有胆量、有担当、胜任	尴尬、无用、意志消沉、无助、疲惫、笨拙、无能、不能胜任、不合适、颤抖

续表

情感的强度	情感的种类						
	开心	悲伤	恐惧	不确定	愤怒	力量，潜力	虚弱，不充足
弱	愉悦、乐意、满足、放松、满意、平静	低落、气馁、扫兴、忧郁、孤独、被排挤	神经过敏、提心吊胆、紧张、不舒服、焦虑、不自在、防御、忧虑、犹豫、急躁	不确定、惊讶、不安、未定、困扰	烦躁不安、气恼、抱怨、争论、烦扰、不愉快	坚决、坚定、能干、强壮	脆弱、温顺、无力、虚弱

（二）重视情感反应的运用

心理学中对于长期记忆和短期记忆的研究表明，人类的记忆具有选择性，而这种选择性又与人的情感有关。对于情绪和情感色彩浓烈的事件，能够长久保存记忆，并在记忆提取过程中依然感受到相同的情绪。来访者的情绪情感能够成为探寻问题产生的原因及影响的重要线索，咨询师通过准确、及时地运用情感反应技巧，能够加深对来访者的了解，成为打开对方心扉的钥匙。

四、注意事项

第一，注意同时进行。咨询师在使用反应技术的时候，应当将内容反应与情感反应相结合，两种技术同时进行能够增强效果。

第二，注意针对现有情绪。情感反应针对来访者现有的情绪比针对过去的情绪，其咨询效果更好。

第三，注意抓矛盾情绪。咨询中来访者常常出现矛盾的情绪体验，抓住矛盾情绪的含义和影响，有利于对咨询的突破。

第七单元 具 体 化

一、概念理解

具体化是指咨询师协助来访者清楚准确地表达观点、概念、情感体验以及经历的事件，目的在于澄清模糊不清的观念和问题，把握真实情况，同时帮助来访者弄清自己的所思所感，促进会谈。具体化技术对整个咨询过程都非常重要。

二、具体方法

具体化不是一次完成的，而是由开放式提问、封闭式提问、重复、内容反应等多种基础技巧综合组成的咨询过程。

（一）聚焦主题

咨询过程中，来访者的问题或其叙述的信息常常模糊、混乱，咨询师首先要帮助来访者将注意力集中在某一主题，引导其将问题具体化。例如，

来访者：我感觉自己很失败。

咨询师：你能具体说一下失败表现在哪些方面吗？（咨询师将主题聚焦在失败问题上）

（二）层层分析

来访者聚焦问题后叙述内容可能会出现信息庞杂、缺乏主次的情况，咨询师需要帮助来访者分清条理，

逐层分析。例如，

来访者：我没钱、没事业、没人爱、没房、没车、一无所有……

咨询师：你月收入多少？目前的职位是什么？曾经有人喜欢你吗？（咨询师层层分析来访者陈述的问题）

（三）由表及里

根据对来访者提供信息的分析，咨询师可以针对关键问题进一步具体化，帮助找到问题的本质。例如，

咨询师：根据你刚才所说的，你从事软件编程工作，月薪七千，有一万元存款，有恋爱经历，是因为工作原因主动与女友分手的，所以你并不是真的'一无所有'，而是因为工作和生活压力太大、职业晋升困难导致的失败感，是这样吗？（咨询师与来访者深入探讨导致失败感的原因）

来访者：是的，每当我在工作上遇到困难，加班到深夜赶着最后一班地铁一个人回到出租房，我真会有深深的失败感。

三、技能要点

具体化技术有如下三种使用情境：

第一，问题模糊。当来访者对自身问题不确定、模糊的时候，如"我快痛苦死了""我对自己失望透了"等，咨询师应该通过具体化技术帮助对方明确问题。

第二，过分概括。当来访者出现以偏概全或过分夸大的思维方式，将问题的原因过分概括化时，如"我从小就是一个不受待见的人"等，咨询师应该使用具体化技术将问题进行澄清。

第三，概念不清。当来访者因知识背景、问题理解等原因，出现概念混淆或概念使用错误的情况，如来访者将"入睡困难"错误描述成"失眠症"等，咨询师应当使用具体化技术将其澄清。

第八单元　参与性概述

一、概念理解

参与性概述是指咨询师对来访者的谈话内容进行要点总结，并呈现出来的技术。参与性概述可以将收集到的资料信息反馈给来访者，使来访者再一次回顾自己的所述，也让咨询面谈有一个暂停调整的机会。

二、具体方法

首先，综合整理。咨询师将来访者咨询中提供的所有信息，包括叙述内容、言语和非言语行为、情绪感受等进行综合整理。

其次，列出提纲。咨询师以列提纲的方式将信息做分类处理，帮助表达条理化。

最后，整合表达。咨询师运用内容反应和情感反应的技术整合，将来访者的谈话内容进行总结性表达。

例如，"下面我把你的意思概括一下，你看是不是这样？""你刚刚讲了近一年来，你在工作上取得了很多成绩，但你的同事嫉妒你的才能，对你无端指责，做出不友善的事，你为此非常生气，你想和他们斗争又担心惹起众怒，你很苦恼，不知该如何应对。"

三、技能要点

参与性概述的使用情境：可用于一次面谈结束前，也可用于一个阶段完成时，也可用于一般情况。只要认为对来访者叙述的内容已基本清楚，就可以做一个小结性的概述。

四、注意事项

需要注意的是，每一次谈话结束时咨询师都应该对本次面谈的重点进行总结与确认，可以帮助来访者厘清问题，同时便于连接下一次咨询，使谈话具有延续性。

> **? 思考一分钟**
>
> 1. 简述参与性技术的含义和具体内容。
> 2. 简述倾听与提问技术的咨询意义，思考在咨询初期、中期应该以哪个技术为主，为什么？
> 3. 思考参与性概述与内容反应的区别是什么？

第五节 影响性技术

影响性技术是指由咨询师来影响来访者，对来访者实施干预，帮助来访者解决心理问题，促进咨询目标实现的技术。常见的影响性技术有面质、解释、指导、内容表达、情感表达、自我开放、影响性概述和非言语行为。

第一单元 面 质

一、概念理解

面质又称"对峙""对质""质疑"等，是指咨询师指出来访者身上存在的矛盾，迫使来访者检查、修正或控制自己某一方面的行为，促进来访者的自我探索，帮助达成统一。面质技术并不是"当面"斥责或攻击，恰恰相反，面质技术帮助来访者更清楚地认识到正在发生什么、结果如何、如何行动来让自己的生活更高效、与他人的关系更平等、更融洽。面质技术有助于来访者的心理成长，成功的面质能够增强咨询效果。

二、具体方法

（一）发现矛盾

咨询过程中，咨询师通过来访者的叙述内容，发现其中存在矛盾和不一致的问题。

（二）指出矛盾

咨询师向来访者指出矛盾进行面质，常用句型有"你说……但是，你看……"例如，"你说你要利用休息时间多参加体育运动，实现减肥的目标，但是，你现在每天下班后都要看4~6个小时的电视，你的言行是不一致的。"

（三）征询解释

在陈述矛盾之后，咨询师需要与来访者进行确认并鼓励其作出解释，常用句型有"不知哪种情况更确切""你能解释一下吗""对此你如何解释呢"等。

三、技能要点

（一）使用目的

第一，加深了解，帮助来访者对自己的感受、认知、行为及处境等情况有更加深入的了解。

第二，鼓励坦诚，鼓励来访者放下心理防御，坦诚面对自己和现实情况，并展开有建设性的活动。

第三，促进统一，帮助来访者实现语言与行为的统一、理想自我与现实自我的统一。

第四，明确资源，帮助来访者认清自己的能力、优势，并加以利用。

第五，树立榜样，咨询师的面质将会成为来访者未来对自己或对他人做面质的榜样，是帮助来访者心理成长的重要部分。

（二）使用情境

1. 理想与现实不一致

当来访者的理想与现实情况不一致的时候，容易导致心理冲突，咨询师可使用面质技术，指出来访者的矛盾所在，引导来访者通过对问题的思考和自我的统一，最终解决矛盾。例如，来访者说"我希望能获得硕士学位，这样能够找到更好的工作"，但现实情况是来访者已经参加了三次研究生入学考试，并且都失败了。

2. 言行不一致

来访者可能会因为自己的言行不一导致认知不协调或产生痛苦，咨询师可以使用面质技术，促进来访者对问题进行探索，自己去实现统一，由此帮助解决问题。例如，来访者说"我希望能够戒酒"，但是来访者还是保持每日饮酒的习惯。

3. 言语不一致

来访者可能会出现前后言语不一致甚至反复无常的情况，咨询师可以通过面质技术，帮助来访者认识到自己的问题所在，促进自我探索和思考，实现统一。例如，来访者说"我不喜欢被人关注"，随后又说"我讨厌被人忽视的感觉"。

4. 意见不一致

咨询中可能出现咨询师与来访者的陈述、意见或评价不一致的情况，咨询师需要使用面质技术，帮助来访者明确自身问题，促进自我探索并达成一致，同时也帮助咨询师对来访者的了解更加深入、准确。例如：来访者抱怨说"我真后悔生了孩子，我的世界全变了，生活质量节节下降"，但是通过咨询，咨询师发现来访者很享受与孩子的亲密关系。

四、注意事项

第一，以咨询关系为基础。面质技术可能具有应激性和威胁性，使用不当可能伤害来访者的感情或影响咨询关系，甚至导致咨询失败。面质技术的使用需要以良好的咨询关系为基础，咨询师也应当注意言语和语气语调，做到共情、尊重、真诚、温暖。

第二，以事实根据为前提。如果事实不充分、矛盾不明显，一般不宜采用面质技术，咨询师应当以事实为前提，在确认矛盾事实存在时再使用面质技术。

第三，避免个人情绪。来访者常常出现言行矛盾、前后不一的情况，咨询师应当以帮助来访者实现统一、促进成长为目的，避免因个人情绪对面质技术产生不良影响的情况。

第四，避免批判攻击。咨询不是辩论，咨询师如果过多地、无情地使用面质，会让来访者感到受到批评、指责和攻击，陷入防御、阻抗和尴尬状态，对咨询无益。咨询师应在理解、真诚、关怀的基础上应用面质。

第五，可用尝试性面质。在咨询关系尚未充分建立前，应尽量避免面质，若不得不用，可进行尝试性面质，使用"好像""似乎"等不确定词汇，来访者可根据自己的意愿选择是否回答。

第二单元　解　　释

一、概念理解

解释是指咨询师运用心理学理论，对来访者的思想、情感和行为的原因等进行解释，或对某些复杂的心理现象、过程等进行解释。解释是影响性技术中最复杂也是最重要的技术，解释可以给来访者提供一种新的认识，还可以使来访者的世界观产生认知性的改变。

解释与内容反应的差别在于，内容反应是从来访者的参考体系出发来反馈来访者表达的实质性内容，而解释则是从咨询师的参考体系出发，运用心理学理论和人生经验为来访者提供一种认识自己和周围关系的新思维、新理论、新方法。解释技术与内容表达也有所区别，解释技术属于内容表达，侧重于对问题做理论分析，而内容表达则侧重于为来访者提供信息、建议、反馈等。

二、具体方法

（一）了解情况

咨询师需要深入了解情况，对来访者的问题和叙述的内容有全面准确的把握，避免出现理解偏差。例如，咨询师通过会谈，了解到来访者小时候是农村的留守儿童，从小被寄养在亲戚家，因为异姓缘故被看作是外来人，经常受到欺负。长大后对周围环境的适应和融入都不是很好，没有知心朋友，社交场合中常常因为找不到共同话题而离开，来访者希望能够找到原因并改变这种状况。

（二）明确重点

根据咨询的目标，咨询师需要抓住谈话重点，明确想要解释的内容和方向。例如，咨询师发现童年的成长经历对来访者成年后的行为有巨大影响。

（三）选择理论

咨询师需要根据来访者的特点和咨询的情况，选择适合的心理学理论。例如，来访者大学期间曾经阅读过弗洛伊德的著作，咨询师决定选择精神分析学派关于早期童年经验对成长影响的理论进行解释。

（四）进行解释

咨询师根据来访者的文化水平和理解能力，运用易于对方理解的语言和方式进行解释。例如，咨询师对来访者的情况进行分析："从你的童年经历来看，你从小与人交往就缺乏安全感，以避开或不与当时村中儿童一起玩耍的方式躲避欺辱。成年后与人的交往仍是如此。当你无法融入一个新环境的时候，害怕的心理又占上风，因此一走了之。"

三、技能要点

（一）具体问题具体分析

咨询师有认可的咨询治疗流派或咨询方法是正常的，但是如果仅用一个流派的理论和方法套用所有的问题，可能会适得其反。咨询师在使用解释技巧时，应当把握真相，具体问题具体分析，灵活运用专业知识，做到理论联系实际，做出恰当的解释。

（二）提升理论素养

无论是运用理论知识进行解释，还是运用咨询师的经验和观察进行解释，都需要咨询师对心理学理论流派的概念、方法有深刻的理解和认识，并且能够对其进行灵活、熟练、创造性地实践应用，这需要咨询师不断提升理论修养，积累专业知识。

（三）解释因人而异

由于来访者的文化水平、理解能力不同，咨询师在进行解释时需要因人而异，使用不同的语言和方法。

对于文化水平较高、领悟能力较强的来访者，解释时可以深入、系统、全面些；对于文化水平不高、理解能力较弱的来访者，咨询师可以深入浅出，多用比喻和举例，减少专业术语的使用。

（四）观念不强加于人

当来访者还没有做好心理准备，或者来访者不同意咨询师的解释时，咨询师不能以权威身份强迫来访者接受解释的观点。

四、注意事项

第一，注意避免过多解释。对于任何一次咨询会谈来说，两个或三个运用得当的解释可能是来访者的最大限度，解释应用过多会让来访者产生否认或反感的情绪，咨询师应谨慎、仔细。

第二，注意避免随意解释。咨询师不能随意打断来访者的谈话，更不能不假思索随意解释，应当反复斟酌思考该解释可能给来访者带来的影响，以及在什么时机、解释到什么程度、如何解释才能达到最佳效果。

第三单元　指　　导

一、概念理解

指导是指咨询师直接指示来访者做某件事、说某些话或以某种方式行动。指导是对来访者影响最明显的咨询技术。

二、具体方法

指导技巧与解释一样，与心理学各理论流派联系紧密，不同的理论会运用不同的指导方法，如精神分析学派运用自由联想指导来访者寻找问题的根源；行为主义学派指导来访者进行各种训练，如放松训练、决断训练、系统脱敏训练等；人本主义学派运用角色扮演指导来访者体验不同角色的思想、情感和行为；理性情绪学派使用信念修正指导来访者用合理信念代替不合理信念。

由于指导技巧繁多，且与理论密切相关，具体咨询方法于本书第十章"咨询方法"有详细介绍，在此不做展开。

三、技能要点

（一）确认意愿

咨询师在使用指导技术之前，应当确认来访者已经做好准备接受指导和建议，在来访者表示同意的情况下，才能给予指导。

（二）循序渐进

让来访者一下子做出巨大改变是非常困难的，咨询师提供的指导应该遵循循序渐进的原则，将改变分为几个可行的、具体的、较小的步骤，并对期望的行为给予适度强化。例如，咨询师不会让一个不爱运动的人在一周内减重2.5公斤，而是建议来访者一周内散步3次，每次15分钟，并且每次在结束后给自己一些强化，如泡个热水澡，并允许自己浏览手机社交软件半小时。

（三）评估动机

当来访者主动要求指导时，咨询师要注意区分这是来访者真诚的、直接的要求，还是在表达当下的情绪。如果无法确定，最好先处理相关的情绪。总之，咨询师需要确保知道是出于当事人的需求，而不是其他原因。

四、注意事项

第一，注意不强迫。咨询师可以对来访者提供帮助，但不能强迫来访者做某事，如果来访者不理解、不接受，指导的效果会事倍功半。

第二，注意不过多指导。咨询师能为来访者提供的指导和建议是有限的，过多的指导会助长来访者的依赖性，甚至将解决问题的责任转移到咨询师身上。

第四单元　内　容　表　达

一、概念理解

内容表达是指咨询师传递信息、提出建议、进行解释和反馈，以此影响来访者，促使来访者实现咨询目标。基本上绝大多数的影响性技术都属于内容表达的范畴，都是通过内容表达技术的方式起作用，即解释、指导、自我开放、影响性概述等都是一种内容表达。

内容表达与内容反应技术有所不同，内容表达侧重于咨询师表达自己的意见，而内容反应则侧重于反应来访者的叙述。

二、具体方法

内容表达的其他方法在本节有详细介绍，在此仅列举以下两种方法。

（一）反馈

反馈是指咨询师为来访者提供自己或他人会怎样看待来访者的问题的特殊信息，由此为来访者提供不同的感知思维模式，以达到影响来访者的目的。具体方法如下。

1. 确定反馈内容

咨询师为来访者提供反馈时要谨慎，并清楚地知道即将提供的是自己对来访者行为的观察或是对问题的看法。

2. 描述性语气

咨询师应当使用描述性语气而非评价性语气进行陈述，如"你的声音听起来很犹豫"。

（二）忠告与建议

忠告与建议是指咨询师借助为来访者提供建议，给予指导性的信息，或为其提供具有指导意义的思想观点等帮助来访者。忠告与建议为来访者提供了新的信息，对来访者的思维与行动具有潜在影响力。具体方法如下。

1. 说明理由

咨询师在给予忠告与建议之前，应当向来访者说明即将给出的忠告或建议是有用的，并给出充分的理由，传达出"这个建议会有帮助"的信号。

2. 尊重意愿

咨询师必须注意到来访者不愿遵从忠告与建议的信号，咨询师应当反思是否是表达方式有问题，或是来访者对忠告与建议的内容产生质疑，应及时做出调整和处理。如果来访者决定拒绝，咨询师应当尊重来访者的意愿。

三、技能要点

（一）反馈

1. 选择可改变的事

咨询师进行反馈时，应尽量选择来访者可以改变的事，而不是无法改变的生理特性和生活环境等。例如，非言语行为、行动是可改变的，而身高、人格是难以改变的。

2. 选择新近的行为

咨询师进行反馈时，应尽量选择来访者新近的行为，如"刚才你说话的语气很肯定"，而不要等过了很长一段时间后，才试着重述情境，如"几周前你说感觉很累，想多睡觉"。

3. 共情同感

与其他技术一样，反馈需要建立在良好的咨询关系基础上，咨询师提供反馈时必须是共情同感和支持的，尤其是提供消极反馈时。

（二）忠告与建议

1. 措辞缓和、尊重

咨询师在表达忠告与建议时，应该避免使用强制性或命令性语气，应当采用缓和、尊重的措辞，如"我希望你能改变对……的看法""如果你能用积极、合理、有效的行为模式解决你的困扰，或许比你现在所做的要好"。

2. 以来访者利益为出发点

咨询师需要知道自己提出的忠告与建议不一定是唯一正确的，当来访者表示不认可时，咨询师应当冷静对待，站在来访者的立场上看问题，了解来访者的想法之后再进行帮助。咨询师可以改为倾听技巧，给对方进一步解释自己的机会，如"你认为这种方法解决不了你的问题，那么你希望我给你什么样的帮助呢"等。

第五单元　情感表达

一、概念理解

情感表达是指咨询师将自己的情绪、情感及对来访者的情绪、情感等告诉来访者，以对其产生影响。通过情感表达，能够体现咨询师对来访者设身处地的理解，同时做出示范，促进来访者自我探索和改变，促使咨询顺利进行。

情感表达与情感反应有所不同，情感表达侧重于咨询师表达自己以及对来访者的情绪情感，而情感反应则侧重于咨询师对来访者的情感内容整理后进行反馈。

二、具体方法

（一）针对来访者

咨询师可以针对来访者进行情感表达，对来访者进行鼓励，如"看到你在四次咨询的时间里，坚持每天进行三十分钟的体育运动，每日的吸烟量从一开始一天一包，减少到现在一天五支，已经发生了明显的改变，我为你的变化感到高兴"。

（二）针对咨询师

咨询师也可以针对自己的情感表达，对来访者进行鼓励或共情，如"我可以理解这种担心，记得第一次去见咨询师时，我也觉得很紧张"。

三、注意事项

需要注意的是，情感表达一般只做正性情感的表达，如"我很欣慰你勇敢迈出这一步"，尽量不做负性情感的表达，如"你没有履行自己的承诺，我很生气"，因为负性情感可能会阻碍咨询，除非是在表达共情时，如"我为你的遭遇感到非常难过"。

第六单元　自　我　开　放

一、概念理解

自我开放又称"自我暴露""自我表露",是指咨询师把与自己的情感、思想、经验等信息讲出来,与来访者共同分享。咨询师的自我开放与来访者的自我开放同样重要,有助于建立良好的咨询关系,促进来访者进一步自我开放和自我认知,对来访者的行为有一定的强化影响作用。

二、具体方法

自我开放通常有以下两种形式。

(一)反馈相应感受

咨询师把自己对来访者的体验感受告诉来访者,包括正性的和负性的信息。例如,"我很高兴你能这么做""你没有完成上次咨询布置的作业,我有些失望,但我想也许你有你的原因?"。需要注意的是,负性的自我开放可能会产生副作用,咨询师不能只顾表达自己的情绪而忽视了体谅来访者的感受,应当谨慎使用。

(二)暴露个人经验

咨询师针对来访者所谈及的内容,暴露相关的个人经历、体验、情感等,目的在于咨询师通过分享自己的经验,促进来访者更多地自我开放。例如,"你说当你的父亲去世时,你感到一种可怕的冷静,我可以想象得出,我也有过类似的体验。我的父亲去世时,母亲情绪崩溃不知所措,我变成了她的依靠,所有的事务我都处理得井井有条,整个过程没有流过一滴眼泪。但是,我想知道父亲去世这件事对你产生了什么样的影响?"需要注意的是,咨询师以暴露个人经验的方式做自我开放时,需要做到简明扼要,如果讲述的内容过于冗长、详细,则有可能偏离咨询目标。

三、技能要点

第一,以咨询关系为基础。自我开放技术需要建立在良好的咨询关系的基础上,且需要一定的谈话背景作为铺垫,未建立咨询关系的自我开放和突如其来、毫无征兆的自我开放,可能会因为来访者没有心理准备而影响效果。

第二,以来访者需求为前提。咨询师使用自我开放技术之前,要以来访者的需求为前提,只有当来访者有需求,或者咨询过程中遇到困难时,咨询师自我开放的内容才容易被来访者理解和接受,才能起到促进会谈的效果。咨询师应当避免随意、主动的自我开放,同时,自我开放的内容和程度都应当与来访者的问题密切相关,始终以来访者为中心。

第七单元　影响性概述

一、概念理解

影响性概述是指咨询师将自己所叙述的内容、意见等经过组织整理后,以简明扼要的方式表达出来,起到让咨询师回顾、修正和重新提炼谈话要点,让来访者重温咨询师的话、加深印象的作用。影响性概述相当于内容较多的内容表达,是咨询师常用的咨询技术之一。

影响性概述与参与性概述有所不同,影响性概述侧重于概述咨询师的观点,而参与性概述则侧重于概述来访者叙述的内容。相较而言,影响性概述更为主动、积极,影响也更加深刻。

二、具体方法

首先，整理重点。咨询师需要归纳整理会谈的内容，提炼重点内容，有条理地组织语言，如来访者的问题的原因、治疗过程中的注意事项、咨询结束后的家庭作业等。

其次，概述表达。咨询师将经过组织整理后的重点内容进行概述性表达，概述过程中常常与参与性概述等咨询技术一起使用。

三、技能要点

（一）使用情境

1. 用于面谈过程中

影响性概述可以在面谈过程中使用，方便咨询师对会谈内容进行小结，把握咨询全局，让整个咨询过程脉络清楚、条理清晰。例如，咨询师概述说"上一次咨询时我们同意咨询目标已经达成，也同意在这一次会谈结束咨询关系，所以今天一开始我们就来讨论这个问题"。

2. 用于咨询结束时

影响性概述也可以用于咨询结束时，有助于咨询师总结来访者的主要问题、原因及影响等，并总结自己需要强调的内容，提出重点。例如，咨询师概述"我很理解这种感受，感谢你对我的信任，我为你能这么快走出来感到高兴，未来的路需要你自己走，我也相信你能处理好未来的人际关系。针对你的问题，我认为有几点需要与你分享一下：要处理好自己的人际关系，首先要遵循人际交往的基本原则——尊重、平等、真诚等。其次，要掌握人际交往的一般技巧，如学会赞美等。最后要优化你的人格素养，改变自己的不良认知，真诚地希望你能从与同事、上司的交往中获得幸福。"

（二）使用主体

通常来讲，影响性概述的使用主体是咨询师，少数情况下，咨询师也可以通过提问，鼓励来访者作为使用主体概述自己讲话的内容，以此了解来访者掌握和理解的程度，在此基础上咨询师再进行概述或修正。

第八单元　非言语行为

一、概念理解

非言语行为技术是指咨询师通过语言以外的行为表现，包括肢体语言、面部表情、眼神等，表达或传递信息，能够促进来访者理解，提高咨询效果。非言语行为既可以独立使用，也可以作为语言表达的重要补充，是咨询师表达共情、积极关注、尊重等的有效方式之一，在咨询活动中起着非常重要的作用。

心理学教授麦拉宾（Mehrabian）指出，在人们进行信息交流的时候，有55%的信息是通过视觉传达的，如手势、表情、外表、装扮、肢体语言、仪态等；有38%的信息是通过听觉传达的，如说话的语调、声音的抑扬顿挫等；剩下只有7%来自纯粹的语言表达——"55387"定律已成为目前最常用的沟通定律。这也表明，虽然言语行为在咨询中占有重要地位，然而，非言语行为却决定了信息表达的程度，甚至对咨询成败举足轻重。

二、具体方法

非言语行为主要包括的内容及方法如下。

（一）目光注视

目光注视是非言语行为中最重要的表达方法之一，眼睛所传递出的最细微的情感，直接影响到咨询的效果。

在咨询过程中，当咨询师倾听来访者的谈话与叙述时，目光可以直接注视着对方的双眼；当咨询师在讲话时，这种直接的对视接触可以比倾听时有所减少。即来访者讲话时，咨询师一定要用目光表示关注；当咨询师讲话时，视线可以短时间离开来访者。

咨询师还要学会运用目光注视表达不同的情感和意义。例如，用关切的目光表达安慰，用坚定的目光表达支持和力量，用蕴含智慧的目光提供解释等。

（二）面部表情

面部表情是通过面部器官的运动表达内心活动、情绪情感和态度，目光注视也是面部表情的一部分。

由于每个人对于面部表情的理解是不一样的，咨询师在咨询过程中，应当保持面部表情的平静或轻松自然，微笑也是常用的面部表情。尽量避免使用夸张或容易让人产生歧义的表情，如张大嘴巴、挑眉、皱眉、撇嘴、眯眼等。

（三）身体语言

身体语言具有丰富的含义，不仅能够表现出咨询师的思想、情感等，还能在一定程度上反映咨询的状态。

咨询师应当尽量让身体语言融入到咨询过程中，有利于咨询的顺利开展。例如，初诊接待时，咨询师可以起身打招呼或握手表示欢迎接纳；倾听过程中，咨询师应当尽量身体略微前倾，并且适时点头，表示对来访者的关注；说明问题时，咨询师可以借助适当的手势来加强谈话效果；每次咨询结束时，咨询师应当起身送别来访者，既是礼仪也是尊重。

（四）声音特质

声音特质包括音质、音量、音调和语速，伴随着言语产生，同时对言语起到加强或削弱的作用。咨询师能够在语言表达的同时，通过声音特质表达自己的思想、情感和态度。

咨询过程中，咨询师应当注意发音不能太平，避免让来访者感到平淡无奇、枯燥乏味；讲话时要有些抑扬顿挫、变速与停顿，让语言变得有生气和吸引力；尽量吐字清晰，音量适中，让来访者能够听清楚；语速不能过快或过慢，应以中速为宜。

咨询过程中的停顿有助于来访者的思考，具有3个作用：①留下言语的余韵；②求得同意、领会；③加强听者的紧张状态，这实际上是让对方参与其中的艺术。

（五）空间距离

咨询时双方的空间距离也具有非言语行为的特征，能反映咨询关系。

咨询师与来访者的空间距离不是固定不变的，会因为场地、人物、事件和咨询阶段的不同而发生改变，咨询师可以通过身体微微前倾缩短与来访者的距离。距离因地而异，一般情况下，心理咨询室的座椅是固定的，距离在1米左右为宜；如果是在空旷嘈杂的公共场所，双方距离会有所缩小。距离因人而异，咨询师与异性来访者的距离大于与同性来访者的距离；与成年来访者的距离大于与儿童、青少年来访者的距离；与敏感、防御的来访者之间的距离大于与渴望帮助、寻求依靠的来访者之间的距离。距离因咨询阶段而异，咨询初期的距离大于咨询中后期的距离。

（六）衣着与姿态

衣着与姿态也是非言语行为的表现之一，能够传递出咨询师的个性、审美、文化修养、精神面貌等信息，对来访者会产生无意识的影响。

衣着方面，咨询师在咨询开始之前，应当整理个人衣着外形，保持衣物干净整洁，尽量选择职业装或棉麻材质的休闲装，款式简洁、颜色柔和，造型不可过于时尚前卫或慵懒邋遢，应当让来访者感觉舒适专业，而不是吸引来访者的注意。

姿态方面，咨询师的站姿、坐姿、步态都应当具有良好的精神面貌，让来访者感受到积极、自信和镇定，避免垂头丧气、紧张不安或烦躁多动。如果咨询师过于劳累，应当注意调整休息，保持良好的咨询状态。

三、技能要点

(一)咨询作用

非言语行为在咨询过程中具有如下作用:

(1) **加强言语**　非言语行为与言语同时使用,让情感色彩更加鲜明、言语表达更加丰富。

(2) **配合言语**　手势等非言语行为能够配合言语表达,促进交流。

(3) **现实反馈**　咨询师通过非言语行为的使用,将自己的理解、感受、态度等反馈给来访者。

(4) **传达情感**　咨询师常常通过非言语行为的使用表达内心的情绪情感和对来访者的喜欢、理解、尊重和信任。

(二)指向一致性

非言语行为与咨询技巧之间指向的一致性是提高咨询效果的重要保障。咨询师的非言语行为和言语表达的意义应该是一致的,所运用的参与性技术和影响性技术在指向上也应该是一致的。在咨询过程中,听、看、说、想缺一不可,咨询师应当合理搭配、协调运用多种咨询技巧,最大限度发挥咨询的整体效能。

(三)理解与观察

非言语行为普遍存在于人际交往和心理咨询中,除了作为影响性咨询技术,非言语行为也是咨询师了解来访者的重要手段。咨询师应当正确理解非言语行为的含义,全面观察来访者的非言语行为表达,在咨询过程中保持敏锐的观察和准确的判断,促进对来访者及其问题的认识和理解。

> ❓ **思考一分钟**
>
> 1. 简述影响性技术的含义、具体技术及其对咨询的意义。
> 2. 思考非言语行为与心理咨询技术(包括参与性技术与影响性技术)之间的关系。
> 3. 思考影响性技术中最复杂、最常用、最直接的咨询技术分别是什么?

第六节　效 果 评 估

在心理咨询的中后期,对咨询效果的综合性评估是对咨询工作的回顾与检验,对咨询效果的提升与保证具有重要意义,咨询师在咨询阶段性小结和咨询即将结束时,都应该做好评估工作。本节内容将对咨询效果评估、咨询匹配性评估、咨询阶段性小结与处理、咨询结束与处理以及咨询记录和存档工作进行详细介绍。

第一单元　咨询效果评估

一、效果评估的意义

效果评估对心理咨询工作具有重要意义,主要体现在以下方面。

首先,把握咨询实质。心理咨询的效果受到多种因素的共同作用影响,如果当前效果不佳,效果评估可以帮助查明咨询目标是否设定有误,或是咨询方案不适用,或是咨询问题的原因没有找对,抑或是咨询师与来访者不匹配等,有助于把握咨询实质,及时做出调整应对,保证咨询有效、顺利进行。

其次，找到适合方法。心理咨询的理论流派、技巧方法众多，相关研究表明，所有的方法均能起到作用，但对不同的心理问题所起的作用不同。对咨询效果进行评估，能够检验当前的咨询方法对于来访者及其问题是否适用，只有找到最适合的方法，才能发挥咨询的最大效果。

最后，减少来访者脱落。心理咨询在一定阶段内对来访者的问题起到一定效果，能够增强来访者继续咨询的信心，也就是说，来访者的咨询次数很大程度上取决于咨询是否有效。如果来访者的问题只需一次咨询就能解决，咨询师没有必要让来访者增加咨询次数；但如果来访者的问题需要长程咨询，那么阶段性的效果评估能够极大减少来访者脱落的情况。

二、效果评估的程序

（一）选择评估时间

一般来说，心理咨询的效果评估工作主要在两个时间点开展：一是咨询中期做阶段性小结时，此时的效果评估能够为咨询工作提供参考，便于咨询师及时对咨询进行调整；二是咨询后期即将结束时，此时的效果评估是对整个咨询过程效果的评价，对咨询师的技能提升、来访者的信心建立以及保证咨询程序的完整性都具有重要作用。

（二）进行多维度评估

咨询效果的评估内容应当围绕咨询目标展开，可以从以下六个维度进行。

1. 来访者对咨询效果的自我评估

自评或自我报告由于具有直接性和有效性，是心理学中常见的评估方式。最了解来访者的是他本人，经过几次咨询之后，来访者可以对咨询的效果、感受和咨询问题的解决情况进行自我评估，并反馈给咨询师。但是自评具有主观性，咨询师还需要综合其他维度做评定。

2. 咨询师对来访者的观察与评估

咨询师的观察与评估是他评的重要组成部分，在效果评估中不可或缺。咨询师可根据观察，对来访者在情绪、认知和行为等方面的变化，以及来访者问题的解决或改善情况等做出评价。

3. 来访者周围人士对来访者的评估

周围人士对来访者的评价属于他评，能够为效果评估提供更全面的视角和素材，但不是必需的。周围人士包括家人、朋友、同事等，在涉及人际关系等的问题中，周围人士的评价具有一定的参考价值。

4. 来访者咨询前后心理测量结果的比较

心理问卷或量表的数据结果是咨询效果评估量化的最好体现，但是咨询师不可迷信测验，应当综合其他维度的评估结果做评定，同时需要注意避免被试练习效应[①]的出现。

5. 对来访者症状改善程度的评估

来访者症状改善程度是咨询效果评估的重要指标之一，在咨询过程中和结束前，咨询师都应当对来访者的心理和生理的症状改善程度做出评估，以便验证目前的咨询方法是否有效。

6. 对来访者咨询问题解决情况的评估

咨询评估服务于咨询目标，咨询目标服务于解决来访者的心理问题，咨询师在咨询结束前一定要对来访者的咨询问题是否得到解决、解决或改善情况如何等问题进行评估和总结。

以上咨询效果的维度具有独立性和综合性，但为了减少独立评估出现的偏差，咨询师应当采用多种维度的综合评估，尽量保证评估结论的全面、客观和准确。

（三）形成评估报告

一般来说，效果评估的结论有以下四种情况：

（1）效果显著　来访者的问题已顺利解决，实现了咨询目标，来访者适应能力明显提高。

[①] 被试练习效应是心理学实验中的一种误差来源，指实验中被试由于多次重复同样的程序，实验成绩提高或降低的现象。

(2) 效果较好　来访者的问题大部分解决，咨询目标大部分实现。
(3) 有一定效果　来访者的问题小部分解决，主要问题依然存在，咨询目标大部分没有实现。
(4) 效果不明显　来访者的问题基本上没有解决，咨询目标基本没有实现。

咨询师根据对来访者、咨询过程和咨询效果的综合评估，形成阶段性的或最终的效果评估报告。该报告结果应当告知来访者，并作为来访者的案例资料进行存档。

三、咨询效果的影响因素

咨询效果受到咨询师、来访者、咨询方法等多种因素的影响，主要归纳如下。

第一，咨询师方面。咨询师本身的人格魅力、扎实的理论基础、娴熟的咨询技巧、准确的共情等因素对咨询的效果起到重要影响。

第二，来访者方面。来访者强烈的求助动机、积极的态度、对咨询师的配合、对咨询的信心，以及自我探索和改变的自觉性等，是影响心理咨询发挥效果的重要影响因素。

第三，咨询关系。咨询师与来访者之间匹配、和谐、信任的咨询关系是咨询效果的重要保障。

第四，咨询理论与方法。咨询理论和方法是否适用，咨询师和来访者对于该理论和方法的信念，同样对咨询效果产生影响。

第五，咨询问题方面。心理咨询是否促进来访者的认知改变、情绪调节、行为改善，其咨询问题是否得到解决或缓解，很大程度上影响了来访者对于咨询的信心，同时也对咨询效果有所影响。

总的来说，想要心理咨询发挥效果并不容易，一个理想的心理咨询，其效果是由外到里、由浅入深的，咨询初期为自觉状态的改善，中期为行为表层的好转，后期为人趋于成熟。

四、效果评估的影响因素

咨询效果成因复杂，而咨询效果的评估会受到咨询师、来访者和外界因素的影响，为评估工作带来困难。

（一）咨询师方面

不同的心理咨询流派，咨询效果的标准有所不同，例如，精神分析学派关注的是来访者能否在意识领域内体验到原先是潜意识的感受和思想；而行为主义学派则关注的是来访者能否通过一定的刺激和训练，使原有的行为问题得到改善。因此，咨询师所选择的咨询流派和理论会影响到对咨询效果评估的标准问题，按照不同的评价标准会得到不同的结果。

（二）来访者方面

在咨询过程中，来访者会因为某些心理效应的作用，假装声称或自认为咨询起到作用、自己的心理问题已经得到解决，从而影响到咨询效果评估的可靠性，如"您好-再见"效应[1]、安慰剂效应[2]等。

（三）外界因素方面

心理咨询是一个连续、开放、交互的过程，来访者在接受心理咨询的同时，也会受到咨询以外的因素影响，如他人的帮助、生活处境的改善、时间推移的效果等，咨询与外界因素的复杂作用使得对咨询效果的评估产生困难。

咨询师在做效果评估时需要尽量避免以上影响因素带来的干扰，动态、全面地综合分析所有材料，做出比较全面、客观、准确的评价。

---

[1] "您好-再见"效应是指随着咨询进行，来访者已熟悉咨询师的咨询方法，或者对咨询师产生怀疑，不愿得到心理帮助，就叙述自己的感觉好多了，声称受益于咨询，感谢咨询师，再见道别。

[2] 安慰剂效应指患者虽然获得无效的治疗，但却"预料"或"相信"治疗有效，从而让病患症状得到舒缓的现象。在这里指来访者相信咨询有效，因而起到缓解心理问题的作用。

第二单元 咨询匹配性评估

咨询师与来访者是否匹配，对于咨询关系的建立、咨询进展、咨询效果都有重要影响，咨询匹配性的评估能够帮助来访者找到合适的咨询师，对不匹配的来访者及时转介，避免无效咨询的情况出现。

一、来访者适合性评估

咨询师与来访者之间是相互选择的关系，不是每一位咨询师都适合所有的来访者，咨询师需要尽量选择合适的咨询对象，才能保证咨询效果，甚至事半功倍。

适合的咨询对象表现在以下八个方面：

第一，动机正确。来访者的咨询意愿和动机方向性直接影响到咨询效果，咨询师应当预先判明来访者的真实动机，若发现动机不端正，如来访者是被迫咨询、咨询目的是为了逃避问题等，应设法调整其动机，或中止咨询。

第二，人格正常。如果来访者有严重的人格障碍，普通的心理咨询是难以矫正或产生效果的，咨询师需要评估来访者的人格情况，如果超出自己的能力范围，应当建议来访者寻求专业的其他帮助。

第三，信任度高。来访者对心理咨询、咨询师以及所持的理论和方法的信任度越高，咨询效果越好；如果来访者的质疑态度较强，则咨询中的阻力和困难也会比较大。

第四，配合度高。除了咨询过程中的认真投入，来访者还需要积极配合，按照咨询师的指导采取切实行动，如此才能取得良好的咨询效果。

第五，匹配度高。每个咨询师都有自己擅长的咨询群体、咨询问题、咨询方法等，如果来访者的情况与咨询师的专长吻合，则匹配度较高，更容易取得咨询效果。

第六，智力正常。正常的智力水平是咨询沟通顺利的保证，咨询师需要选择与咨询所需的理解能力相匹配的来访者。

第七，年龄适宜。对不同年龄段的来访者，咨询师所需要具备的专业知识不同，尤其是低龄儿童和高龄老人的咨询，对咨询师背景知识的要求较高，咨询师应当选择自己擅长的咨询群体。

第八，问题适宜。来访者的心理问题不同，咨询师应当确保问题属于心理咨询范畴，对于范畴以外的来访者，如精神病患者等，不适合心理咨询，应当建议来访者寻求专业医疗帮助。

二、咨询适合性评估

每一位咨询师都有自己的咨询专长、咨询风格和价值体系，秉承为来访者负责的态度，咨询师应当评估来访者是否适合自己，可以从以下方面展开。

第一，咨询范围。由于咨询师的专业背景、受训重点和擅长内容有所不同，应当根据来访者的群体划分，如儿童、青少年、职业人群、中老年，以及来访者咨询的问题，如学业问题、职业发展、婚姻家庭等，搭配擅长应对该类人群及其问题的咨询师，提高咨询效率。例如，刚生产不久遇到育儿问题及家庭关系矛盾的女性来访者，为其选择已经生育并且擅长处理婚姻家庭问题的咨询师最适合不过。

第二，咨询风格。由于咨询师的脾气性格、表达方式和咨询理念有所不同，应当根据来访者的情况，搭配适合、易于接受的咨询师，保证咨询效果。例如，对于文化水平较低、自卑、内向的来访者，为其选择富有耐心、平易近人、人本主义流派的咨询师较为适合。

第三，个人忌讳。由于咨询师的个人经历、宗教信仰、民族等原因，可能在某些问题上存在敏感、偏见或个人忌讳，应当根据双方情况合理搭配，避免冲突。例如，信仰天主教的咨询师对于婚前性行为有既定的价值观念，对于想要咨询性心理的未婚来访者是不适合的。

三、不匹配情况的处理

如果出现咨询师与来访者不匹配的情况，有以下两种处理方法。

（一）咨询师尝试适应来访者

咨询过程中如果出现不匹配的情况，咨询师要学会调整自己，尝试着去适应来访者。

对于来访者与咨询师擅长范围不匹配的情况，咨询师可以把建立咨询关系作为前期的咨询重点，运用倾听等技术尽可能多地了解并理解来访者，对于自己不擅长处理的问题，尽快学习相关资料，征询有关专家的意见，在陌生的领域快速成长。

对于来访者与咨询师咨询风格不匹配的情况，咨询师应当尝试控制自己的脾气性格、转变表达方式，接受不同的意见观点，避免在个性、风格和观念上与来访者发生冲突。

对于来访者与咨询师个人忌讳不匹配的情况，咨询师应当主动调整自己的主观想法和情绪，保持理性、客观、中立的原则，从助人的角度出发，最大限度地理解和接纳来访者。

（二）咨询转介

咨询师要实事求是地认识自己的咨询能力，不做超出能力范围的咨询，如果咨询师无法完成自我调整适应来访者或无法胜任咨询，则需要尽快帮助来访者进行转介，或及时中止咨询，推荐其寻求更好的帮助。转介的基本程序如下：

首先，事先征询意见并说明理由。咨询转介前必须向来访者说明转介的理由，征询来访者的同意，表述过程中注意言语不可过于直率，应当确保来访者不受伤害、不产生误解，同时尊重来访者的意见。

其次，向来访者介绍新咨询师的情况。来访者同意转介后，咨询师应当向其介绍新咨询师的基本情况，尤其是擅长领域，让来访者感觉到咨询师负责任的态度，也有利于新咨询的顺利开展。

再次，向新咨询师介绍来访者的情况。原咨询师应当为新咨询师介绍来访者的基本情况、此前的咨询过程，提供自己的分析和看法，提高当前咨询的效率。

最后，必要时对咨询情况进行跟进。通常来说，转介后不宜干预新咨询师的咨询方法、咨询过程，如有必要，原咨询师可与新咨询师交流，对咨询情况进行简单了解。

第三单元　咨询阶段性小结与处理

一个完整的心理咨询是由若干次咨询组成的，不同阶段的咨询构成了独立的咨询单元，既有独立性又有连续性。咨询过程中，阶段性的咨询小节对于找到问题原因、调整咨询方案和强化咨询效果具有重要作用。

一、基本程序

（一）效果小节

咨询师应当及时对每一次、每一阶段的咨询状况及效果进行小结，以便总结经验、及时调整。小结可以从以下三个方面进行。

1. 咨询师的小结

咨询师的小结包括对来访者咨询问题的把握是否准确、咨询目标是否合理、咨询方法是否适合有效、咨询中的阻碍因素、自己的言行是否得当，等等。

2. 来访者的小结

来访者的小结包括对咨询师的理解和配合程度、自己发生了哪些变化、自己获得了哪些成长、咨询目标的实现情况以及对自我问题的探索，等等。

3. 双方共同小结

双方共同小结包括咨询的体验和感受、咨询目标的实现状况、没有实现的原因、仍然存在的问题，等等。交流讨论过程中，咨询师应当肯定来访者取得的进步，对来访者进行鼓励，提高对方的咨询信心。

（二）商讨目标

在完成了阶段性的效果总结之后，咨询师与来访者应当列出尚未完成的目标和当前存在的问题，对照咨询方案，共同商量下一阶段的咨询任务和目标，明确需要解决的问题。

（三）布置作业

根据下一阶段的咨询任务，咨询师应当为来访者布置相应的家庭作业，如写日记、写感受、做练习等，帮助来访者在咨询结束后也有持续性的思考和进步，巩固咨询效果。

二、对反复的处理

心理咨询不是速效药，咨询过程中来访者可能会出现反复甚至倒退的情况，这是正常现象，咨询师和来访者应该有心理准备。对于咨询反复情况的处理，应当做到：

首先，树立信心。咨询师自己要有信心和耐心，不急躁、不指责，对来访者和咨询效果保持积极信念，同时咨询师要帮助来访者建立信心，解释反复现象是正常的，肯定来访者取得的进步，对其鼓励。

其次，分析原因。咨询师需要分析反复或倒退出现的具体原因，是咨询目标过高、咨询策略不当、来访者遇到困难，还是改变过程中的暂时倒退等。

最后，针对处理。明确原因后，咨询师应对问题做针对处理，给来访者提供解决问题的意见和相应的指导支持。通常经过进一步的咨询和效果巩固，反复情况会有所好转。

三、注意事项

咨询的阶段性小结工作需要咨询师注意反思咨询的每一个细节，找到导致咨询效果不佳的真正原因。同时，咨询师也要帮助来访者提高自我觉察和对问题的分析能力，参与到咨询小结的工作中，双方共同努力，保证咨询工作的有效开展。

第四单元　咨询结束与处理

咨询关系的结束是指咨询中的其中一方或双方决定停止咨询。咨询的结束工作对咨询师和来访者都是一个挑战，对咨询关系和咨询效果都有重要影响，咨询师应当谨慎妥善处理。

一、咨询结束的意义

咨询关系的结束，对于心理咨询的意义是多方面的：

第一，促进咨询目标的实现。明确咨询结束的时间，使得咨询双方认识到时间的有限性，激励双方努力实现咨询目标，从而提高咨询效率。

第二，延续咨询效果。咨询关系的结束是来访者开始独立时间的标志，意味着来访者需要将在咨询中改变的情绪、行为和认知方式等继续保持，并在真实的生活和工作环境中实践运用。

第三，帮助来访者成长。心理咨询最重要的是让来访者在具备解决问题的能力之外，获得新的领悟和认识，完善人格塑造，咨询的结束标志着来访者的成长和进步。

二、基本程序

（一）确定时间

咨询结束的时机需要根据咨询的情况、来访者的感觉及要求、咨询师的经验等来决定。一般来说，在咨询目标达成后，以双方认为可以结束为宜。有学者认为，对经历3个月以上的咨询来说，在最后的3~4周，咨询双方就应该对咨询结束所产生的影响进行讨论。还有学者认为，应该用1/6的咨询时间来讨论咨询结束这一主题。总之，咨询师需要专门留出咨询时间讨论结束计划，完成结束工作。

（二）总结回顾

咨询结束前，咨询师应当从以下方面做一个全面、提纲挈领的总结与回顾。

1. 对咨询的总结

对咨询的总结包括咨询实施过程、咨询方法、咨询目标的达成情况、咨询效果评价、咨询中的关键时刻、困难时刻以及咨询结束后的注意事项等。

2. 对来访者的总结

对来访者的总结包括来访者问题的前因后果、取得的变化和进步、积极的行动、正确的思维、解决问题的能力以及对来访者未来的展望等。总结过程中咨询师应当多使用鼓励的语言，帮助来访者树立信心。

3. 来访者的自我总结

咨询师应当鼓励和启发来访者进行自我总结，对于培养来访者的独立性、自主性具有积极意义。

（三）展望未来

咨询师有必要花时间与来访者讨论咨询后即将面临的情况，咨询师可以和来访者畅想美好的未来，也可以对来访者未来可能遇到的困难进行预估，探讨如何运用新行为来解决相关问题。

（四）准备离别

成功的咨询结束不仅是终止咨询会谈，更重要的是让来访者正确处理离别情绪，在咨询结束后也能够独立解决和应对生活中的问题。然而，长期的咨询可能会让来访者对咨询师产生依赖心理，严重者可能会出现反复或倒退的情况。对于依赖的来访者，咨询师可以采用逐渐结束的方式，如缩短咨询时间、减少咨询频率，帮助其适应和接受咨询结束的事实。咨询师需要提前告知来访者，让其做好心理准备。离别时咨询师应当对来访者表示感谢，分享彼此对于结束的感受，并真诚道别。

三、遵守原则

咨询关系的结束过程是严肃和复杂的，需要认真对待。为此，心理学家总结了在结束咨询关系时，咨询师应该遵循的原则：

第一，清晰地认识到来访者的需求和想法；

第二，清晰地认识到自己的需求和想法；

第三，对自己的离别体验，以及由离别体验所引发的内部反应有明确的意识；

第四，更加注意来访者的情感，而不是观念，并且鼓励来访者尽可能地表达自己的情感体验；

第五，真诚地与来访者共同分享自己对咨询经验的感受；

第六，对咨询经验中的主要事件加以总结，并与目前的现状相联系；

第七，对来访者已经取得的变化给予支持性鼓励；

第八，让来访者坚持记录自己生活中所发生的事情。

四、注意事项

咨询关系是一种复杂的人际关系，咨询关系的建立、维护和结束是咨询关系的重要组成部分，做好每个环节都不容易。心理咨询师应当提高对咨询关系结束的重视和敏感，处理好其中可能会产生的情绪问题，提前告知来访者结束的时间，提醒对方可能会感到悲伤和失落，避免咨询结束以失败告终的情况发生。

第五单元　咨询记录与存档

咨询记录是心理咨询专业性和责任感的体现，心理咨询初期需要做资料收集，中期需要做阶段性小结，后期需要做总结性评估，每个阶段都需要进行及时记录和整理，最终形成的案例档案对于咨询师和来访者都至关重要。

一、基本要求

心理咨询的记录可分为三种，即单次咨询记录、阶段性小结记录和结案总结记录，都需要满足以下工作要求：

第一，及时记录。咨询师应当养成及时记录的习惯，每次咨询结束后当即做出记录，不可因工作繁忙拖延或积压。

第二，认真反思。咨询师在记录过程中应当认真反思咨询过程中的细节，利用每一次的咨询记录不断成长进步。

二、基本程序

（一）每次咨询记录

1. 记录要点

第一，记录来访者特征，包括来访者是否遵守咨询设置、迟到或提前到的时间、当天外观装扮、表情变化等，注意记录与往常不同的情况。

第二，记录会谈内容，注意使用第一人称，尽可能遵照来访者的原话语气，准确反映会谈气氛。记录风格不限，逐条记录和流水账记录皆可。

第三，记录咨询印象，包括咨询师对来访者的反应和状态的感受、印象及情绪体验等。

第四，综合记录咨询话题，包括来访者的主诉内容、咨询问题以及记录过程中产生的想法等。

2. 表格示例

咨询记录没有特殊的格式要求，咨询师可根据需要自行编制，表9-7仅供参考。

表9-7 每次咨询记录表

案例编号：

来访者姓名		咨询日期		咨询次数	
原有评估：					
已经解决的问题：					
本次咨询要解决的问题：					
咨询内容：					
咨询过程：					
备注：					

（二）阶段性小结记录

1. 记录要点

第一，记录咨询概要。对会谈内容进行概要记录，注意会谈内容可能引发的变化。

第二，记录来访者的变化。包括来访者在咨询过程中和咨询以外的变化，以及咨询师对来访者印象的变化等。

2. 表格示例

咨询记录没有特殊的格式要求，咨询师可根据需要自行编制，表9-8仅供参考。

表 9-8　阶段性小结记录表

案例编号：

来访者姓名		咨询次数		初诊日期		记录日期	
咨询概要：（咨询问题、导致原因、咨询目标、咨询方法等）							
效果评估：（已完成目标、未完成目标、未完成原因、症状改善、存在问题等）							
来访者变化：（情绪、认知、行为的变化，异常情况等）							
下一阶段目标：（咨询目标、主要任务等）							
咨询处理方案：（作业布置等）							

（三）咨询结束的总结记录

1. 记录原则

第一，尽早记录。当咨询目标已经达成，或咨询因故中断时，咨询师应当尽早做出总结记录。

第二，如实记录。针对咨询过程中存在的问题、咨询失误的情况、咨询失败的原因等，咨询师应当如实记录，从中总结学习。

2. 表格示例

咨询记录没有特殊的格式要求，咨询师可根据需要自行编制，表9-9仅供参考。

表 9-9　咨询结束记录表

案例编号：

来访者姓名		性别		年龄		咨询次数	
初诊接待	年　月　日	咨询开始	年　月　日	咨询结束		年　月　日	
咨询目标：							
咨询过程概要：							
咨询中的变化：							
咨询结束理由：							
来访者结束时的状态：							
今后注意事项及建议：							
咨询师评估：							

三、存档与保密例外

（一）咨询记录的保存

由于咨询记录涉及咨询师的咨询过程和来访者的个人隐私，属于机密档案，咨询师和咨询机构要予以充分重视，做好管理和保存工作，如有条件应当专门设立档案室，专人专柜妥善保管，禁止无关人员翻阅。如相关人员需要查阅、学习，需要做好登记，禁止私自复印或外带，阅后及时归还。

如果将咨询记录用作科学研究、论文写作或专业研讨之用，应当尽可能事先征询来访者的同意，同时在公开使用案例的过程中，注意隐去来访者的姓名、单位、家庭住址等身份信息以及其他涉及隐私的关键信息。如有必要，应当对原案例进行加工处理，尽可能保护来访者的隐私不受侵犯和随意公开。

（二）记录中的保密例外

保密是咨询师职业道德的要求，也是咨询工作的需要，对心理咨询具有十分重要的意义。与咨询过程中的保密原则一样，在案例记录过程中也需要遵守保密原则，同时也需要有保密例外。对于保密不能片面地理解为缄口莫言，而应该出于对来访者负责的原则进行适当处理。当发现来访者出现明显的自杀企图或蓄意谋害他人、危害社会安全的情况时，咨询师除了进行危机干预之外，还应当联系相关部门或人员寻求专业帮助，真正做到对来访者负责、对社会负责。

在保密例外执行之前，咨询师应当对公开信息可能会造成的影响和后果的程度进行准确评估，并在此基础上思考如何向来访者进行解释，让来访者预先有一定的心理准备。咨询师的保密例外决定很有可能会导致失去来访者的信任，咨询师需要思考来访者可能产生的反应，以及如果来访者出现阻抗或咨询脱落，如何继续为其提供帮助等问题。

? 思考一分钟

1. 咨询效果受哪些因素影响，如何保证咨询效果？
2. 为什么要进行效果评估以及怎样进行效果评估？
3. 如何评估咨询师与来访者是否匹配，如果不匹配该怎么办？
4. 如何进行咨询阶段性小结与咨询结束总结？
5. 如何做好咨询记录？

参考文献
REFERENCE

[1] 张瑞星，赵山明，刘欣颖，姬芸芸，刘友龙．高校心理咨询设置情况及相关因素分析［J］．中国学校卫生，2010，31（9）：1076-1077.

[2] 张小乔．心理咨询的理论与操作［M］．北京：中国人民大学出版社，1998.

[3] 克拉拉·E. 希尔．助人技术：探索、领悟、行动三阶段模式：第3版［M］．胡博，等，译．北京：中国人民大学出版社，2013.

[4] 张日昇．咨询心理学［M］．北京：人民教育出版社，2009.

[5] 王超，李英，孙春云．心理咨询与治疗中时间设置问题讨论［J］．中国心理卫生杂志，2004，18（1）：67-70.

[6] 钱铭怡．心理咨询与心理治疗［M］．北京：北京大学出版社，1994.

[7] 中国就业培训技术指导中心，中国心理卫生协会．心理咨询师（三级）［M］．北京：民族出版社，2015.

[8] 格莱丁．心理咨询导论［M］．方双虎，等，译．北京：中国人民大学出版社，2014.

[9] 卡利，整合性心理咨询实务［M］．方双虎，等，译，北京：中国人民大学出版社，2015.

[10] 萨默斯·费拉纳，萨默斯·费拉纳根，心理咨询面谈技术［M］．陈祉妍，江兰，黄峥，译．北京：中国轻工业出版社，2014.

[11] 卡利著．整合性心理咨询实务［M］．方双虎，等，译．北京：中国人民大学出版社，2015.

[12] 松原达哉，咨询心理学［M］．张天舒，译．北京：机械工业出版社，2015.

[13] 板川山辉等，说话艺术［M］．孟宪，等，译．北京：科学普及出版社，1987.

[14] 王登峰，谢东．心理治疗的理论与技术［M］．北京：时代文化出版公司，1993.

[15] Horwitz, L. Clinical prediction and psychotherapy [M]. New York: Jason Aronson, 1974.//
[16] Rogers, C. R. Counseling and psychotherapy [M]. Boston: Houghton Mifflin Company, 1942.//
[17] Barbara F. Okun, Ricki E. Kantrowitz. Effective helping: Interviewing and Counseling Techniques [M]. Belmont: Thomson Brooks/Cole, 2008.

第十章

咨询方法

CHAPTER 10

第一节 放松训练

放松训练又称"松弛训练",是指使有机体从紧张状态松弛下来的一种练习过程。放松有两层含义,一是指肌肉松弛,二是指消除紧张。放松训练的直接目的是使整个机体活动水平降低,达到心理上的松弛,从而使机体保持内环境平衡与稳定。常用的有呼吸放松法、肌肉放松法、正念放松法等。

第一单元 呼吸放松

一、学习目标

理解呼吸放松的原理,掌握操作步骤和注意事项,指导来访者学会放松。

二、工作程序

(一)操作步骤

1. 介绍原理

咨询师简明扼要对来访者讲解放松训练的原理和过程。

2. 示范指导

首次进行训练时,要进行示范并讲解要点。让来访者观察学习模仿。

3. 强化练习

咨询师为来访者提供书面指导语或录音供来访者练习时使用,要求每日练习一到两次,每次五分钟。

(二)具体指导语

腹式呼吸的放松训练指导语:

请你用一个舒适的姿势半躺在椅子上,手放松,脚放松,浑身放松。感受你的呼吸,把注意力放在你的呼吸上。放松。现在把你的一只手放在腹部,另一只手放在胸部,注意先呼气,感觉肺部有足够的空间,来做后面的深呼吸,然后用鼻子吸气,保持3秒钟,心里默数:1-2-3,停顿1秒钟,再把气体缓缓地呼出,可以在心里默数:1-2-3-4-5。吸气时可以让空气进入腹部,感觉那只放在腹部的手向上推,而胸部只是在腹部隆起时跟着微微地隆起,要使你呼气的时间比吸气的时间长。好!让我们先来练习一下,请听我的指导语然后去做:

深吸气,保持一秒钟,1-2-3,再呼气!1-2-3-4-5。深吸气,保持一秒钟,1-2-3,再呼出!1-2-3-4-5。再来,深吸气,保持一秒钟,1-2-3,再呼气!1-2-3-4-5。深吸气,保持一秒钟,1-2-3,再呼出!1-2-3-4-5。

当你感觉这样的呼吸节奏而感到舒服的时候,可以进一步进行平稳的呼吸,要尽量做到深而大的呼吸,记得要用鼻子深吸气,直到不能吸为止。保持一秒钟后,再缓缓地用嘴巴呼气,呼气的时候一定要把残留在肺里的气呼干净,同时头脑中可以想象,你所有的不快、烦恼、压力都随着每一次的呼气将之慢慢地呼出了。好!我们再来练习几次。

下面请听我的指导语:

深吸气,保持一秒钟,1-2-3,再呼气!1-2-3-4-5。深吸气,保持一秒钟,1-2-3,再呼出!1-2-3-4-5。同时想象不快、烦恼、压力都随着每一次的呼气将之慢慢地呼出了。好!继续这些缓慢的深呼吸练习，你可以感觉到身体完全放松了。让我们最后再来练习一组：准备好，深吸气，保持一秒钟，1-2-3，再呼气！1-2-3-4-5。深吸气，保持一秒钟，1-2-3，再呼出！1-2-3-4-5。想象不快、烦恼、压力都随着每一次的呼气将之慢慢地呼出了。现在你的身体越来越放松，你的心情越来越平静，你已经学会了放松。

三、相关知识

负面情绪导致应激反应，应激反应是通过自主神经活动来实现的，下丘脑会刺激交感神经兴奋，改善自主神经活动，就可以减少应激反应对身体造成的伤害。改善自主神经活动功能最直接的方式是深呼吸。呼吸是少数受意志和自主神经双重支配的生理活动。同时腹式呼吸能扩大肺活量，改善肺功能，让更多的氧气进入肺部，能有效增加身体的氧气供给，使血液得到净化，增加身体的活力与耐力，精力也更加充沛。放松呼吸的频率，可使心率减慢，血压下降，加强了副交感神经系统的活动功能，促进合成代谢及有关激素的分泌。通过神经、内分泌及植物神经系统功能的调节，影响机体各方面的功能。

四、经典案例

来访者基本信息：女孩，17岁，社交恐惧、厌学，不敢看人，怕自己的眼神伤着别人，自己内心感觉也挺受伤。走路低着头，敏感、害羞。

下面是某咨询师做的真实案例，节选自一次心理治疗中的放松版段。前面做过正念练习，练习看花草树木、生活用品，盯着饮水机看、盯着人物的照片看眼睛、看小动物等，练习有一定的效果，感觉对眼睛、眼神对视的恐惧减少了一些。

……

咨询师：闭上眼睛，静一静心，调整一下呼吸，让身体很放松，很舒服……过一小会儿，你的呼吸会发生一些变化，呼吸变得越来越深、越来越深，心情变得更加平静，呼吸变得越来越慢，越来越慢，每一次呼吸都带来放松的感觉，当你允许自己身体放松时，你的心中也感觉到放松，一步一步，现在把注意力放在你的呼吸上，深吸气，保持一秒钟，1-2-3，再呼气！1-2-3-4-5。深吸气，保持一秒钟，1-2-3，再呼出！1-2-3-4-5。再来，深吸气，保持一秒钟，1-2-3，再呼气！1-2-3-4-5。深吸气，保持一秒钟，1-2-3，再呼出！1-2-3-4-5。

女孩配合着咨询师的指导语，做着深呼吸。感觉越来越放松……

咨询师：现在慢慢尝试着回忆一下，在你心中，你最期望达到的理想状态是什么样，痊愈以后是一个什么状态与人交往做事？试着在心中想象一下，你最期望的状态是什么样？

来访者：很轻、很飘、很舒服、很温暖。

咨询师：你曾有过这种感受吗？

来访者：小时候有过。

咨询师：很清晰吗？

来访者：嗯。

咨询师：让你这种感觉再鲜明一些，再鲜明一些，再清晰一些，再清晰一些，就好像现在的你和过去的你一样：很轻、很飘、很温暖、很舒服……你不需要在意谁，你关注你自己是否舒服、是否轻松。

来访者：嗯。

咨询师：完全选择关注你自己，完全在意自己是否舒服、是否轻松，用力为自己创造一个好的心理环境，体验以前曾经很舒服的那种眼神和目光。

来访者：嗯。

咨询师：从现在开始也更愿意去追求这种感觉、向往这种感觉，这种感觉离自己很近很近、很近很近……

来访者：嗯。

咨询师：现在试着回到小时候的自己，回到那个眼神对视很舒服的自己，那个时候，你更在乎自己的感受，你尊重自己、重视自己，不管周围让你如何忍让，都知道如何去保护自己，都知道如何去争取自己的权益，想象自己正一天一天长大。

来访者：嗯。

咨询师：每当遇到那些打压你、不重视你、让你委曲求全的时候，在心中告诉自己，我也很重要，我要的是我应该得到的。想象自己正一天一天长大，一天一天长大……

来访者：嗯。

咨询师：当你妈妈让你抬头走路时，你更关心自己是否乐意这样做，对自己说，"我想怎样就怎样！""我怎么舒服就怎么做，我不需要一味让别人满意！""我不讨好任何人，我不要一味光让别人满意。"想象自己越来越大，不断成长，到了初中、高中，回想一下同学对你的尊重，大家对你的重视，大家对你的友好，感受一下你身边的好朋友是如何对你的？

来访者：哦。

咨询师：现在，深呼吸，用你自己习惯的方式、你最喜欢的方式，你会慢慢找到你的节奏，你会越来越勇敢，用你习惯的节奏去生活，因为你本来的样子就很好，你本来的样子就是无可挑剔的。

女孩很放松的样子。

咨询师：放松，从头到脚放松下来，每一块肌肉、每一块骨骼、每一根神经都放松，让自己完全舒服，那才是最舒服、最自然的状态。

女孩进一步放松。

咨询师：现在试着想象此时此刻一个完全放开的自己，没有任何人打扰、干涉，自己想怎样就怎样，没有任何约束，没有条条框框，那就是你原来的样子，就像小时候一样，就像小时候一样，从现在、从今天开始，你学会一种能力，一种无形的能力，让自己过得很舒服、很自在、很开心、很放松。

来访者：嗯。

咨询师：想象一个自在放松的自己，每天都会有更多的进步、更多的收获，都会有勇气成为自由自在的、很舒服的你，也愿意让自己舒服，很向往也愿意让自己主动地追求这种自由自在的感觉。

来访者：嗯。

咨询师：下面，深呼吸，深呼吸……你试着说说看，在你心中，一个自由自在、很舒服的、没有拘谨的状态是什么样子？

来访者：不用担心别的，看什么都可爱，天气很好，喜欢做什么就做什么，想睡哪里就睡在哪里，想玩什么玩什么。

咨询师：向往吗？

来访者：向往。

咨询师：想尝试去追求吗？

来访者：想。

咨询师：很想吗？

来访者：很想。

咨询师：很动心？

来访者：嗯。

咨询师：有机会时一定让自己去尝试，有勇气去做、去突破自己！

来访者：嗯。

咨询师：当有了机会，就尽力去把握住，当那个机会来临时，你的心也许会"砰砰"跳，会有犹豫，但是没有关系，当你迈开步去做了你心中向往的，不再关注别人怎么想、怎么评价你，你只想做你自己，你就成功了。

来访者：嗯。

咨询师：你会发现原来自己可以多么自在自如地去做事，你心中的想法就会变成行动，你心中的愿望就会实现。

来访者：嗯。

咨询师：当有机会冒出来时，你就会把握住，不再关注别人的目光、别人的评价，我们都太愿意做自己了，永远保留那份动力和愿望，不在乎别人的目光、别人的评价。

……

女孩感觉放松了很多，似乎发现了自己内在的能量，有勇气去看别人、敢与别人的目光对视了。当然，这个心理咨询的过程还很长，建立一种新的行为习惯还需要做很多的练习，需要来访者做出很多的努力。但在这个放松的过程中，缓解了紧张和焦虑情绪，来访者在平静中找到了曾经体验过的积极愉快的感觉，找到了自信，为以后的改变带来了一个良好的开端。

五、注意事项

（1）放松的方法有很多，可以单独使用，也可以联合使用，但一般以一两种为宜，不宜过多。

（2）练习时，要集中精力，全身心投入，避免各种干扰。

（3）做放松训练的关键是放松，既强调身体肌肉的放松，更强调精神心理的放松，咨询师要帮助来访者体验身体放松后的感觉。

第二单元　肌 肉 放 松

一、学习目标

理解肌肉放松的原理，掌握操作步骤和注意事项，指导来访者学会放松。

二、工作程序

（一）操作步骤

1. 介绍原理

咨询师简明扼要对来访者讲解放松训练的原理和过程。

2. 示范指导

首次进行训练时，要进行示范并讲解要点。让来访者观察学习模仿。

3. 强化练习

咨询师为来访者提供书面指导语或录音供来访者练习时使用，要求每日练习一到两次，每次五分钟。

（二）具体指导语

现在我们要做肌肉放松训练，学习这项放松训练可以帮助你完全放松身体。首先，请把眼镜、手表、腰带、领带等妨碍身体充分放松的物品摘下来，放在一边。可以把上衣的第一道扣子也解开。请你坐在软椅上，把头和肩部都靠到椅背上，胳膊和手都放在扶手或自己的腿上，双腿平放在椅子上，双脚平放在地上，脚尖向外倾，闭上眼睛，这时你很放松地坐在椅子上，感到非常舒服。在下面的步骤中，感到紧张时，请你再持续这种状态5秒钟，直到感觉紧张到达极点，当你要放松时，又一下子完全松弛下来，并且感觉有关部位的肌肉十分无力，注意一定要用心体验彻底放松后的一种快乐感觉。

现在，请跟着我的指示做。首先，请深呼吸三次，吸气——呼气——吸气——呼气——吸气——呼气，现在左手紧握拳，握紧，注意有什么样的感觉。好，现在放松。

现在，再次握紧你的左拳，体会一下你感到的紧张状况，然后放松，好！

听我的指令再来一次：握紧你的左手，现在放松，去想象紧张消失得无影无踪了，非常好。接下来的训练中，你都要感觉到肌肉的紧张，然后充分地放松，体会放松后的感觉。

现在，右手紧紧握拳，注意你的手臂、手和前臂的紧张状态，1-2-3-4，好！现在放松。

现在再一次握紧右拳，1-2-3-4，好！现在放松。

现在，左手握拳，左手臂弯曲，使肱二头肌拉紧，紧紧坚持着，1-2-3-4，好！现在放松。

现在右手握紧拳头，1-2-3-4，右手臂弯曲，使肱二头肌拉紧，紧紧坚持着，感觉这种紧张状态，好！现在放松。

现在请立即握紧双拳，双臂弯曲，使双臂处于紧张状态，保持这个姿势，体会一下现在的紧张，1-2-3-4，好！现在放松。

好，感觉血液流过肌肉，所有的紧张流出手指。好，把你的眉毛用力向上抬，紧张使你的前额起了皱纹，1-2-3-4，好！现在放松。

现在请皱眉头，眼睛紧闭，使劲把你的眉毛往中间挤，感觉这种紧张通过额头和双眼，1-2-3-4，好！现在放松。

注意放松的感觉流过双眼，好，继续放松。

现在，嘴唇紧闭，抬高下巴，使颈部肌肉拉紧，用力咬牙，1-2-3-4，好！现在放松。

现在各个部位一起做，皱上额头，紧闭双眼，使劲咬上下颚，抬高下巴，拉紧肌肉，紧闭双唇，保持全身姿势，并且感觉紧张贯穿前额、双眼、上颚、下颚、颈部和嘴唇，保持姿势，1-2-3-4，好！现在放松。

注意体会此时的感受。现在双肩外展扩胸，肩胛骨尽量靠拢，好像你的两个肩膀合到了一起，1-2-3-4-5-6-7-8，好！现在放松。

现在尽可能使劲地向后收肩，一直感觉到后背肌肉被拉得很紧，特别是肩胛骨之间的地方，拉紧肌肉，保持姿势，1-2-3-4，好！现在放松。

现在，再一次把肩胛骨往内收，这一次腹部尽可能往里收，拉紧腹部肌肉，紧拉的感觉会贯穿全身，保持姿势，1-2-3-4，好！现在放松。

现在听我的指令，我们要做刚才所有肌肉系统的练习。首先，请深呼吸三次，吸气——呼气——吸气——呼气——吸气——呼气，好，准备好了吗？握紧双拳，双臂弯曲，把肱二头肌拉紧，紧皱眉头，紧闭双眼，咬紧上下颚，抬起下巴，紧闭双唇，双肩往内收，收腹并拉紧腹部肌肉，保持这个姿势，感觉到强烈的紧张感贯穿上腹各个部位，好！放松深呼吸一次，感到紧张消失，想象一下手臂、头部、肩部和腹部的肌肉都放松，放松。

现在轮到腿部，伸直你的双腿，脚尖上翘，使你的小腿后面的肌肉拉紧，好！放松。

现在把左脚跟伸向椅子，努力向下压，抬高脚趾，使小腿和大腿都绷得很紧，抬起脚趾，使劲蹬后脚跟，保持，1-2-3-4，好！放松！

现在把右脚跟伸向椅子，努力向下压，抬高脚趾，使小腿和大腿都绷得很紧，抬起脚趾，使劲蹬后脚跟，保持，1-2-3-4，好！放松！

好！我们一起来，双脚跟伸向椅子，努力向下压，抬高脚趾，使小腿和大腿都绷得很紧，抬起脚趾，使劲蹬后脚跟，保持，1-2-3-4，好！放松！

好！现在，深呼吸三次，吸气——呼气——吸气——呼气——吸气——呼气，好！将前面练习过的所有肌肉都拉紧，左拳和肱二头肌，右拳和肱二头肌，前额、眼睛、颚部、颈肌、嘴唇、肩膀、腹部、右腿、左腿，请保持这个姿势，1-2-3-4，好！现在放松。

深呼吸三次，吸气——呼气——吸气——呼气——吸气——呼气，好！我们从头到尾再做一次，左拳和肱二头肌，右拳和肱二头肌，前额、眼睛、颚部、颈肌、嘴唇、肩膀、腹部、右腿、左腿，保持这个姿势，1-2-3-4，好！现在放松。

体会全部紧张后又全部放松的感觉，现在进行正常的呼吸，享受全身肌肉完全没有紧张的惬意之感。深呼吸三次，吸气——呼气——吸气——呼气——吸气——呼气，然后活动一下你的颈部、手腕，好，你已经完全学会了放松，慢慢睁开你的眼睛……

三、相关知识

在所有生理系统中，只有肌肉系统是我们可以直接控制的。当人们心情紧张时，身体各部分的肌肉也会变得紧张僵硬。肌肉放松的基本假设是改变生理反应，主观体验也会随着改变。训练求助者能随意把自己的全身肌肉放松，即经由人的意识可以把"随意肌肉"控制下来，再间接使主观体验松弛下来，建立轻松的心情状态，从而缓解紧张、焦虑情绪。

你试一下这种感觉：将你的右手握成拳，攥紧些，再紧些，然后感觉一下手和前臂的紧张状态，让这种感觉进到手指、手掌和前臂。然后再放松你的手，注意紧张和放松之间感觉的差异。

四、经典案例

来访者基本信息：男孩，14岁，厌学，对什么都感觉好像很麻木，提不起兴趣。

下面节选自一次心理咨询中的放松片段。在此案例中，心理咨询师帮他做放松练习，以使他达到身体和精神上的完全放松，在放松的状态中引导他回忆曾经快乐、开心的事情，自己感觉很棒的事情，激发他对生活的热情和动力。

……

咨询师：现在，请跟着我的指示做。首先，请深呼吸三次，吸气——呼气——吸气——呼气——吸气——呼气，现在左手紧握拳，握紧，注意有什么样的感觉。好，现在放松。再次握紧你的左拳，体会一下你感到的紧张状况，然后放松，好！听我的指令再来一次：握紧你的左手，现在放松，去想象紧张消失得无影无踪了，非常好。接下来的训练中，你都要感觉到肌肉的紧张，然后充分地放松，体会放松后的感觉。现在，右手紧紧握拳，注意你的手臂、手和前臂的紧张状态，1-2-3-4，好！现在放松。现在再一次握紧右拳，1-2-3-4，好！现在放松。现在，左手握拳，左手臂弯曲，使肱二头肌拉紧，紧紧坚持着，1-2-3-4，好！现在放松。现在右手握紧拳头，1-2-3-4，右手臂弯曲，使肱二头肌拉紧，紧紧坚持着，感觉这种紧张状态，好！现在放松。现在请立即握紧双拳，双臂弯曲，使双臂处于紧张状态，保持这个姿势，体会一下现在的紧张，1-2-3-4，好！现在放松……

咨询师：现在把注意力慢慢放到身体上，像泄了气的皮球一样，都泄下来了，软绵绵的、软绵绵的，很舒服，不想用力气了，现在身体变得沉甸甸的还是轻飘飘的？过一会儿告诉老师。

来访者：有一点沉甸甸的感觉。

咨询师：让身体慢慢沉下去，沉到沙发里去了，感觉自己沉下去了，还很舒服、很踏实、很安心的感觉，让自己感到踏实、感到安心，心态都放松了。呼吸变得越来越均匀、越来越和缓，随着身体的放松，心灵也放空了，头脑也放空了，心情和头脑都放空了，都放空了……慢慢地，一步一步地跟随老师去回顾有意思的事。

男孩很放松的样子躺在沙发里。

咨询师：你的注意力、记忆力很好，让我们回忆一件很开心的事，不管是一个人还是和其他人一起，我们生活中总有一些事情让我们很开心，现在说说那件开心的事，说说看。愿意说吗？

来访者：懒得说。

咨询师：放松吗？

来访者：放松。

咨询师：身体舒服吗？

来访者：舒服。

咨询师：不说也可以，只要你知道就好。再回忆另一件事情，一件你自己觉得很棒的事情。想到了吗？

来访者：想到了。

咨询师：再想一件让你自己感觉良好的事情。都放在一起，你喜欢这些感觉吗？

来访者：喜欢。

咨询师：有多喜欢？

来访者：不知道。

咨询师：期望有更多这种感觉吗？

来访者：期望。

咨询师：老师让你感觉一下，今天老师又带着你去某某学校（孩子就读的学校），来到大门口，然后老师陪着你往里走，走向教室，走向教室，来到教室的座位上，在学校教室座位上坐好，还是那个教室，还是那个地方，在这个熟悉的环境中，在这个座位上，你都有哪些感觉呢？会感觉到什么呢？

男孩保持沉默……

咨询师：现在你可以听到老师的声音，而且越听越清晰，来到那个座位上，有什么感觉呢？说说你的感想。

男孩太疲劳了，睡着了。

咨询师：有感觉吗？

来访者：没有。

咨询师：好吧，没有力气了，放松了，好多心事也都放下了，不想去想也不想去管了，让我们简单放松一小会儿，舒服吗？

来访者：舒服。

咨询师：放松吗？

来访者：放松。

咨询师：老师说的话能听到吗？

来访者：能。

咨询师：所有的压力和烦恼都放在一边，不去管它，你依然可以听得很清楚我的声音，非常好！在你心中蕴含着很多奇妙的事情，很多挺棒的体验，自己感觉很棒，很好，我们都愿意让你过得越来越好，是吗？现在能听见老师的声音吗？

来访者：能。

男孩好像睡着了。

咨询师：或许你太疲劳了，太舒服了，那么你就放心，连老师的声音也放下，让自己彻底放松，想干什么就干什么，不必理会别人，只是让自己做自己愿意做的事情就好了。

来访者：好。

男孩在咨询室里得到彻底的放松，过一会睁开眼睛以后，感觉特别的轻松，身体很轻松，心理也轻松了很多。

五、注意事项

（1）指导语有口头和录音两种，在训练开始时，口头语引导更便于来访者接受和掌握。

（2）放松训练对想象力强、容易受暗示的来访者效果好。

（3）放松训练最重要的目的是能在日常生活环境中随时随地做到放松，并运用自如。

（4）呼吸放松和肌肉放松有时会一起使用，在实践中可根据需要调节把握。

第三单元 正念放松

正念在可操作层面上的定义是，通过对当前一个接一个展开的体验，有目的而不带评判地留意而获得的意识。是指意识到当前自己的思想、情绪、生理知觉和行为的能力，不评判指责自己的体验。正念也称冥想，是在基督教、犹太教及伊斯兰教中传授了几千年的有价值的技巧。从20世纪80年代开始，卡巴金（Kabat-Iinn）用非宗教的正念技巧帮助医院病人治疗慢性疾病，近几年，类似的正念技巧被引入心理咨询。研究表明，正念技巧可以减少重度抑郁症发作的概率，减轻焦虑症状，减轻慢性疼痛，减少暴食量，增加痛苦承受能力，提高放松的程度，丰富处理困境的技巧。

一、学习目标

理解正念放松的原理，掌握操作步骤和注意事项，指导来访者学会正念放松。

二、工作程序

（一）操作步骤

首先，让来访者在房间里找个舒服的地方坐下，设定好闹钟，确保在10分钟内不会被干扰，关掉一切干扰声的来源，做一个缓慢的深呼吸。

然后，咨询师开始用缓慢、平稳的声音读出指令，或者用录音设备播放这些指令。

最后，让来访者跟随指令练习。

（二）具体指导语

正念练习的指导语有很多，比如：集中注意力的练习、关注一个事物、知觉体验练习、思想解脱、感受情绪、转移注意力、正念呼吸、解除评判、善待自己和他人、感受内外的广阔、感受万物的宁静等，下面只是选取了几个指令供参考，想知道更多的内容还需去看关于正念的书。

1. 咨询师帮助来访者关注自己的思想、情绪和身体知觉的练习指令

现在，想象你正置身于你选择的情景内，无论是沙滩上、小溪边、田野里、房间内还是其他什么地方，看着你的思想不断来去，充分运用想象将自己融入那个画面。然后，开始留意自己的思想。开始观察正在产生的思想，无论是什么。不要强行打断你的思想，也尽量不要因它们而自责，静静地看着思想出现，然后，用你选择的任何技巧看着它们消失。无论是什么样的思想，大的或小的，重要的或不重要的，看着他们在你脑子里显现，然后，用任何选择的方式让它们飘走或消失。

继续留意思想的出现和消失，用画面或文字或其他什么来代替你的思想，看着你的思想来来去去，尽量不要纠缠其中，也不要自责。

如果几个思想一起袭来，那就看着它们一起自生自灭，如果思想来得很快，尽最大的努力看着它们全部消失，而不要被它们绊住。继续呼吸，看着思想来了又走，直到闹钟响起。

当你全部完成，做几个缓慢的深呼吸，然后慢慢睁开眼睛，将注意力拉回到房间。

2. 咨询师帮助来访者使用"慧心"的练习指令

首先，在一个你不会被打扰的房间里找一个舒服的地方坐下来，切断一切可能让你分心的声音来源，设定一个时间。如果你觉得闭上眼睛更舒服放松些，就可以闭上眼睛。

现在，在你的胸腔处找到你的胸骨所在位置。怎么找呢？你可以先摸到你胸腔正中的骨头，然后顺着你的腹腔往下摸，直到摸到尽头。好，现在，用一只手放在你腹部胃和肚脐之间，这个地方就是你的"慧心"的中心。

下面，需要你慢慢地、长长地呼吸几次，然后放松。首先，将气慢慢地吸入你的鼻子，再慢慢地吸入你的口腔。然后，你会感到，在你呼吸的同时你的腹部一起一落。现在，想象你在吸气的时候，你的肚皮像一

个正在充气的气球一样。然后当你呼气的时候，你的肚皮就像一个正在漏气的气球。好好感觉一下，当气从你的鼻腔经过，再从你的双唇出去。当你呼吸的时候，注意你全身的任何感受。你感觉你的肺部充满了空气。当你坐着的时候感觉一下你的体重。每呼吸一次，都好好注意一下你的身体感受，使你的身体变得越来越放松。

好，现在，你接着呼吸，将你的注意力集中在你手所在的那个部位。换句话说，就是将你的注意力集中在你的理智思维的中心。然后继续呼吸。如果你有任何分心的想法，让这些想法离开你，而不是去和这些想法抗争，不要陷在这些想法之中。继续呼吸，把精力集中在你的理性思维中心。去感觉你的手停留在你胃部的那个位置。

当你将你的注意力集中在你的慧心中心时，注意观察出现了什么。如果有什么令你烦躁的想法、问题，或者是你不得不做的决定，好好想想。然后问问你的慧心中心你应该怎么做。将你内在直觉的自我作为你的指引，然后看你的慧心中心会有一个什么样的想法或是给出一个什么样的解决方案。不管你收到的是什么样的答案或是想法都不要去批判它，只是将它们记在心中，然后继续呼吸。继续将你的精力集中在你的慧心中心。如果得不出任何答案或者想法，你就继续呼吸。

好，现在继续注意你的呼吸的起伏。继续呼吸，然后在时间结束之前继续将你的注意力集中在你的慧心中心。当你完成的时候，慢慢地睁开眼睛，然后将你的注意力转回到房间里。

3. 咨询师帮助来访者通过冥想达到善待自己和他人的练习指令

给自己找一个舒服的姿势坐着或是躺着或是站着。呼吸几口气，将自己的思绪和注意力转移到呼吸和身体上。尽量让自己的心灵打开，使自己能够和自己的内在交流。

现在，把你的注意力转移到你自己身上。你对自己的善心和同情心有可能是对你整个人的，也可能只是你的局部身体，如身体受伤处或是情感上的痛楚。

想象和自己轻柔小声地说话，这种声音就像是一个母亲在安抚一个受惊吓或是受伤的孩子一样。你可以用诸如这样的言语："我能够受到保护，很安全吗？""我能快乐吗？""我能身体健康吗？"或者"我能安逸地生活吗？"等等。你也可以自己创造一些能够让你感到舒服平静的话语，这些话语中所表达的一定是你想要的，如安全、安逸、快乐，等等。总之，选择一句对你有用的话语，然后每当你这么对自己说的时候都要全身心地投入其中，让自己笼罩在善心和同情心下。

再次对自己重复你的话语，重复的口气要像在给一个婴儿唱摇篮曲一样。这个练习最好采用循序渐进的方法。刚开始你可以只练习几分钟，在后面的练习中时间可以越来越长。

如果你愿意，你可以把关怀对象变成你的朋友，或是你所知的一个遭遇麻烦的人。当然你也可以把关怀对象变成很多人，如"我所有的朋友们"或是"我的兄弟姐妹们"。

三、相关知识

正念会让个体在当前的时间里专注于一件事情，从而能够更好地控制和舒缓自己的压迫性情绪；正念帮助个体学会识别和区分主观判断和实际体验，这种主观判断常常给压迫性情绪火上浇油；正念能帮助个体培养"慧心"，慧心是在理性思维和主观情绪的基础上做出对于生活的合理决策的能力。"慧心"是理性自我和感性自我的结合，也是这两种自我的平衡。如果没有感性自我，个体会变得冷血和冷酷；如果没有理性自我，只是被感性自我控制，个体情绪会很激烈，一举一动都受到情绪化的影响而直接做出冲动反应；"慧心"不会感情用事，但做事时也不会不考虑感情。

正念技巧的练习可以分基本技巧和高级技巧。

（1）基本技巧　训练四种"关注什么"技巧，帮助个体对自己正在做的事更留意。

①充分关注眼前的事；

②认识和关注思想、情绪和生理知觉；

③关注连续的意识流；

④关注思想和情绪及生理知觉的区别。

(2) 高级技巧　训练五种"怎样操作"技巧，帮助个体学习在日常生活中的具体操作。

①怎样使用"慧心"；

②怎样用"全盘接受"的方式不带评判地去接受日常经历；

③怎样做有效的事；

④怎样为自己建立一个冥想的体制使自己以更留心、更集中精力的方式生活；

⑤怎样克服在冥想时的障碍或干扰。

正念可以让人接受现实，是指个体不与现实对抗，不因它而生气发火，不去试图改变它原本的样子。个体要接受它，承认这个现实是过去一连串的事情以及自己和他人的决定所导致的结果。事件既然已经发生，个体已经无能为力，无法改变已经发生的事情，只能接受。

接受现实意味着个体能够明明白白地看清现实，并且做出相应的举动，而不是与它较劲，试图改变它的原貌。接受与赞同是两码事，接受现实只是不加评判而已。

接受现实也并不意味着放弃努力，而是指个体不用再通过愤怒和责备的方式与过去的事情纠缠不休，或者耿耿于怀。只有正视自己和现实，然后客观地看待它，思路才会更清晰，也才能找到更好的解决之道。不接受现实，把大量时间和精力浪费在责备自己和怨恨环境上，除了让自己感到痛苦之外，不会带来任何好处。

四、经典案例

一例抑郁状态的来访者的咨询案例。

来访者基本信息：女孩，16岁，高中，经常有抑郁情绪，在国外读书。

以下是一次咨询中的片段：

……

来访者：周四和我的好朋友吵了一架，都是我的错。

咨询师：怎么回事？

来访者：她是我最好的朋友，她知道我很喜欢一个男孩。那天，我竟然在学校的网站上看到她的名字和我喜欢的那个男孩的名字放在一起，我很生气，他们俩竟然背着我一起做事情，还是我的好朋友吗？她明明知道我很喜欢那个男孩。

咨询师：然后呢？

来访者：我就找她，很生气地质问她，她解释了没有一起做事情，是其他的原因，这回轮到她很生气。她说我对一个男生这么看重，却根本不看重我们的友情。她很失望。

咨询师：你有什么感受呢？

来访者：我觉得自己真是一个废物，毫无价值！我怎么能对我的好朋友这样呢？

咨询师：你看，你是不是又在评判你自己？指责批评攻击你自己？

来访者：嗯，是啊，我又在攻击我自己了。

咨询师：用我们之前训练的正念的技巧，怎么看自己的行为？

来访者：关注自己的情绪，不评判。

咨询师：试着客观地观察你的行为，体验一下你的情绪感受。

来访者：我当时很生气，我伤害了我朋友，我的朋友对我也很生气。我害怕，怕破坏我们的友情，怕失去她；我把事情搞糟了。

咨询师：嗯，这个才是客观事实。而"自己真是一个废物，毫无价值"是什么呢？它只是你的想法，是你对自己的评判。你的想法等于事实吗？

来访者：不等于，它只是我的想法。

咨询师：把事实和你的想法要分开。这是我们前面练习过的"关注你的思想、情绪和身体知觉"。当你不评判自己，只是感受自己的情绪，你感觉怎么样？

来访者：感觉轻松多了，自己没那么糟，也没有那么多的压力和内疚了，还有点心疼自己呢。

咨询师：好。再看一下你看到网上他俩的名字放在一起这件事，用正念的技巧怎么应对呢？闭上眼睛，让自己放松，感受一下那个时刻。

女孩闭上眼睛，静静地冥思。过了一会儿，才开口说话。

来访者：察觉到我的情绪是很生气，意识到我产生了一些想法，导致我很生气，而这些想法不一定是事实，它们只是我的想法；察觉到我很在乎这个男生，很喜欢他。

咨询师：是这样。我们前面练习过的"慧心"部分的内容，提到三种思维方式，感性思维、理性思维和用"慧心"平衡感性和理性两者的思维。你当时很生气，直接去找你朋友，是什么思维在起作用呢？

来访者：是感性思维，是我的情绪在支配我的行为。

咨询师：再看看，察觉一下，你的理性思维会怎么说怎么做？

来访者：它会让我压抑我的情绪，不让我找我朋友问这件事；会说这样做会伤害朋友，这样做太丢人了。

咨询师：通过正念练习，让你意识到并能够将你的思维和你的情感区分开，启动你的"慧心"，兼顾并平衡你的情感和你的理性思维，让它来做决定的话，它会怎么想怎么做？

来访者：哦，我明白了。我的"慧心"会告诉我，我很在意那个男生，我也很珍惜我的闺蜜；我很生气。我产生了一些想法让我更生气，这些想法不一定是事实，事情的真相我还不了解。我对自己说"我知道你很难过，我很理解你，难过这很正常。你控制住了情绪，你很棒！"

咨询师：在这个觉察下，你会做什么呢？

来访者：找我的好朋友交流一下，了解一下事实，会很平静很友好地问，而不会带着质疑和怒气，让她感觉受到伤害。

咨询师：这样做了之后，效果会怎么样？

来访者：我弄清楚了，不会生气，也没有压抑自己，也没有指责自己，不会伤害朋友，还促进了我们的交流和友谊。

咨询师：你经过这样的察觉之后，现在感觉怎么样？

来访者：感觉放松了，感觉对自己很宽容，对我朋友也很宽容、很友善，心中感觉很温暖。

……

五、注意事项

（1）让来访者处于安静不被打扰的空间。

（2）咨询师提醒来访者如果来访者察觉到注意力在飘走，咨询师需指导来访者慢慢地将注意力拉回来，来访者千万不要责备自己或对自己产生看法。

（3）欲望、厌恶、困乏、焦躁和疑虑这五种状态会使个体脱离现实或迷失在干扰自己做正念放松练习的思想和情感中，被公认为是做正念放松练习的主要障碍。对付这些障碍最首要的一点是让来访者把所经历的阻碍本身作为正念放松的对象，顺其自然地、不加抵触地去接受所发生的一切。

第二节 认知行为疗法

在这部分主要介绍两种疗法，合理情绪行为疗法和认知行为疗法。艾利斯创立的合理情绪行为疗法为现代认知行为疗法的发展奠定了基础。1993年，艾利斯将理性情绪疗法改为合理情绪行为疗法，他认为理性情绪疗法会误导人以为此疗法不重视行为，其实，初创此疗法时他就强调认知、行为、情绪的关联性，而且治疗过程和所使用的技术都包含认知、行为和情绪三方面。因此，艾利斯被公认为合理情绪行为疗法之父、认知行为疗法的鼻祖。

所以在本节，有必要先要了解一下合理情绪行为疗法。

认知行为疗法又有贝克和雷米的认知行为疗法以及梅肯鲍姆的认知行为疗法。贝克是认知行为疗法的重要代表人之一，这里主要介绍贝克的认知行为疗法。

第一单元 合理情绪行为疗法

一、学习目标

理解合理情绪疗法的基本哲学观、原理和操作方法，能在咨询工作中使用。

二、工作程序

（一）帮助来访者区分健康和不健康的情绪情感

让来访者想象一件不幸的事很快就要发生在自己身上，比如丢掉一份好工作，在意外中受伤，或者失去心爱的人。如果来访者感觉到健康的担心或谨慎，他们可能会这样告诉自己：

"我当然不喜欢这类不幸的事情发生，但是如果它真的发生了，我也可以从容应对。"

"如果我失明了，也只是在这个特定的方面有残疾，但我依然还可以有许多其他享受生活的机会。"

"如果失去心爱的人，这将令人非常伤心，但是我依然会好好活着，依然能感受到快乐。"

这些想法都讲到了伤心，但是后半句却让来访者知道自己依然有生活和享受生活的选择。

如果来访者感受到不健康的焦虑、紧张或惊恐，思考一下这类必须、必要、糟糕透顶、不能忍受、自我挫败和过度概括：

"如果我丢了工作，我就再也找不到好工作了。这会表明我是一个彻头彻尾的窝囊废！"

"我万万不能失明，如果我失明了，我妻子肯定会承受不了，被吓坏的，而且我再也不能享受任何生活了。"

"我必须保证不能失去我的爱人，因为一旦失去，我就无法忍受生活的孤独，我肯定痛苦终生。"

无论何时，如果一些糟糕的事情真的发生在来访者身上，他们会只感到失望、悲伤，还是不健康的沮丧、愤怒？请看一下这些情绪是由来访者对好事的希望和期待而产生吗？或者是因为超出了想要的范围，抱持了"应当、应该、一定、要求和必须"而创造了这些负面情绪呢？如果来访者感到愤怒，请寻找这类"必须要"的内心自我对话。正是这些对话，将正常而健康的担心、谨慎转变成过度担心、严重焦虑和恐慌。

有些积极情感也是不健康的。

让来访者想象自己在某些领域成绩斐然，并为这些成就感到开心。请他们观察这些开心的情感。来访者是因为这些成绩而单纯地开心和喜悦，还是感到自己很伟大，自己所有的一切都很伟大？他们是否感觉自己像个伟人,一个高贵、神一般的、像超人一样的人?

如果他们感觉自己是一个高贵、自命清高的人,那么他们此时正经历着不健康的正面情感。因为此时他们处于一种夸大的、自我中心的状态,认为自己高高在上,比其他任何人都优秀。他们从"我的表现很出色"的观点直接跳到"因此我是一个无与伦比、伟大的人。"

这很危险,因为下次当他们不能做到如此出色时,他们又会觉得自己变成一个笨蛋!而且即便下次做得很好,但是也会焦虑下次会做不好。所以最好去欣赏自己的良好表现,但不是因为表现出色而把自己奉若神明。

当他们真的感觉自己高贵无比时,请他们察觉信念中的"应该"和"必须"。例如,

"我所做的都是我应该做到的。只有这种成功才能让我觉得自己是一个优秀、有价值的人。"

"此刻我的表现如此出众,人们会认为我是一个不可思议的人。我需要他们用这种眼光来看我,这样我才能接纳自己,才能有一个幸福的人生。"

引导来访者去感受这些不健康的正面情感,看是否给他们带来了明显的不利之处,去核实一下让他们创造出自我挫败情感的内在要求和自我命令,努力与之斗争,摒弃它们。

(二)帮助来访者找到焦虑和过度担心背后的"必须"和"应该"

引导来访者想一下,最近他们为某事而焦虑的时候,他们在为什么焦虑?去认识陌生人?工作上表现是否良好?得到喜欢的人的支持?找出那些导致他们焦虑和过度担心的事,他们对成功或支持的需要和要求。然后找到他们信念中的"应当""应该"或者"必须"是什么?可能的想法:

"我必须让这些刚认识的人印象深刻。"

"因为我想要在工作上表现出色,所以我必须做到!"

"因为我非常喜欢这个人,所以我一定要得到他的支持。"

在每一个让来访者感到焦虑和过度担心的例子中,找到来访者的期望,然后找到来访者的要求和必须。不要放弃,直至他们找到为止。假设当他们的"应该"和"必须"打败他们的时候,他们的"应该"和"必须"是如此强大和情绪化。告诉来访者:

"你不只是思考这些破坏性的必须,你还强烈地感觉到它们,还以它们为行动纲领。你用一定要的方式来思考、感受和行动。如果你能看到并向它们发起进攻,信念、情感和行为都可以改变。"

让来访者练习找到认为糟糕、可怕或恐怖事情背后的必须。

【案例】"我认为被一个我所爱的人拒绝是一件很糟糕的事情。"

隐藏的必须:

因为我绝对不能被我所爱的任何人拒绝。

因为我必须足够优秀以便赢得我所爱之人的喜欢。

因为我绝对不能没有我所爱之人的陪伴。

因为我是一个好人,值得被爱,所以这个世界必须为我安排一段佳缘,让我与有情人终成眷属。

(三)帮助来访者对想法进行科学分析

咨询师帮助来访者找到他们的心烦意乱,并找到来访者创造心烦意乱的主要信念,使用科学方法对这些不合理信念进行分析。

【案例】"因为我非常喜欢这样做,所以我就一定要做好。"

对这个不合理信念进行科学分析:

这个信念是真实的吗?不是。因为任何人不必一定要做好,人人拥有做不好的权利。

这个信念是能实现的吗?不是。因为人人都有可能犯错,即使想着要做好,也不可能有一种方法,让我总是能做好。

这个信念合乎逻辑吗?不,因为人都会犯错误和总是要做好的要求是矛盾的。

这个信念灵活而不刻板吗?不,因为我认为在所有情况下,在所有方面,都必须做好,这是一个刻板的

不灵活的观念。

这个信念是歪曲的吗？是，因为我可以证明，我不必每时每刻都必须做好。而这个关系却认为我必须总是要做好，好像我是一个超自然的存在，我的愿望必须总是能够得到满足。

这个信念可以证明什么是理所应当吗？不，因为我聪明我努力，世界就应该毫无疑问地让我成功。这种所谓的理所应当，都是不现实的。

这个信念能证明做的好就会得到好的、令人快乐的结果吗？不能。即使我任何时候都能够做好，我也可能得到不好的结果，因为也许有人会嫉妒我、憎恨我，因我的优秀来伤害我。

咨询师指导来访者坚持使用科学的方法质问和挑战他们的不合理观念，直到他们开始放弃它们、效率提高，更享受生活为止。

（四）帮助来访者理解自己是如何用"必须"和"要求"让自己伤心的

咨询师引导来访者试着想想自己童年发生的最糟糕的一件事。某次来访者的妈妈在来访者朋友面前对来访者严厉的训斥；或者在课堂上来访者被点名背诵，但是因为太紧张一句话也说不出来，结果全班人都嘲笑来访者；或者那次因衣服不合适而使所有人都看到了来访者半个后背。请来访者试着去回想或弄清楚，他们的内部对话是什么而让这件事具有如此的"创伤性"或"伤害性"。

当妈妈在来访者的朋友面前训斥他们的时候，来访者是不是告诉自己，"妈妈不应该这样做，我无法忍受我的朋友知道我的任何负面信息？"

当来访者在课堂上因为背诵而过于紧张的时候，来访者是不是在想，"我必须出色地回答老师的问题。如果我回答不好，被其他孩子笑话，那不很糟糕吗？"

当来访者因衣服不适当而使后背露出来的时候，来访者是不是告诉自己，"穿衣服这么不小心也太丢人了吧！我不能做这种傻事！"

咨询师帮助来访者找到小时候让他们感到受伤害和伤心的不合理信念。然后找出自我挫败的观念，从那时开始来访者一直向自己重复这个观念，而且正是这个观念让这个"创伤"事件一直鲜活。例如，

"我自己的妈妈当然知道我不好，这也是她一直批评我的原因，她是对的！"

"我一直不能在众人面前背诵流畅，太糟糕了！"

"我穿衣服像小孩一样马虎，每个人都能看到我是一个懒人。虽然我应该改一下这个毛病，但是我还没做到。我就是一个傻瓜，活该别人嘲笑我。"

（五）帮助来访者区分合理和不合理信念

合理信念是指一些想法，这些想法可以帮助个体感觉健康、行动有效，能让人得到更多想要的，更少不想要的；不合理信念是指一些想法，这些想法可以让个体感觉不健康、行动无效，让人得到更少想要的，更多不想要的。

但是，合理情绪行为疗法并不认为所有的情绪困扰都是来自不合理信念，因为可能还有其他重要的原因；也不是说所有的不合理信念都会导致情绪困扰，因为许多不合理信念不会导致情绪困扰。例如，来访者可能不合理地认为所有的女人都很疯狂，二加二等于五，但是他们可能不会因此而痛苦。如果来访者相信这些不合理信念，他们可能行动起来效率会很低，但是也可能不会扰乱自己。只有当来访者固执地持有某些不合理信念时，比如他们苛刻地要求自己必须表现良好，必须获得别人的支持，别人必须公平地对待他们，等等，他们将会有可能让自己产生不必要的痛苦，可能会使许多宝贵的目标落空。

咨询师引导来访者试着回想最近一次令他们感到焦虑的事情，比如一次考试、一场重要的比赛、工作上要求升职或加薪。来访者的合理信念与不合理信念如下：

合理信念的例子："我非常想要通过这个考试，但是如果不通过，我也可以之后再努力通过。而且如果我永远过不了这个考试，我仍然可以幸福地生活。"

不合理信念的例子："我必须通过这个考试，如果我过不了，那我真是一个蠢人，以后也不可能得到我所想要的一切。"

合理信念的例子:"我非常想要赢得这场比赛,但我也可以接受输掉的事实,而且下次可以试着打得更棒。即使输掉很多比赛,我也可以享受打球的乐趣。"

不合理信念的例子:"我绝对应该赢得这场比赛,因为如果我输了,那我就是一个奇差无比的选手,是一个无用之人。"

合理信念的例子:"我非常希望我的老板能看到我配得上一个更高的职位而且给我加薪。既然他没有慧眼识珠,很不幸他不赏识我的工作,这真是很糟糕,但这也不是世界末日。"

不合理信念的例子:"因为一个好员工,我的老板绝对应该赏识我而且给我加薪。既然他不赏识我,那他就不是什么好人,活该失去他那摊子破生意!"

咨询师指导来访者不管何时,当来访者感到焦虑、沮丧、暴怒、情绪低落或者自怨自艾的时候,要仔细寻找,一直要找到他们的合理信念和不合理信念。合理信念只是表达来访者的喜好和厌恶:他们想要什么,不想要什么。而不合理信念则表达的是来访者无条件的"必须""应该"和"一定要",这时他们对自己、他人和这个世界是神一般的要求和命令。来访者要努力接受这个现实,即不管他们的目标和希望多么合理和恰当,事实都很难达到那些不合理的苛刻和无条件的要求。

(六)帮助来访者从小时候的事件中找到早期的合理和不合理信念以及现在的不合理信念

咨询师引导来访者试着回想一些小时候让他们感到惊恐、抑郁或憎恨自我的事情。

【案例】"爸妈经常让我穿不合身的旧衣服,我觉得很丢人,所以常常待在家里,不愿和其他孩子一起玩。"

寻找早期的合理和不合理信念以及现在的不合理信念如下:

合理信念:"我不喜欢穿不合身的衣服,其他孩子会笑话我。但是我可以忍受,仍然可以与那些嘲笑我的孩子交往。"

早期不合理信念:"我绝对不能穿这些不合身的衣服,也绝对不能被其他孩子嘲笑。这多丢脸、多糟糕啊。他们肯定觉得我是一个傻瓜。他们是对的,我就是一个傻瓜。"

现在的不合理信念:"现在我一定不能穿不合身的衣服,如果有人嘲笑我,我会觉得他们说得对而且觉得自己非常丢人。"

【案例】"当我还是个孩子的时候,老师对我不公平而且很冷漠,这让我很生气,因此变得很叛逆。"

合理信念:"我希望老师能多关心我,对我公平一点,可是很不幸,他们并没这么做。但这是他们的不良行为,不代表他们的人品,不能说明他们就是彻头彻尾的坏人。"

早期不合理信念:"老师必须应该关心我、公平地对待我,如果他们不这样做,那就太糟糕了。他们这种行为方式让我觉得他们就是彻头彻尾的坏人,我希望他们去死!"

现在的不合理信念:"现在有些人仍然不关心我,对我不公,他们绝对不应该这样做!他们都是彻头彻尾的烂人,我希望他们受到严厉的惩罚!"

无论何时来访者感觉早期经历影响了他们或影响了他们的心情,请他们回顾并重现这些经历,找出他们的合理信念,以及导致他们过去心理问题的主要不合理信念,还要审视一下现在他们是否依然还在坚持这种不合理信念。

(七)帮助来访者与不合理信念驳斥

咨询师引导来访者通过提问来挑战自己的不合理信念,可以将它变成喜好,尊重并接纳它,或者完全放弃。通过科学提问,与不合理信念进行积极斗争。

【案例】"我必须完美、独特、高贵,如果不能这样,我就不是一个有价值的好人。如果我不出类拔萃,那我就一无是处。"

需要驳斥的问题:

"我的不合理信念是对的吗?为什么它与现实不符合呢?"

"证明我的不合理信念正确性的证据在哪里?支持它们的事实在哪里?"

"有什么方法可以帮助我证伪或驳倒我的不合理信念?"

"如果我继续持有这些不合理信念,那我会有什么样的结果呢?会给我带来什么好处和坏处?"

"我能不能选择不再相信我的不合理信念?"

下面再看一个例子。

来访者的目标:需要一份好工作。

诱发事件:来访者在面试中表现不佳,结果没有得到想要的工作。

合理信念:"我不喜欢现在这个结果!太让人受挫了!太糟了!下一次我该怎么做才能更好呢?"

不合理信念:"不管怎样,我必须让面试官喜欢我,录用我!如果他不这样做,就太糟了!我无法忍受这样的结果!如果我失败了,证明我是一个没用的人,再也不能找到好工作。"

不合理信念的影响:来访者感到十分沮丧,觉得自己一文不值。开始逃避,不去参加其他的面试。

教给来访者与不合理信念进行斗争:

不合理信念:"不管怎样,我必须让面试官喜欢我,录用我。"

驳斥:"为什么我必须让面试官喜欢我?他必须录用我的证据在哪里?"

有效的新哲学观:"尽管我喜欢这份工作的理由很多,但是我真的没有权利让面试官必须喜欢我。没有证据表明他应该给我这份工作。"

不合理信念:"我必须要得到这份工作,如果我得不到,那就太可怕了!"

驳斥:"如果我得不到这份工作,哪些方面变可怕了?"

有效的新哲学观:"其实根本没什么可怕的。可能会不舒服,但还不是极不舒服,因为还有比这更差的情况,如果情况真的很糟糕或很可怕,那就不只是会感觉不舒服,其实只是感觉不舒服而不是可怕。"

不合理信念:"我必须得到这份工作,如果得不到,那我就无法忍受这样的结果。"

驳斥:"证明我无法忍受。"

有效的新哲学观:"我没办法证明,因为我可以忍受。第一,如果我失去这份工作,我不会死。第二,如果我无法忍受,那么只要没有这份工作,那我就不会感到一丝快乐。但是很明显,我还有许多让自己快乐起来的途径,尽管我可能再也找不到一份这样好的工作了。"

不合理信念:"得不到这份工作证明我是一个没用的人,而且我再也不能找到一份好工作了。"

驳斥:"哪里写着这样的逻辑?"

有效的新哲学观:"这种没有逻辑的想法,只在我的榆木脑子里才会出现!即便我没有得到这份工作,也不可能说明我就是一个没用的人,只是这个面试官不喜欢我。也只能说明这次我表现得不好,但我绝对不是一个无用之人。即便我经常在面试中表现不佳,也不能证明我就再也不能找到这样一份好工作。所以我现在要做的是再重新找工作。"

(八) 鼓励来访者练习和实践

通过前面的讨论,来访者已经知道事件结果影响情绪,情绪波动不仅是因为诱发事件,同时也是因为他们接受甚至是虚构了不合理信念。咨询师鼓励来访者练习和实践的话语如下:

"无论何时、何种程度、何种原因导致你焦虑或抑郁,这种情绪之所以持续至今都是因为你有意识或无意识地抱持着不合理信念。同时我们现在开始明白这样一个道理,即在儿童期你没有能力发现和改变自己的不合理信念,但是现在,如果你看过并且已经开始使用之前讲过的技术,你已经具有足够的能力去做这件事了。"

"无论你在认知层面上多么清晰地觉察到自己生气、感受的痛苦都是不值得的,你也很难取得进步,只有通过大量的练习与实践来确确实实改变导致心烦意乱的信念和感受,并强而有力地与之斗争。你绝对可以改变痛苦的信念、情感和行为,但是,这并非易事。但只要你愿意坚持不懈去练习、实践,改变不合理信念以及行为,你就极有可能让自己不再那么痛苦。更进一步讲,除非你坚持不懈地用行动与恐惧信念斗争,否则你几乎不能消除它。"

"除了努力练习和实践几乎没有其他方法能够帮助你彻底摆脱痛苦，洞察本身是不够的，仅仅承认、表达自己的情感也是不够的。"

"你最好成百上千遍地与不合理信念进行辩论，以让合理信念深入你的头脑之中。无数次地觉察自己的感受并将之表达出来。千百遍地用行动来对抗影响你的信念和情感，而且如果有必要，就再来一千遍。"

世上从来没有神奇的、简便的方法可以改变来访者：乐观与希冀不能，祈祷与恳求也不能，别人的支持和爱也做不到。只有来访者自己才能改变自己。是他们和他们坚持努力的行为改变他们。

三、相关知识

在美国和加拿大，艾利斯被公认为十大最具影响力的应用心理学家第二名（罗杰斯第一，弗洛伊德第三）。他创立的合理情绪行为疗法适用范围广、实用性强、见效快。

现在的合理情绪行为疗法已经越来越多元化，它更加强调想法、情感和行为三者之间的关系。它强调三大基本哲学观，这三大基本哲学观从让个体认识到自身扭曲、不合理信念开始，再通过认知—情感—行为三个层面的辩驳，实现建立有效新信念或者合理的应对观念的效果。这三大基本哲学观简述如下。

（一）用无条件的自我接纳替代有条件的自尊

用个体的主要生活目标以及是否能帮助自己达成目标来评价、判断自己的信念、情感和行为。如果能达成目标，认为它是"好的"或"有用的"；反之，则认为它是"不够好的"或"没用的"。但是，谨记不要让这些影响了对自我的评价，无论自己的表现好或不好，无论别人是否认同自己和自己的所作所为，个体都需要接纳并尊重自我、自己的人生和作为人存在的价值。

（二）无条件地接纳他人

用自己以及社会公认的标准评价他人的信念、情感和行为或"好"或"坏"，但是永远不要评价他人本身。接纳并尊重他人本身，不是因为他们身上具有的某些特质或他们的行为，只是因为他人与自己一样，都有人的尊严。对所有人都抱有怜悯之心，甚至对所有生物都是如此。

（三）无条件地接纳生活

用自己以及社会群体的标准评价生活和社会的"好"与"坏"，但是请不要评价生活或境况本身是"好"还是"坏"。正如尼布尔（Niebuhr）所说："尽你所能改变你不喜欢的生活，安然接受你不能改变的，并拥有区别两者的智慧。"

合理情绪行为疗法并不认为这三大基本哲学观就能让人变得特别快乐，这也是不可能做到的，因为个体和社会群体都有很多自我局限性。人有让自己产生不必要的心烦意乱和让自己的正常需要变成不健康需求的能力，这是天性；个体无法摆脱现实的磨难（如洪水、飓风和疾病）。但是，如果个体能够遵从这三大基本哲学观，那么个体的想法—情感—行为方面的问题就可能会减少，当然随之减少的还有因这些问题而带来的困扰。

面对自己、他人以及周围世界出现的问题，我们要怎么办呢？

首先，要明确意识到人具有通过绝对化的"应该""必须"和"一定要"引发不必要心烦意乱的天性；其次，尽可能地发现自己（和他人）的不合理性；最后，真正地、符合逻辑地、有效地与这些不合理性进行辩论。辩论需要从信念、情感和行为三个层面进行。

合理情绪行为疗法的理论告诉我们：

当生活中出现问题的时候，它鼓励个体可以产生情绪，而且还鼓励个体表达出强烈的情绪。但是它会明确地区分出个体健康和有益的担心、遗憾、悲伤、挫败或恼怒，以及个体不健康、有破坏性的惊恐、抑郁、暴怒和自怨自艾。

它告诉个体怎样应对生活中的困境，以及当身处困境时如何让自己感觉更好一些。

教个体如何控制情感命运，以及如何不为任何事而痛苦。

它提倡科学思维、理性和现实，并与这些严格保持一致。

它帮助个体实现巨大的哲学观变化以及对生活的全新视角，而不是让个体获得那种过分乐观的"积极思维"态度，这种态度只能帮助个体应对暂时的困难。

它不鼓励个体浪费无尽的时间和精力来傻傻地试图理解和解释自己过去的经历。它会告诉我们，如今的自己仍然在毫无必要地杞人忧天，而今天的自己可以做些什么来防止一直杞人忧天。

它鼓励个体为自己的"苦恼"全权负责并努力减少苦恼，而不是找借口说"这是父母或社会这样教导我们的，我们只是照他们说的做来逃避自己的责任。"

它展示了生活中的刺激物或诱发事件并不能决定或者直接引发个体的情绪反应。相反，主要是个体的信念系统让自己心烦意乱，因此要有抵制这些不正常和不合理信念和改变它们的能力。教个体用很多方法对抗与克服不合理信念从而获得一种关于生活的行之有效的新哲学思想。

它不仅告诉个体如何保持目前的需求、愿望、喜好、目标和价值观，而且告诉个体如何放弃华而不实、神一般的要求和命令。这些绝对化、刻板的"应该""理所应当"和"必须"加强了个体的需求和喜好，让个体更加烦恼。

它告诉个体如何保持独立和有主见，如何为自己考虑而不是轻信他人或被他人的想法影响，用别人的想法来束缚自己的思维。教给个体许多实用的、行为导向的练习用于反思和改变生活方式。

它为个体演示如何在一个如此不理性的世界里保持理性，如何在一些最艰难和"不可能"的情况下保持愉悦。在一些确实非常可怕的事情（如贫穷、恐怖主义、疾病、战争）面前，个体完全能够做到不让自己痛苦。如果个体选择这样做，努力去改变所遇到的最差境况，或许可以改变这个世界。

它告诉个体如何做一个忠实的快乐主义者和个人主义者，而做到这些，个体首先要做真实的自己，同时，在社会团体中，生活得快乐、成功，有良好的人际关系。它会让个体保持甚至提高自己特有的价值观、目标和理想，在所生活的社区中做一名有责任感的公民。

个体真的可以面对任何事情而完全不让自己痛苦吗？

让自己恐慌、暴怒和自怨自艾的代价是巨大的：时间和金钱都流失了；努力都白费了；精神上承受不必要的痛苦；蓄意破坏别人的幸福；愚蠢地消磨掉一生中潜在的乐趣。

我们人类主要是按照我们思考的方式来感受，我们不要把痛苦情感与情感困扰混淆起来。通过学习（从父母和他人那里学习）和发明（在自己的脑中）自己合情合理及愚蠢的想法，我们创造了自己的大部分情绪情感。我们不可能生来就具有特定的信念、情感和行为。我们的环境也不可能直接让我们行动或感受。但是我们的基因和社会教育很有可能让我们去做那些我们做过的事情。尽管我们通常都习惯于这些倾向，但是我们没有必要去这样做。

我们可以选择彻头彻尾地改变自己。我们能改变自己最强烈的信念、情感和行为。作为人类，生来就具有其他生物很少拥有的思维能力。我们还可以思考我们的理念和推理我们的论证。这个特点赋予我们一定程度的自我决定或自由意志。我们人类有真正的自我意识，我们确实有能力去观察和评价自己的目标、需求和意图。

我们有自我改变的能力。恼怒、伤心、失望等负面情绪表明自己没有得到所期望的东西，所以，起初恼怒、悲伤的情绪是不舒服的、"坏的"，但是从长远来看，这些情绪会帮助我们得到更多自己想要的，更少不想要的。担心、谨慎、警觉和轻度的焦虑是正常和健康的。但是严重焦虑、紧张、恐惧和惊慌失措虽然正常却是不健康的。所以，我们要保持适度的关注和谨慎，但是要注意避免过度关注、恐慌和恐惧的情绪。当个体从"想要"一跃到"必须要"，就创造了严重焦虑。

四、经典案例

1. 一个有完美主义倾向的女性来访者的案例

该来访者感觉完美主义能让她成为一个好作家和出色的母亲。她对反对完美主义的理论感觉十分困扰。咨询师帮助她探索自己喜欢和不喜欢的事情，接纳自己的需要、愿望、喜好、目标和价值观，区分自己的喜好和执着，实现目标。通过合理情绪疗法咨询之后，她继续努力让自己母亲的角色和写作工作尽善尽美。但是通过将她完美主义中的必须改变成偏好，她克服了焦虑。

……

来访者：如果我不为理想目标奋斗，那我不可能达到现有成就的一半，那怎么办？

咨询师：确实是这样，你和许多杰出的发明家和作家一样为理想目标而奋斗，因此你们才取得了卓著的成就。所以，合理情绪作为疗法并不是反对竞争或者为了杰出成就奋斗，它支持任务完美主义，而不是自我完美主义。

来访者：这是什么意思？

咨询师：意思是在每个项目和任务上，你可以尽你所能做到最好，甚至是完美。你可以试着让任务理想化。但是你是不是一个优秀的人不取决于任务完成得是否完美。你仍然是一个想要完成完美项目的人，但绝不是因为完成了完美项目才是一个优秀的人。

来访者：那么我会不会变成一个无能的人或者坏人？

咨询师：你不会。当你做了不称职或罪恶的行为，你会变成一个做了坏事的人，但绝不是一个坏人。

来访者：但是，为什么我会向往完美或者杰出成就呢？

咨询师：因为你发现了它们，而这些成就是你所期待的。如果你的成就卓著或者完美，你发现会更期待，更享受它们。但是不管你的成就多么突出，都不会让你成为一个十足的优秀人才。

来访者：但是我为理想目标奋斗，而当我无法达到这个目标的时候，我会失望，这个说法是正确的吗？

咨询师：是的，但如果你使用合理情绪行为疗法，你就不会憎恨自我。

来访者：那么我该如何做呢？

咨询师：不要放弃你想要做完美母亲和写出完美作品的偏好，但是杜绝要求或者必须。只要你告诉自己，我真的很想要写出一部完美的小说，但是我不一定非要做到。你可以保留任务完美主义，但不是自我完美主义。

来访者：所以关键的区别在于必须。在写作中我依然可以向着完美主义的目标前进，只要我不认为我必须达到这个目标，而且当我达不到这个目标的时候，也不会将自己视为一个庸俗的作家和差劲的人。

咨询师：完全正确。

……

2. 找到情绪困扰背后的"应该"想法

……

来访者：这是困扰了我很长时间的事，我总是害怕我会出错。

咨询师：为什么？你害怕什么？

来访者：我不知道。

咨询师：你说当你犯错误的时候你认为自己是一个坏女人，是一个卑鄙无耻的小人。

来访者：对，我差不多总是这样。每次犯错误，我都懊悔得想死几千遍。

咨询师：你在责备你自己。但是为什么？你害怕什么？你那样做会对你以后有帮助吗？会让你减少犯错误的次数吗？

来访者：不会。

咨询师：那你为什么还要责备自己呢？为什么你一犯错误就变成卑鄙小人了呢？有谁那样说过吗？

来访者：我想那是我的一种感觉。

咨询师：是你的一种观念，就是"我是一个卑鄙小人"。那么你就会有这样一种感觉：哦，真糟糕！真可耻！这种感觉就伴随着观念产生了。你还会说："我应该不是这样的，我是不应该犯错误的！"事实上，你这样想："哦，看看，我又犯错误了。我不愿意出错。那我怎样才能避免下次犯错误呢？"

来访者：我们又回到了如你刚才所说的对赞同的需要上了。如果我不犯错，人们就会尊重我。如果我每件事都很完美……

咨询师：是的，就是这个。这就是你的观念：如果你从来不犯错误，每个人就都会喜欢你，而且对你来讲这是必要的……但事实是这样吗？设想一下你从来没有犯过错误，每个人都会喜欢你吗？

来访者：不会的。

……

3. 一位25岁男性的案例

该来访者几乎对每一位他见过的40岁以下的女性都有强烈的欲望。咨询师帮助他寻找合理信念和不合理信念。

……

来访者：我为此事很苦恼。

咨询师：你主要有一种与许多女人发生性关系的强烈喜好，但这不一定是不合理的，只要它只是一种喜好。你的合理信念是"我非常喜欢性爱，而且希望与我见过的每一位女性都有鱼水之欢。"

来访者：那我的不合理信念是什么呢？

咨询师：你的不合理信念是"我绝对不能有这么强烈的性欲！我应该在选择做爱对象的时候更加慎重，而且只能跟我真正喜欢的女性做爱。"

来访者：我有这些想法，但为什么这个信念不合理呢？

咨询师：因为这是一个要求，不是需求。你可以理性地减少性欲，甚至完全没有性欲。但一旦你对自己说"我必须要克制！我必须不能有性欲！"你会变得对此更加痴迷，而且性欲可能会更加强烈。不仅如此，你将不能有计划、有步骤地减弱性欲。所以你要降低性欲的决定会给你带来麻烦。它会让你感到焦虑和负罪。

来访者：确实是。

咨询师：所以你最好看清楚你真正不合理的信念是什么。

来访者：你的意思是我有强烈的性欲是一个合理信念，而我的不合理信念是认为它是不合理的，对吗？

咨询师：非常正确。你对合理信念持有一个不合理信念——"你必须不能有强烈的性欲。"你可以继续持有这个合理信念——性爱是非常享受的，或许我可以体验更多的性爱。你可以享受这个过程而不是因此感到焦虑和自责。

来访者：我明白了。

来访者：但是其他男人不像我这么饥渴，我的性欲如此旺盛，可能在这一方面我是不正常的。如果真是这样，那我就是一个烂人！

咨询师：这是你的喜好，即便你的性欲不同寻常，那也只能说明你是一个有着"不正常"性欲需求的人，但你不是一个"不正常"的人，或者烂人。

来访者：明白了。

4. 一个觉察到自己的不合理信念，但是没有与不合理信念进行有力的斗争，依然有痛苦的案例

来访者只有意识上的了解是不够的，就好像知道怎么开车和成为一名好司机是两码事一样。

基本信息：女，35岁，她对别人说："我认为如果结婚我当然很开心，但是我没必要一定这样。"接着，她又偷偷对自己说："但是我真的必须结婚了！"因为她很少挑战自己与自己的不合理信念做彻底斗争，所以她一直很焦虑。

……

咨询师：你必须要结婚的理由是什么？

来访者：我年龄大了，已经35岁了。结婚才能真正的幸福。

咨询师：谁说年龄大了就一定要结婚？

来访者：大家。

咨询师：是这样吗？这是真的吗？
来访者：不一定。
咨询师：不结婚会带来哪些可怕的后果？
来访者：不快乐、没有人照顾和孤独。
咨询师：这是真的吗？不结婚就不快乐了吗？
来访者：也不是，我还是有很多快乐。
咨询师：不结婚一直感觉很孤独吗？
来访者：也不是，大部分时间还是不孤独的，有事情干感觉很有意义，帮助别人让我感觉一点都不孤独。
咨询师：结婚了就不会有孤独的感觉了吗？
来访者：哦，不一定，也许要看我们俩相处得怎么样。找个不合适的人，也许还会有冲突矛盾，比孤独更可怕。
咨询师：你给出一个必须要结婚的理由。
来访者：好像也没有。上帝没有要求我必须结婚，法律也没有要求我必须结婚，是我自己要求我必须要结婚了，想到必须要结婚我就焦虑了。是我自己的"必须"要求让我产生了焦虑，是我自己制造了焦虑。
咨询师：嗯。
来访者：如果结婚，我当然很开心，但是如果我一直找不到合适的伴侣，我仍然可以做一个快乐的人。
咨询师：是真的吗？你可以吗？
来访者：我可以的，我会的！不管怎样，我都会做一个快乐的人！
咨询师：现在感觉恐慌减轻一点了吗？
来访者：嗯，减轻很多了。
……

经过类似这样的思辨过程，即使来访者想要结婚的强烈念头再次出现，她的恐慌也不复存在了，她可能会为单身感到失落，但是这种情绪是健康的，不会导致焦虑、抑郁。化解了强烈的恐慌情绪，来访者才能知道自己是真的喜欢一个人而不是为了缓解恐慌而爱上一个人，才可能冷静、平和地和异性交往，建立一段真正健康的恋爱关系。

第二单元　认知行为疗法

一、学习目标

初步了解认知行为疗法，掌握一些基本的认知行为技术，能在咨询工作中使用。

二、工作程序

使用认知行为疗法的咨询过程的基本要点如下。

（一）发展治疗关系

咨询师向来访者展示良好的咨询技能，与来访者分享概念化和咨询计划，与来访者一起做决定。例如，"我觉得你一天中休息几次会减轻你的压力，我们讨论这个问题可以吗？"

向来访者寻求反馈：

"你对这次会谈有什么想法？"

"有没有什么事情让你烦恼，或者你觉得我在哪个地方理解错了？"

"有哪些事你觉得下次会谈中需要改变？"

咨询师根据来访者的反馈改变在来访者面前呈现出的形象，让来访者感觉和咨询师一起工作时更舒服。

（二）制订治疗计划与会谈结构

在初始阶段，根据收集的信息，咨询师和来访者一起按问题的重要程度来制订咨询计划。先教会来访者与认知、行为、问题解决相关的各种技术。然后帮助来访者对自动思维进行评估，不断强化认知模型，并完成家庭作业，在接下来的时间中，用新的更加现实的方式来思考问题。

会谈结构因咨询阶段不同而有所不同。一般在一次咨询中分三个阶段：开始阶段是获取来访者的信息；中间阶段是确认问题和解决问题；结束阶段是反馈本次咨询以及布置家庭作业。

（三）识别功能不良认知并对其做出反应

当来访者报告他很痛苦或有情绪波动，或者出现功能不良行为时，咨询师要问的一个基本问题是："你刚刚在想什么？"评估认知的有效性和有用性，可以问以下问题：

"有什么证据能够证明你的想法是正确的？反面的证据有哪些？"

"有没有看待这个问题的其他方式？"

"最糟糕的结果是什么？如果它真的发生了，你该如何应对？最好的结果会是什么？对于这个情境，最有可能实现的结果是什么？"

"相信你的自动思维会带来什么样的结果？如果你改变想法又会怎样？"

"如果你的朋友或家人在这个情况下，产生了同你一样的自动思维，你会给他什么样的建议？"

"你应该做些什么？"

（四）强调积极的方面

在评估时，咨询师可以提醒来访者注意他们的优势，比如进行如下提问：

"你有哪些优势和积极的品质呢？"

"从上次见到你到现在，有发生什么好事吗？"

"你做过什么积极的事？"

"另一方面的积极证据都有哪些？"

"你得到了这份工作，这对于你意味着什么？"

（五）在会谈之间促进认知和行为的改变

咨询师帮助来访者在会谈结束时有好的感觉，并让他们在接下来的一周中过得更好。留下家庭作业，可以是问题解决的结果或者是技能训练。

1. 认知概念化

认知概念化为咨询师理解来访者提供了基本构架，在开始理解一个案例的过程前，咨询师需要先问自己以下问题：

"来访者目前的问题是什么？这些问题是如何发展并维持至今的？"

"与这些问题相联系的功能不良思维和信念是什么？什么反应与来访者的思维相关？"

然后咨询师会假设来访者是如何发展出目前这一特定的心理障碍。

"来访者是如何看待自己、他人、他的个人世界及他的未来的？"

"来访者的根本信念和思维是什么？"

"来访者如何应对自己的功能不良认知？"

"什么应激源影响了来访者目前心理问题的发展，或妨碍解决这些问题？"

"如果相关，哪些早期经历可能影响了来访者目前的问题？这些经历对来访者的意义是什么？哪些信念由此而来，或由此加强？"

"如果相关，来访者发展出哪些认知、情感及行为应对机制以应对这些功能不良思维？"

咨询师要从第一次与来访者接触时即开始构建认知概念化，并在整个治疗过程中都不断地修正概念化。

认知行为治疗以认知模式为理论基础。该模式假设人的情感、行为及生理反应被他们对事件的知觉所影响，如图10-1所示。

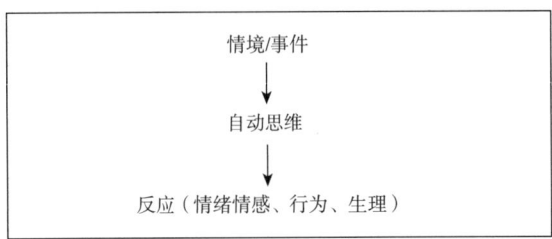

图10-1　认知模式

情境/事件本身并不决定人们的感受，感受更多取决于人们如何解释这一情境/事件。在另一层面，可能正产生一些自动思维，是什么让不同人对同一情境/事件的解释如此不同？为什么同一个人对完全相同的事件在不同的时间却有不同的解释？答案要从信念中寻找。

从童年开始，人们已对自我、他人及世界即形成了一定的信念。这些信念根深蒂固、影响深远，人们认为这些信念是绝对真实和正确的，他们会戴上这个信念的眼镜理解世界，他们倾向选择性注意能证实自己核心信念的信息，忽视或削弱相反的信息。这一切都是自动发生的。核心信念影响中间信念的发展。中间信念包括态度、规则和假设。

认知模式的等级如图10-2所示。

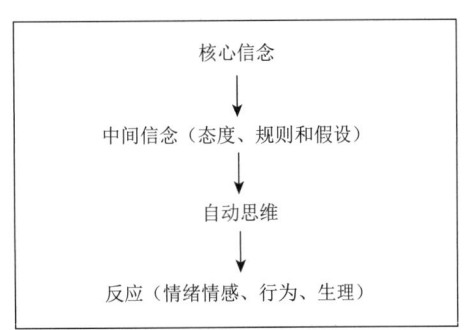

图10-2　认知模式的等级

在特定情境中，一个人的核心信念会影响其知觉、自动思维。这些思维反过来可影响人的情绪、行为及生理反应。

图10-3展示了来访者在特定情境中的认知概念化，表明了他的信念如何影响思维，思维又如何影响行为。如果他能对自己的思维进行评估，他的情感、生理及行为反应可能因此受到积极的影响。他可能这样回应自己的思维，"等一等，这可能很难，但不一定完全学不会。我以前也能理解相同类型的书，如果我不断阅读，也许能理解得更好。"如果他这样回应，他的伤心也许会减轻，并可以继续阅读。

那为什么来访者有这样的思维，而其他人没有？是因为他不清晰的"我不能胜任"这一核心信念影响了他对情境的知觉。

如果将咨询看作一次旅途，那么概念化可视为地图。概念化开始于第一次与来访者接触时，并在以后每一次的接触中不断完善。

一般而言，咨询师在进行概念化时应思考以下问题：
- 来访者是怎样发展出这种障碍的？
- 重大的生活事件、经历和他人互动是什么？
- 来访者对自己、世界及他人最基本的信念是什么？
- 来访者的假设、期待、规则和态度是什么？
- 在生活中，来访者已利用哪些策略应对这些消极信念？
- 哪些自动思维、意象和行为使得这种障碍持续存在？
- 来访者正在发展的信念如何与生活事件相互作用，以使他们更容易患这种障碍？
- 来访者的现实生活中正发生什么事？来访者是如何感知这件事的？

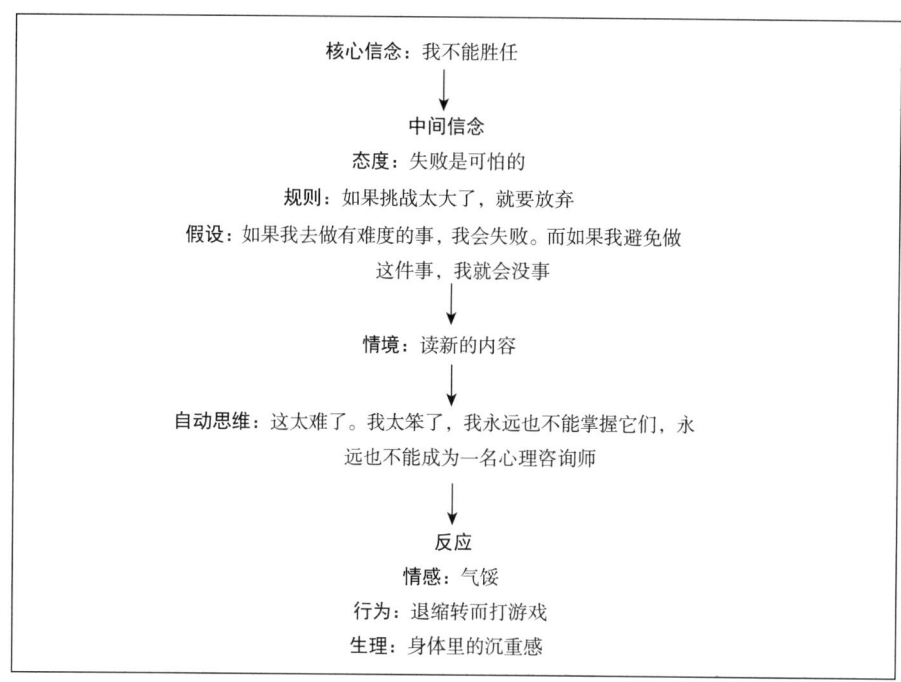

图10-3 认知概念化示例

咨询师基于从来访者处收集的信息提出假设,并且不对非真实的信息做过多的推测和解释。咨询师可以选择在合适的时机与来访者一起检查概念化,以确定其是否正确,同时帮助来访者了解他们自己及他们的困难。随着新信息的出现,概念化将不断得到修正,并最终帮助咨询师确认、完善或拒绝之前的假设。

2. 评估会谈

除了正确地对来访者进行诊断外,评估可以帮助咨询师:

- 理解来访者并制订他的初期认知概念化。
- 决定自己是否是合适的咨询师。
- 决定自己是否能提供合适的咨询。
- 决定是否使用其他咨询方式。
- 开始建立与来访者的咨询联盟。
- 开始让来访者了解并进入到咨询的结构和进程中。
- 识别重要的问题并设定总体目标。

在来访者到达之前,回顾他们带来的所有记录和完成的各种表格。了解他们现在以及过去的多方面的经历,制订一个咨询计划,建立一个好的咨询关系。需要:

- 人口学统计资料。
- 主诉和目前问题。
- 现病史和促发事件。
- 现在的和过去的应对策略(适应性的和适应不良的)。
- 精神病史,包括各种心理社会治疗、住院治疗、药物治疗、自杀企图及现状。
- 成长史,总体家庭状况及现状。
- 社会经历、教育经历、职业经历、宗教信仰经历及现状。
- 优势、价值观和适应性的应对策略。

评估的另一个重要部分是询问来访者如何利用自己的时间。让来访者描述自己典型的一天,了解什么事情是他不做的,以及他努力逃避什么事情。注意寻找:

- 来访者情绪的变化。
- 来访者是否与家人、朋友以及同事互动，是如何互动的。
- 来访者在家、工作以及其他方面的社会功能怎样。
- 来访者如何度过闲暇时间。

评估的最后，看看是否还有需要知道的其他重要信息。一个重要的追加问题是："你还有什么内容是不愿告诉我的吗？你不必告诉我它是什么，我只是想知道你是否有更多要说的，也许将来某个时候我们会讨论到。"

3. 识别自动思维

自动思维经常是简短的、稍纵即逝的，常以"速记"的形式出现，并且以语词或图像的方式呈现。例如，"我真笨，竟把手机落在家里了。"

最常见的自动思维类型是即使客观证据与之相反，思维仍是被歪曲的。第二种类型是自动思维是准确的，但形成的结论可能是歪曲的。例如，"我没有做我承诺的事情"是一个适当的思维，但是结论"因此我是个坏人"却并不适当。第三种类型自动思维也是正确的，但是适应不良的。例如，某个学生为一个考试做准备，并且有这样的想法："这需要花很长时间才能完成准备，我明天凌晨三点起床做。"毫无疑问这个想法是正确的，但是它会增加他的焦虑，降低他的注意力和动机。对于该想法的合理反应通常是强调它的实用性："如果把注意力放在准备考试花很长时间会让我感觉痛苦上，会导致无法集中注意力，这样反而会花更长的时间去完成。我最好专注于一次完成一部分的进度，并表扬自己完成了这部分。"

学会识别自动思维，咨询师要问来访者的基本问题是："刚才你心里在想什么？"

留意来访者的言语和非言语行为是非常重要的，前者包括语调、音高、音量或语速的改变，后者包括面部表情变化、肌肉紧张、姿势或手势改变。当注意到有变化时，猜测有情绪变化并立即询问来访者心里刚才在想什么以检验自动思维。

如果来访者不能回答"刚才你的脑子里有什么想法"这个问题，咨询师可以：

（1）问来访者当有情绪的时候他们是怎样感受的，是身体的哪部分在感受？
（2）引出来访者对问题情境的详细描述。
（3）要求来访者想象那个令他痛苦的场景。
（4）建议来访者于那个具体情境进行角色扮演。
（5）引出意象。
（6）提供一个与假设的来访者的实际想法相反的想法。
（7）询问这个场景对来访者的意义。
（8）用不同的方式表达问题。

来访者确认引起自动思维的情境/刺激如表10-1所示。

表10-1　引起自动思维的情境/刺激

情境/刺激	举例	自动思维
外部事件	妈妈一直挂断我的电话	她怎么能这样对我！
思想流	想到考试	我永远也学不会。
认知：思维，图像，信念，白日梦，梦，记忆，闪回	看到一个暴力场景，对创伤事件有闪回	我一定是疯了。我永远也处理不了这了。我会一直被这些恐怖的闪回折磨。
情绪	愤怒	我不应该对他发火。我太坏了。
行为	狂吃	我太脆弱了，我只是不能控制自己吃。
生理或心理体验	心跳剧烈	如果发生了很严重的事情我该怎么办？

咨询师要教会来访者识别他们错误的思维，然后评估并加以调整。咨询从确认他们在具体情境中的自动思维开始。

4. 确认情绪

在认知行为疗法中，情绪是首要的。毕竟，治疗的主要目标是症状的缓解和减轻。强烈的负性情绪是令人痛苦的，如果妨碍了来访者清晰地思考和解决问题、有效地活动或获得满足，这种情绪就是功能不良的。

承认和理解、避免挑战或辩驳来访者的感受是很重要的，咨询师需要评价的是来访者痛苦背后的思维和信念，而不是评价他们的情绪。但并不是所有烦躁不安的情境都需要讨论，咨询师可以利用对来访者的概念化来决定哪些问题是最重要的。认知行为疗法的目的并非摆脱所有的痛苦；消极情绪与积极情绪一样构成了生命的丰富多彩，它和生理上的疼痛一样重要，常常可以让我们警惕需要解决的潜在问题。还可以讨论来访者的兴趣爱好、这周发生的积极事件、积极的记忆来增强他们的积极情绪。

要帮助来访者区分情绪和自动思维。例如，

咨询师：你提过要谈谈你和哥哥通电话的事。

来访者：是的，我前几天给他打电话，听起来他与我有些距离。

咨询师：那你情绪感受是怎么样的？

来访者：我想他其实不愿意和我谈，他并不真的在意我打不打电话。

咨询师：当你出现这些想法时，想到他其实并不愿意和你谈，你有什么感受呢？伤心？生气？还是别的什么？

来访者：伤心。

咨询师：感受是指你情绪上体验到的，它们通常是一个形容词，如悲伤、愤怒、焦虑等，思维指的是你产生的想法，可以是几个词语，也可以是图画或图像。

来访者：嗯。

咨询师还应该弄清楚来访者思维、情绪和行为之间的联系。当来访者报告的情绪与他们的自动思维似乎并不相称时，咨询师需要做进一步的调查。例如，

咨询师：你妈妈没有马上给你回电话，你有什么感受？

来访者：我很伤心。

咨询师：你心里是怎么想的呢？

来访者：我当时想，她出事了该怎么办？可能出事了。

咨询师：你就觉得伤心？

来访者：是的。

咨询师：我有点儿糊涂了，这听起来更像是焦虑的想法。你心里还想到了别的什么吗？

来访者：我不知道。

咨询师：你想象一下这情景怎么样？你坐在电话旁，等她回电话？

来访者：那时我想出事了怎么办？可能出事了。

咨询师：然后呢？

来访者：我盯着电话，眼泪流了下来。

咨询师：你现在想什么？

来访者：如果妈妈出事了，就没有关心我的人了。

咨询师：就没有关心你的人了。这个想法让你感受怎么样？

来访者：伤心，真的伤心。

有时，不仅要确认来访者的情绪，而且也要对来访者体验到的情绪强度进行量化，让他们评定他们所感受到的痛苦程度，以此来决定对特定情境的讨论是否会有助于咨询。

5. 评价自动思维

来访者每天都会有成千上万的想法，有的想法功能不良，而有些则不是。在一个会谈中，咨询师只需对一些想法进行评价即可。咨询师需要概念化这个思维是否是重要的、值得关注的。也就是说，这个自动思维让来访者痛苦吗？会造成功能损伤吗？或者常常出现吗？来访者是否可能再次出现这一想法并因此而痛苦？咨询师也需要确定来访者是否还有更加核心或者引起更大的痛苦的想法。

引出一个自动思维后，决定它的重要性和引起的痛苦程度，确定伴随它的反应（情绪的、生理的、行为的），与来访者一同来评估它。但是，在大多数情况下，咨询师不要去直接挑战自动思维，因为：

（1）咨询师常常无法预先知道来访者自动思维的歪曲程度，它可能是有理有据的。

（2）直接的挑战会让来访者感到没有价值。例如，他也许会想"咨询师认为我错了。"

（3）直接挑战认知会违反认知行为疗法的基本原则，即合作的经验主义①：咨询师和来访者要一同检验自动思维，检查它的有效性和效应，并发展出一个更适应的反应。

请看下面的对话。

咨询师：你在上学的路上看见你的好朋友A时，你的想法是"她不是真的关心我的情况。"这个想法让你感到伤心，是吗？

来访者：是的。

咨询师：那你在那时候有多相信这个想法？

来访者：非常相信，大概90%。

咨询师：那这种伤心的感受有多强烈？

来访者：大概80%。

咨询师：你记得我们上周谈的内容吗？有时自动思维是事实，有时它们不是，有时它们确实包含了一部分事实。那现在我们来看看你的想法有多符合事实，好吗？

来访者：好。

下面的谈话帮来访者找到支持的证据和反对的证据。

咨询师：支持她不关心你的想法的证据是什么？

来访者：她只是急匆匆地说"你好，回头见"，然后继续快走。甚至都没有看我。

咨询师：还有吗？

来访者：她有时很忙，没有时间和我在一起。

咨询师：还有吗？

来访者：没有了。

咨询师：好的，那现在看看有没有反面的证据，就是她关心你的证据？

来访者：嗯，从我来到这个学校起，我们就是好朋友。

咨询师：她做了什么或者说了什么表现出她喜欢你？

来访者：她常常问我要不要和她一起吃饭。有时我们会待在一起聊天聊到很晚。

咨询师：好的。一方面，她匆匆走过，没和你说太多话；另一方面，她约你吃饭，有时和你聊天聊到很晚。是吗？

来访者：是的。

下面的谈话帮助来访者想出其他合理的可能的解释。

咨询师：现在，看看对那件事，除了她不关心你之外，还有别的解释吗？

来访者：我不知道。

---

① 经验主义：亦称"经验论"，一种认识论学说，与"理性主义"相对。它认为感性经验是知识的唯一来源，一切知识都通过经验而获得，并在经验中得到验证。

咨询师：她那么匆匆走过还有什么原因？
来访者：我不确定。可能她要上课；可能她做什么快要迟到了。
很多来访者预先设定了一个最糟糕的结果，咨询师可以问他们最恐惧什么。
咨询师：那么，在这个情境下，最坏会发生什么？
来访者：我认为她真的不喜欢我。我不能再指望得到她的支持。
咨询师：你会如何应对？
来访者：我会不开心。我可能会失去她的友谊。
咨询师：那你有别的朋友可指望吗？
来访者：是的。
咨询师：所以你还好。
来访者：是的。
咨询师：最坏的事似乎不大可能发生，那么最好发生什么呢？
来访者：她意识到冷落了我，向我道歉。
咨询师：那最有可能发生的结果是什么？
来访者：她真的很忙，然后我们继续做朋友。
帮助来访者评估不合理的想法对自己行为带来的影响。
咨询师：她不喜欢你，这一想法对你的影响是什么？
来访者：这让我很伤心。我想这会让我疏远她、回避她。
咨询师：改变这一想法对你的影响是什么？
来访者：感到好些。
咨询师：从昨天这事发生后，你有回避她的行为吗？
来访者：有。今早看见她时我就没有说话。
咨询师：嗯，你相信你的想法是正确的。那你觉得你应该做什么？
来访者：我可以和她多说说话，表现得更友好些。

6. 识别并矫正中间信念

（1）识别中间信念　可以通过很多方法来识别中间信念，可以在自动思维中寻找信念的表达；可以提出一个条件从句让来访者完成；可以直接引出一个规则；可以使用箭头向下技术；可以在自动思维中识别共同主题；可以询问他们认为自己的信念是什么；或者可以查看来访者的信念问卷。更多情况下，会使用箭头向下技术：首先，识别到一个关键的自动思维，怀疑它可能来源于一个功能不良信念。然后咨询师问，假设自动思维是真的，那么它意味着什么。一直这样问，直到发现一个更重要的信念。例如，

咨询师：你在查看你的课堂笔记时想到"这些笔记毫无意义"，于是你感到伤心。
来访者：是的。
咨询师：如果你是对的，你的笔记毫无意义，那对你来说意味着什么？
来访者：我在课堂上没有做到很好。
咨询师：如果你在课上没有做到很好是真的，那意味着什么？
来访者：我是个差生。
咨询师：好，如果你是个差生，那意味着你怎么样呢？
来访者：我不够好（核心信念：我不胜任。）

识别到之后，咨询师需要判断这个中间信念是主要的还是次要的。一般而言，为了使咨询尽可能高效，需要聚焦在最重要的中间信念上。对于那些偏离主题的功能不良信念或是来访者只是有一点儿相信的信念，是不值得花费时间和精力的。

（2）矫正中间信念　很多策略对矫正信念都很有用。改变一些信念可能会容易些，而很多信念则需要

咨询师和来访者双方共同努力一段时间才能改变。要把信念的相信程度降到0通常不可能，也不一定是所期望达到的目的。常用的方法：苏格拉底式提问、行为实验①、认知连续体技术②、理智-情感角色扮演、使用他人作为参考点③、自我暴露④等。下面对其中的两个方法说明一下。

①苏格拉底式提问。

咨询师：你对"如果我寻求帮助，就意味着我不胜任"这个信念的相信程度是？

来访者：90%。

咨询师：还有其他看待寻求帮助的方式吗？

来访者：我不清楚。

咨询师：就拿来做心理咨询来说。你来这里寻求帮助，所以你就是不胜任？

来访者：可能有一点。

咨询师：如果你没有来咨询会发生什么？

来访者：我可能依旧被我的情绪所笼罩。

咨询师：寻求帮助和停留在抑郁的状态中，哪个更有能力？

来访者：嗯……

咨询师：假设有两个患抑郁症的人，一个寻求治疗，另一个没有寻求治疗，一直都有抑郁的症状。你认为哪个人更有能力？

来访者：那个寻求帮助的人。

咨询师：你确定吗？

来访者：是的。

咨询师：你对此有多相信？

来访者：80%。

咨询师："如果我寻求帮助，我就是不胜任的。"你现在对此有多相信？

来访者：可能40%。

咨询师：现在写下一个"新信念"，你会怎么写呢？

来访者：即使我寻求帮助，我也不是没有能力。

咨询师：听起来你并不确信。这样"在有理由的情况下，我寻求帮助，那我就是胜任的。"会不会更好一些？

来访者：是的。

咨询师：你现在有多相信新信念？

来访者：很相信，可能有80%。

②理性-情感角色扮演：这个技术也称点对立，通常是在咨询师尝试其他技术失败后采用的。当来访者说在理性上他可以看到信念是功能不良的，但是在情感或直觉中依旧"感觉"该信念是对的时采用该技术。首先，咨询师可以告诉来访者去扮演他们想法中强烈认同功能不良信念的"情感"部分，而咨询师则扮演"理性"部分。接下来互换角色。

这些技术同样可以应用于矫正核心信念。

7. 识别并矫正核心信念

核心信念是个体关于自我最核心的观念。一些人将这些信念称为图式。一般分为三大类：与无助相关

---

① 行为实验：用实际的行为帮助来访者看到事实与其信念之间的差异，从而不再受障碍性信念的支配。

② 认知连续体技术：引导来访者思考更极端情况，将当前状况与极端情况相比，从而让评价更为客观和合乎理性一些，从极端回到中间上来。

③ 使用他人作为参考点：通过让来访者去考虑别人的信念，从而使他们和自己功能不良的信念保持心理距离。

④ 自我暴露：咨询师真诚地暴露自己与来访者相关的内容，可以帮助来访者从不同的角度看到他们自己的问题或者信念。

的、与不可爱相关的和与无价值感相关的。当孩子具有某一人格特征倾向的遗传素质、与重要他人进行互动以及遭遇一系列情境时，这些信念在童年时期就逐渐产生了。在人们生命的大部分时间里，大多数人持有相对正面和现实的核心信念。负面的核心信念只在心里痛苦时才可能表现出来。通常，来访者自认为核心信念是正确的。

咨询师可以使用与识别中间信念同样的方法来确认访者特定的核心信念。识别来访者的核心信念，有可能和以下几点有关：

- 那是一个观念，未必是事实。
- 来访者可能十分强烈地相信这个想法，甚至感觉它是真的，并且相信大部分是真的或者完全不真实。
- 作为一个观念，它是能被检验的。
- 它来源于童年事件，它可能是或者不是真实的。
- 通过来访者图式的作用继续被维持着，在图式中来访者承认支持这个核心信念的资料，而忽视或贬低与之相反的资料。

矫正核心信念，除了前面介绍过的技术外，还有其他技术：核心信念工作表、极端对比、故事和比喻、阅历测验、重建早期记忆和应对卡片。下面是利用极端对比技术的例子：

咨询师：我想知道，在你们学校你认识真不胜任的人或至少表现得非常不胜任的人吗？
来访者：嗯，我宿舍有个人，他从来没去上课或写作业。我认为他是失败的。
咨询师：好的，那么你跟他比，你是多不胜任？
来访者：不是非常不胜任。
咨询师：如果你真的是一个不胜任的人，你会做什么不同的事？
来访者：我想我会退学，整天无所事事，不激励我自己，不做任何有价值的事……
咨询师：现在，你与那种程度有多接近？
来访者：我想一点也不接近。
咨询师：那么你给自己贴一个不胜任的标签，这种说法有多准确？
来访者：我想它真的不准确。

8. 家庭作业

家庭作业是认知行为疗法中一个必须而不是可选的部分。大量的研究证实，做家庭作业比不做家庭作业的来访者在治疗中进展得更好。好的家庭作业可以为来访者提供深入的自我教育的机会，可以收集信息，可以检验他们的想法和行为，可以调整他们的思维，可以练习认知和行为工具，可以拿新行为做试验，可以将会谈中学到的最大化，增强自我效能感。

家庭作业的任务要适合来访者；给出做家庭作业的理由；告诉来访者可能会遇到的困难。需要根据不同的来访者安排不同的家庭作业，取决于双方在会谈中讨论的内容、整体咨询计划和咨询目标。还要考虑到来访者的个人特征。

在每次会谈开始前，都要回顾上一次的家庭作业。

9. 结束咨询和预防复发

认知行为疗法的目标是帮助来访者减轻障碍，并教会他们一些能在一生中使用的技能。咨询的目标不是替他们解决所有的问题。实际上，如果咨询师认为自己有责任帮助来访者解决每一个问题，可能会导致或强化来访者的依赖性，而且咨询师剥夺了来访者检验和加强他们技能的机会。

通常情况下，一周安排一次咨询。一旦来访者症状减轻，并且掌握了基本的技能，咨询师可以试验性地将咨询减至两周一次，然后三周一次或四周一次。鼓励来访者在咨询结束之后约3个月、6个月、12个月安排"强化"咨询。

在每次咨询中敏锐地把握机会强化来访者的进步，将进展归功于来访者。传授技术和工具，强调这些对他们的一生都有帮助，鼓励他们在现在及将来的很多情境中运用这些技术和工具。通过想象，让来访者为有可能出现的症状的反复做好准备。咨询结束前，有些来访者会变得焦虑，要帮助他们理解减少咨询的好处和弊端。

三、相关知识

认知行为疗法是咨询师基于对每个来访者的理解，寻找各种方法来引起认知改变，从而带来情绪和行为上持久的改变的方法。认知行为疗法有很多种形式，包括合理情绪行为疗法、辩证行为疗法、问题解决疗法、接纳与承诺疗法、暴露疗法、认知加工疗法、心理治疗的认知行为分析系统、行为激活疗法、认知行为矫正和其他一些疗法。贝克的认知行为疗法通常是在认知框架内包含了来自所有这些疗法和其他心理治疗的技术。

认知模式提出功能不良思维在所有的心理障碍中都是常见的，当人们学会用一种更加现实和适应的方法来评价自己的思维的时候，他们的情绪状态以及行为都会有一个改变。为了持久地改善来访者的情绪和行为，认知行为咨询师会在更深层面上对认知进行工作。矫正来访者潜在的功能不良信念可以产生更加持久的改变。

至今，超过500个研究结果证实了认知行为疗法在各种不同的精神障碍、心理问题和有心理治疗成分的药物治疗中都有很好的效果。认知行为疗法治疗抑郁症的重要成分包括聚焦于帮助来访者解决问题、激活行为和识别、评价以及应对来访者抑郁的想法，尤其是针对自己、世界和未来的负性思维。焦虑的来访者需要评估他们所担心的情境的风险，考虑他们内部和外部的资源，并优化他们的资源。当来访者遇到害怕的情境时，他们还需要减少回避，去面对他们害怕的情境，这样他们才可以从行为上检验他们的负性预期。

（一）认知行为疗法最基本的原则

（1）使用认知行为疗法进行咨询是以关于来访者问题的不断发展的解释和对个案概念化为基础的。

首先识别出来访者当下的想法以及他的问题行为。然后找出它首次出现时的诱因。最后，找出来访者一直以来解释这些事件的模式。

（2）使用认知行为疗法进行咨询，需要一个良好的咨询关系。

咨询师需要的基本素质：热情、共情、关心、无条件积极关注。咨询师要全神贯注地倾听，精确地总结他的想法和感受，以显示对来访者的尊重。

（3）认知行为疗法强调合作与积极参与。

（4）认知行为疗法是一种目标导向、聚焦于问题的疗法。例如，来访者在会谈中说他觉得孤独，那就帮助他在行为层面提出一个目标：结交新朋友，花更多的时间与现在的朋友在一起。帮助他对干扰他达到目标的想法进行评价和反应。

（5）认知行为疗法的首要重点是当下。在下面两种情况下，需要将注意力转向过去：一个是当来访者表达出想探索过去的强烈愿望时，二是当他们陷入自己的功能不良思维不能自拔时。了解他们信念的童年根基会潜在地帮助他们矫正自己固执的观念。

（6）认知行为疗法是有教育作用的，目标在于教来访者成为自己的咨询师，强调复发预防。

（7）认知行为疗法是有时间限制的。

（8）认知行为疗法是一种结构化的疗法。

（9）认知行为疗法教会来访者识别、评估以及应对自己的功能不良想法和信念。

（10）认知行为疗法采用各种技术来促进思维、情绪和行为的改变。

（二）一名专业的认知行为咨询师要经过的三个阶段

假设咨询师已经很精通基本的咨询技术：倾听、共情、关心、积极关注、真诚以及准确的理解、反思、总结。

第一阶段，咨询师要在首次评估和信息搜集的基础上，在认知层面上学习个案概念化的基本技巧。还要学习结构化会谈，使用对来访者的概念化和良好的常识来计划治疗，帮助来访者解决问题，并用不同的方式看待他们的功能不良思维。还要学习基本的认知和行为技术。

第二阶段，咨询师要更加熟练地将概念化与掌握的知识整合起来。要增强理解咨询过程的能力；要可以更容易地识别咨询的关键目标并且更熟练地对来访者进行概念化，在每次会谈中精炼概念化，使用概念化确定干预措施；扩充所掌握的技术，在技术的选择、时间安排和恰当地使用技术方面变得越来越精通。

第三阶段，咨询师要能更加自动地将获得的新信息整合进原来的概念化中，提高通过做出假设来验证或修正对来访者的看法的能力，能在适当的时候改变认知行为疗法的结构和技术，尤其是在面对有人格障碍的来访者或有其他障碍和问题的来访者时。

四、经典案例

1. 一位女性来访者，咨询师帮助她思考她的想法是否正确

咨询师：你刚刚说你想要讨论一下找兼职工作的问题？

来访者：是的，我需要钱……但是我不知道。

咨询师：你刚刚在想什么？

来访者：我没有能力胜任一份工作。

咨询师：那个想法让你有怎样的感受？

来访者：难过，心情很糟。

咨询师：那你没有能力胜任一份工作的证据是什么呢？

来访者：嗯，我没法通过所学的课程。

咨询师：还有吗？

来访者：我不知道……我仍然很累。只是去找一份工作对我来说都这么难，更别说每天去工作了。

咨询师：那我们先这样想一想，也许对你来说，在这个时间点去找一份工作确实比去做一份你已经找到的工作要难，不管怎么样，假设你可以找到一份工作，还有没有其他能证明你不能胜任的证据吗？

来访者：没有了，至少我一时想不出来。

咨询师：那反面的证据呢？有没有胜任一份工作的证据？

来访者：我去年确实有工作，在学校和其他活动中都表现得很好，但是今年，我不知道。

咨询师：还有其他可以证明你可以胜任一份工作的证据吗？

来访者：我不知道，也许我可以做一些不必占用太多时间的事情，而且不是很难的事情。

咨询师：那会是什么样的事情呢？

来访者：销售工作，我去年做过这个。

咨询师：那你可能会在哪里工作呢？

来访者：也许是大学的书店里。我看到一个消息说他们在招新的职员。

咨询师：那好。如果你在书店里找到一份工作，那最糟糕的结果会是什么？

来访者：我做不好。

咨询师：如果真的做不好，你会怎么应对？

来访者：我想我会辞职。

咨询师：那最好的结果会是什么呢？

来访者：嗯，我能够很轻松地完成工作。

咨询师：那最有可能实现的结果是什么？

来访者：应该不会很轻松，至少一开始是这样，但我想我应该能胜任。

咨询师：如果你相信"我没有能力胜任一份工作"这个思维，会对你造成什么影响？

来访者：会让我很难过，让我甚至不想去尝试一下。

咨询师：那如果改变你的想法呢？意识到你有可能在书店里工作，这会对你有什么影响？

来访者：我感觉好多了。我更有可能去申请这份工作。
咨询师：所以现在你想做什么？
来访者：去书店，我今天下午就可以去。
咨询师：你去的可能性有多大？
来访者：嗯，我肯定会去。
咨询师：你现在感觉怎么样？
来访者：好一点，也许有一点紧张，但是更有一点希望了。

2. 女，18岁，有焦虑情绪和抑郁情绪，主动寻求帮助

以下是其中几次咨询的片段。

第二次访谈。

来访者：想主动表达自己但又不说不做，不知道为什么、怎么办。比如，大家在一起做一个团体活动，老师说谁想拿自己想要的物品，可以第一个先去拿。自己很想去拿那个看好的球，但是没有去，被别人先拿到了。心里很不爽。
咨询师：你觉得主动表达怎么了？
来访者：第一，觉得不太好，不想当第一，不想出风头；第二，暴露自己，不想把自己放在闪光灯下，被别人关注时不舒服。
咨询师：这样你会有什么感觉？
来访者：紧张。
咨询师：紧张时有什么想法？
来访者：怎么办？怎么做才能被大家认为好？担心别人对我的评价，焦虑。
咨询师：评价有好的或不好的，当有好的评价时会怎么样？
来访者：一开始开心，接着有新的担心，下一次做不好怎么办，又开始焦虑。
咨询师：不好的评价呢？
来访者：更担心。不好怎么办？别人评价我不好，就觉得自己真的不好。
咨询师：别人说你不对不好对你来说意味着什么？
来访者：我就真的不好。
咨询师：然后你的情绪是什么？
来访者：心情低落。
咨询师：嗯，你看你的想法会影响你的情绪。是你此时此刻做得不好还是所有时刻，以前、从此以后都做不好？是这一件事做得不好还是所有事情你都做不好？
来访者：嗯，其实我有时有些事情做得很好，我好像是有点以偏概全、以点代面了。
咨询师：如果别人说得对，你此时此刻的表现真的不好，该怎么应对呢？如果你想以后表现越来越好，现在应该怎么办呢？比如你看别人开车开得很好，你刚拿下驾照，开不好，是怕别人看见你开不好就不开了呢，还是不怕别人看见，也不怕别人说，开不好也开，不断练习，最后开得越来越好？
来访者：当然是不怕看见不怕说，不断开车不断练习，开得越来越好。
咨询师：担心做不好和开车是一样的原理。
来访者：嗯，我懂了。
咨询师：你觉得别人对你不好的评价会是什么？
来访者：说我愚蠢、笨；做得不对不好；说我有什么资格去冲第一？
咨询师：这三种猜想对你情绪的影响分别占多少？
来访者：分别是20%~30%、10%、60%~70%。
咨询师：那我们先看对你情绪影响最大的那个想法。你有什么证据证明别人会这么说你？

来访者：以前看见当别人冲第一时，身边人会说他有什么资格当第一；还有就是觉得自己不够好，当不了第一。

咨询师与来访者一起分析了那个情境和现在这个情境不同的地方，觉悟到当时那个情境下得出的结论并不适合现在这个情境。

咨询师：你有反面的证据，比如当有人冲第一时别人并没有说什么吗？

来访者：有，真的做得很好时，没有人质疑。比如，老师提一个问题，学得好的同学起来回答，就很好，没有人嘲笑他。

现在又对那三个想法评估了一下，没有那么确信，对情绪的影响也没有那么大了。

家庭作业：经过上面分析的方法和过程，找到不良情绪背后的想法，然后对这个想法进行分析。试着让来访者分析担心别人说自己"蠢、笨"这个想法，回忆在自己的生活经验里，支持这个想法的证据是什么，反面的证据有没有？

第四次访谈。

先回顾家庭作业。然后谈到来访者认为要不停买东西让别人觉得有钱，有钱了别人才能看得起。

咨询师：你有多相信这个观点？

来访者：60%~70%相信。

咨询师：别人觉得你有钱了会怎样？

来访者：被认可了。

咨询师：被认可了之后呢？

来访者：有自信。不被认可，自己也不认可自己。如果什么都不好，就有挫败感，就更加无自信、无力、孤独。

咨询师：没钱别人真的看不起？

来访者：应该是吧。

咨询师：你是这样看别人的吗？

来访者：是。

咨询师：别人真是这样想的吗？

来访者：可能是吧？

咨询师：所有人都这样看还是？你有证据吗？

来访者：有。

咨询师：你有证据证明别人不是这么看人的吗？

来访者：也有。

咨询师：不买东西，别人就认为你没有钱？

来访者：……

咨询师：你的价值观和别人的都一样吗？东方和西方的价值观也都一样吗？

来访者：应该不一样。

咨询师：你评价一个人的时候，看哪些方面呢？各占百分之几？

来访者：内在的品质、才能、外表、性格、人际关系、家庭、上进心，主要还是看内在的品质。

交谈中发现，来访者平时和大家交流比较少，别人怎么想的并不知道，很多都是自己猜的，鼓励她在现实中去检验自己的想法。

3. 咨询师帮助来访者识别自动思维的咨询对话片段

咨询师：当你在咖啡馆看到那个女人时，你心里想的是什么？

来访者：我不敢相信我的真实感受。

咨询师：实际上你在想什么？

来访者：我不明白你的意思。
咨询师：当你看到她时，你感受到什么情绪？（尝试聚集和强调她的情绪）
来访者：我不敢相信自己的感受。
咨询师：你不敢相信什么感受？
来访者：我说不清楚。
咨询师：当你看到她时，你感到高兴？兴奋？（举出一个与预期答案相反的情绪来慢慢唤起她的回忆）
来访者：不，根本不是。
咨询师：你能回忆起当你走进咖啡馆看到她的情境吗？
来访者：能。
咨询师：当时你感觉如何？
来访者：伤心，我觉得是。
咨询师：当你看到她时，你心里在想什么？
来访者：我真的感觉伤心，胃里面空荡荡的。
咨询师：现在你心里在想什么？
来访者：她很聪明。我根本比不上她。
咨询师：嗯，还有吗？
来访者：没有，我只是走上前去开始与朋友交谈。

第三节 求助者中心疗法

求助者中心疗法的含义是什么？罗杰斯曾给它不同的命名："非指导性咨询""来访者中心的治疗""个人中心取向"。总之，这个理论的核心假设是个体内部有许多用于认识自己，改变自我概念、基本态度与自我定向行为的资源，咨询师只需要把这些资源都调动起来。

一、学习目标

了解人本主义的基本概念、哲学观点、工作原理，运用在咨询工作中。

二、工作程序

（一）确定咨询目标

求助者中心疗法的实质是帮助求助者寻找迷失的自我，探索真正的自我，重建新的自我。咨询的目标一般概括为五条：自我变得较为开放；自我变得较为协调；更加信任自己；对生活更适应；求助者愿意使其生命过程成为一个变化的过程。

（二）掌握并运用求助者中心疗法的基本概念和技术

罗杰斯以求助者为中心的心理治疗中有一些基本的概念，从这些概念中，我们可以看出罗杰斯始终如一地信守以来访者为中心的治疗原则，同时又灵活地运用各种治疗技术。他对不同来访者所采用的治疗技术又是因人而异的，体现着具体情况具体对待的灵活性。

1. 情感回应

罗杰斯将情感回应称作"理解检验"或"直觉核查"。并不是对来访者的情感做出反应，而是要检验一下自己对他们内心世界的理解是否准确，核查一下所看到的与他们在那一刻所体验到的是否一致。

2. 营造相互适应的氛围

在第一次会面时，就从营造相互适应的氛围开始，使自己和来访者很快适应对方。例如，

罗杰斯：你要把椅子挪一挪吗？现在没有什么问题了吧？好，现在我还需要一两分钟让自己静一静，可以吗？咱们俩一起静一两分钟，好吗？（停顿1~2分钟）现在你准备好了吗？

来访者：我准备好了。

罗杰斯：那好。我不知道你想谈些什么事情或问题，但你想说什么就说什么，我都愿意听。

3. 明确表达关注

明确表达关注是让来访者随时都意识到咨询师的关注，知道自己被倾听。

4. 理解核查

理解核查用以检验咨询师是否正确地理解了来访者的意思。例如，

来访者：就像有一个人，拿着一根很大的树棍，打下来，唉，你能理解吗？（叹了口气）很难描述，你知道吗？你能懂吗？

罗杰斯：你是说，就像有一根大棍子打在你的屁股上，是吗？

来访者：（大笑）我没这么说。

罗杰斯：你是这个意思吗？

来访者：我是这个意思。

罗杰斯：好，这就是了。我就是想知道，我是不是听明白了你的意思。

来访者：是的，肯定是。

5. 复述

复述也是"回应""准确反应"或"共情"，只是把来访者所说的话"复述"一遍。这种复述看似简单，听上去好像只是一个回应或回声，但却能够像镜子一样准确反映出来访者的情感、思想和话语中想表达的意思。

这也是罗杰斯心理咨询中被人误解最多的一项技术，甚至受到过很多嘲讽。事实上，确实有一些咨询师在谈话中总是不停地"复述"，但不得要领。当罗杰斯复述原话时，主要目的是表现对来访者所叙述的某一重要内容的关注。有四种复述方式：复述原话；将来访者的话加以整合，把其中的意思清楚地复述出来；在复述中突出来访者的某种情感；用第一人称复述。

复述原话，例如：

来访者：她想要救我。

罗杰斯：她想要救你。

第二种复述，例如：

来访者：有时候，我觉得我根本不了解父亲。有时候，我会有一种悲伤的感觉，觉得他……，我为他感到悲伤，因为，不论他想要什么，都以失败告终；我也为自己感到悲伤，因为我想了解他，但却无法做到。

罗杰斯：嗯，嗯。你为他感到悲伤，是因为他的处境艰难；而你为自己感到悲伤，是因为你不了解他。

6. 表示理解

谈话时，表示理解来访者未说出的感受或细微的和非言语反应时的情绪体验，可以使来访者更清楚地感受到咨询师在关心着自己，注视着自己，倾听着自己的叙述。例如：

来访者：哦，我，现在我很紧张。你的说话声音像是男高音，听起来很舒服。但我希望你不会让我太紧张。但是，我……

罗杰斯：我能听出你的声音有些颤抖。

来访者：是的，我很生气，我很生她的气。

罗杰斯：（停顿片刻）我想你现在有点紧张。

来访者：是的，是的，感到非常矛盾。

7. 消除疑虑

消除疑虑是对来访者的问题表示赞同，并将其扩展为一种更具普遍性的观点。例如，

罗杰斯：嗯，你大概会想：我必须找到恰当的理由来证明自己。

来访者：嗯（停顿20秒钟）如果是你，你会怎么想？你会这么想吗？

罗杰斯：估计每个人都会这么想。

来访者：虽然我总希望找到这种感觉，但实际很少能有这种感觉。

罗杰斯：我想我们谁都不可能经常有我们想要的感觉。

8. 解释

解释是根据收集的资料做出推断。罗杰斯进行解释的目的是为了进一步了解来访者的内心世界，而不是为了去"释放"内部能量。例如，

罗杰斯：你很希望他（父亲）能够像你一样，能够经历一次你所经历过的那种认识过程（长时间的停顿）

来访者：（惊讶的口气）是啊，是啊！我希望他能更加了解自己（停顿，带着哭声）他是多么好的一个人。

罗杰斯：嗯？

来访者：我希望他能够知道，他自己是多么好的一个人。

罗杰斯：是的。你很希望他也能画一张那样的画。

来访者：是的。

9. 正视问题

虽然为来访者消除疑虑可以使他们畅所欲言，但有时来访者还是会感到有些问题难以启齿。此时，就是使来访者正视问题。例如，

罗杰斯：我现在的感觉是，你在想：有很多原因让我不能把愤怒表达出来。现在我想谈谈所有这些理由。

来访者：是的（露出笑容）确实是这么想的……

罗杰斯：我听到你几次都解释说："我不是因为心里憋着火而生气。刚才就是一下子生起气来。"

来访者：确实是（轻轻一笑）确实是……你生气时是怎么把火发泄出来的？

罗杰斯：你想大声骂一句：他妈的！

来访者：是的，对对对！确实是！（大笑）噢，我的天！（大笑）

罗杰斯：但你做不到。

来访者：（叹气）唉，真是不可思议。我不知道。哦，我觉得有点儿热了。

10. 直接提问

在有的个案中，罗杰斯使用了解释技术和直接提问技术。这似乎有违非指导性治疗的基本原则，但这说明罗杰斯的治疗中也具有指导性成分。

11. 根据求助问题提出反问

面谈时，来访者渴望得到咨询师的指导和帮助，希望从咨询师那里得到解决问题的答案。作为咨询师是以来访者的问题向来访者提出反问，让其自己找出答案。例如，

来访者：我知道你不会给我答案。但我希望你能指导我，告诉我从哪儿开始，怎么才能挽回我们的关系呢？

罗杰斯：我想问一下，你希望我说什么？

来访者：我希望你对我说：你要诚实，去冒险，女儿会接受你的……

罗杰斯：嗯，听起来，你知道自己该怎么做。

12. 保持沉默和打破沉默

来访者的沉默是有意义的，这是她经历艰难的心理过程的阶段。首先，罗杰斯会根据来访者的需要决定是否保持沉默。其次，罗杰斯也会根据面谈的性质来决定是否保持沉默。

13. 自我暴露

咨询师的自我暴露可以使来访者增强自信心。罗杰斯的自我暴露大致可以分为两类：一类是自己在咨询工作中遇到的问题，另一类是自己的个人问题。例如，

罗杰斯：你看，我真正关心的问题是，假如一个人还没有真正做出选择就开始做一件事，是不会有好结果的。这就是我为什么想帮助你，让你自己和你的内心做出抉择。

有时，罗杰斯也会把自己的个人问题告诉来访者。例如，

罗杰斯：我不知道这么说能不能对你有点帮助，我只想告诉你，我想我非常理解你的那种感觉，就是你觉得自己对于任何人都没有什么意义，因为我曾经有过那样的感觉，而且我知道那种感觉让人非常痛苦。

14. 接受更正

罗杰斯一旦发现自己的理解和来访者的本意或事实不符，他马上接受更正，然后继续谈话。例如，

罗杰斯：你觉得，你的那种博大的、真实的、内在的自我无法适应社会，而且永远无法适应社会，是命中注定的。

来访者：也不是。虽然我的希望不会变为现实，但我永远不会放弃希望。

罗杰斯：对。你是说，从前不会，现在也不会。

来访者：是，是的。

（三）把握咨询过程七个阶段的特点和规律

第一阶段：来访者对个人经验持僵化和疏远态度。

第二阶段：来访者开始有所动。

第三阶段：来访者能够较为流畅地、自由地表达客观的自我。

第四阶段：来访者能更自由地表达个人情感，但在表达当前情感时还有顾虑。

第五阶段：来访者能够自由表达当时的个人情感，接受自己的感受，但仍然带有一些迟疑。

第六阶段：来访者能够完全接受过去那些被阻碍、被否认的情感，他的自我与情感变得协调一致。他不再否认、惧怕、抵制那些自己的真实感受，他会感受到已经解除了自我概念中那些对经验的束缚。

第七阶段：来访者对咨询条件的作用，如关注、接纳等已不再看得那么重要。他几乎可以不需要咨询师的帮助，就可以继续自由地表达自己。

三、相关知识

通过营造出一个真诚、无条件接纳、共情态度的富有支持性的心理氛围，使来访者发现并调动其自身蕴藏的资源和能量，促进自我成长，自主地成为真正的人、完整的人。

（一）营造促进成长的氛围必须具备三个条件

第一是真诚、真实或一致性。咨询师在咨询关系中的投入越多，越不以专业的姿态或外表出现，那么，来访者发生积极变化或成长的可能性就越大。这意味着咨询师对这种感受和态度不加掩饰。咨询师对来访者是透明的，来访者能洞察咨询师在其咨询关系中的角色；来访者感到咨询师没有隐瞒。对于咨询师而言，在适当的情况下，他所经历的感受是可被意识与沟通的，可存在于咨询关系中。因此，内心深处的体验、意识到的内容以及对来访者的表现具有较高的一致性。

第二个重要的态度是接纳、关心或重视，即"无条件地积极接纳"。无论来访者出现何种状态，咨询师都持有积极的接纳态度，那么咨询行动或改变就越有可能发生。咨询师愿意让来访者表现出直接的感受——困惑、怨恨、害怕、愤怒、勇气、爱或骄傲。咨询师给予的关心是非占有性的。咨询师从整体上评价来访者，而不是有条件的。

第三个要素是共情性理解，即咨询师能准确地感知来访者的感受和个人意义，并将这种理解传达给来访者。它是一种与他人共处的特殊方式，它对理解人格动力、有效改变人格与行为来说具有非常重要的作用。有研究指出，"关系中的高度共情可能是引起改变和学习的最有效因素"。如果进展顺利，咨询师会深入他人的内心世界，不仅能弄清来访者认识到的意义，甚至能发现其意识之下的潜在意义。这种积极的体察式倾听在我们的生活中极为罕见。我们认为自己在倾听，但很少带着真正的理解与真诚的移情去倾听。然而，这种特殊类型的倾听是最有力的改变力量之一。

（二）这种氛围如何带来变化？

简而言之，当得到别人的接纳和重视时，个体往往会对自己更关注。当人们得到共情式的倾听时，他们能更准确地聆听其丰富的内在体验。当一个人理解与重视自己，自我与其体验会更加一致，个体由此变得更真实与真诚。这些倾向（作为对咨询师态度的回报）会使个体成为促进自我成长的有效强化者，他们将会更自主地成为真正的人、完整的人。

当促进式情境出现时，人格与行为的改变就会发生。有越来越多的研究证据支持这一点。

（三）这种氛围为什么会带来变化？

个人中心取向认为人有两种倾向：一是实现倾向，是生物所具有的特质；二是在宇宙中趋于整体的形成倾向。它们是个人中心取向的基石。

1. 实现倾向

个人中心取向是基于对人类及其他生物的基本信任。我们可以说，无论是何种水平的生物，都会有积极实现自己固有潜力的大量内部运动。人类也具有向更复杂、更完善方向发展的天然趋势，这就是"实现倾向"，它存在于所有活的生物中。

无论是花朵或橡树，蚯蚓或漂亮的鸟儿，猿或人，我们都要意识到它们的生命是主动的过程，而不是被动的过程。无论刺激源于内部或外部，环境有利或不利，生物的行为都朝着维持、加强、繁衍的方向发展。这是生命过程的本质。这一倾向贯穿生命的始终。

当然，这种实现倾向可能受挫或是扭曲，但是，在不消灭生物的情况下，它不会消失。想象冬天放在地下室储物箱里的土豆，地下室上方不远处有个小窗户。这种环境不利于土豆生长，但是，土豆总会发芽——淡白的幼芽，与春天播种在土壤里抽出健壮的绿芽完全不同。但是，这些细长的芽儿会伸向窗外远处的光线。这些幼芽的发育是异常的、徒劳的，是实现倾向的极端表现。它们永远不会长成植物，也不会成熟，更不会实现其真正的潜力。但是，在最恶劣的环境下，它们依然尽力去实现自己。即使生命无法繁茂，也不会放弃。这些土豆会不会让你想起那些生命被扭曲的来访者？他们的生存环境如此恶劣，他们看来好像是反常的、心理扭曲的、异乎常人的。然而，他们也具有实现倾向——他们按照自己认为能获得的唯一途径朝着成长与实现不断发展。这一点是理解他们行为的重要线索。从健康者的角度看，其结果是离奇而又徒劳的，但这是生命为实现自我而不顾一切的努力。这种潜在的积极倾向是个人中心取向的深层基础。

在正常状态下，机体会向自我实现、自发调节的方向发展，不受外部控制的约束。这种观点能得到其他证据的证实吗？

介绍一个支持实现倾向的生物学研究。将海胆的受精卵在第一次分裂后形成的两个细胞进行分离。在正常发育的条件下，每个细胞将发育成一部分海胆组织，同时形成完整的海胆幼虫。那么，如果两个细胞被分离后，它们发育后应该只能形成一部分海胆组织。但是，这一假设忽视了所有有机体的生长定向于实现倾向。结果发现，在保持存活状态的情况下，每个细胞都将形成一个完整的海胆幼虫——体型上小于正常幼虫，但功能健全［生物学的研究成果，来自德里施（Driesch）对海胆的研究实例］。

那位分离海胆受精卵的科学家，他无法使细胞按照这样或那样的方式发育，但当他想方设法提供促进细胞存活及生长的条件时，海胆细胞就会表现出生物内部的成长倾向与方向性。同样，如果我们能提供促进心理上成长的环境，这种积极的实现倾向会带来建设性的结果。

但是这种成长倾向并不包含生物所有潜力的发展，实现倾向具有选择性与方向性——建设性的倾向。生物不会倾向于发展其呕吐的能力，也不会实现自我毁灭的潜能，更不会发展耐痛性。只有在异常或反常的环境下，生物才会实现这些潜能。

"所有动机的基础是生物的实现倾向"这种说法是有意义的。这种倾向体现在最广泛的行为之中，是各种需求的反应。某些基本需要只有在一些迫切的需要得到满足之后才能得到部分满足。因此，生物的自我实现倾向在一定时期内可能会导向于寻找食物或性满足的行为。然而，除非这些需要压倒一切，否则生物会以提升自尊的方式寻求满足。而且，生物在与环境互动的过程中寻求其他实现。探索与改变环境的需要、游戏与自我探索的需要——这些需要以及许多其他行为是实现倾向的基本体现。

简而言之，生物总在寻找，总在开拓，总是"有所企图"。这是生物的一个集中能量源。这一能量源是整个生物的功能，而不是某一部分的功能；它可被简单概括为实现与完善的倾向，不仅有维持作用，还有提升作用。

2. 形成倾向

形成倾向在整个宇宙中都起作用，这体现在任何水平上。归根结底，我们看到或知道的任何物种都起源于更简单的物种。

任何星系、恒星、行星，包括我们所处的星球，是由无序旋转的微粒所构成的。许多星体是自发形成的。在太阳的大气层中，氢核互相碰撞，形成更复杂的氦分子。我们假设，在其他星体，通过这类互动作用会形成更大的分子。

另一个有趣的例子是水晶的形成。在通常情况下，美丽独特、整齐对称的晶体产生于不规则、不匀称的液体。我们惊叹于雪花的完美繁复，而雪花是由无定形的水蒸气形成的。

就单个细胞而言，我们发现它通常会形成更复杂的集群，如同珊瑚礁一样。随着这一细胞参与形成由许多细胞构成、具有特定功能的生物，更多的秩序开始发挥作用。我们都知道生物朝向复杂性持续发展。生物并不一定总能成功地应对多变的环境，但向复杂性发展的趋势是显而易见的。进化有明显的、不断增长的次序。

我们的意识如何参与形成倾向？

意识的作用虽然微小，但非常重要。人类意识向更完善的方向发展。在这一水平上，新的形式出现，或许是人类物种的新方向。做出选择，由此产生新的方式，我们看到人类功能的最高形式。

物种的选择——存在形式的、非语言的、潜意识的选择——受到进化过程的指引。在心理咨询中获得关于心理状况的信息，有益于提升极为重要的自我意识。在更强烈的自我意识下，个体会出现更具洞察力的选择。这一选择不受内投作用①的约束，是与进化流更相符合的有意选择。这样的个体不仅能更清晰地感受外部刺激，还能感受到观点与梦想，更能体验到身体内部的感受、情绪和生理反应流。这种意识越强烈，个体越能朝着定向的进化流迈进。

当个体以这种方式起作用时，并不意味着自我能意识到所有的内在过程，就像蜈蚣在觉知到每条腿时反而陷入瘫痪。相反，他更自由地依靠主观体验，也意识到它。他或许会体验到爱、伤痛、害怕或只是主观地生活在这些体验中。或者他从这种主观性中抽离自我，并在意识层面觉察到"我很痛苦""我害怕""我恋爱了"。关键在于当个体充分起作用时，就不存在阻止个体充分觉知目前体验的障碍与壁垒。个体会朝着完整、整合、统一的人生方向发展。

意识参与了这种更广泛的、创造性的形成倾向。

在意识改变的状态下，人们感到自己了解或把握了进化过程的意义。研究者认为这是超越统一性的体验。他们从更高层次的价值观角度看待个体自我，特别是美好、和谐与爱。个体会体验到与宇宙合一的感受。

罗杰斯作为咨询师，处于最佳状态时，他感受到意识改变带来的变化，他说："当我接近内心、本能的

---

① 内投作用是指将外部对象或自己所赏识的某些人物的特点结合到自己的行为和信仰中去的一种防御机制。

自我，接触未知的我，进入意识改变状态时，我发现自己的行为充满了治愈的力量。我的存在对他人来说是放松且有益的。我无法强迫自己出现这种体验，但当我放松，接近自己超越性的内在，我就会以奇怪的、冲动的方式在关系中表现行为，这种方式不能说是理智的，这与我的思维过程无关。但是这些奇怪的行为却以奇怪的方式被证明是正确的：我的内在精神触及他人的内在精神。我们的关系超越了关系本身，变得更强大。因此，深刻的成长与治愈以及能量都显现出来。"

在罗杰斯的团体工作坊中，有参与者体验到这种超越现象。这种现象改变了参与者的生活。"我发现这是一种深刻的精神体验。我在团体中感到了统一的精神力量。我们一同呼吸，一同感受，甚至为对方辩解。我感受到生命力的力量，无论怎样，它鼓舞着我们。我发现它的存在不受我和你的限制——更像是冥想的体验，我感到自己是意识的中心，是更广阔的宇宙意识的一部分。伴随着这种统一的非凡体验，每个人的独立性得到极大的维护。"

从一种状态到另一种状态的转变是突然的变化、非线性的事件，许多因素同时作用于另一种因素。在咨询关系中，当个体在意识层面中充分体验与接受一直被压抑的感受时，他就像获得全新的洞察力一样，不仅会体验到心理转变，还会伴随着身体改变。

总之，人本主义者发现态度的质量在促进个体人格与行为发生建设性与成长性的变化上显然是很有效的。当处于充满这类态度的环境时，人们会更加理解自己，更加充满信心，能更好地选择自己的行为。他们会学得更多，更自主地生存与实现。

处于这种滋养氛围的个体能自主地选择任何方向，但事实上会选择建设性的积极方式。形成倾向在人类身上也是奏效的。

（四）共情：一个重要的存在形式

1. 共情与体验

说到共情就要提到另一个概念——"体验"。在人类机体中，大量体验不断出现，个体反复把它视为参照物，以发现这些体验的意义。共情的咨询师敏感地指向来访者在特定时刻体验到的"感知意义"，以帮助来访者聚焦于那个意义，并将其进一步引申为完整的、不受限制的体验。

下面的例子或许会阐明"体验"与"共情"的关系。一位男士在咨询中含糊地表达出对父亲的负面感受。

咨询师：这听起来仿佛是你对你父亲很生气。

来访者：不，我不这么认为。

咨询师：也许是对他感到不满？

来访者：嗯，是的，也许。

咨询师：也许是对他感到失望。

来访者：确实如此！令我失望的是，他不是个坚强的人。我觉得我总是对他失望，从我还是个孩子的时候就是如此。

这位男士在核实这些词语的对错时依据是什么？

他通过内部持续的"心理-生理流"（psycho-physiology flow）来检查它们是否匹配。"心理-生理流"非常真实，人们用它作为参照物。在这种情况下，"生气"与感知意义不匹配；"不满"更接近，但不完全正确；"失望"完全匹配，而且就如通常情况那样，它促进体验的进一步流动。

根据这个概念，罗杰斯给出一个现在的共情的定义。他不再把共情定义为一种"共情的状态"，而是一个过程。

与来访者共情的方式涉及几个方面。这意味着进入他们私密的感知世界，并且感到无拘无束；包括对来访者心中变化的感知意义时刻保持敏感，同时对他们正在体验的恐惧、愤怒、脆弱、困惑等感受时刻保持敏感；意味着暂时进入来访者的生活，在其中游移而不做任何评价；涉及感受来访者很少察觉的感受，但不要揭开他们完全不曾察觉的感受——因为这太有胁迫性；这包括当咨询师用淡定的新视角去审视来访者所害怕的事件时，咨询师与来访者交流咨询师对来访者世界的感受。这意味着需要经常与来访者核实咨询师对他们的感受，并从回应中得到引导。咨询师是来访者内心世界中一名自信的同伴。通过指出来访者的体验可能具有的意义，咨询师帮助他们关注这一有效的参照物，更充分地体验这些意义，在体验的过程中继续前进。

以这种方式与他人接触，意味着在这段时间内，为了无偏见地进入来访者的世界，咨询师要抛开自己的看法和价值观。在某种程度上，这意味着咨询师要抛开自己。想要做到这一点，咨询师必须具备如下特质：极具安全感，以至于咨询师知道自己不会迷失于来访者有点陌生或奇怪的世界；如果愿意，咨询师能自然回到自己的世界。

这一描述阐明了共情是一种复杂的、苛刻的、强烈的却又微妙温和的存在方式。

2. 一系列深度共情的反应对来访者产生的影响

研究表明，咨询师越能敏感地理解来访者，来访者越有可能发生建设性的改变。看似简单的共情互动有许多深刻的影响。

首先，共情消除疏离感。至少来访者暂时发觉自己有与人类相连的部分。尽管这一关联并不清楚，但来访者会有如下体验："我正在谈论一些隐秘的事，甚至我自己对这些事情也不清楚，发觉它们是陌生的，甚至是不寻常的感受；这是我既没有与他人沟通的感受，又没有与自己清晰沟通的感受。然而，另一个人理解了，甚至比我更清楚地理解它们。如果他知道我正在做什么，我的意思是，这样我不会太怪异、格格不入或是与众不同。我对另一个人来说是有意义的。因此，我与他人接触，甚至保持关联。我不再是个孤立的人。"

第二个影响是来访者认为自己得到重视与关心，觉得咨询师接纳本来的自己。只有咨询师重视来访者及他们的世界——在某种意义上关心他们，咨询师才可能准确地感知来访者的内心世界。因此，传递给来访者的信息是"这个人信任我，认为我值得交往。或许我是值得重视的，或许我该重视自己，或许我该关心自己"。

第三个影响是客观的特质。最佳的共情表达方式是接纳的与客观的共情。因为如果咨询师对来访者形成了评判性的看法，咨询师就无法准确地感知来访者的内心世界。"如果你对这种说法心存怀疑，就选择一个其非常不认可的人——你认为明显不对或错误的人。现在，你尽量准确地陈述他的观点、信念与感受，直至达到他会赞同你的陈述，认为你敏感、正确地描述出他的立场。"大多数人十次有九次都会失败，因为大多数人对其观点的判断无形中影响到自己对它们的描述。

所以，真正的共情没有任何评判或诊断。来访者或许会对此感到惊异，"如果对我不加评判，或许我不是自己认为的那样糟糕或者异常，或许我无须苛责自己"。由此，来访者逐渐接纳自己。

咨询师给予的最佳理解让来访者获得人格和同一性的感受。"同一性的感受需要有理解他的人。"个体需要他人来认可自己的存在。共情就提供了人们所需的认可，认可使个体成为具有同一性和价值的独立个体。

共情互动还让来访者感觉自己得到了理解。他们开始揭示一些自己从未交流过的东西，而且在这一过程中发现自身以前未知的要素，诸如"我从来不知道我对父亲感到愤怒"或者"我从没意识到我害怕成功"。这些发现令人不安但感到兴奋。觉察自己是改变自我概念的第一步。在得到理解的气氛下，个体会承认这一新要素，并把它同化到现在发生变化的自我概念中。这是行为改变的基础。一旦自我概念发生改变，行为也会发生改变，与这一感知的全新自我相匹配。

当来访者得到他人敏锐的理解时，就会发现自己与自身的各种体验之间的联系更为紧密。这给来访者提供了一个更宽泛的、用于了解自己和指导行为的指示物。如果共情既准确又深入，来访者也许就能够揭示体验流，并让它任意流动。

四、经典案例

一位中年女性被很好地共情的案例。当她得到敏锐的理解时，会发现自己与自身的各种体验之间的联系更为紧密，也许就能够揭示体验流，并让它任意流动。

来访者：我有这种感受，但它不是愧疚（停顿，哭泣）。当然，我是说，这有点词不达意（然后，涌上一阵情绪）这真是太痛苦了。

咨询师：嗯。它不是愧疚，可能是感觉有点受到深深的伤害。

来访者：（哭泣）你知道，我经常对此感到愧疚，但是，多年后我听到家长对孩子说"不许哭"，我就会觉得有点受伤，为什么他们不让小孩哭？孩子为自己难过，谁能比他自己更感到难过呢？嗯，我想说的是，我认为他们应该让小孩哭。而且，或许他们也应该为孩子感到难过。这是一种相当客观的方式。嗯，这就是，是我正体验到的。我是说，现在，就在此刻。

咨询师：我好像能了解你的感受，你似乎是在为自己难过。

来访者：是的。你知道，这里有矛盾心理。我想说，我们文化是那种……一个人不该沉溺于自怜中。但是事实并非如此。我想说，它也许没有这样的言外之意。它可能有。

咨询师：你有些认为文化会排斥你的自怜感受。然而，你又觉得你所体验的感受也不是文化全然排斥的。

来访者：后来当然我开始……意识到或感到越过它……我掩饰它（哭泣），但是掩饰得非常痛苦，我不得不反过来掩饰我的痛苦（哭泣），这就是我要摆脱的东西！我不在意自己是否会因此受伤。

咨询师：（轻轻地以共情的温和方式对待她正体验到的痛苦）当你体验到这种感觉时，你感到最根本的还是你为自己难过。但是，你不能表现出来，也不得表现出来，这样，它被你不喜欢、想要摆脱的痛苦所掩盖。你感到你宁愿忍受这一伤害，也不愿感受这种痛苦（停顿）。你似乎想说的是，"我很痛苦，而且我试图掩饰它。"

来访者：我也不知道。

咨询师：嗯，真的就像个新发现。

来访者：（同时说道）我真的从未发现。但是，你知道它的确存在。它……它有点像我审视自己身体里面所有……神经末梢和小碎片都搅和在一起（哭泣）。

咨询师：好像你身体里一些最纤弱的东西被压碎或受伤。

来访者：是的。你知道，我就是这种感觉，"哦，你真可怜。"

这个例子显示了共情的咨询师的回答是如何鼓励来访者更广泛地探索、更深入地认识内在体验的。来访者正在学习倾听自己的内心感受，她拓展了自己对内在体验流的认识。

更多求助者中心疗法的案例可参阅罗杰斯心理治疗的相关案例集。

第四节 其他常用方法

第一单元 焦点解决短期治疗

一、概述

焦点解决短期治疗（SFBT）不同于传统的问题焦点取向，属于短期治疗的一支，起源于沙泽尔及其夫人茵素和他的同事的短期家族治疗中心。该方法将对过去的失误与问题的强调减至最低，重视来访者的优势与之前的成功经验，不以病理学的角度来分析来访者的问题成因，视心理治疗为一个过程，来访者与咨询师一起建构来访者想要的目标，咨询师则积极协助来访者发展出不同的角度来看待自己、身处情境、行为与人际模式，从而能充分运用现有优势与胜任能力来发展有效的解决之道。

治疗一开始，即积极辨识来访者想不想要改变、知不知道如何改变、是否了解阻碍改变的阻力等；治疗过程中，则以各种"解决导向"及"策略性导向"的问话，引发来访者的动机与具体行为的改变，并且帮助来访者了解自己如何可以维持已经拥有的一切、如何再学习欠缺的不足，以及如何评量自己的行为策略等；最后再追踪来访者，强化其改变。

焦点解决短期治疗的基本技巧主要是倾听与理解、形塑、代表性问句等。

形塑，咨询师针对来访者的说话内容，选择性地去谈论或发表意见。例如，

来访者：我来谈是想要处理我酗酒的问题，这问题搞了我很久了。

咨询师：哇，你现在愿意处理酗酒这个问题，这很不容易呢！

又例如，

来访者：我之前陷在这件事里。

咨询师：所以，是指现在已经走出来了。

代表性问句，是指咨询师要适时提出适当的问句，以收集信息并具体了解来访者所言的内容与处境，同时也让来访者有机会澄清或探索其想法和感觉。所以在理解支持的态度下，咨询师会询问：

发生了什么事情？

何时开始？

持续多久？

出现的频率有多少？

做了什么处理？

周围的人谁注意到？

谁说了或做了什么？

影响是什么？

何以这会是一个问题？

还可以用奇迹问句，就是引导来访者进入想象：当问题已经解决时，未来的美好愿景、细节以及正向影响是什么。例如：

我要问你一个奇怪的问题。今晚你回家睡觉时，有一个奇迹发生了，你带来这里的问题都解决了。当你早晨起来，你会注意到什么，便会知道奇迹已经发生了？

还可以这样问：

在最近因为失恋心情不好的状态下，你都是怎样让自己还能上班的？

我很好奇，在婚姻这么辛苦的过程中，是什么力量支撑你走过来的？

你采取了什么步骤，让事情没有变得更糟？

在这么不乐观的情境下，你们怎么能够没有放弃？

二、工作程序

焦点解决短期治疗的谈话基本上分为以下几个阶段。

（一）正向开场

咨询师会简单地说明咨询架构流程，好让来访者可以安心了解与同意。让来访者从容易回答的人、事、物开始，尽快找到可以肯定来访者的正向之处，从而开始营造一个正向运作的氛围。

（二）问题简述

咨询师会尝试了解来访者对问题的主观诠释、问题对来访者的影响、来访者如何处理问题等个人与问题之间的互动。咨询师需要知道发生了什么事让来访者觉得困扰而在意。

（三）建构良好的目标

咨询师会协助来访者澄清问题解决时所要的美好愿景为何，而非以咨询师认为来访者该改变之处为目标。也会从多个目标中有所聚焦，逐步引导来访者从对问题的描述与抱怨，转向能与咨询师共同建构出明确的、具体可行的、具有人际情境互动的、个人能力意愿所及的、符合来访者生活脉络的以及立即可以开始行动的步骤。

（四）探讨例外

针对来访者的目标，积极探讨来访者过去相关的小小成功经验、各种资源及优势力量，尤其以最近发生的例外尤佳。咨询师协助来访者对于各项例外与优势力量的运作更加意识化及愿意多加执行，以能找寻有效要素，开发各种可能性，从而逐步建构为解决之道。

（五）反馈

在谈话进行 40 分钟时，会暂停 10 分钟，咨询师会给予赞美、建议等反馈讯息，以鼓励来访者在会谈外持续改变与行为发生。

（六）后续咨询

以评估进展与探讨改变为开场，并积极讨论进展何以能发生与维持，并确认与目标的轨道一致，以将其稳定与扩大。之后，再问来访者改变后还想再往前走的一小步方向为何，继而循环前面步骤。

第二单元 叙事疗法

一、概述

叙事疗法是由怀特夫妇和新西兰心理学家爱普斯顿提出的。怀特将心理咨询看成是一次陪来访者在心理世界的旅程，来访者在这些旅行中将要经历的冒险不是对他们已知生活的确认，他们要不断对自己的生活进行探索。比如，在治疗性对话中，人们一直在改变自己的目标，突然觉得某个目标变得很重要，或是要接受始料未及的改变。在咨询活动的初期，来访者的目标可能是要更加独立，但在对话过程中却放弃这个目标，而希望在生活中能更加开放地接纳协作关系。有时候，一对情侣起初想要了解并解决他们关系中的分歧，在咨询的中间阶段，他们就可能逐渐承认并且欣赏他们之间的不同。

通过给来访者提供一个自我探索的机会，让他们可以发现生活疆域中被忽略的地方，这让人们能用超出其想象的途径来探索他们生活中的困境与问题。通过叙事疗法来组织治疗性探索，可以让人们对以新的方式理解其生活事件产生兴趣，对已被遗忘的生活的某些片段感到好奇，对他们自我认同中的盲区感到着迷，或者有时候对自己面对困境所做出的反应感到惊喜。

二、工作程序

（一）外化对话

许多来访者将他们遇到的问题看作是自己或者别人的品性和人际关系的反映。这种想法致使解决问题的方向本身就有问题，因此加重了他们的问题。外化对话是将问题客观化，将问题和人分开，问题就是问题，问题不等于人。在外化对话的脉络中，问题不再代表人的本质，从问题中脱身也不再是遥不可及的事。

（二）改写对话

咨询师鼓励来访者回溯过去的生活经验，开放思维方式，运用想象力，利用有意义的资源来展开故事，人们会变得对生活中和人际关系中曾经被忽视的部分感到好奇，而且，随着对话的进展，这些潜在的故事情节会更加丰富，更加有意义，为解决人们生活中的困难和困境提供基础。改写对话，多年来在咨询实践中起支柱作用。

(三) 重塑对话

我们人是在与很多人的关系和互动中建立自我认同。重塑对话为来访者提供机会，重新修正与生活相关的组成成员：提升或者降低某些组成成员的地位，重视或者舍弃某些成员，让来访者重新建立自我认同。重要成员可以是生活中的人，也可以是重要著作的作者，或电影漫画里的人物、童年时期的玩具或喜爱的宠物。

(四) 界定仪式

在治疗中，置入界定仪式可以为丰富的故事提供发展脉络。界定仪式接纳来访者的生活，并加以重新分类。这里的仪式和日常生活中的仪式不同，这里是来访者在他人面前讲述自己的故事，他人在倾听的基础上重述并反馈自己受到的感动，从而帮助当事人找回信心，重建自我认同。界定仪式策略提供机会让人们被看见，按照自己的意思积累个人价值、重要性与存在的见证。

(五) 凸显特殊事件的对话

日常生活中，每个人的体验难以计数，大多数体验在意识层面一闪即逝，进入过往的真空地带。许多这类经验会被淘汰于主要故事情节与主题之外，不被记录，也不被赋予意义。但这些被淘汰的经验可能具有潜在的重要性，在适当情境中可被视为特殊意义事件或例外，这类经验能为发展多元故事开启入口。

(六) 支撑性对话

一个人已知熟悉的想法与作法，与他可能采取的新的想法与作法，两者之间的距离可以视为潜在发展区。只有经由对话的合作关系，搭建必要的脚手架，即通过支撑性对话，才能帮助来访者跨越这段距离。这个搭建脚手架的过程可以让来访者累积渐进的方式，与已知和熟悉的想法和作法保持距离，而朝向其他可能的想法和作法前进。

下面以外化对话技术为例来简单了解一下叙事治疗在心理咨询中的应用。

许多来访者认为他们生活中的问题是他们或是别人的品行的反映，抑或是他们人际关系本身的反映。这种想法决定了他们解决问题的努力方向，这种信念只会让人陷入他们想要解决的问题中。外化对话的技术可以通过把问题对象化而改变这种内化的理解，对象化问题取代了文化实践中对人的对象化。外化对话能让人们体验到自己不是问题，问题成为了问题本身，并不是这个人，所以解决问题的方法就突然变得可见而且可行。

以一个案例来说明：孩子被诊断为多动症（ADHD），爸爸妈妈已经给他看过好多医生，不想给孩子用药，期待有别的治疗方法，就找到了心理咨询师。看下面的对话：

咨询师：好，我见过一个名字和你有点像的男孩，他的名字叫杰瑞。杰瑞也得了让每个人都失望的ADHD。它把所有事情都搞砸。杰瑞也不知道ADHD长什么样。所以他和他的ADHD黏在一起，做他想做的事情。但是，杰瑞决定画一幅ADHD的画像。你知道他怎么做的吗？

孩子：怎么做的？

咨询师：杰瑞想到一个绝妙的主意。他半夜醒来，好好看看他的ADHD。他的ADHD正懒懒地躺在离他不远的地方吸着烟，想着新的恶作剧，等着杰瑞醒来就可以做了。但是在ADHD跳到他身上之前，杰瑞在脑子里记下了这幅画面。第二天早上他把它画了下来。我可以给你看看杰瑞的ADHD长什么样子，因为他给了我一份，等着我去拿。

孩子：给我看！给我看！给我看！

妈妈：等等，会拿给你看的。

咨询师：（走出咨询室去了他的办公室，回来的时候，非常严肃地拿着杰瑞的ADHD的大幅画像）看看这个。

杰弗里把画抢了过来。

咨询师：小心！小心！拿稳了！谁知道ADHD放出来之后会发生什么事情。如果你的ADHD和杰瑞的ADHD都被释放了，结合在一起，谁知道这里会发生什么。

爸爸：我们都得逃跑了。
妈妈：所以拿稳。来，我来帮帮你。
杰弗里紧紧地拿住这幅画，睁大眼睛研究它。
咨询师：但是，杰弗里，我也不能完全确定这就是你的ADHD的双胞胎弟弟。所以我们必须确认一下才能采取措施。
妈妈：我们怎样才能弄清楚呢？
孩子：是啊，是啊，我们怎样才能弄清楚？
咨询师：我不知道，我得问问你们的意见。
孩子：我知道了！我知道了！
咨询师：什么？
孩子：我可以在半夜醒来，在它还没有进入我时，给我的AHD画像。就这样，我就这样做。
杰瑞在描述自己的ADHD时，漏掉了一个字母D。他没有说ADHD，而是说AHD。
妈妈：这真是一个好主意，杰弗里！
爸爸：是啊，不错的主意，你什么时候画？
孩子：今天晚上。突然醒来然后画出AHD，不管它有多快，我会更快的。
咨询师：听起来不错。
爸爸：我能做什么吗？我们需要在睡觉之前提醒他吗？
咨询师：我建议你们什么都别说。
三周以后见面，杰弗里带来了他的AHD画像，咨询师与来访者一家一起研究。这让咨询师有机会问一些关于AHD行为结果的问题。
咨询师：现在，我们知道你的AHD是谁了。我们来看看它在你的生活中做了什么。我们应该从哪儿开始？
妈妈：嗯，这是个好问题，有太多想要说的。AHD在很多方面控制了我们的生活。
爸爸：AHD在学校里给杰弗里带来各种各样的麻烦。
孩子：当然是。
爸爸：它也令一些老师们有点头痛，是吧？
孩子：当然是。
妈妈：AHD让你和别的孩子之间的关系有点儿乱七八糟，和他们打架，对吧？
孩子：当然是。
咨询师：怎么就和别的孩子闹翻了？
孩子：他们就是想我一个人靠边站。
咨询师：你父母怎么样，杰弗里？AHD在你和你父母之间制造过麻烦吗？让你们不和了吗？
孩子：当然有。
咨询师：什么样的问题？
孩子：它也让你头痛，是吗，妈妈？
妈妈：嗯，对，使我精疲力竭。
咨询师：你爸爸感觉怎么样呢？
孩子：呃，它让爸爸脾气变坏，是吗？
爸爸：是这样的。而且我自己也感觉这样不好。
咨询师：AHD把杰弗里和老师、其他孩子们以及你们之间的关系搞砸，你们对AHD怎么看？
爸爸：可以说它有点不地道。
咨询师：杰弗里，你觉得你爸爸是正确的吗？AHD很不地道？

孩子：对，它是很不地道，也很淘气。
咨询师：你说 AHD 很淘气，能告诉我怎么个淘气法吗？

在后来的讨论中，杰弗里又描述了 AHD 的计谋和策略，并进一步详细地描述了它们带来的后果，它怎样影响了他们的生活。然后咨询师问孩子：能接受它吗？能接受 AHD 的计划吗？孩子说不能。问他为什么，引导孩子发现自己真正想要的，自己找到解决这个问题的方法。

第三单元 箱庭疗法

一、概述

箱庭疗法不是单纯的心理咨询技术或心理治疗技法，也不仅仅是深层心理学的临床应用，而是一门人生哲学。因为每个人都可以在箱庭里创造自己的故事，不论是过去的还是将来的，表达和体现的都是其人生的缩影。

箱庭疗法来自瑞士心理疗法专家卡尔夫（Kalff），是基于博大精深的东方文化、劳恩菲尔德（Lowenfeld）的世界技法和荣格的分析心理学而发展起来的。张日昇教授1998年将箱庭疗法引进中国，立足于东方文化和中国传统园林、盆景艺术的精髓，考虑到其对东方文化的继承，在"箱子里制作庭园"可以很好地表达心理咨询与治疗的本意，故使用"箱庭疗法"这一名称。

箱庭疗法是在咨询师的陪伴下，来访者从玩具架上自由挑选玩具，在盛有细沙的特制箱子里进行自我表现的一种心理疗法。所谓来访者，是对自己存在的问题或症状最清楚而且尝试解决的人。从某种意义上说，来访者才是自己真正的"心理专家"。

箱庭疗法有以下五个基本假设。

（一）重视来访者和治疗者的关系，称之为母子一体性

认为对来访者的温暖、尊重、接纳的态度可以使来访者放松，感受到幼年时依偎在母亲怀抱里的那种体验，回到童年无忧无虑、轻松愉快的状态中，在这种状态下，来访者的自我力量被启动。

（二）以沙箱为中心，创造一个自由与受保护的空间

在箱庭治疗室里，空间相对安静、独立不被打扰，来访者会感到安全、自由、有自己的领地的感觉；在这个独立空间里不但是自由的，而且有人陪伴，全心全意看他创造自己的作品，听他讲述自己的箱庭故事，并不孤独。

（三）这一自由与受保护的空间可以使来访者的自我治愈力得以发挥

在这个轻松愉快、自由自主、有人陪伴的环境里，来访者的心灵像被阳光照耀了一样，像春天里的小树苗在春风里开始生长似的，内心的力量也开始生长，有足够的力量去面对自己遇到的问题，自己能想到解决问题的办法。

（四）普遍无意识的心象

来访者的许多问题有时自己并不清楚，那些没有察觉到的潜意识里的东西，影响了他的某些行为，但是来访者并不知道。当潜意识通过箱庭作品清晰呈现，被意识到，自己往往会有恍然大悟的感觉。

（五）玩具的象征意义

每个玩具都有一定的象征意义，每个玩具在不同的来访者眼里也许代表的意义并不一样，这是来访者自己的问题的投射。

二、工作程序

箱庭疗法可以做"一对一"的个体箱庭治疗，也可以做团体箱庭治疗。做个体箱庭治疗和团体箱庭治疗时，操作的具体程序有所不同。

（一）个体箱庭疗法

个体箱庭疗法的过程如表 10-2 所示，箱庭作品展示如图 10-4 所示。

表 10-2　个体箱庭疗法的过程

顺序	内容	指导语
1	感受沙子	"用手抚摸沙子，把心思放在沙子上。"
2	制作箱庭	"在这里你是完全自由的安全的，这些玩具、沙子完全属于你，你可以随便使用。"
3	体验作品	"这是你自己的作品，用心看看，你看到了什么？想到了什么？"
4	对话交流	让来访者讲述自己的作品，比如：作品的主题、作品的名称、内容、故事、心理状态等
5	拆除作品	拍照片、撤回玩具
6	撰写报告	咨询师撰写箱庭制作报告

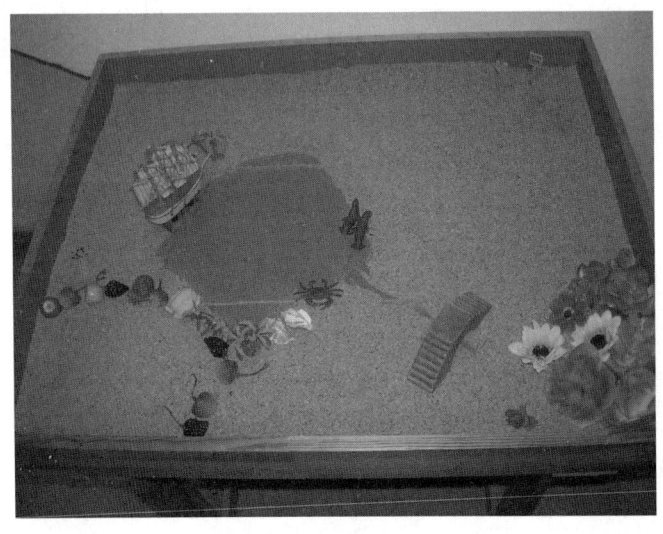

图 10-4　个体箱庭作品

（二）团体箱庭疗法

团体箱庭疗法提供了一个学习适应和感悟他人心理的途径，在共同制作箱庭的过程中，每个人对场面的构成都有自己的设想，但由于是共同完成一个作品，在开始阶段难免出现冲突和摩擦，这就需要每个成员主动调整自身，互相共感理解，以达成一种默契，最终实现团体的整合。团体具有共同的目标和志向，同时每个成员又不失自己的独立性，大家都能以一种坦然的心态对待彼此和团体这个"大家庭"，促进团体成长。

团体箱庭疗法的具体意义：

（1）促进现实人际互动的改善。
（2）提供"和他人一样"的体验。
（3）沟通和协调多样化的资源和观点。
（4）创造心灵的归属。
（5）增强成员的责任感。

团体箱庭作品展示如图 10-5 所示。

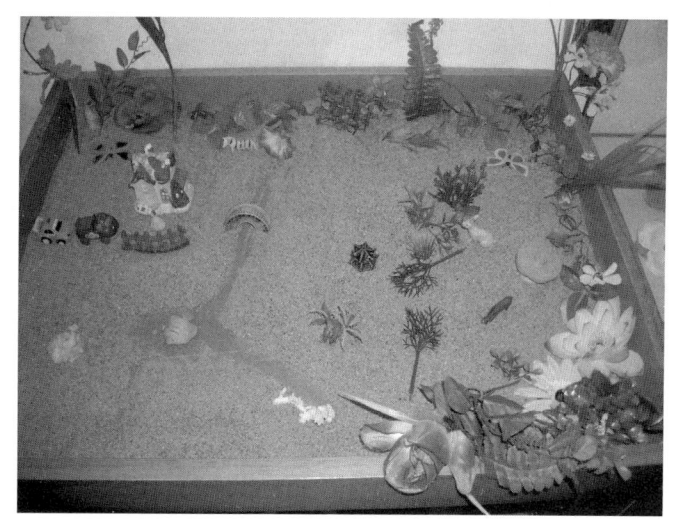

图 10-5　团体箱庭作品

第四单元　精神分析

弗洛伊德学派的精神分析有两个目标,一个是将潜意识化为意识,另一个是强化自我功能,使个人行为更能够依据现实而少受本能冲动或非理性罪恶感所驱动。精神分析治疗的最终目标是提升个人的适应功能,如症状缓解与心理冲突的解除,最终实现的是对个人人格与性格结构做出重大的修正。

精神分析的治疗过程不只是在解决问题,学习新行为,而是更深入地探索过去,发展出更高的自我了解。这种不同程度的自我了解被认为是性格改变的必要条件。精神分析是朝着领悟的方向前进,重新经验与自我了解相关联的感受与记忆,而非仅仅是得到智力方面的了解。

常用的技术包括自由联想、梦的解析、阻抗分析、移情分析等。

精神分析心理学创始人是弗洛伊德,他于1900年出版《梦的解析》,1905年发表《性学三论》,1923年发表《自我与本我》。1908年,精神分析学派正式成立,之后精神分析学派内部开始出现分裂。1911年,阿德勒创建了个体心理学,代表作有《自卑与超越》《人性的研究》《个体心理学的理论与实践》《自卑与生活》等;荣格形成了分析心理学,其主要作品有《心理类型》《心理学与文学》《现代灵魂的自我拯救》《回忆梦思考——荣格自传》《自我的探索》《分析心理学的理论与实践》《本能与无意识》等。

精神分析学派的发展非常复杂,各学派之间既有联系又各有不同,对应的心理治疗方法和技术也略有不同,在这里不一一叙述,有兴趣可以自行选择相应的心理学家和其著作来了解。

❓ 思考一分钟

1. 合理情绪行为疗法中怎样区分健康和不健康的情绪情感?所有积极的正向的情绪都是健康的吗?
2. 认知行为疗法最基本的原则是什么?
3. 求助者中心疗法中营造促进成长氛围的三个条件是什么?为什么这个氛围能促进来访者成长?

参考文献

REFERENCE

［1］乔·卡巴金．正念：此刻是一枝花［M］．王俊兰，译．北京：机械工业出版社，2018．

［2］马修·麦克凯，杰弗里·伍德，杰弗里·布兰特里．辩证行为疗法：掌握正念、发送人际效能调节情绪和承受痛苦的技巧［M］．王鹏飞，李桃，钟菲菲，译．重庆：重庆大学出版社，2017．

［3］谢里·范·狄克．高情商是练出来的：美国大学里的高情商训练课［M］．程静，译．北京：北京联合出版公司，2017．

［4］Judith S. Beck．认知疗法基础与应用：第二版［M］．张怡，孙凌，王辰怡，等，译．北京：中国轻工业出版社，2013．

［5］阿尔伯特·埃利斯．理性情绪［M］．李巍，张丽，译．北京：机械工业出版社，2014．

［6］卡尔·罗杰斯，等．当事人中心治疗：实践、运用和理论［M］．李孟潮，李迎潮，译．北京：中国人民大学出版社，2013．

［7］卡尔·R. 罗杰斯．个人形成论：我的心理治疗观［M］．杨广学，尤娜，潘福勤，译．北京：中国人民大学出版社，2004．

［8］卡尔·罗杰斯．论人的成长［M］．石孟磊，等，译．北京：世界图书出版公司，2015．

［9］Barry A. Farber, Debora C. Brink, Patricia M. Raskin．罗杰斯心理治疗：经典个案及专家点评［M］．郑钢，等，译．中国轻工业出版社，2015．

［10］迈克尔·怀特．叙事疗法实践地图［M］．李明，党静雯，曹杏娥，译．重庆：重庆大学出版社，2011．

［11］保罗·汉图．焦点解决短期咨询和治疗技术［M］．骆宏，译．重庆：重庆大学出版社，2011．

［12］许维素．建构解决之道——焦点解决短期治疗［M］．宁波：宁波出版社，2013．

［13］海因茨·科胡特．精神分析治愈之道［M］．訾非，等，译．重庆：重庆大学出版社，2016．

［14］张日昇．箱庭疗法［M］．北京：人民教育出版社，2006．

第十一章 CHAPTER 11

实务与运用指南

第一节 我是谁？我该如何与他人互动？

自古以来，研究心理学的学者们都致力于解释一个问题，那就是"我是谁？"随之衍变，现代大众认知当中对于"我是谁？""我从哪里来？""我要到哪里去？"的好奇与日俱增，而这一系列的问题根本又回归到心理学研究问题的本质，那就是：研究人类心理现象和行为。

第一单元 一名优秀的咨询师

一、一名咨询师的专业素养

咨询师是一场有效咨询的核心人物，因此咨询师的个性、特质、能力是咨询产生作用的决定性因素。假如一名咨询师过分追求完美，总是希望自己的表现"足够好"，那么相应的，其在咨询当中承受的压力就会陡然上升，很难将关注点放到来访者的需求上。就像打枪总会有脱靶一样，每一位咨询师都会经历"犯错"的过程，体验"试误"的感受。因此，一名优秀的咨询师并不是完美无瑕的。但是考虑到心理咨询这项与人共同工作从而起到助人作用的工作的特殊性，咨询师需要具备一定的特点与能力。

（一）优秀的咨询师需要具备的个人特点

必须说明的是，如下列举的个人特点并不是每一位咨询师都需要做到或者满足的，咨询师应当在具备咨询能力的同时发展出适合自己的咨询风格和特点，同时有自我的个性特点。但是如下的个人特点也是十分重要和关键的，其体现了咨询师作为核心的重要价值和意义。

（1）咨询师具有一定的认同感 一名优秀的咨询师可以比较清晰地知道自己是谁，能成为什么样的人，希望从生活中获得什么，以及对自己最关键的人或事。

（2）咨询师应当尊重和欣赏自我 获取自尊感和爱的能量是咨询师能够接纳来访者的一种能力，这可以让咨询师允许别人把自己看作是更有力量感的人。

（3）咨询师能够对改变持开放的态度 当咨询师有勇气和动力脱离自己的舒适区并且面对改变带来的不确定和挑战时，其更有能力去决定自己想要什么以及可以向哪里前进。

（4）咨询师是可信的、真诚的 这一点是咨询师和来访者建立良好咨询关系的基础，同时也是让来访者感到真实、褪去面具的重要特点。

（5）咨询师应当接纳自我的局限性 一名优秀的咨询师可以有效处理自我的焦虑，看到犯错带来的问题，也可以从这种困扰中走出来。

（6）咨询师应当肯定文化的影响 首先，文化会对咨询师本身造成一定的影响；其次，文化会给咨访双方带来价值观的多样性和差异性；最后，咨询师会对文化带来的社会阶层、性取向、性别和种族等问题保持足够的敏感性。

（7）咨询师拥有有效的人际沟通技巧 良好的人际沟通技巧在于可以站在来访者的角度思考问题并与对方一起合作达成共同的目标。

（8）咨询师能够保持健康的界限 无论咨询师多么共情，咨询师也要尽力避免将来访者的问题带到自己的日常生活中去。咨询师需要学会保持咨询和生活的平衡。

（二）个人能力对优秀咨询师的塑造

任何技能的学习都无法脱离能力，也就是合格者基本水准的标准。作为一名心理咨询师，具备相应的基本能力是向成熟、优秀咨询师发展的基础。也许在初次学习的时候会感到不熟练、难掌握，但是随着咨询经验的增加，咨询技术不断被实践和应用，咨询师的个人能力也会得到提升。如下是一名心理咨询师需要在咨询中具备的能力。

(1) 咨询师可以评估咨访关系的质量并且努力使其提升。
(2) 咨询师可以判断咨询进入到哪个阶段。
(3) 咨询师可以掌握不同阶段所需要的咨询技术和策略，并且保持一定的创造性。
(4) 在面对意外或偏差情况的时候，咨询师可以镇定自若，客观看待咨询技术和策略。
(5) 咨询师可以不断适应来访者的言语内容并做出回应。
(6) 咨询师能够把握当下的咨询情况，即使在此之前有犯错或不恰当的地方。
(7) 咨询师应当和来访者共同评估技术的有效性，客观面对合理的评价。
(8) 咨询师能够和来访者共同承担责任，既不大包大揽也不推卸责任，具有平衡责任的能力。

二、咨访关系与咨询技术

咨询师和来访者的关系是咨询师理解咨询技术的关键所在，几乎可以明确地讲，世界上没有两对咨访关系是完全相同的。这就需要咨询师对咨访关系既保持关注，又不能过于敏感。因为咨询师过分强调咨询技术而忽视关系在咨询当中的作用会容易让问题停留在交流上，而忘记来访者是以"个体""人"的身份参与到咨询当中的。这样不利于建立清晰的咨访关系，也容易让来访者感到模糊。相反的，如果咨询师太在意咨访关系对咨询的影响，保持过度的敏感，就容易忽视当下咨询的目标和目的，从而使用不恰当的咨询技术。

一名咨询师如果想使用恰当的咨询技术，不仅需要了解其运用的咨询技术的原理和方法，还需要保证采用的技术与咨询目标是相辅相成的。有的时候，使用多种咨询模式是必要的，这主要根据咨访关系的发展、来访者的反馈、咨询阶段的变化等实际情况来判断。咨询师在选择咨询方法的时候应该仔细斟酌和考量，其核心是帮助来访者获得发展与进步，应该避免：①没有任何目的和想法的碰运气；②单纯拖延和填补咨询时间；③为了满足咨询师自我的欲求；④为了一己私心试验或推动某项工作。

由此可见，同时对咨询技术和咨访关系保持关注有利于咨询的顺利进行，但也是咨询师面临的一个重要挑战，要让两者保持平衡，和谐共生。

三、关于个案"杰本"的案例介绍

心理咨询是在实践中不断进步的，为了让各位学习者更清晰、直观地理解心理咨询的应用，本章将采用一个完整的案例来充分展示心理咨询的全貌以及不同的理论流派对个案的解读会如何起作用。这个个案将有助于咨询师了解不同的咨询技术是如何整合在同一位来访者身上并产生效果的。

咨询的场景是在一家专业的心理咨询机构的咨询室中，来访者杰本是一名41岁的成年男性，咨询方式是面谈，他向咨询师提供了如下信息：

我现在从事的工作是软件工程师，我很喜欢看到自己编写的程序可以在屏幕上或者操作系统上得到实现，那些功能经常让我觉得自己还有一些价值。因为除了每天的工作以外我觉得现在对什么事情都不感兴趣，甚至编写程序也在渐渐让我感到无力和迷茫。选择这份工作，是因为我不擅长和人打交道，大部分时候我会觉得和他人亲近还是很困难的事情。我没有特别亲密的朋友，但是有时候我会去酒吧喝酒，每次喝得晕晕乎乎的时候就会觉得我能够开口和他人讲讲自己的事情了。可是我内心也会觉得恐惧，因为我不知道有多少次了，我是喝醉了睡在路边，然后被环卫工人叫醒。这种日子直到现在也没有什么改变，我有过戒酒的想法，但是我似乎也只是想想而已。

我其实觉得自己并没有很糟糕，但是我的父母总是会问我一些让我很想回避的问题，例如："你什么时候去相亲？"我承认我曾经喜欢过一个女生，并且尝试去追求她。那是我读大学时候的事情，那是我人生中第一次感觉有可能可以与他人亲密接触，可是我还是失败了。当我近距离面对她的时候我会感觉非常不安、焦虑甚至有些惊恐，我会全身发冷、冒汗并且手心会紧紧攥住，甚至用指甲抠破了皮肤。这次经历之后让我再也没有了和女性接触的勇气，我时常感觉很孤独，经常在夜里坐在床上听歌或者发呆，那种黑暗的感觉似乎笼罩了我整个人生。

我不知道我的人生会走向哪里，因为我的父母总是用咄咄逼人的问题来压迫我，从小到大我一直活在他们的阴影当中。我很希望有一天可以反抗，在家里面能够有一个空间是属于我自己而不沾染任何和他们有关的内容，但是我始终没办法找到。我父亲和母亲喜欢看我哑口无言的样子，我有时候顶撞两句内心里都会有内疚感。因为这样的压迫感我甚至想到过自杀，我觉得并没有人真正关心我，可是我还在犹豫，因为我觉得我的父母也很辛苦，我不希望他们看到我变成一个失败者，尽管我自己是一个失败者。

不过还有一个原因，让我还没有走向绝望，那就是大概2年前，我参加了一次读书会，在那次读书会上分享的人鼓励我去重新审视自己的价值、审视父母对我长期的压抑。我不知道为什么那个人让我坚定了一些信念，就是我可能还有机会去学会爱是什么，以及我有什么值得被爱的地方。当然，直到今天我也没学会。

第二单元　探索咨询师的内在信念

一、什么是信念？

当人们提到信念的时候，大多具有一定的稳定性，因为信念与个体人格的部分相关，是持久并且诱发于早年的。信念是人们认知事物后产生的看法和观点，随着个体经验的增加，其复杂程度也在进一步加强。信念同时也与一个人的信仰、抱负相关，因此执着程度比较高，不易改变。最后，信念会因为个体所处的环境、性格、家庭背景、经济情况、审美等方面产生差异，所以常说信念具有多样性，就像莎士比亚说的那样："一万个人眼中有一万个哈姆雷特"。

心理咨询师的个人信念对于咨询存在着什么样的影响？假设现在我们提出了一系列问题，请尝试不假思索地给予答案。

你认为吸毒会破坏人际关系吗？
你觉得一个抑郁的人是否会失去快乐？
儿童是需要被保护的对象吗？
社会环境是否对人的性格形成有影响？
家庭教育在孩子的成长中起什么样的作用？

你的回答可能是肯定的，也可能是否定的，还有可能是模棱两可的，更有可能有着你自己的解释和看法，这些就是我们常常说到的一个人的信念，它和认知、观点有一些类似，但是就像前文描述的一样，其具有执着性和稳定性，大部分来自个体对事物的内在假设。

二、如何觉察自我的信念

当咨询师的内在信念没有被及时觉察的时候，很有可能发生错误评估、遗漏来访者的情况，更经常发生的是忽略掉某些来访者提供的重要直接线索和信息。相应的，也正因为每个人的信念是不易改变的、持续时间久的，所以在咨询过程中不可避免的，咨询师的个人信念会参与到咨询的过程当中，对咨询产生影响。

那么，如何才能帮助咨询师提高觉察自我信念的能力呢？

（一）丰富咨询师的自我体验

在自我体验当中，咨询师可以探索自我的个人生命哲学观，去审视自身对人性、对生命、对他人、对生活的态度和想法。很重要的一点是去觉察自身的信念是如何影响到咨询工作的，有可能出现的问题和情况体现在哪些方面？对于咨询师自身遇到的人生重大问题，通过自我体验也可以得到适当的解决，这个部分和咨询师的内在信念也会有所关联，因为它可能会影响咨询师判断其他问题或者卷入、认同来访者的问题。另一方面，自我体验可以处理咨询师的"未完成事件"，这会帮助咨询师在体验痛苦、悲伤、恐惧等情绪问题的时候有所觉察，能够看到自己的情绪和认知投射在来访者以及工作同盟上面的样子。最后，体验内在的信念可以使个体觉察到其对于自我概念的形成起着什么样的作用，发挥了什么样的影响。

（二）完成信念测评量表

专业的心理咨询师大多数是采用科学、严谨的咨询方法来开展咨询工作的，同时咨询师本身也应当采取科学、专业、认真的手段来了解自身的信念。目前已经在中国完成修订并且验证信效度良好的与信念有关的量表包括但不限于：生涯信念核检表、浪漫信念量表、健康信念量表、睡眠信念与态度量表、非理性信念量表等。这些专业的量表可以帮助咨询师更加明确自身已经形成的信念，从而向保持中立的价值观态度迈进一步。

（三）保持真诚的态度

事实上咨询师在实际的咨询过程中很难真正地排除所有的个人情绪和自我信念，特别是有的时候这些信念会帮助咨询师坚持和创造个性。面对来访者可能带来的挑战，咨询师保持真诚的态度是十分有必要的。特别是当来访者成长的文化背景与咨询师不同时，咨询师应当在特别注意尊重来访者文化的情况下也保持自我真诚、开放、包容的态度，同时也需要觉察因为文化不同而给自身带来的焦虑。真诚的态度不仅在提升咨询师自我信念的觉察中有帮助，也是心理咨询师基本素质中很重要的一项内容。

三、如何将自己的信念反馈给他人

认识内在信念和了解自我信念是咨询师的基础工作，在助人工作中，如何合理运用信念去反馈和回应来访者是实践当中的一项重要内容。当咨询师在思考如何给来访者给予回应以及应当采取何种态度的时候，有一点是需要记住的，那就是时刻都不要忘记最终的目的是推动来访者继续进步和发展。例如，可以采取如下方式分享自己的信念和领悟：

（1）自我反问"现在听到的内容有哪些是对对方有帮助的？"
（2）回应只选择 1~2 个焦点内容，而不是广泛的、长篇大论的。
（3）明确记录咨询当中做得不错的地方，考虑还有哪些地方可以改进。
（4）用清晰、具体、明确的描述性语句，恰当的时候可以采用举例的方式。
（5）如果咨询师提出的想法带有引导、纠正的意味，应当进一步提出可行的解决方法。
（6）分享的内容针对事件本身而不是来访者的人格问题。
（7）切忌妄自菲薄、自高自大、急功近利，保持耐心和体谅的态度。

除了可以用言语交流的方式分享自我的信念以外，非言语的方式也是非常有效的。个体通过身体的姿态、眼神、表情等非言语传达的能量和信号可以帮助来访者从内部感受上感知到咨询师想要表达的内容、情感程度。包括咨询师和来访者的空间距离、谈吐的音调风格或者是沉默都可能让彼此有不同的感受，而咨询师感受到的内容往往会成为咨询师判断来访者目前对咨询师感觉的标准。有一些不自主的肢体动作，如摩擦鼻子、手指成塔状、握拳或者把手放在嘴上等也可以让咨询师很好地觉察到目前自身的感受和想法，这些都可能是咨询师传递出去的信念的信号。

当然，也正因为是咨询师的自我信念，有的时候来访者会抗拒、批判甚至攻击这些获得的信息，当这样的情况发生时，咨询师首先应当保持平和的心态，用开放、包容的心态来倾听来访者的想法，同时在来访者的回应中进一步探索信息，寻找到来访者的信念中和自己冲突的地方，进而进行修正和调整。在日常的训练中，可以多采用角色扮演的方式加强自身收到批评等尖锐反馈时的处理能力。

> **杰本的咨询历程（1）**
>
> 　　在杰本走进咨询室之前，咨询师已经收到了来访者的基本资料。从来访者的基本资料中，咨询师首先对于和杰本建立关系形成一定的思考。最初接触到杰本信息的是一名女性咨询师，当她感受到杰本对于异性目前的紧张情绪后，她将杰本的信息转介给了一名男性咨询师。男性咨询师很详细地浏览了杰本留下的基本信息，对于家庭教养方式那一栏，杰本没有填写，这一段空白成为了咨询师第一个好奇的问题，带着这个问题，他又继续探索杰本的这份信息表中让他产生疑问的地方。杰本对自我的评价是：孤独、焦虑、悲伤、希望，对于大部分受到情绪困扰和自我评价较低的来访者来说，谈到"希望"这件事都会十分地谨慎和回避，但是来访者在咨询开始之前似乎就给了咨询师一个信号。
>
> 　　第一次咨询，杰本穿着一身干净利落的休闲装，踏着崭新的运动鞋，但是头发和面部的胡须明显没有做过精细的打理，他比约定的时间迟到了10分钟，他给出的理由是自己睡过了，可是这通常也是来访者内在回避咨询的一种状态。就像杰本描述的那样，面对和陌生人的接触，他总是感到有些逃避和紧张的，但是另一方面他又十分希望能够和他人建立良好的关系。咨询师用一个温暖的微笑和恰当的身体距离迎接杰本的到来，缓慢的做事节奏让杰本有充足的空间去适应和感受咨询室的氛围，这里的一切对于杰本来说都是好奇与新鲜的，而无论咨询师的内在如何理解杰本的情况，让他感受到舒适、搭建良好的关系都是当下最重要的事情。

第三单元　咨询师可能遇到的改变

一、内在自我的改变

　　咨询师咨询的过程，也是不断体验改变的过程。本单元的主要内容是希望让各位学习者了解咨询工作带来的改变不仅仅是对来访者的，而是要从整体的角度去看待改变。每一场咨询都不会是咨询师单独的表演或者来访者的独角戏，总是需要由彼此双方共同完成。而在每一场"战役"进行的前、中、后都会带来诸多的思想碰撞与精神传递。有的时候我们不得不承认，我们会认同来访者的某些情况，也会因为来访者的领悟或者某些独特的角度让咨询师也开拓了思路和看待问题的角度。

　　在"普通心理学"那一章的学习中我们知道了思维是经过大脑信息加工而表现出来的，而我们的认知大多数来自于我们的经验。人们认识问题借助语言和文字符号，通过人际关系和个体的基因、环境特点等得以实现。咨询的过程同样也是每位咨询师体验经验革新的过程，因此咨询师的思维模式、认知角度也会发生改变。如果咨询师在结束咨询后没有感到自身或者认知的变化，不能说变化没有产生，只能说咨询师还没有觉察到这一部分。

　　如果中立地来看改变，那么通过咨询带来的改变有可能对咨询师产生积极的促进作用，也有可能带来消极的影响，这就要看咨询师如何理解发生在自我身上的改变了。每一段改变都可能是新的开始，但是新的开始也不能就确定一定是你理想中期望的方向，因此就需要咨询师在每一段咨询进行和结束之后不断地进行总结，加强督导在咨询中的作用，清晰自己的咨询能力以及明确自己能够承受的咨询范围。

二、外部身份的改变

　　每个人都拥有不同的角色身份，同一个工作不同的人来做也会有不同的身份效果。对于助人工作来说，主要有三个助人层次，分别是：非专业人员、全科式工作者和专业人员（图11-1）。

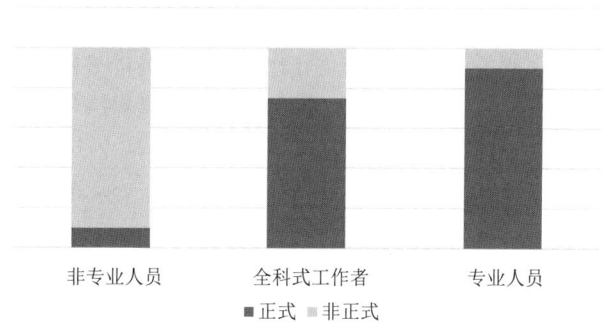

图 11-1　助人关系的种类

资料来源：塞缪尔·格莱丁.《心理咨询导论（第六版）》，2014。

（一）第一个层次是非专业人员

在没有接受心理咨询培训和取得相关资质证明和执照之前，助人者的角色是非专业人员。对于这类层次的助人者来说，采取的助人方法和手段往往难以评估和衡量，形式样貌也非常多样化，但是大多数的行为是随意的、非指导性的，也不具备专业性。非专业人员的助人行为往往是在朋友、家人、同事、社区志愿者、旅途中的伴侣等多重关系的基础上发生的，从第七章"咨询伦理"中我们已经明晰，多重关系难以保证清晰、单纯的咨访关系，降低了咨询的有效性，甚至会让助人者本身卷入到他人的问题当中，产生不同的心理情绪。但是我们也必须要看到，非专业人员的存在有助于其向全科式工作者甚至专业人员发展，是社会形态中不可缺少的一部分。

（二）第二个层次是全科式工作者

从图 11-1 中可以看出，全科式工作者大部分是以正式身份开展助人工作的，这部分人群接受过一定的助人培训，如人际关系的建立与培养、紧急矛盾的缓解与倾听等。大部分全科式工作者是从事社会服务的人员，如心理健康医师、保育员、家庭服务员、养老护理员、康复师等，他们如果经过恰当的培训会为社区的居民带来积极的影响。因此，全科式工作者往往是通过改变周围的社会环境来改善、提高人们的心理健康水平。对于这类工作者来说，他们更擅长开展教育类的心理讲座，帮助求助者自我辅导和提升（Robinson & Kinnier，1988）。

（三）第三个层次是专业人员

相较前两类助人者，这一层次的人员在心理援助上具有更高的专业程度。达到专业人员的层次后，助人者已经受过专业的心理咨询和心理教育的培训，能够在日常的心理助人工作中运用专业、科学的技术和方法来开展助人工作。此时，助人的形式往往以结构化的心理咨询为主，同时专业人员在学历和受督导的要求上也会更加严格。这个层次的群体主要包括心理咨询师、心理学学者、心理治疗师、婚姻与家庭治疗师、精神科护士等。对于专业人员来说，为来访者预防和处理心理问题能起到积极作用，但是不同的职业角色接受的培训以及获得的许可资质不同，其工作的范围、能力也有所差异。例如，心理咨询师在临床上不具备诊断的权力，但是对于心理治疗师来说其是具有诊断和治疗的权利的。

三、来访者的改变

任何一次心理咨询的目标都应该是向着来访者有更好的发展进行的，但是并不是每一次咨询的目标都是让来访者有所改变。根据咨询的不同阶段，每个阶段的目标都是有所不同的，对于来访者个人而言也有其特殊的目的和诉求，因此我们不能一概而论地说咨询就会给来访者带来改变。但是改变确实会发生在咨询过程中，无论这是否是咨询师或者来访者所期望的那样。

(一) 不同咨询阶段的不同改变

对于咨询所处的不同阶段来说，不同的目标会带来不同的改变机制。

在最初的探索阶段，咨询师主要的工作是和来访者建立良好的关系，给予来访者释放的空间，探索来访者的心理情绪和问题，看似融洽并发展的工作同盟关系是核心，但是在这其中很重要的就是来访者和咨询师的关系发生了巨大的变化。在走入咨询师室之前咨询师和来访者是陌生人，但是经过了探索阶段的咨询工作，双方已经建立了稳定的工作同盟，这为接下来的领悟阶段提供了坚实的基础。

进入到领悟阶段，咨询师的主要目标是促进来访者的觉察和领悟并且利用咨询关系帮助来访者对自我有更深度的理解。这一阶段是需要来访者能够从目前已有的资源中领悟出新的资源，尽管看到目前的自我是一个重点，但是来访者将从一种迷茫和混沌的状态逐渐走向清晰和明朗，这种改变为之后的具体行动和生活行为的改变奠定了契机。

最后进入到行动阶段，这一阶段本身的目的就是鼓励来访者探索可能出现的新行为并且帮助来访者做出决定、采取行动。因此，这个阶段的改变是非常外显的，无论从来访者的内在感受还是外在表现上来说都体现着"改变"的意味。值得一提的是，也许到达咨询的尾声来访者做出的决定是不改变原有的行为，但是咨询师也应该清晰，这是在来访者重新领悟之后的新决定，并不意味着来访者没有任何的改变，其内在的感受也较之前会有所差异，无论是否体现在其言语的表述上。

(二) 不同咨询方法的不同改变方向

咨询方法的多样化帮助我们更好地去应对不同的来访者以及他们的问题，也正因百家争鸣、百花齐放的状态，不同方法的目标也是不尽相同的，其对应的改变机制也有不同程度的差异。这里列举一些常见理论的咨询目标，见表11-1。

表11-1　不同咨询方法的咨询目标

精神分析方法	通过让无意识进入到意识层面，重构个体的人格，帮助来访者释放早期经历并处理被来访者压抑的冲突，帮助来访者获得理性和情绪层面的顿悟
阿德勒方法	通过挑战来访者的基本信念和生活目标，为来访者发展出适宜的社会目标，提高来访者的社会兴趣，发展个体的归属感
存在主义方法	帮助来访者意识到自己的自由，从而意识到自己面临的诸多选择，看到阻碍自我自由的元素，进而更加灵活
人本主义方法	为来访者提供一个可以进行自我探索的安全氛围，帮助来访者走向开放、自信和自我指导，探寻成长和生活的意义
行为主义方法	减少个体适应不良的行为并帮助个体习得更加有效的行为，与咨询师协作进行目标的设定、评估和达成
认知行为方法	帮助来访者利用自己收集到的证据去挑战错误的信念，帮助来访者意识到自己的自动化思维并努力对其进行改变
后现代主义方法	通过咨询师和来访者共同建立明确的、清晰的、具体的、现实可行的以及可观察到的目标，促使来访者朝向积极的改变而努力

资料来源：Gerald Corey, *Theory and Practice of Counseling & Psychotherapy*, 8th ed, 2009。

最后，不同个性特征的来访者面对同样的咨询师也会有不同程度的改变，这一部分的内容在之前人格心理学的部分已经有详细的介绍，这里不再赘述。

第四单元　咨询的完整过程

一、咨询师要做的准备

在任何一个咨询开始之前，咨询师都应该做好相应的准备。就像机会只给准备好的人一样，如果咨询师希望能够在咨询的过程中和来访者有价值、有意义的工作，就应该在前期了解有关自我以及来访者的相关信息并且做好充分的评估、计划工作。

优秀的咨询师也从来不曾停止学习的脚步，固步自封只会让咨询师无法探寻自己的局限和技术漏洞。只有当咨询技术与咨询师能够融为一体的时候，咨询才不会受到知识与技术的束缚。

咨询师要做的准备也不仅仅是在咨询的前期，它贯穿于整个咨询过程中，是一个不断循环的过程，具体情况如下。

（一）实践

使用某种或者整合多种技术都需要咨询师有足够的耐心和能力去实践，以便掌握和融合到自己的特点当中。

（二）体验

有时候也被称为"体会"，指对全部信息的体验（Gendlin，2003）。很多咨询师有个人体验的经历，有调查表明：有85%经历过个人体验的咨询师认为自己获得了相当多甚至是极大的收获，还有78%的咨询师认为个人体验对于自己的咨询职业发展有十分积极的影响与作用（Geller，Norcross & Orlinsky，2007）。

（三）评估

这里提到的评估与第八章涉及的评估不同，此处是指一些对咨询有好奇性、探索性的问题，如"有哪些是我没想到的？""哪部分影响了进展？"最后需要咨询师去寻找问题的答案。

（四）细化

实践与评估要不断地保持矫正，当双方达到一致之后，又会有重新体验的过程。因此细化是需要咨询师能够在每一个步骤中充分而具体地处理，也正体现了上述步骤的循环过程是动态、周期性的。当然，细化的过程并不需要过于频繁，能达到咨询师足够掌握技术和情况、来访者感到满足就可以了。

二、咨询的开展过程

无论是在前面章节中已经讲过的咨询三阶段，还是其他学者提出的不同阶段模型，心理咨询都需要在一定的框架下开展工作。可以说没有一种心理咨询过程是按照直线发展的模式进行的，来访者的实际情况、咨访双方的特定状态都决定着咨询的过程是有调整、可变化、会循环重复的。有的时候甚至咨询师预设好的咨询目标也会因为来访者的临时改变或者无法预料的事件而发生变化。

心理咨询中的结构是其区别于日常生活中社交活动的重要标志之一。在结构化的交流中也许咨询师会感到有些不自然、不顺手，甚至在某些时候会让咨询师感到怀疑和不自信，但是有效的咨询需要有结构化的咨询框架，双方都要遵循，而不是日常里相对随意的社交活动。不断的实践可以帮助咨询师理解并熟悉结构的含义。

咨询师始终需要明确来访者进入咨询室的目的，整个咨询的开展过程体现：来访者发生了什么？来访者想要什么？来访者怎么做可以获得满足？来访者如何找到答案？

三、工作同盟的作用

当咨询师已经收集了足够多的信息，并且也清晰了来访者的问题之后，可以说工作同盟就已经建立了。咨询师和来访者在咨询关系中是共同体，他们拥有一致的目标，去探索改变的途径和方法，做出是否前进的决定等。大致可以从如下三个方面考虑工作同盟的作用。

（一）做决定

来访者自己做出决定并不是一件很容易的事情，因此咨询师需要和来访者一起去判断困扰决定的因素、来访者价值观的顺序、与生活相关的议题等。

（二）改变

在上一单元中专门涉及了改变的部分，工作同盟促成的改变不仅在于来访者的改变，也往往推动了咨询师内在自我的改变。改变的过程简单来说需要经历：①无意图期；②意图期；③准备期；④行动期；⑤维持期；⑥复发期，然后再循环到无意图期或者意图期的步骤。咨询师在这个过程中需要陪伴和帮助来访者一起面对改变的困难。

（三）降低不确定性

咨询师要协助来访者降低做决定或者改变会产生的不确定性，包括去审视来访者对求助问题的情绪感受。

在工作同盟的建立阶段来访者的表现以及咨询师的支持与回应是十分关键的，最有效能的工作同盟强调来访者的优势而不是放大缺点，咨询师可以帮助来访者看到自身的资源并且将其利用起来，发挥最大的价值。

工作同盟也是咨询师与来访者互惠的连结体。当咨询师和来访者通过工作同盟寻找到共同的短期目标并且探寻到方法后，不仅咨询师会感受到成就感，来访者也可以通过解决最有压力的问题而感到放松。每一次去挑战和体验新目标的过程也是工作同盟更加坚固、彼此赋予动力与能量的过程。还有一点值得注意，那就是每一次开始新目标的探索时，咨询师都需要重新对问题进行评估，建立关系，搭建框架，设计咨询方案，因此对咨询师专业技能的提升和巩固也有很大帮助。

四、结束与追踪

任何一件事情都有始有终，终结的形式可能有所不同，每个人对终结的理解也有差异，但是天下没有不散的筵席，咨询也是如此。"结束"作为咨询当中很重要的收尾部分，不仅代表着一个个案的结束，也代表着一个个案的转变的开始。因此在学习这一阶段的内容时，咨询师首先要清晰如何觉察个案进入到了结束阶段。最理想的状态应该是来访者的目标已达成，咨询师也已经做好了自我情绪的处理。但是，也有很多时候是不那么理想的。例如，咨询师或者来访者中的一方提前结束咨询，来访者无预兆地领悟和脱离工作联盟关系，咨询师的能力范围不足以帮助来访者，来访者因为经济、工作、地域等原因无法继续咨询。当上述情况发生的时候，咨询师应当保持一定的觉察，同时对于与来访者的分离给予尊重。

一般情况下，在工作联盟结束的一周、一个月、三至六个月内咨询师应当对来访者的情况进行追踪和跟进。这就很像大部分人去医院看病，医生会建议患者过一段时间回来复查，一方面代表着咨询师对来访者的重视，另一方面也是咨询师能够重新评估来访者情况的一次机会。如果来访者在追踪的时候提出了新的问题，咨询师应当将此当作是初始会谈，经过评估后来决定是否需要重新和来访者进行新的咨询，就像是一个新的个案一样。

在本章第七节，我们还会重点讨论咨询的结束阶段以及巩固咨询的相关问题。

❓ 思考一分钟

1. 杰本的情境中哪些主题应当引起咨询师的特别关注？
2. 咨询师在心理咨询中扮演什么样的角色？
3. 如何拓展咨询师和多元文化背景的来访者相处的经验？
4. 如何增强咨询师的个人觉察能力？
5. 在咨询过程中哪一个部分是你觉得最重要的？

第二节　运用基本倾听技巧建立关系

"耳朵是通向心灵的路",这是伏尔泰的一句名言。倾听对于绝大部分咨询来说是开启咨询的第一扇大门,它将来访者与咨询师沉浸在同一片场域当中,分享着同样的内容。倾听对于建立关系的重要性不仅仅在于咨询师静静地聆听,还需要咨询师用心倾听,去探索来访者语言中表达的真实内容,并且理解来访者所倾诉的事情。所以运用倾听技巧建立关系需要咨询师首先听到来访者的内容,其次把握好这项技术的要点,最后帮助来访者探索下一步。

第一单元　来访者关心什么?

一、来访者在咨询中的期待

基本上来访者希望自己能够被"治好"是一个共性的期待,但是也有小部分来访者是抱着其他的心态,如只是希望有个人听自己说说话,完成家庭、学校、社会交代的任务,为自己打发时间等。关于前者,来访者的期待往往会成为他们解决问题的动力,但是也可能存在一定的阻力。从期待效应的角度来讲,当来访者非常期待咨询师能给予支持,解决问题的时候,咨询师也会受到这种期望的影响,这种影响有可能会让咨询师更专注、投入地工作,也有可能给咨询师带来隐性的压力和紧张,从而导致咨询师无法顺利找到来访者的核心问题。关于后者,其内在的核心期待和前者是一致的,只是表现出来的形式和前者不同,或者某些内在的期待还没有被来访者觉察到。从动力学的角度来讲,来访者来到咨询室的这一行为本身就已经构成了其希望解决问题的动机。

一些文献表明来访者在咨询中的期待与来访者本身的人格特质相关(Sevenants K 等,2014;Mary H. Guindon,2014)。来访者如果对于自身的情况有更高的个人承诺或者表现出更乐观、积极的态度,那么咨询的效果也会趋于积极,但是如果来访者的个人特质中呈现焦虑、怀疑、回避较多,那么从最终的咨询结果评估中来看,往往不理想。

从"变态心理学与心理健康"那一章中我们已经知道,心理不健康的个体,其问题持续了一段时间(超过1个月),无法自行化解。大部分来访者前来寻求心理咨询的时间并不是在问题刚一开始发生时,而是问题已经持续影响自身一段时间且自己无法排解。因此绝大多数来访者在和咨询师交流之前已经用过一些方法和途径试图解决自身的情况,但是效果并不理想。所以来访者可能并不清楚自身到底需要改变什么,甚至他们不认为自己有哪里需要改变,包括一些存在成瘾行为、药物滥用、认知功能障碍、家庭关系失衡的来访者。因此对于来访者的期待来说,尽管他们抱着这份期待,但是他们却缺少内在动力,他们期望的是咨询师能给出答案。

二、倾听来访者的叙述

前来咨询的来访者不存在特定的类型。尽管心理学的研究试图找到规律以帮助后人能更有效地进行干预,但是事实证明,咨询师不应该给来访者进行标签化的归类。倾听来访者本人所叙述的内容、观点是咨询中的咨询师要去把握的线索和机会。倾听技术帮助咨询师实现了看到线索的可能性,但是还需要咨询师通过个人的咨询技能去理解来访者的核心观点,和来访者共同探索出一条可行的路径。

就像杰本的案例中咨询师所做的那样,杰本在初始会谈中提供了大量的信息,这些信息涉及他的工作、人际交往、个人评价、家庭关系、亲密关系等,但是在一段咨询关系中很难做到解决所有的问题,而有可能是通过一个切入点可以找到解决其他问题的共同方法。所以这就需要咨询师保持耐心，同时有一定的敏捷性、洞察力去尽可能多地捕捉来访者提供的信息，并且形成长时记忆，做出分析。

无论来访者的性别、性取向、年龄、教育程度、职业、社会地位、财力、家人和朋友支持度如何，来访者对于咨询师的能力都保持着一份警觉。来访者会在第一次甚至好几次的咨询中观察咨询师对自己的倾听、关注程度，去判断咨询师是否可以让自己感到安全，是否可以让自己暴露更多，感受到新的可能性。不过，真正能让咨询师走入来访者世界的并不是一味关注如何让来访者叙述更多，而是发现来访者的价值观、信念是什么。无论咨询师是否会因为来访者的回应感到惊讶，都需要认识到这才是来访者能够解决问题的基础。因为只有来访者自己才是问题的专家，咨询师就像是一把螺丝刀，帮助来访者松开紧钉在木板上的螺丝。

杰本的咨询历程（2）

杰本用了 30 分钟的时间滔滔不绝地叙述自己的情况，咨询师在这个过程中几乎没有可以打断或者回应的机会。咨询师收集到了大量的信息，他需要在这些信息中去找到杰本最想表达的内容是什么，以及哪些部分看起来只是杰本在适应咨询的一种寒暄。咨询师和杰本的对话始于咨询师对他期望的好奇，"你最希望通过咨询收获到什么？"咨询师的话让杰本有了片刻的思索，在沉默了大约 30 秒钟后，杰本回应说："我觉得你可能可以帮到我，但我也不那么确定。"杰本的回应体现出了对咨询积极的期待，但是对目前的咨访关系的安全性持有怀疑。咨询师给予了杰本一部分支持，告诉杰本如果他能知道杰本想要什么的话，非常愿意提供帮助。

在确定咨询目标之前，咨询师需要和来访者明晰双方的咨询关系，包括双方共同的责任、来访者的预期以及他愿意付出的努力等。杰本感受到了咨询师长达 30 分钟的高质量倾听和自己获得的肯定支持，他一开始并没有认为自己会做出下一步的承诺，但是他在咨询结束的时候表示，他愿意告诉自己，过来和咨询师聊一聊。当杰本走出咨询室之后，咨询师用 15 分钟的时间迅速记录下了自己倾听到的"重点"。

第二单元　贯 注 行 为

一、贯注行为的概念

（一）定义

贯注行为是一种由咨询师表现出来的，基于其文化、特质所做出的一定的目光接触、身体语言、语言追随和语音特点。这个概念在 1999 年首次由埃维（Ivey）等提出，目的是帮助咨询师发现传达对来访者的尊重和兴趣可以增强对方的被关注感。但是贯注行为不同于简单的关注，咨询师往往配合倾听技术共同运用在咨询当中。贯注行为和倾听技术对于咨询的良好开展有重要的意义（Wright & Davis, 1994 et. al., ）。

（二）贯注行为与非言语行为的关系

从内容上来说，大部分的贯注行为是以非言语的形式呈现，例如在面询当中咨询师的言语内容和非言语信息产生矛盾时，来访者通常情况下会更相信咨询师表现出的非言语行为。但是也有少数贯注行为是通过言语行为来实现其功能的，例如，来访者是一位来自四川的女性，咨询师如果能用西南地区的语言特点和来访者进行复述、澄清或者开放式提问，来访者会感到亲切和自然。因此贯注行为和非言语行为是有交集但又不同的。既不能简单说贯注行为就是非言语行为，也不能说贯注行为是非言语行为的一个分支。

从形式上来说，贯注行为主要是针对咨询师的行为特点来描述的一种行为，而非言语行为，既包括咨询师的行为也包含来访者的行为。在咨询当中，往往需要咨询师进行主动式倾听（在下一单元会详细介绍倾听的分类），而非言语行为则会体现在来访者和咨询师双方身上。例如，来访者会表现出握紧拳头、手心出汗、思维敏捷或迟缓、双腿交叉等姿势和动作，同样的，咨询师也会表现出身体前倾、双手抚摸额头、双腿并拢等肢体姿态。

从技术产生的效果来说，尽管两者都属于咨询过程中非常重要的基本技能，但是两者所体现的主要效果是有差异的。在贯注行为中，咨询师的反应应当以来访者获得安全感、信任感、被关注感为核心目的，而当咨询师表达某些非言语行为，如沉默、托腮、捏鼻梁时可能代表的是思考、疑问、好奇或者沉思。因此贯注行为和非言语行为的差异也体现在目的的多样性上，前者的目的效果、目标较为单一，但是后者可呈现灵活、多变的咨询效果。

二、贯注行为的分类

（一）积极的贯注行为

在使用贯注行为这项技术的时候，积极的表现可以让来访者打开话语的大门，相反的，消极的表现会让来访者产生回避、沉默、抑制的表现。由于贯注行为与咨询师的学习经验和文化的相关性很高，因此很难确定一个具体的标准，即哪种行为是绝对的积极，哪种行为是绝对的消极。例如，在杰本的案例当中，由于来访者存在建立人际关系的障碍，与他人的身体距离稍近就会产生比较明显的排斥感，因此这时咨询师频繁的目光接触和带有靠近意图的身体动作就会让来访者非常地敏感，反而起不到原本让来访者感到安全、被关注的效果。

尽管如此，在绝大多数情况下，下述情况还是适用的，可以称之为积极的贯注行为。

1. 目光接触

在大多数情况下，当来访者开始言语表达或者进行叙事的时候，咨询师与其保持较多的目光接触会更有利。另一种情况，当咨询师开始表达自我的观点或对来访者进行内容回应时，应当减少目光接触的机会。

2. 身体语言

在第九章"咨询基本技能"中已经介绍了咨询师应当表现出的积极的身体姿势，对于积极的贯注行为来说，模仿是一项有助于让来访者和咨询师同频的技术，可以增强情感协调与共情。但是这项技术是高级的非言语行为，因此在使用之前应当多进行练习，以免产生负向效果，让来访者理解成是对自己的嘲笑。

3. 语言追随

这项技术的使用可以直观化地反映咨询师的倾听质量，因此这项技术不仅需要咨询师能够准确表达来访者的内容，还需要咨询师在日常的时候多进行实践练习，增强共情能力。与前面提到的模仿相似，咨询师可以采取和来访者相似的语音、语调复述或者总结来访者表达的重点。这项技术是对多种技术的整合。

4. 语音特点

语音特点主要是指个体的副语言特征，包括音量、音高、语速和流畅性。除了咨询师基本的语音要求之外，在贯注行为当中，如果咨询师可以像使用影响性技术的方法一样通过副语言特征将来访者引导进入某一内容或情感，将有利于提升来访者对咨询师的专业信任度。例如，用温和、轻柔的语调促进来访者仔细、深入地探究情感，用提高语速和音量的方式让来访者感受到咨询师的坚定与自信（Rosenberg et. al., 2001）。

（二）消极的贯注行为

积极的贯注行为与消极的贯注行为没有绝对的区分，这里所涉及的消极的贯注行为也是基于大多数情况进行分析的，因此咨询师在进行实际咨询工作时应当保持一定的敏感度。

俗话讲"过犹不及"，过多的贯注行为或者刻意的贯注都可能导致消极影响的产生，包括：

（1）咨询师过于频繁的点头　尽管点头是对来访者的认可和倾听当中必要的肢体反馈，但是当这种行为持续发生的时候，可能会让来访者感到机械和反感。

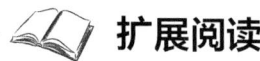

> **扩展阅读**
>
> **多元文化小知识**
>
> 在美国的白人文化当中,大多数人会希望有更多的目光接触,那是一种积极的信号。但是对于亚洲人来说,更多人习惯于较少的目光接触,因为很多人会将此看作是具有攻击、侵犯性的信号。
>
> 对于身体语言来讲,也存在着文化的差异。亚洲人对于身体空间的保持距离相较北美、德国和瑞士大部分地区来说是远的。然而北美、德国和瑞士大部分地区的人之间保持身体空间的距离又远远大过意大利、突尼斯等国家。我们大部分人了解法国人、意大利人脸贴脸、鼻子碰鼻子的见面方式,这种身体距离不仅体现在打招呼上,他们在日常的生活中,例如排队、用餐、聚会等他们都保持着比较亲密的簇拥方式。有学者研究发现,南欧和北非人认为如果耐心排队会被看作是被动的,因此可能在亚洲人看来是有攻击性的行为,在对方看来是更加受到尊敬的(John Sommers-Flanagan & Rita Sommers-Flanagan, 2009)。

(2)咨询师频繁使用"对""嗯哼""嗯" 这也是倾听当中咨询师绝大部分会使用到的轻微言语反应,带有肯定的意味。但是如果在 2~5 分钟内,咨询师表达了 15 次甚至更多的"嗯",很可能会让来访者抑制继续表达的欲望。

(3)咨询师刻意的目光接触和模仿 在积极的贯注行为中我们已经总结了两者的积极作用,但是假如在不恰当的情境使用了这两项技术会让来访者感到愤怒和被讽刺感。试想来访者正在因为失恋而感到懊恼,深深地叹气,咨询师如果也和来访者一起叹气,你会有什么样的感觉?

(4)咨询师总是复述来访者的最后一个词 复述是语言追随中最常用的方法,但是需要复述准确、核心的内容,如果只是最后一个词语,无异于机械操作,而且可能会导致来访者的敏感,认为咨询师过度分析。

三、贯注行为与倾听技术的关系

贯注行为和倾听技术两者都是面询的基础,积极的贯注行为和倾听技术都鼓励来访者自由表达,大多在咨询的第一个阶段使用,即和来访者建立良好的咨询关系。通过贯注行为,来访者可以感受到咨询师对自己真诚的倾听,获得更多的安全感和信心。同样,贯注行为中的四个维度需要基于咨询师对来访者的倾听以及对其问题的理解,因此贯注行为和倾听技术是相辅相成、互有补充的关系。贯注行为可以让倾听技术更好地得以展现和反馈,倾听技术则是贯注行为产生作用的良好途径。

第三单元 指导性和非指导性倾听反应

一、指导性倾听反应

指导性倾听反应指咨询师运用指导技术帮助来访者达到有效的目的。这种倾听反应对咨询师本身的技能要求非常高,不仅需要咨询师保持对人际关系和临床的敏感性,也要求咨询师有扎实、可靠的专业知识。指导性倾听反应的运用是假设来访者需要咨询师的指导,通常处理的是某一个具体的问题,而不是来访者广泛、普遍的问题。鉴于该种倾听反应的特征,即指导性,有如下 5 种咨询技术符合这一特征。

(一)解释性情感反映

解释性情感反映是指咨询师看到并向来访者表达其没有意识到的外在情绪。咨询师采用这一技术的目的是引发来访者的思考并且促成顿悟，它的指导性体现在咨询师通常是基于对来访者外在的身体姿态、言语以及语音语调来判断其内在深层次的情绪体验或动机。咨询师是用一种解释的方式向来访者表述自己的观点，而非对来访者叙述内容的反映。这项技术往往在咨访双方的关系稳固之后运用，避免引起来访者的不良防御和攻击。在言语特点上，该项技术应该运用试探性的言语进行表达。

（二）解释

在第九章中我们已经学习，解释本身是一项影响性技术，其目的是促使来访者顿悟。咨询师的解释是基于听完、听懂来访者表述的内容，并且根据这些内容做出对来访者心理活动或行为的解释。因此解释是具有指导性意图的，它会帮助来访者重构自己的问题和遇到的情境。尽管有的时候来访者会予以否认，但其本质可以帮助来访者重新检核自我，以一个新的视角来看待自身的问题，拓展了认知、提高了处理问题的灵活性，是一种高级的心理咨询技术。

（三）提问

此处的提问是指直接向来访者提出问题，目的是了解来访者的信息。指导性技术会提升咨询师在咨询关系中的控制权，以获取信息为目的的提问可以帮助咨询师更快掌握来访者的情感、想法、观点和行为模式，促进来访者对问题的思考，进一步促成顿悟。

（四）情感证实

情感证实是指咨询师对来访者表达出的情感明确地给予认可和同意。这项技术的目的是陪伴来访者看到自己内在情感的社会体现，是应当被自己接纳的正常部分。当咨询师使用情感证实技术时，来访者通常会感到被支持、被关注，内在的自我得以强化。而且有研究表明，当来访者更加接纳自我的情绪、情感时，其内在自尊也会有正向提升，整体自我感受也会更好（Ivey，1999）。情感证实是一项指导性倾听反应，因为这项技术包含着咨询师对来访者情感的评价，而评价本身就已经是一种指导的体现。

（五）面质

面质同样是一种影响性技术，在第九章我们已经有了详细的学习。这项技术的实现依然需要建立在高质量倾听的基础上。当来访者和咨询师进行面质的时候，咨询师如何能够有理有据、清晰明了地向来访者呈现其言语、行为不一致的地方并且使其得以觉察呢？不可否认，这里的依据就是咨询师对来访者的言语表达、肢体动作有清楚的分析和判断，是基于客观的反映而非咨询师臆想、猜测的观点。尽管有时面质的依据来自来访者体现出的隐性情感，咨询师依然需要通过倾听来进行推论，而不是凭借个人经验。

二、非指导性倾听反应

与指导性倾听反应不同，与贯注行为相似，非指导性倾听反应是指咨询师反馈来访者表达的核心内容，目的是促进来访者进一步开放地表达自我，而不是咨询师带领或者引导来访者谈论某一固定的话题。基于这项反应的非指导性特点，依然有如下5种咨询技术符合这一特征。

（一）沉默

这里提到的沉默并不是来访者在咨询中表现出的沉默反应，而是咨询师可以主动使用的一种技术。这项技术表面上非常简单，其内在体现的反应力度却是非常强劲的。咨询中如果来访者沉默，咨询师可能会感受到不安、担忧，同样的，当咨询师表现出沉默时，来访者也会有相似的感受。沉默对于鼓励来访者表达有十分积极的作用，也可以用于来访者对之前叙述的内容有所反思和判断。对于咨询师来说，适当的沉默可以帮助自我梳理和分析，是咨询中十分有利的非指导性倾听反应。不过值得注意的是，这项技术如果使用过于频繁或者在不合适的时机使用，例如咨询的一开始，将会有适得其反的效果。

（二）重述或内容反应

重述和内容反应都是参与性技术，反映来访者表述的核心内容。重述又分四种类型，分别是：①简单重述，即重述的内容不添加含义也不改变方向；②基于感官的重述，即咨询师重述来访者表述内容中体现视觉、听觉和动觉的内容；③比喻式重述，即运用比喻来表达来访者言语的重点；④意图指导性重述，即用共情的方式进行重述以达到减轻来访者消极情绪的作用。

（三）澄清

澄清和解释技术不同，解释技术是咨询师对来访者的问题给予指导性的解释，而澄清技术是咨询师需要和来访者对同样的表达内容达成理解程度、含义、准确性的一致。澄清包含三种形式，分别是：①一句复述和一个封闭式提问，例如在杰本的案例中，咨询师对杰本自我评价的部分给予澄清，"我理解你有时在独处的时候感到很孤单，没有存在的价值，这些都是你真实的感受。这是你想表达的意思吗？"②包含复述的选择问句，例如，"你认为是某位同事喜欢搬弄是非，还是所有同事都喜欢搬弄是非呢？"③最基础的澄清，即向来访者澄清自己听到的内容以做确认，例如，"刚才我没有听清，你是说昨天你没有回家吗？"

（四）非指导性情感反应

这项技术和共情的使用目的相似，即来访者感受到咨询师对自己的理解。非指导性情感反应还有一个目的是通过对来访者某一情绪的重述使其清晰咨询师已经听懂了自己的表达。这项技术的重点是咨询师对于倾听到的内容不做猜测和解释，只是向来访者如实反映其表达过的内容。因为这会减少来访者的不利防御，帮助咨询师和来访者建立良好的咨询关系。如果咨询师对来访者表述的情绪带有自己的理解或者额外的解释，往往会让来访者提高情感反应引起的消极反应。

（五）总结

这也是一项参与性技术，一般用于来访者表述一段话后或者当次咨询的结尾。总结的目的是帮助来访者从众多谈论的话题、内容中聚焦到某一个或几个重要的问题上。这项技术要求咨询师有一定的提炼信息的能力，能够将来访者长时间的表述转化成精炼的条目或框架，并且区分层次。在杰本的案例中，当他第一次走进咨询室后，用了30分钟的时间讲述自己的情况、经历、背景，咨询师需要从众多的内容中提取最有用的信息，在咨询结束前进行反馈。咨询师认为，杰本表达的内容涉及："对待工作以外的事情兴趣不足，曾用酗酒的方式处理人际关系问题，自己也有相应的担忧，和异性接触有紧张的情况并且有一定的躯体反应，自己的父母让自己感到压抑，缺少自由的空间，自己独处时有时感到孤独，自己现在尝试去学习如何去爱。"在总结出这些内容后，咨询师和杰本就有了一个清晰的脉络，在这个框架中去探索杰本最希望解决的重要问题。

❓ 思考一分钟

1. 如何理解来访者对于咨询师的高期待？
2. 在你个人的学习经验和文化背景当中，如何更好地使用贯注行为？
3. 指导性倾听反应和非指导性倾听反应分别适合在咨询的什么阶段使用？

第三节 进阶催化技巧

随着咨访关系的深入，咨询也会逐渐走向探索背后的领悟阶段。当转折来临的时候，依靠基础的咨询技巧可能会让咨询师错过最佳的干预时机。就像化学反应中的催化剂，咨询中也存在一些催化技术，能够帮助咨询师顺利、平稳地度过初始阶段，继续前进。与此同时，咨询的情境也会发生多样的变化，咨询师需要从挑战中学会解决问题。

第一单元　催化咨询的技巧

一、即时化技术

对于每一段咨询关系来说，来访者对待咨询师的方式也可以被认为是来访者处理人际关系的一种缩影，它在一定程度上反映出来访者和他人的关系模式。因此，即时化技术就是以此为依据，试图帮助咨询师直接体验来访者和某类或某些人互动方式的一种高阶咨询技术。这项技术需要咨询师敏锐地觉察到来访者与自己互动或者与某些人互动时做出的反应，并且不具批判性地、真诚地向来访者表达这一关系模式。

由于即时化技术是咨询师当下对来访者进行的内容或情感表达，所以咨询师可以更容易地理解咨询中让自己感到困惑的地方，特别是由与来访者之间的认知、文化、年龄等方面的差异带来的不解。即时化技术通常非常高效，但是在描述特点上非常的多样、抽象，所以咨询师需要在实际应用中不断体会。

以下是即时化技术在实际应用中的几种举例，在杰本的案例中也会有更多的例子呈现。一种表达是："我注意到当我提到你的校服时，你的表情会特别严肃"，还有一种表达方式是："上一次咨询你表现得很轻松，这一次我感觉你有一些紧张，我们是否可以观察一下目前的关系模式？"还有可能咨询师观察到了来访者与外部世界互动的重要时刻，此时也可以运用即时化技术，"这对你是很重要的，我也很好奇它对你的意义是什么？你愿意和我多说一点儿吗？"或者，"30分钟前你说你不喜欢别人和你讲道理，刚刚我也和你'讲了道理'，我感觉会触怒你，如果是这样希望你能让我知道。"

二、重构意义

重构意义，也有学者称为"正向解读"，是指咨询师从积极正面、与来访者表述不同的角度来解释问题，从而调整来访者的认知，使来访者对问题产生新的反应（Samuel T, 2011）。例如，公司中一直合作的搭档突然离职，通常会让剩下的那个人感到无助和孤单，但是也可以理解成"能让你展示自己能力的机会到来了，是一个很好的契机。"

这项咨询技术的依据是人们建立经验的来源和方式。经验往往与个体对客观世界中不同事物的分类、观点有关，而分类一旦产生，就比较难将其归结到其他的类别。经验带给个体的感受是真实的，因此人们在处理相似经验的时候会形成思维定势（Paul & John H & Richard, 1974）。重构意义可以成为改变个体经验分类的有效工具，因为个体如果可以了解真实的经验感受不一定就是刻板、主观的，那么就会寻找新的感受，建立新经验。

重构意义作为一项进阶催化技巧，在运用时也需要考虑来访者所处的情境。在上一章中，我们已经了解了合理情绪行为疗法的使用方法。如果来访者还没有探索到不合理信念，重构意义可以促进其领悟或者帮助引导，但并不是咨询师直接向来访者揭露其认知经验中固着的部分，也不是让来访者一定要按照咨询师的角度去理解问题。这项技术的目的是让来访者自己建立新经验，而不是按照咨询师的框架去看待事物。

以下是重构意义技术在实际应用中的几种举例，在杰本的案例中也会有更多的例子呈现。例如，来访者对自我评价的表达："我总是熬夜工作到很晚……"重构之后的内容可以是："你为工作付出了很多时间，你已经意识到了这个问题。"还有可能是来访者对他人评价的表达，例如："我的先生总是喜欢教育我，而且是用说教的方式。"重构之后的内容可以是："先生的口才一定很好，而且对太太的事情很关心。"

三、运用"自我"开展咨询

2002年，特德（Ted）等学者的研究表明有四种因素影响咨询的效果，分别是：①来访者的外在优势资源；②与咨询师有关的共同因素；③希望和期待；④咨询师的个人取向和技术。这四种因素在咨询中的影响程度比例分别是40%、30%、15%和15%。在进一步的研究中，哈勃（Hubble）等在2010年指出四种因素是相互依赖和共生的关系。在本章的第一节，我们已经讨论了咨询师的个性品质对于咨询，特别是建立咨询关系的重要性，更进一步分析，咨询师在处理咨询问题时，其本身就是一种工具，一项技术。

首先是咨询师会按照自我信念和对个案的理解来选择咨询技术。其次，咨询师在选择了技术之后也会根据自己的特质、环境来选择回应的方式，而回应本身也是会让来访者产生不同感受和理解的。最后，咨询师在和来访者一起完成工作联盟的目标时也会有领悟和新的经验，那么相应的，其行为以及反馈也会发生不同。

结合上述研究，当咨询师在开展咨询工作时，为使咨询更加有效，应当对如下三个方面有所觉察和准备。

（1）咨询师需要充分了解来访者的外在优势资源，包括动机、优势、功能水平、社会地位、人际关系等。

（2）咨询师本身需要对咨询以及选择的咨询方法有信心。在实践咨询的过程中，咨询师应当在适当的时候让来访者了解咨询技术的内容，共同努力。

（3）来访者需要认同咨询计划和咨询目标，从而加强其对咨询的希望和期待感，提升咨询效果。

杰本的咨询历程（3）

杰本和咨询师的咨询已经进展到第五次，彼此已经建立了稳固的咨询关系，明确了这一阶段的咨询目标。以下是咨询师与杰本的部分对话。

杰本：上一周发生了一件很让我意外的事情，我的一个同事主动来找我交流关于啤酒的问题。最初我以为公司里的同事已经都知道我喝酒的事情了，但是后来发现可能是我想多了。可是我感觉我真的很不喜欢别人知道我的秘密，那让我感到恐惧。

咨询师：（沉默10秒）我不知道我算不算知道你秘密的人，如果算的话，我感觉你会躲避我，但是我不希望你这样做。所以，你如何看待和我的交流呢？（即时化技术）

杰本：和你的交流是我自愿的，我最近一直在想，为什么我没有好朋友，但是我却能和你说这么多。我从来没有和一个不熟悉的人说过这么多自己的事情。

咨询师：嗯，我还能记得第一次你来到这里，说了30分钟自己的经历。

杰本：你这么一说让我觉得事情好像没那么糟糕。不过我面对异性真的很紧张，到现在也是这样。

咨询师：所以看起来我们现在的问题少了一半，至少你已经在我这里证明你可以和他人交流，分享自己的想法。（重构意义）

杰本：为什么每一次和你说了一个很严重的问题，但是你都让我觉得没那么严重？我很懊恼，因为我觉得你说的有道理……

杰本的思维定势开始发生转变，但这需要一个过程。

第二单元　处理高要求情境

一、难以应对的来访者

来访者没有固定的类型，这在上一节已经做过讨论，然而有一部分来访者的情况对于尚未开始实践咨询的咨询师来说挑战难度较大，在此列举，有助于帮助这类咨询师在实际咨询中更有效地处理问题。

（一）有物质滥用或成瘾的来访者

对于这类来访者，咨询师首先要做到了解信息，包括来访者滥用或依赖的物质是什么，是酒精、毒品、药物还是其他，还需要知道来访者对此的态度，这很大程度决定了咨询是否会有效果。和心理问题的评估相似，需要知道来访者问题的持续情况、对其的困扰程度、具体化描述一天或者一次的情况、来访者的生活方式和压力、目前的健康和睡眠状况等。通常，来访者会比较配合咨询师进行这一步，但是需要说明的是，处理物质滥用或成瘾问题的咨询有系统化的方法，如动机会谈技术，需要咨询师根据对自己的评估，进一步学习和培训。

面对此类来访者，建立其和咨询师的信任关系是咨询中动力的关键。来访者对咨询师的信任程度高，其克服困难的决心就会提高。同样的，如果来访者能够清晰地理解问题并且承认自己存在物质滥用或成瘾的问题，那么改变的动力也会更强（Jeffrey, 2014）。在杰本的案例中，杰本对自己酗酒的问题虽然感到害怕，但是他并没有觉得那是一件必须现在就要改变的事情，因此直到他非常迫切需要改变时，咨询的成功率才会更高。

（二）在咨询中失去控制的来访者

对于通过咨询充分释放情绪或者有精神类疾病的来访者，在咨询进展的过程中有可能会产生失控的情况。对于后者，咨询师应当做好来访者的放松工作，在保证自己人身安全的前提下，可以采用上一章学习到的放松训练、正念减压技术等作为处理紧急情况的技术支撑，然后寻找机会联络其家人或医院。

对于前者，当来访者无法控制自己的情绪，例如悲伤、愤怒、焦虑时，咨询师应当做好当下的倾听工作，尽可能让来访者充分表达。当来访者情绪失控的时候，如果对面的咨询师给予自己足够的安全感和信任感，会更有利于来访者释放后的恢复。向来访者灌输希望，帮助其放松和保持呼吸是十分必要的。

（三）有自杀倾向的来访者

当一个人失去外界的支持力量，压力很高并且感到深深的绝望感和无助感时，就容易形成自杀的想法。但是这并不是自杀倾向，因为真正有倾向的来访者大部分是无法控制自杀想法的，并且多数伴有严重的抑郁。面对这样的来访者，咨询师需要请当事人具体化其自杀的目的是什么。通过了解困扰当事人的核心问题，咨询师就可以和来访者共同探讨这件事情的痛苦程度是否已经达到了必须要选择自杀来解决的程度。

另一个很重要的维度就是帮助来访者探索社会支持和希望感。通常人在绝望的情境下最容易做出冲动的行为，当咨询师充分接纳来访者并且给予关怀与支持时，来访者的自杀倾向一般会有明显的降低。

最后，确认来访者的日常生活中有他人或重要生命的陪伴是十分重要的，这可以在一定程度上确保咨询以外的时间来访者有关系的维系。这里还涉及一个问题就是咨询伦理，第七章的内容可以提供参考。

（四）强烈阻抗的来访者

"阻抗"这一概念在精神分析和动力学中十分常见，在前几章的内容中已经做过详细解释。阻抗的发生在咨询中是非常正常的，然而有些来访者的阻抗异常强烈，一方面可能是咨询师做出了不当的行为或其表达让来访者产生了强烈的不适感和排斥感，另一方面也可能是来访者本身对咨询师的态度、看法和观点导致了强烈的阻抗。

当遇到强烈阻抗的来访者时，运用开放式提问、目标策略、情感证实、接纳、真诚反馈的技术可以较大程度地降低来访者的阻抗情绪。对于有物质滥用或成瘾的高阻抗来访者，可以运用重述、情感反应和总结的技术来降低阻抗（Rollnick & Miller, 2004）。

需要说明的是，来访者的阻抗有时不易察觉，需要咨询师用更仔细和准确的评估来进行判断，例如，来访者通过撒谎的方式表达阻抗或者来访者本身存在妄想。一方面咨询师可以通过来访者的回应来判断，另一方面咨询师也可以从来访者的重要他人、外部资源处获得信息来辅助评估。

二、困难情境

心理咨询的场景有时是十分多变并且不受控制的，例如在一场巨大的海啸过后，心理援助人员只能在破旧的帐篷中与幸存者进行心理工作。想象一下，当你接到一通电话，需要在30层楼高的房顶处理一起自杀危机事件，你会如何应对？此处简要介绍，有助于咨询师在困难情境下有所准备。

（一）危机事件

这一概念在1964年由美国心理学家卡普兰（Caplan）提出。在中国，教育系统和企业采用危机干预处理危机事件的频次最高。危机干预是一种帮助处于危机之中的个体调动自身潜能更新建立或恢复危机爆发前的心理平衡状态的干预方法。杨凤池提出危机干预具有以下五项特点。

1. 危险与机遇并存

一方面危机会导致危险的情况，即个体严重的激烈行为，另一方面危机也提供了让个体改变的机会，即从痛苦中走出绝望的机会。

2. 危机的系统破坏性

危机事件往往发生在某一个社会环境中，因此在该环境中发生的危机事件会对整个环境产生影响。例如，某一个班级的某一位学生发生危机事件，全班甚至全年级都要进行心理干预辅导。

3. 危机干预的困难性

前文提到，在咨询过程中寻找到来访者的外部优势资源是很关键的，但是在危机事件面前，当事人的心理资源很难寻找，因为当事人可能本身就存在排斥探索的想法。

4. 危机事件的普遍性与特殊性

普遍性在于，危机事件可能会在社会环境中的任何地方发生。但是面对同样的危机事件，不同人的反应和处理方式具有特殊性。

5. 危机的不可避免性

和上一个特性类似，危机事件的发生没有固定的限制，而且爆发程度强。无论当事人如何选择，危机事件的发生都是客观的。

（二）灾难或人道危机

首先，尽管灾难或人道危机的发生往往是紧急的，但是前往应援的心理咨询师是需要专业、系统的知识培训作为基础的。这不仅是对咨询师人身安全的考虑，也可避免咨询师的不当行为导致被援助者的二次伤害。

其次，在这样的困难情境下面谈，第一，需要咨询师尽可能设定并创造舒适感的咨询环境，例如把椅子放在墙边或寻找有靠背的椅子。第二，要充分考虑咨询伦理和文化的问题，例如确保被援助者的知情同意、为来访者进行评估和保密。如果涉及咨询师不清晰的伦理边界问题，应及时查阅资料或者寻求专业督导帮助。第三，界定被援助者创伤程度，有依据地开展咨询工作。

最后，经历过灾难或人道危机的人最佳处理创伤的时机是事件发生的48小时之内，因此尽早建立信任关系，使被援助者尽早表达是十分有帮助的（Campfield & Hills, 2001）。

? 思考一分钟

1. 你如何理解咨询师将"自我"作为咨询工具？
2. 面对有自杀倾向的来访者，如何做到有效评估？
3. 面对困难情境的伦理问题，你是如何考虑的？

第四节 与理论同行：统整与个人化

有道是"无规矩，不成方圆"。心理咨询师在咨询中运用的方法和技术需要有理论的支持。相似的，咨询理论也需要在实证研究的支撑之上说明其可靠性和有效性，一种理论在符合普遍规律或获得大众认同的情况下才能称之为理论。也正因如此，随着社会发展的变化，一些以前尚未被证实的理论逐渐得以清晰和验证，还有一些理论则被证明是与当代发展不符或偏离的。心理咨询师作为心理咨询中的专业人士，除了应当了解不同理论流派的科学内涵，还应当明晰自我倾向的理论与统整的方向。

第一单元 实证研究与咨询理论

一、精神分析与客体关系理论

古典精神分析理论因其缺少实证研究而被现代学者所质疑，但是经过了超越半个世纪的理论革新，精神分析已经分化出多种理论，不同理论的支持者均试图通过科学的研究方法来证实理论的有效性。无论是客体关系理论、自体心理学理论、动力学理论还是人际关系理论都认同在咨询中移情、反移情、内化和阻抗是共有的模式。大量的研究都倾向于探究这四个关系元素对于以精神分析为理论背景的心理咨询的作用、影响以及处理方式。尽管精神分析理论因其结构性不强、对母性的解读、咨询周期长等问题受到争议，不过更多学者支持精神分析理论对于心理学、咨询心理学不可磨灭的基础贡献（Yalom，2003；Gerald Corey，2015）。

关于移情和反移情，在前文已经有详细篇幅进行描述。在较新的研究当中证实，来访者的移情和咨询师的反移情反应是帮助各自看到过去以及当前关系的机会。移情和反移情所引起的在咨询关系中的核心冲突关系主题与咨询外的关系模式高度相关（Kivlighan，2002）。

关于认同和内化，这和接下来我们将要涉及的认知行为主义与社会心理学理论中的榜样作用相似。研究表明，来访者的认同和内化会进一步帮助其形成同一性，并且开始探索自己所关注、尊敬的人所发展的模式，将其和自我的感受内化，保持一致（Forester，2007）。

关于阻抗的形成以及应对方式的研究是近几年的热点，但是由于其是潜意识引起的咨询外的冲突，采集实证资料相对困难。从已有的可靠研究来看，共情和支持感是比较有效的帮助来访者克服由于回避讨论重要话题而产生阻抗的因素（Engle & Arkowitz，2006）。

二、认知行为主义与社会心理学理论

认知行为主义与社会心理学理论从咨询师的权威性、魅力和可信任性三个方面进行了详实的实证研究，以斯特朗（Strong）的几项研究为重点，分别对上述三个维度进行了深入的探讨。

（一）权威性

这一特点与咨询师的共情、尊重、热情并不冲突，在保持良好咨询关系的基础之上，让来访者获得更强的可信性，可以帮助其更具有目标感和方向性。具体的策略主要有如下三点：①帮助来访者正视个人问题，以专家视角共情；②显示咨询师对来访者情况的学术认识；③表明咨询师的受训背景和资质。在环境上，咨询师除了从着装上体现专业以外，还可以将自己的证书、所读的专业书籍陈列在咨询室中，营造有助于谈话的办公室风格。

> **扩展阅读**
>
> **关于权威的经典实验：无条件服从**
>
> 在心理学研究的历史中，有一项实验被认为是巧妙避过伦理且十分具有说服力的，那就是米尔格拉姆（Milgram）在1963年做的一项对人"施加电压"的实验。米尔格拉姆认为人类天生就具有一种服从权威命令的倾向，他想用科学的方法去探究"命令"对于个体的行为有多强的影响。
>
> 实验邀请了40名男性被试，每位被试会在来到实验室后立即获得4.5美元报酬，因此他们随时可以退出实验，也依然可以拿到报酬。实验中除了被试还有一名研究助手扮演另一名被试，还有一位是演员，扮演主试。真正的被试被告知是一项"学习中的惩罚"研究，抽签随机决定老师、学生，但其实那名研究助手永远都是"学生"，而真正的被试永远都是"老师"。"学生"被带到另一个房间，缠上电极。实验开始后，主试要求"老师"在"学生"犯错后施以电击惩罚。显然"学生"总是会犯错，当电压达到300伏后，"学生"会猛烈撞墙壁做出反抗的反应，但是主试依然会要求"老师"执行惩罚并且下达语气渐重的命令。
>
> 这项实验的结果令大众惊讶，35位被试实施了300伏以上的电压，还有26个人实施了最高电压（450伏）。这项实验并不是证明了人的残忍，因为"老师"也是在极度挣扎的情况下服从了命令，而是证明了人的服从性以及人在服从困难命令下的焦虑和紧张感。尽管这项研究有人担心被试的心理会受到影响，不过米尔格拉姆在之后也做了补充调查，有84%的被试认为参与研究是高兴的。
>
> 资料来源：Milgram S. Behavioral study of obedience [J]. The Journal of abnormal and social psychology, 1963, 67 (4): 371.

（二）魅力

个人魅力的界定是多元的，这不仅仅是外貌的魅力，还包含着内在个人品质、修养、行为态度等多个维度。不同人的审美标准也决定了其感受到的他人魅力的程度。就像选秀节目中前十名的获胜者都有大量的支持者一样，每个人的个人魅力都有其吸引的人群。但是，这并不是说一个有魅力的人完全没有标准或者可以衡量的界限。在文化背景相似的情况下，大众审美的标准会有相似性，例如人们常说"爱笑的女生，运气不会太差"。

（三）可信任性

和可信性有所差异，可信任性更倾向于依赖，即来访者认为可以信任咨询师能够帮助自己解决问题。斯特朗认为这一点十分重要，因为这会直接影响来访者是否能够遵从咨询师的计划。有时来访者会对咨询师进行试探性的考验，例如曾经遭受过虐待的女性来访者会做出挑逗的举动，其实质是在验证咨询师是否也会做出虐待她的行为。所以，咨询师有意识地觉察到这些考验并且给予可增强其信任感的回应是有必要的。

三、人本主义理论

在人本主义理论中，以罗杰斯的"以人为中心"疗法最为突出。有大量的实证研究认同建立互信、愉悦、温暖的咨询关系对于心理咨询的核心价值和意义是十分重要的（Goldfried, 2007; Hardy et al., ）。人本主义作为心理学发展的重要内容之一，其重要贡献在于对"人"的理解从共情的角度出发。罗杰斯提出的咨询中的三个重要因素直到今天都难有学者提出实质性的挑战，讨论最多的是自我暴露的程度、表达积极关注和准确共情。

（一）自我暴露的程度

卡尔.罗杰斯十分重视咨询过程中的真诚，关于这部分的实证研究主要集中在咨询师是否应当自我暴露方面。从人本主义的角度来讲，由于来访者才是咨询的中心，咨询师不需要做过多的自我暴露，但是也正因如此，如果来访者希望得到咨询师的回应，咨询师可以给予真诚的评价。这点与精神分析或动力学提倡的观点有所差异，因为在其看来，来访者希望得到咨询师的回应，这本身就是来访者需要探索的部分，同时咨询师需要尽可能地保持中立。

（二）表达积极关注

无条件的积极关注同样是罗杰斯提出的咨询三要素中的一点，其内涵包括温暖、关怀、尊重和不评价的态度。然而，很多学者对于如何证实无条件的积极关注这一点提出疑问，如果是通过直接表达，如"我会无条件地接纳你"，会容易使来访者感到违和、刻意。因此，一些学者就间接表达的方法提出了策略：①遵守约定时间；②允许来访者以他们喜欢的方式自由表达；③显示听到并记住了来访者的表达；④共情；⑤接纳并尊重来访者的真实努力和希望。

（三）准确共情

罗杰斯对于共情的定义包括多方面的因素，包含：咨询师的技术能力、态度意愿；对来访者的关注程度、参照体系；来访者的知觉世界和意义。这个定义有学者提出过于复杂，因此克尔克霍夫（Kerkhoff）在1987年将其简化，认为可以思考"如果我是来访者，面对这个问题，我会有何感受？"这样的做法引发了更多学者的质疑和讨论，因为这样会存在如下问题：①咨询师并不能客观预测来访者的感受，个人经历不同还有可能导致截然相反的感受；②如果运用自我代入的方法，咨询师有可能将自我的情感投射到来访者的经历中。因此，更多学者不主张采用克尔克霍夫的简化方法，因为无法做到准确共情。

四、后现代主义理论

后现代主义理论的研究者除了认同咨询关系的重要性外，还更加强调咨询师在咨询中起到的"引导"作用。一些研究集中在咨询师如何与来访者共同合作与建构的主题上，还有一些研究强调来访者是解决问题的专家，特别是焦点解决理论的研究者清晰地界定了这一概念。他们以探索来访者自身资源和尊重来访者的方式开展咨询，以来访者提出的行动方案为指引（Shazer & Dolan，2007）

第二单元 心理咨询各流派的人性观

一、各流派的哲学观点

所谓"只知其然，不知其所以然"，反过来也可以理解成"知其然，知其所以然"。学习完心理咨询主要流派的基本知识后，对于各流派的哲学起源在此也有必要做一个简要的介绍。理论支撑咨询师前进，理论搭建背后的哲学基础就形成了该理论的根基。学习了各主要流派的哲学观点后，再理解人性观和多元文化的部分会相对清晰，如表11-2所示。

表11-2 不同心理学流派的哲学观点

心理学流派	哲学观点
精神分析疗法	人类的性格主要是由早期经历和心理能量决定的。无意识动机和冲突是在早期性格形成时产生决定性作用的因素
存在主义疗法	人类存在的境况是其内在问题的本源，包括：自我知觉能力、自由选择能力、接纳自己的能力、寻找意义、面对焦虑、追求真实、面对生死等
人本主义疗法	积极地看待人类的存在；人们总是会努力让自己成为充分发挥功能的人
格式塔疗法	人类是完整、整合的，因此个体会努力将自己的思考、感受和行为统整起来

续表

心理学流派	哲学观点
行为主义疗法	行为是学习的产物，人类是环境的产物，同时也是环境的创造者
认知行为疗法	认知是人类感受和行动的主要决定因素。然而人们倾向于将错误的思维内化，这些错误的内化会导致个体混乱的情绪和行为
后现代主义疗法	现实是不可控的，但是人们生活的意义是可以被人类自己创造出来的。因此现实不仅仅是单一的，而且是多维的，并且可以同时存在

资料来源：Gerald Corey, *Theory and Practice of Counseling & Psychotherapy*, 8th edition, 2009。

二、各流派的人性观

心理咨询始终无法脱离"人"进行工作，在了解各流派哲学观点的基础上，其体现层面是人的存在价值与生命意义。因此了解各个流派对于人性的基本观点，有助于丰富咨询师对心理咨询的理解，观察到不同流派内咨询师与来访者互动的"图样"。这种生动的理解会催生咨询师有更多的思考与进步。在学习第六章"心理咨询概述"的时候，我们已经对精神分析、行为主义和人本主义三种流派的人性观有所了解。在此，再整合其他主要流派的人性观，便于各位读者比较和查阅，如表11-3所示。

表11-3　不同心理学流派的人性观

心理学流派	哲学观点
精神分析疗法	精神分析疗法主张以物质为基础，研究关于人"心"的理论。目的是在欲望与冲动下，理解人的精神运转机制
存在主义疗法	存在主义疗法认为人可以感知到自己的存在，深刻理解存在的意义，决定自己，为自己负责。换句话说，人拥有超越自己与各种存在状况的能力
人本主义疗法	人本主义疗法主张人的积极性、向上性、建设性、现实性和可信赖性
格式塔疗法	格式塔疗法认为人应当充分体验当下，强调"所有的能量都存在于现在"。人们可以通过自己的力量来处理生活中的问题
行为主义疗法	行为主义疗法的人性观与生物学相似，对于咨询来说，咨询师的核心工作是处理行为，行为受到周围环境的约束
认知行为疗法	人从出生就有理性、正确思考及非理性、扭曲思考的潜在可能性，人们需要接纳自己是一个不断会犯错的人
后现代主义疗法	后现代主义强调来访者是自己问题的专家，因此也更加倾向于从来访者的主观能动性上出发探讨咨询问题

资料来源：Gerald Corey, *Theory and Practice of Counseling & Psychotherapy*. 8th ed, 2009。

三、各流派的文化意义

心理咨询起源于西方，流传至全球，发展至今。文化对于心理咨询来说是一项十分重要的课题，这不仅在于咨询师面对的来访者是否与自己有文化差异，还在于咨询师在使用某种流派、理论的方法时是否经过本土化的验证。或者对于不同流派来说，其考虑多元文化时的角度是否契合咨询师所处的文化背景。各流派对于多元文化的贡献不只体现在种族、语言、肤色和环境上，还体现在思维体系、社会灵活度、态度、时代特征、认知水平等，见表11-4。

表 11-4　不同心理学流派的文化意义

心理学流派	文化意义
精神分析疗法	精神分析疗法对不同文化背景的个体差异影响很低，因此在不同的文化背景下都可以被很好地运用。特别是关于自我防御的观点，对于帮助咨询师理解来访者的内在动力、处理环境压力的模式而言都有重要的意义
存在主义疗法	该疗法的焦点在于理解来访者的现象学世界。文化背景是现象学中重要的一部分内容，因此存在主义的本质就是现实背景文化下来访者能看到自我选择的改变
人本主义疗法	对于有积极特质的人本主义疗法来说，文化是束缚人们对话的概念，因此打破文化的边界，不同群体间的交流是该疗法的特点。来访者本人通过积极的特质被激发就可以发现自身所处文化的多样性
格式塔疗法	格式塔疗法重视非语言表达的内容，主张超越文字去理解个体的文化。因此该疗法对于有语言障碍的来访者很有帮助，而且对于身体姿态的聚焦更加敏感
行为主义疗法	行为主义更聚焦于行为本身，主张共同达成咨询目标，通过评估来判断采用的技术，以教育为咨询焦点，强调自我管理的策略
认知行为疗法	认知疗法同样注重咨询师与来访者的协作关系，偏向探索文化冲突和教授来访者新的行为。该疗法强调思维的过程，让来访者感受教与学的过程，更容易接纳咨询师积极的引导
后现代主义疗法	后现代主义疗法关注的是行为的社会和文化背景。咨询师对来访者不提出任何假设，来访者是自己故事的主人公，去构建新的现实以及掌握自我的命运，因此来访者会感受到原有压抑的环境变得有空间和有挑战

资料来源：Gerald Corey, *Theory and Practice of Counseling & Psychotherapy*, 8th ed, 2009。

杰本的咨询历程（4）

表 11-5 列出了不同流派的咨询师对于杰本的案例给出的不同的咨询方案，每一种都体现了咨询师对于咨询理论的理解。在实际的咨询当中，咨询师不仅要融合理论的内容，还需要结合自己的个人特点和针对杰本的思考做出更完整的咨询方案。

表 11-5　不同疗法对杰本案例的咨询思路

心理学流派	咨询方案
精神分析疗法	咨询师会关注杰本的潜意识层面，探索被杰本压抑的部分是什么。移情关系是这段咨询关系中的核心
存在主义疗法	咨询师会从杰本过去的各种经验中提取出当下能为其所利用的优势资源，然后和其共同构建未来的生活方向。可能会采取面质的方式，帮助杰本面对问题
人本主义疗法	咨询师会帮助杰本营造舒适、温暖的环境，鼓励杰本充分地自由表达，去感受自我有能量、积极、接纳的部分，提高对自己的信心和对他人的信任感
格式塔疗法	咨询师会首先关注杰本在家庭当中、自我早期经验当中未完成的事件，这些事件对于他当下的生活可能存在影响，也是他努力希望寻求改善的原因
行为主义疗法	聚焦行为的咨询师主要会切入杰本饮酒的问题，除此之外，杰本的情绪也是行为特点的一个方面，杰本的紧张、焦虑都是可以具体化和可测量的指标
认知行为疗法	咨询师最先看到的是杰本的不合理认知，主要集中在对自我的评价方面，例如缺乏价值感、感觉无法和异性交流等。咨询的目标是以问题解决为中心的
后现代主义疗法	咨询师不会以临床测试来作为评估杰本的标准，而是会和杰本采取合作的思路，一起去寻找问题的焦点，围绕着如何改变、杰本的能力、兴趣、希望以及有关改变未来的观点进行咨询

第三单元　统整与个人化

一、探索个人的重要理论

理论是科学化的、系统化的和多样化的，对于不同的理论来说，其说明、研究的角度是不同的。很多理论有丰富的研究框架和基础知识，在咨询的实践当中给了咨询师强有力的工具。与此同时，就像安装家具，一个螺丝可能可以被多种工具安装上，但是最终安装该螺丝的工具只有一到两种。面对众多的理论，对于某一位咨询师来说，探索到对个人更重要的理论是有必要的。然而，咨询师在应用理论的过程中容易疏忽以下三个方面的问题。

（一）忽视理论的重要性

之前的章节已经详细讨论，在心理咨询中，咨询师的个人价值观不可避免地会参与、影响到咨询的进展。因此，很多咨询师会逐渐忽视咨询理论的支撑作用，按照来访者的实际情况脱离理论地工作。尽管满足来访者的个性化需求是咨询师灵活的体现，但是架空理论而开展的咨询无异于将个人的自身经验灌输给来访者。马斯洛在1965年的时候指出，从事心理工作的专业人员本身就具有从自身情况参考结构的倾向。因此，这就更加需要咨询师从中觉察，发现对个人来说重要的理论依据。

（二）盲目崇拜一种理论

和第一种情况截然不同，一些咨询师面对任何来访者都使用同一种理论工具。形成这种情况的原因有很多，例如咨询师系统学习过该理论，对该理论的应用技巧掌握纯熟，存在个人主义倾向等。应用一种理论并不是一种错误，但是专业咨询师应当在咨询中保持适度的灵活。就像使用一张安装衣柜的工具图纸无法解决安装电路的问题一样，如果咨询师已经觉察到自己掌握的知识不足以帮助来访者，应当及时采取措施解决问题，例如寻求专业督导帮助、转介等。

（三）多种理论乱用

还有一些咨询师在日常的学习中积累了比较丰富的知识，因此迫切希望将多种知识实践在工作当中。就像一位既学过修水管，也学过焊钢铁，还学过改电路的工人去装一个小板凳一样，如果这名工人想将十八般武艺都用在装板凳上，不仅会使学过的手艺无用武之地，还有可能起到相反的效果。对于咨询来说亦是如此，咨询师应当根据来访者的实际问题、工作同盟的目标、咨询关系的稳固程度和咨询进展节奏等搭建理论框架，比较好的一种方法是在咨询进展的不同阶段采用不同的理论取向，但每种阶段只采用一到两种理论。

二、审视一到两种理论

20世纪60年代，拉扎勒斯提出的BASIC ID模式，即行为、情感、感觉、想象、认知、人际关系、药物和生物整合模型受到了行业内的广泛争议。一部分学者，如以艾森克（Eysenck）为代表，认为整合、折衷各种咨询模式是将咨询理论推向杂乱无章、东拼西凑的做法，无益于心理咨询行业的发展和进步。但是在当代，更多的学者反对艾森克等的观点，认为理论是很重要的，但并不是只有一种理论才是咨询清晰、有效的方法。直到今日，单一理论和多种理论并存的争论依然未能有明确的结论，心理咨询师可以根据自己个人的观点来选择合适的发展路径。比较普遍的一种做法是咨询师详细去探究、学习一到两种咨询理论，既包含对个人而言重要的咨询理论，也包含和该理论互有补充的理论。

咨询师明确个人理论的过程有时需要几个月甚至更久的时间，期间咨询师必须认真、仔细、带有好奇地去阅读和理论有关的书籍。有时，必要的讨论和督导会促进咨询师了解不同专业人士对同一理论的不同观点，包括该理论的优势、问题，在应用中的便利和不足等。对于大部分咨询师来说，决定自己的咨询取向和理论需要经过一个自我分析的过程。咨询师和所选取的取向应当是知行合一的，就像以人为中心的取向强调表里如一一样，咨询师除了从认知上认同选取的取向以外，在工作和生活中也应当能客观地感受到该取向与自身的融合。

当确定取向迟迟未能完成时，一些自我检视的问题可以提供帮助，例如，"你喜欢运用哪些技术？""这些技术适合咨询的哪些阶段？""在你已经阅读的理论知识当中，你最感兴趣的是哪几种？""在感兴趣的理论当中，有哪 3~4 种是你最容易懂的？""在容易懂的理论当中，有哪 1~2 种是最符合你个人信念的？"上述问题只是参考的问题，类似的自我审视题目还有很多，咨询师可以根据实际情况进行选择，最终完成决策。

三、统整

心理咨询师的成长是终身学习的模式，任何一位专业的心理咨询师都不会将自我的脚步停留在某一个位置。中国心理学界的前辈张厚粲老师直到今日都还在坚持学习，不断去学习新事物的发展是其始终坚持的理念。也许咨询师的成长过程是十分漫长和辛苦的，有时候仅仅一种理论就值得学习数年的时间，大部分咨询师为了精其功力会花费大量的时间在理论的学习与研究当中。然而，也正是因为每一种咨询理论都有长时间的发展过程和革新变化，因此每一种理论都有独特的、适用于不同情况的、被大众学者所认同的精华部分。

就像杰本案例中的咨询师一样，随着杰本问题的深入，其运用的咨询理论也需要适度地调整。杰本的咨询师主要的理论取向是认知行为疗法，但对于杰本在家庭中和母亲的关系以及与家庭亲密感的疏离，采用阿德勒的家庭取向疗法会更加有帮助。"去其糟粕，取其精华"这句话应用在心理咨询中同样合适，专业的咨询师如果可以看到不同理论的精髓所在，并且将精华的部分融合到自我的理论取向当中，再结合个人的价值观、信念，将会更大程度地发挥咨询理论的价值。

四、个人化

最后一个部分是咨询师的个人化（personalization），即咨询师在以主要咨询理论为支撑的前提下，整合其他理论的精髓，不断更新实践发展并纳入对自我工作的考量中，随着专业度的提升，根据个案的具体情况调整和设计咨询方案（Richard Watt，1993）。当理解了前三点之后，个人化的部分就相对简单和易懂了。将自我的学习、发展整合进咨询理论当中才能使咨询师个人的咨询理论更加完整，这既包含了诸多学者提出的咨询理论内容，也包含了来自咨询师本身的经验、价值观、取向和信念。

咨询师的个人化可能需要经历循环往复的过程，例如在杰本的案例当中，咨询师从最初十分好奇他滔滔不绝的叙述背后引发的动力，到与杰本探讨异性关系时他表现出来的紧张让自己感到恐惧，再到后来咨询师逐渐发现杰本对家庭的疏离感与自己的经历截然不同，这些都体现着咨询师在不断觉察自我的价值观并针对个案进行矫正以最大化地形成有利于咨询发展的方案。

理论的建构与统整是动态的，这个过程在咨询工作的前后、咨询师的成长过程中一直变化和流动。整合理论是时下十分热门的一种观点，但是这种观点也会面临新的挑战和质疑，就像上述提到的各方观点一样，所以保持知识的不断更新将有助于心理咨询师个人的发展和个人化的先进性。

❓ 思考一分钟

1. 你理想中的心理咨询师具有什么样的个人魅力？
2. 当来访者表述自己的情况时，如何做到准确共情？你如何评价克尔克霍夫的简化方法？
3. 你如何考虑格式塔疗法当中对"边界"的观点？
4. 在众多咨询理论中，你最感兴趣的 3~4 种理论是什么？
5. 你如何设计自己的个人化道路？

第五节 应用理论：评估与概念化

在之前的章节，我们已经了解了心理评估与测验的定义、作用和方法，对于心理咨询来说，这项工作无论在咨询的前期、中期还是后期都有着举足轻重的地位。良好的心理咨询需要咨询师对来访者的情况有全面、详实的了解，而这份了解的依据就是评估和测验的结果，进一步构成了对来访者概念化的重要部分。本节将会进一步探讨心理评估与测验的意义，介绍一种实用的工具——来访者地图，帮助咨询师形成对来访者的个案概念化。

第一单元 心理评估与测验的意义

心理评估和测验从临床的角度来说主要应用于来访者，是咨询工作中很重要的一环。但是，从广义的意义层面来分析，心理评估和测验对咨询师、来访者和双方的咨访关系都存在很明确的意义，需要咨询师在正式开始咨询前、咨询过程中以及咨询结束后进行梳理，以下将从这三者的角度分别进行说明。

一、从咨询师的角度

对于咨询师来说，心理评估和测验在帮助其了解来访者信息、制定咨询方案、做出咨询决策等方面都有积极的直接作用。专业的心理咨询工作很难脱离客观的心理评估而完整开展。从另一个方面来说，咨询师本身的自我评估、自我反思等也是心理评估与测验的一个方面。例如，一位善用面质技术的咨询师在面对有较高自杀风险的来访者时就应该做更进一步的匹配度分析，避免在咨询中控制过度，用力过猛，导致咨访关系破裂，甚至产生反向的效果。

对于咨询师的个人成长，心理评估和测验依然有重要的意义。心理评估可以使咨询师清晰来访者从咨询中的获益程度及感受，这会帮助咨询师提升个人咨询技能，深化对个案概念化的理解，在咨询工作中更加成熟。

二、从来访者的角度

正确的心理评估和准确的测验分析是来访者能够获得有效的心理帮助的指南针。咨询师如果可以良好运用对来访者的心理评估和测验解释，就可以更快捷地找到帮助来访者解决问题的方式，从而带给来访者需要的帮助。以杰本的情况来说，如果缺少了心理评估的工作，咨询师需要很高的沟通成本才能探索到杰本的家庭教养方式，因为这是他不愿意在人际关系中透露的部分。但是从前期的信息收集中可以比较直接地注意到杰本是在父母的约束和管教中成长的，这对他形成不良的人际关系有着深远的影响。

另外，来访者通过自身的心理评估与测验可以比较直观地获得其需要的信息，包括自身的性格特点、职业兴趣、价值观、特质需求、自我概念、自尊程度、资源优势和不足等。这些信息对于来访者拓展自我也有很重要的意义，因为这使得原本未被意识到的方面有可能成为解决问题的有利资源。前文已经提到，探索来访者自身的资源是解决其心理问题的重要支持因素之一，而心理评估和测验正是一种方便、快捷、显现的让来访者发现资源的方式。

三、从咨访关系的角度

咨访关系是一个动态的过程，心理评估与测验也是一个动态的过程。对于某些心理测验，如 SCL-90 就需要阶段性地对来访者进行测试（前提是咨询周期超过 3 个月）。心理评估与测验在咨访关系中起到了动态监控的作用，可以用来检验咨访双方的进展程度、咨询方法是否恰当、咨询目标是否实现、咨询方案的制定是否合理等。在这样的动态平衡中，不同阶段的心理评估对于咨访关系的意义也存在着细微的差异。从整体来说，心理评估与测验的结果是咨访关系是否能够有效持续的判断依据之一。从咨询早期来说，心理评估与测验的意义在于可以简化咨询目标的设定、探索到可能未被谈及的重要事件，如来访者职业生涯中的成功经历。从咨询中期来说，心理评估与测验的意义在于及时检验和调整咨询方法、咨询目标和咨询设置等。从咨询后期来说，心理评估与测验的意义在于帮助咨访双方判断本周期咨询的有效性、来访者的满意度、对咨询过程的认同程度等。

咨询师往往会在一次或一阶段咨询结束后邀请来访者谈一谈自己的感受，重新对来访者进行评估。相似的，来访者也会在一段时间后对咨询师以及咨询关系进行重新的衡量。这种动态的平衡既促进了咨询关系的稳固，也调整了咨询关系中的不足，让咨访双方都能做出主动、积极的反思和改变。当然，这里涉及的改变是广义的改变，即经过思考后保持现状或有所不同。

第二单元 绘制来访者地图

不同的心理咨询师在进行个案概念化时会有自己的思路与方法。美国的心理学家塞利格曼（Seligman）在2004年提出的"绘制来访者地图"（DO A CLIENT MAP）是一种结构化的工具，专门用于评估与个案概念化。该方法涉及12项概念，分别是：诊断、咨询目标、来访者评估、咨询师评估、咨询地点、咨询方法、咨询重点、咨询形式、时间设置、药物、辅助方法和咨询预期。考虑该工具的本土化使用，可以归结成如下五类，即咨访双方的评估、咨询目标、咨询方法、咨询设置、辅助方法和咨询预期，诊断和药物不属于心理咨询师工作的范畴，在此不做展开说明。

一、对咨询师和来访者的评估

（一）对来访者的心理评估

对来访者的评估包含评估前的准备工作，明确评估内容和目标，收集评估资料并对这些资料进行分析和总结。在咨询进展的不同阶段，咨询的评估工作也是不同的，这需要咨询师仔细考虑并做出评估决策。如果对来访者有转介的要求，需要提前与来访者进行沟通并且运用评估结果作为依据。适当的心理测验也应当成为检验心理评估的工具，在绘制来访者地图的过程中，应当将测验的详细分数放置进去。

（二）对咨询师的评估

咨询师和来访者的匹配度往往是咨询师在绘制来访者地图时容易忽略的部分。绘制来访者地图不仅要从来访者的角度，也应当从这幅"地图"中咨询师的角色考虑如何将来访者的利益最大化。除了对咨询师性格特点的评估以外，咨询师的工作经验、对来访者的初始印象甚至是咨询师的人口学信息都应当作为考虑的因素。例如，一名25岁的新手咨询师在处理60岁老人的退休后焦虑问题时可能会表现出较大的困难。当然，这并不能表明所有年轻的咨询师都不能处理年长者的问题，咨询师与来访者之间的信任程度、经验的相似程度、认知匹配程度等都是影响因素，只是人口学变量的信息有时会提供更全面的资料。

二、咨询目标

咨询目标是咨询早期很重要的一项工作，可以认为是来访者与咨询师共同设计的一个咨询结束的标志。咨询目标本身是可以在咨询进展的过程中更改、变换和调整的。在设置咨询目标时，除了来访者自身提出的需求以外，咨询师可以从帮助来访者体验幸福感、意义感和积极的社会关系等方面进行启发。其中一种观点是促进来访者的主观幸福感、减少心理困扰、提升个体社会功能。设置咨询目标的角度还可以包括对咨访双方的保护、可持续性、积极的动机、明确的方向、教育意义和知行合一（Johnson & Johnson，2003）。从意义感和个人体验的方面来讲，探索来访者的精神世界、保持来访者的自律、维持来访者的工作、建立良好的人际关系、获取爱与被爱的能力是咨询的长远目标（Witmer & Sweeney，1992）。

有时，来访者对自身咨询的目标并不是瞬间清晰的，甚至经过了和咨询师的探讨后也没办法具体表达。当遇到设置咨询目标困难的情况，咨询师可以通过向来访者提问如下问题来帮助促进咨询目标的设定。

(1) 当你经历困难的时候你最喜欢做什么？
(2) 你觉得你的生活中哪个问题是最迫切需要被解决的？
(3) 你觉得在你的生活中困扰你时间最长的问题是什么？
(4) 假如一夜之间所有的问题都解决了，你不再被这些问题困扰，你觉得你的生活和现在相比会有什么不同？
(5) 如果你的问题被解决了，你认为身边的他人会注意到你有哪些不同？
(6) 有什么事情是你现在不敢做，但是在问题解决后你就敢于行动的？

三、咨询方法

咨询方法是绘制来访者地图的核心步骤。在这一步中有两件事情需要咨询师进行详细考虑，第一件事是咨询师根据来访者去搭建咨询框架。在搭建咨询框架的过程中，一些咨询师根据来访者的情况会设计较为简单、一致的咨询方法，如焦点解决疗法、叙事疗法等。也有一些咨询师会采取整合的理念来设计框架，例如在咨询的第一个阶段，咨询师采取以人为中心的咨询方法来建立咨询关系并且提升来访者的自尊；在第二个阶段，咨询师采取合理情绪行为疗法来帮助来访者减少消极的情绪，并且用积极的认知调整绝对化的认知；在第三个阶段，咨询师采取动力学的方法来促进来访者的深度觉察以及对个人问题的理解。

在咨询方法这一步中另一件事情是咨询师罗列具体的咨询策略。这里包含众多的咨询方法，如自由联想、不合理认知的探索、早期记忆的叙事、问题外化等。这里提到的技术根据不同的咨询方法会有差异，需要咨询师能够按照第一步的框架进行补充。具体的咨询策略在设计的过程中要不断靠近咨询目标，首先是短期目标的考虑，其次是长期目标的考虑。最后，对来访者考虑使用的咨询策略应当有所侧重，明确在不同阶段强化的内容。

四、咨询设置

（一）咨询形式

随着研究水平的提高、科学技术的发展，心理咨询的形式发生着多样的变化。在绘制来访者地图的时候，咨询形式是咨询设置中的第一项内容。从人数上来说，咨询既可以是个体的，也可以是团体的，还可以是家庭的。从媒介上来说，咨询可以是面询的方式，也可以采取电话、网络的方式。来访者的实际情况在很大程度上决定了采用那种咨询形式。另外，咨询师需要清晰不同咨询形式的优势、不足，适用的问题类型，自身咨询能力的界限等。例如，一名没有接受过团体咨询培训的咨询师对如何设置团体咨询目标了解甚少，将开展团体游戏混淆成团体咨询，其绘制的来访者地图就有可能是盲目的、片面的。

（二）咨询地点

绘制来访者地图时，来访者适合什么样的咨询环境是咨询师需要考虑的第二项内容。良好的咨询环境应当是让来访者感到安全、舒适、自由但有界限的。大部分情况下咨询是在咨询室中进行的，但是也有一些特殊的情况，咨询会更换咨询场景。例如，在校园中的咨询，有时会将咨询地点设置在学生熟悉的某个自然环境中；在运动队中的咨询，有时咨询的场景是运动员每天的训练场地，这样让他们能够更清晰地还原场景。根据不同的咨询方法，咨询的场景也会有所不同，例如自然疗法更多在大自然中开展工作，心理剧则需要展示的空间等。

（三）时间设置

第三项咨询师需要考虑的设置内容即咨询时间的设置。时间的设置包含四个维度：①一次咨询的时长：有时候是50分钟，但是根据来访者的需求、咨询方法的特点等会有调整；②咨询的频次：一般情况下咨询的开展是一周1次，但最终的确认是在咨访双方讨论下产生的；③咨询的周期：根据不同的咨询取向、咨访关系的稳定性等咨询的周期会有不同，但是在咨询师最初设计来访者地图时应有大致的预估；④咨询的节奏和连续性：对于支持系统较低的来访者，舒缓的咨询节奏是适宜的，但是对于社会功能比较良好的来访者，快节奏的咨询就更加合适一些。咨询的连续性也是如此，内在不稳定的来访者可能需要在恢复部分自信后再开展下一次咨询，但是对于决心较强的来访者来说，可能同时可以参与多种形式的咨询。

五、辅助方法和咨询预期

（一）辅助方法

在绘制来访者地图的时候，咨询师可能需要结合心理学以外的知识帮助来访者共同解决问题。例如，一些体育锻炼会帮助来访者消除抑郁情绪，在大自然中徒步可以增强来访者的毅力等。咨询师需要考虑在何时采取什么样的辅助方法，这些辅助方法与来访者的咨询目标有何种关联？有时还需要考虑监督人以及辅助方法持续性的问题。

（二）咨询预期

来访者地图的最后一块拼图是咨询师对咨询的预期。预期是咨询师预估的咨询效果，表明咨询可能会进展的方向和最终的结果。在结果预期的时候，咨询师除了主观判断以外，需要结合心理评估的相关内容，还需要根据计划使用的咨询方法的特性来判断。

杰本的咨询历程（5）

咨询师为杰本绘制的来访者地图是一条"曲线"，从最初的咨询评估到最后的咨询预期都体现出不同的阶段运用不同的策略。在最初阶段，咨询师首先评估了杰本的自杀风险，其贝克自杀意念量表的得分是9分，未进入中高风险的范畴。和杰本建立咨询关系，咨询师采取的方法主要是叙事疗法中问题外化、解构等核心技术。尽管杰本描述了众多问题，但是短期的咨询目标是提升其建立良好人际关系的能力，接下来还有杰本修复家庭关系的课题，最后是帮助其探索个人生命的意义。

最初杰本对于解决自身问题的动力比较强，但是随着咨询师在咨询中期面质问题的增多，杰本出现了比较强的阻抗情绪，咨询一度中止。在咨询师和杰本共同讨论了阶段性的感受和收获后，咨询师决定调整咨询的节奏以及咨询重心，将更多的技术应用在帮助杰本主动探索家庭关系的方面，而并不是通过挑战和面质的方式让杰本在没有做好足够心理准备的情况下去接纳现实的压力。经过一段调整时期，杰本和咨询师顺利进入到咨询的最后阶段。

❓ 思考一分钟

1. 心理评估与测验分别对咨询师、来访者双方有何意义？
2. 试述咨询后的总结对于咨询的作用。
3. 在判断咨询重点时可以从哪些角度着手考虑？

第六节 与个案会面：咨询计划、历程监控与文件记录

上一节回顾了心理评估与测验的知识，那么，咨询结束后，咨询师如何通过正当、合法的方式来体现自己的咨询成果？最后，来访者的改变如何体现在行动当中？本节将更深入讨论杰本的案例，从咨询师的角度贯穿整个咨询。

第一单元 咨询计划

在开始和来访者见面之前，咨询师需要做准备工作，并且经过初始会谈后对来访者有初步的评估和相应咨询计划的设计。对于杰本的案例来说，咨询师通过杰本 30 分钟的自述和测验评估了解到他的情况，在和他交流探讨的过程中达成了初步的咨询计划，见表 11-6。

表 11-6 杰本的初步咨询计划

要素	内容
频次和时间	每周一次，每次 50 分钟，等待不超过 15 分钟
期限	接下来 6 周
咨询模式	个体咨询，面询
介入策略	前期以叙事疗法中的技巧建立关系，以"以人为中心"疗法作为初步咨询的核心理论
资源	来访者的父亲和母亲、来访者的同事、社会福利、来访者的自我意愿

一般来说，早期咨询计划的设置主要是概括性的，如下是设计计划时的规范用语。

（1）频次 每周一次、每周两次、一周三天、一个月 8 次等。

（2）时间 每次 45 分钟、每次 50 分钟，以及首次 90 分钟、接下来 50 分钟每次等。

（3）期限 本周、接下来 6 周、接下来 8 周、一个月以内、到 3 月初等。

（4）咨询模式 个体咨询、团体咨询、家庭咨询、心理教育、游戏治疗、亲子游戏咨询、成瘾问题咨询、读书会、面询、网络咨询等。

（5）介入策略 咨询师采取的取向、方法和技术。

（6）资源 主要指来访者周围的支持系统，包括家人支持、同伴支持、工作伙伴支持、社会支持等，还应考虑来访者本人的意愿。

在杰本和咨询师确定了短期的咨询目标，即与他人建立良好的人际关系之后，咨询计划也应当随之进行调整。咨询计划是根据来访者的实际情况阶段性调整和改变的，一成不变的咨询计划会让咨询变得刻板，同时失去了咨询师与来访者工作同盟关系的动态性。

第二单元 历程监控

确定了咨询目标并且按照前期的咨询计划执行的时候，咨询师往往需要通过对过程的监控来判断咨询是否按照理想的方向前进，目前的咨询节奏是否合适，来访者对于咨询的感受是否积极等。通常不同时期的评

估是很好的历程监控方法，咨询师也可以采取在每次咨询结束之后请来访者主观评分的方式获得对咨询过程的直接反馈。例如，和杰本的案例中，咨询师可以采取10点评分的方法评估杰本的压力指数，10是极度有压力，1是完全没有压力。评分的具体结果并没有一致、固定的标准，但是这个分数可以作为咨询师对于咨询效果的参考标准。咨询方法是否需要调整、介入的策略是否得当都应当是历程监控中咨询师考虑的问题。

单一问题的评分看似非常简单，但是在实际操作过程中有时是十分困难的。因为来访者的主观评分具体代表着何种程度，要考虑其咨询出席率、咨询作业完成度、来访者的配合度、测评分数、文化背景、家庭背景、认知水平等。多方面的综合判断才能使主观评分的结果对咨询师的判断起积极促进作用，否则有可能会使咨询师对来访者的情况误判。在必要的时候，咨询师可以购买专业施测的评量工具，但是如此操作也需要考虑成本和来访者个性化的问题。例如，来访者是一名7岁的多动症儿童，如果咨询师想对其开展专注力、记忆力、思维力的阶段性监测，运用专业的测评系统是比较适宜的方式。与此同时，也要考虑咨询师的个人实际情况。除了咨询师自己购买相关系统以外，建议来访者定期去专业机构测评也是合理的方式。

第三单元 文件记录

在咨询结束之后记录咨询的相关工作是一件耗时的工作，但是对于心理咨询的顺利开展来说又是十分重要的。每一次咨询记录的撰写不仅会帮助咨询师对来访者的情况有及时、详细的记录，也可以作为保护咨询师自己的工具，当有紧急情况的时候，文件记录会成为重要的参考内容之一。对于评估过程、结论、目标、咨询效果、咨询模式、介入策略及使用工具的记录都应该保持内部一致性，项目之间要符合逻辑，对于同一名来访者来说应该有连贯性。在文字体现上，应当做到简洁、精确、专业、严谨、保密。

通常，文件记录有两类格式：第一类是主观（Subjective）、客观（Objective）、评估（Assessment）与计划（Plan），也称为SOAP模式；另一类是描述（Description）、评估与计划，也称为DAP模式。鉴于后者的格式内容和SOAP模式的比较类似，在此重点介绍第一类格式。

（1）主观 这部分的内容主要记录来访者在咨询开始对问题情境的主观理解、陈述、经验、问题形成的过程等。可以用"主述……"作为开始，或者"来访者叙述"这样的句式。在首次咨询时，咨询师向来访者解释知情同意、保密原则、咨询技巧等内容也应当在主观部分有所体现。

（2）客观 这部分的内容是指咨询师在咨询过程中的客观观察和对来访者情况的描述。一般以来访者的言行举止、动作表情、外观、情绪特点为主。这一部分也可以记录来访者对咨询的效果评价。

（3）评估 在这一方面，咨询师应当记录来访者的目标进展情况，包括咨访关系的发展现状、心理测评的客观结果、对来访者概念化的内容、绘制的来访者地图等。这部分可以存在咨询师对来访者的主观假设。

（4）计划 本节第一单元中涉及的咨询计划就体现在这一部分中。每一次咨询结束后，咨询师应当对下一次咨询有所构想，包括布置的咨询作业、计划使用的咨询方法、对下一次咨询的准备等。

以杰本的案例举例，当咨询进展到后期，杰本感受到越来越多的家庭因素对自我建立人际关系的影响。以下是咨询师和杰本的部分对话，通过这段内容，可以部分总结出当次咨询的文件记录。

杰本：（低头）当我想到我的妈妈可能会影响我的时候，我感到很沮丧（沉默10秒）。我们的咨询能不能就到这里为止？我觉得我差不多已经可以和同事们交流了，我甚至觉得我可以承担一些需要交流的部门任务。

咨询师：你想结束了？杰本，能不能再和我多说一点儿关于想到妈妈的感受？我们可以再缓慢一些。

杰本：（沉默30秒）我已经41岁了，是你帮助我意识到，我已经41岁了。但是当我想到我的妈妈时我竟然还是觉得她在管教我，她在用矛盾的母爱对待我（抬起头，声音明显提高，但是语速没有变化）。我不想提到这个话题，我知道这对我来说很重要，甚至比我去和陌生人打交道还重要，可是我感觉自己现在很难过，可最难过的是，我竟然在你面前说了如此多我的感受，我在我的妈妈面前从来不敢这样表达自己（情绪略有激动，眼圈泛红）。

咨询师：你做得很好，我感到你在尝试突破自己，去感受和面对自己。这种力量就像小草即将出土一样，需要用一些力气。我们可以再慢一点。

杰本：我觉得再用力，我会崩溃（语速加快）。

咨询师：（沉默20秒）保持呼吸，慢慢地，尝试和我做一组深呼吸（将双手放在腹部）现在，吸气，慢慢地去感受你的腹部充满了气体，让空气胀满你的腹部，保持一会儿。很好，现在缓慢地呼出气体，将全部的气体都呼出体外。我们重复做3次。

……

杰本：我在来见你之前，就已经想过了，我可能会在这一次投降，因为我其实已经清晰了，我的妈妈给我留了一片地，在地上为我砌筑了房子，但是在那片地的周围，砍断了所有去往外界的路，所以我一旦走到边界，下一步就是深渊。我从来不知道怎样和其他人交流，因为我从来没有真正向我的妈妈求助过。我总觉得，她不会允许我这样做。

咨询师：对你来说，不能求助的最大阻碍是什么？

杰本：我一直以为我妈妈也在这片地上。但是，她其实根本就不在。

咨询师：所以现在，你有什么想法吗？

杰本：我需要试一试，试一试和我的妈妈聊一聊，看看她到底在哪里，我又到底在哪里。

根据咨询师和杰本的部分对话，可以按照SOAP的方式总结出如下文件记录，详情见表11-7。

表11-7 杰本的部分文件记录

S 主观：
- 主述想到妈妈会影响自己的时候，会感到沮丧。
- 提出了想结束咨询的想法。
- 意识到自己的妈妈对自己有管教，爱自己的方式是矛盾的。
- 感觉自己被妈妈留在了一片地中，无法与外界联通，只有一栋房屋。
- 以前以为妈妈也在这片地上，但是现在感觉不确定。

O 客观：
- 杰本在第一次提到妈妈会影响自己的时候出现了低头、沉默的动作。
- 在谈到母亲对待自己的方式时杰本抬头，说话声音明显提高，情绪略显激动，眼周泛红。
- 杰本的回应出现了情绪高亢的时候，在呼吸调整后恢复平静。

A 评估：
本次咨询工作表现出杰本对咨询师的信任，表现出想要改变的动机。

P 计划：
留家庭作业：尝试和自己的母亲表达自己的感想。
为咨询结束阶段制订计划。

第四单元　行动与挑战

在日本有一句谚语："没有行动的目标是一场白日梦，没有目标的行动是一场噩梦"。在心理咨询领域，如果咨询可以进展到行动这一个阶段也预示着来访者的目标要真正落实到其日常的生活当中了。在这个阶段，咨询师和来访者的互动可以整合成如下四个步骤，分别是：放松、行为改变、行为演练和决策。

一、放松

肌肉放松是一项帮助来访者降低压力和焦虑的技术,包括两个主要的步骤以及若干细分的步骤。不同的放松方式可能采取的具体方法不同,但是总结来看是如下两步:第一步,将压力或者焦虑当作某个具体的问题或事件;第二步:咨询师协助来访者进行放松。具体的放松技术在本书第十章"咨询方法"中有详细的讲解,在此不做赘述。在使用这项技术的时候,需要注意被使用对象的情况。通常情况下,当来访者有如下四种情形时,更适合使用放松技术:①来访者对飞行存在恐惧情绪;②来访者因为参加考试、公开讲话等存在极度焦虑的情况;③来访者在社交的场合感到焦虑;④来访者在咨询的过程中出现情绪紧张、高亢的情况。例如,杰本在上一段和咨询师的对话中就出现了第四种情况的问题,此时运用放松技术可以在一定程度下缓解来访者的紧张情绪。

另外,还有一些情况是需要咨询师引起注意的。如果来访者的情况属于偏执、害怕行为失控、存在幻觉,那么就要十分谨慎地使用放松技术,因为这可能会引起来访者更强烈的情绪反应。

二、行为改变

行为改变从改变的过程来看需要比较长的过程,不仅仅因为行为改变的步骤多且较费时,更因为行为改变可能会存在一定的反复。如果发生了反复的情况,咨询师应当判断实际情况,在和来访者达成共识的情况下判断是否再次进行行为改变。例如在杰本的案例当中,杰本存在酗酒的问题,如果想从行为改变中有所突破,需要杰本和咨询师一起树立解决该问题的意识。

因此,行动改变需要经历如下 8 个步骤:

(1) 确定一个具体的问题 行动改变是清晰和具体的,因此在最开始的时候,确定一个细化且对来访者重要的问题就是关键。来访者有时候存在多个希望解决的问题,但是在行动改变的过程中,请来访者挑选出其最先想解决的问题才能更有效地推进下一步。

(2) 探讨对行动的看法 咨询师和来访者并不会在确定具体问题之后立马付出行动,而是先来判断和评估当事人对改变的决心,这对于改变是否能够成功是最重要的。如果来访者的改变动机不强烈,那么在行动改变这一步一旦遇到困境,来访者可能就会退缩或者回避,回到不愿意改变的状态。

(3) 评定先前对改变的尝试与资源 和来访者共同探索以前都尝试过哪些努力,是什么让来访者觉得效果不佳。

(4) 共同提出解决方案 因为来访者才是解决其问题的核心人物,在咨询中,咨询师应当充分尊重来访者的选择,并且相信来访者可以找到适合自己的解决问题的途径。同时,咨询师也不是静观其变,而是通过咨询技巧引导来访者探索出自己的解决方案。

(5) 对解决办法进行评估 在探索了一些解决方案之后,咨询师的工作就是帮助来访者去一一评估已经探索出的方案,找到哪些是可以现在执行的,哪些需要等待,哪些需要超出负担的成本,哪些是可以承受的等。除此之外,评估不仅仅包含"是什么"的概念,还应该包含"为什么"的理念,即引导来访者去探索不同方案背后的个人因素。

(6) 挑选一种办法 心理咨询并不是一种快餐,而是需要来访者能够按照一步一步稳定的节奏前进。在探索出的方案中挑选一种来访者认为最可行、适合自己的办法。挑选出的办法在实施前还应当经过咨询师和来访者的探讨,从信息收集、设定理想目标、强化重点等方面做全面的分析。

(7) 布置家庭作业 来访者的行动改变大部分需要利用咨询以外的时间,因此布置家庭作业是其中必需的一项工作。咨询师在布置作业的时候应当注意挑选与来访者情况匹配的任务,并且对来访者来说是容易进行的,是基于其个人能力的。

(8) 检查进展情况/调整 心理咨询工作需要动态的检验和调整,行动改变也不例外。良好的检查和调整会有助于来访者积极探索自身的行为,帮助来访者看到行动与目标的"距离"。

三、行为演练

行为演练也被称为"角色扮演"。在杰本的案例中,咨询师下一步的工作就是和杰本共同进行行为演练,咨询师扮演杰本的角色,杰本扮演妈妈的角色。在行为演练的过程中,杰本可以体会与妈妈交流的感受,特别是当咨询师扮演的杰本有一些反应或者回应的时候,杰本也可以从中学习到相关的行为技巧。

行为演练有6个主要的步骤,其中最后两个步骤和行为改变是一样的,其内涵也有大部分相似之处,因此重点介绍前四步的做法。

(1) 评定行为　角色扮演需要在某种场景下,因此来访者需要描述一种清晰、具体并且在现实中出现过的背景。咨询师通过对来访者日常的观察模仿来访者的动作、情绪状态、言语反应等。

(2) 确定目标　一旦场景确定,角色扮演的目标就是下一步需要明确的事项。行为演练并不是单纯的共情猜想,因此需要建立在比较详实的目标的基础上。咨询师和来访者共同决定演练目标,在合适的情况下咨询师可以和来访者交流与价值观有关的话题。

(3) 提供示范　在来访者采取新行动之前,咨询师应当向来访者进行示范。例如,对于想改变厌食情绪的青少年来访者来说,咨询师向他们示范在洗手间吃水果、喝饮料就很有必要。当然,这种做法需要考虑来访者本身的受困扰等级,应当从来访者觉得最容易入手、最简单的层级开始。

(4) 角色扮演并反馈　这一步是真正开始实施的步骤,当演练结束之后,咨询师应当请来访者谈一谈自己的感受,给予反馈是很有价值的。咨询师只有清晰了解来访者对于行动演练的技术方式、目标效果、目前这种行动的满意度等方面的反馈,才能做出更适宜的调整。

四、决策

决策在人们的日常生活、工作中经常被使用。这一步通常用于咨询的最后阶段,主要用来帮助来访者探索自我价值观,明晰影响决策的因素并且解决问题。做决策需要来访者对本身的问题情境有一定的了解,从而能够提供备选选项。在处理生涯规划问题的时候,这项技术被广泛应用。另外,也正因为来访者对同一个问题可能有多种无法抉择的选项,因此需要来访者对选项有十分清晰的认识。

因为决策可能面临多样化的选择,因此有恰当的工具辅助是有必要的,目前可以通过使用"决策表"来完成这一步。以中年教师贝丝为例,她为自己未来的生涯做了详细的决策分析,运用的"决策表"及使用规则如图11-2所示。

价值观	选项		
	55岁退休,周游全国	65岁退休,当志愿者	一直工作下去
旅游 (5)	3 (15)	1 (5)	−2 (−10)
脑力刺激 (9)	−3 (−27)	1 (9)	3 (27)
与配偶共度时光 (7)	2 (14)	1 (7)	−2 (−14)
朋友 (2)	1 (2)	1 (2)	−1 (−2)
金钱 (5)	−3 (−15)	1 (5)	3 (15)
在子女身边 (10)	−2 (−20)	2 (20)	2 (20)
生活的意义 (8)	0 (0)	1 (8)	2 (16)
合计	−31	56	52

注:每个价值观后面括号中的数字表示该价值观的重要性(从1到10,其中10=最重要)。每列中的数字是在每个价值观上对每个做法给出的评价(从−3到3,其中3=评价最高)。每种做法的评价分数后面括号中的数字,是该评价与价值观重要性的乘积(例如,3×5表示的是根据"旅游"这一价值观对"55岁退休"这一做法的评价)。

图11-2　贝丝的决策表

资料来源:希尔,《助人技术:探索、领悟、行动三阶段模式(第三版)》,2013。

> **思考一分钟**
>
> 1. 如果你是杰本的咨询师，你会如何制定他的咨询计划？
> 2. 在杰本出现情绪波动的时候，你会采取哪些技术帮助他？
> 3. 行为演练对咨询师有哪些具体的要求？

第七节　巩固：结束

有始有终的咨询才能称为完整的咨询。心理咨询的结束阶段咨询师和来访者需要共同经历巩固和终止的过程。有时候，咨询的巩固是发生在咨询结束之后的，这取决于来访者的实际问题以及咨询师采取的行动办法。心理咨询就像咨询师和来访者共同探索的一段旅程，在旅程的结尾，如何对彼此说"再见"也是一件值得探讨的问题。未来，我国的心理咨询以及各种理论将如何发展？本节内容将抛砖引玉，为各位在心理咨询师道路上前进的耕耘者提供借鉴。

第一单元　巩固咨询

一、成功咨询的巩固

咨询本身是不分成功与否的，此处的含义是指咨询师和来访者经历了咨询的早期、中期和后期阶段，基本按照咨询计划达成咨询目标的咨询。巩固咨询的开始往往需要和来访者达成一致，因为这个过程中来访者出现犹豫不决的现象是十分正常的。因此针对一段经历了完整咨询计划的咨询来讲，巩固阶段仍然需要咨询师在前期有所规划，考虑不同的策略。通常来访者会回应咨询师"我也有同感，我们的咨询即将结束了"或者"不，我还没准备好就这么结束"。

通常，对于成功咨询的巩固需要一个时间上的变化，有可能是增加时间，也有可能是减少时间。例如，咨询师和来访者达成结束意愿后，会逐步减少单次咨询的时间，从每次 50 分钟调整到每次 45 分钟，再到 35 分钟或者 30 分钟。

除了时间因素以外，巩固咨询的咨询技术和内容也有一定的规范。咨询技术中即时性技术和自我暴露的技术运用比例增多，因为这个阶段能够满足来访者的内在需求，感受真诚，强化咨询的进展，为其进一步前进铺垫基础。当然，无论是使用哪一种技术，以来访者的问题为核心是关键。

成功咨询的巩固应当包含如下内容。

（一）彰显进步

在这一步中，来访者首先表达对进步的看法，咨询师可以从自身的观察中和来访者进行内容的分享，避免单一的鼓励。

（二）回顾咨询关系

回顾咨询关系是巩固阶段很重要的一步，鉴于咨询关系的重要性，对咨询关系的重新梳理和审视依旧是十分有意义的过程。邀请来访者分享咨询关系对其重要性、转折时刻、改变点或者让其感到难堪、不安与尴尬的时刻都是有益的。可以采用"从何时你感到自己豁然开朗了？"或者"你觉得哪些是我对你的理解不到位？"类似的问话方式。

（三）讨论未来的方向

探讨这一步的目的是防止来访者故态复萌。为了保证来访者能够得到一段时间或者长期的学习，咨询师可以和其交流未来可能会遇到的阻碍或者会碰到哪些难题和挫折并且找到解决问题的方法。

（四）辨识可用资源

来访者在结束时如果可以感到后续依然有有用的资源使用，那将会对他们产生很大的动力以及信心。咨询师如果能够有推荐的社会资源固然很好，也需要留意伦理的相关问题。如果能从来访者自身的资源出发是更好的。

（五）讨论记录留存

咨询结束后仍然会有一些记录文件被保存，此时应当清晰地告知来访者，避免不必要的法律纠纷。

（六）正式道别

向来访者再一次表达真诚或者由衷地道别有助于来访者在未来的人生中更加重视本次咨询。例如，可以和来访者直接地表达"最近一段时间我感到非常愉快，我会想念和你一起咨询的时光"等。但是，有时候来访者并不像期待中的那样给予回应，甚至会采取回避的方式处理分别，因此需要咨询师有充足的准备。

二、巩固的意义

（一）对来访者的意义

当来访者的咨询目标逐渐达成时，咨询师需要有意识地提醒来访者咨询即将进入尾声，这样做可以给予来访者心理空间总结这一段时间的心理咨询，适应将要到来的新改变。咨询师往往需要在咨询一开始就和来访者共同探讨结束咨询的标准，原则上在巩固阶段仍然以来访者为核心，但是咨询师也需要采取积极的引导，帮助来访者顺利、平和地结束这一段"旅途"。

尽管咨询师只是陪伴来访者走过了人生中的一段时光，或长或短，但是咨询师对于来访者的意义仍旧是非同一般的。就像在同学聚会上，大家常常追忆往事一样，巩固对于来访者来说也是对自我上一段经历的总结，对下一段经历的展望。更细化来看，巩固可以使来访者看到自己的改变，熟悉新学习的技能与知识，坚定继续前进的发展方向等。

（二）对咨询师的意义

咨询中的巩固环节同样也会带给咨询师成长的意义。和评估的功能类似，巩固阶段咨询师会通过和来访者共同梳理咨询过程而反思自己在咨询当中的工作脉络。可能经过了一段时间，咨询师的价值观、信念也会发生改变，巩固阶段是一次很有益的反思机会，让咨询师审视自己身上的改变是否是持续的、有效的、坚定的。有时，巩固会发生在结束咨询之后，咨询师可能会有更长的时间总结和反思并且选择是否告知来访者。

更直接地讲，咨询师帮助来访者巩固其新的认知和行为，可以二次检验咨询目标是否已经达成，如果发现还有不足的地方，进一步仍可以回到领悟与行动阶段。在巩固时发现来访者可能遇到某些情况或者问题也是十分常见的，本节第二单元将详细介绍这部分内容。

第二单元　终止咨询

咨询关系的终止虽然是指一段咨询的结束，但是其带来的影响可能并不会因为终止而停止，并且这种影响大部分情况下是多维度的，甚至是混合的。

一、终止的功能

（一）终止标志着某件事情结束

"舍得"一词从其内涵来讲既包含着丢弃，也包含着获得，因此人们常说没有舍就不会有得。一段故事的开始是认真、严肃的,结束也应当保持仪式感。咨询的终止代表着一件事情的结束,但是也代表着新的故事的开始。对于来访者和咨询师来说,无论是结束还是开始都是有收获的部分,因此一个有意义的终止是对双方关系的尊重,也是对新事物的迎接。

(二)终止意味现有的改变将被保持,已经掌握的解决问题的技能将被延续

终止在当下这一刻也意味着之前探讨的目标得以达成,或者在咨询过程中收获的部分被认可,将在之后继续作用于来访者身上。终止提供了一个很好的机会,让咨询中所达成的转变在实践中继续被练习。尽管来访者可以在遇到问题的时候继续和咨询师共同咨询,但是就当下的咨询目标和改变行动而言,已经有了一个终止,也代表着目前的问题已经被处理。

(三)终止意味着成熟

不同的人对成熟的定义不同,标准也不同。就狭义而言,来访者获得了新的解决问题的方式并且从痛苦中脱离出来,已经是走向更加成熟的方向,因此终止也可以表示来访者更加成熟了。

二、终止的时间

咨询达成终止的前提是有一方提出终止。这一方有可能是来访者,也有可能是咨询师。终止节奏的把握虽然不能由咨询师决定,但是咨询师应当对终止的时机有所了解,在适时的时候做出准备。如果始终没有一方提出终止,来访者很可能会对咨询师产生依赖,而并不是其个人真正获得了成长。终止的时机应当有如下考量:

(1)来访者是否按照咨询早期的约定达成了行为、认知、情感等方面的目标?这是最重要的参考标准之一。如果来访者感到自身的问题已经解决,痛苦的情绪已经缓解,自身对问题的看法也已经发生了转变,消极思维转变,那么终止就可以开始启动。

(2)关于未来的发展,来访者是否有明确的进步?终止也意味着开始,因此如果来访者已经做好对未来生活的迎接和准备,那么也可以开始考虑进入终止阶段。不过需要咨询师和来访者确认其确实能够列举出具体的想法或者办法。

(3)心理咨询关系是否有帮助?这一点考量可能出现在咨询的各个阶段,如果咨询师或者来访者任何一方感到咨询关系是无用的,也可以开始考虑结束咨询。

(4)和前期的咨询计划是否偏离?咨询计划偏离可以采取矫正、调整的方式解决,但有时候如果来访者的情况更加严重或者恶化,咨询师应当有所觉察,能够在适当的时候终止咨询,避免进一步导致消极因素继续影响来访者。

三、终止的问题

心理咨询的终止可能会面临诸多的问题,有时候并不像想象中的顺利或者干脆。终止的问题主要集中在终止时间、咨询关系两个方面,但是也有一些终止问题是特殊情况,如来访者的突发状况、咨询师的策略等。如果是特殊情况,咨询师需要依据具体情境进行分析,如果问题是复杂且咨询师难以处理的,需要寻求专业咨询师或者督导的帮助。

(一)分离焦虑

分离焦虑从变态心理学的角度来看主要发生于儿童阶段,但是从广义来讲,因为分离而产生的焦虑会在人们的任何一个发展阶段产生。其临床表现有:①反复的、过度的痛苦;②持续和过度地担心会失去主要依恋对象;③持续和过度地担心会因为失去主要依恋对象而经历不好的事情;④表现出回避,如不愿出门的举动;⑤不愿或拒绝在家睡觉;⑥不愿或拒绝和主要依恋对象分开;⑦反复出现与离别有关的梦;⑧与主要依恋对象离别时有躯体症状,如头疼、恶心、呕吐、胃疼等。

在现实咨询中,来访者可能会因为焦虑而要求咨询时间延长,或者在咨询的结束阶段表明自己的目标还没有达成,还希望继续和咨询师保持咨询关系,还有可能来访者会提出新的个人议题,如新的事件导致自己的负向情绪等。如果有类似情况发生,咨询师需要保持耐心进行仔细评估,判别来访者提出的内容与目前的咨询目标之间的关联，是否是来访者的分离焦虑还是确实是咨询目标没有达成，需要继续。

如果咨询师或者来访者都感到有明显的分离焦虑，应当逐步降低终止的节奏，缓慢脱离。咨询师可以采用更积极的方式强化来访者新获得的技能、学习到的方法和解决问题的能力等，鼓励来访者保持勇气，继续前行。

（二）提早或突然终止咨询

这个方面的问题涉及终止的时间，提早结束或者突然结束一般而言是从咨询师的角度考虑的。但是，一段咨询是否应当终止并不是咨询师一概而论的结果，而是取决于咨询目标的完成程度。因此，首先应当明确"提早""突然"和"过早"的概念。

提早结束咨询，特别是当来访者主动提出结束时，往往会让新手咨询师产生如下两点误区：①将提早咨询归咎为是自己或者来访者单方面的责任；②咨询师面对这种情况采取放任自流的态度。来访者和咨询师处在一个共同的动态过程中，关系的终止并不应当是某一个人的问题。咨询师有时会产生自卑、内疚的想法，接纳这样的想法是一方面，更重要的是如何能够转换思维，探索更有效的思路。仔细分析、寻找提早结束咨询的原因是更重要的一步。建议咨询师将可能的原因列举出来，并且逐一进行分析。

杨（Young）在2005年列举出几点可以防止终止咨询的措施：①预约，这一点已经是目前通识的做法；②控制咨询方向，如果来访者对心理咨询的流程有更多的了解，会促使其更明确地做出判断；③心理咨询师的一致性、知行合一、态度和逻辑一致是十分重要的；④采取提醒方式，例如可以用小卡片、电话、电子邮件等方式，不过这一点也需要咨询师保持敏感性。

目前大部分的心理咨询已经采取预约机制，目的就是尽量避免来访者突然提出结束咨询，不过如果某位来访者预约了咨询却未能按时前来或者参加，咨询师应当如何处理呢？秉持不同咨询流派或信念的咨询师会有不同的处理方式，麦克鲁斯基（MacCluskie）等认为应当为来访者提供一个思考的空间，即在当天或者几天之后咨询师主动询问来访者的情况，进行追访。不过也有专业咨询师认为咨询师应当以来访者的行为为核心参考依据，不应当再追问或者联系。

杰本的咨询历程（6）

杰本和咨询师的咨询历程来到了最后一站，咨询师和杰本都共同感受到这一段路程要划上句号了，最重要的特征就是杰本和自己的父母进行了2周左右不同程度的沟通，他的父母很惊讶自己的儿子有了这么惊人的变化，同时杰本也从和他们的交流中发现原来自己并不是孤单的，而且父母一直在担心着自己的情况。人到中年的自己，有时候一些危机感并不是来自于自己的家庭，而是自己的发展阶段带给了自己在这个年龄段大部分人都会遇到的困境。杰本的转变连他自己也没有想到，他的感觉是自己的灵魂再一次相信了自己。

咨询师在最后一次咨询中让杰本做了对咨询的总结，主要谈一谈这段时间自己的收获以及未来期望如何发展。杰本表示自己希望首先修复和父母的关系，接下来他可以去和更多的同事主动聊天。现阶段杰本自己也不确定是否可以建立更进一步的人际关系，他希望自己一步一步来，因为这些问题在他身上已经积累太久了。

咨询师很高兴杰本在经过了一系列挣扎后做出的改变和努力，谈到让杰本真正转折的地方是咨询师在前期咨询中带给他的信任感，这帮助他在无数次想要放弃的时候又坚持了一下。对于杰本的成功咨询，咨询师也做了总结。咨询关系无疑是最重要的，但是对其问题的合理评估、咨询计划的动态调整、咨询方法和技巧的使用得当也是不可忽视的方面。最后咨询师希望杰本能够和自己保持联系，会定期对其进行追踪和回访。

(三)咨询师提出的终止

咨询师提出的终止原因是多样的,有时是客观原因导致的,如疾病、家人丧失等外在的痛苦情绪,还有可能是由于搬家或者更换生活环境导致不能在同一个地方做面询。乐观的是现在的咨询形式更加丰富,咨询师可以采取网络咨询的方式继续咨询而不受物理环境的因素影响,但是这也仅限于部分情况。

有时,咨询师提出终止是因为自身的分离焦虑或者反移情情绪严重影响自身的咨询工作,提出终止只是回避问题的一种表现。如果发生这样的情况,咨询师首先应当有所觉察,明晰来访者的离开或者与来访者可能会产生的分离对自己是有困难的。其次,咨询师应当寻求专业的心理帮助,用正当、合理的方法帮助自己脱离困境。最后,咨询师应当继续提升自身能力,保持乐观积极的态度。

第三单元 未来心理咨询的趋势

目前我国的心理咨询呈现更加专业化、规范化、系统化的发展趋势,未来中国的心理咨询行业将更加具有本土化特征,同时专业人才的培养会更加科学。

心理咨询的学术交流和更完善的督导机制也是今后的发展重点。心理咨询离不开同辈和督导的支持,咨询师单打独斗的咨询模式已经成为过去。未来心理咨询将会在互助、成长等方面投入更多的人力、物力以及财力。

加强社会大众对于心理咨询的理解,普及心理咨询教育的工作会持续开展下去,探索我国心理咨询本土化的道路也将继续走下去。未来中国的心理咨询行业将更加有自主特色,利用现代的先进技术,在传播、发展、推广、探索等方面体现更大的优势。

❓ 思考一分钟

1. 如果是提早终止的咨询是否还需要巩固?
2. 如果咨询师的分离焦虑情况已经影响其正常终止咨询,该如何解决?
3. 你如何考虑未来自己的心理咨询师从业道路?

参考文献
REFERENCE

[1] Mary H. Guindon. 咨商概论[M]. 陈增颖,译. 台北:心理出版社,2014.

[2] Sandy Magnuson, Ken Norem. 咨商技巧精要:实务与运用指南[M]. 陈增颖,译. 台北:心理出版社,2018.

[3] 杨凤池. 咨询心理学[M]. 北京:人民卫生出版社,2018.

[4] 松原达哉. 咨询心理学[M]. 张天舒. 北京:机械工业出版社,2015.

[5] Sevenants K,苏连轩,史诺,等. 咨询期望与人格特质的相关性及对临床心理干预的启示[J]. 医学与哲学(B),2014,35(10):77-79.

[6] Gerald Corey. Theory and practice of counseling & psychotherapy[M]. 8th ed. Boston:Cengage Learning,2009.

[7] Samuel T. Gladding professor of counselor education and the director of the counselor education program. Stories and

the Art of Counseling [J]. Journal of Humanistic Education & Development, 2011, 36 (2): 68-73.

[8] Robinson S. E., Kinnier R. T. Self-instructional versus traditional training for teaching basic counseling skills [J]. Counselor Education & Supervision, 2011, 28 (2): 140-145.

[9] John Sommers-Flanagan, Rita Sommers-Flanagan. Clinical Interviewing [M]. 4th ed. New Jersey: John Wiley & Sons, 2009.

[10] Guindon M. H. Toward accountability in the use of the self-esteem construct [J]. Journal of Counseling & Development, 2014, 80 (2): 204-214.

[11] Wright J. H., Davis D. The therapeutic relationship in cognitive-behavioral therapy: Patient perceptions and therapist responses [J]. Cognitive & Behavioral Practice, 1994, 1 (1): 25-45.

[12] Rosenberg E. L., Ekman P., Jiang W., et al. Linkages between facial expressions of anger and transient myocardial ischemia in men with coronary artery disease [J]. Emotion, 2001, 1 (2): 107-115.

[13] Jeffrey A. K. Change: What really leads to lasting personal transformation [M]. Oxford: Oxford University Press, 2014.

[14] Caplan, Gerald. The structure and dynamics of organizations and croups [J]. Psychosomatic Medicine, 1964, 26 (1): 91.

[15] Campfield K. M., Hills A. M. Effect of timing of critical incident stress debriefing (CISD) on posttraumatic symptoms. [J]. Journal of Traumatic Stress, 2001, 14 (2): 327-340.

[16] Hubble, M. A., Duncan B. L., Miller S. D., Wampold B. E., et al. The heart and soul of change: Delivering what works in therapy. [M]. 2nd ed. Washington, DC: American Psychological Association, 2010.

[17] Rollnick S., Miller W. R. Talking oneself into change: Motivational interviewing, stages of change, and therapeutic process [J]. Journal of Cognitive Psychotherapy, 2004, 18 (4): 299-308.

[18] Eysenck H. J., Eysenck M. W. Personality and individual differences [M]. New York: Plenum, 1987.

[19] Lazarus A. A. Learning theory and the treatment of depression [J]. Behaviour Research and Therapy, 1968, 6 (1): 83-89.

[20] Kivlighan Jr D. M. Transference, interpretation, and insight: A research-practice model [J]. Counseling based on process research: Applying what we know, 2002: 166-196.

[21] Forester C. Your own body of wisdom: Recognizing and working with somatic countertransference with dissociative and traumatized patients [J]. Body, movement and Dance in Psychotherapy, 2007, 2 (2): 123-133.

[22] Engle D. E., Arkowitz H. Theories of resistance and ambivalence [J]. DE, Engle, & H. Arkowitz, Ambivalence in psychotherapy: Facilitating readiness to change, 2006: 13-51.

[23] Johnson, D., Johnson, S. Real world treatment planning. Pacific Grove [M]. CA: Brooks/Cole-Thompson Learning, 2003.

[24] Witmer, J. M., Sweeney, T. J. A holistic model for wellness and prevention over the life span [J]. Journal of Counseling and Development, 1992, 7 (2), 140-148.